Fisiologia do Exercício
Teoria & Prática

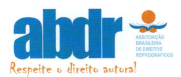
Respeite o direito autoral!

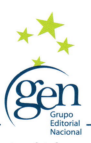

O GEN | Grupo Editorial Nacional, a maior plataforma editorial no segmento CTP (científico, técnico e profissional), publica nas áreas de saúde, ciências exatas, jurídicas, sociais aplicadas, humanas e de concursos, além de prover serviços direcionados a educação, capacitação médica continuada e preparação para concursos. Conheça nosso catálogo, composto por mais de cinco mil obras e três mil e-books, em www.grupogen.com.br.

As editoras que integram o GEN, respeitadas no mercado editorial, construíram catálogos inigualáveis, com obras decisivas na formação acadêmica e no aperfeiçoamento de várias gerações de profissionais e de estudantes de Administração, Direito, Engenharia, Enfermagem, Fisioterapia, Medicina, Odontologia, Educação Física e muitas outras ciências, tendo se tornado sinônimo de seriedade e respeito.

Nossa missão é prover o melhor conteúdo científico e distribuí-lo de maneira flexível e conveniente, a preços justos, gerando benefícios e servindo a autores, docentes, livreiros, funcionários, colaboradores e acionistas.

Nosso comportamento ético incondicional e nossa responsabilidade social e ambiental são reforçados pela natureza educacional de nossa atividade, sem comprometer o crescimento contínuo e a rentabilidade do grupo.

Fisiologia do Exercício
Teoria & Prática

William J. Kraemer, PhD
Professor
Department of Human Sciences
College of Education and Human Ecology
The Ohio State University
Columbus, Ohio

Steven J. Fleck, PhD
Professor and Chair
Department of Kinesiology
University of Wisconsin-Eau Claire
Eau Claire, Wisconsin

Michael R. Deschenes, PhD
Professor and Chair
Department of Kinesiology and Health Sciences
The College of William & Mary
Williamsburg, Virginia

Revisão Técnica

Hugo Celso Dutra de Souza
Professor Doutor Associado da Faculdade de Medicina de Ribeirão Preto/USP.
Doutor em Ciências e Fisiologia pela USP.

Segunda edição

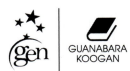

- Os autores deste livro e a EDITORA GUANABARA KOOGAN LTDA. empenharam seus melhores esforços para assegurar que as informações e os procedimentos apresentados no texto estejam em acordo com os padrões aceitos à época da publicação, *e todos os dados foram atualizados pelos autores até a data da entrega dos originais à editora.* Entretanto, tendo em conta a evolução das ciências da saúde, as mudanças regulamentares governamentais e o constante fluxo de novas informações sobre terapêutica medicamentosa e reações adversas a fármacos, recomendamos enfaticamente que os leitores consultem sempre outras fontes fidedignas, de modo a se certificarem de que as informações contidas neste livro estão corretas e de que não houve alterações nas dosagens recomendadas ou na legislação regulamentadora. *Adicionalmente, os leitores podem buscar por possíveis atualizações da obra em http://gen-io.grupogen.com.br.*

- Os autores e a editora envidaram todos os esforços no sentido de se certificarem de que a escolha e a posologia dos medicamentos apresentados neste compêndio estivessem em conformidade com as recomendações atuais e com a prática em vigor na época da publicação. Entretanto, em vista da pesquisa constante, das modificações nas normas governamentais e do fluxo contínuo de informações em relação à terapia e às reações medicamentosas, o leitor é aconselhado a checar a bula de cada fármaco para qualquer alteração nas indicações e posologias, assim como para maiores cuidados e precauções. isso é particularmente importante quando o agente recomendado é novo ou utilizado com pouca frequência.

- Os autores e a editora se empenharam para citar adequadamente e dar o devido crédito a todos os detentores de direitos autorais de qualquer material utilizado neste livro, dispondo-se a possíveis acertos posteriores caso, inadvertida e involuntariamente, a identificação de algum deles tenha sido omitida.

- Traduzido de:
  EXERCISE PHYSIOLOGY: INTEGRATING THEORY AND APPLICATION, SECOND EDITION
  Copyright © 2016 Wolters Kluwer
  Copyright © 2012 Lippincott Williams & Wilkins, a Wolters Kluwer business.
  All rights reserved.
  2001 Market Street
  Philadelphia, PA 19103 USA
  LWW.com
  Published by arrangement with Lippincott Williams & Wilkins, Inc., USA.
  Lippincott Williams & Wilkins/Wolters Kluwer Health did not participate in the translation of this title.
  ISBN: 978-1-4511-9319-0

- Direitos exclusivos para a língua portuguesa
  Copyright © 2016 by
  EDITORA GUANABARA KOOGAN LTDA.
  Uma editora integrante do GEN | Grupo Editorial Nacional
  Travessa do Ouvidor, 11
  Rio de Janeiro – RJ – CEP 20040-040
  Tels.: (21) 3543-0770/(11) 5080-0770 | Fax: (21) 3543-0896
  www.grupogen.com.br | editorial.saude@grupogen.com.br

- Reservados todos os direitos. É proibida a duplicação ou reprodução deste volume, no todo ou em parte, em quaisquer formas ou por quaisquer meios (eletrônico, mecânico, gravação, fotocópia, distribuição pela Internet ou outros), sem permissão, por escrito, da EDITORA GUANABARA KOOGAN LTDA.

- Capa: Editorial Saúde
  Editoração eletrônica: IO Design

- Ficha catalográfica

F565

Fisiologia do exercício : teoria e prática / William J. Kraemer, Steven J. Fleck, Michael R. Deschenes ; tradução Ana Cavalcanti Carvalho Botelho, Dilza Balteiro Pereira de Campos. - 2. ed. - Rio de Janeiro : Guanabara Koogan, 2016.
    il.

    Tradução de: Exercise physiology: integrating theory and application
    ISBN 978-85-277-3022-8

    1. Fisiologia humana. I. Fleck, Steven J. II. Deschenes, Michael R. III. Botelho, Ana Cavalcanti Carvalho.

16-34640   CDD: 612
                                                                                                                        CDU: 612

Para minha esposa, Joan, por seu amor, coragem e tenacidade ao enfrentar os desafios de nossas vidas e sempre seguir em frente. Para meus filhos, Daniel, Anna e Maria, por seu amor.

William J. Kraemer

Para minha mãe, Elda, meu pai, Marv, meu irmão, Marv, minhas irmãs, Sue e Lisa, e suas famílias pelo suporte na minha trajetória pessoal e profissional. Para meu irmão, Glenn, meu sobrinho, Brian, e minha sobrinha, Cassie, que nos deixaram muito cedo. Para minha esposa, Maelu, pelo apoio e compreensão ao longo de toda nossa vida, sobretudo durante o período da produção deste livro.

Steven J. Fleck

Para minha mãe, por seu amor incondicional. Para meu pai, por sempre ter acreditado em mim. Para Jennifer e Gabrielle, minhas duas meninas lindas que tanto amo e dão sentido à minha vida.

Michael R. Deschenes

Sobre os autores

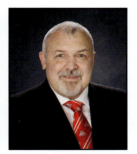

Dr. William J. Kraemer é professor titular do Department of Human Sciences da College of Education and Human Ecology na Ohio State University. Antes de sua nomeação, foi titular de cátedras na University of Connecticut, na Ball State University e na The Pennsylvania State University, além de ter nomeações conjuntas nas escolas médicas dessas instituições. Dr. Kraemer é bolsista do American College of Sports Medicine (ACSM) e da National Strength and Conditioning Association (NSCA). Foi membro do Comitê de Curadores e Conselho Administrativo da ACSM e é Ex-Presidente da NSCA. É autor e coautor de mais de 450 manuscritos revisados por especialistas na literatura científica e recebeu inúmeros prêmios por sua pesquisa ao longo dos anos, incluindo o NSCA Lifetime Achievement Award e o Joseph B. Wolfe Memorial Lecture da ACSM.

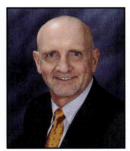

Steven J. Fleck, PhD, é Diretor do Departament of Kinesiology na University of Wisconsin, Eau Claire. Seus interesses de pesquisa incluem adaptações fisiológicas ao treinamento de resistência e aplicação dos achados de pesquisa para otimizar a elaboração do programa de treinamento de resistência. No entanto, eles não estão limitados a adaptações fisiológicas e a formação de atletas; também incluem o treinamento para a população em geral, de jovens a idosos, bem como indivíduos com doenças como câncer, doença de McArdle e fibrosa cística. Durante sua carreira, Dr. Fleck desenvolveu programas de condicionamento para celebridades interessadas na saúde em geral e *fitness*, bem como atletas do ensino médio, universitários, profissionais e olímpicos em uma ampla variedade de esportes. Foi autor de vários artigos de investigação revisados por especialistas e numerosos artigos leigos na área de condicionamento físico. O Dr. Fleck é bolsista da National Strength and Conditioning Association e do the American College of Sports Medicine, e é Ex-Presidente da National Strength and Conditioning Association. Quanto a seu trabalho, recebeu os prêmios de cientista desportivo do ano da National Strength and Conditioning Association e o Lifetime Achievement Award.

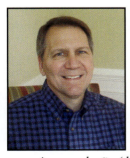

Michael R. Deschenes recebeu seu PhD em 1992 do Departament of Physiology and Neurobiology na University of Connecticut. Em seguida, realizou trabalhos de pós-doutorado no Departament of Physiology na University of New York (SUNY) Upstate Medical University em Siracusa. Depois de deixar a SUNY, assumiu seu atual cargo na faculdade no Departament of Kinesiology and Health Sciences na College of William & Mary, onde atua como Professor e Diretor. Também é membro da faculdade no Program in Neuroscience em William & Mary. A pesquisa do Dr. Deschenes está centrada no sistema neuromuscular e suas adaptações funcionais e morfológicas tanto ao aumento da atividade física (exercício) como à sua redução (descarga muscular). É bolsista do American College of Sports Medicine, editor adjunto da *Medicine and Science in Sports and Exercise* e editor adjunto sênior da *Journal of Strength and Conditioning Research*.

Colaboradores

Timothy Baghurst, PhD
Assistant Professor
Henderson State University
Arkadelphia, Arkansas

Mark Blegen, PhD., FACSM
Associate Professor
St. Catherine University
St. Paul, Minnesota

Dr. Steve Burns
Associate Professor
University of Central Missouri
Warrensburg, Missouri

Jennifer Caputo, PhD
Professor and Co-coordinator of
 Exercise Science
Middle Tennessee State University
Murfreesboro, Tennessee

Jon-Kyle Davis, PhD
Assistant Professor
University of Montevallo
Montevallo, Alabama

Tom Godar, MS
Athletic Training Education
Program Clinical Coordinator
Lindenwood University
Saint Charles, Missouri

Michael Green, PhD
Assistant Professor
Troy University
Troy, Alabama

J. Matt Green, PhD
Associate Professor
University or North Alabama
Florence, Alabama

Dennis Guillot, MS
Assistant Professor Human
 Performance Education
Nicholls State
Thibodaux, Louisiana

Brian Hickey, PhD
Assistant Professor
Florida A&M University
Tallahassee, Florida

Cherilyn Hultquist, PhD
Assistant Professor
Kennesaw State University
Kennesaw, Georgia

Alan Jung, PhD
Department Chair
Samford University
Birmingham, Alabama

Steve Kimpel, PhD
Instructor
Brigham Young University-Idaho
Rexburg, Idaho

Justin Kraft, PhD
Associate Professor
San Francisco State University
San Francisco, California

Jessica Meendering, PhD
Assistant Professor
South Dakota State University
Brookings, South Dakota

Timothy, Michael, PhD
Professor
Western Michigan University
Kalamazoo, Michigan

Therese Miller, PhD
Professor of Health & Exercise Science
Westminster College
Fulton, Missouri

Stacia Nelson, BSc
Instructor Exercise Science
Lethbridge College
Lethbridge, Alberta, Canada

Shawn Simonson, EdD
Associate Professor
Boise State University
Boise, Idaho

Alberto Vallejo, PhD
Lecturer
University of Southern California
Los Angeles, California

Eric Vlahov, PhD
Professor, Health Science and Human
 Performance
The University of Tampa
Tampa, Florida

Prefácio

A segunda edição de *Fisiologia do Exercício | Teoria e Prática* baseou-se nos pontos fortes da primeira edição. Ao contrário dos demais livros da área, que, geralmente, são muito extensos e cansativos, este conta com uma abordagem objetiva, que visa a integrar os conceitos teóricos às aplicações práticas do cotidiano profissional. Com texto claro e direto, é ideal para os alunos que desejam se tornar *personal trainers*, especialistas em preparação física, instrutores de *fitness*, fisioterapeutas, treinadores de atletas e professores de educação física. Esta obra foi elaborada com o objetivo de conquistar o interesse e o entusiasmo dos leitores, fazendo com que se fascinem pelo modo como o corpo funciona e responde ao exercício. Este texto fará com que o aluno entenda como é possível treinar para melhorar o desempenho, adquira interesse pelos mecanismos fisiológicos básicos e suas funções específicas, compreenda a base fisiológica do desempenho físico e do condicionamento e perceba que o exercício e a atividade física garantem benefícios vitais à saúde de pessoas de todas as idades, inclusive das populações especiais.

Nesta segunda edição de *Fisiologia do Exercício | Teoria e Prática*, busca-se a compreensão fundamental da fisiologia do exercício por meio de questões práticas. Por exemplo, um atleta de salto em altura pode perguntar: "Como devo me alongar antes do salto em uma competição?". Um aluno pode questionar a seu *personal trainer*: "Eu realmente consigo um abdome definido em 6 semanas como vi em um comercial?". As explicações e escolhas feitas nessas e em muitas outras situações refletem o grau das experiências educacionais e do treinamento. A meta dos autores é integrar a fisiologia do exercício básica como elemento-chave, a fim de ajudar os estudantes a entenderem quais são as possíveis respostas às várias perguntas e como achar essas respostas utilizando uma perspectiva baseada em pesquisas. A partir deste texto, o estudante entenderá as respostas corporais agudas ao estresse ocasionado pelo exercício, construindo, a partir disso, o conhecimento de como o corpo se adapta ao exercício e aos estresses ambientais. Com essa preparação profissional, os alunos estarão mais capacitados para enfrentar os desafios e resolver os problemas que enfrentarão como jovens profissionais.

A abordagem deste livro possibilita a compreensão interligada dos conceitos centrais que os profissionais da área do exercício precisam saber. Embora nos capítulos haja predomínio de determinado assunto, as informações foram relacionadas a outros temas, não limitando o conteúdo a apenas uma área. As adaptações ao exercício são entrelaçadas ao longo do livro, não ficando restritas a um único capítulo. Aproveitando o interesse dos estudantes por nutrição, melhora do treinamento e perda de peso, diversos exemplos em cada área foram usados para associar esses tópicos ao longo dos diferentes capítulos. Além disso, diversas experiências foram utilizadas para fornecer exemplos de aplicações práticas e auxiliar os alunos no estudo da fisiologia do exercício.

Esta obra é destinada a estudantes de graduação em ciência do exercício, inclusive fisiologia do exercício, mas pode ser perfeitamente adaptada a outros cursos para os quais esse tipo de informação seja importante. Os docentes podem utilizar este livro como base para expandir o conhecimento com seu próprio estilo e especialidade. Espera-se que isso facilite o questionamento e o interesse na área e melhore o desenvolvimento profissional e a prática fundamentada no conhecimento dos estudantes.

NOVIDADES DESTA EDIÇÃO

- Novo projeto gráfico, que facilita a leitura e torna os conceitos principais mais acessíveis
- O capítulo sobre o sistema endócrino está mais integrado, aplicado e conectado com os outros capítulos
- Fotos e ilustrações aprimoradas dão vida aos conceitos
- O conteúdo sobre metabolismo anaeróbio e aeróbio foi dividido em dois capítulos para melhorar a compreensão
- Os novos boxes "Mais a Explorar" aprofundam os tópicos dos capítulos.

CARACTERÍSTICAS

Fisiologia do Exercício | Teoria e Prática contém muitos aspectos pedagógicos que ajudam os estudantes a reter as informações importantes e aplicá-las. No início de cada capítulo, há uma lista com os principais pontos abordados e as informações importantes nas quais os estudantes devem se concentrar durante a leitura. Há também um texto introdutório que fornece uma breve visão geral do assunto discutido e o objetivo do capítulo.

Em cada capítulo há vários boxes elaborados para auxiliar os alunos a conectar aprendizado, compreensão e prática. Os boxes *Revisão rápida* utilizam tópicos breves para destacar temas importantes. Os boxes *Você sabia?* fornecem informações mais detalhadas sobre algum assunto que pode estar além do escopo do capítulo, com o objetivo de ajudar os estudantes a expandirem sua base de conhecimento. Os boxes *Aplicação da pesquisa* descrevem mais detalhadamente como os dados de pesquisa podem ser aplicados nas situações que os estudantes podem encontrar na prática. Os boxes *Perguntas frequentes dos estudantes* respondem questões usuais, explicando minuciosamente assuntos considerados difíceis pelos estudantes. Os boxes *Visão do especialista* mostram, em primeira mão, opiniões e perspectivas de especialistas da área relacionadas com o conteúdo apresentado no capítulo. Os boxes "*Mais a explorar*" aprofundam os tópicos do capítulo. Por fim, os tópicos *Estudo de caso*, que foram feitos para promover discussão e expandir o pensamento crítico dos estudantes, expõem situações e questões, além de alternativas de como se deve responder a essas ocorrências de maneira racional.

No fim de cada capítulo, as *Questões de revisão* proporcionam aos estudantes uma chance de aplicar o que aprenderam e de avaliar o conhecimento por meio de questões objetivas e que estimulam o pensamento crítico. A lista de *Termos-chave*, também no fim dos capítulos, fornece definições da terminologia com a qual os estudantes devem se familiarizar.

William J. Kraemer, PhD
Steven J. Fleck, PhD
Michael R. Deschenes, PhD

Como usar este livro

Este guia apresenta os recursos da segunda edição de *Fisiologia do Exercício | Teoria e Prática*, que irão ampliar sua experiência de aprendizado.

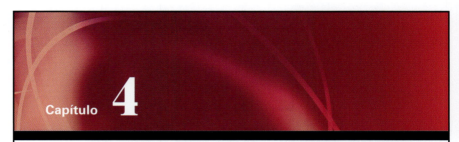

Lista com os principais pontos abordados no capítulo, ajudando você a focar nas informações importantes durante a leitura do conteúdo.

Capítulo 4

Sistema Muscular Esquelético

Após a leitura deste capítulo, você deve ser capaz de:

- Explicar como o músculo esquelético produz força e movimento no corpo
- Descrever a anatomia estrutural do músculo esquelético, inclusive os diferentes componentes do sarcômero e as fases da ação muscular
- Listar as técnicas histoquímicas que são utilizadas para identificar os tipos de fibra muscular
- Listar os diferentes tipos de fibra muscular utilizando o esquema de análise histoquímica da miosina ATPase
- Discutir as funções dos tipos de fibra muscular e sua correlação com os diferentes tipos de desempenho esportivo
- Discutir as capacidades de produção de força, inclusive os tipos de ação muscular
- Explicar a propriocepção no músculo e o sentido cinestésico, inclusive as ações dos fusos musculares e dos órgãos tendinosos de Golgi
- Listar as mudanças no músculo esquelético relacionadas com o treinamento, inclusive os efeitos específicos de treinamento relacionados com exercícios de *endurance* e de resistência na hipertrofia muscular e na transição do subtipo de fibra muscular
- Explicar os efeitos do treinamento simultâneo de alta intensidade de *endurance* e de força nas adaptações específicas para cada tipo de treinamento

O texto introdutório fornece uma breve visão geral do conteúdo do capítulo.

A capacidade do músculo esquelético de mediar o desempenho humano é impressionante. Desde a capacidade de levantar mais de 453,5 kg a partir de uma posição agachada até a capacidade de correr uma maratona em menos de 2 horas e 4 minutos, a espécie humana demonstra uma variação dramática das capacidades de desempenho físico (Figura 4.1). Pode-se perguntar, "Como pode ser possível essa variabilidade funcional em uma única espécie?" Como será mostrado ao longo deste livro, existem muitas funções fisiológicas que contribuem para o desempenho físico. Um desses contribuidores é o sistema muscular esquelético, que é abordado neste capítulo. A estrutura e a função do **músculo esquelético**, que é o músculo ligado a um osso em ambas as extremidades, afetam profundamente a capacidade de realizar exercício. Além disso, por causa da relação funcional muito próxima entre os músculos esqueléticos e os nervos (descritos no próximo capítulo), juntos são conhecidos como o **sistema**

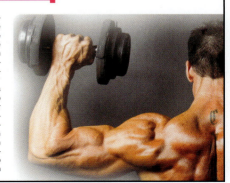

Revisão rápida expõe em tópicos breves temas importantes que merecem destaque.

Visão do especialista mostra, em primeira mão, opiniões e perspectivas de especialistas da área relacionadas com o conteúdo apresentado no capítulo.

Você sabia? disponibiliza informações interessantes sobre conceitos apresentados no texto, com o objetivo de ajudar os estudantes a expandirem sua base de conhecimento.

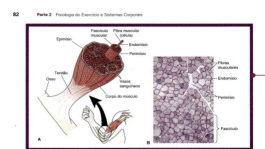

Ilustrações em quatro cores e de alta qualidade ajudam a chamar a atenção para os conceitos importantes, bem como a esclarecer o texto.

Aplicação da pesquisa descreve em detalhes como os achados de pesquisa podem ser aplicados nas situações que os estudantes podem encontrar na prática.

Os boxes *Mais a Explorar* aprofundam os tópicos dos capítulos.

Perguntas frequentes dos estudantes respondem perguntas usuais, explicando detalhadamente assuntos ou questões que os estudantes possam considerar difíceis.

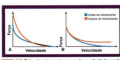
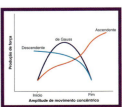

Estudos de caso, que foram feitos para promover discussão e expandir o pensamento crítico dos estudantes, expõem situações e questões, além de alternativas de como se deve responder a essas ocorrências de maneira racional.

Questões de revisão, no fim de cada capítulo, proporcionam aos estudantes uma chance de aplicar o que aprenderam e de avaliarem seu conhecimento por meio de questões objetivas e que incentivam o pensamento crítico.

A lista de *Termos-chave* no fim dos capítulos fornece definições da terminologia com a qual os estudantes devem se familiarizar.

Agradecimentos

Este livro foi escrito com o objetivo de ajudar os jovens profissionais a perceber o valor da ciência em suas vidas e a melhorar sua prática profissional. Por ser uma tarefa muito exigente, esse comprometimento requer uma equipe de profissionais altamente competentes dedicados ao seu sucesso. Por isso, agradecemos a todos os excepcionais profissionais da Lippincott Williams & Wilkins pelo estímulo e pela fé em cada passo do caminho percorrido.

A Emily Lupash, editora de aquisições, que, desde a primeira vez em que falamos sobre esta obra, percebeu nosso entusiasmo em escrever um livro que encontrasse uma nova perspectiva em estudantes de graduação que buscam aprender sobre a atividade física e seus efeitos no corpo e nos ajudou a torná-lo realidade. Escrever uma segunda edição foi inacreditavelmente mais difícil do que a primeira e todos queremos agradecer a Amy Millholen por sua paciência e persistência conosco nesse processo e sua amabilidade em situações as quais sabemos que foram muitas vezes frustrantes. Como uma professional comprometida, ela nos incentivou, o que tornou este livro ainda melhor do que o primeiro.

Aos demais membros da equipe da Lippincott: Shauna Kelley, gerente de marketing; Teresa Mallon, coordenadora de *design*; Jen Clements, diretora de arte; David Orzechowski, gerente de produção de produto: gostaríamos de lhes agradecer, assim como a toda equipe, pela paixão e dedicação a este projeto.

Aos meus antigos e atuais alunos de doutorado, por toda inspiração e pela ajuda neste livro, que se tornou para mim uma composição de seus talentos integrados e da contribuição ao longo de todos esses anos (WJK). A todos os nossos colegas de departamento, agradecemos o apoio e encorajamento durante o desgastante processo de desenvolvimento da segunda edição deste livro. A todos os nossos colegas clínicos, técnicos e científicos da área: agradecemos por serem a inspiração da nossa vida profissional e por apoiarem a abordagem integrada à fisiologia do exercício.

Por fim, a todos os nossos antigos e atuais alunos da graduação e pós-graduação, os quais nos fizeram enxergar a alegria da descoberta e nos permitiram ganhar novas percepções na técnica do ensinar e no modo como a condução do conhecimento à prática pode funcionar: muito obrigado. Novamente, este livro reflete a influência de todos vocês.

William Kraemer
Steven Fleck
Michael Deschenes

Material Suplementar

Este livro conta com os seguintes materiais suplementares:

- Gabarito das Questões de Revisão contidas no final de cada capítulo
- Banco de questões de múltipla escolha.

O acesso aos materiais suplementares é gratuito, bastando que o docente se cadastre em: http://gen-io.grupogen.com.br.

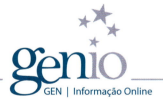

GEN-IO (GEN | Informação Online) é o repositório de materiais suplementares e de serviços relacionados com livros publicados pelo GEN | Grupo Editorial Nacional, maior conglomerado brasileiro de editoras do ramo científico-técnico-profissional, composto por Guanabara Koogan, Santos, Roca, AC Farmacêutica, Forense, Método, Atlas, LTC, E.P.U. e Forense Universitária. Os materiais suplementares ficam disponíveis para acesso durante a vigência das edições atuais dos livros a que eles correspondem.

Sumário

PARTE 1 | Fundamentos da Fisiologia do Exercício, 1

Capítulo 1 Aplicação da Pesquisa no Esporte e no Exercício Diário, 3
Capítulo 2 Princípios Básicos da Bioenergética e Vias Metabólicas Anaeróbias, 27
Capítulo 3 Metabolismo Aeróbio (Oxidativo), 47

PARTE 2 | Fisiologia do Exercício e Sistemas Corporais, 77

Capítulo 4 Sistema Muscular Esquelético, 79
Capítulo 5 Sistema Nervoso, 115
Capítulo 6 Sistema Circulatório, 151
Capítulo 7 Sistema Respiratório, 183
Capítulo 8 Sistema Endócrino, 215

PARTE 3 | Nutrição e Ambiente, 257

Capítulo 9 Suporte Nutricional para o Exercício, 259
Capítulo 10 Demandas Hidreletrolíticas no Exercício, 297
Capítulo 11 Desafios Ambientais e Desempenho Físico, 317

PARTE 4 | Treinamento para Saúde e Desempenho Físico, 357

Capítulo 12 Compreensão e Melhora da Composição Corporal, 359
Capítulo 13 Prescrição de Treinamento Aeróbio e de Força para Saúde e Desempenho Físico, 385
Capítulo 14 Testes de Esforço para Saúde, Aptidão Física e Predição do Desempenho Esportivo, 423
Capítulo 15 Recursos Ergogênicos no Exercício e no Esporte, 455
Capítulo 16 Considerações sobre Treinamento para Populações Especiais, 489

Índice Alfabético, 533

PARTE 1

Fundamentos da Fisiologia do Exercício

Capítulo 1

Aplicação da Pesquisa no Esporte e no Exercício Diário

Após a leitura deste capítulo, você deve ser capaz de:

- Descrever o processo de pesquisa
- Distinguir e classificar os tipos de pesquisa
- Explicar a diferença entre fatos fundamentados em práticas científicas e não científicas
- Ler e compreender um trabalho de pesquisa
- Avaliar fontes de informação no que se refere a acurácia e confiabilidade
- Explicar o processo de revisão por pares
- Interpretar os achados da pesquisa de um estudo em contexto com outros estudos

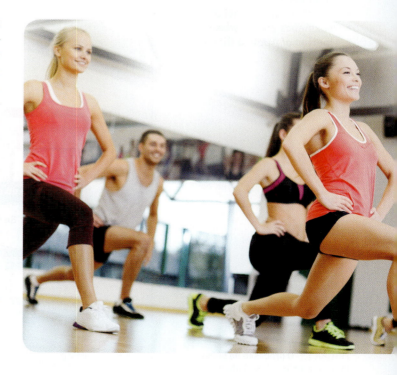

Certamente você já se perguntou: "Que tipo de programa é mais adequado para melhorar o condicionamento aeróbio?" ou "Qual é a melhor maneira de se treinar com pesos?" ou "Quais são os efeitos de se competir uma corrida *cross-country* em locais de maior altitude?" ou "O que acontece com o músculo quando executa diferentes tipos de programa de treinamento?" ou "Qual é a melhor maneira de perder gordura corporal?". A pesquisa se ocupa justamente desses questionamentos.

O objetivo é encontrar respostas para perguntas. Se não houver questionamento, não há base para pesquisa. Algumas perguntas já foram respondidas em pesquisas anteriores publicadas em revistas científicas. Outras exigem mais experimentação por parte dos pesquisadores para que novos dados sejam produzidos. Novos dados de estudos de pesquisa fornecem respostas para perguntas e ajudam a expandir o entendimento sobre um assunto. A Figura 1.1 oferece uma visão geral do processo de pesquisa.

Muitas perguntas podem ser respondidas por meio da pesquisa e compreensão de estudos sobre determinado assunto na literatura científica. No campo da ciência do esporte e exercício existem muitos periódicos, quantidade que cresce quando associada às áreas relacionadas da nutrição, fisiologia, medicina e epidemiologia (Boxe 1.1). A capacidade de responder a tais perguntas exige compreensão básica do processo de pesquisa, o conhecimento de como buscar estudos de pesquisa e como ler um trabalho científico, pontos que serão tratados neste capítulo.

Além disso, este capítulo apresenta métodos não científicos que devem ser evitados, apresenta o leitor à literatura científica e resume os componentes de um estudo investigativo original. Por fim, o capítulo aborda como é possível extrair aplicações práticas para as atividades diárias provenientes da pesquisa.

INTRODUÇÃO À PESQUISA

A pesquisa começa com experimentos conduzidos de acordo com o **método científico**, no qual os dados são coletados, as **hipóteses** testadas e as respostas para as perguntas específicas obtidas (Figura 1.1). A análise dos resultados acumulados de muitos experimentos leva a fatos, teorias e princípios.[1] Por fim, a pesquisa pode ser dividida em duas categorias gerais: pesquisa básica e aplicada (Boxes 1.5 e 1.6).

Antes de entrarmos no processo de pesquisa usado nos estudos experimentais, é importante entender as seguintes limitações da pesquisa:

- Não existe estudo perfeito
- Nenhum estudo é definitivo nem responde plenamente à maioria dos questionamentos levantados

Boxe 1.1 Aplicação da pesquisa
Seleção de periódicos com revisão por pares na ciência do esporte e exercício

- American Journal of Sports Medicine
- Applied Physiology, Nutrition, and Metabolism
- Australian Journal of Science and Medicine in Sport
- British Journal of Sports Medicine
- Clinical Journal of Sport Medicine
- Clinical Exercise Physiology
- Clinics in Sports Medicine
- Current Sports Medicine Reports
- European Journal of Applied Physiology
- Exercise and Sport Sciences Reviews
- International Journal of Sport Nutrition and Exercise Metabolism
- International Journal of Sports Medicine
- Isokinetics and Exercise Science
- Journal of Applied Biomechanics
- Journal of Applied Physiology
- Journal of Athletic Training
- The Journal of Orthopaedic and Sports Physical Therapy
- Journal of Physical Activity & Health
- The Journal of Sports Medicine
- The Journal of Sports Medicine and Physical Fitness
- Journal of Sports Sciences
- Journal of Strength and Conditioning Research
- Medicine and Science in Sports and Exercise
- Medicine and Sport Science
- Pediatric Exercise Science
- Research Quarterly for Exercise and Sport
- Scandinavian Journal of Medicine & Science in Sports
- Sports Biomechanics
- Sports Medicine

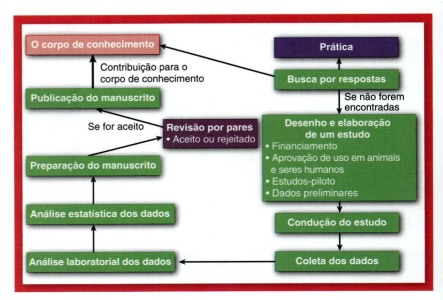

FIGURA 1.1 O processo de pesquisa envolve diversas etapas relacionadas. O objetivo principal da pesquisa é adicionar conhecimentos a uma área de estudo.

- Todo estudo apresenta um contexto específico para o qual foi feito e limites potenciais no que diz respeito à generalização para situações semelhantes
- Muitas vezes, os achados da pesquisa não são óbvios em termos de aplicação prática, o que exige que o profissional tenha a mente aberta e pratique a "arte da profissão" usando a experiência, o bom senso e o senso comum nas escolhas feitas a partir da interpolação ou extrapolação dos resultados de pesquisa
- Na maioria das vezes, o estudo inspira mais perguntas do que respostas
- Conscientização de que as coisas mudam e que novos achados podem alterar princípios e conceitos antigos e, portanto, mudar a resposta a perguntas, práticas ou abordagem a um assunto específico (Boxes 1.2 e 1.3).

Etapas do método científico

Fundamentalmente, o método científico consiste em diversas etapas básicas usadas ao produzir os dados e fornecer a base concreta para responder às questões:

- *Qual é a pergunta?* Em primeiro lugar, o pesquisador precisa fazer observações acerca de um fenômeno ou grupo de fenômenos que geram questionamento (p. ex., por que, como, quando, quem, qual e onde)

Boxe 1.2 Aplicação da pesquisa
O alongamento deve fazer parte do aquecimento?

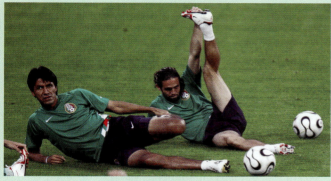

Nenhum estudo consegue explicar tudo sobre um determinado assunto. Além disso, todo estudo apresenta variáveis dependentes que descrevem o contexto do estudo e a resposta para uma pergunta pode ser diferente, dependendo do contexto do experimento. Há anos, *coaches* e atletas tratam o alongamento como parte do aquecimento antes da competição atlética e das sessões de condicionamento. A teoria alegava redução do risco de lesão e ajuda na preparação para a atividade. Foi provado que o treinamento de flexibilidade aumenta a amplitude de movimento; no entanto, tem-se questionado se o alongamento deve fazer parte do aquecimento.

Da década de 1970 à de 1990, alguns relatos de pesquisas questionaram o uso do treinamento da flexibilidade como parte do aquecimento, porém é necessário tempo para acumular dados e isso influenciar a prática. À medida que o assunto foi ficando mais popular e as necessidades de pesquisa foram se tornando relativamente baratas, mais e mais pesquisas começaram a acumular dados, sugerindo que o alongamento não previne lesão nem ajuda no desempenho. De fato, estudos de pesquisa começaram a mostrar que o alongamento estático pode ser prejudicial ao desempenho, diminuindo a produção de força, possivelmente devido à redução da ativação muscular e dos mecanismos inibitórios do sistema nervoso central. Ademais, mostrou-se que tanto o alongamento estático quanto o da facilitação neuromuscular proprioceptiva provocam déficits na produção de potência e de força muscular devido, entre outras coisas, à deformação ou ao estiramento do componente elástico do músculo (ou seja, tecido conjuntivo). Isso reduz o impacto do ciclo alongamento-encurtamento e aumenta os mecanismos inibitórios do sistema nervoso central.

Por outro lado, o alongamento dinâmico, o qual foi considerado um tabu por anos, mostrou ser um método efetivo para melhorar o desempenho dinâmico quando usado como atividade de aquecimento. Assim, a questão de quando alongar e que tipo de alongamento realizar se tornou uma decisão importante a ser considerada por *coaches* e atletas. Pesquisas foram conduzidas e continuam a ser conduzidas em todos os aspectos do alongamento como parte do aquecimento para otimizar o desempenho. Esse é um exemplo de como a pesquisa começa a otimizar a prática. Sendo assim, é preciso tomar algumas decisões. O que você faria? Qual é a abordagem mais prudente se você tivesse de aquecer seus atletas antes do exercício ou da competição? Que tipo de alongamento deve ser usado? Quanto tempo antes de uma competição ou do exercício o alongamento deve ser realizado, se for empregado? O que você faria com o que se conhece hoje em dia acerca dessa questão? Como você cruzaria os estudos com as suas circunstâncias específicas? Todas essas perguntas precisam ser consideradas para se tomar uma decisão com base em evidências sobre o uso do alongamento como parte do aquecimento.

Leitura adicional

Amiri-Khorasani M, MohammadKazemi R, Sarafrazi S, et al. Kinematics analysis related to stretch-shortening cycle during soccer instep kicking after different acute stretching. *J Strength Cond Res*. 2013; 26(11):3010–3017.

Bradley PS, Olsen PD, Portas MD. The effect of static, ballistic, and proprioceptive neuromuscular facilitation stretching on vertical jump performance. *J Strength Cond Res*. 2007;21(1):223–226.

Cramer JT, Housh TJ, Weir JP, et al. The acute effects of static stretching on peak torque, mean power output, electromyography, and mechanomyography. *Eur J Appl Physiol*. 2005;93(5–6):530–539.

Kay AD, Blazevich AJ. Effect of acute static stretch on maximal muscle performance: a systematic review. *Med Sci Sports Exerc*. 2012;44(1):154–164.

Marek SM, Cramer JT, Fincher AL, et al. Acute effects of static and proprioceptive neuromuscular facilitation stretching on muscle strength and power output. *J Athl Train*. 2005;40(2):94–103.

Rubini EC, Costa AL, Gomes PS. The effects of stretching on strength performance. *Sports Med*. 2007;37(3):213–224.

Shrier I. Stretching before exercise does not reduce the risk of local muscle injury: a critical review of the clinical and basic science literature. *Clin J Sport Med*. 1999;9(4):221–227.

Young WB, Behm DG. Effects of running, static stretching and practice jumps on explosive force production and jumping performance. *J Sports Med Phys Fitness*. 2003;43(1):21–27.

Boxe 1.3 Aplicação da pesquisa
Como reconsiderar uma hipótese

É importante entender que a hipótese é apenas um conceito ou suposição de um mecanismo de ação. Todo conhecimento sobre algo em pesquisa se fundamenta nas condições (variáveis independentes) que afetam as variáveis de desfecho (variáveis dependentes) ou na capacidade de medir um fenômeno. Repensar uma hipótese implica aceitar que existem alternativas. Em pesquisa, essencialmente é testado o que se chama de "hipótese nula", ou uma condição na qual não haverá diferenças em comparação alguma. Quando existem diferenças, é preciso rejeitar a hipótese nula e aceitar o que se denomina hipótese alternativa, com base nas condições que a produzam. Reconsiderar uma hipótese nada mais é que testar a viabilidade de uma hipótese alternativa em diferentes condições. Por exemplo, a ingestão de gordura pode ser maléfica para a saúde como um todo se associada a grandes ingestões de carboidrato, porém o impacto pode não ser negativo quando associada ao baixo consumo de carboidratos. Muitas vezes, as mudanças de paradigma nas hipóteses são difíceis, visto que vão de encontro àquilo que era considerado verdadeiro há anos. Além disso, não considerar o contexto dos estudos pode resultar em confusão na comunidade leiga devido à pesquisa parecer ser contraditória. A compreensão do processo científico como um profissional da ciência do exercício fornece discernimento para a interpretação dos achados da pesquisa e sua generalização.

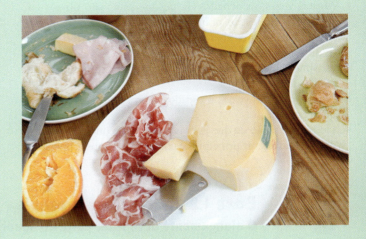

Leitura adicional

Lofgren I, Zern T, Herron K, *et al*. Weight loss associated with reduced intake of carbohydrate reduces the atherogenicity of LDL in premenopausal women. *Metabolism*. 2005;54(9):1133–1141.

Wood RJ, Fernandez ML, Sharman MJ, *et al*. Effects of a carbohydrate-restricted diet with and without supplemental soluble fiber on plasma low-density lipoprotein cholesterol and other clinical markers of cardiovascular risk. *Metabolism*. 2007;56(1):58–67.

- *Qual é o conteúdo do corpo de conhecimento já acumulado na forma de estudos publicados?* O pesquisador examina estudos na literatura para ver se a(s) pergunta(s) pode(m) ser respondida(s) com as informações existentes
- *Se a pergunta não pode ser especificamente respondida, alguém precisa elaborar uma hipótese.* A hipótese é uma opinião abalizada do que poderia acontecer em um experimento, embasada na literatura científica ou em observações episódicas (p. ex., o que você ou outras pessoas observaram como sendo verdadeiro). A hipótese deve responder à pergunta original e ser passível de análise usando variáveis mensuráveis
- *Teste a hipótese fazendo um experimento.* Um experimento elaborado de maneira adequada deve ser conduzido a fim de coletar dados para testar a validade da hipótese. Essa experimentação constitui a busca primária dos alunos da graduação em ciências e dos pesquisadores. É óbvio que quanto mais específicas as condições de pesquisa em relação às situações ou populações de interesse, maior a possibilidade de aplicação em determinada situação. Por exemplo, se o interesse é desenvolver um programa de força especialmente para homens com mais idade e se está conduzindo um experimento para determinar quais dos dois programas de força produzem os maiores ganhos absolutos em força, homens com mais idade devem ser objeto do experimento, e não homens jovens
- *Analise os dados e chegue a uma conclusão.* Após os dados serem coletados, devem ser analisados estatisticamente para determinar se a hipótese foi sustentada ou não. O experimento respaldará ou rejeitará a hipótese, e a pergunta será respondida dentro do contexto das condições experimentais (p. ex., homens ou mulheres, variação de idade, estado do treinamento), podendo ser aplicada de maneira específica ou geral (Boxe 1.3). Em outras palavras, a opinião abalizada estava correta e, agora, existem dados que respaldam ou rejeitam a hipótese e respondem à pergunta original?
- *Comunique os resultados.* O desfecho de um estudo é validado apenas quando é publicado em **periódico com revisão por pares**; ou seja, no qual os estudos são avaliados por pesquisadores e aceitos ou rejeitados com base na acurácia, na interpretação, nos procedimentos científicos gerais, na adequação da metodologia e na força dos dados (Boxe 1.1). Como disse uma vez o renomado fisiologista muscular Philip Gollnick: "Trabalho não publicado é trabalho não feito, e trabalho não publicado é trabalho que não existe".

Métodos não científicos

Infelizmente, as respostas para as perguntas são muitas vezes derivadas de métodos não científicos. Esses métodos podem dar respostas corretas, entretanto, não raro conduzem à "desconexão" entre percepção e realidade. Embora não seja possível basear todas as decisões em um estudo científico, os profissionais devem estar atentos aos métodos não científicos e aos fatos questionáveis que podem produzir. A seguir, algumas abordagens não científicas usadas para encontrar respostas *para perguntas* são apresentadas. É possível que você

Boxe 1.4 Você sabia?
Rituais do rebatedor

Você já notou a série de rituais preparatórios que um jogador de beisebol faz antes das rebatidas? Essa rotina inclui um número exato de movimentos, ajustar o boné, tocar em cada letra do uniforme, agarrar uma medalhinha, fazer o sinal da cruz e bater na placa com o taco algumas vezes. Por exemplo, antes de cada arremesso, Nomar Garciaparra, antigo jogador de 1ª base dos Los Angeles Dodgers, saía da área do batedor; ajustava a braçadeira do braço direito; tocava a *home plate** com o taco; levava a mão ao capacete; tocava a extremidade do taco; mais uma vez levava a mão ao capacete; fazia o sinal da cruz; balançava o taco no ombro direito; ajustava a luva da mão direita com a mão esquerda; arrastava as travas do calçado na areia; cruzava a mão direita sobre a esquerda conforme ia arrastando-a na luva da mão esquerda, repetindo diversas vezes; torcia e arrastava uma trava de cada vez na areia e desenhava inúmeros círculos com o taco em sentido anti-horário. De fato, Mike Hargrove, jogador de 1ª base do Cleveland Indian, ficou conhecido como *the human rain delay* pelo tempo que seus rituais consumiam. Uns chamam de rituais supersticiosos antes da rebatida, enquanto os jogadores acreditam que esses rituais ajudam na concentração para o arremesso seguinte. Visto que rebater a bola de beisebol é considerada a tarefa mais difícil do esporte, concentração e precisão são essenciais. Ainda que esses rituais não tenham embasamento científico, se o jogador acredita que o ritual é necessário para que rebata bem a bola, eles podem ser importantes para o desempenho.

* N.R.T.: A tradução de *home plate* é complexa, mas podemos entender como o *centro da base* (quarta base).

---

reconheça algumas dessas abordagens por meio de suas experiências com amigos, professores e *coaches* (Boxe 1.4).

Intuição

Intuição quer dizer a capacidade de saber alguma coisa sem raciocinar a respeito. A resposta para uma pergunta é *percebida* ou sentida como correta, independentemente de qualquer experiência prévia ou conhecimento empírico. Embora a intuição seja muitas vezes usada no processo de tomada de decisão em todas as profissões, mesmo em ciência, é crucial que seja reconhecida pelo que é: uma opinião ou uma hipótese. Uma pessoa pode ter um pressentimento sobre alguma coisa, porém essa sensação pode ser, na verdade, baseada em muitas experiências anteriores, e não no conhecimento da ciência em torno da questão. Usar a intuição como ferramenta pode ser um elemento da "arte" no processo de tomada de decisão, no entanto, é preciso ter certeza de que existe uma base concreta subjacente à percepção intuitiva. Sem isso, a intuição pode ser enganosa e errada. A seguir, algumas intuições incorretas:

- Penso que o programa de treinamento com peso deve usar apenas exercícios uniarticulares
- Acho uma boa ideia comer um bife grande antes da partida de futebol americano
- Acho uma boa ideia alongar estaticamente pouco antes da minha última tentativa no salto em altura
- Acredito que de manhã cedo seja o melhor horário para competir
- Acho muito estressante para uma mulher correr uma maratona
- Acredito que se uma mulher levantar peso, ela vai ficar muito grande
- Acho que nunca se pode beber muita água durante uma corrida de longa distância.

Tradição

Tradição é algo como "em time que está ganhando não se mexe". Esse tipo de abordagem na solução de problemas envolve acerto ou erro, dependendo da base concreta da tradição. Em esporte, a tradição é comum e geralmente exerce pouco ou nenhum efeito negativo. Por exemplo, os capacetes de futebol americano podem manter a mesma logomarca por anos como parte da tradição da escola. A preocupação surge quando tradições obsoletas violam a ciência atual e o conhecimento concreto sobre determinado assunto. Por exemplo, não respeitar os intervalos necessários para obtenção da hidratação adequada durante a prática do esporte ou praticar a atividade no horário mais quente do dia por ser essa a maneira pela qual sempre foi feita. As tradições precisam ser avaliadas quanto à eficácia científica e à base concreta atual. A seguir, alguns outros exemplos de conceitos fundamentados em tradição:

- Um jogador passa a mão na mascote da escola antes de cada jogo em casa na crença de que isso resultará em vitória
- A mesma rotina de aquecimento é usada em todos os jogos
- O jogador sempre ingere o mesmo tipo de alimento antes dos jogos
- Apenas um tipo de programa de treinamento intervalado é usado.

Tentativa e erro

O método de tentativa e erro é frequentemente utilizado para obter uma resposta. Basicamente, essa abordagem consiste em tentar uma ação e verificar a obtenção do desfecho desejado ou não. É uma abordagem comum em muitas áreas do exercício e do esporte e pode ser considerada como "miniexperimentos". Se esse método for usado juntamente com fatos científicos e conhecimento sobre o assunto, é possível que prove eficiência. No entanto, é preciso sempre ter cuidado, uma vez que experimentos randômicos não são experimentos verdadeiros e podem resultar em uma resposta incorreta à pergunta feita.

No entanto, essa abordagem é popular, pois nem todos os indivíduos respondem como a média ou a resposta média. Desse modo, alguns atletas tentam diferentes métodos de dieta ou treinamento e observam como funcionam com eles ou observam se são "respondedores" ou "não respondedores" para uma

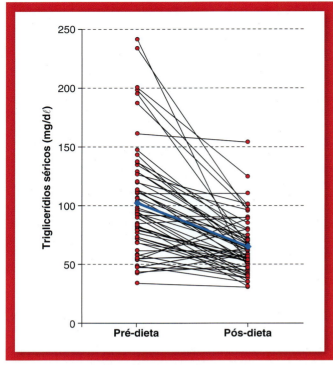 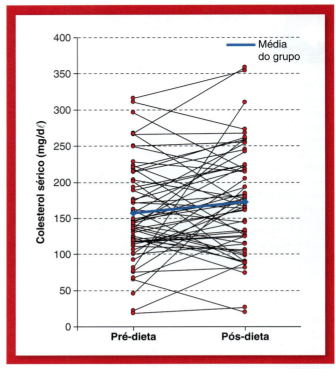

FIGURA 1.2 As respostas individuais a um tratamento experimental podem variar. As repostas individuais dos níveis séricos de colesterol e triglicerídios a uma dieta com baixo teor de carboidratos variam – alguns indivíduos apresentam elevação, outros apresentam diminuição e alguns não apresentam alteração. A *linha azul* indica a média do grupo. As *linhas pretas* indicam as respostas de cada indivíduo.

determinada dieta ou tipo de treinamento. Não raro, esse método é utilizado como alternativa quando há falta de investigação científica em determinado assunto. Para abordar a questão dos "respondedores" e "não respondedores" a certo tratamento, hoje em dia muitas pesquisas mostram as respostas de cada indivíduo, além da resposta média, a fim de permitir que o leitor observe a variabilidade das respostas individuais (ver Figura 1.2 como exemplo). A seguir, alguns exemplos desse método. Reflita sobre a base factual de cada um e quais poderiam ser os possíveis efeitos negativos do uso dessa abordagem para encontrar uma resposta. Pense também sobre o que significa se nem todos os indivíduos respondem de maneira semelhante.

- Tentar dietas diferentes para observar qual funciona
- Tentar correr para ver se isso incita a resposta da frequência cardíaca desejada para a prescrição de exercício
- Tentar levantar um peso e ver se permite o número desejado de repetições na prescrição do exercício
- Tentar ingerir determinada quantidade de proteínas e observar se ajuda ou não na promoção de formação muscular
- Tentar se deslocar no ritmo de corrida no calor sem exposição prévia ao calor.

Viés

Tipicamente, o viés (tendenciosidade) é encarado de modo negativo, uma vez que constitui uma preferência ou inclinação que muitas vezes pode inibir respostas imparciais para a pergunta. No entanto, se o viés for fundamentado em fato científico, pode ser positivo. Por outro lado, quando chegamos a conclusões baseadas em fatores diferentes das evidências concretas, o viés pode ser prejudicial ao processo de tomada de decisão. A seguir, alguns exemplos de viés. Considere se existe base factual para cada um deles e quais impactos negativos poderiam causar se forem, de fato, incorretos.

- Meu viés é que apenas homens devem praticar *hockey* no gelo
- Meu viés é que nossa equipe deve ser completamente hidratada na noite anterior e antes da competição
- Meu viés é que apenas essa abordagem de treinamento está correta
- Meu viés é que mulheres não devem treinar com peso
- Meu viés é que atletas precisam trabalhar mais pesado
- Meu viés é achar que os efeitos do clima frio são todos psicológicos
- Meu viés é que competir a 2.200 metros de altitude não influencia o desempenho nas provas de campo
- Meu viés é que todos os membros da equipe devem treinar no mesmo dia.

Autoridades no assunto

Responder uma pergunta com base no ponto de vista de algumas autoridades no assunto pode ser positivo ou negativo, dependendo das qualificações, da base concreta e/ou da relevância histórica da autoridade. Um artigo antigo escrito por um médico em uma revista científica, alertando que o excesso de exercícios poderia provocar cardiomegalia nos atletas, é um exemplo de autoridade não confiável para basear suas decisões. As informações sobre as adaptações e a análise funcional do músculo cardíaco frente ao treinamento físico estavam desatualizadas. É preciso apurar com cuidado as qualificações da autoridade, o contexto da resposta fornecida, a ocasião da informação e outros fatos conhecidos. Com o surgimento constante de novas pesquisas, quem era autoridade há alguns anos, atualmente pode não ser mais. A seguir, alguns exemplos de quem poderia ser chamado de "autoridade na área". Considere os aspectos positivos, bem como os motivos de cautela, antes de confiar nas seguintes autoridades:

- Um *coach* de condicionamento e força que discute as práticas nutricionais de jogadores
- Um nutricionista que tece comentários sobre o programa de exercícios que mais bem promove alterações no desempenho aeróbio e na perda de gordura
- Um famoso *coach* de futebol americano comentando sobre os melhores métodos de condicionamento da equipe
- Um renomado *coach* de basquete que faz comentários acerca do melhor método de motivação da equipe para um grande jogo
- Um professor de ciência do exercício falando sobre a melhor maneira de hidratar um jogador antes de uma partida de futebol
- Um jogador de futebol de seleção discutindo como se preparar para um jogo em locais de grande altitude
- Um livro-texto clássico de 1991 sobre ciência do exercício
- Um manuscrito clássico revisado por pares de um periódico conceituado em ciência do exercício de 1999
- Sua mãe dizendo para você não comer antes de ir nadar.

Método racionalista

Essa abordagem é baseada no uso do raciocínio para a produção de fatos. Sua eficácia baseia-se na veracidade das suposições e em sua base concreta. O raciocínio é um método sólido para tomar decisões, porém criar conhecimento com base apenas no raciocínio não é uma abordagem válida para a ciência, porque desfechos absurdos podem ocorrer. O fator crucial desse processo é a verdade das premissas divulgadas e a correlação entre elas. A seguir, apresentamos alguns exemplos do uso do método racionalista para se chegar a uma conclusão. Determine se as respostas derivadas são realistas em cada um dos seguintes exemplos.

- Jogadores de futebol americano são grandes (premissa maior)
  John é grande (premissa menor)
  John é um jogador de futebol americano (conclusão)
- Jogadores de linha da National Football League pesam tipicamente mais de 150 kg (premissa maior)
  Jim é jogador de linha em uma pequena universidade e pesa 120 kg (premissa menor)
  Jim não será jogador de linha na National Football League (conclusão)
- O hormônio do crescimento é um polipeptídio de 22 kDa (premissa maior)
  A análise do hormônio de crescimento no sangue revela tipos do hormônio com outro peso molecular (premissa menor)
  Outras variantes do hormônio necessariamente existem (conclusão)
- A perda de peso depende do aporte de calorias e do gasto calórico (premissa maior)
  Uma dieta igual nas calorias totais, porém rica em proteína e gordura, promove perda de peso maior do que uma dieta rica em carboidratos e pobre em gorduras (premissa menor)
  Nem todas as calorias dos alimentos exercem o mesmo impacto sobre o metabolismo (conclusão).

Método empírico

O método empírico é fundamentado nas observações e na experiência de uma pessoa. Esse método certamente faz parte do processo científico em si, uma vez que envolve a coleta de dados. No entanto, as conclusões alcançadas com esse método são afetadas pela medida que nossas observações e experiências são fundamentadas em contextos pessoais, e na compreensão de que o que funciona para uma pessoa pode não ser relevante para outra. Muitas vezes, o uso do método empírico é observado em *coaches*, militares e *coaches* de condicionamento e força. A máxima "se funcionou para mim, funcionará para você", é o processo de raciocínio que tem levado a muitas informações incorretas. Dependendo da vivência, do conhecimento, das qualificações e da base concreta da experiência de um indivíduo, o método empírico pode ou não fornecer as conclusões corretas. Exemplos do método empírico são listados a seguir. Quais são as concordâncias e discordâncias factuais de tais exemplos?

- Um *coach* de futebol diz para o time que ele não usava roupas térmicas em clima chuvoso e frio e, portanto, o time não receberá roupa especial
- Um médico diz para um paciente que o treinamento com peso não deve fazer parte do programa de reabilitação cardíaca, visto que nunca prescreveu isso
- Uma *coach* de *cross-country* diz para a equipe que fez exercícios com peso durante toda a sua carreira como corredora desse esporte, logo, todo membro da equipe terá treinamento com peso específico para o esporte como parte do programa
- Um capitão do exército diz para sua tropa que corria de botas e que não teve problemas por isso, portanto todos correrão calçados com botas
- Uma atleta profissional de golfe diz que não vê necessidade em levantar peso para praticar golfe visto que isso pode prejudicar seu jogo, e ela nunca fez musculação
- Um *coach* de natação diz que costumava nadar 20.000 metros por dia, por isso sua equipe fará o mesmo.

Mito

Mitos, ou crenças amplamente sustentadas, porém infundadas, constituem outra fonte não científica de respostas. Alguns mitos em exercício são decorrentes do *marketing* e da propaganda de equipamentos e produtos. De bebidas energéticas a aparelhos de exercício, os mitos, quanto à origem, ao uso e à eficácia, se desenvolveram e prosperaram. Diferenciar mito de fatos é importante para a otimização do processo de tomada de decisão e em toda resolução de problema que tenha de acontecer. Por fim, as decisões precisam ser moderadas pelas evidências concretas existentes na literatura.

Por exemplo, até pouco tempo atrás era aceito pelos *coaches* e atletas que o treinamento de peso não fosse realizado porque os atletas ficariam com seus músculos muito encurtados e sem flexibilidade. Nos últimos 20 a 30 anos, no entanto, foi mostrado cientificamente que um treinamento de resistência elaborado apropriadamente não limita a flexibilidade dos músculos, podendo aumentá-la. Na verdade, esse mito foi dissipado pela investigação científica.

Fatos, teorias e princípios

Resultados de experimentos individuais ou de um grupo de experimentos produzem fatos, teorias e princípios. **Fatos** são dados observacionais, os quais são confirmados repetidas vezes por muitos observadores competentes e independentes. No entanto, os fatos não estão fora de contexto. Pode ser um fato que, sob certas condições, seja bom para você, mas que sob outras circunstâncias seja ruim. Por exemplo, a água é necessária para a saúde e é o modo ideal para se evitar a desidratação. Por outro lado, beber muita água antes, durante e depois de uma corrida de resistência pode ser prejudicial à saúde, causando hiponatremia – diluição de eletrólitos no corpo que afeta a função orgânica – e até mesmo a morte.

Revisão rápida

- O método científico consiste em uma série de etapas usadas para fornecer a base concreta para responder às perguntas da pesquisa
- Muitas vezes, na ciência do esporte e exercício, as respostas das perguntas originam-se de métodos não científicos
- A diferenciação entre os fatos fundamentados em métodos científicos e aqueles fundamentados em métodos não científicos é importante para alcançar abordagens e processo de tomada de decisão desejáveis para os programas de exercício e esporte.

Teoria é caracteristicamente um conjunto conceitual de ideias ou especulações a respeito de certo assunto, idealmente com base em fatos experimentais. No contexto científico, foi descrita como uma "explanação abrangente fundamentada em determinado grupo de dados que vem sendo repetidamente confirmado por observação e experimentação e que ganhou aceitação geral dentro da comunidade científica, porém sem ter sido ainda comprovada de modo decisivo".[2] Com frequência, se escuta que, em ciência, as teorias nunca podem ser comprovadas de fato, apenas refutadas. No entanto, é preciso ter o contexto em mente. Há sempre a possibilidade de que uma nova observação ou experimento entrará em conflito com uma teoria de longa data (p. ex., "dietas com pouco carboidrato não fazem bem") e que teremos que pensar sobre as coisas de modo diferente, ao menos em alguns conceitos. À medida que mais fatos vão sendo disponibilizados, a teoria precisa ser modificada para refletir isso. Assim, as teorias podem mudar.

De fatos e teorias derivam muitos dos **princípios** que guiam nossa abordagem a problemas e comportamentos em certas situações. Os princípios se originam das teorias menos propensas à mudança. Assim, qual é a definição de princípio? Os princípios descrevem como alguma coisa deve ser feita, as regras que explicam um processo fisiológico ou as diretrizes a que se deve aderir para alcançar o desempenho ideal da tarefa, como prescrição do exercício. Na ciência do exercício, exemplos de princípios incluem o princípio da especificidade do exercício e o princípio da sobrecarga progressiva. Cada um deles descreve diretrizes para vários aspectos da prescrição do exercício. A fisiologia do exercício também apresenta muitos princípios que descrevem uma função, como a homeostase. Muitas diretrizes aceitas relacionadas com a fisiologia e a prescrição do exercício são baseadas em fatos produzidos por pesquisa, que levam a teorias que ajudam a desenvolver princípios orientadores. Assim como as teorias, os princípios também são modificados para confrontar os novos fatos emergentes em uma área de estudo, desde o cuidado de lesões no treinamento atlético até a compreensão da função do exercício no funcionamento da hipófise em fisiologia do exercício.

Pesquisa aplicada e básica

A pesquisa pode ser classificada como básica e aplicada; ambas têm seu lugar na compreensão do exercício e desempenho físico. O objetivo da pesquisa básica é entender melhor o ponto estudado, sem considerar como essas informações serão especificamente aplicadas. Sua meta é expandir o conhecimento em vez de solucionar um problema específico e pragmático, e é, em geral, impulsionada pelo interesse e pela curiosidade do cientista por uma questão científica (Boxe 1.5). No entanto, apresenta, de fato, potencial para conduzir a avanços revolucionários em um campo de estudo e, até mesmo, na vida diária. Por exemplo, duas das técnicas mais populares de imagem usadas no estudo dos efeitos do exercício sobre os músculos e ossos são a espectroscopia por ressonância magnética nuclear e a ressonância magnética. A pesquisa básica, iniciada no fim da década de 1940, forneceu a gênese para essas tecnologias, as quais se tornaram lugar comum tanto nas avaliações clínicas quanto no estudo científico.

Em contrapartida, a pesquisa aplicada é designada para resolver problemas práticos do mundo real, e não para adquirir conhecimento em nome do conhecimento em si.[3] Pode-se dizer que o objetivo da ciência aplicada é melhorar a condição humana. No caso do exercício, a meta é ampliar a compreensão de seus muitos benefícios, bem como prescrição ou desenvolvimento de exercícios para alcançar de maneira ideal as metas específicas no desempenho físico (Boxe 1.6). Essa tem sido a motivação primária de muitas pesquisas em exercício e ciência do esporte ao longo dos últimos 50 anos. Essa pesquisa proporcionou as diretrizes do exercício para ajudar as pessoas a obter os benefícios do treinamento físico.

Por fim, há uma continuação de conhecimento desde a ciência básica à aplicada, com pesquisadores trabalhando pelo prosseguimento da pesquisa. Alguns cientistas trabalham em mecanismos moleculares, celulares e genéticos básicos e outros atuam na área mais aplicada da pesquisa. Essa sucessão existe também na literatura científica da ciência do esporte

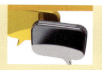

Boxe 1.5 Visão do especialista
Papel da pesquisa básica na ciência do exercício

Scott E. Gordon, PhD, FACSM

Professor and Chairperson
Department of Kinesiology
The University of North Carolina at Charlotte
Charlotte, NC

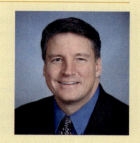

Qual é a importância da pesquisa básica para a área da fisiologia do exercício e seus avanços? A resposta para essa pergunta pode não ser evidente para alguém que não seja pesquisador. Em termos gerais, a pesquisa básica pura é impulsionada pela curiosidade humana de explorar e expandir o conhecimento sem benefícios imediatos ou óbvios do conhecimento resultante. Está na extremidade oposta da continuidade da pesquisa aplicada pura, cujos resultados são imediatamente aplicáveis. Com frequência, não é possível prever a potencial aplicação futura de um experimento de pesquisa básica. Todavia, a pesquisa básica e a pesquisa aplicada estão conectadas de maneira inerente, pois a pesquisa básica coletivamente forma a fundação na qual a pesquisa aplicada é construída e compreendida.

De modo geral, em ciências biológicas, como a fisiologia do exercício, a pesquisa básica explora os fenômenos que ocorrem nos níveis celular, molecular e genético, sobretudo como as células respondem a uma alteração de ambiente imediato. Por exemplo, exatamente como e por que as fibras musculares percebem e respondem a diversos estímulos, como alterações hormonais, demandas de energia, disponibilidade de substrato (combustível) e alterações na tensão aplicada à célula pelas contrações? Que "moléculas sinalizadoras" dentro das células possibilitam que a fibra muscular responda a esses estímulos e como a célula altera a expressão de seus genes (DNA), RNA e moléculas de proteína? Em que lugar exatamente, dentro e fora das células, esses mecanismos ocorrem, e que papel a estrutura microanatômica desempenha na função correta desses mecanismos? Tomadas de maneira independente, as respostas para essas perguntas não contam a história completa. Entretanto, é fato que todo movimento físico realizado por uma pessoa, bem como todas as adaptações corporais ao treinamento físico, é resultado da atuação de moléculas diferentes coordenadas pelas várias células e tecidos do corpo.

Os fisiologistas do exercício, usando técnicas de pesquisa básica, geralmente fazem um excelente trabalho de integração dos resultados celulares, moleculares e genéticos, conectando-os à função aplicada. Tomemos como exemplo um maratonista de elite. No nível aplicado, é fácil observar que ele apresenta grande capacidade de *endurance*, porém a pesquisa básica demonstrou que essa capacidade se origina da combinação de mecanismos específicos celulares, moleculares e genéticos. O desempenho do exercício de *endurance* ideal requer uma composição molecular dentro e fora das fibras musculares que otimize inúmeros fatores, como o fornecimento de oxigênio e substratos aos músculos em exercício; capacidade das vias bioenergéticas de gerar energia dentro da fibra muscular ao mesmo tempo que evita condições fatigantes; controle do cálcio pelo retículo sarcoplasmático e pelas proteínas dependentes de cálcio, que é apropriado para contrações lentas, e o uso de energia pela cabeça de miosina; e outros processos dependentes de energia adequados para contrações mais lentas, porém mais contínuas. Todos esses fatores são controlados em nível molecular e variam com a genética de cada pessoa; assim, cada indivíduo é diferente no que diz respeito à capacidade de *endurance* e capacidade de responder ao treinamento de *endurance*. Alternativamente, diferentes composições moleculares e genéticas otimizam a capacidade de uma pessoa de realizar ou responder ao treinamento físico de resistência ou *sprint* (velocidade). Em alguns casos, mesmo a diferença em um nucleotídio de algum cromossomo (chamado de *polimorfismo de nucleotídio único* ou PNU) pode ser importante para o desempenho físico ou para a resposta ao treinamento de uma pessoa.

Uma função impactante da pesquisa básica em fisiologia do exercício é a determinação dos mecanismos responsáveis pelos efeitos benéficos na saúde da atividade física. Nos EUA e em qualquer outro lugar no mundo, o sedentarismo é altamente associado à elevada incidência de síndrome metabólica, a qual consiste na inter-relação das condições de obesidade, diabetes melito do tipo 2 e vários tipos de doença cardiovascular. Sabe-se bem que a atividade física regular pode evitar ou retardar a incidência dessas e de outra vasta quantidade de condições, ainda que muitos dos mecanismos moleculares pelos quais elas ocorrem continuem desconhecidos. Visto que muitas condições precipitadas pela inatividade física são crônicas, a redução desejada dos fatores de risco mais precocemente na vida pode ser crucial para a prevenção. Determinar os fatores de risco no nível molecular que são afetados pela intervenção dos exercícios pode possibilitar a otimização dos regimes de treinamento de maneira individual ao tratar e reduzir esses fatores de risco antes que a doença se torne aparente e, assim, potencialmente prevenir ou retardar as doenças de modo geral. Além disso, a determinação dos mecanismos moleculares subjacentes ao efeito da atividade física na saúde fornece base científica para a elaboração de suplementos nutricionais, prescrição de medicamentos, estratégias da medicina genética, terapias celulares e outros métodos para produzir efeitos benéficos na saúde desses indivíduos para os quais os exercícios sejam, talvez, impossíveis, como aqueles extremamente obesos e frágeis ou pacientes com lesões da medula espinal.

Em resumo, tem-se observado um imenso progresso da pesquisa básica no campo da fisiologia do exercício com o advento das novas ferramentas moleculares durante os últimos 30 anos. Essa pesquisa tem ajudado a entender melhor os mecanismos subjacentes à resposta corporal ao exercício, bem como ao treinamento físico, ambos a respeito do desempenho e da saúde humana. Além disso, a tecnologia de pesquisa disponibilizada para os cientistas, a qual evolui com rapidez, sem dúvida promoverá a compreensão mais ampla das respostas do corpo humano ao exercício nos níveis celular, molecular e genético no futuro muito próximo.

Leitura adicional

Booth FW, Chakravarthy MV, Gordon SE, *et al.* Waging war on physical inactivity: using modern molecular ammunition against an ancient enemy. *J Appl Physiol.* 2002;93(1):3–30.

Boxe 1.6 Visão do especialista
A importância da pesquisa aplicada na ciência do exercício

David J. Szymanski, PhD, CSCS*D, RSCC*E, FNSCA

Associate Professor
Department of Kinesiology
Louisiana Tech University
Ruston, LA

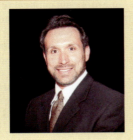

Na disciplina da ciência do exercício, há duas categorias gerais de pesquisa, básica e aplicada. A pesquisa básica é uma forma de investigação sistemática cujo objetivo é melhorar a compreensão dos princípios fisiológicos fundamentais. Tem como foco refutar ou embasar teorias que explicam como funciona a fisiologia humana. A ciência do exercício, que normalmente está associada a pesquisa básica, avalia as respostas e adaptações biológicas ao exercício e ao treinamento (Haff, 2010). Hoje, tem como foco, principalmente, a saúde, o desempenho relacionado à saúde e os mecanismos adjacentes (Haff, 2010). A pesquisa aplicada, por outro lado, é uma forma de investigação sistemática que envolve a aplicação prática da ciência. Usa parte do conhecimento, dos métodos, das técnicas ou das teorias da pesquisa básica disponíveis e os aplica ao mundo real (Haff, 2010). A pesquisa aplicada, que está relacionada à ciência do exercício, aborda a solução de problemas práticos usando a pesquisa baseada na evidência. Também está interessada no desempenho em termos de saúde e saúde/atividade física, mas também maneiras de aprimorar o desempenho no esporte. Como a pesquisa aplicada avalia muitas formas de aprimorar esses componentes do exercício, os pesquisadores desenvolveram linhas específicas de investigação que são de interesse particular para eles.

A ciência do esporte é uma disciplina específica que se desenvolveu no campo da pesquisa aplicada. Essa ciência consiste em conhecimento focado especificamente em compreender e aprimorar o desempenho do esporte usando o que há de mais recente na pesquisa baseada em evidências, além da experiência prática no momento apropriado, no local apropriado e para a pessoa certa a fim de aprimorar seu desempenho atlético (Haff, 2010). A ciência do esporte envolve uma avaliação regular do desempenho e *feedback* do treinamento, bem como a pesquisa aplicada. A pesquisa aplicada define os fundamentos para os quais os programas de treinamento são desenvolvidos. Além disso, as informações reunidas durante a investigação de uma pesquisa aplicada podem ser úteis na previsão do desempenho atlético e auxiliar no recrutamento ou preparação de jogadores com a maior chance de serem jogadores juniores ou profissionais bem-sucedidos (Haff, 2010).

A pesquisa conduzida, especificamente, sobre o beisebol continuou a avançar com a disponibilidade de equipamentos e técnicos, que permitiam aos jogadores serem participantes das investigações da pesquisa. Um aspecto do treinamento de beisebol que está mudando com base na pesquisa aplicada e básica é como condicionar um arremessador. Tradicionalmente, os arremessadores realizam corridas entre os "postes" (do poste de falta do campo esquerdo ao poste de falta do campo direito) por um número específico de repetições ou por tempo para aprimorar seu *endurance* cardiovascular. Este tipo de condicionamento é chamado de treinamento LSD (*long, slow distance*, de longa distância lentamente). Para compreender por que os programas de condicionamento de arremessadores incluem o treinamento LSD, uma perspectiva histórica deve ser discutida. Nos anos de 1940 e 1950, o condicionamento consistia em muitas corridas de longa distância. Entre os anos de 1960 a 1980, acreditava-se que o condicionamento era mais que uma questão individual, sendo o condicionamento aeróbio o principal pilar do programa. Nos anos 1990, recomendou-se que o condicionamento anaeróbio fosse o foco principal do programa de condicionamento do arremessador. Potteiger *et al.* (1992) descobriram que arremessadores que realizaram um programa de condicionamento de dança aeróbia de 40 minutos por dia ao longo de 10 semanas tiveram redução significativa na porcentagem de gordura corporal, mas não houve qualquer mudança na velocidade de arremesso ou força anaeróbia (salto vertical); enquanto os arremessadores em um grupo de treinamento de peso/*sprint* tiveram melhoria significativa na velocidade de arremesso (3,0%) e na força anaeróbia (4,2%). Isso demonstrou que os arremessadores deveriam realizar atividades anaeróbias, como *sprints* de curta distância a altas intensidades como parte de seu programa de treinamento. Mais recentemente, Rhea *et al.* (2008) investigaram os efeitos de realizar condicionamento aeróbio e anaeróbio em uma temporada de 18 semanas de beisebol júnior. Os exercícios de treinamento pliométricos e de resistência, as séries e as repetições eram as mesmas para todos os jogadores. A única diferença foi o tipo de condicionamento realizado. Um grupo de jogadores realizou treinamento de *endurance* cardiovascular de intensidade moderada a alta, enquanto o outro grupo participou do treinamento de *endurance* velocidade/velocidade (*sprints* máximos repetidos de 15 m a 60 m) 3 a 4 vezes/semana. Os resultados demonstraram que os jogadores que realizaram o treinamento de *endurance* velocidade/velocidade melhoraram de maneira significativa a força corporal da parte inferior do corpo (salto vertical) em 15,3%, enquanto o grupo treinado aerobiamente apresentou uma redução (−2,6%) na força corporal da parte inferior do corpo. Rhea *et al.* (2008) afirmaram que o treinamento aeróbio durante a temporada não era compatível com as metas de treinamento para jogadores de beisebol e sugeriram que os jogadores de beisebol treinassem anaerobiamente porque dependem muito de sua velocidade e força para que sejam bons. Esse estudo também indica que os jogadores de beisebol devem realizar exercícios de condicionamento intervalado anaeróbio para um melhor desempenho.

Mesmo após esses resultados da pesquisa aplicada, o condicionamento LSD (*long, slow distance*) ainda faz parte do programa de condicionamento do arremessador. Além de alguns dos motivos mencionados anteriormente, outra justificativa pelas quais os arremessadores usam esse tipo de condicionamento é para aumentar o fluxo de sangue pelo corpo, o que pode fazer com que o braço de arremesso do atleta fique menos enrijecido e com que o lactato seja "expulso" do mesmo. Esse tipo de condicionamento, no entanto, nada tem a ver com a "expulsão" do lactato do braço do arremessador 24 a 48 horas após o arremesso. Na verdade, os níveis de lactato no sangue não serão altos o suficiente a ponto de limitar o desempenho de um arremessador. Há a possibilidade de que um arremessador tenha níveis de lactato mais elevados do que o normal se fizer um grande número de arremessos durante uma rodada (> 35 arremessos) com períodos de descanso muito curtos (<

3 segundos) entre os arremessos. No entanto, é muito improvável que isso ocorra durante um jogo de beisebol porque o tempo médio entre os arremessos de um atleta júnior é de 15 a 20 segundos. Além disso, se um arremessador estiver cansado e apresentar altos níveis de lactato, ele pode tornar o jogo mais lento de propósito, aumentando o intervalo entre os arremessos. Se isso não funcionar, depois que o arremessador concluir metade de sua rodada, os níveis de lactato no sangue muito provavelmente irão normalizar quando ele se sentar no banco enquanto sua equipe bate. Por fim, o acúmulo de altos níveis de lactato (>12 mmol/ℓ), que não ocorre durante o arremesso, retornará aos níveis basais em 40 a 60 minutos após exercícios de alta intensidade, dependendo de se fizer uma recuperação ativa (35% V_{O_2} máx.) ou passiva (sem exercícios) após o exercício (Szymanski, 2001). Em 1992, Potteiger *et al.* (3) apontaram que não havia diferenças nos níveis de lactato no sangue, antes (0,78 mmol/ℓ) e após (0,94 mmol/ℓ) arremassar, de seis arremessadores de beisebol universitários após arremesso em um jogo simulado de sete entradas. Mais recentemente, esses achados foram embasados por Beiser *et al.* (2012). Portanto, não há lactato no sangue a ser expulso do braço do arremessador depois de 24 horas ou mais do arremesso.

A pesquisa básica e aplicada nos ajudou a compreender melhor os mecanismos subjacentes da resposta do corpo a exercícios agudos e crônicos, bem como aprimorar o desempenho nos esportes. Como a pesquisa aplicada continua a evoluir, mais pesquisas baseadas na evidência estarão disponíveis para ajudar a preencher a lacuna entre a ciência e os esportes e, por fim, otimizar o desempenho nos esportes em todos os níveis.

Leitura adicional

Beiser EJ, Szymanski DJ, Brooks KA. Physiological responses to baseball pitching during a simulated and intrasquad game. *J Strength Cond Res*. 2012;26:S80.
Haff GG. Sport science. *Strength Cond J*. 2010;32:33–45.
Potteiger JA, Blessing DL, Wilson GD. The physiological response to a single game of baseball pitching. *J Appl Sport Sci Res*. 1992;6:11–18.
Potteiger JA, Williford HN Jr, Blessing DL, *et al.* Effect of two training methods on improving baseball performance variables. *J Appl Sport Sci Res*. 1992;6:2–6.
Rhea MR, Oliverson JR, Marshall G, *et al.* Noncompatibility of power and endurance training among college baseball players. *J Strength Cond Res*. 2008;22:230–234.
Szymanski DJ. Recommendations for the avoidance of delayed-onset muscle soreness. *Strength Cond J*. 2001;23:7–13.

---

e exercício. Os cientistas utilizam técnicas de pesquisa básica em biologia celular e molecular para estudar os mecanismos que medeiam as adaptações observadas nos estudos aplicados. Por exemplo, quando um programa de treinamento de *endurance* leva ao consumo de oxigênio mais elevado e tempo de corrida menor de um percurso de 10 km, que mecanismos celulares e fisiológicos medeiam esse fenômeno? Pesquisas básicas podem, assim, ser realizadas para estudar como isso ocorre. O que a ciência aplicada aponta como o tipo de treinamento mais efetivo é um desafio interessante para os pesquisadores iniciantes que estudam esses mecanismos. Se a prescrição do exercício não for efetiva, estudar os efeitos em nível celular não terá muito sentido. Assim, o programa de exercício usado nos estudos da ciência básica é vital para estabelecer a validade externa e a importância do estudo.

Por exemplo, se um cientista estudar os efeitos celulares do treinamento de *endurance*, mas não souber como elaborar um programa de treinamento de *endurance* (aeróbio) efetivo, que diminua o tempo da corrida de 10 km, ele poderá escolher um programa ineficaz que resulte em pouca ou nenhuma mudança no tempo da corrida dos 10 km e nenhuma alteração celular. A conclusão do estudo seria que o treinamento de *endurance* não causa alterações celulares visto que nenhuma alteração celular de fato ocorreu, pois o programa de treinamento não era efetivo. A conclusão do estudo confirmaria que esse programa de treinamento *específico* de *endurance* não teve influência nos tempos das corridas de 10 km e não ocasionou alterações celulares. Isso enfatiza a importância da leitura do estudo com atenção ao contexto. Cada pesquisa contribui para a nossa compreensão, mas tem de ser posta no paradigma para uma abordagem científica baseada nas condições nas quais ocorreu. Por exemplo, prescrever apenas um programa de treinamento aeróbico de intensidade muito baixa não traria adaptações celulares que resultem em tempos melhores nas corridas de 10 km, principalmente em atletas com treino de *endurance*. A Figura 1.3 fornece uma visão geral dos elementos regulatórios *upstream* e *downstream* na pesquisa em ciência do esporte e exercício. As decisões tomadas quanto ao tipo de prescrição de exercícios que serão usados em um programa de treinamento ou de exercício causarão impactos sobre os resultados do treinamento, como melhor desempenho e sistemas fisiológicos que se adaptam para produzir esse desempenho. Assim, é importante que os cientistas em pesquisa básica entendam a pesquisa aplicada e vice-versa.

Tipos de pesquisa

Além das designações básica e aplicada mencionadas anteriormente, a pesquisa pode ainda ser classificada de diversas maneiras. Primeiramente, a pesquisa pode ser classificada de acordo com o local onde é conduzida, como no campo ou laboratório. Pode, também, ser qualificada em sua abordagem como qualitativa ou quantitativa, com vários tipos de desenhos de estudos. Na abordagem quantitativa de uma pesquisa, os dados numéricos são coletados para explicar, prever e/ou mostrar controle de um fenômeno, e a análise estatística é usada com raciocínio dedutivo – raciocínio do geral para o específico –, incluindo a pesquisa descritiva, a correlacional usada para prever a relação das variáveis, a de causa e efeito e a experimental. A abordagem qualitativa de um estudo envolve a coleta de dados do tipo narrativa e, em geral, não é usada extensivamente na pesquisa em ciência do exercício, mas sim nas ciências sociais (p. ex., para entender atitudes de *coaches* do sexo masculino em relação às mulheres na sala de musculação). Essa abordagem requer análise e codificação dos dados que forneçam uma descrição detalhada e explicação de um fenômeno, em vez de fornecer e analisar estatísticas, a qual constitui um processo de raciocínio indutivo, do específico para o geral. Os estudos de pesquisa qualitativa também são

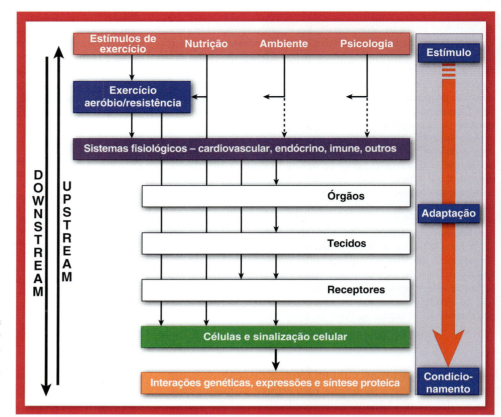

FIGURA 1.3 Elementos regulatórios *upstream* e *downstream* em pesquisa na ciência do esporte e exercício. *Upstream* refere-se a todo estímulo ou ação que ocorra antes de outro estímulo ou ação. *Downstream* refere-se a qualquer estímulo ou ação que ocorra após outro estímulo ou ação.

referidos como pesquisa etnográfica, o que significa que estão envolvidos no estudo dos eventos atuais e não nos eventos passados. Envolve a coleta de muitos dados narrativos (dados não numéricos) em muitas variáveis durante um longo período em cenário natural. Estudos de caso que se concentram em uma única população ou em entrevistas de um pequeno grupo de indivíduos também podem ser usados como desenhos de pesquisa qualitativa.

Alguns exemplos de estudos qualitativos:

- Estudo de caso do envolvimento dos pais em programas de condicionamento pós-aula
- Estudo de múltiplos casos de crianças que se alimentam de maneira adequada e não são obesas, apesar da baixa renda e de morarem em centros urbanos
- Exame das atitudes de *coaches* do sexo masculino em relação às atletas.

Outro tipo de pesquisa qualitativa é a pesquisa histórica, o estudo de eventos passados. A seguir, alguns exemplos de pesquisa histórica:

- Fatores que levaram à Title IX Legislation envolvendo mulheres e esporte
- O impacto histórico, sobre a igualdade racial na 1ª divisão do basquetebol, da vitória da equipe do Texas Western, treinada por Don Haskins, que ganhou o título nacional começando o jogo com 5 jogadores negros pela 1ª vez em um jogo de campeonato nacional

- As contribuições do Dr. Gary A. Dudley, um renomado pesquisador no campo da fisiologia muscular.

A seguir, nos concentraremos nos tipos de pesquisa mais relevantes para o pesquisador da área do exercício: pesquisa laboratorial e de campo, pesquisa descritiva e pesquisa experimental.

Pesquisa laboratorial e de campo

A pesquisa pode ser conduzida em vários locais, desde em laboratórios altamente controlados como uma unidade metabólica, a estudos de campo como uma luta no ginásio. A pesquisa laboratorial ocorre em laboratórios específicos e controlados, onde o controle muito mais intenso é possível, enquanto a pesquisa de campo pode acontecer em salas de aula, ginásios, campos de atletismo, ônibus espacial, no curso de uma maratona ou nos Jogos Olímpicos. Muitas vezes, as pessoas acreditam que a pesquisa de campo é inferior à laboratorial, porém, na realidade, ambas estão focadas em responder a uma pergunta (Boxe 1.7). Por exemplo, seria difícil entender a excitação fisiológica pouco antes de sair da quadra nas finais de uma competição de tênis do U.S. Open em um laboratório. Assim, o local do experimento pode ser essencial para responder a determinadas perguntas e deve ser observado para cada experimento. A qualidade experimental não depende do local, mas sim dos controles e do desenho experimental que são necessários para responder uma pergunta. Desse modo, tanto a pesquisa de campo quanto a laboratorial podem ser muito importantes no avanço tanto da pesquisa básica quanto da aplicada.

Boxe 1.7 Aplicação da pesquisa
Quantificação e qualificação dos padrões de atividade física no campo versus laboratório | Um desafio para os pesquisadores

Constantemente mudam-se as recomendações da saúde pública quanto à atividade física moderada e vigorosa necessária para a saúde e o bem-estar. Em 2007, as recomendações básicas do American College of Sports Medicine e da American Heart Association eram:

- Pratique exercício cardiovascular moderadamente intenso 30 minutos por dia, 5 dias por semana

OU

- Faça exercícios cardiovasculares vigorosamente intensos 20 minutos por dia, 3 dias por semana

E

- Faça 8 a 10 exercícios de força, 8 a 12 repetições para cada um, 2 vezes/semana.

Você já parou para pensar como a atividade física é quantificada e qualificada? Atividade física é todo movimento corporal produzido pelos músculos esqueléticos que resulta em gasto energético, englobando atividades domésticas, ocupacionais e de transporte e lazer. Como você pode imaginar, ela representa um desafio para os pesquisadores. Para maximizar o controle, a atividade física e o gasto energético podem ser mais bem medidos na unidade metabólica, mas considerando questões práticas, pode não ser adequado para a pesquisa, visto que seria impossível para um indivíduo realizar as atividades da vida diária enquanto estivesse confinado na unidade metabólica. Além disso, as despesas e o trabalho proibiriam a viabilidade da pesquisa.

Levando isso em consideração, diversas outras técnicas de avaliação foram desenvolvidas e testadas para medir a atividade física. Essas técnicas incluem escalas de graduação observacionais diretas; dispositivos metabólicos portáteis; água duplamente marcada; autorrelatos das atividades físicas; diários e levantamentos; pedômetros para determinar o número de passos dados; acelerômetros para quantificar a intensidade dos deslocamentos verticais durante a atividade física e técnicas de

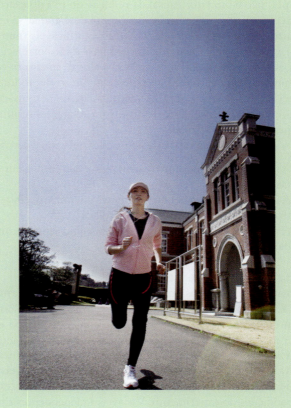

monitoramento da frequência cardíaca. Em termos de viabilidade, realidade e controle, as técnicas mais apropriadas para avaliar a atividade física nas diferentes populações dependem do tipo de pesquisa que está sendo realizado (ou seja, campo *versus* laboratório) e do contexto da pesquisa.

Pesquisa descritiva

Tipicamente, a **pesquisa descritiva** é usada para descrever diferentes fenômenos sem investigar seus mecanismos de ação e suas causas. A partir da perspectiva de muitos cientistas, não se trata de um tipo de pesquisa muito excitante, visto que não discerne os mecanismos de ação que medeiam o fenômeno. Mesmo assim, tem seu valor. Por exemplo, um tipo de pesquisa descritiva poderia ser realizado para caracterizar o desempenho e os perfis da composição corporal dos jogadores de basquete da NBA, dos corredores da maratona olímpica ou de jogadores de futebol que competem a Copa do Mundo. Embora esses dados não expliquem como os corpos deles se adaptaram para possibilitar o desempenho em níveis tão altos, o perfil das características pode fornecer indícios das capacidades físicas necessárias para o desempenho em altos níveis. Também, pode fornecer ao pesquisador interessado nos mecanismos básicos um indício de quais variáveis examinar para entender esses desempenhos. A pesquisa descritiva produz apenas um perfil de um grupo específico de condições (p. ex., exercício A *versus* exercício B) ou indivíduos (p. ex., jogadores de basquete universitários *versus* do ensino médio), sem qualquer conhecimento real dos mecanismos de ação que medeiam as variáveis estudadas, ou fornece entendimento de causa e efeito. A seguir, alguns exemplos de estudos de pesquisa descritiva:

- Tamanho e composição corporais dos jogadores da National Football League
- Comparação das respostas fisiológicas na corrida em esteira rolante sem e com inclinação
- Respostas fisiológicas ao assistir a um jogo de basquete universitário
- Efeitos de 6 semanas de destreinamento na força e na potência.

Outro tipo de pesquisa descritiva é a **pesquisa correlacional**. É importante entender que correlação não indica causalidade. Assim, pode ser que algo esteja correlacionando, porém tem pouco a ver com fatores causais. Um grande exemplo disso é o papel do ácido láctico nas alterações do pH. Embora o ácido láctico esteja correlacionado com mudanças no pH, não é um fator causal da redução do pH no exercício extremo.[5] A pesquisa correlacional tenta determinar se existe relação entre duas ou mais variáveis quantificáveis (numéricas) e em que grau. Quando duas variáveis estão correlacionadas, isso pode ser usado para prever o valor de uma variável se o valor da outra variável for conhecido. A correlação implica previsão, mas não causa. Com frequência, os pesquisadores usam um coeficiente de correlação para relatar os resultados da pesquisa correlacional.

A seguir, alguns exemplos de pesquisa correlacional descritiva:

- A relação entre treinamento com peso e autoestima em atletas jovens
- A relação entre o nível de resistência em um aparelho elíptico e a resposta da frequência cardíaca
- A relação entre as alterações de cortisol no sangue e ansiedade antes do exercício.

Pesquisa experimental

A maioria dos estudos em ciência é de natureza experimental. Esse tipo de pesquisa envolve a realização de um estudo bem-controlado tanto em laboratório como em campo e requer manipulação das variáveis experimentais na esperança de entender como algo funciona. Existem duas classes principais de variáveis em todo desenho experimental. As **variáveis independentes** são mantidas constantes e definem o contexto e as condições do experimento. Variáveis independentes típicas dizem respeito à população estudada (idade, sexo, percentual de gordura corporal) e aos parâmetros do estudo (temperatura ambiental, altitude). As **variáveis dependentes** são as medidas, como consumo de oxigênio ou força, que irão responder ou não às manipulações experimentais das variáveis independentes. Embora tanto o desenho da pesquisa experimental quanto da descritiva apresentem variáveis dependentes e independentes, a pesquisa experimental tenta usar variáveis independentes diferentes para intencionalmente causar uma modificação nas variáveis dependentes e, assim, compreender os mecanismos de causa e efeito atuantes. Em geral, esse tipo de pesquisa envolve comparações de grupos. Os grupos no estudo compreendem os valores da variável independente, por exemplo, sexo (masculino × feminino), idade (jovem × velho) ou raça (caucasiano × afro-americano). Por fim, a diferença entre pesquisa descritiva e experimental é que na pesquisa experimental o estudo é elaborado de modo a controlar o ambiente testado e, assim, investigar a causalidade de um sistema ou fenômeno. Assim, é importante entender que não são as medidas que ditam se o estudo é uma pesquisa experimental ou descritiva, mas sim o seu desenho, o qual determina a capacidade de compreender causa e efeito. A seguir, alguns exemplos de estudos de pesquisa experimental, de causa e efeito:

- O efeito da cronologia da suplementação de aminoácido de cadeia ramificada na síntese de proteína muscular
- O efeito do momento do dia sobre a pulsatilidade do hormônio do crescimento
- O efeito do estado de hidratação na produção de força muscular
- A influência do calor sobre a temperatura central na caminhada em comparação com a corrida
- O efeito da microgravidade a longo prazo nas fibras musculares do tipo II em ratos
- Os efeitos da dieta pobre em carboidrato nos níveis sanguíneos dos lipídios.

Revisão rápida

- Os princípios que explicam os processos fisiológicos e orientam as prescrições de exercícios são fundamentados em fatos e teorias que têm de ser considerados no contexto, ou as condições nas quais as informações foram obtidas
- Na ciência do esporte e exercício, existe um *continuum* de conhecimento e pesquisa que vai do básico ao aplicado
- A pesquisa pode ser classificada como qualitativa (a qual inclui história) e quantitativa (que inclui descritiva, correlacional, causa e efeito e experimental)
- A pesquisa descritiva foca na caracterização de variáveis
- A pesquisa experimental envolve a manipulação de variáveis experimentais para entender o mecanismo de ação.

LITERATURA CIENTÍFICA

A literatura científica é o acúmulo de todas as pesquisas publicadas, incluindo investigações originais, usando o método científico e revisões desses estudos.[4,6] A literatura científica fornece a base factual e o contexto para abordagens e respostas às perguntas. Não contém respostas para todas as perguntas, mas, quando habilidosamente usada por profissionais, a literatura científica pode fornecer direcionamento ao lidar com um problema, ajudar a discernir as questões, auxiliar a explicar muitos dos mecanismos subjacentes de ação em exercício e determinar um padrão para a tomada da decisão ideal nas muitas profissões da área da ciência do esporte e exercício. Isso se evidencia na **prática baseada em evidência**, uma abordagem na qual as melhores evidências possíveis ou as informações mais adequadas disponíveis são usadas para tomar decisões (Boxe 1.8). À medida que nossa base de conhecimento vai se expandindo, esse aumento da prática baseada em evidências será observado em muitas profissões, inclusive na ciência do esporte e exercício, com objetivo de melhorar a prática clínica.

Ferramentas de busca

Com a proliferação de informações científicas, as ferramentas de busca tornaram-se fundamentais na pesquisa em literatura científica. Ferramenta de busca é um grupo de programas de computador que procura documentos na internet com base em frases ou palavras-chave. Hoje em dia existem ferramentas

> **Boxe 1.8** Perguntas frequentes dos estudantes
> **O que é prática baseada em evidências?**
>
> A prática baseada em evidências utiliza os fatos científicos para direcionar as práticas profissionais em uma área. A meta é usar as evidências mais confiáveis, precisas e bem ponderadas da área na tomada de decisão. Esse processo envolve várias etapas. Por exemplo, a prescrição de um exercício deve ser baseada na compreensão factual do processo do exercício. O processo engloba formulação, esclarecimento e categorização das perguntas relacionadas com a modalidade de exercício de interesse (p. ex., treinamento de *endurance* ou de peso). É preciso pesquisar e coletar informações das melhores evidências disponíveis sobre o assunto, avaliá-las e aplicá-las no processo de prescrição do exercício. As fontes dessas informações são relatos de pesquisa originais, revisões abrangentes, sumários, comentários, revisões sistemáticas, metanálises e diretrizes publicadas. Para muitas áreas na ciência do exercício, trata-se de um corpo de trabalho em crescimento. Os maiores desafios no uso dessa abordagem estão relacionados com a qualidade das evidências disponíveis na prática ou com as perguntas feitas.
>
> **Leitura adicional**
> Brownson RC, Gurney JG, Land GH. Evidence-based decision making in public health. *J Public Health Manag Pract*. 1999;5(5):86–97.
> Cavill N, Foster C, Oja P, et al. An evidence-based approach to physical activity promotion and policy development in Europe: contrasting case studies. *Promot Educ*. 2006;13(2):104–111.
> O'Neall MA, Brownson RC. Teaching evidence-based public health to public health practitioners. *Ann Epidemiol*. 2005;15(7):540–544.
> Shrier I. Stretching before exercise: an evidence based approach. *British J Sports Med*. 2000;34:324–325.

de busca como Google, Bing e Yahoo, os quais permitem acesso a bancos de informações. O problema dessas ferramentas é que, muitas vezes, listam alguns *sites* ou *links* com veracidade questionável. Não é incomum que o cliente de um *personal trainer* ou um atleta de um *coach* de força chegue com informações da internet sobre treinamento físico e programas de condicionamento, perguntando: "O que você acha desse ou daquele programa?" "Qual é o melhor?". De *personal trainers* e *coaches* de força a médicos, os profissionais são confrontados todos os dias pelo desafio de avaliar as informações que chegam até eles, seja como resultado de buscas na literatura ou da pesquisa de outras pessoas.

Entretanto, duas ferramentas de busca especializadas são mais relevantes para os profissionais da área de saúde e atividade física. A mais comumente usada nas ciências médicas é o **PubMed** (Boxe 1.9). Trata-se de um serviço da U.S. National Library of Medicine que inclui mais de 17 milhões de citações do MEDLINE e de outras revistas biomédicas e das ciências da vida que datam desde 1950, inclusive periódicos sobre exercícios. O PubMed inclui *links* para artigos na íntegra e outras fontes relacionadas. É um serviço gratuito, fornecido pela maioria das bibliotecas universitárias (Boxe 1.10). Outra ferramenta de busca, o **SportDiscus**, é o banco de dados líder em esporte, saúde, *fitness* e medicina esportiva, uma ferramenta ainda mais focada nesses campos.

Tipos de estudos

Conforme descrito nas seções anteriores, inúmeros tipos diferentes de estudo podem ser encontrados na literatura científica. O manuscrito mais notável que compõe a literatura científica é a **investigação original**, a qual usa o método científico e

> **Boxe 1.9** Perguntas frequentes dos estudantes
> **Como fazer uma pesquisa no PubMed?**
>
> O *site* da biblioteca de sua universidade deve ter um *link* para os bancos de dados do PubMed: http://www.ncbi.nlm.nih.gov/pubmed.
>
> Se você não sabe como acessar, pergunte ao bibliotecário. Muitas universidades oferecem ainda *workshops* sobre como usar os bancos de dados de referência. Muitas vezes, a biblioteca tem subscrição *online* para muitos dos periódicos de seu interesse, em que é possível acessar de maneira direta a versão em formato PDF do artigo a partir de um *link* no PubMed. O banco de dados do PubMed oferece o acesso mais atualizado à literatura nas áreas de medicina e ciência.
>
> O PubMed disponibiliza diversos modos para conduzir uma pesquisa, como por assunto, palavra-chave, autor, data e tipo de publicação. Além disso, há muitas opções para limitar a pesquisa, possibilitando encontrar exatamente o que se precisa.
>
> **Pesquisa por palavra-chave**
>
> Para conduzir uma pesquisa básica por palavra-chave, o primeiro passo é identificar os conceitos-chave na pergunta da pesquisa. Por exemplo, para encontrar citações sobre respostas ao treinamento de resistência em crianças, você deve inserir os termos importantes ("treinamento de resistência" e "crianças") na área de busca. Ao clicar em "pesquisar", é disponibilizada uma lista de referências relacionadas com as palavras-chave.
>
> **Pesquisa por autor**
>
> Às vezes também é válido pesquisar pelo nome do autor. Por exemplo, se o interesse for a obtenção de uma lista com todos os trabalhos publicados por William J. Kraemer, pode-se

inserir o nome do autor na área de busca do seguinte modo: primeiro o último sobrenome e, depois, as iniciais, como "Kraemer WJ". Uma lista com os trabalhos de autoria e coautoria de William J. Kraemer aparecerá. Você também pode escolher listar somente os trabalhos dos quais William J. Kraemer é o primeiro autor.

Operadores booleanos

Os operadores booleanos são usados para combinar conceitos na pesquisa. São eles o and (e), or (ou) e not (não) (Observação: É NECESSÁRIO QUE ESTEJAM EM LETRAS MAIÚSCULAS).

E: combina termos da pesquisa de modo que cada resultado contenha todos os termos. É usado para restringir as pesquisas.

Busca: exercise AND children (exercício E criança)

(Encontra registros contendo **ambos** os termos *exercício* e *criança*.)

Busca: growth hormone AND Kraemer WJ (hormônio do crescimento E Kraemer WJ)

(Encontra registros contendo o tema *hormônio do crescimento* e que foram escritos por *W.J. Kraemer*.)

OR (OU): combina termos de pesquisa de modo que cada resultado contenha, pelo menos, um dos termos. É usado para ampliar as pesquisas, sendo muito útil para agrupar sinônimos ou grafias variantes de um único conceito.

Busca: strength training OR resistance training (treinamento de força OU treinamento de resistência)

(Encontra relatos contendo **pelo menos um** dos termos, *treinamento de força* **ou** *treinamento de resistência*.)

NOT (NÃO): exclui termos de modo que cada resultado não contenha o termo que vem após o operador not. É usado para focar as pesquisas.

Busca: flexibility NOT passive stretching (flexibilidade NÃO alongamento passivo)

(Encontra registros contendo o termo *flexibilidade*, mas **não** o termo *alongamento passivo*.)

Limites: a opção limites fornece uma maneira de especificar ainda mais a pesquisa. Com ela, é possível limitar a pesquisa por tipo de publicação, linguagem, faixa etária, animais ou seres humanos, sexo, metanálise e/ou data da publicação.

Boxe 1.10 Perguntas frequentes dos estudantes
Encontrar um artigo no PubMed é fácil?

Encontrar um artigo no PubMed é, na verdade, muito fácil. Veja se consegue encontrar no PubMed o artigo Kraemer W.J. B.C. Nindl, N.A. Ratamess, L.A. Gotshalk, J.S. Volek, S.J. Fleck, R.U. Newton, and K. Hakkinen. Changes in Muscle Hypertrophy in Women with Periodized Resistance Training. *Medicine and Science in Sports and Exercise*. 36:697-708, 2004.

1. Tente buscar por palavras-chave usando as palavras do resumo do artigo
2. Tente limitar sua pesquisa a:
   ▶ Seres humanos
   ▶ Sexo feminino
   ▶ Inglês
   ▶ Adulto
3. Tente pesquisar pelo nome do autor
4. Tente usar os operadores booleanos para combinar as palavras-chave e o nome do autor

Abstract

OBJETIVO: Foram avaliadas adaptações de hipertrofia de músculos da coxa e do braço em diferentes programas de treinamento de resistência a longo prazo e a influência do treinamento de resistência da parte superior do corpo.

MÉTODOS: Oitenta e cinco mulheres não treinadas (idade média = 23,1 ± 3,5 anos) começaram em um dos seguintes grupos: treinamento de todo o corpo [TP, N = 18 (faixa de treinamento 3 a 8 RM) e TH, N = 21 (faixa de treinamento 8 a 12 RM)], treinamento da parte superior do corpo [UP, N = 21 (faixa de treinamento 3 a 8 RM) e UH, N = 19 (faixa de treinamento 8 a 12 RM)] ou um grupo de controle [CON, N = 6]. O treinamento foi realizado em 3 dias alternados por semana durante 24 semanas. Avaliações da composição corporal, do desempenho muscular e da área transversal do músculo por meio de ressonância magnética (RM) foram realizadas antes do treinamento (T1) e após 12 (T2) e 24 semanas (T3) de treinamento.

RESULTADOS: a área transversal do braço aumentou na T2 (aproximadamente, 11%) e na T3 (aproximadamente 6%) em todos os grupos de treinamento e a área transversal da coxa aumentou na T2 (aproximadamente 3%) e na T3 (aproximadamente 4,5%) somente em TP e TH. Agachamento de 1 repetição máxima (1 RM) aumentou na T2 (aproximadamente 24%) e na T3 (aproximadamente 11,5%) somente em TP e TH, e todos os grupos de treinamento aumentaram 1 RM para levantamento de supino na T2 (aproximadamente 16,5%) e na T3 (aproximadamente 12,4%). A potência máxima produzida durante o agachamento com salto com carga aumentou de T1 a T3 somente em TP (12%) e TH (7%). A potência máxima durante o levantamento de supino balístico aumentou na T2 somente em TP e aumentou de T1 a T3 em todos os grupos de treinamento.

CONCLUSÕES: A especificidade do treinamento foi apoiada (visto que o treinamento da parte superior do corpo isoladamente não influenciou a musculatura da parte inferior do corpo) junto com a inclusão de faixas de peso mais elevadas em programa de treinamento de resistência com periodicidade. Isso seria vantajoso em um programa de condicionamento total direcionado para o desenvolvimento da massa de tecido muscular em mulheres jovens.

gera novos dados fundamentados na análise da hipótese. Esse tipo de estudo, em suas muitas formas diferentes, constitui o alicerce do nosso conhecimento, especialmente nas ciências da vida e biomédicas. Enquanto novos dados de pesquisa são apresentados nas investigações originais, outros tipos de publicações científicas contribuem para a literatura da ciência do esporte e exercício. As revisões científicas que sintetizam a literatura existente em um tópico fornecem novas percepções importantes e conclusões baseadas nas pesquisas originais disponíveis. Essas revisões podem ser feitas por meio da análise estatística da literatura (ou seja, metanálise), por *ranking* com base em evidências da literatura ou revisões de opinião. Estudos de caso (p. ex., exame do protocolo de treinamento de um atleta que recebeu uma medalha de ouro nas Olimpíadas) que avaliam uma situação específica que não poderia ser reproduzida em um grupo de indivíduos também são esclarecedores. Publicações de simpósios constituem uma série de trabalhos que foram apresentados em encontros científicos, possibilitando que muito mais pessoas que não participaram do encontro se beneficiem das informações apresentadas. O fato de serem submetidos à revisão por pares é um fator-chave nesses tipos de publicações, o que não acontece com a maioria dos *blogs* e comentários encontrados na internet.

Processo de revisão por pares

Um pesquisador, ao completar o estudo, deve publicá-lo para que se torne parte do corpo de conhecimento (Figura 1.4). Cada periódico tem um conjunto próprio de diretrizes e de formatação para o autor que tem de ser respeitado quando um trabalho é submetido para publicação, porém necessariamente inclui o processo de revisão por pares. Quando um autor apresenta um trabalho a uma revista científica, o editor chefe ou editor responsável da área o envia para revisão rigorosa realizada por outros pesquisadores, ou "pares", os quais são especialistas na área. A tarefa dos revisores é ler e examinar o trabalho à procura de informações que não foram dadas, problemas de interpretação dos dados e os chamados erros fatais no método, desenho ou fatores experimentais que o desqualificam para publicação (p. ex., ausência de grupo-controle ou técnica de medida imprópria). Após ler o trabalho, os revisores recomendam ao editor se o trabalho vale a pena ser publicado ou não. Cada revisor sugere a aceitação, aceita com revisões ou rejeita o trabalho de acordo com sua análise. Em geral, o editor segue as recomendações dos revisores e, quando há divergência, o que quer dizer que um revisor rejeitou e o outro aceitou, um terceiro revisor analisa o trabalho ou o próprio editor toma a decisão de publicar ou não o artigo. Enfim, a responsabilidade de aceitar ou rejeitar um artigo é do editor, ficando os revisores apenas encarregados das recomendações.

O processo de revisão é feito de maneira **cega** ou **duplo-cega**. No processo de revisão cega (uma incógnita), os revisores sabem quem são os autores do trabalho, porém os autores não têm conhecimento dos revisores. No processo de revisão duplo-cega (dupla incógnita), nem o autor nem o revisor têm sua identidade revelada. Em casos mais raros, alguns periódicos utilizam um processo de revisão aberta, no qual todas as partes conhecem as identidades umas das outras (Boxe 1.11). Cada processo tem argumentos a seu favor, porém, na maioria das vezes, os manuscritos são blindados para evitar preconceito ou conflito no processo de revisão.

Se houver erros experimentais ou erros fatais, eles serão revelados pelo processo de revisão por pares e o editor não permitirá que o trabalho seja publicado. As taxas típicas de aceitação da publicação variam de 10 a 40%; portanto, nem todos os trabalhos são aceitos, e muitos manuscritos precisam ser novamente submetidos a outras revistas até conseguirem ficar adequados ou o(s) autor(es) percebe(m) que o projeto ou manuscrito está com tantos defeitos que não merece ser publicado. O processo de publicação é uma demanda rigorosa da vida acadêmica de professores universitários e pesquisadores que trabalham na indústria ou no governo. Todavia, o processo não é perfeito. Certa vez, um ganhador do prêmio Nobel teve um artigo rejeitado pela revista *Science*, e o artigo premiado pelo Nobel foi publicado em outro periódico.

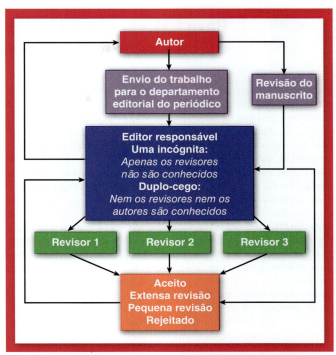

FIGURA 1.4 O processo de revisão por pares envolve uma série de etapas para garantir a qualidade dos artigos publicados. A maioria dos artigos passa por uma ou duas revisões antes da publicação.

Revisão rápida

- A literatura científica consiste no acúmulo de investigações originais publicadas com base no método científico
- O processo de revisão por pares envolve a crítica rigorosa do manuscrito por especialistas na área para determinar se é adequado para ser publicado.

Boxe 1.11 Perguntas frequentes dos estudantes
O que os revisores realmente procuram quando revisam um artigo?

Tipicamente, um revisor começa o processo de revisão pela leitura do resumo do artigo para obter uma ideia geral do que trata o artigo, do tipo de trabalho e de como se compara às pesquisas anteriores na área.

Depois disso, o revisor lê o artigo de modo crítico com ênfase primária na compreensão da base racional, da lógica e da ciência da pesquisa. O objetivo global do revisor é julgar a *integridade* da ciência. Esse julgamento é feito por meio da avaliação da qualidade do raciocínio, da aplicabilidade dos princípios científicos e do conhecimento usado para elaborar o propósito ou a hipótese, bem como todo o artigo. Os revisores também avaliam a *inovação* da ideia e a contribuição do trabalho para o avanço na área. Essencialmente, um artigo com integridade científica que apresenta novas informações para a área, sem erros fatais inerentes na metodologia, nos dados ou nas conclusões, terá uma chance de ser publicado, desde que o periódico selecionado seja considerado apropriado ao assunto do estudo.

O revisor procurará erros no método científico, tais como:

- Há alguma contradição no trabalho?
- A conclusão do autor é consistente com os dados? Ou a conclusão foi injustificada?
- É biologicamente plausível (parece possível com base em algum mecanismo)?
- Foi feita alguma extrapolação inapropriada?
- Os autores usaram raciocínio circular?
- A pesquisa pareceu ser uma busca por uma questão trivial?
- As análises estatísticas foram apropriadas?
- A apresentação foi adequada?
- Houve alguma redundância, irrelevância ou digressão desnecessária?
- Os termos foram definidos de modo adequado?
- O artigo foi escrito de maneira clara e focada?
- A lógica subjacente à explicação era explícita?
- As limitações metodológicas foram abordadas na discussão?
- A discussão aborda todas as discrepâncias ou concordâncias entre os resultados próprios e de outros pesquisadores?
- Foram feitas afirmações não acuradas ou incorretas a partir das referências citadas?

A seguir, o revisor tipicamente faz a revisão de modo que os autores não saibam quem a fez. Em geral, a revisão começa com comentários relevantes sobre a base racional global e o desenho do estudo. A seguir, o revisor faz comentários mais específicos. Se o revisor considerar que o artigo é uma contribuição importante para a literatura e que apresenta bases científicas sólidas, em geral, ele recomenda uma oportunidade para revisão. Se for determinado que a publicação do trabalho não é válida, o revisor recomenda a rejeição.

Acurácia das informações e tomada de decisão

Dada a abundância de informações disponíveis hoje em dia pela internet e a variabilidade de sua qualidade, é mais importante que nunca avaliar a acurácia e a aplicabilidade das informações ao conduzir uma pesquisa ou responder questionamentos. Desde **observações episódicas** (ou seja, fatos com base em observações causais e não em um rigoroso estudo científico) até a pesquisa laboratorial controlada, a capacidade de analisar as informações é essencial para a abordagem e a tomada de decisão no campo da ciência do esporte e exercício.

As informações necessárias para tomar uma decisão devem ter diversas características. Devem ser relevantes, corretas, oportunas, completas e simples o suficiente para serem interpretadas de maneira clara. A seguir, as considerações que têm de ser feitas ao avaliar informações para tomada de decisões:

- Defina claramente o questionamento feito
- Quais informações são necessárias para tomar uma decisão?
- Quais são as informações mínimas necessárias para tomar uma decisão?
- Quão acurada é a informação e quão específica ela é para a situação na qual será aplicada?
- Qual é o contexto histórico da informação e qual é a aplicabilidade no problema ou na questão atual?
- Qual é a informação mais acurada? Comece com as informações mais acuradas, na forma de princípios e leis fundamentais ao assunto.

Revisão rápida

- A evolução da internet aumentou o volume de informações disponíveis e criou a necessidade de os profissionais aprenderem a avaliar melhor as informações
- Por causa do grande volume de informações disponíveis, é preciso verificar se existe consenso com os princípios ou normas fundamentais e com o contexto dos dados ou informações.

ANATOMIA DE UM ESTUDO

Para ler um estudo com um pouco de conhecimento, é importante entender cada seção de um típico manuscrito científico. Cada seção de um estudo contém parte da história relacionada com o método científico, com a interpretação do autor dos dados ao final do trabalho.

Introdução

O propósito principal da introdução é desenvolver a hipótese que será testada pelo desenho da pesquisa, o que é feito com uma revisão lógica e concisa da literatura científica que levou os autores a elaborarem a hipótese específica. A pergunta e o problema abordados pela investigação precisam estar bem-definidos e evidentes para o leitor. A introdução pode ser uma parte desafiadora do trabalho a ser escrita, uma vez que explicita todo o contexto e a importância do projeto. O suporte da hipótese específica também deve ser óbvio para o leitor. É importante que nessa seção o autor aborde potenciais criticismos e debates maiores, os quais podem envolver o problema, a hipótese, os métodos e/ou a questão. Essa seção termina com a declaração clara do propósito, se o autor se manteve concentrado em seu desenvolvimento.

Métodos

A seção de métodos é importante, pois ajuda outros pesquisadores a entender o que foi feito, dando a eles a capacidade de reproduzir o estudo. É também a seção que fornece ao leitor o contexto e as condições do estudo. Trata-se da seção em que são explicadas em detalhes as variáveis independentes do estudo (que foram mantidas constantes para estabelecer o desenho do estudo) e as variáveis dependentes mensuradas. A seção de métodos de um trabalho apresenta informações bastante detalhadas e específicas, como os tipos de indivíduos estudados, os tipos específicos de equipamentos utilizados, a ordem e as explicações dos procedimentos usados e como os dados resultantes foram analisados estatisticamente para testar a hipótese do estudo. Além disso, todos os estudos precisam incluir a observação de que o Institutional Review Board ou Comitê de Ética aprovou o projeto, seja um estudo com seres humanos ou animais. No caso de pesquisa humana, também é importante a observação de que o formulário de consentimento foi assinado após os participantes serem informados dos benefícios e riscos potenciais da investigação.

A seção de métodos do artigo deve explicar a abordagem do autor ao problema, mostrando como o desenho da pesquisa pode testar a hipótese e responder à questão proposta na introdução. Isso inclui a exposição apropriada da base para a seleção de diversas variáveis independentes e dependentes. Os procedimentos devem ser descritos em tantos detalhes, que alguém poderia ser capaz de repetir o estudo. A seção de métodos deve conduzir o leitor pelo estudo, dando o sentido do fluxo e a ordem dos procedimentos. Tipicamente, essa seção termina com a explicação e a base racional dos procedimentos estatísticos usados para analisar os dados gerados, incluindo o nível da significância estatística, a qual constitui tipicamente um nível alfa de $P \leq 0,05$.

Resultados

Como dizem muitos cientistas, se os métodos e o desenho do estudo forem bem definidos, bem escritos e completos, o estudo será bem-sucedido e os resultados serão a seção mais importante do artigo. É nessa seção onde os achados são apresentados. Conforme observado anteriormente, cada vez mais fica evidente que nem todos os indivíduos respondem de modo semelhante e, portanto, embora seja importante mostrar médias e desvios padrão, os dados das respostas individuais estão, atualmente, sendo cada vez mais apresentados para dar ao leitor uma compreensão dos padrões globais de resposta de todos os indivíduos.

Discussão

A seção de discussão do artigo é o lugar onde os pesquisadores mostram a importância do trabalho, interpretam e relacionam os resultados com a literatura científica existente. Isso confere contexto e sentido ao trabalho. A discussão responde aos questionamentos apresentados na introdução. Nessa seção, também são abordados quaisquer novos tópicos que possam ter surgido durante o estudo e o que precisa ser feito para a pesquisa futura.

Revisão rápida

- A publicação da pesquisa é considerada o ponto final do método científico
- Um manuscrito contém seções (Introdução, Métodos, Resultados, Discussão) que seguem o método científico.

EXTRAÇÃO DAS APLICAÇÕES PRÁTICAS

Por fim, o profissional praticante está interessado em extrair as informações dos estudos que podem auxiliá-lo a manter métodos, técnicas e processo de tomada de decisão na linha de frente da sua profissão. Ter a mente aberta é vital nesse processo, pois novas pesquisas podem produzir alterações na abordagem de um problema. Assim, o modo como se faz o trabalho é sempre um "trabalho em progressão" quando se continua a ler e aplicar as pesquisas atuais.

Compreensão do contexto do estudo

É importante entender o contexto do estudo para perceber como ele se aplica a uma determinada situação. O contexto do estudo é fundamental para a interpretação dos resultados e das aplicações práticas. Por exemplo, como *coach* de basquete de um time do ensino médio, você pode estar interessado em uma maneira de treinar seus atletas para melhorar o salto vertical. Um estudo que tenha usado jogadores de basquete do ensino médio e que tenha testado vários métodos de treinamento, desde treinamento pliométrico, com peso, até a combinação desses métodos, seria ideal para obter a percepção de quais resultados podem ser esperados em um grupo de jogadores dessa idade. Se na literatura você observa que existem estudos apenas com atletas em idade universitária, você pode ser confrontado com o desafio de interpretar a aplicação dos achados entre seus alunos do ensino médio. Portanto, aqui é importante entender o contexto do estudo, o qual está relacionado com variáveis independentes e dependentes.

Variáveis independentes

Lembre-se de que variáveis independentes são os fatores controlados ou selecionados pelo pesquisador para serem mantidos constantes. Essas variáveis podem ser manipuladas para observar se alteram a resposta das variáveis dependentes e para entender seu impacto (p. ex., temperatura, tipo de programa de treinamento, sexo). Vale mencionar que a variável que não é controlada em um experimento, mas tem efeito independente, é denominada *variável interferente* porque obscurece a interpretação por causa da falta de controle ou documentação. Por exemplo, se a pessoa analisar um estudo para verificar o impacto de dolorimento muscular prévio no tempo de corrida de 5 km, mas descobre que a temperatura e a umidade não foram semelhantes em todas as sessões de treinamento. Os resultados poderiam ser explicados pelas condições ambientais, e não necessariamente pela intensidade do dolorimento muscular. Assim, o controle e a conscientização dos fatores influenciadores sempre são importantes na investigação científica. Idealmente, para que os resultados de um estudo sejam aplicados a um grupo de pessoas ou situação específica, as variáveis independentes do estudo devem corresponder o mais aproximadamente possível à situação e à população.

Variáveis independentes típicas incluem:

- Idade
- Sexo
- Estado do treinamento
- Temperatura
- Massa corporal
- Gordura corporal
- Estado menstrual
- Ingestão nutricional
- Altitude.

Variáveis dependentes

Uma variável dependente, também chamada de *variável de resposta*, é aquilo que é medido em resposta ao conjunto de variáveis independentes no projeto de pesquisa. Ao contrário da variável independente, a variável dependente não é controlada, porém atua como variável de desfecho para o estudo. A **validade** e a **confiabilidade** de uma variável são importantes. Uma medida tem validade quando mede o que deve medir. Por exemplo, a palpação da artéria carótida no pescoço para contar o número de pulsações que ocorrem em 1 minuto, embora não meça de maneira direta a contratilidade do coração, é uma medida válida para determinar os batimentos cardíacos por minuto ou a frequência cardíaca. É uma medida válida porque foi experimentalmente comparada com medidas diretas da frequência cardíaca e resultados no mesmo número de batimentos por minuto. A confiabilidade se relaciona com o grau de consistência de uma medida em medidas repetidas. Se você verificar o tempo de uma corrida de 40 jardas (36,7 metros) na segunda-feira e mais uma vez na quarta-feira, o tempo para o mesmo indivíduo deve ser semelhante. Em termos de pesquisa, a variância não deve ser superior a 5% entre os 2 valores obtidos em momentos diferentes para que a medida seja considerada confiável. Vale mencionar que uma medida válida precisa ser confiável, porém uma medida confiável não precisa ser válida.

Exemplos de variáveis dependentes são:

- Tempo da corrida de 40 jardas
- Temperatura central
- Frequência cardíaca
- Consumo de oxigênio
- Força para 1 repetição máxima
- Torque máximo
- Potência
- Concentração sanguínea de lactato
- Área transversal de uma fibra muscular.

Direção básica para escolhas e ações

A literatura da pesquisa oferece uma direção básica para a ação. Por exemplo, o alongamento deve ser usado como atividade de aquecimento antes do *sprint* de 100 metros? Na tentativa de responder a essa pergunta, a primeira coisa a ser feita é buscar artigos relevantes na literatura científica. Além disso, devem ser consultados livros ou capítulos de livros escritos por autoridades na área. Tudo isso produz um *background* completo no assunto e, desse modo, a decisão informada pode ser tomada. Por fim, toda informação utilizada para tomar a decisão deve ser oportuna, estar contextualizada de maneira adequada, ser válida e possível de ser implementada a partir de uma perspectiva prática. Esse ciclo de pesquisa e aplicação cria a maturidade intelectual e o crescimento profissional necessários para responder às perguntas com base em evidências.

Revisão rápida

- A pesquisa pode mudar a resposta a uma pergunta e o modo de ação em determinada área da ciência do esporte e exercício
- A capacidade de interpretar e de avaliar a pesquisa em contexto é essencial para entender e aplicar os achados de estudos de pesquisa
- Variáveis independentes em pesquisa são as variáveis controladas pelo pesquisador
- Variáveis dependentes em pesquisa são as variáveis de desfecho de um estudo.

Um continuum de possibilidades

Com a diversidade de possíveis variáveis independentes, a interpretação dos resultados depende do contexto do estudo. Isso é o que confunde o público leigo quando novos estudos são publicados e parecem contradizer o que se acreditava ser verdadeiro. De fato, estudos que se contradizem podem ser verdadeiros em diferentes circunstâncias, ou seja, sob conjuntos distintos de variáveis independentes. Assim, há um *continuum* de possibilidades na interpretação da pesquisa.

Também é importante ter em mente o que qualifica um indivíduo como pesquisador. Você consideraria um verdadeiro cientista uma pessoa que estuda ciências e lê exaustivamente publicações científicas? Ou você consideraria um cientista o indivíduo com conhecimento especializado de ciência que continuamente realiza pesquisa com aplicação de método científico para responder a novas perguntas de pesquisas e promover avanços no campo além do que você já sabe? Muitos considerariam a realização da pesquisa uma característica importante do verdadeiro cientista. Como este capítulo enfatizou, a experimentação e a disseminação dos achados de pesquisa são componentes essenciais do método científico. Assim, verdadeiros cientistas realmente fazem pesquisas e produzem teorias e hipóteses que dão origem a princípios e fatos científicos.

ESTUDO DE CASO

Cenário clínico

Você está tentando avaliar a eficácia de um suplemento alimentar que você conheceu em uma revista sobre musculação para ajudar seus alunos da academia de ambos os sexos, com idade de 18 a 76 anos. O artigo afirma que esse suplemento herbáceo consegue aumentar a força de maneira drástica. Você observa as referências citadas e lê o trabalho de pesquisa. O estudo examinou os efeitos da força após a ingestão de suplemento ao mesmo tempo que foi realizado um programa de treinamento de resistência pela equipe de futebol feminino universitário da 1ª divisão. Vinte mulheres participaram por 12 semanas de um programa de treinamento de resistência periodizado antes da temporada. Cada uma utilizou o suplemento antes e depois de cada sessão. Após 12 semanas, 1 repetição máxima (1 RM) para supino e agachamento aumentou. Os autores concluíram que o suplemento promoveu o aumento da força. A pesquisa respalda a afirmação da propaganda de que esse suplemento aumenta a força?

Opções

É importante ler e criticar o trabalho quanto a qualidade e eficácia do desenho experimental e se certificar de que os resultados respaldem as conclusões. As pessoas avaliadas são mulheres e, portanto, as conclusões podem ser generalizadas para mulheres atletas em idade universitária e, provavelmente, para mulheres em idade universitária em geral. Podem ser generalizadas para homens e mulheres de outras idades? Generalizar os resultados de um estudo para outros grupos etários de ambos os sexos seria questionável visto que grupos de diferentes idades e sexos respondem de maneira diversa à variável independente ou, neste caso, ao suplemento alimentar. Você questiona o desenho experimental do estudo e sua interpretação, pois não havia um grupo-controle. Como isso influenciaria as conclusões do artigo? Sem grupo-controle seria possível distinguir a contribuição específica do suplemento e do programa de treinamento para a força? E quanto ao uso do "placebo" para determinar a influência psicológica no aumento de força observado? Esses fatores tornam altamente suspeita a conclusão de que o suplemento herbáceo aumenta a força.

Cenário clínico

Por ter sido corredor universitário e especialista em ciência do exercício, você foi chamado pelo clube local de corrida para fazer parte do Comitê de Organização de Corrida. No primeiro encontro sobre a maratona anual do clube, surge a preocupação com as potenciais afecções ocasionadas pelo calor, uma vez que a corrida será realizada em uma época do ano que pode ser quente e úmida. Todas as medidas necessárias foram discutidas consistentemente com a American College of Sports Medicine Position Stand em "Doenças do calor provocadas pelo exercício". Além disso, estão disponíveis os banhos de água fria com gelo para uso daqueles com suspeita de exaustão ocasionada por calor ou intermação. Um membro do comitê afirma que, para saber se uma pessoa deve ou não ser imersa em água gelada, a medida da temperatura axilar, além da intestinal ou retal, deve ser usada. Diversos e diferentes monitores de temperatura são propostos. Ao ouvir falar do assunto, você se lembra de um estudo que questionou o uso de muitos desses dispositivos baratos para medir a temperatura corporal. Você diz ao comitê que existe uma preocupação real e que alguns corredores podem ter a temperatura subestimada usando equipamentos ou procedimentos inapropriados e que com esse tipo de método de triagem em geral o tratamento pode não ser realizado. O que você propõe?

Opções

Com cuidado, você revê o trabalho sobre os diferentes métodos de medida usados para avaliar a temperatura corporal. Você confirma que, de acordo com os métodos de Ganio *et al.* (2009), as temperaturas retal, gastrintestinal, da testa, oral, temporal, axilar e da orelha foram medidas com dispositivos usados com frequência. A temperatura foi medida antes e após 20 minutos da entrada na câmara climatizada, a cada 30 minutos durante a caminhada de 90 minutos no calor em esteira motorizada, e a cada 20 minutos durante o repouso de 60 minutos em condições ambientais brandas. Os autores afirmam que a validade e a confiabilidade do dispositivo foram avaliadas por várias medidas estatísticas para comparar as medidas de cada aparelho com a temperatura retal. Um dispositivo foi considerado inválido quando o viés médio (diferença média entre a temperatura retal e a do dispositivo) foi superior a ± 0,27°C. Os dispositivos testados mostraram os seguintes resultados: temperatura da testa (+0,29°C), temperatura oral usando um aparelho de baixo custo (−1,13°C), temperatura temporal medida de acordo com a instrução do manual (−0,87°C), temperatura temporal usando uma técnica modificada (−0,63°C), temperatura oral usando um aparelho de alto custo (−0,86°C), temperatura da orelha (−0,67°C), temperatura axilar usando um dispositivo de baixo custo (−1,25°C) e temperatura axilar usando um dispositivo de alto custo (−0,94°C). A medida da temperatura intestinal teve um viés médio de −0,02°C. A partir desses dados, está claro que a maioria dos dispositivos deve ser considerada como substitutos válidos para medir a temperatura corporal em comparação à temperatura retal.

Resumo do capítulo

A pesquisa é importante para o avanço de todas as profissões. Os paradigmas da prática são elaborados com o uso de leis, princípios, teorias e conceitos científicos derivados da pesquisa. Além das leis, a interpretação e o desenvolvimento de princípios, teorias e conceitos estão sujeitos à mudança, visto que novos estudos são publicados. A pesquisa amplia nosso conhecimento acerca de um assunto e resulta em respostas às perguntas e a práticas baseadas no método científico. Os praticantes da ciência do esporte e exercício podem usar a pesquisa para ficar na linha de frente do conhecimento e produzir avanços na prática. Entender a pesquisa também possibilita a apreciação da impressionante quantidade de conhecimento que existe na ciência do esporte e exercício, a qual será discutida nos capítulos seguintes.

Questões de revisão

Preencha as lacunas

1. Ao interpretar fatos, teorias e princípios, é importante considerar_____ ou as condições nas quais as observações foram feitas.
2. Em ciência do esporte e exercício, _____ deve ser usado para tomar decisões fundamentadas nas informações mais apropriadas disponíveis.
3. _____são fatos fundamentados em observações, e não em pesquisa científica.
4. As variáveis _____ são aquelas que são mantidas constantes, e são definidas como as condições do estudo, enquanto variáveis _____ são as medidas determinadas durante o estudo.
5. _____ de uma medida avalia o quão bem mede o que se presume medir, enquanto _____ avalia o quão consistente uma medida é do momento em que foi determinada até a próxima vez.

Múltipla escolha

1. Qual processo busca reavaliar hipótese, conceitos e princípios?
    a. Processo científico.
    b. Processo iterativo.
    c. Processo de revisão por pares.
    d. Processo correlacional.
    e. Processo quantitativo.
2. Qual das seguintes opções é o melhor exemplo de desenho de pesquisa qualitativa?
    a. Tamanho e composição corporal de jogadores da NFL.
    b. Os efeitos do treinamento sobre o desempenho na corrida de resistência.
    c. A avaliação das atitudes de atletas femininas em relação a *coaches* do sexo masculino.
    d. Os efeitos de 6 semanas de treinamento na força muscular.
    e. A relação entre força e tamanho muscular.
3. Para que a pesquisa se torne parte da literatura científica ela precisa:
    a. Passar por um processo de revisão por pares.
    b. Ser aceita pelo editor do periódico.
    c. Não conter erros "fatais".
    d. Ser considerada adequada para o periódico específico.
    e. Todas as respostas anteriores.
4. Qual das seguintes afirmativas é verdadeira em relação às variáveis dependentes?
    a. Variáveis dependentes são controladas pelos pesquisadores.
    b. Variáveis dependentes são alteradas para observar como afetam as variáveis independentes.
    c. Variáveis dependentes também são chamadas de variáveis interferentes.
    d. Variáveis dependentes são mantidas constantes no estudo.
    e. Variáveis dependentes são as variáveis de desfecho do estudo.
5. Qual das opções a seguir constitui o melhor exemplo de uma variável dependente em um estudo que avalia as respostas a um programa de treinamento?
    a. Sexo
    b. Idade
    c. Temperatura ambiental
    d. Força máxima para 1 repetição
    e. Altitude

Verdadeiro ou falso

1. É possível conduzir um estudo perfeito.
2. O viés sempre leva a respostas erradas para uma questão.
3. Na revisão duplo-cega, os autores sabem quem são os revisores.
4. No processo de revisão por pares, é de responsabilidade dos revisores aceitar ou rejeitar o trabalho, enquanto o editor faz recomendações para a aceitação ou rejeição.
5. No manuscrito científico, a seção de introdução deve conter uma declaração clara do propósito da pesquisa.

Questões objetivas ou faça a correspondência

1. Explique se a pesquisa básica ou a aplicada é a mais importante na ciência do esporte e exercício.
2. Explique como o método empírico tem eficácia no método científico, mas também pode ser não científico.
3. Explique o propósito da seção de discussão de um manuscrito científico e especifique quais informações ela deve conter.

4. Faça a correspondência dos termos a seguir com a definição correta.

Teoria	Dados observacionais que são confirmados repetidamente por muitos observadores competentes e independentes
Hipótese	Estrutura conceitual de ideias ou especulações a respeito de determinado assunto que pode ou não estar fundamentado em fatos experimentais
Fato	Explicação de um processo fisiológico ou diretrizes que devem ser seguidas para a realização ideal de uma tarefa ou para gerar adaptações ideais para o treinamento
Princípio	Apinião abalizada do que se pode esperar que aconteça

5. Faça a correspondência dos termos a seguir com suas definições corretas

Autoridade	Capacidade de saber algo sem encadeamento lógico
Tentativa e erro	Resposta de uma pergunta baseada no que sempre foi feito
Tradição	Tentativa de uma ação para observar se produz ou não o desfecho desejado
Intuição	Preferência que pode inibir respostas imparciais das perguntas
Viés (tendenciosidade)	Pessoa que responde uma pergunta baseada em suas qualificações

Termos-chave

Confiabilidade: capacidade dos resultados do teste de produzir um valor consistente para uma variável quando medida em momentos diferentes.

Corpo de conhecimento: a soma de estudos publicados sobre um assunto.

Fatos: dados observacionais confirmados repetidas vezes e por muitos observadores independentes e competentes.

Hipótese: melhor palpite da resposta a uma questão fundamentada no conhecimento existente.

Método científico: conjunto de etapas organizadas para testar hipóteses e responder a perguntas de pesquisa usadas para desenvolver o corpo de conhecimento na literatura científica.

Observação episódica: fatos fundamentados em observações casuais, e não em estudos científicos rigorosos.

Periódico com revisão por pares: coleção de projetos de pesquisa publicados submetida ao processo de revisão pareada.

Pesquisa correlacional: um projeto de estudo que busca encontrar correlações entre variáveis experimentais.

Pesquisa descritiva: pesquisa que examina um assunto, mas não seus motivos ou mecanismo de ação.

Pesquisa original: um novo projeto de pesquisa que utiliza o método científico, o qual gera novos dados fundamentados no teste de hipótese.

Prática baseada em evidências: uma abordagem na qual as melhores evidências possíveis ou as informações mais apropriadas disponíveis são usadas na tomada de decisões.

Princípios: fatos derivados de teorias que provavelmente não serão modificadas.

PubMed: ferramenta de busca usada nas ciências médicas que constitui um serviço da U.S. National Library of Medicine e engloba mais de 17 milhões de citações de periódicos biomédicos e de ciências da vida, inclusive revistas de ciência do exercício.

Revisão cega: processo de revisão por pares no qual os autores do trabalho não sabem a identidade dos revisores, porém os revisores conhecem a dos autores (incógnita única).

Revisão duplo-cega: processo de revisão por pares no qual os autores não sabem quem são os revisores e os revisores não sabem que são os autores (dupla incógnita).

SportDiscus: banco de dados de periódicos em medicina esportiva, bem-estar, saúde e esporte.

Teoria: estrutura conceitual de ideias e especulações a respeito de determinado assunto, baseada, idealmente, em fatos experimentais.

Validade: capacidade de um teste em medir o que se propõe a medir.

Variáveis dependentes: medidas feitas durante um projeto de pesquisa.

Variáveis independentes: variáveis constantes e definidas como as condições do estudo.

REFERÊNCIAS BIBLIOGRÁFICAS

1. Baumgartner TA, Strong CH. *Conducting and Reading Research in Health and Human Performance.* Dubuque, IA: Wm, C. Brown & Benchmark, 1994.
2. Berg KE, Latin RW. *Essentials of Research Methods in Health, Physical Education, Exercise Science and Recreation.* 2nd ed. Baltimore, MD: Lippincott Williams & Wilkins, 2004.
3. Ganio MS, Brown CM, Casa DJ et al. Validity and reliability of devices that assess body temperature during indoor exercise in the heat. *J Athl Train.* 2009;44(2):124-135.
4. McNeil DA, Flynn MA. Methods of defining best practice for population health approaches with obesity prevention as an example. *Proc Nutr Soc.* 2006;65(4):403-411.
5. Roberts RA, Ghiasvand F, Parker D. Biochemistry of exercise-induced metabolic acidosis. *Am J Physiol Regul Integr Comp Physiol.* 2004;287:R502–516.
6. Volek JS, Rawson ES. Scientific basis and practical aspects of creatine supplementation for athletes. *Nutrition.* 2004;20:609-614.

LEITURA SUGERIDA

Dudley GA, Fleck SJ. Research–reading and understanding: the results section: major concepts and compounds. *Natl Strength Coaches Assoc J.* 1982;4(5):22-22.

Kraemer WJ. Research–Reading and understanding the starter steps. *Natl Strength Coaches Assoc J.* 1982;4(3):49-49.

Sifft JM. Research–reading and understanding: guidelines for selecting a sample. *Natl Strength Cond Assoc J.* 1984;6(1):26-27.

Sifft JM. Research–reading and understanding: statistics for sport performance–basic inferential analysis. *Natl Strength Cond Assoc J.* 1986;8(6):46-48.

Sifft JM. Research–reading and understanding #4: statistics for sport performance–basic inferential analysis. *Natl Strength Cond Assoc J.* 1990;12(6):70-70.

Sifft JM. Research–reading and understanding: utilizing descriptive statistics in sport performance. *Natl Strength Cond Assoc J.* 1983;5(5):26-28.

Sifft JM. Research–reading and understanding #2: utilizing descriptive statistics in sport performance. *Natl Strength Cond Assoc J.* 1990;12(3):38-41.

Sifft JM, Kraemer WJ. Research–reading and understanding: introduction, review of literature and methods. *Natl Strength Coaches Assoc J.* 1982;4(4):24-25.

Starck A, Fleck S. Research–reading and Understanding: the discussion section. *Natl Strength Coaches Assoc J.* 1982;4(6):40-41.

Tipton CM. Publishing in peerreviewed journals. Fundamentals for new investigators. *Physiologist.* 1991;34(5):275, 278 a 279.

REFERÊNCIA CLÁSSICA

Cohen J. *Statistical Power Analysis for the Behavioral Sciences.* 2nd ed. Hillsdale, NJ: Lawrence Erlbaum Associates Publisher Inc, 1988.

Capítulo 2

Princípios Básicos da Bioenergética e Vias Metabólicas Anaeróbias

Após a leitura deste capítulo, você deve ser capaz de:

- Definir os três principais substratos metabólicos e compreender como possibilitam a realização de trabalho
- Determinar quais substratos metabólicos predominam durante os períodos de repouso e exercício
- Compreender a produção de energia a partir do sistema trifosfato de adenosina-fosfocreatina e da glicólise
- Entender as características positivas e negativas das vias fosfagênicas e glicolíticas
- Explicar as adaptações desses sistemas de energia que acompanham o treinamento

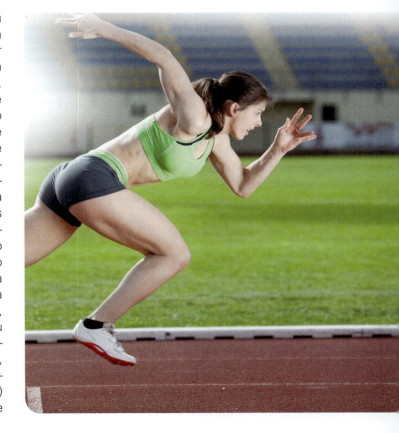

Se você está dormindo ou acordado, em repouso ou realizando uma atividade física, é preciso energia para manter suas funções corporais. Além disso, ao praticar atividades físicas, os músculos precisam de energia para gerar força e produzir os movimentos corporais. Produtos animais e vegetais consumidos na forma de alimentos constituem o combustível que abastece o corpo humano com energia. O processo químico de conversão do alimento em energia é denominado de **bioenergética** ou **metabolismo**. Esse processo é similar em muitos aspectos ao uso de qualquer fonte energética (p. ex., carvão, gasolina) para fornecer energia a uma máquina em funcionamento; ou seja, as ligações químicas que existem na fonte energética são quebradas, liberando energia que pode potencializar o trabalho realizado pela máquina ou, conforme descrito aqui, pelo corpo humano. Algumas das reações necessárias para produzir **trifosfato de adenosina (ATP)** requerem uma quantidade suficiente de oxigênio. Outras, no entanto, sequer precisam de oxigênio (sistema fosfagênico) ou podem ocorrer mesmo quando não houver uma quantidade suficiente de oxigênio (glicólise). Neste capítulo, iremos focar nas fontes principais de energia para o corpo humano em funcionamento (substratos alimentares) e nas vias bioenergéticas (fosfagênicas, glicolíticas) que são as primeiras a serem usadas quando o exercício começa e quando a tarefa é de curta duração, mas de alta intensidade.

FONTES DE ENERGIA

A luz do sol é a principal fonte de energia do planeta. As plantas que fazem fotossíntese utilizam a energia da luz em reações químicas que produzem carboidratos na forma de açúcares simples. Seres humanos e animais comem vegetais e outros animais para obter alimentos e gerar a energia necessária a fim de manter as funções corporais. A energia apresenta inúmeros tipos, como química, elétrica, térmica e mecânica, e cada uma delas pode ser convertida em outro tipo de energia. Se não fosse possível converter um tipo de energia em outra, a transformação do alimento em energia corporal útil não ocorreria. Por exemplo, por meio das vias metabólicas, as células no corpo convertem energia química, na forma de ligações químicas de gorduras, carboidratos e proteínas, em energia mecânica, resultando em contração muscular e movimento corporal.

Antes de discutir o metabolismo, é importante ter algumas informações sobre as substâncias orgânicas que podemos metabolizar. Também é essencial entender por que as enzimas são necessárias para obter essa função da energia no corpo por meio dos mecanismos aeróbios e anaeróbios.

Carboidratos

Os carboidratos armazenados no corpo fornecem uma rápida e prontamente disponível fonte de energia. Esses carboidratos são encontrados em 3 formas: monossacarídios, dissacarídios e polissacarídios. Os monossacarídios são açúcares simples como glicose, frutose (açúcar da fruta) e galactose (açúcar do leite). Todos os açúcares simples contêm 6 moléculas de carbono em uma estrutura anelar (Figura 2.1). Para fins metabólicos, a glicose é o açúcar simples mais importante e a única forma de carboidrato que pode ser metabolizada de maneira direta para obtenção de energia. Embora o trato digestivo possa assimilar monossacarídios após a absorção, outros açúcares simples são convertidos pelo fígado em glicose. O termo *açúcar do sangue* refere-se à glicose.

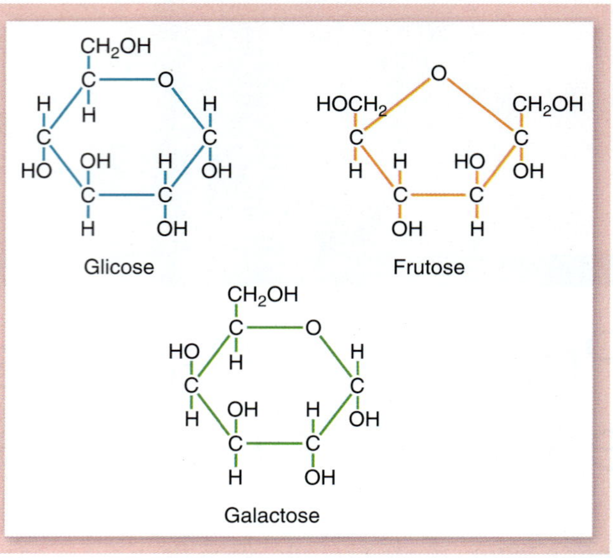

FIGURA 2.1 **Os monossacarídios são compostos por 6 átomos de carbono, 12 de hidrogênio e 6 de oxigênio em uma estrutura anelar de 6 carbonos em diferentes arranjos.** Demonstração dos monossacarídios glicose, frutose e galactose. Observe as diferenças no arranjo dos átomos desses monossacarídios. Cada molécula de carbono precisa ter um total de 4 ligações químicas.

Os dissacarídios são compostos por 2 monossacarídios. Por exemplo, 2 moléculas de glicose podem se combinar para formar maltose, ou glicose e frutose podem se associar para formar sacarose (açúcar de mesa) (Figura 2.2). Embora os dissacarídios sejam consumidos nos alimentos que comemos, eles precisam ser degradados em monossacarídios no trato digestivo antes de serem absorvidos na corrente sanguínea.

Os polissacarídios são carboidratos complexos compostos de 3 a muitas centenas de monossacarídios. O amido e a celulose são 2 dos polissacarídios vegetais mais comuns. O amido, encontrado em grãos e em muitos outros alimentos vegetais usuais, consegue ser digerido pelos seres humanos, o que não acontece com a celulose, a qual constitui parte das fibras da dieta que são excretadas como matéria fecal. Por ser digerível, o amido é absorvido pelo trato digestivo na forma de monossacarídios, podendo ser imediatamente usado para obtenção de energia ou armazenado na forma de glicogênio.

O **glicogênio** não é encontrado nos vegetais e é a forma de polissacarídio na qual os animais armazenam carboidrato.

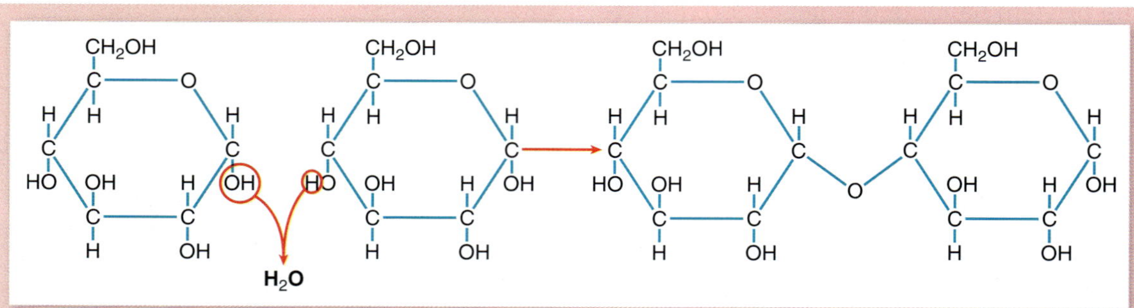

FIGURA 2.2 **Representação da produção do dissacarídio maltose a partir de 2 moléculas de glicose.** Essa reação é chamada de *reação de condensação*, pois há produção de 1 molécula de água. A reação também pode ocorrer ao contrário, produzindo 2 moléculas de glicose, o que se trata de uma reação de hidrólise, pois 1 molécula de água é necessária.

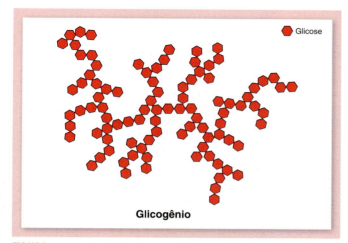

FIGURA 2.3 O glicogênio é composto por cadeias longas e altamente ramificadas do monossacarídio glicose. Cada uma das *estruturas anelares vermelhas* (⬢) representa uma molécula de glicose.

O glicogênio é composto de centenas a milhares de moléculas de glicose ligadas (Figura 2.3). Conforme mencionado, após a absorção pelo trato digestivo, todos os açúcares simples são convertidos pelo fígado em glicose. A glicose pode ser liberada na corrente sanguínea na forma de açúcar ou as moléculas de glicose podem se combinar no fígado ou no tecido muscular para formar glicogênio por meio do processo chamado **glicogênese**. As células do corpo podem metabolizar a glicose liberada na corrente sanguínea ou usá-la na glicogênese e armazenar o glicogênio para necessidades metabólicas futuras. Durante o exercício, as moléculas de glicose podem ser removidas do glicogênio no fígado e liberadas na corrente sanguínea por um processo denominado de **glicogenólise**, fornecendo glicose como substrato metabólico para as outras células do corpo (ver Boxe 2.1).

A glicose e o glicogênio são os carboidratos importantes para o metabolismo em repouso e durante o exercício. Durante o exercício, as células musculares podem obter glicose absorvendo-a da corrente sanguínea ou por meio da glicogenólise dos estoques musculares de glicogênio (ver Boxe 2.2). Além disso, a glicogenólise no fígado pode manter os níveis de glicose sanguínea durante o exercício e nos momentos de repouso entre as refeições. No entanto, existem quantidades relativamente pequenas de glicogênio armazenado no fígado e em outras células do corpo em comparação com os estoques do músculo esquelético.

Gorduras

As gorduras encontradas na forma de triglicerídios são muito abundantes no corpo e podem ser metabolizadas a fim de produzir energia. As gorduras estão contidas nos tecidos animais e vegetais. Os ácidos graxos e os triglicerídios são 2 gorduras importantes para o metabolismo.

O **ácido graxo** contém um número par de 4 a 24 átomos de carbono ligados em cadeia (Figura 2.4). Os ácidos graxos têm 1 grupo ácido (COOH) e 1 grupo metila (CH_3) nas extremidades opostas da cadeia de carbono. Os ácidos graxos podem ser classificados como saturados, insaturados, monoinsaturados ou poli-insaturados. As gorduras são saturadas ou insaturadas. As gorduras insaturadas podem, ainda, ser categorizadas como monoinsaturadas ou poli-insaturadas. O **ácido graxo saturado** é aquele que contém a quantidade máxima de átomos de hidrogênio e nenhuma ligação dupla (Figura 2.4), enquanto o **ácido graxo insaturado** não contém a quantidade máxima de átomos de hidrogênio e apresenta, pelo menos, 1 ligação dupla entre as moléculas de carbono (Figura 2.5). Os **ácidos graxos monoinsaturados** e **poli-insaturados** apresentam pelo menos 1 e mais de 1 ligações duplas entre as moléculas de carbono, respectivamente, não contendo, desse modo, a quantidade máxima de átomos de hidrogênio. Os ácidos graxos monoinsaturados e poli-insaturados compreendem uma quantidade relativamente grande de gorduras encontradas em óleos vegetais, como o óleo de oliva; foram atribuídos a esses tipos de ácidos graxos na dieta inúmeros benefícios para a saúde, como redução do colesterol sanguíneo total, da pressão arterial e de fatores de coagulação do sangue.[21]

No corpo, os ácidos graxos são armazenados na forma de triglicerídios. O **triglicerídio** é composto por 1 molécula de glicerol e 3 de ácido graxo (Figura 2.6). Os triglicerídios são estocados, sobretudo, nas células adiposas, mas também podem ser guardados em outros tipos de tecido, como o músculo esquelético. Se houver necessidade de energia, os triglicerídios são degradados nas moléculas que os compõem, ácidos graxos e glicerol, por meio de um processo conhecido como **lipólise**. Depois disso, os ácidos graxos podem ser metabolizados para liberar energia utilizável. O glicerol não pode ser metabolizado pelo músculo esquelético diretamente; entretanto, o fígado pode usá-lo para sintetizar glicose, a qual pode ser metabolizada para fornecer energia. Os estoques de gordura são bastante abundantes, até mesmo em indivíduos bem magros. Portanto, não ocorre a depleção de gordura

Boxe 2.1 Você sabia?
Há uma diferença entre o glicogênio dos músculos e do fígado?

Tanto o fígado quanto a musculatura esquelética armazenam glicogênio, que pode ser enzimaticamente quebrado (glicogenólise) durante momentos de alta demanda de energia, como durante a atividade física. O fígado quebrará seu glicogênio a fim de restaurar os níveis normais de glicose no sangue quando forem reduzidos durante a atividade física. No entanto, diferentemente do fígado, a musculatura esquelética é bastante "egoísta" em relação ao glicogênio. Ou seja, quando a musculatura esquelética quebra o conteúdo do glicogênio intracelular, a glicose resultante, na verdade, a glicose-6-fosfato, é usada como um substrato para a glicólise, fornecendo, assim, ATP ao músculo em funcionamento. A quebra do glicogênio intramuscular não ocorre para restabelecer os níveis apropriados de glicose no sangue, deixando esse trabalho para o fígado.

Boxe 2.2 Mais a explorar
Especificidade do tipo de fibra do conteúdo do glicogênio

Todos os tipos de fibra muscular podem armazenar glicogênio que será usado como um substrato de energia durante momentos de alta demanda de energia e atividade muscular. Mas a capacidade para armazenar glicogênio varia entre os diferentes tipos de fibra e está relacionada a outras características específicas do tipo de fibra. Por exemplo, as fibras de contração lenta ou musculares tipo 1 tendem a armazenar quantidades relativamente pequenas de glicogênio. Isso se deve ao fato de que essas fibras foram desenvolvidas para o metabolismo aeróbio, exibindo alto conteúdo mitocondrial, capilar e de mioglobina, os quais são todos favoráveis para fornecimento e utilização de ácidos graxos livres, que devem ser metabolizados aerobicamente. Em oposição, fibras de contração rápida e do tipo II armazenam grandes quantidades de glicogênio. Isso se deve a outras características desse tipo de fibra, como um menor conteúdo mitocondrial e capilar e, assim, uma dependência menor do metabolismo aeróbio e da utilização de ácidos graxos. Além disso, devido a maior velocidade contrátil de fibras de contração rápida, elas devem ser abastecidas com ATP a uma taxa igualmente rápida e isso pode ser obtido mais prontamente por glicólise do que por fosforilação oxidativa.

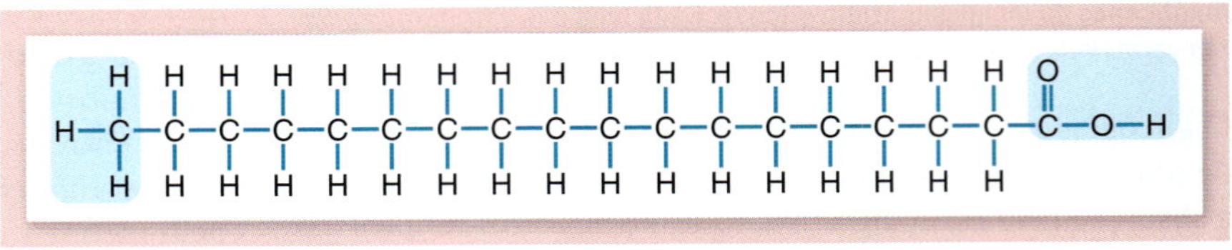

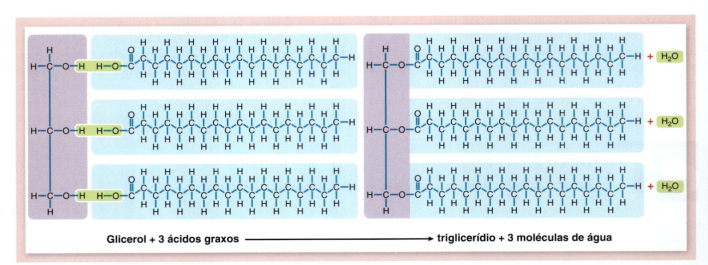

FIGURA 2.4 Os ácidos graxos de 18 carbonos são muito comuns nos alimentos que consumimos. O ácido esteárico é o mais simples dos ácidos graxos de 18 carbonos e é saturado.

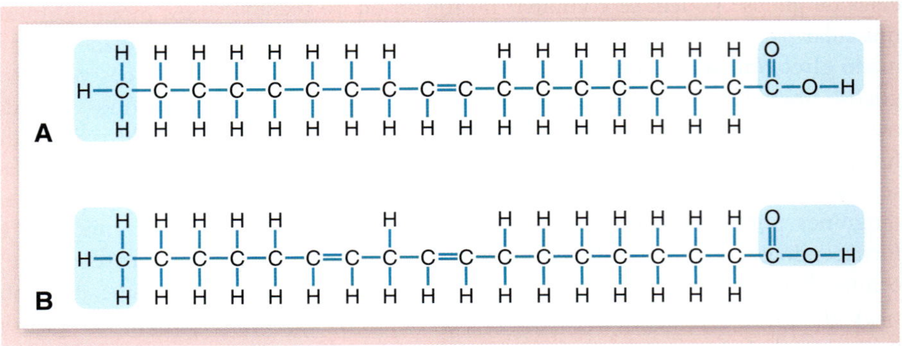

FIGURA 2.5 Representação de 2 ácidos graxos insaturados de 18 carbonos. **A**. O ácido oleico é um ácido graxo monoinsaturado de 18 carbonos. **B**. O ácido linoleico é um ácido graxo poli-insaturado de 18 carbonos.

Glicerol + 3 ácidos graxos ⟶ triglicerídio + 3 moléculas de água

FIGURA 2.6 O triglicerídio é composto por 1 molécula de glicerol e 3 moléculas de ácido graxo. Os triglicerídios podem ser produzidos durante reações de condensação, originando 3 moléculas de água. O triglicerídio ilustrado é composto de 1 molécula de glicerol e 3 ácidos graxos esteáricos, os quais são ácidos graxos saturados de 18 carbonos.

como fonte de energia durante a atividade física, mesmo durante eventos de *endurance* de longa duração, o que exclui a depleção de gordura como causa de fadiga.

Proteína

A proteína pode ser encontrada tanto nos animais quanto nos vegetais. Os aminoácidos são as moléculas que compõem todas as proteínas. A estrutura básica de todos os aminoácidos é similar, consistindo em 1 molécula central de carbono, que tem ligações com 1 molécula de hidrogênio, 1 grupo amino (NH_2) e 1 grupo ácido (COOH); e 1 cadeia lateral única a cada aminoácido em particular (Figura 2.7). É essa cadeia lateral que distingue os aproximadamente 20 aminoácidos uns dos outros. Os **aminoácidos essenciais** são aqueles 9 que precisam ser ingeridos nos alimentos, pois não podem ser sintetizados pelo corpo humano. Os **aminoácidos não essenciais**, os quais compõem mais da metade dos aminoácidos, são aqueles que o corpo consegue sintetizar. Em geral, apenas uma pequena quantidade de proteína ou aminoácidos é metabolizada para fornecer energia, boa parte por causa do nitrogênio, que não é encontrado na gordura nem no carboidrato.

Função das enzimas

Enzimas são moléculas de proteína que facilitam uma reação química, inclusive as metabólicas, reduzindo a energia necessária para que a reação ocorra. Embora as reações possam acontecer sem a presença da enzima, se houver energia suficiente a enzima diminui a energia necessária para que a reação aconteça – o que é chamado de **energia de ativação**. Observe que a enzima não causa a reação, mas facilita e aumenta a velocidade na qual ocorre e, portanto, aumenta a proporção na qual os produtos resultantes da reação química são produzidos. Também é importante observar que, durante a reação química multienzimática (bastante comum nas reações bioquímicas estimuladas pelo exercício), uma das enzimas envolvidas é identificada como a enzima limitadora de velocidade; ou seja, a velocidade em que ocorre toda a reação depende, sobretudo, da velocidade em que aquela enzima específica trabalha.

Similar a todas as moléculas, a enzima apresenta forma tridimensional única. Essa forma única permite que as moléculas ou os substratos envolvidos nas reações químicas juntem-se à enzima, como a chave e a fechadura (Figura 2.8). Os substratos se encaixam nas endentações da enzima, formando o complexo enzima-substrato, o qual reduz a energia de ativação de modo que ocorra em maior velocidade. Ao término da reação, o produto da reação se dissocia da enzima.

Algumas enzimas podem participar tanto da **reação catabólica**, na qual um substrato é decomposto em 2 moléculas do produto, liberando energia, quanto da **reação anabólica**, na qual 1 molécula do produto é formada a partir de 2 moléculas do substrato, o que requer energia. O tipo de reação depende de muitos fatores fisiológicos. Um dos principais fatores é chamado de **efeito de ação de massa**. De acordo com esse efeito, se uma enzima regula a produção de uma molécula produto AB a partir dos substratos A e B, a reação pode produzir AB ou A e B, conforme mostrado na equação adiante. A direção na qual a reação ocorre depende se a presença maior é de AB ou A e B. Se houver mais AB, a reação se movimentará na direção para produzir A e B, ao passo que

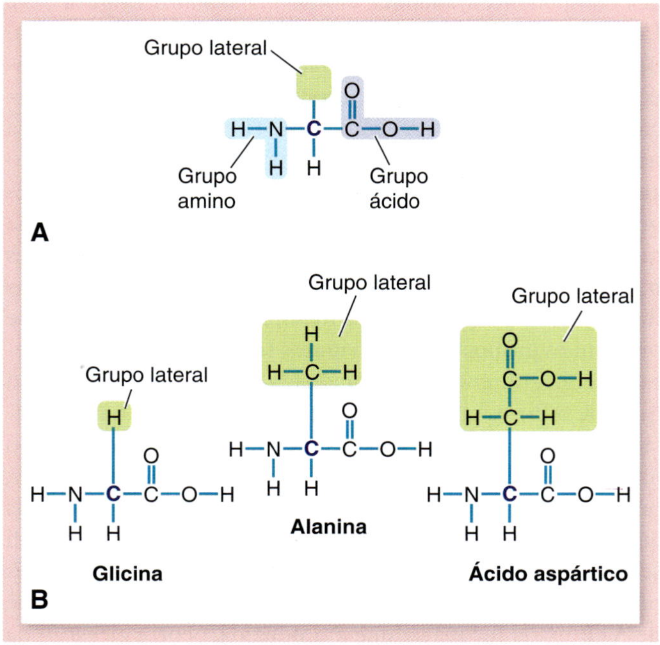

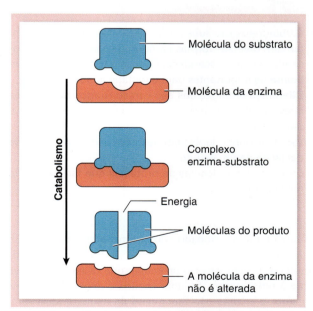

FIGURA 2.7 Todos os aminoácidos apresentam a mesma estrutura básica. A. A estrutura básica de todos os aminoácidos é 1 molécula de carbono central, 1 grupo amino, 1 grupo ácido e 1 grupo lateral único. **B.** Representação de 3 aminoácidos e seus grupos laterais únicos.

FIGURA 2.8 O conceito de chave e fechadura ajuda a descrever como as enzimas facilitam as reações metabólicas e anabólicas. Demonstração de uma reação catabólica. No entanto, muitas enzimas também podem realizar uma reação anabólica envolvendo os produtos da reação catabólica para produzir os substratos usados na reação catabólica.

se há mais A e B, a reação se moverá na direção para produzir AB. As setas apontando para ambas as direções na equação a seguir indicam que a enzima pode facilitar a reação para gerar tanto AB quanto A e B.

$$AB \leftrightarrow A + B$$

Os nomes de muitas enzimas terminam com o sufixo "ase" e revelam algumas indicações da reação química que elas facilitam. Por exemplo, lipídio é outro termo usado para designar gordura, e as enzimas lipase decompõem os triglicerídios em glicerol e ácidos graxos para adentrarem nas células.

Diversos fatores podem afetar a velocidade na qual as enzimas facilitam suas respectivas reações. Dois fatores muito importantes durante a atividade física são a temperatura e a acidose. A atividade de uma enzima ocorre em determinada temperatura ideal para facilitar as reações químicas. Uma ligeira elevação de temperatura geralmente aumenta a velocidade na qual a enzima facilita a reação. Desse modo, durante a atividade física, a pequena elevação da temperatura corporal intensifica a atividade das enzimas envolvidas na produção de energia, ocasionando um discreto crescimento na produção de energia útil. De maneira similar, as enzimas individuais trabalham em nível de acidose ou pH ideal, o que facilita as respectivas reações. Durante a atividade física, a acidose intramuscular pode aumentar, o que significa diminuição do pH. O aumento da acidose, especialmente se for significativo, reduz a atividade de algumas enzimas envolvidas na bioenergética. Esse retardo na atividade enzimática é um fator que resulta em fadiga durante algumas formas de atividade física.

> ### Revisão rápida
>
> - Carboidratos são substâncias orgânicas que se apresentam em diversas formas como monossacarídeos, dissacarídeos e polissacarídeos. Glicose e glicogênio são carboidratos importantes para o metabolismo
> - Diferentes aminoácidos são caracterizados por cadeias laterais únicas e, tipicamente, não são metabolizados a um grau elevado
> - Variáveis dependentes em pesquisa são as variáveis de desfecho de um estudo
> - Enzimas são moléculas de proteínas que facilitam uma reação química.

Outro fator relacionado com a função enzimática é a necessidade por coenzimas. Coenzimas são moléculas orgânicas complexas, porém não são proteínas, que se associam intimamente a uma enzima. Se uma enzima é dependente de uma coenzima, a enzima não funcionará de maneira ideal sem as quantidades adequadas daquela coenzima. Por exemplo, as vitaminas B atuam como coenzimas para muitas das enzimas envolvidas no metabolismo dos carboidratos, ácidos graxos e aminoácidos. Se as coenzimas não estiverem presentes, o

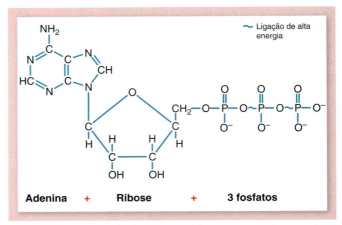

FIGURA 2.9 O trifosfato de adenosina é composto por adenina, ribose e 3 grupos de fosfato inorgânico. As linhas onduladas entre os grupos fosfato indicam ligação de alta energia.

metabolismo da energia cessa, e se a disponibilidade dessas vitaminas for inadequada, diminuirá a proporção na qual a reação metabólica ocorre. Portanto, ambas são necessárias para que os mecanismos bioenergéticos ocorram.

TRIFOSFATO DE ADENOSINA | A MOLÉCULA DE ENERGIA

O trifosfato de adenosina (ATP) não é a única molécula de energia nas células, porém é a mais importante. Independentemente se a energia útil é produzida de maneira aeróbia ou anaeróbia, o produto resultante é a molécula de ATP. A estrutura molecular do ATP apresenta 3 grandes componentes: adenina, ribose e 3 fosfatos (Figura 2.9). Combinadas, as moléculas de adenina e ribose também são denominadas *molécula de adenosina*. O ATP pode ser produzido a partir do **difosfato de adenosina (ADP)**, fosfato inorgânico (Pi) e íon de hidrogênio (H+) (Figura 2.10). A energia necessária para ligar o ADP ao Pi pode ser obtida da reação aeróbia (discutida no próximo capítulo) ou anaeróbia. Em seguida, o ATP é decomposto em ADP e Pi, liberando energia que pode ser usada nos processos celulares, como várias ações musculares. As moléculas de ADP, ATP e Pi não são destruídas durante essas reações; em vez disso, as ligações químicas que mantêm os grupos de fosfato juntos são degradadas para liberar energia, ou energia é adicionada para reformar a ligação que une o Pi aos grupos de fosfato remanescentes na molécula de adenosina, formando novamente o ATP. A produção do íon de hidrogênio quando o ATP é decomposto é importante, pois o aumento dos íons de hidrogênio ocasiona elevação da acidose. A necessidade de íon de hidrogênio quando ADP e Pi se combinam para produzir ATP também é importante, pois promove a redução da acidose. Sendo assim, se a quantidade de ATP usada for maior que a produzida, ocorre elevação da acidose intramuscular; por outro lado, se a utilização de ATP for equilibrada por uma produção equivalente, não ocorrem alterações na acidose intramuscular.

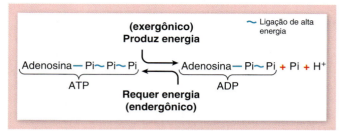

FIGURA 2.10 O trifosfato de adenosina (ATP) produz energia quando é degradado em difosfato de adenosina (ADP) e fosfato inorgânico (Pi). O ATP pode ser gerado pela combinação de ADP e Pi, porém essa reação requer energia.

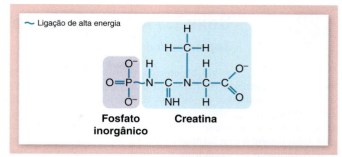

FIGURA 2.11 A fosfocreatina é composta por creatina e um fosfato inorgânico. A linha ondulada entre a creatina e o fosfato inorgânico representa uma ligação de alta energia.

Revisão rápida

- O trifosfato de adenosina é a mais importante molécula de energia no corpo
- O ATP é composto de um nucleotídio (adenosina) e três grupos de fosfato
- Há muita energia armazenada nestas ligações que unem os grupos de fosfato, e essa energia potencial pode ser liberada e usada para trabalho quando essas ligações forem quebradas.

PRODUÇÃO DE ATP

Inicialmente, o sistema fosfagênico (ATP-PC) é usado para gerar ATP a fim de substituir aquele usado durante a atividade física. Nessa reação, o grupo fosfato da fosfocreatina (PC) é transferido para o ADP resultando em ATP. No entanto, essa via é capaz de manter o exercício por apenas cerca de 30 segundos. Conforme o exercício continua a glicólise deverá ser a responsável por reabastecer o ATP para os músculos em funcionamento por até aproximadamente três minutos. É importante perceber que a glicólise *não* precisa de oxigênio para acontecer e, assim, é considerada um metabolismo não oxidativo. A dúvida de se estão ou não disponíveis quantidades adequadas de oxigênio somente se torna relevante nos estágios finais da glicólise quando o produto final do piruvato servirá para ser convertido em ácido láctico (também chamado de lactato quando na forma ionizada) ou acionar as mitocôndrias para participarem no **metabolismo aeróbio** (ver Capítulo 3), que é a fonte dominante de produção de ATP durante a atividade física que dura mais de três minutos. A energia do **metabolismo anaeróbio** do carboidrato, junto com aquela fornecida pelo sistema fosfagênico (ATP e PC), são as fontes principais de energia durante atividades de curta duração e alta intensidade, como o *sprint* e o levantamento de peso. Agora, vamos analisar com mais detalhes as vias fosfagênicas e glicolíticas individualmente para entender melhor como elas operam para produzir ATP.

Sistema ATP-fosfocreatina

O sistema de energia ATP-fosfocreatina (ATP-PC) (também referido com o sistema fosfagênico) é importante como fonte de energia para atividades físicas que requerem muita energia por segundo, como *sprints* e levantamento de peso. Entretanto, essa fonte consegue fornecer energia apenas por um tempo relativamente curto. Por exemplo, se começarmos a pular em sentido vertical o mais alto e mais rápido possível, perceberemos que em 10 a 15 segundos não conseguiremos pular tão alto quanto os primeiros saltos. Isso ocorre, em parte, em virtude das características e limitações da fonte de energia ATP-PC. A compreensão dessa fonte de energia possibilita entender o desempenho na atividade física de alta intensidade e curta duração.

O conteúdo intracelular de ATP, inclusive das células musculares, é relativamente pequeno. Assim, durante a atividade física, as concentrações de ATP nas células musculares diminuem de maneira bastante rápida, e se os níveis de ATP não forem repostos com rapidez pela energia proveniente dos vários ciclos metabólicos, ocorrerá declínio concomitante da produção de força muscular. A **fosfocreatina (PC)** intramuscular (Figura 2.11) oferece uma via bioenergética simples, porém rápida, de produção de ATP. Dentro das células musculares, a enzima ATPase facilita a degradação do ATP em ADP e Pi, resultando em energia útil para as ações musculares. Em uma reação separada, mas acoplada, a enzima **creatinaquinase** facilita a decomposição de PC em Pi e creatina, resultando em doação de Pi para o ADP a fim de formar o ATP (Figura 2.12).

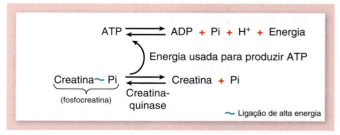

FIGURA 2.12 A energia liberada da degradação da fosfocreatina é usada para produzir trifosfato de adenosina (ATP). A energia liberada pela decomposição do ATP pode ser usada para ressintetizar a fosfocreatina se a intensidade da atividade for reduzida ou durante a recuperação após o exercício.

Boxe 2.3 Aplicação da pesquisa
Suplemento de creatina

A via bioenergética fosfagênica consiste em ATP armazenado no músculo e a reação de quinase de creatina que transfere fosfato da fosfocreatina (PC) ao ADP para reestruturar o ATP, que pode então ser usado pelo músculo em funcionamento. É essa reação e o papel essencial que desempenha no fornecimento de ATP que deu origem à popularidade de consumir suplementos de creatina entre atletas de ponta. No entanto, um exame mais minucioso da pesquisa sobre este tópico revela que os suplementos de creatina levam à retenção de água e a um ganho de peso corporal inicial de 1 a 3 kg, além de que somente uma fração da creatina consumida oralmente realmente é absorvida pelo músculo, e somente no músculo submetido a treinamento. Mesmo assim, nem toda creatina levada ao tecido muscular treinado é fosforilada para se tornar fosfocreatina.

Em termos de melhora do desempenho atlético, evidências sugerem que a suplementação de creatina apenas impacta atividades de curta duração (≥ 30 segundos) e alta intensidade, e não mais do que em 10%. Esses ganhos no desempenho são manifestados especialmente com esforços repetidos ou repetições. Ou seja, os benefícios dos suplementos com creatina são limitados tanto em termos de o quanto podem melhorar o desempenho quanto no tipo de evento atlético no qual esta melhora pode ser percebida. Também aconselha-se àqueles com predisposição ou histórico de problemas renais que não consumam altas doses (3 a 5 gramas/dia) de suplementos com creatina.

Leitura adicional

Bemben MG, Lamont HS. Creatine supplementation and exercise performance: recent findings. *Sports Med.* 2005;35:107–125.

Gualano B, Roschel H, Lancha-Jr AH, Brightbill CE, Rawson ES. In sickness and in health: The widespread application of creatine supplementation. *Amino Acids.* 2012;43(2):519–529.

Kim HJ, Kim CK, Carpentier A, et al. Studies on the safety of creatine supplementation. *Amino Acids.* 2011;40:1409–1418.

Moon A, Heywood L, Rutherford S, Cobbold C. Creatine supplementation: Can it improve quality of life in the elderly without associated resistance training? *Curr Aging Sci.* 2013;6(3):251–257.

As estruturas químicas e formas tridimensionais do ATP e da PC são diferentes; portanto, a PC não pode ser degradada pela enzima ATPase localizada no músculo onde existe necessidade de energia para promover a contração muscular. Desse modo, a PC não pode ser usada para fornecer energia diretamente para a contração do músculo. O conteúdo intramuscular de PC por volta de 80 a 85 mmol por kg de músculo estriado esquelético é aproximadamente 4 vezes maior que o conteúdo de ATP (cerca de 20 mmol de ATP por kg de músculo). No entanto, isso ainda é uma concentração um tanto baixa de PC no músculo, a qual diminui, em paralelo, com o uso de ATP devido à degradação da PC durante a ressíntese de ATP.

Conforme a concentração intramuscular de PC reduz, o mesmo ocorre com a produção de ATP por meio da degradação de PC. A via bioenergética da produção de ATP pela decomposição de PC é denominada **sistema ATP-PC** ou sistema fosfagênico. Como já foi apontado antes, as concentrações intramusculares de ATP e PC são pequenas; portanto, a depleção dos 2 fosfagênios ocorre rapidamente durante o exercício de alta intensidade. Entretanto, essa fonte de energia anaeróbia pode fornecer grandes quantidades de ATP com rapidez por um período curto de tempo (ver Boxe 2.3).

A capacidade de prover ATP com rapidez por curtos períodos de tempo torna o sistema ATP-PC importante para o desempenho de atividades de alta intensidade e curta duração, como *sprints* curtos, halterofilismo olímpico, salto em altura e salto em distância. Estima-se que durante a atividade de intensidade máxima as concentrações intramusculares de ATP e PC se esgotem em algumas fibras musculares (p. ex., de contração rápida) em cerca de 4 segundos.[16] Embora seja uma hipótese atrativa a associação de concentrações intramusculares menores de ATP e PC à incapacidade do músculo de gerar força, diversos fatores tornam a relação casual improvável.[7] Por exemplo, durante o exercício de alta intensidade, a redução intramuscular de ATP não mostra correlação com o declínio da força muscular e a redução de PC segue um curso de tempo diferente da diminuição de força muscular. Isso indica que fatores diferentes das alterações nas concentrações intramusculares de ATP e PC são responsáveis pelas diminuições de força muscular. Um deles é a elevação da acidose intramuscular, ou a concentração de íons hidrogênio, causada pela atividade anaeróbia. Lembre-se de que a degradação do ATP produz energia útil, mas também 1 íon de hidrogênio. A segunda possível explicação é a da compartimentalização do ATP, o que quer dizer que mesmo que os níveis intramusculares totais de ATP estejam relativamente altos, há falta de ATP nas células musculares para fornecer energia para a produção de força. Mais recentemente, foi mostrado que o acúmulo de Pi resultante da degradação rápida do ATP desempenha um papel na fadiga muscular.

Ironicamente, a única maneira pela qual a PC pode ser formada de novo a partir de creatina e Pi é por meio da energia liberada na degradação do ATP. Durante a atividade de alta intensidade, há pouco, se é que existe algum, ATP intramuscular disponível para esse propósito. Todavia, durante a recuperação da atividade de alta intensidade, o ATP pode ser obtido de modo aeróbio para repor a PC intramuscular, bem como o conteúdo de ATP. Assim, após a depleção de ATP e PC intramuscular durante a atividade de alta intensidade, não é possível repô-los de maneira efetiva até que a intensidade do exercício diminua ou durante a recuperação após o exercício. A capacidade de reabastecer ATP e PC intramuscular durante a recuperação é uma ação importante nas práticas esportivas e de treinamento que envolvem atividades repetidas de alta intensidade e de curta duração, como basquetebol, musculação e treinamento intervalado. Após um programa de treinamento, a capacidade de realizar atividade física de alta intensidade e curta duração melhora conforme se apura a capacidade do músculo de restabelecer os níveis de fosfagênio.

Assim como todas as fontes de energia, a elevação das enzimas associadas àquela via de energia ou o aumento da disponibilidade do substrato pode incrementar muito a produção ou o reabastecimento de ATP. Fazendo isso, pode-se esperar que a realização de atividades que dependem fortemente daquela via de energia em particular também melhore. As adaptações que podem apurar bastante o desempenho em atividades que dependem fortemente do sistema ATP-PC incluem as alterações na enzima creatinaquinase e no conteúdo de PC e ATP intramuscular de repouso.

Adaptações enzimáticas ao exercício do sistema ATP-PC

Aumentos na atividade das principais enzimas envolvidas no sistema ATP-PC podem resultar em regeneração mais rápida de ATP, possibilitando melhor desempenho em atividades de curta duração de alta potência. A creatinaquinase é a principal enzima envolvida na regeneração do ATP a partir da degradação da PC. Aumentos, diminuições e nenhuma alteração na atividade dessa enzima foram observados após o treinamento com peso e do tipo *sprint*.[5,11,17,22] Embora as alterações induzidas pelo treinamento na atividade da creatinaquinase não tenham sido relatadas com consistência, alguns estudos revelaram elevações significativas na atividade dessa enzima, inclusive um aumento próximo a 14% após o treinamento de resistência isocinético[5] e de 44% após o treinamento de *sprint* supermáximo na bicicleta ergométrica.[17]

Adaptações de ATP e PC ao exercício

Concentrações intramusculares mais altas de ATP e PC podem melhorar o desempenho em atividades de alta intensidade e de curta duração. Os treinamentos com peso[14,22] e do tipo *sprint*[6,19] ocasionaram elevações significativas, bem como nenhuma alteração nas concentrações intramusculares de ATP e PC. Em contraste, pesquisas têm consistentemente demonstrado que o treinamento do tipo *endurance* não exerce efeitos expressivos sobre as concentrações intramusculares de ATP e PC. Após 5 meses de treinamento de resistência,[1,12] entretanto, as concentrações intramusculares de PC e ATP em repouso se mostraram elevadas em 22 e 18%, respectivamente, e a força máxima aumentou 28%.[14] Outro estudo demonstrou que, após 6 semanas de treinamento do tipo *sprint*, as concentrações em repouso desses fosfagênios estavam inalteradas mesmo com a redução do tempo de *sprint* de 40 m e melhora da capacidade de *sprint* repetido (tempo total para 6 *sprints* de 40 m separados por 24 segundos) de cerca de 2%.[6] Esses resultados demonstram que pode ocorrer melhora no desempenho da atividade de alta intensidade e de curta duração com ou sem aumento importante de ATP e PC intramuscular.

Se a melhora do desempenho de alta intensidade e de curta duração é possível sem alterações significativas no ATP e na PC intramuscular de repouso depende se a depleção desses fosfagênios ocorre ou não durante a atividade. As estimativas da depleção de ATP durante *sprints* de 30 segundos e 10 a 12,5 segundos são de aproximadamente 45% e 14% a 32% dos valores pré-exercício, respectivamente.[6] Cálculos da depleção de PC após *sprints* de 10 a 30 segundos e *sprints* repetidos (30 segundos) indicam que a depleção varia de 20 a 60% dos valores antes do exercício.[4] Isso quer dizer que a depleção completa de ATP e PC pode não acontecer em atividades de alta intensidade de 30 segundos ou menos de duração. Assim, as elevações no conteúdo de ATP e PC intramuscular de repouso podem não ser necessárias para melhorar o desempenho de alta intensidade e curta duração.

> ### Revisão rápida
> - O trifosfato de adenosina (ATP) e a fosfocreatina (PC) intramuscular são as fontes de energia predominantes para a atividade física de alta intensidade e curta duração, mas muito pouco desses fosfógenos são armazenados no tecido
> - As adaptações do treinamento à fonte de energia ATP-PC podem incluir elevações em algumas enzimas e aumentos dos estoques intramusculares de ATP e PC, mais notoriamente em *sprints* de alta intensidade e treinamento de resistência.

GLICÓLISE

Glicólise é uma série de reações enzimáticas que metabolizam a glicose. Embora essa via não precise do oxigênio para funcionar (por isso muitos se referem a ela como um processo não oxidativo), ela produz uma molécula chamada acetil-CoA que pode penetrar na mitocôndria e participar da respiração aeróbia se quantidades adequadas de oxigênio estiverem disponíveis na célula. No entanto, se não houver disponibilidade suficiente de oxigênio, a glicólise pode, em vez disso, gerar ácido láctico, que, no pH fisiológico, imediatamente produz seu próton para se tornar lactato, o qual não pode entrar diretamente no metabolismo aeróbio. Por isso, a glicólise é importante na produção de energia para atividades tanto aeróbias quanto anaeróbias.

A glicólise resulta em produção de ATP a partir da degradação da glicose por meio de uma série de 10 reações químicas que ocorrem no sarcoplasma das células musculares. A glicose pode ser obtida tanto das reservas sanguíneas de glicose quanto dos estoques intramusculares de glicogênio. Existe apenas uma diferença entre a produção de ATP a partir da glicose e aquela do glicogênio. Se a glicose for usada, 1 ATP é necessário na reação que fornece 1 fosfato para produzir glicose-6-fosfato (Figura 2.13). Essa etapa, como todas que envolvem adição de grupo fosfato a outra molécula, é chamada de *fosforilação*. Começando com o glicogênio, a

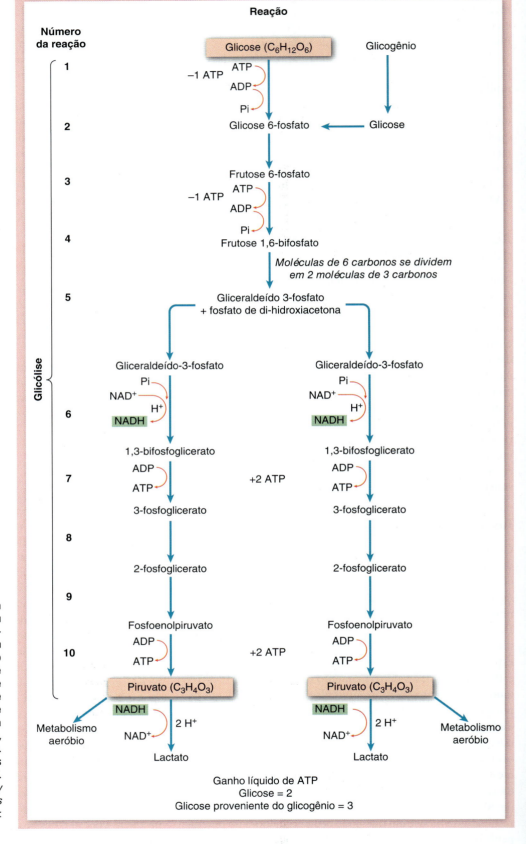

FIGURA 2.13 Durante a glicólise, a glicose da corrente sanguínea ou aquela obtida a partir do glicogênio é metabolizada, resultando em piruvato. Eventualmente, o piruvato entra no metabolismo aeróbio ou é transformado em lactato. Observa-se o ganho líquido de 2 e 3 trifosfatos de adenosina (ATP) para cada glicose sanguínea e para cada uma obtida a partir do glicogênio, respectivamente, passando pelas reações da glicólise. Há enzimas associadas às várias reações. (Adaptada de Powers S.K. and Howley E.T. *Exercise Physiology Theory and Application to Fitness and Performance.* 5th ed. New York: McGraw Hill; 2004.)

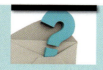

Boxe 2.4 Perguntas frequentes dos estudantes

Se a glicose é um substrato de energia tão eficaz e é diretamente usada pela via glicolítica para produzir ATP no tecido muscular, não seria benéfico comer e beber muitos itens com açúcar simples, como doces e refrigerante?

Não seria vantajoso de forma alguma consumir grandes quantidades de açúcar simples; na verdade, isso impactaria de forma negativa, e não positiva, no desempenho atlético. Por serem açúcares simples, itens como doces e refrigerantes não requerem muita digestão e, como resultado, eles são rapidamente e imediatamente liberados na corrente sanguínea, resultando em um pico repentino nos níveis de açúcar no sangue. O corpo responde a isso liberando grandes quantidades de insulina no sangue em uma tentativa de retomar os níveis normais de glicose. Mas, em vez disso, essa alta e repentina liberação de insulina, na verdade, age para supercompensar o aumento súbito de glicose no sangue, resultando em níveis inferiores ao normal de glicose no sangue ou hipoglicemia. Isso, por sua vez, priva os músculos em funcionamento de uma fonte muito valiosa de energia, levando a um menor desempenho atlético.

---

ligação química entre a molécula de glicose e o resto da molécula de glicogênio é quebrada durante o processo chamado de *glicogenólise*. A glicose é fosforilada pelo Pi já presente, resultando na formação de glicose-6-fosfato e poupando, desse modo, o uso de 1 molécula de ATP pela célula que poderia ser necessária se a glicose proveniente do sangue fosse usada. Após a formação de glicose-6-fosfato, as etapas restantes da glicólise são idênticas, independentemente se começou com glicose ou glicogênio (ver Boxe 2.4).

Além da 1ª reação, o ATP é necessário na 3ª reação da glicólise, ou seja, logo no início da via glicolítica, que é um processo consumidor de energia, em vez de produtor. De fato, começar com a glicose consome 2 moléculas de ATP; já com o glicogênio, 1 ATP é necessário para completar as 3 primeiras reações. Apenas durante as últimas reações, a glicólise produz energia sintetizando 2 ATP em 2 reações separadas, gerando o total de 4 ATP sintetizados. Dessa maneira, o ganho líquido em ATP é de 2 moléculas, quando se começa com a glicose, e de 3, quando se inicia com o glicogênio.

A 4ª reação divide a cadeia de 6 carbonos da glicose em 2 cadeias de 3 carbonos. A 6ª reação resulta em remoção de 1 hidrogênio de cada uma das cadeias de 3 carbonos. A produção de hidrogênios é importante, pois são necessários para produzir a maioria do ATP aeróbio (ver Capítulo 3). Os hidrogênios produzidos na glicólise podem ser aceitos pela molécula carreadora de hidrogênios **nicotinamida adenina dinucleotídio (NAD$^+$)**, originando NADH, uma molécula que transporta os hidrogênios para a mitocôndria para serem usados no metabolismo aeróbio. As moléculas de NAD$^+$, similares a outros carreadores de hidrogênio, não são destruídas conforme transportam hidrogênios para uso no metabolismo aeróbio. Uma vez que a NADH doa 1 hidrogênio para o processo do metabolismo aeróbio, NAD$^+$ pode, mais uma vez, atuar como receptor de hidrogênio. NAD$^+$ precisa aceitar hidrogênios da glicólise para as reações da glicólise continuarem. Assim, a continuação das reações glicolíticas depende, em parte, da aceitação de hidrogênios da NADH pelo metabolismo aeróbio, e o metabolismo aeróbio depende da presença suficiente de oxigênio. No entanto, existe outra maneira pela qual NADH pode doar seus hidrogênios, derivando NAD$^+$.

A última reação da glicólise produz ácido pirúvico, uma molécula de 3 carbonos. Se o metabolismo aeróbio não pode aceitar hidrogênios de NADH, o ácido pirúvico pode aceitar o hidrogênio e se tornar lactato – também uma molécula de 3 carbonos. A formação de lactato é o motivo pelo qual a glicólise também é chamada de *sistema de energia do lactato*.

Em resumo, as primeiras reações da glicólise precisam consumir ATP para continuar e as últimas reações produzem ATP, bem como hidrogênios que podem ser usados tanto no metabolismo aeróbio para gerar ATP quanto para originar lactato a partir do ácido pirúvico. O resultado líquido é de 2 ATP quando a glicólise começa com glicose, e de 3 ATP quando inicia com glicogênio. Às vezes, os hidrogênios transportados pela NADH originam mais 2,5 ATP extras produzidos pelo metabolismo aeróbio (ver Capítulo 3), os quais não estão incluídos no cálculo do ATP líquido produzido de maneira direta pela glicólise. Agora, examinemos as diversas adaptações do treinamento que podem melhorar o desempenho quando a glicólise é a fonte primária de ATP durante a atividade física.

Assim como o ATP e a PC intramuscular, as adaptações ao treinamento ocorrem nas enzimas da glicólise e na disponibilidade do substrato, nesse caso, glicogênio intramuscular. A capacidade de tamponamento que compensa o impacto negativo do lactato também pode melhorar em virtude do treinamento. Uma ou todas essas adaptações podem ampliar a produção de ATP a partir da glicólise e, consequentemente, o desempenho. Se esses tipos de mudanças acontecem em decorrência do treinamento anaeróbio ou aeróbio e se a alteração afeta de maneira positiva o desempenho, isso parece depender de vários fatores, inclusive da enzima glicolítica em particular que está sendo examinada; da especificidade (volume, intensidade, duração); do programa de treinamento em questão; e da definição de desempenho (um único ou capacidade de *sprint* repetido, capacidade de *sprint* curto ou longo). A seguir, abordaremos as adaptações ao exercício de enzimas glicolíticas, glicogênio intramuscular e capacidade de tamponamento.

Adaptações das enzimas glicolíticas ao exercício

Alterações nas enzimas glicolíticas podem melhorar o desempenho aumentando a disponibilidade de ATP a partir da glicólise aos músculos em funcionamento. As enzimas da glicólise estudadas com frequência são a glicogênio fosforilase, a fosfofrutoquinase (PFK) e a desidrogenase láctica (LDH). A glicogênio fosforilase catalisa a degradação do glicogênio intramuscular em glicose. A PFK catalisa a frutose-6-fosfato em frutose-1,6-bifosfato, e é a principal enzima limitante da taxa de glicólise. A LDH catalisa a conversão de piruvato em lactato. Elevações nos níveis dessas enzimas foram mostradas em decorrência do treinamento com peso,[5,22] sprint[13,18,19] e endurance.[1] No entanto, essas alterações enzimáticas nem sempre são encontradas com o treinamento. Por exemplo, os programas de treinamento de endurance que duram menos de 12 semanas geralmente não revelam aumento da atividade da PFK, enquanto alguns programas de 5 a 6 meses mostraram atividade da PFK mais intensa.[1] Se os aumentos na atividade de certas enzimas no final das contas afetam ou não o desempenho, isso depende de outros fatores. Por exemplo, a elevação da LDH pode não mudar a função glicolítica, pois não é uma enzima limitante, enquanto alterações na PFK podem intensificar a função glicolítica geral por ser uma enzima limitante. É difícil determinar o efeito das alterações enzimáticas no músculo devido à hipertrofia muscular que pode ocorrer em virtude do treinamento. O treinamento com peso que estimula a hipertrofia muscular resulta em diminuição da atividade da PFK[23] devido ao crescimento do tamanho do músculo sem alteração da quantidade total de PFK, o que promove a diluição da PFK. Alterações-chave nas enzimas glicolíticas podem melhorar o desempenho, o que vem sendo demonstrado com o treinamento anaeróbio. Porém, a intensificação da atividade enzimática pode depender das características programa de treinamento específico realizado (intensidade do treinamento, volume, duração, frequência). O fato de uma alteração na atividade de uma enzima acarretar mudanças no desempenho pode também depender de outros fatores. Por exemplo, o treinamento com peso pode incrementar a hipertrofia muscular e a força máxima, contudo a diminuição da atividade de uma enzima glicolítica específica pode ocorrer simultaneamente. O desempenho aeróbio pode ser definido como a habilidade de correr 5 km ou uma maratona e a capacidade de sprint pode ser definida como aquela de realizar sprint repetido ou um único. Desse modo, mesmo que a intensificação das atividades das enzimas glicolíticas possa melhorar o desempenho, o efeito sobre o desempenho não é claro e depende de inúmeros fatores.

Adaptações do glicogênio intramuscular ao exercício

Elevações do glicogênio intramuscular podem afetar de maneira positiva a produção glicolítica de ATP. É bem aceito que o treinamento de endurance eleva o glicogênio intramuscular.[1,9] No entanto, foram demonstradas tanto elevações quanto nenhuma alteração no glicogênio intramuscular após o treinamento com peso[22] e do tipo sprint.[4,19] Assim como as alterações enzimáticas glicolíticas, o aumento do glicogênio intramuscular com o treinamento de peso ou sprint vai depender de vários fatores como a duração do programa de treinamento e o tipo específico de treinamento realizado. Por exemplo, repetições de sprint curtos (< 10 segundos) e a combinação de repetições de sprints curtos e longos (> 10 segundos) não acarretam alterações no glicogênio intramuscular; entretanto, as repetições de sprints longos (> 10 segundos) promovem a elevação do nível de glicogênio intramuscular, visto que a produção glicolítica de ATP se torna mais importante para o desempenho.[19]

> ### Revisão rápida
> - Glicólise é uma série de 10 reações químicas independentes de oxigênio que degradam a glicose captada do sangue ou obtida a partir do glicogênio, resultando em formação de piruvato, produção de ATP e de íons de hidrogênio que podem ser transportados para o metabolismo aeróbio
> - As adaptações ao treinamento na glicólise incluem intensificação da atividade de algumas enzimas, elevação das reservas intramusculares de glicogênio e aumento da capacidade de tamponamento intramuscular.

Adaptações da capacidade de tamponamento

Uma maneira de melhorar o desempenho e a recuperação de qualquer atividade que acarreta elevação da acidose intramuscular é tamponar os íons de hidrogênio produzidos. Por exemplo, um sistema de tamponamento envolve bicarbonato de sódio. Quando um ácido forte está presente para liberar íons de hidrogênio, o bicarbonato de sódio ($NaHCO_3$) se combina com os íons de hidrogênio, formando ácido carbônico (H_2CO_3), um ácido mais fraco. O músculo esquelético possui tampões intracelulares. Os tampões intracelulares mais comuns são as proteínas e os grupos fosfato (Tabela 2.1). No entanto, o bicarbonato intracelular também pode agir como tampão. Tanto o treinamento de endurance quanto o de sprint

Tabela 2.1 Sistemas de tamponamento químico.

Sistema	Componente	Efeito
Bicarbonato	Bicarbonato de sódio ($NaHCO_3$)	Converte ácido forte em ácido carbônico, um ácido fraco
Fosfato	Fosfato de sódio (Na_2HPO_4)	Converte ácido forte em fraco
Proteína	Grupo COO^- de uma proteína	Combina-se com H^+ na presença excessiva de ácido
	Grupo amônia (NH_3^+) de uma proteína	Combina-se com H^+ na presença excessiva de ácido

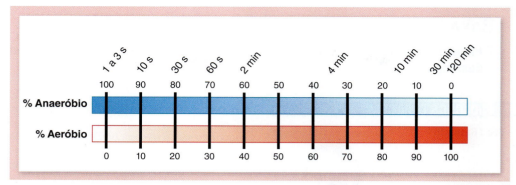

FIGURA 2.14 **As contribuições da energia anaeróbia e aeróbia variam com a duração da atividade.** Quanto mais longa a duração da atividade, maior a contribuição da energia do metabolismo aeróbio. Um princípio desses tipos de estimativas é que a atividade é realizada próximo à intensidade máxima pela duração da atividade. Isso quer dizer que a estimativa das contribuições da energia aeróbia e anaeróbia para a corrida de 10 minutos supõe que a corrida seja realizada com a intenção de correr a maior extensão possível em 10 minutos.

mostraram que aumentam a capacidade de tamponamento,[10,19] porém nem todos os estudos revelam aumento do potencial de tamponamento. Se as capacidades de tamponamento estiverem maiores, é possível melhorar o desempenho, pois mais ATP pode ser produzido antes que a acidose elevada cause a redução da produção de potência e força muscular.

INTERAÇÕES DO METABOLISMO AERÓBIO E ANAERÓBIO

As fontes de energia anaeróbia fornecem a maioria do ATP necessário para realizar a atividade física máxima de alta intensidade e curta duração e o metabolismo aeróbio provê grande parte do ATP necessário para praticar a atividade física de baixa intensidade e longa duração. Isso possibilita estimar a porcentagem de ATP obtido das fontes aeróbias e anaeróbias para realização da atividade física de várias durações (Figura 2.14), bem como para atividades específicas, como levantamento de peso, 200 m de natação, futebol e muitos outros eventos. Essas estimativas têm sido usadas por alguns técnicos para calcular a porcentagem do tempo de treinamento que deve ser gasto nas várias atividades na preparação para a competição de um evento em particular. No entanto, elas devem ser vistas como diretrizes a respeito da dependência do metabolismo aeróbio e anaeróbio, pois existe variação de indivíduo para indivíduo. Essa variação pode fundamentar-se na função específica exercida no esporte ou nas diferenças de estratégias ou tipos de jogo que caracterizam muitos eventos. Por exemplo, a porcentagem de ATP gerada por via aeróbia e anaeróbia varia de maneira considerável entre o jogador de futebol de campo e o goleiro ou no basquete ofensivo rápido em relação ao lento. Além disso, nunca nenhuma fonte de energia de ATP é desligada e todas as fontes suprem parte do ATP a todo momento. Conforme será discutido nas seções seguintes, mesmo que o metabolismo aeróbio ou anaeróbio forneça a maioria do ATP para um tipo em particular de atividade, existe uma interação considerável entre o metabolismo aeróbio e o anaeróbio que pode não estar prontamente aparente em muitas atividades (ver Boxe 2.5).

Interações metabólicas nos eventos anaeróbios

Atividades como levantamento de peso, arremesso de peso, salto em altura e mergulho, em virtude da duração muito curta e da alta intensidade, dependem de maneira predominante da fonte de energia da PC e ATP intramuscular. Eventos que requerem o desenvolvimento de potência máxima durante cerca de 3 segundos, entretanto, começam a obter percentual mais alto do ATP necessário a partir de outras fontes metabólicas.[20] Foi estimado que um *sprint* de 3 segundos, ainda que bastante dependente de PC e ATP intramuscular, obtém quantidade considerável de ATP a partir de outras fontes metabólicas (Figura 2.15). Observe que a glicólise resultando em produção de lactato fornece cerca de 10% do ATP necessário e a geração aeróbia de ATP provê apenas uma pequena porcentagem da energia essencial para o *sprint* de 3 segundos. Conforme a duração do *sprint* cresce, percentual cada vez mais elevado do ATP necessário deriva de fontes diferentes de ATP e PC intramuscular. No *sprint* de ciclismo de 6 segundos estimou-se que cerca de 44% e 50% do ATP necessário derivam da glicólise, promovendo a produção de lactato, e da PC intramuscular, respectivamente.[8] Se o *sprint* de ciclismo for de 30 segundos, valores próximos a 38%, 45% e 17% do ATP necessário são fornecidos pelo metabolismo aeróbio, pela glicólise que produz lactato e pelo ATP-PC intramuscular, respectivamente.[15] Mesmo que os *sprints* curtos sejam considerados eventos anaeróbios, observa-se que à medida que a duração do *sprint* aumenta, resultando em diminuição do desenvolvimento da potência máxima, uma grande parte do ATP necessário é produzida pelo metabolismo aeróbio. Portanto, existe uma grande interação dos processos metabólicos que fornecem o ATP necessário, mesmo nos *sprints* de curta duração e alta intensidade.

Sprints de curta duração repetidos e intercalados com períodos breves de recuperação são ocorrências comuns em muitos esportes, como futebol e basquetebol, bem como durante o treinamento intervalado. Como se pode esperar, a porcentagem do ATP necessário varia de maneira marcante, dependendo da duração do *sprint* e da extensão do período de recuperação entre os *sprints* sucessivos. Durante 2 s*prints* de ciclismo de

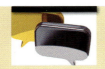

Boxe 2.5 Visão do especialista
Treinamento apropriado para vias não oxidativas e fosfagênicas a fim de aprimorar o desempenho atlético

DAN JUDELSON, PhD, CSCS*D, FACSM

Nike Explore Team – Sport Research Laboratory
NIKE, Inc.

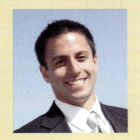

A rica e diversa história da fisiologia do exercício abrange mais de 100 anos, mas as mudanças significativas na fisiologia associadas ao treinamento de *endurance* e seus benefícios inerentes para a saúde levaram a maioria dos pesquisadores a focar em exercícios de intensidade moderada prolongados. Logo, cientistas e *coaches* devotaram décadas para definir e refinar modalidades de treinamento desenvolvidas para maximizar o funcionamento aeróbio. Mais recentemente, os interesses dos cientistas se expandiram para dar ênfase à fisiologia e aos benefícios associados aos exercícios de resistência, intervalados e de *sprint*. Este trabalho alimentou o desenvolvimento de técnicas de treinamento para aprimorar a fisiologia glicolítica e fosfagênica; essa informação é crucial dada a importância do metabolismo anaeróbio em vários esportes e atividades (p. ex., esportes com raquete e a maioria dos esportes em equipe). De uma perspectiva fisiológica, maximizar qualquer função metabólica depende de duas características: disponibilidade do substrato e atividade enzimática.

Treinamento para aumentar a disponibilidade de substrato

A quantidade total de substrato disponível representa a capacidade do sistema de energia. Embora o trifosfato de adenosina (ATP) abasteça praticamente todas as reações endergônicas fisiológicas, a pequena concentração de ATP intramuscular armazenado é amplamente resistente a qualquer forma de treinamento de exercício. Essa resiliência resulta principalmente da importância fisiológica do ATP e devido ao fato de as células monitorarem o ATP para proporção de difosfato de adenosina (ADP) como um marcador do equilíbrio da energia. Em vez de permitir que as concentrações de ATP diminuam durante exercícios de alta intensidade, o corpo depende na força de refosforilação da fosfocreatina (PC) para abastecer rapidamente a formação do novo ATP. Embora haja evidências contrárias (Tesch, 1990), treinamentos de resistência e *sprint*/intervalado parecem aumentar a PC intramuscular armazenada (MacDougall, 1977). O maior armazenamento de PC oferece uma fonte adicional de fosfatos de alta energia, aumentando a capacidade do sistema fosfagênico e o tempo de retardo da fadiga durante exercícios de intensidade muito alta. Embora não seja uma modalidade de treinamento, a ingestão de suplementos de creatina (normalmente, creatina monoidratada) também aumenta de maneira significativa a PC intramuscular com efeitos ergogênicos semelhantes.

O glicogênio intramuscular age como o substrato metabólico para a glicólise. Todos estes treinamentos, *endurance*, *sprint*/intervalo e resistência aumentam o glicogênio intramuscular, embora o treinamento de *endurance* pareça aumentar de forma mais eficaz a capacidade. Atletas com uma alimentação saudável e nutricionalmente equilibrada normalmente não esgotam as reservas de glicogênio durante situações de exercício anaeróbio, sugerindo que a maioria dos atletas de atividade anaeróbia não precisam enfatizar o treinamento de *endurance* exclusivamente devido aos seus benefícios de aumentar o glicogênio.

Treinamento para aumentar a atividade enzimática

A força de um sistema de energia depende amplamente da taxa de reações químicas, uma característica determinada principalmente pela enzima limitadora da taxa. Nos seres humanos, os treinamentos de resistência e *sprint*/intervalo aumentam a atividade da creatinoquinase, a única enzima que catalisa a refosforilação de ADP com a PC (Costill, 1979; Spencer, 2005). Os dados dos modelos de roedores variam, sugerindo que as adaptações podem ser específicas do tipo de fibra (Staudte, 1973). O treinamento de *endurance*, no entanto, parece ineficaz em estimular o melhor funcionamento da creatinaquinase (Holloszy, 1975). O treinamento também impacta claramente a atividade da fosfofrutoquinase, a enzima limitadora da taxa de glicólise. De forma semelhante ao glicogênio, os treinamentos de resistência (Costill, 1979), *sprint*/intervalo (Jacobs, 1987) e *endurance* (Hamel, 1986) aumentam a função enzimática glicolítica, embora o treinamento de *endurance* pareça ser mais eficaz.

Três pontos adicionais a serem considerados no treinamento para otimizar a função metabólica durante o exercício anaeróbio:

1. O exercício de alta intensidade praticamente esgota a PC, excluindo exercícios de alta intensidade até que a creatina livre obtenha um novo grupo de fosfato e forme novamente PC. Assim, qualquer treinamento que aumente as taxas de ressíntese de PC deve melhorar o desempenho durante atividades com repetições e de alta intensidade. Embora o treinamento de *sprint*/intervalo possa aumentar as taxas de ressíntese de PC, o treinamento de *endurance* padrão parece maximizar de forma mais eficaz as taxas de ressíntese de PC (Bishop, 2011), pois a creatina livre obtém grupos de fosfato a partir do ATP mitocondrial derivado do metabolismo aeróbio (ou seja, transporte creatina-fosfato).
2. Todas as vias metabólicas apresentam produtos derivados; em alguns casos (como CO_2), o ambiente interno reserva ou elimina esses produtos derivados. Em outros casos, no entanto, esses produtos derivados podem se desenvolver e danificar gravemente o funcionamento muscular esquelético. Este é o caso que ocorre durante a glicólise "anaeróbia", que contribui fortemente para o fornecimento de energia em exercícios de alta intensidade quando o oxigênio mitocondrial fornece uma produção de ATP aeróbio limitada. Nessas situações, o resultado é a fadiga, conforme os metabólitos e produtos derivados *representados* de forma eficaz pelo lactato do sangue caem drasticamente. (Observe: a visão de que o lactato *causa* fadiga diretamente é uma redução excessiva. Embora a fadiga possa envolver o lactato, este mecanismo requer mais investigações; o fisiologista e *coach* experiente usa o lactato como um marcador que representa um hospedeiro dos produtos derivados que levam à fadiga, e não como um mecanismo que explica a fadiga.) O treinamento que aumenta a capacidade de

tamponamento do músculo ou sangue, em contraste com esses metabólitos, aprimora, portanto, a capacidade anaeróbia, aumentando o trabalho total que pode ser realizado durante atividades de alta intensidade que durarem aproximadamente 30 a 300 segundos. O treinamento de *sprint*/intervalado aumenta mais a capacidade de tamponamento por expor constantemente os tecidos internos a altas cargas glicolíticas e altas concentrações de lactato. O treinamento com exercícios de resistência para o fisiculturismo que envolve grandes massas musculares, cargas grandes e períodos de pouco repouso também provoca alto estresse glicolítico e aprimora a capacidade de tamponamento.

3. Apesar da abundância e do número crescente de evidências científicas, a prescrição de exercícios para melhorar a condição física e o desempenho atlético, pelo menos em determinado grau, sempre será uma arte. O treinamento de resistência (para maximizar as reservas de PC e atividade), treinamento intervalado/*sprint* (para maximizar as reservas de PC, atividade de PC e aumentar a capacidade de tamponamento) e treinamento de *endurance* (para maximizar o fluxo glicolítico e a ressíntese de PC) aumentam claramente a função metabólica durante exercícios de alta intensidade. Mas a simples prescrição de todas as modalidades de treinamento ignora as significativas limitações de esforço e da vida real que todos os atletas enfrentam. A capacidade de equilibrar essas demandas conflitantes de uma maneira individualizada, sem criar uma tensão excessiva para os atletas, é o que realmente separa os *coaches* dos cientistas. Inúmeros fatores, incluindo, mas não se limitando a, genética, nutrição, idade, histórico de treinamento, esporte e psicologia guiam essas decisões, interações excepcionalmente complexas que a ciência apenas começou a clarificar.

Termo de responsabilidade

As opiniões ou alegações aqui contidas são as opiniões pessoais do autor. Esta pesquisa não foi derivada do trabalho na NIKE, Inc. e não deve ser interpretada como oficial ou refletindo a visão da NIKE, Inc.

Leitura adicional

Bishop D, Girard O, Mendez-Villanueva A. Repeated-sprint ability—part II: recommendations for training. *Sports Med*. 2011;41(9):741–756.

Costill DL, Coyle EF, Fink WF, et al. Adaptations in skeletal muscle following strength training. *J Appl Physiol Respir Environ Exerc Physiol*. 1979;46(1):96–99.

Jacobs I, Esbjörnsson M, Sylvén C, et al. Sprint training effects on muscle myoglobin, enzymes, fiber types, and blood lactate. *Med Sci Sports Exerc*. 1987;19(4):368–374.

Hamel P, Simoneau JA, Lortie G, et al. Heredity and muscle adaptation to endurance training. *Med Sci Sports Exerc*. 1986;18(6):690–696.

Holloszy JO. Adaptation of skeletal muscle to endurance exercise. *Med Sci Sports*. 1975;7(3):155–164.

MacDougall JD, Ward GR, Sale DG, et al. Biochemical adaptation of human skeletal muscle to heavy resistance training and immobilization. *J Appl Physiol Respir Environ Exerc Physiol*. 1977;43(4):700–703.

Spencer M, Bishop D, Dawson B, et al. Physiological and metabolic responses of repeated-sprint activities: specific to field-based team sports. *Sports Med*. 2005;35(12):1025–1044.

Staudte HW, Exner GU, Pette D. Effects of short-term, high-intensity (sprint) training on some contractile and metabolic characteristics of fast and slow muscle of the rat. *Pflugers Arch*. 1973;344(2):159–168.

Tesch PA, Thorsson A, Colliander EB. Effects of eccentric and concentric resistance training on skeletal muscle substrates, enzyme activities, and capillary supply. *Acta Physiol Scand*. 1990;140(4):575–580.

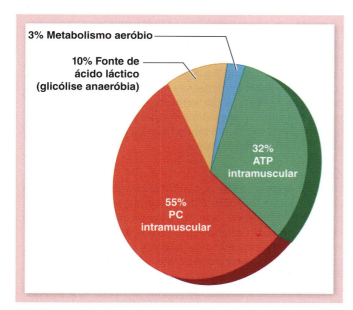

FIGURA 2.15 Estimativas das fontes de trifosfato de adenosina (ATP) durante um *sprint* de 3 segundos revelam interação considerável. Mesmo que o *sprint* de 3 segundos seja um evento anaeróbio, alguns dos ATP necessários são produzidos de maneira aeróbia. (Dados de Spencer M, Bishop D, Dawson B, et al. Physiological and metabolic responses of repeated-sprint activities specific to field-based team sports. *Sports Med*. 2005;35:1025–1044.)

30 segundos separados por 4 minutos de recuperação, ocorre cerca de 41% de redução na quantidade de ATP produzido de maneira anaeróbia do 1º para o 2º *sprint*.[3] A diminuição da quantidade de ATP produzido de maneira anaeróbia é compensada, em parte, pelo aumento de 15% do consumo de oxigênio durante o segundo *sprint*, promovendo apenas cerca de 18% de redução da potência durante o segundo *sprint*. Isso indica que quantidade maior do ATP necessário foi produzida por via aeróbia durante o 2º *sprint* em relação ao 1º. Logo, a interação das fontes metabólicas de ATP muda durante *sprints* sucessivos.

A duração dos *sprints* repetidos e o tamanho do período de recuperação entre os *sprints* afeta a interação das fontes metabólicas de ATP. Após *sprints* repetidos de 15, 30 e 40 m, totalizando a distância de 600 m, intercalados com períodos de recuperação passiva de 30 segundos, o EPOC (consumo de oxigênio em excesso pós-exercício) foi muito mais alto após os *sprints* de 30 e 40 m do que depois dos de 15 m.[2] No entanto, a concentração de lactato sanguíneo após o exercício revelou-se significativamente inferior após os *sprints* de 15 m em relação aos de 30 e 40 m, indicando que *sprints* repetidos mais longos dependem mais do metabolismo aeróbio e da glicólise, o que resulta em produção de lactato para o ATP necessário.

A duração do período de recuperação entre os *sprints* sucessivos também influencia a interação das fontes metabólicas de

ATP. Comparações do desempenho durante os *sprints* sucessivos de 15 e 40 m e as concentrações sanguíneas de lactato mostram que períodos de recuperação de 30, 60 e 120 segundos possibilitaram a ressíntese suficiente de ATP e PC intramuscular, de modo que essas fontes de energia puderam ser usadas para suprir o ATP necessário nos *sprints* sucessivos de 15 m.[2] Esses dados também demonstraram que existe a necessidade do período de recuperação de pelo menos 120 segundos entre os *sprints* de 40 m para reabastecimento adequado do ATP e da PC intramuscular para manter a capacidade de *sprint*. Os períodos de recuperação mais curtos não permitiram a ressíntese apropriada de ATP e PC intramuscular, logo, com períodos de recuperação mais curtos, mais do ATP necessário foi produzido pela glicólise, resultando em lactato. Assim, tanto a duração dos intervalos de *sprint* quanto a extensão dos períodos de recuperação que separam os *sprints* repetidos afetam a interação dos processos metabólicos. Em geral, conforme a duração dos *sprints* repetidos aumenta, maior dependência do metabolismo aeróbio e da glicólise se desenvolve, resultando em produção mais intensa de lactato e fadiga associada. Além disso, à medida que a duração dos períodos de recuperação entre os *sprints* repetidos diminui, maior se torna a dependência da glicólise, resultando em produção de lactato para suprir o ATP necessário. Observa-se que o desempenho cai nos *sprints* sucessivos se os períodos de recuperação não tiverem a extensão suficiente que permita a ressíntese do ATP e da PC intramuscular e a diminuição da acidose sanguínea e intramuscular.

Revisão rápida

- O metabolismo anaeróbio (fosfocreatina e trifosfato de adenosina [ATP] intramuscular e glicólise) fornece a maioria do ATP durante a atividade física de curta duração e alta intensidade
- Conforme a duração do exercício anaeróbio aumenta, ocorre dependência maior da glicólise e do metabolismo aeróbio para obtenção do ATP necessário
- À medida que a duração da atividade física aumenta além de aproximadamente 3 minutos a intensidade do exercício diminui e há maior dependência do metabolismo aeróbio em relação ao anaeróbio
- Embora algumas atividades obtenham a maior parte do ATP necessário de uma fonte em particular, existe uma grande interação fontes de ATP em muitas atividades

ESTUDO DE CASO

Cenário clínico
Você é o *personal trainer* de uma importante entusiasta do *fitness* que deseja melhorar sua capacidade anaeróbia total. Atualmente, essa entusiasta de *fitness* executa apenas intervalos muito pequenos de 5 segundos de treinamento de corrida *sprint*. Ela procura você e pergunta o que mais poderia fazer para melhorar sua capacidade anaeróbia total.

Opções
Em primeiro lugar, você parabeniza a entusiasta de *fitness* por seu desejo em melhorar sua capacidade anaeróbia total porque ela é importante para a realização de muitas atividades físicas de alta intensidade e curto período de tempo. Então, você explica que a capacidade anaeróbia total não inclui apenas o sistema ATP-PC de curto período de tempo, mas também a glicólise anaeróbia, uma fonte de energia de período de tempo mais longo. Normalmente, muitos tipos de treinamento de *sprint* irão melhorar as características das fontes de energia anaeróbia, como maiores reservas intramusculares de ATP e PC, maior atividade enzimática de ambas as fontes de energia glicolítica e ATP-PC e a capacidade de tamponamento do músculo para tolerar a acidez encontrada durante o treinamento do tipo *sprint*. Está claro que *sprints* mais longos do que 10 segundos são necessários a fim de aumentar o glicogênio intramuscular, uma adaptação que pode ajudar no aumento da capacidade anaeróbia total. Assim, você aconselha a entusiasta de *fitness* a realizar alguns intervalos mais longos de 10 segundos ou mais em seu programa de treinamento intervalado para ajudar a melhorar sua capacidade anaeróbia total.

Cenário clínico
Um atleta do ensino médio cuja meta de treinamento é tentar melhorar sua capacidade de *sprint* em *sprints* relativamente curtos de 3 a 5 segundos está realizando um treinamento aeróbio de grande volume. Há vários meses, ele realiza o treinamento aeróbio, mas percebeu poucas mudanças em sua capacidade de *sprint* curto. Como você é o *coach* de condicionamento e força da escola, o atleta do ensino médio procura você.

Opções
Você parabeniza o atleta por tentar treinar para melhorar sua capacidade de *sprint* curto. Explica a ele que realizar treinamento aeróbio irá melhorar de maneira significativa seu *endurance* cardiovascular. No entanto, salienta que treinar o sistema de energia aeróbio para aumentar o uso de oxigênio supre muito pouco da energia necessária para realizar *sprints* da duração de 3 a 5 segundos. Na verdade, apenas aproximadamente 3% da energia necessária para realizar um *sprint* de 3 segundos é derivada do uso de oxigênio ou do sistema aeróbio para produzir energia. Assim, a melhora das suas capacidades aeróbias terá somente um pequeno impacto sobre a sua capacidade de *sprint* curto. Dessa maneira, você o aconselha a realizar um treinamento intervalado de *sprint* curto a fim de desenvolver ao máximo o metabolismo anaeróbio para melhorar a capacidade de *sprint* curto e o ajuda a desenvolver tal programa.

Resumo do capítulo

As vias bionergéticas são compostas de uma série de enzimas, que usam as ligações químicas nos substratos dos alimentos que comemos a fim de produzir ATP. É esse ATP que pode ser diretamente usado para fornecer energia a muitas funções do corpo, incluindo a contração muscular. Conforme aumenta a quantidade de trabalho realizado, também aumenta a necessidade de substituir o ATP utilizado durante a atividade contrátil do músculo. De uma forma bem real, a capacidade do corpo para realizar trabalho depende da capacidade de gerar um novo ATP para substituir aquele que foi usado durante o trabalho ou exercício. Embora haja uma quantidade limitada de ATP armazenada no tecido, incluindo musculatura esquelética, há vias enzimáticas no tecido que podem gerar ATP conforme necessário. A via bioenergética imediatamente recrutada é o que referimos como metabolismo não oxidativo. Nessa reação, a enzima creatinoquinase é responsável pela clivagem do grupo fosfato na PC armazenada no tecido para refosforilar o ADP em ATP. Mas quando a reserva de PC começa a diminuir no tecido muscular em funcionamento, o carboidrato pode ser metabolizado para produzir ATP por meio da via glicolítica. Isso é possível mesmo quando não houver oxigênio suficiente disponível, a que chamamos de metabolismo anaeróbio. Ambas as vias glicolíticas e ATP-PC produzem ATP a um ritmo acelerado, mas suas capacidades totais para gerar ATP são limitadas. Conforme esperado, essas vias são extremamente necessárias durante exercícios de alta intensidade, mas de curta duração. No entanto, uma das características notáveis do corpo humano é que ele é capaz de desempenhar com excelência uma ampla gama de atividades, desde *sprint* e salto, que dependem do metabolismo anaeróbio e não oxidativo, àquelas atividades que são caracterizadas por demandas de intensidade baixa a moderada, mas de longa duração, como uma maratona. A via metabólica usada principalmente naqueles eventos de *endurance* – metabolismo aeróbio – será descrita no próximo capítulo.

Questões de revisão

Preencha as lacunas

1. O processo de conversão em energia dos produtos animais e vegetais ingeridos na forma de alimentos é chamado de _____.
2. _____ é um produto do metabolismo anaeróbio, o qual está associado à elevação da acidose sanguínea e intramuscular.
3. O metabolismo anaeróbio dos carboidratos produz _____ quantidade de energia por segundo que o metabolismo aeróbio de carboidratos, triglicerídios e proteínas.
4. As adaptações do treinamento ao _____ incluem aumento da atividade de algumas enzimas, das reservas intramusculares de glicogênio e da capacidade de tamponamento intramuscular.
5. _____ também é conhecido como açúcar da fruta.

Múltipla escolha

1. Todas as formas de um açúcar simples contêm quantos átomos de carbono?
    a. 4
    b. 6
    c. 2
    d. 8

2. Um ácido graxo normalmente contém quantos átomos de carbono ligados juntos em uma única cadeia?
    a. 10
    b. 13 a 23
    c. 4 a 24
    d. Pelo menos, 50

3. Quais adaptações bioenergéticas ocorrem com o treinamento que melhoram o desempenho nas atividades de curta duração (< 10 segundos) e alta intensidade como o treinamento com peso e *sprints* curtos?
    a. Alterações no nível da enzima creatinaquinase
    b. Modificações nos níveis das enzimas do ciclo de Krebs
    c. Alterações nos níveis das enzimas da cadeia transportadora de elétrons
    d. Intensificação da lipólise
    e. Aumento da capacidade de utilização dos triglicerídios intramusculares

4. O processo no qual o triglicerídio é quebrado para liberar seus ácidos graxos é referido como:
    a. lipólise
    b. glicólise
    c. lipogênese
    d. glucogênese

5. Além de nas células adiposas, os triglicerídios podem ser armazenados em:
    a. Células ósseas
    b. Células nervosas
    c. Células epiteliais
    d. Células musculares

Verdadeiro ou falso

1. A glicose é a fonte de energia predominante para a atividade física de alta intensidade e duração de alguns segundos.
2. O ganho líquido em ATP da glicólise é de 2, se o processo começar com glicose, e de 3 se começar com o glicogênio.
3. A concentração de lactato no sangue e no músculo pode não ser a causa direta do aumento da acidose; entretanto, essa elevação ocorre pelo menos de maneira coincidente com fatores associados à incapacidade de manutenção do ritmo ou carga de trabalho em particular.
4. O único substrato do alimento que pode participar da glicólise é o carboidrato.
5. O processo de glicólise requer quantidades adequadas de oxigênio na célula.

Questões objetivas

1. Descreva a diferença entre ácidos graxos saturados e insaturados
2. Descreva a diferença entre ATP e ADP. Como cada um é formado?
3. Descreva como as enzimas aumentam as taxas de reações químicas.

Faça a correspondência

1. Faça a correspondência dos termos a seguir com a definição correta

Aminoácido essencial	ácido graxo que contém uma única ligação dupla
Ácido graxo monoinsaturado	aminoácido que o corpo não consegue produzir sozinho
Glicogenólise	reação química que libera energia
Catabólica	quebra de glicogênio no fígado
Açúcar do leite	galactose

2. Faça a correspondência:

Ácidos graxos e glicerol	Glicogênio
Glicose	Proteína
Aminoácidos	Triglicerídios

Pensamento crítico

1. Sob a perspectiva bioenergética, por que é possível ganhar gordura corporal quando consumimos quantidades excessivas de proteína ou carboidrato?
2. Que adaptações bioenergéticas ao treinamento possibilitam o desempenho melhor no evento de um *sprint* curto de máxima intensidade?

Termos-chave

Ácido graxo: composto constituído de uma cadeia de carbono e átomos de hidrogênio com um grupo ácido (COOH) em uma extremidade e um grupo metila (CH_3) na outra.

Ácido graxo insaturado: ácido graxo que apresenta, pelo menos, 1 ligação dupla entre suas moléculas de carbono e, com isso, contém pelo menos 2 átomos de hidrogênio a menos do que poderia conter maximamente.

Ácido graxo monoinsaturado: ácido graxo que apresenta 1 ligação dupla entre suas moléculas de carbono e, portanto, contém 2 átomos de hidrogênio a menos do que poderia conter maximamente.

Ácido graxo poli-insaturado: ácido graxo que apresenta, pelo menos, 2 ligações duplas entre as moléculas de carbono e, portanto, contém pelo menos 4 átomos de hidrogênio a menos do que poderia conter maximamente.

Ácido graxo saturado: ácido graxo sem ligações duplas entre suas moléculas de carbono, contendo, desse modo, a quantidade máxima de moléculas de hidrogênio.

Aminoácido essencial: aminoácido que o corpo humano não consegue sintetizar.

Aminoácido não essencial: aminoácido que pode ser sintetizado pelo corpo humano.

Bioenergética: processos químicos envolvidos na produção e degradação de ATP celular.

Creatinaquinase: é uma enzima que facilita a quebra de PC e Pi e creatina, resultando na doação de Pi à ADP para formar ATP.

Difosfato de adenosina (ADP): molécula que se combina com o fosfato inorgânico para formar ATP.

Efeito de ação da massa: uma equação geral da reação química em que os reagentes A e B para formar os produtos C e D ou AB para formar os produtos A e B

Energia de ativação: a energia mínima que deve ser colocada em um sistema químico para gerar uma reação química

Enzima: molécula de proteína que reduz a energia de ativação e, com isso, facilita uma reação química.

Fosfocreatina (PC): molécula armazenada no músculo que fornece energia para a síntese de ATP.

Glicogênese: síntese de glicogênio a partir de moléculas de glicose.

Glicogênio: forma polissacarídea com que os animais armazenam carboidrato.

Glicogenólise: degradação de glicogênio em glicose.

Glicólise: série de reações químicas que degradam a glicose em ácido pirúvico.

Lipólise: degradação do triglicerídio em ácidos graxos e glicerol.

Metabolismo: a soma dos processos físicos e químicos em um organismo por meio dos quais sua substância material é produzida (anabólica), mantida (homeostase) ou destruída (catabólica), e por meio dos quais a energia se torna disponível.

Metabolismo aeróbio: processo metabólico que necessita de oxigênio.

Metabolismo anaeróbio: reações metabólicas que não necessitam da presença ou uso de oxigênio.

Nicotinamida adenina dinucleotídio (NAD^+): uma das várias moléculas que servem como transportador de elétrons e hidrogênios em bioenergética.

Reação anabólica: processo em que substâncias simples são sintetizadas em substâncias mais complexas.

Reação catabólica: processo em que substâncias complexas são degradadas em substâncias mais simples, produzindo energia.

Recuperação passiva: recuperação sem nenhuma atividade física imediatamente após uma série de exercícios.

Sistema ATP-PC: uso de energia obtida dos estoques intramusculares de ATP e fosfocreatina para realização de atividades celulares, normalmente utilizadas durante a atividade física de curta duração e alta intensidade.

Trifosfato de adenosina (ATP): molécula de fosfato de alta energia sintetizada usada pelas células para realização das atividades celulares.

Triglicerídios: a principal forma da molécula de gordura composta por 1 molécula de glicerol e 3 de ácidos graxos.

REFERÊNCIAS BIBLIOGRÁFICAS

1. Abernethy PJ, Thayer R, Taylor AW. Acute and chronic responses of skeletal muscle to endurance and sprint exercise: a review. *Sports Med.* 1990;10:365.
2. Balsom PD, Seger JY, Sjodin B, et al. Physiological responses to maximal intensity intermittent exercise. *Eur J Appl Physiol Occup Physiol.* 1992;65:144.

3. Bogdanis GC, Nevill ME, Boobis LH, et al. Contribution of phosphocreatine and aerobic metabolism to energy supply during repeated sprint exercise. *J Appl Physiol*. 1996;80:876.
4. Burgomaster KA, Heigenhauser GJ, Gibala MJ. Effect of short-term sprint interval training on human skeletal muscle carbohydrate metabolism during exercise and time-trial performance. *J Appl Physiol*. 2006;100:2041.
5. Costill DL, Coyle EF, Fink WF, et al. Adaptations in skeletal muscle following strength training. *J Appl Physiol*. 1979;46:96.
6. Dawson B, Fitzsimons M, Green S, et al. Changes in performance, muscle metabolites, enzymes and fibre types after short sprint training. *Eur J Appl Physiol Occup Physiol*. 1998;78:163.
7. Fitts R. Cellular, molecular, and metabolic basis of muscle fatigue In: *Handbook of Physiology Exercise: Regulation and Integration of Multiple Systems*. Bethesda, MD: American Physiological Society, 1996:1151.
8. Gaitanos GC, Williams C, Boobis LH, et al. Human muscle metabolism during intermittent maximal exercise. *J Appl Physiol*. 1993;75:712.
9. Greiwe JS, Hickner RC, Hansen PA, et al. Effects of endurance exercise training on muscle glycogen accumulation in humans. *J Appl Physiol*. 1999;87:222.
10. Hawley JA, Stepto NK. Adaptations to training in endurance cyclists: implications for performance. *Sports Med*. 2001;31:511.
11. Komi P, Suominen H, Heikkinen E, et al. Effects of heavy resistance and explosive-type strength training methods on mechanical, functional, and metabolic aspects of performance. In: Komi PV, ed. *Exercise and Sport Biology*. Champaign, IL: Human Kinetics, 1982:90.
12. Kubukeli ZN, Noakes TD, Dennis SC. Training techniques to improve endurance exercise performances. *Sports Med*. 2002;32:489.
13. MacDougall JD, Hicks AL, MacDonald JR, et al. Muscle performance and enzymatic adaptations to sprint interval training. *J Appl Physiol*. 1998;84:2138.
14. MacDougall JD, Ward GR, Sale DG, et al. Biochemical adaptation of human skeletal muscle to heavy resistance training and immobilization. *J Appl Physiol*. 1977;43:700.
15. Melbo J, Gramvik P, Jebens E. Aerobic and anaerobic energy released during 10 and 30s bicycle sprints. *Acta Kinesiol Univ Tartuensis*. 1999;4:122.
16. Meyer R, Wiseman R. The metabolic systems: control of ATP synthesis in skeletal muscle. In: *ACSM's Advanced Exercise Physiology*. Philadelphia, PA: Lippincott Williams & Wilkins, 2006:370.
17. Parra J, Cadefau JA, Rodas G, et al. The distribution of rest periods affects performance and adaptations of energy metabolism induced by high-intensity training in human muscle. *Acta Physiol Scand*. 2000;169:157.
18. Rodas G, Ventura JL, Cadefau JA, et al. A short training programme for the rapid improvement of both aerobic and anaerobic metabolism. *Eur J Appl Physiol*. 2000;82:480.
19. Ross A, Leveritt M. Long-term metabolic and skeletal muscle adaptations to short-sprint training: implications for sprint training and tapering. *Sports Med*. 2001;31:1063.
20. Spencer M, Bishop D, Dawson B, et al. Physiological and metabolic responses of repeated-sprint activities: specific to field-based team sports. *Sports Med*. 2005;35:1025.
21. Stark AH, Madar Z. Olive oil as a functional food: epidemiology and nutritional approaches. *Nutr Rev*. 2002;60:170.
22. Tesch P, Alkner B. Acute and chronic muscle metabolic adaptations to strength training. In: Komi PV, ed. *Strength and Power in Sport*. 2nd ed. Oxford, England: Blackwell Scientific, 2002:265.
23. Tesch PA, Komi PV, Hakkinen K. Enzymatic adaptations consequent to long-term strength training. *Int J Sports Med*. 1987;8(suppl 1):66.

LEITURA SUGERIDA

Ardigo' LP, Goosey-Tolfrey VL, et al. Biomechanics and energetics of basketball wheelchairs evolution. *Int J Sports Med*. 2005;26(5):388–396.
Beneke R, Pollmann C, Bleif I, et al. How anaerobic is the Wingate anaerobic test for humans? *Eur J Appl Physiol*. 2002;87(4/5):388–392.
Capelli C, Pendergast DR, Termin B. Energetics of swimming at maximal speeds in humans. *Eur J Appl Physiol Occup Physiol*. 1998;78(5):385–393.
Cerretelli P, Veicsteinas A, Fumagalli M, et al. Energetics of isometric exercise in man. *J Appl Physiol*. 1976;41(2):136–141.
Chance B, Im J, Nioka S, et al. Skeletal muscle energetics with PNMR: personal views and historic perspectives. *NMR Biomed*. 2006;19(7):904–926.
Costill D. An overview of the 1976 New York academy of science meeting. *Sports Med*. 2007;37(4/5):281–283.
Di Prampero PE, Francescato MP, Cettolo V. Energetics of muscular exercise at work onset: the steady-state approach. *Pflugers Arch*. 2003;445(6):741–746.
Formenti F, Minetti AE. Human locomotion on ice: the evolution of ice-skating energetics through history. *J Exp Biol*. 2007;210(pt 10):1825–1833.
Hagerman FC. Applied physiology of rowing. *Sports Med*. 1984;1(4):303–326.
Jones JH, Lindstedt SL. Limits to maximal performance. *Annu Rev Physiol*. 1993;55:547–569.
Kaneko M. Mechanics and energetics in running with special reference to efficiency. *J Biomech*. 1990;23(suppl 1):57–63.
Kaneko M, Miyatsuji K, Tanabe S. Energy expenditure while performing gymnastic-like motion in spacelab during spaceflight: case study. *Appl Physiol Nutr Metab*. 2006;31(5):631–634.
Lees A, Vanrenterghem J, De Clercq D. The energetics and benefit of an arm swing in submaximal and maximal vertical jump performance. *J Sports Sci*. 2006;24(1):51–57.
Lemmink KA, Visscher SH. Role of energy systems in two intermittent field tests in women field hockey players. *J Strength Cond Res*. 2006;20(3):682–688.
McCann DJ, Mole PA, Caton JR. Phosphocreatine kinetics in humans during exercise and recovery. *Med Sci Sports Exerc*. 1995;27(3):378–389.
McNeill AR. Energetics and optimization of human walking and running: the 2000 Raymond Pearl memorial lecture. *Am J Hum Biol*. 2002;14(5):641–648.
Robergs RA, Ghiasvand F, Parker D. Biochemistry of exercise-induced metabolic acidosis. *Am J Physiol Regul Integr Comp Physiol*. 2004;287(3):R502–R516.
Zamparo P, Capelli C, Guerrini G. Energetics of kayaking at submaximal and maximal speeds. *Eur J Appl Physiol Occup Physiol*. 1999;80(6):542–548.

REFERÊNCIAS CLÁSSICAS

Dill DB, Folling A. Studies in muscular activity, II: a nomographic description of expired air. *J Physiol*. 1928;66(2):133–135.
Hill AV. Calorimetrical experiments on warm-blooded animals. *J Physiol*. 1913;46(2):81–103.
Hill AV. The absolute mechanical efficiency of the contraction of an isolated muscle. *J Physiol*. 1913;46(6):435–469.
Hill AV. The energy degraded in the recovery processes of stimulated muscles. *J Physiol*. 1913;46(1):28–80.

Capítulo 3

Metabolismo Aeróbio (Oxidativo)

Após a leitura deste capítulo, você deve ser capaz de:

- Compreender por que é crucial que haja concentrações adequadas de oxigênio para que ocorra o metabolismo aeróbio
- Avaliar a maior capacidade de produção de ATP do metabolismo aeróbio
- Explicar a função das mitocôndrias no metabolismo oxidativo
- Definir a função do oxigênio no metabolismo aeróbio
- Descrever o tipo de treinamento que aumenta a capacidade do metabolismo aeróbio
- Diferenciar técnicas indiretas e diretas de calorimetria
- Descrever as adaptações fisiológicas que ocorrem para promover maior produção de ATP via metabolismo aeróbio
- Explicar como o metabolismo intermedeia a recuperação

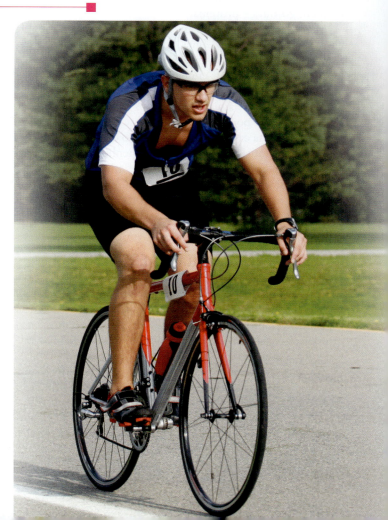

No capítulo anterior, descrevemos os princípios básicos da bioenergética e os três principais substratos alimentares (carboidratos, gorduras, proteínas) antes de abordar especificamente as duas vias metabólicas de disponibilidade mais imediata e de operação mais rápida (fosfagênio, glicólise) utilizadas para converter a energia em alimento para o ATP utilizável. Neste capítulo, voltaremos nossa atenção para a terceira via metabólica, ou seja, o metabolismo aeróbio. Entre as características desta via, estão a existência de oxigênio adequado e a produção relativamente lenta de ATP, mas também a capacidade de gerar muito ATP. Devido a essas características, dependemos do metabolismo oxidativo não apenas durante as condições de repouso, mas também durante exercícios de longa duração de intensidade moderada a leve. Na verdade, é essa via metabólica aeróbia que determina, em grande parte, o desempenho de atividades de *endurance*, como a maratona.

METABOLISMO AERÓBIO

No Capítulo 2, aprendemos que a via do fosfagênio era o método mais imediato de produção de ATP e também a via mais poderosa por gerar rapidamente novo ATP para substituir o ATP utilizado durante a atividade física. No entanto, apenas quantidades limitadas de ATP e fosfocreatina (PCr) são armazenadas no tecido muscular. Quando o exercício ultrapassa 30 segundos, é crucial a ocorrência de glicólise ou metabolismo não oxidativo para produzir ATP. O produto final da via glicolítica é o ácido pirúvico, e o destino dessa substância depende de quanto oxigênio existe na célula. No caso de não haver oxigênio adequado, o piruvato é convertido em lactato, resultando no termo *anaeróbio* para descrever a degradação do carboidrato. Mas se houver aporte adequado de oxigênio, o ácido pirúvico produzido por glicólise entrará nas mitocôndrias para participar do metabolismo aeróbio (ciclo de Krebs, cadeia de transporte de elétrons), evitando, assim, a produção da substância ácida lactato. Existem duas vantagens distintas se o carboidrato puder ser metabolizado aerobiamente. Uma é a prevenção da criação de condições ácidas na célula (ou seja, fibra muscular) e a segunda é que, com metabolismo aeróbio, haverá uma produção de ATP muito maior – várias vezes maior – a partir da mesma molécula de glicose em comparação à sua produção de ATP com o metabolismo anaeróbio. E, enquanto o metabolismo anaeróbio só consegue usar carboidrato como substrato alimentar original, o metabolismo aeróbio usa não apenas a glicose, mas também gordura e proteína.

Além disso, enquanto o metabolismo aeróbio gera ATP, ele também gera CO_2 e água. A energia pode ser usada em funções corporais; o CO_2 pode ser transportado no sangue e expirado nos pulmões, enquanto as moléculas de água podem ser usadas pelo corpo de forma benéfica como quaisquer outras moléculas de água. Assim, todos os produtos do metabolismo aeróbio podem ser usados ou expelidos facilmente. Devido à sua alta capacidade de produção de energia e ausência de subprodutos limitados do desempenho, o metabolismo aeróbio é usado no repouso e durante atividades físicas de baixa intensidade e longa duração – quando existe aporte suficiente de oxigênio para os tecidos corporais – para suprir a grande maioria da energia necessária nessas condições.

SISTEMAS ENZIMÁTICOS AERÓBIOS

A produção aeróbia de ATP é, obviamente, muito importante para o desempenho das atividades de *endurance* devido a sua capacidade de produzir muito ATP sem gerar produtos associados à fadiga. A produção aeróbia de ATP ocorre nas mitocôndrias e envolve dois importantes sistemas de enzimas. O primeiro desses sistemas enzimáticos é o **ciclo de Krebs** (também chamado de *ciclo do ácido cítrico*). A função do ciclo de Krebs é oxidar (remover hidrogênios e elétrons) substratos e produzir algum ATP. Derivados do metabolismo de carboidrato, gordura e proteína podem participar do ciclo de Krebs.

Os hidrogênios removidos de todos os substratos no ciclo de Krebs são transportados por moléculas carreadoras de hidrogênio para o outro sistema enzimático, a **cadeia transportadora de elétrons (CTE)**. No Capítulo 2, foi descrito o NAD^+, uma das moléculas carreadoras de hidrogênio. Outra molécula transportadora de hidrogênio é a **flavina adenina dinucleotídio (FAD)**. Essas 2 moléculas carreadoras de hidrogênio conduzem hidrogênio e elétrons para a CTE. O transporte de hidrogênios e elétrons para a CTE é importante, pois ela é responsável por boa parte da produção de ATP durante o metabolismo aeróbio. O oxigênio captado originalmente para o corpo pelos pulmões é o aceptor final de hidrogênio e elétrons ao término da CTE. A combinação de 1 átomo de oxigênio com 2 de hidrogênio ($1/2 O_2 + 2H^+ = H_2O$) resulta na formação de água. A produção de ATP pela CTE é denominada **fosforilação oxidativa**. O oxigênio não participa das reações do ciclo de Krebs, ainda que se acredite que o ciclo de Krebs seja parte do metabolismo aeróbio. Independentemente se carboidrato, gordura ou proteína é metabolizado de maneira aeróbia, o processo apresenta 3 componentes principais: reações que produzem moléculas capazes de entrar no ciclo de Krebs, oxidação pelo ciclo de Krebs de moléculas que nele penetram com a produção de algum ATP e produção de ATP na CTE por fosforilação oxidativa. O álcool etílico também pode ser metabolizado (Boxe 3.1), mas não é normalmente considerado um nutriente por causa de seus efeitos negativos na saúde, como aumento do risco de alguns tipos de câncer e doença cardiovascular.

Ciclo de Krebs

Agora, vamos abordar como o ciclo de Krebs e a CTE funcionam no metabolismo aeróbio. Lembre-se de que a glicólise resulta na formação de piruvato, uma molécula de 3 carbonos. O piruvato é degradado, formando uma molécula com 2 carbonos, acetil-CoA, que entra no ciclo de Krebs. Nesse processo, 1 átomo de carbono e 2 átomos de oxigênio do piruvato são fornecidos na forma de CO_2, que acaba sendo expirado pelos pulmões. A acetil-CoA combina-se com 1 molécula de 4 carbonos, oxaloacetato, que produz citrato, uma molécula de 6 carbonos (Figura 3.1). Observe que o oxaloacetato é a molécula com a qual a acetil-CoA se combina para entrar no ciclo de Krebs e é produzido pela última reação do ciclo de Krebs. Por isso, o ciclo de Krebs é chamado de ciclo: o oxaloacetato é usado na primeira reação dessa série de reações e é produzido na última reação. Depois disso, o citrato passa por várias reações que compõem o ciclo de Krebs, resultando na formação de 2 moléculas de CO_2 e 1 de ATP. Em diversos pontos, hidrogênios e seus elétrons associados combinam-se com as moléculas carreadoras de hidrogênio NAD^+ e FAD para formar NADH e $FADH_2$.

A formação de ATP durante o ciclo de Krebs ocorre em apenas 1 reação (formação de trifosfato de guanosina, GTP, o qual é imediatamente usado para produzir ATP). Apenas um pouco de ATP é formado de maneira direta a partir do ciclo de Krebs. Boa parte do ATP é produzida pelo transporte de

Boxe 3.1 Você sabia?
Calorias no álcool etílico

As calorias ingeridas pelas pessoas não provêm apenas do consumo de proteínas, gordura e carboidratos. Para alguns, o álcool etílico contribui de maneira significativa para a ingestão calórica. O álcool contém 7 cal/g. Um único drinque pode conter cerca de 15 g de etanol, o que equivale a 105 calorias provenientes apenas do álcool etílico, sem esquecer outros componentes hipercalóricos adicionados. Logo, aqueles que controlam o peso devem estar atentos para as calorias consumidas na forma de etanol.

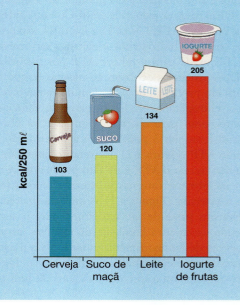

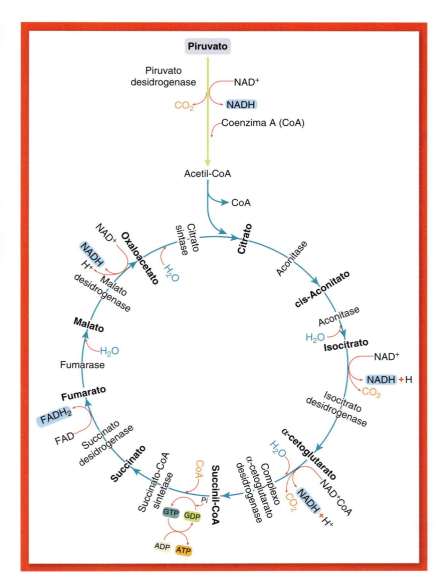

FIGURA 3.1 Acetil-CoA obtida do catabolismo do piruvato entra no ciclo de Krebs. Cada acetil-CoA no ciclo de Krebs resulta na produção de 1 trifosfato de adenosina (ATP), dióxido de carbono e íons de hidrogênio, os quais são carreados para o sistema transportador de elétrons pelas moléculas carreadoras de elétrons, onde a vasta maioria do ATP é produzida por metabolismo aeróbio.

hidrogênios e elétrons para a CTE, onde são usados para produzir ATP. Em resumo, para cada acetil-CoA que entra no ciclo de Krebs, 2 CO_2, 1 ATP, 3 NADH e 1 $FADH_2$ são produzidos.

Logo, como os hidrogênios e elétrons são transportados para a CTE usada para produzir ATP por fosforilação oxidativa? Dois processos ocorrem ao mesmo tempo na CTE, resultando em produção de ATP. Um deles envolve elétrons e o outro, hidrogênios. Na CTE, pares de elétrons passam de um citocromo para outro e, com isso, há liberação de energia suficiente em 3 pontos para a fosforilação do ADP, produzindo ATP (Figura 3.2). Entretanto, isso não descreve por completo como o ATP é de fato produzido. A mitocôndria tem membranas internas e externas e compartimentos internos e externos (Figura 3.3). A energia liberada na forma de elétrons passa de um citocromo para o seguinte na CTE, sendo usada para bombear, de maneira ativa, os íons de hidrogênio do compartimento interno para o externo (ou seja, espaço intermembrana) da mitocôndria. Isso produz gradiente de concentração com mais íons de hidrogênio no compartimento externo. Esse gradiente de concentração é a fonte de energia para a produção de ATP. Três bombas estão dentro da membrana interna (Figura 3.3). Para cada 2 elétrons que se movimentam ao longo da CTE, cada uma das 3 bombas desloca elétrons do compartimento interno para o externo (a 1ª e a 2ª bombas movimentam 4 íons de hidrogênio, a 3ª, apenas 2 íons de hidrogênio). Os íons de hidrogênio provenientes de NADH entram na CTE antes da 1ª bomba, enquanto os elétrons carreados por $FADH_2$ entram na CTE após a 1ª bomba. Isso faz com que mais elétrons sejam bombeados do compartimento interno para o externo quando os hidrogênios são transportados para a CTE por NADH (10 *vs.* 6 elétrons). Essa diferença promove a capacidade de produzir mais ATP quando os hidrogênios são transportados para a CTE por NADH em comparação com $FADH_2$.

A membrana mitocondrial interna é impermeável aos íons de hidrogênio, logo como pode a existência de gradiente de concentração de íon de hidrogênio resultar em formação de ATP? O gradiente de concentração de íon de hidrogênio cria

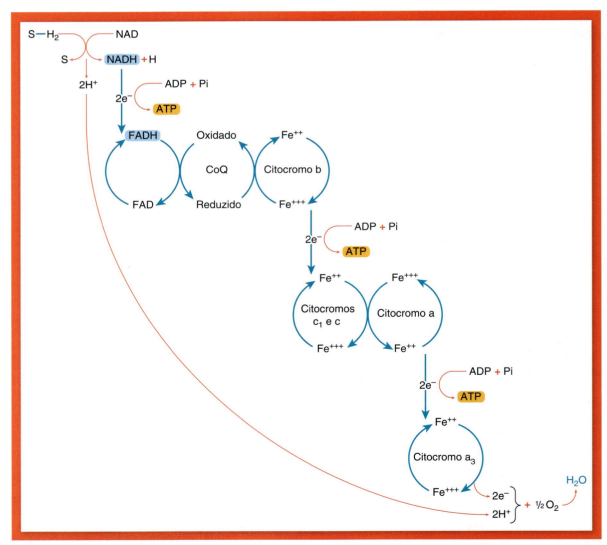

FIGURA 3.2 Visão geral simplificada da formação de trifosfato de adenosina (ATP) em 3 locais na cadeia transportadora de elétrons (CTE). Observe que os elétrons carreados por $FADH_2$ entram na CTE após os elétrons carreados por NADH, resultando em menos ATP produzido pelos elétrons transportados por $FADH_2$.

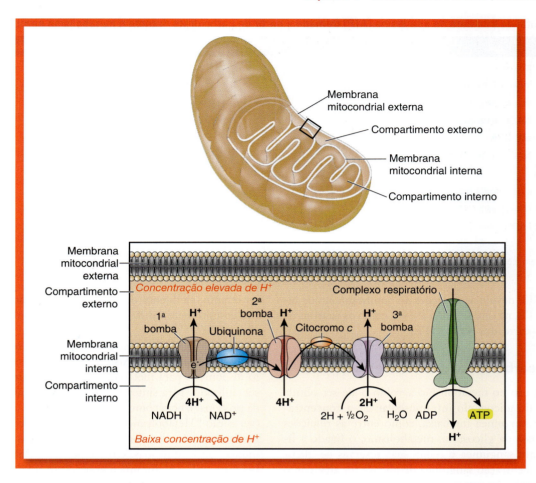

FIGURA 3.3 **Bombas de íons de hidrogênio (H^+) movimentam H^+ do compartimento interno para o externo da mitocôndria.** O bombeamento resulta em gradiente de concentração de H^+, com concentração mais elevada de H^+ no compartimento externo. Esse gradiente de concentração é usado pelos complexos respiratórios para produzir trifosfato de adenosina (ATP).

um tipo de energia potencial que pode ser usada para fosforilar ADP em ATP apenas se os íons de hidrogênio puderem reduzir seu gradiente de concentração do compartimento interno para o externo. Embora a membrana interna seja impermeável aos íons de hidrogênio, canais especiais de íons de hidrogênio, chamados **complexos respiratórios**, permitem que os íons de hidrogênio passem pela membrana interna. Conforme os íons de hidrogênio passam pela membrana, eles ativam a enzima ATP sintase, disponibilizando energia suficiente para a fosforilação de ADP em ATP. Ainda que mais ATP possa ser produzido quando os elétrons são carreados para a CTE por NADH em comparação com $FADH_2$, o ATP total produzido pela CTE é uma estimativa, pois a química da bomba de íon de hidrogênio, a síntese de ATP e as moléculas carreadoras de hidrogênio podem variar ligeiramente.[4]

O oxigênio atua como receptor final dos pares de elétrons passados para a CTE e, quando combinado com 2 hidrogênios, forma água. O oxigênio é necessário para atuar como receptor final de elétrons para manter a CTE funcionando. Nas próximas seções, o metabolismo aeróbio completo e a produção de ATP a partir dos carboidratos, das gorduras e das proteínas serão discutidos com mais detalhes.

Produção aeróbia de ATP a partir do carboidrato

A produção total de ATP a partir da oxidação do carboidrato depende da produção de ATP na glicólise, no ciclo de Krebs e na CTE (Tabela 3.1). Lembre-se de que a única diferença entre o metabolismo glicolítico da glicose derivada da corrente sanguínea e da molécula de glicose obtida a partir do glicogênio está na 1ª reação da via, a qual produz glicose-6-fosfato. Se começar com glicose oriunda do sangue, 1 ATP é necessário para produzir glicose-6-fosfato, ao passo que se iniciar com glicose obtida do glicogênio, a etapa que consome energia não é necessária. Essa diferença resulta na produção efetiva de 1 molécula a menos de ATP quando o substrato original é a glicose do sangue. Assim, a glicólise possibilita o ganho efetivo de 2 ATP a partir da glicose e de 3 ATP a partir do glicogênio. O ciclo de Krebs produz 2 ATP por molécula de glicose. Além disso, a glicólise, o ciclo de Krebs e a conversão de piruvato em acetil-CoA produzem hidrogênios que são transportados para a CTE por NADH ou $FADH_2$ e ATP por fosforilação oxidativa. O resultado efetivo da oxidação da glicose e do glicogênio é de 32 e 33 moléculas de ATP, respectivamente. Entretanto, esses totais são estimados, porque existem discretas inconstâncias na

Tabela 3.1 Total de trifosfato de adenosina (ATP) formado a partir do carboidrato durante o metabolismo aeróbio.[a]

Glicólise	ATP da glicose	ATP de glicogênio
Fosforilação da glicose	−1	0
Fosforilação da frutose-6-fosfato	−1	−1
Produção em 2 etapas na glicólise	+4	+4
2 moléculas de NADH para cadeia transportadora de elétron (CTE)	+5	+5
Piruvato em acetil-CoA		
2 moléculas de NADH para CTE	+5	+5
Ciclo de Krebs		
Produção a partir de trifosfato de guanosina	+2	+2
6 moléculas de NADH para CTE	+15	+15
2 moléculas de $FADH_2$ para CTE	+3	+3
Total	+32	+33

[a] Os cálculos estimam 2,5 ATP por NADH e 1,5 ATP por $FADH_2$.

produção de ATP devido às variações no bombeamento de hidrogênio na CTE, na síntese de ATP e em como os elétrons de hidrogênio são carreados para a CTE.

Fontes de carboidrato para o metabolismo

A glicose para uso no metabolismo aeróbio pode ser obtida do sangue ou do glicogênio intramuscular. Se a concentração de glicose sanguínea for baixa, como entre as refeições ou devido ao uso da glicose no metabolismo, o fígado a libera na corrente sanguínea e reduz suas reservas de glicogênio. Se a concentração sanguínea de glicose for alta, como logo após uma refeição rica em carboidrato, o fígado e outros tecidos, inclusive o músculo esquelético e o cérebro (Boxe 3.2), removem glicose do sangue para ser imediatamente usada no metabolismo ou armazenada na forma de glicogênio. A manutenção das concentrações de glicose no sangue (ver Capítulo 8, Sistema Endócrino) dentro das variações normais é resultante da interação do fígado, do tecido muscular, do pâncreas (secreção dos hormônios glucagon e insulina) e das glândulas suprarrenais (secreção do hormônio epinefrina). Por hora, é suficiente saber que, durante as atividades de baixa intensidade, o tecido muscular utiliza glicose principalmente sanguínea no metabolismo aeróbio, porém, durante o exercício de intensidade moderada, as fibras musculares usam tanto a glicose circulante quanto o glicogênio intramuscular para suprir o metabolismo aeróbio. De modo geral, o metabolismo da glicose é bem controlado mesmo durante o exercício; entretanto, na doença de McArdle, uma anormalidade genética compromete substancialmente o metabolismo da glicose (Boxe 3.3).

Além do glicogênio intramuscular, do glicogênio hepático e da glicose sanguínea, existem fontes indiretas de carboidrato disponíveis para metabolismo. Alguns aminoácidos podem ser utilizados para sintetizar glicose (ver seção "Metabolismo da proteína"), bem como a porção de glicerol dos triglicerídios (ver seção "Metabolismo aeróbio do triglicerídio"). Todavia, normalmente, essas fontes gliconeogênicas de glicose são muito pouco utilizadas. Uma fonte de metabolismo do carboidrato utilizada durante o exercício, e até mesmo durante o repouso, é o lactato. O uso do lactato, ou ácido láctico (recordar do Capítulo 2 que o ácido láctico é quase imediatamente convertido em lactato, por meio de doação de seu próton quando exposto ao pH fisiológico) no metabolismo aeróbio pode ocorrer de duas maneiras. O ciclo de Cori (Figura 3.4) tem início com a produção de lactato pelo músculo esquelético ou outros tecidos, o qual chega ao sangue e é transportado para o fígado, onde é usado para sintetizar glicose. Em seguida, a glicose recém-formada pode servir para manter os níveis de glicose sanguínea ou para sintetizar glicogênio hepático. A "hipótese das lançadeiras de lactato" é outra maneira pela qual a glicose pode ser usada no metabolismo.[11] De acordo com essa teoria, uma vez que o lactato deixa o músculo e entra no sangue, ele pode ser utilizado não apenas no ciclo de Cori do fígado como também por outros tecidos, inclusive o músculo esquelético, para sintetizar glicogênio

Boxe 3.2 Você sabia?
Poder da mente

O cérebro representa apenas cerca de 2% do peso corporal. No entanto, é responsável por 25% do consumo total da glicose. Ele utiliza a glicose, que não pode ser armazenada nas células cerebrais e precisa ser fornecida pela circulação, quase que exclusivamente como fonte de energia preferencial. Em condições como fome ou diabetes melito, quando há pouca glicose disponível, o cérebro tem a capacidade especial de também usar cetonas (produtos do metabolismo da gordura nos casos em que a insulina e a ingestão calórica são baixas) para produzir energia.

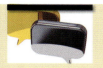

Boxe 3.3 Visão do especialista
Doença de McArdle | Um problema genético de utilização do glicogênio no metabolismo

ALEJANDRO LUCIA, MD, PhD
Universidad Europea de Madrid
Madri, Espanha

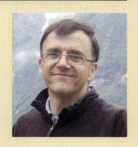

A doença de McArdle é um distúrbio genético caracterizado pela ausência de atividade da enzima responsável pela degradação do glicogênio nas fibras musculares esqueléticas, isto é, a miofosforilase. É uma doença relativamente incomum (frequência de aproximadamente 1:167.000 na Espanha). Os pacientes apresentam 1 das mais de 150 mutações genéticas. Essas mutações podem ocasionar diferentes alterações (proteína truncada, ausência de mRNA etc.), resultando em inatividade enzimática e, com isso, incapacidade de decompor o glicogênio armazenado nas fibras dos músculos esqueléticos.

A doença foi primeiramente descrita em um homem de 30 anos de idade pelo médico britânico Brian McArdle em 1951. O jovem paciente relatava mialgia (dor muscular) em todos os músculos envolvidos em determinado exercício e forte intolerância ao exercício em quase todos os tipos de atividades físicas.

Existe uma variabilidade muito grande no momento do surgimento dos sintomas típicos da doença (infância × idade adulta) e no grau da intolerância ao exercício físico. A doença pode ser muito incapacitante em muitos indivíduos, enquanto em outros, é mais uma idiossincrasia do que uma doença. Exceto em alguns casos, como na síndrome da morte súbita do lactente ou na insuficiência respiratória fatal por fraqueza, a doença de McArdle é uma condição benigna. Todavia, a qualidade de vida dos pacientes é, com frequência, comprometida porque quase todos apresentam pelo menos alguma intolerância ao esforço físico e a maioria tem redução da capacidade funcional nas tarefas físicas comuns da vida diária. Os pacientes relatam, mais amiúde, fraqueza muscular prematura, fadiga, e, algumas vezes, cãibras após 10 a 20 segundos de exercício de curta duração envolvendo predominantemente glicólise anaeróbia, e durante os primeiros 5 a 10 minutos dos exercícios de *endurance* que englobam grandes grupos musculares (como caminhar e andar de bicicleta). No último caso, o paciente relata mialgia muito desagradável, fraqueza, dispneia e taquicardia (p. ex., até 160 bpm) durante a transição do repouso para o exercício devido a fosforilação oxidativa de substrato limitada e baixa disponibilidade de combustíveis oriundos do sangue (glicose e ácidos graxos livres). Esses sinais e sintomas se atenuam sempre em aproximadamente 10 minutos devido ao aumento mediado pela glicose sanguínea da fosforilação oxidativa, um fenômeno conhecido como "segundo fôlego". De fato, os portadores da doença de McArdle são os únicos humanos que manifestam esse fenômeno, o qual pode ser usado para ajudar no diagnóstico da doença. A ingestão de carboidratos (75 g de glicose) 30 a 40 minutos antes de começar o exercício anula completamente esse fenômeno e alivia a intolerância ao exercício dos pacientes por meio do aumento da disponibilidade de glicose sanguínea aos músculos ativos a partir do início da tarefa física.

Com frequência, a capacidade funcional desses pacientes é muito baixa, isto é, sua captação do oxigênio máxima ($\dot{V}_{O_2}$ máx.) é, em geral, 1/2 ou 1/3 (< 20 mℓ/kg/min) da captação de indivíduos saudáveis. Os portadores da doença de McArdle também exibem resposta cardiovascular hipercinética ao exercício dinâmico (aumento da razão débito cardíaco: $\dot{V}_{O_2}$), o que reflete a baixa capacidade dos músculos dessas pessoas de consumir oxigênio devido ao bloqueio da glicólise (aeróbia). Exceto quando a glicose é ingerida antes do exercício, os níveis de lactato sanguíneo gradualmente diminuem desde o início até o fim do exercício dinâmico, que, de maneira gradativa, aumenta de intensidade devido à falta de glicose para uso na glicólise anaeróbia. Apesar da ausência de acidose láctica, fraqueza muscular e fadiga logo ocorrem nesses pacientes, o que indica que a acidose láctica não é a principal causa (ou, pelo menos, não é a única) de fadiga muscular em seres humanos.

Diversas intervenções já foram propostas para minimizar a intolerância ao exercício dos portadores da doença de McArdle, como ingestão de carboidrato antes da prática do exercício, sobrecarga de creatina, dieta cetogênica e treinamento de *endurance*. Já foi constatado que o treinamento aeróbio por cerca de 3 meses aumenta a capacidade de trabalho máxima dos pacientes em até 36%. Embora mais pesquisas sejam necessárias, dados preliminares sugerem que o estímulo para o crescimento muscular promovido pelo treinamento físico consegue, até certo ponto, contrabalançar a suscetibilidade maior à lesão muscular observada com frequência na doença de McArdle, conforme refletido pela marcante diminuição após o treinamento do exercício dos níveis séricos basais da creatinaquinase, um indicador aceito de rabdomiólise.

Leitura adicional

1. DiMauro S, Servidei S, Tsujino S. Disorders of carbohydrate metabolism: glycogen storage diseases. In: Rosenberg RN, Prusiner SB, DiMauro S, *et al*., eds. *The Molecular and Genetic Basis of Neurological Disease*. 2nd ed. Boston, MA: Butterworth-Heinemann, 1996:1067–1097.
2. Santalla A, Nogales-Gadea G, Ortenblad N, *et al*. McArdle disease: a unique study model in sports medicine. *Sports Med*. 2014 Jul16. [Epub ahead of print]

ou ser transformado em piruvato e participar do metabolismo aeróbio (Figura 3.4). O lactato produzido pelo músculo esquelético ou por outros tecidos pode circular no sangue e subsequentemente ser usado pelo músculo esquelético inativo, pelo músculo cardíaco e pelos rins para sintetizar glicogênio ou ser transformado em piruvato.[5] Por exemplo, se os níveis sanguíneos de lactato se elevarem acima dos valores de repouso, como durante a atividade anaeróbia, o músculo esquelético inativo pode utilizar lactato para sintetizar glicogênio ou piruvato, reduzindo, assim, a concentração sanguínea de lactato. Além disso, após a atividade anaeróbia, o mesmo músculo esquelético que durante a atividade produziu lactato pode converter o lactato obtido do sangue em glicogênio ou piruvato, diminuindo, desse modo,

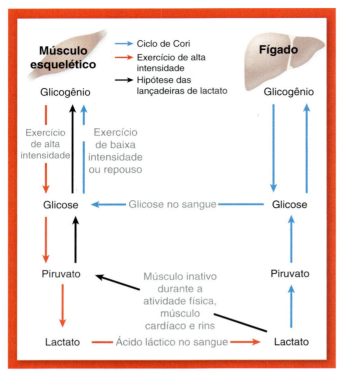

FIGURA 3.4 Versão simplificada das etapas do ciclo de Cori e da hipótese das lançadeiras de lactato. As *setas vermelhas* indicam produção de ácido láctico decorrente da prática do exercício de alta intensidade. As *setas azuis* apontam para o ácido láctico após o ciclo de Cori. As *setas pretas* mostram o ácido láctico após a hipótese das lançadeiras de lactato (que não o ciclo de Cori).

a concentração de lactato sanguíneo ao mesmo tempo que reabastece as reservas de glicogênio intramuscular. Assim, na hipótese das lançadeiras de lactato, o lactato não é um produto residual do metabolismo anaeróbio, mas um meio de transportar carboidrato na forma de lactato pelo corpo, a fim de ser usado pelos diferentes tecidos.

Metabolismo aeróbio do triglicerídio

O ATP total produzido pelo metabolismo aeróbio dos triglicerídios é, em grande parte, dependente da extensão dos 3 ácidos graxos que compõem o triglicerídio e da característica saturada ou insaturada do ácido graxo. No entanto, é possível metabolizar ambas as porções de ácido graxo e glicerol do triglicerídio, uma vez que 2 gliceróis (moléculas de 3 carbonos) podem ser transformados pelo fígado em glicose, uma molécula de 6 carbonos. Em seguida, a glicose pode ser metabolizada aerobiamente. O glicerol também pode ser transformado em piruvato, outra molécula de 3 carbonos. O piruvato pode ser aerobiamente metabolizado, penetrando na mitocôndria e resultando na mesma produção de ATP descrita durante o metabolismo oxidante da molécula de glicose do sangue ou piruvato (Figura 3.5). Os ácidos graxos são compostos por números pares de moléculas de carbono até 24. Os ácidos graxos podem ser degradados em 2 subunidades de carbono, as quais

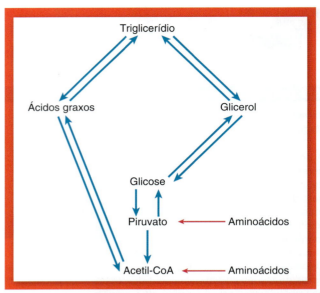

FIGURA 3.5 Versão simplificada das etapas envolvidas nas possíveis interações de carboidratos, aminoácidos, ácidos graxos e glicerol na síntese de triglicerídio. Observa-se que é possível transformar tanto glicose quanto aminoácidos em glicerol e ácidos graxos e combiná-los para sintetizar um triglicerídio.

podem ser transformadas em acetil-CoA e, depois, metabolizadas via aeróbia. Quanto maior a extensão do ácido graxo, mais acetil-CoA é produzida. Portanto, quanto mais longo o ácido graxo, maior a produção de ATP.

A **betaoxidação** é o processo durante o qual os ácidos graxos são degradados em moléculas de 2 carbonos (ácido acético), as quais podem ser transformadas em acetil-CoA e entrar no ciclo de Krebs. Assim como a glicólise, existe necessidade de ATP para iniciar o processo de betaoxidação. Para cada ácido graxo, 2 ATP são necessários para fornecer a energia de ativação. A acetil-CoA resultante de 1 ácido graxo depende do comprimento da cadeia de carbono do ácido graxo. Por exemplo, de 1 ácido graxo de 16 carbonos, 8 acetil-CoA podem ser formadas. Para cada ciclo de betaoxidação gerando 1 acetil-CoA, (7 rodadas para 1 cadeia de 16 carbonos), 1 NADH e 1 $FADH_2$ são formadas. Por fim, NADH e $FADH_2$ resultam em produção de ATP na CTE. No ciclo de Krebs, 1 ATP por acetil-CoA é produzido, juntamente com alguns NADH e $FADH_2$. A produção efetiva de ATP compreende o total de 14 ATP por acetil-CoA. Entretanto, a última cadeia de 2 carbonos não precisa ser separada da cadeia de carbono do ácido graxo, resultando em ausência de produção de NADH e $FADH_2$ durante a betaoxidação. A produção de ATP a partir de 1 molécula típica de 16 carbonos de ácido graxo é de 106 ATP (Tabela 3.2). Da mesma maneira, para 1 molécula de 18 carbonos de ácido graxo, mais 14 ATP são gerados devido à produção extra de acetil-CoA, resultando no ganho efetivo de 120 ATP no metabolismo completo. Em comparação com o carboidrato, os triglicerídios ou ácidos graxos produzem muito mais ATP devido à existência de mais moléculas de carbono e hidrogênio disponíveis para uso no ciclo de Krebs e na

Tabela 3.2 Trifosfato de adenosina (ATP) total formado a partir de ácido graxo de molécula de 16 carbonos.

Processo metabólico	ATP
Betaoxidação	
Energia de ativação por ácido graxo	−2
1 molécula de NADH/acetil-CoA para CTE	+2,5
1 molécula de $FADH_2$/acetil-CoA para CTE (nenhum NADH ou $FADH_2$ produzido a partir da última acetil-CoA formada)	+1,5
Total de ATP/acetil-CoA (ignorando a energia de ativação e última acetil-CoA produzida)	+4
Ciclo de Krebs	
1 ATP/acetil-CoA	+1
3 NADH/acetil-CoA para CTE	+7,5
1 $FADH_2$/acetil-CoA para CTE	+1,5
Total de ATP/acetil-CoA	+10
Total de ATP/acetil-CoA	
4 ATP da betaoxidação/acetil-CoA + 10 ATP do ciclo de Krebs/acetil-CoA (não levando em conta a energia de ativação e última acetil-CoA produzida)	+14
ATP total a partir de 1 molécula de ácido graxo de 16 carbonos	
Betaoxidação e ciclo de Krebs para 7 acetil-CoA (7 × 14 ATP)	+98
Betaoxidação e ciclo de Krebs para a última acetil-CoA	+10
Energia de ativação por ácido graxo	−2
Total de ATP	+106

Nota: Abaixo de cada título está a contagem de ATP intacto para aquele conjunto de reações. A contagem total de ATP de 106 é a soma das três últimas linhas de compostos na coluna do lado direito.

CTE. A substancial energia existente no triglicerídio é, em parte, o que torna a reserva de gordura uma boa maneira de armazenar muita energia (Boxes 3.4 e 3.5).

Os ácidos graxos usados no metabolismo aeróbio podem ser obtidos a partir das reservas de triglicerídio nos adipócitos. A enzima **lipase sensível a hormônio** existente nos adipócitos degrada os triglicerídios em glicerol e ácido graxo, os quais são liberados no sangue. Quando as células precisam dessas substâncias como substrato, elas podem removê-las do sangue e aerobiamente metabolizá-las.

Ácidos graxos e glicerol também podem ser sintetizados a partir da glicose e dos aminoácidos. A glicose pode ser transformada em glicerol e a molécula de 2 carbonos de acetil-CoA obtida da glicose ou do glicogênio pode ser usada para sintetizar ácidos graxos. Ácidos graxos e glicerol podem, então, ser utilizados pelos adipócitos para formar triglicerídios (Figura 3.5). Aminoácidos desaminados usados na síntese de piruvato ou se transformam em glicose e, depois disso, em glicerol, ou em acetil-CoA, a qual é, em seguida, utilizada para sintetizar ácidos graxos. Além disso, os aminoácidos diretamente convertidos em acetil-CoA podem ser utilizados para sintetizar ácidos graxos. Por conta da capacidade de utilizar tanto carboidrato quanto proteína na síntese de ácidos graxos e glicerol e, por fim, triglicerídios, é possível ganhar peso na forma de gordura quando há ingestão excessiva de carboidrato e proteína.

Metabolismo da proteína

As proteínas fornecem energia por diversas vias diferentes. Muitos aminoácidos podem ser transformados em glicose, os quais são denominados de **gliconeogênicos**. A glicose pode, então, ser usada para produzir energia. Alguns aminoácidos, como alanina, leucina e isoleucina, podem ser convertidos em intermediários metabólicos ou moléculas capazes de penetrar no processo bioenergético em algum momento. Antes que qualquer aminoácido entre nos processos bioenergéticos, primeiramente seu grupo amino precisa ser removido. Essa

Boxe 3.4 Você sabia?
Quanto de energia está disponível na gordura?

Uma pessoa de 75 kg com 15% de gordura corporal apresenta aproximadamente 11 kg de gordura. Cada 0,45 kg de gordura contém aproximadamente 3.500 kcal.

Supondo que sejam necessárias cerca de 100 kcal para correr 1,6 km, esse indivíduo tem, teoricamente, energia suficiente no corpo (na forma de gordura) para correr quase 1.200 quilômetros!

Boxe 3.5 Perguntas frequentes dos estudantes

Se o corpo prefere usar glicose como energia durante o exercício, por que boa parte da energia armazenada no corpo está na forma de gordura?

A reserva de gordura não requer muita água adicional, enquanto o glicogênio é armazenado com água em virtude das suas propriedades moleculares. Cada grama de glicogênio é armazenado com aproximadamente 2 g de água.

Os triglicerídios, por outro lado, não precisam ser armazenados com tanta água. Para colocar isso em perspectiva, a energia contida em 0,45 kg de gordura exigiria 2,7 kg de glicogênio.

---

perda pode ocorrer via **transaminação**, por meio da qual o nitrogênio que contém o grupo amino é transferido do aminoácido para um cetoácido ou via **desanimação**, na qual o grupo amino removido dá origem à amônia (NH_3). A amônia, entretanto, é uma base e pode comprometer o equilíbrio acidobásico do corpo. Para evitar isso, o fígado combina 2 moléculas de amônia e CO_2 para produzir ureia (N_2H_4CO) e 1 molécula de água. A ureia é liberada na corrente sanguínea e excretada na urina.

Outra via bioenergética pela qual os aminoácidos podem entrar começa com a sua conversão em piruvato, o qual é metabolizado aerobiamente (Figura 3.6). Outros aminoácidos podem ser convertidos em acetil-CoA e metabolizados e outros, ainda, podem entrar diretamente no ciclo de Krebs e ser metabolizados. Todo substrato metabólico convertido em piruvato é metabolizado ou usado para sintetizar glicose. Portanto, os aminoácidos que podem ser convertidos em piruvato e usados para produzir glicose são chamados de *glicogênicos*.[14] Entretanto, os aminoácidos convertidos em acetil-CoA não podem ser convertidos em glicose e, portanto, precisam ser me tabolizados, assim como os aminoácidos que entram no ciclo de Krebs diretamente. Os aminoácidos que participam do ciclo de Krebs de maneira direta também são glicogênicos, contudo, se entrarem no ciclo de Krebs, não podem ser usados para sintetizar glicose.

Revisão rápida

- O metabolismo aeróbio envolve glicólise para glicose, betaoxidação para gorduras e ciclo de Krebs e transporte de elétrons para ambos. Boa parte do ATP é produzida durante o transporte de elétrons
- A glicose captada do sangue ou do glicogênio intramuscular pode entrar no processo de glicólise. O piruvato produzido pela glicólise pode ser transformado em acetil-CoA, a qual consegue entrar no ciclo de Krebs. Hidrogênios e elétrons da glicólise e do ciclo de Krebs são transportados por $FADH_2$ e NADH para a cadeia transportadora de elétron a fim de completar o metabolismo aeróbio
- Os ácidos graxos entram na betaoxidação. A molécula de 2 carbonos (ácido acético) produzida pela betaoxidação é transformada em acetil-CoA, a qual pode participar do ciclo de Krebs. Hidrogênios e elétrons do ciclo de Krebs são transportados por $FADH_2$ e NADH para o sistema de transporte de elétrons a fim de completar o metabolismo aeróbio
- O glicerol pode ser transformado em piruvato, o qual pode ser convertido em acetil-CoA, capaz de penetrar no ciclo de Krebs
- O lactato pode ser convertido em piruvato e metabolizado ou usado para sintetizar glicose
- Todos os aminoácidos precisam ser desaminados ou transaminados para entrar no metabolismo aeróbio
- Alguns aminoácidos podem ser transformados em piruvato, o qual pode ser transformado em acetil-CoA, capaz de entrar no ciclo de Krebs
- Alguns aminoácidos podem ser convertidos em acetil-CoA, que pode entrar no ciclo de Krebs
- Alguns aminoácidos podem entrar no ciclo de Krebs diretamente e ser metabolizados.

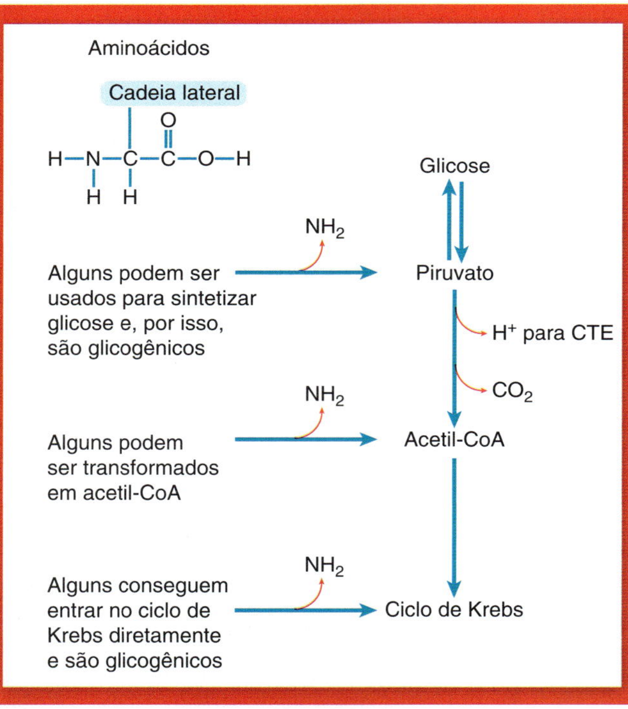

FIGURA 3.6 Após desaminação ou transaminação, os aminoácidos conseguem entrar no metabolismo aeróbio de 3 maneiras. Observe que devido à possibilidade de alguns aminoácidos se transformarem em piruvato, eles podem ser usados para sintetizar glicose.

Tipicamente, pouca proteína ou aminoácido é metabolizada para fornecer energia. Entretanto, em algumas situações, é muito mais provável que aminoácidos sejam metabolizados. Por exemplo, durante a dieta hipocalórica extrema (ingestão de calorias substancialmente menor que a necessária para manter a função corporal), os aminoácidos são captados dos tecidos, inclusive do músculo esquelético, para serem metabolizados e produzir energia. Isso resulta em perda de tecido muscular durante dietas hipocalóricas extremas. Além disso, dietas com ingestão incomumente elevada de proteínas também podem ocasionar uso maior de proteínas na produção de energia.

Na dieta típica mista com carboidratos, com gorduras e proteínas, apenas pouco dessas proteínas é usado na produção de ATP durante a prática do exercício, e isso depende da disponibilidade dos aminoácidos de cadeia ramificada e do aminoácido alanina.[12] Entretanto, durante atividades de *endurance* de longa duração, as **proteases** (enzimas capazes de degradar proteína), encontradas nos músculos, são ativadas, ocasionado um pequeno aumento no metabolismo dos aminoácidos.

O uso de aminoácidos no metabolismo aumenta durante a restrição alimentar, o que resulta em perda de massa muscular. Para minimizar a perda de massa muscular, exercícios podem ser praticados com a finalidade de criar um estímulo que acarrete a diminuição do metabolismo de proteína. Por exemplo, a necessidade de praticar exercício enquanto se quer perder peso corporal foi claramente demonstrada em um grupo de homens que perderam em média de 9 a 9,6 kg durante 12 semanas de restrição alimentar ou restrição alimentar e exercício físico. O peso na forma de gordura constituiu 69% da redução do peso dos homens que apenas fizeram restrição alimentar, quase 78% daqueles que fizeram restrição alimentar e treinamento aeróbio e 97% dos que fizeram restrição alimentar, treinamento aeróbio e com pesos. Esses achados mostram claramente que o exercício físico intensificou a perda de peso devido à perda de gordura e, com isso, diminuiu o metabolismo de proteína, resultando menor perda de massa muscular.

SUBSTRATOS METABÓLICOS PARA REPOUSO E EXERCÍCIO

A escolha de qual substrato será metabolizado em um determinado momento depende de muitos fatores. De modo geral, se um substrato estiver disponível em grandes quantidades, ele será preferencialmente metabolizado. Durante a atividade física, se não houver um substrato disponível, como a depleção de carboidrato ao final de uma corrida de longa distância, torna-se necessário metabolizar mais triglicerídios para dar continuidade à corrida. A energia produzida pelo metabolismo de cada um dos substratos também influencia a metabolização de carboidratos, triglicerídios ou proteínas. A intensidade e a duração da atividade física também influenciam qual dos substratos será preferencialmente metabolizado.

As próximas seções abordam os fatores que influenciam a escolha do substrato para metabolismo em repouso ou durante o exercício.

Interações de substratos

Diversos fatores afetam o metabolismo preferencial de determinado substrato em repouso e durante o exercício. Por algum tempo após uma refeição rica em gordura ou carboidrato, o substrato mais disponível será preferencialmente metabolizado. Quando uma dieta rica em carboidrato ou gordura é ingerida de maneira crônica, o metabolismo preferencial também é do substrato mais prontamente disponível.

Tipicamente, a proteína é muito pouco usada no metabolismo aeróbio em repouso ou durante o exercício. Embora ocorram algumas adaptações enzimáticas em virtude do treinamento de *endurance*, possibilitando o uso mais acentuado de aminoácidos no metabolismo aeróbio, tipicamente a proteína contribui com menos de 2% do substrato utilizado durante o exercício com menos de 60 minutos de duração. Durante a atividade de duração mais longa, de 3 a 5 horas, o metabolismo da proteína contribui com até 5 a 15% da energia durante os minutos finais da atividade. Entretanto, na maioria das atividades, a combinação de metabolismo do triglicerídio e carboidrato produz quase todo ATP necessário para obtenção de energia.

Em primeiro lugar, lembre-se de que as reservas intramusculares de ATP e PC e a glicose da corrente sanguínea ou aquela obtida do glicogênio na glicólise são as fontes de energia anaeróbia. As proteínas ou os triglicerídios não podem ser utilizados para produzir energia de maneira anaeróbia. Portanto, durante uma atividade anaeróbia, proteínas ou triglicerídios não são metabolizados de modo significativo para fornecer o ATP necessário. Contudo, durante atividades aeróbias, a maior parte do ATP necessário é obtida do metabolismo de carboidratos ou triglicerídios, dependendo da duração e da intensidade do exercício. As seções a seguir discutem com mais detalhes o efeito da intensidade e da duração do exercício sobre o uso dos substratos.

Intensidade do exercício | Metabolismo de triglicerídio ou de carboidrato

Em repouso, aproximadamente 33% do ATP necessário provém do metabolismo de carboidrato e 66% do metabolismo de gordura ou triglicerídio. Os 66% da produção de energia a partir da degradação de triglicerídios são a maior contribuição relativa que o metabolismo de triglicerídio fornece. Conforme a intensidade do exercício aumenta, ocorre uma mudança gradativa da produção de energia predominantemente dependente de triglicerídio para aquela que utiliza carboidratos. Pelo menos na teoria, essa mudança continua até a intensidade máxima do exercício, quando 100% da energia necessária para os músculos ativos são fornecidos pelo metabolismo de carboidrato (Figura 3.7). O uso exclusivo de carboidrato para suprir a energia na intensidade máxima do exercício é, em parte, decorrente do fornecimento de uma porção do ATP necessário pelas fontes anaeróbias

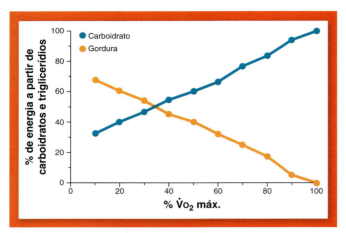

FIGURA 3.7 Porcentagem da energia obtida de carboidrato e de triglicerídio em diferentes intensidades de exercício. Conforme aumenta a intensidade do exercício (expressa como porcentagem do consumo máximo de oxigênio), diminui a porcentagem de energia obtida dos triglicerídios e aquela obtida dos carboidratos cresce.

(lembre-se de que triglicerídios e proteínas não podem ser utilizados na glicólise).

A energia produzida quando gordura ou carboidrato é metabolizado explica, em parte, por que a mudança para o metabolismo de mais carboidrato é vantajosa com o aumento da intensidade do exercício. A energia obtida por grama de substrato é maior na gordura (9,4 kcal/g), seguida pelo carboidrato (4,1 kcal/g) e proteína (4,1 kcal/g). No entanto, mais energia é produzida pelo metabolismo de carboidrato por litro de oxigênio usado no metabolismo aeróbio (5 kcal/ℓ de O_2) do que de gordura (4,7 kcal/ℓ de O_2) e proteína (4,5 kcal/ℓ de O_2). Desse modo, durante a atividade máxima ou quase máxima, é possível obter mais energia se mais carboidrato e menos gordura forem metabolizados aerobiamente.

Diversos outros fatores, entretanto, promovem a mudança gradativa da dependência predominante do metabolismo do triglicerídio em repouso para a dependência cada vez maior do carboidrato, conforme as demandas de energia crescem durante o exercício de intensidade mais alta. Talvez o mais importante seja que, à medida que a intensidade do exercício aumenta, mais fibras musculares de contração rápida ou do tipo II são recrutadas (ver Capítulo 4, que discute as características e o recrutamento dos tipos de fibra muscular). As fibras musculares do tipo II têm alto nível de enzimas glicolíticas e nível mais baixo de enzimas aeróbias. Portanto, as fibras do tipo II são bastante apropriadas para realizar glicólise anaeróbia para produzir ATP. O recrutamento mais intenso de fibras musculares do tipo II promove o metabolismo mais acentuado do carboidrato para produzir o ATP necessário, pois os triglicerídios não podem ser utilizados na geração de energia a partir de glicólise.

Alterações hormonais (ver Capítulo 8 que discute o impacto hormonal sobre o metabolismo), sobretudo a maior liberação de epinefrina, também aumentam o metabolismo dos carboidratos à medida que aumenta a intensidade do exercício. Isso é decorrente do efeito estimulante que a epinefrina exerce sobre as enzimas glicolíticas. Além disso, concentrações mais altas de lactato resultantes das taxas rápidas de glicólise inibem o metabolismo do triglicerídio, reduzindo a disponibilidade de triglicerídio para uso no metabolismo aeróbio.[29]

A mudança gradativa na utilização de substrato de uma dependência maior das gorduras em repouso durante o exercício de baixa intensidade para o uso de carboidratos conforme aumenta a intensidade levanta uma questão interessante: em que intensidade do exercício a taxa do metabolismo de gordura é maximizada? Tipicamente, o metabolismo de triglicerídios é maximizado em cerca de 65 a 75% da frequência cardíaca máxima. No entanto, como é explicado no Boxe 3.6, essa é apenas parte da resposta.

Duração do exercício | Metabolismo de triglicerídio ou carboidrato

Durante a atividade de baixa intensidade e de longa duração, como a corrida por 30 minutos ou mais, ocorre uma troca gradual do metabolismo de carboidrato para o de triglicerídio, ainda que a mesma intensidade seja mantida ao longo de toda a sessão. Isso tem relação com inúmeros fatores que afetam a disponibilidade de triglicerídio na forma de ácidos graxos livres para uso no metabolismo aeróbio. Uma dessas variáveis é a resposta hormonal ao exercício, sobretudo da epinefrina, da norepinefrina e do glucagon (ver Capítulo 8, que discute o impacto hormonal sobre o metabolismo). Todos esses hormônios são elevados durante o exercício, os quais intensificam a atividade das lipases, que, por sua vez, estimulam a degradação de triglicerídios em ácidos graxos e glicerol livres, os quais podem ser usados no metabolismo aeróbio.

Por outro lado, o hormônio insulina inibe a atividade da lipase sensível a hormônio, reduzindo a disponibilidade de ácidos graxos para uso no metabolismo aeróbio. Em reposta à ingestão de bebida ou refeição rica em carboidratos, as concentrações sanguíneas de insulina se elevam, promovendo a inibição da atividade da lipase e aumentando o transporte de glicose para o músculo esquelético. O resultado final é o aumento do metabolismo de carboidrato e a diminuição do metabolismo de triglicerídio. A resposta da insulina à ingestão de carboidrato é um dos fatores que intensifica o uso de carboidrato disponibilizado pelas bebidas esportivas. No entanto, durante a atividade de baixa intensidade e longa duração, durante a qual não é ingerido carboidrato, as concentrações sanguíneas de insulina diminuem de maneira gradativa, resultando em uso mais acentuado do metabolismo de triglicerídio na produção do ATP necessário para a realização da atividade.

Por fim, durante a atividade de longa duração e baixa intensidade, como a corrida de maratona, o glicogênio intramuscular e hepático será esgotado. A depleção das reservas de glicogênio a ponto de limitar o metabolismo de carboidrato exige um mínimo de 60 minutos de atividade contínua.[9] Nessa altura, o metabolismo de triglicerídio aumenta a fim de suprir a energia necessária para sustentar a atividade. Os fatores mencionados indicam que em exercícios de menos de 60 minutos de atividade contínua, a ingestão de carboidrato durante a atividade não necessariamente melhora o

Capítulo 3 Metabolismo Aeróbio (Oxidativo)

Boxe 3.6 Perguntas frequentes dos estudantes
Em qual intensidade do exercício aeróbio o metabolismo de gordura é maior?

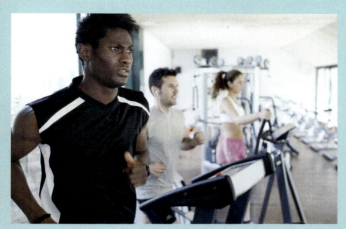

Muitas pessoas praticam exercício aeróbio para ajudar a manter saudáveis o peso e o percentual de gordura corporal. Para ajudar a alcançar esses objetivos, exercitar-se na intensidade que maximiza o metabolismo dos lipídios é útil. À medida que a intensidade do exercício aumenta do repouso até os níveis máximos, ocorre uma troca gradual no substrato predominante de energia usado na produção de ATP de lipídio para carboidrato. O metabolismo da gordura é maximizado na intensidade média de aproximadamente 64% do consumo de oxigênio máximo e 74% da frequência cardíaca máxima em ciclistas bem-condicionados quando praticam essa atividade. Entretanto, há uma zona de metabolismo máximo da gordura nos 2 lados dessas intensidades médias do exercício. Portanto, o metabolismo de lipídio fica, na verdade, próximo do máximo entre 68 e 79% da frequência cardíaca máxima, ou 55 a 72% do consumo de oxigênio máximo em ciclistas bem-condicionados. Acima dessa zona, o metabolismo do lipídio cai de maneira substancial e é insignificante acima de 92% da frequência cardíaca máxima. A questão sobre a que intensidade do exercício o metabolismo de lipídio é maximizado, entretanto, é apenas respondida em parte, sabendo a que intensidade do exercício o metabolismo da gordura é maximizado. A manutenção dessa intensidade pelo tempo suficiente para ocorrer uma parte significativa de metabolismo de lipídio também é um fator importante. Por exemplo, se o seu metabolismo de lipídio, em base percentual da energia necessária, foi maximizado a 83% da frequência cardíaca máxima, mas você só consegue manter essa intensidade de exercício por 3 minutos, a gordura total metabolizada é mínima. Usando o número máximo de 0,6 g de lipídio metabolizado por minuto, isso resultaria em metabolismo apenas de 1,8 g (0,6 g/min × 3 min). Desse modo, o que precisa ser considerado na seleção da intensidade apropriada do exercício não é apenas a taxa de energia obtida do metabolismo do lipídio, mas também a duração na qual essa intensidade pode ser mantida. Para a maioria das pessoas, a não ser que aerobiamente bem-condicionadas, isso ocorre nas zonas inferiores da frequência cardíaca máxima e do consumo máximo de oxigênio fornecidas anteriormente.

(Dados de Achten J, Gleeson M, Jeukendrup AE. Determination of the exercise intensity that elicits maximal fat oxidation. *Med Sci Sports Exerc*. 2002;34:92–97.)

desempenho de *endurance*. Sendo assim, a possibilidade de a ingestão de bebida esportiva que contenha carboidrato durante a atividade melhorar o desempenho devido ao aumento do metabolismo do carboidrato depende, em parte, da duração da atividade. A depleção das reservas de glicogênio no evento de *endurance* é geralmente chamada de **fenômeno de exaustão**, e constituiu um dos aspectos de fadiga durante um evento de *endurance*. De acordo com isso, a ingestão de bebida esportiva que contenha carboidrato durante um evento de *endurance* de longa duração, como uma maratona, pode postergar a depleção de glicogênio nas fibras musculares pela manutenção dos níveis elevados da glicose sanguínea disponível para obtenção rápida de energia, resultando em melhora do desempenho.

Limiar do lactato

Os termos **limiar do lactato** e **início do acúmulo de ácido láctico no sangue (OBLA)** são muitas vezes usados como sinônimos. No entanto, esses termos têm significados diferentes. O *limiar do lactato* é definido como a intensidade do exercício na qual o ácido láctico sanguíneo começa a se acumular acima da concentração de repouso (Figura 3.8). *OBLA* é a intensidade do exercício na qual ocorre uma

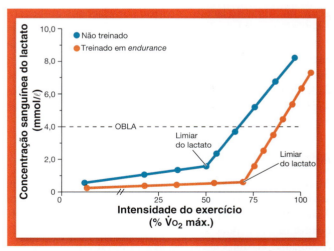

FIGURA 3.8 Limiar do lactato é a intensidade do exercício na qual a concentração sanguínea de lactato substancialmente aumenta acima daquela em repouso; o início do acúmulo de ácido láctico no sangue (OBLA) é o nível sanguíneo de ácido lático de 4,0 mM. O limiar do lactato de um atleta de *endurance* ocorre em intensidade de exercício mais alta do que a do indivíduo não treinado.

concentração sanguínea específica de ácido láctico (4,0 mM). Nos indivíduos não treinados, o limiar do lactato ocorre em aproximadamente 50 a 60% do consumo máximo de oxigênio. O limiar do lactato de indivíduos treinados em *endurance* acontece em aproximadamente 65 a 80% do consumo máximo de oxigênio, o que permite a realização do exercício em intensidade mais alta sem aumento da concentração sanguínea de ácido láctico. Isso é importante para o desempenho no *endurance*, pois o limiar do lactato representa a intensidade do exercício ou o ritmo de corrida que pode ser mantido por um longo período. Vale mencionar que o aumento da concentração de ácido láctico no sangue e no músculo pode não ser a causa direta do aumento da acidez (redução do pH). O aumento da acidez está mais relacionado com a incapacidade de manter a síntese de ATP a partir do ADP e Pi. É importante lembrar que a degradação do ATP produz 1 íon de hidrogênio, enquanto sua síntese consome 1 íon de hidrogênio. Conforme a intensidade do exercício aumenta, o mesmo acontece com a acidez; cada vez mais ATP são hidrolisados, mas os músculos ativos apresentam dificuldade na ressíntese, resultando no acúmulo de íons de hidrogênio.[8,23] Independentemente da causa, a elevação da acidez afeta a capacidade do músculo de gerar força e potência porque, entre outras coisas, o aumento da acidez afeta a capacidade de o retículo endoplasmático liberar e sequestrar cálcio, compromete a ligação do cálcio com a troponina e diminui a atividade de ATPase da miosina (ver Capítulo 4).[8] Tudo isso contribui para a incapacidade muscular em manter um determinado ritmo ou intensidade de exercício.

O limiar do lactato é importante para os atletas de *endurance*, pois foi mostrado que conforme o limiar do lactato aumenta, ou ocorre em intensidade mais alta, o mesmo acontece com o desempenho de *endurance*, com demonstração de significativas correlações entre limiar do lactato e desempenho em *endurance*.[18] Por exemplo, o consumo de oxigênio no limiar do lactato mostrou correlações significantes (r = 0,64 a 0,77) com os tempos nas corridas de 800, 1.500 e 3.000 m em atletas de ambos os sexos.[30] Devido à correlação entre o limiar do lactato e o desempenho em *endurance*, o limiar do lactato é usado para determinar zonas de intensidade de treinamento para corredores, ciclistas e nadadores. Tipicamente, as zonas de treinamento são estabelecidas acima, abaixo e no limiar do lactato.

Adaptações aeróbias ao exercício

As adaptações aeróbias ao exercício podem ocorrer tanto na atividade enzimática quanto na disponibilidade de substrato. A atividade enzimática exacerbada tanto no ciclo de Krebs quanto na CTE pode aumentar a produção aeróbia de ATP. As enzimas aeróbias estão localizadas nas mitocôndrias; portanto, o aumento do número e/ou do tamanho das mitocôndrias resulta em elevação das enzimas aeróbias. O aumento da disponibilidade de carboidrato poderia prolongar a duração do exercício antes que a oferta de carboidrato limite a produção aeróbia de ATP. A disponibilidade maior de triglicerídio poderia aumentar o metabolismo aeróbio do triglicerídio, resultando em menor uso de carboidrato no metabolismo aeróbio, o qual poderia também prolongar o exercício antes que a disponibilidade reduzida de carboidrato limitasse a produção aeróbia de ATP.

Adaptações enzimáticas ao exercício aeróbio

Há muito tempo se observa o aumento da densidade mitocondrial nos músculos de atletas que praticam treinamento de *endurance*. Por isso, não é surpreendente que a intensificação da atividade enzimática mitocondrial com o treinamento de *endurance* varie de 40 a 90%,[1] e que a atividade aeróbia enzimática seja relatada mais alta nos ciclistas de *endurance* competitivo de "elite" do que nos atletas considerados "bons" nessa modalidade esportiva.[16] Por exemplo, pesquisas mostraram que a atividade da desidrogenase succinato (SDH), uma das enzimas do ciclo de Krebs, se intensificou em 95% com 5 meses de treinamento de *endurance* e 42% com 3 meses do mesmo tipo de treinamento.[1] Em contrapartida, a intensificação da atividade enzimática das mitocôndrias com o treinamento do tipo *sprint* foram muito inconsistentes.[1,6] Alguns estudos revelaram aumentos e outros não mostraram alterações significativas. A possibilidade do treinamento de *sprint* ocasionar elevação das enzimas mitocondriais depende da duração do *sprint*. O treinamento de *sprint* de curta duração (menos de 10 segundos) resultou em diminuição da atividade da SDH, enquanto o treinamento de *sprint* de longa duração (mais de 10 segundos) ocasionou a intensificação significativa da atividade da SDH.[27] Assim, como seria possível supor, o treinamento do tipo *endurance* promove aumentos consistentes da atividade enzimática mitocondrial, enquanto o treinamento de *sprint* de longa duração (mais de 10 segundos) isolado parece aumentar a atividade enzimática mitocondrial.

Entretanto, muitos fatores contribuem para o desempenho físico e nem todos realmente limitam ou melhoram o desempenho. No ciclismo de *endurance*, ou qualquer evento de *endurance*, uma importante variável é a irrigação sanguínea, ou a densidade e o número de capilares, que determina o aporte de oxigênio, glicose e triglicerídio para o trabalho muscular, além da remoção de CO_2 e lactato. A perfusão sanguínea máxima muscular poderia limitar o desempenho de *endurance*. Assim, embora esse tipo de treinamento de fato intensifique a atividade enzimática da mitocôndria, outras adaptações ao treinamento também precisam ocorrer para maximizar os êxitos no desempenho do *endurance*.

Adaptações do substrato ao exercício aeróbio

A disponibilidade tanto de carboidrato quanto de triglicerídio para ser usada como substrato no metabolismo aeróbio pode melhorar o desempenho no exercício de *endurance* de várias maneiras. Se mais substrato estiver disponível e for usado na mesma taxa, a duração do exercício pode ser prolongada antes que a depleção do substrato afete o desempenho. Dessa maneira, é possível correr, nadar ou pedalar no mesmo ritmo após o treinamento de *endurance*, porém por um período mais prolongado. A maioria dos eventos de *endurance*, no entanto, tem a distância determinada. Por exemplo, uma maratona percorre 42 km e uma etapa da corrida de ciclismo Tour de

France pode ter 160 km. Desse modo, o objetivo da corrida é alcançar aquela distância no menor tempo possível. Sendo assim, para melhorar o desempenho em grande parte dos eventos de *endurance*, é preciso não apenas maior disponibilidade de substrato para ser usado no metabolismo aeróbio, como também é necessário metabolizá-lo com mais rapidez de modo que mais ATP por unidade de tempo seja obtido e um ritmo de corrida mais rápido possa ser mantido por um período mais longo antes da depleção do substrato. As adaptações que permitem essa taxa mais rápida do metabolismo incluem, entre outras, elevação das enzimas mitocondriais, aumento da densidade e do número de capilares, melhora do transporte de oxigênio no sangue, débito cardíaco mais alto e remoção mais ágil do lactato.

Disponibilidade de substrato

Conforme descrito anteriormente, o glicogênio intramuscular realmente aumenta em resposta ao treinamento de *endurance* e *sprint* de longa duração (mais de 10 segundos). Isso é importante porque o glicogênio pode ser usado para produzir ATP, tanto aeróbia quanto anaerobiamente, e a depleção significativa de glicogênio intramuscular (que pode comprometer o desempenho) foi mostrada em atividades de *endurance* e de *sprint* de apenas 6 segundos.[1] Como as reservas de glicogênio são depletadas, ocorre aumento da captação de glicose sanguínea pelo tecido muscular ativo. Essa captação mais intensa de glicose sanguínea parece ser controlada por fatores locais, com a depleção de glicogênio estimulando o aumento da captação de lactato e glicose do sangue.[1] O aumento da captação de glicose sanguínea está relacionada, em parte, com a intensificação da atividade do transportador de glicose ligado à membrana (GLUT-4).[13] Conforme já discutido antes, o lactato sanguíneo é um meio pelo qual o substrato pode ser carreado pelo corpo para ser metabolizado pelos diferentes tecidos, como o tecido muscular cardíaco e o tecido muscular inativo. A manutenção da disponibilidade de glicose ou glicogênio para uso como substrato no metabolismo aeróbio é importante, já que a falta de carboidrato é associada à fadiga[1] e ao fenômeno de exaustão em eventos de *endurance* como a maratona. Portanto, o consumo de bebidas esportivas contendo carboidrato durante os eventos de *endurance* não apenas evita a desidratação como também mantém as concentrações sanguíneas de glicose, de modo que a depleção de glicogênio intramuscular é retardada, bem como a fadiga. A necessidade do carboidrato no metabolismo fica evidenciada nas diretrizes dietéticas elaboradas para atletas (Boxe 3.7).

Boxe 3.7 Aplicação da pesquisa
A necessidade de carboidrato durante o exercício aeróbio

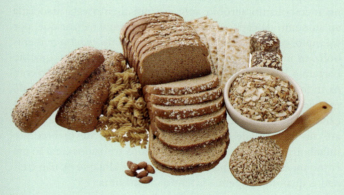

A necessidade de carboidrato durante a atividade física, especialmente nos eventos atléticos de *endurance* ou aeróbios, é muito bem demonstrada pelas recomendações das diversas entidades governamentais de nutrição esportiva, conforme detalhado no European Commission Report of the Scientific Committee on Food (2001) sobre composição e especificação de alimentos que pretendem satisfazer o gasto do esforço muscular intenso, sobretudo em homens esportistas. A comissão concluiu que reservas elevadas de glicogênio muscular antes do exercício não fazem com que os atletas corram com mais rapidez; no entanto, permitem que os atletas mantenham dado ritmo por um período mais longo, o que resulta em melhora dos tempos no desempenho de *endurance*. Em parte, o melhor desempenho em atletas treinados em *endurance* em comparação com os indivíduos menos treinados durante o exercício submáximo no mesmo ritmo ou intensidade absoluta é decorrente da diminuição da dependência da degradação do glicogênio muscular. O aumento da capacidade aeróbia dos atletas de *endurance* possibilita que o músculo esquelético metabolize mais gordura em intensidade absoluta submáxima determinada, usando, desse modo, menos glicogênio muscular. Isso faz com que as reservas de glicogênio muscular e hepático sejam preservadas, retardando a fadiga relacionada com a depleção das reservas de carboidrato usados para produzir ATP.

As demandas energéticas globais são maiores nos atletas do que nas pessoas comuns, e grande parte dessa energia provém de carboidratos. Não se esqueça de que existe uma grande diferença entre a pessoa comum que se exercita por algumas horas por semana e o atleta de *endurance* competitivo, uma vez que as demandas e as recomendações de ingestão alimentar são muito maiores para o atleta. Atletas de *endurance* de elite que tentam maximizar o desempenho devem consumir uma média de 55 a 65% da energia diária total dos carboidratos durante os períodos de treinamento pesado, e o percentual vai depender do volume, da intensidade, do tipo e da duração da atividade. Sessenta por cento da energia proveniente dos carboidratos durante o período de treinamento, sobretudo na semana antes da competição, podem produzir concentrações mais elevadas de glicogênio muscular e melhora do desempenho, porém, mais uma vez, esse percentual varia de acordo com os fatores mencionados anteriormente.

Em termos absolutos, as recomendações diárias da ingestão de carboidrato para atletas variam de 6 a 10 g/kg de peso corporal, podendo alcançar 10 a 12 g/kg/dia em atletas de *endurance* de elite, como os praticantes de maratona competitiva, durante os últimos dias antes das competições. Essas recomendações possibilitam a manutenção dos níveis de glicose sanguínea durante e após o exercício para maximizar os níveis de glicogênio muscular. Entretanto, essas ingestões são altamente individuais e baseadas no gasto energético diário do atleta, no tipo de esporte, no gênero e nos fatores ambientais.

Durante a competição de mais de 1 hora de duração, os atletas de *endurance* (p. ex., ciclistas de estrada, canoístas de longa distância e triatletas) devem consumir carboidratos de fácil digestão. Na maioria das vezes, é possível encontrá-los na forma de barras energéticas e bebidas esportivas; fáceis de transportar durante a corrida. Para eventos mais longos, supondo que o atleta apresente reservas suficientes de glicogênio, a ingestão de hora em hora de 0,7 g/kg peso corporal (30 a 60 g/h) de carboidrato ajuda a prolongar o desempenho do atleta (Coggan e Coyle, 1991). As bebidas esportivas devem conter entre 6 e 8% de carboidrato (Sawka *et al.*, 2007) e não devem exceder 10%, uma vez que concentrações de carboidrato mais elevadas retardam a absorção intestinal. As fontes de carboidrato devem estar na forma de glicose, polímeros de glicose, sacarose e outros carboidratos com propriedades similares (índice glicêmico alto). Com essas recomendações, fica claro que as reservas de glicogênio intramuscular e hepático são considerações importantes na preparação para o evento de *endurance* e que a ingestão adequada de carboidrato durante esse tipo de evento é vital para o desempenho ideal, sobretudo durante as últimas porções dos eventos de *endurance*.

Referências

Position of the American Dietetic Association, Dietitians of Canada, and the American College of Sports Medicine: Nutrition and Athletic Performance. *J Am Diet Assoc*. 2009;109:509–527.

Sawka MN, Burke LM, Eichner ER, *et al*. American College of Sports Medicine position stand. Exercise and fluid replacement. *Med Sci Sports Exerc*. 2007;39:377–390.

Coggan AR, Coyle EF. Carbohydrate ingestion during prolonged exercise: effects on metabolism and performance. *Exerc Sport Sci Rev*. 1991;19:1–40.

Já foi mostrado que as reservas de triglicerídio intramuscular crescem com o treinamento de *endurance*.[1] Por exemplo, o conteúdo de lipídio da fibra muscular de contração rápida, ou do tipo II, aumenta 90 a 114%; e o da fibra de contração lenta, ou do tipo I, cresce 22%.[17] Entretanto, poucos estudos examinaram a resposta do triglicerídio intramuscular ao treinamento de *sprint* e resistência, sendo os resultados dessas pesquisas inconclusivos.[1]

Os ácidos graxos consumidos no metabolismo aeróbio pelo tecido ativo também podem ser obtidos do sangue. A concentração de ácido graxo sanguíneo parece não se alterar, ou até mesmo reduzir, após o treinamento aeróbio.[1] Embora os transportadores de ácidos graxos ligados à membrana estejam aumentados após o treinamento de *endurance*,[20] a captação de ácido graxo do sangue pelos músculos em trabalho não é mais acentuada, sugerindo que o uso mais intenso de ácidos graxos após o treinamento de *endurance* se deve a maior dependência dos triglicerídios intramusculares.[16] A disponibilidade do substrato causa, em parte, diferenças na interação do uso do substrato aeróbio durante o exercício entre o indivíduo treinado e o não treinado. Esse assunto será discutido na próxima seção.

Uso de substrato durante o exercício

Lembre-se de que, conforme a intensidade do exercício aumenta, ocorre um desvio gradativo para o metabolismo cada vez maior de carboidratos até que na carga de trabalho máxima, em teoria, 100% do metabolismo aeróbio ocorra com o carboidrato. As evidências também mostram que a depleção de glicogênio intramuscular está associada à fadiga durante os eventos de *endurance*. Assim, o aumento das reservas de glicogênio intramuscular ocasionado pelo treinamento retarda a fadiga muscular. Outra maneira de atrasar a depleção de glicogênio e a fadiga é metabolizar menos glicogênio e mais triglicerídio ou ácidos graxos na mesma carga de trabalho absoluta ou ritmo após o treinamento. No que concerne ao uso de substrato, essa é a principal adaptação que ocorre com o treinamento de *endurance*. Indivíduos que treinam atividades de *endurance* metabolizam mais triglicerídios ou ácidos graxos e menos glicogênio ou glicose na mesma carga de trabalho absoluta ou ritmo, poupando glicogênio e postergando a fadiga.[1,16]

A capacidade de utilizar mais triglicerídios e ácidos graxos no metabolismo aeróbio após o treinamento está associada ao aumento da capacidade aeróbia.[16] Isso quer dizer que, por exemplo, os indivíduos com treinamento de *endurance* metabolizam uma porcentagem mais elevada de gordura quando correm a 10 minutos por milha (1,6 km) em comparação com os indivíduos não treinados. À medida que a intensidade do exercício aumenta, os indivíduos treinados continuam começando a metabolizar de maneira gradativa mais carboidrato até, na intensidade máxima, alcançar 100% de carboidrato metabolizado. Entretanto, os indivíduos treinados estarão em ritmo ou carga de trabalho absoluta mais alta que os não treinados quando atingem a intensidade máxima.

Adaptações do limiar do lactato ao exercício

A principal adaptação ao treinamento no limiar do lactato é o aumento da intensidade relativa de exercício (porcentagem de consumo de oxigênio máximo) em que ocorre elevação do nível de lactato sanguíneo.[18] O limiar do lactato elevado significa que o indivíduo treinado é capaz de realizar um exercício em intensidade mais alta, usando de maneira predominante a produção de ATP aeróbia, mantendo, desse modo, o ritmo ou a intensidade mais alta do exercício por um período mais longo (Figura 3.8).

A elevação do limiar do lactato ocasionada pelo treinamento é fundamentada em várias adaptações fisiológicas, inclusive no aumento da capacidade de metabolizar lipídio, na elevação das enzimas do ciclo de Krebs e na CTE e aumento do número e da densidade dos capilares (ver Capítulo 5). Todos esses fatores fazem subir a carga de trabalho na qual o ATP necessário é principalmente produzido pelo metabolismo aeróbio, aumentando a intensidade ou o ritmo que pode ser mantido antes de precisar depender do metabolismo aeróbio.

Metabolismo aeróbio em seu máximo

Elevações nas concentrações enzimáticas do ciclo de Krebs e da CTE aumentam a capacidade de realizar metabolismo aeróbio. No entanto, outras alterações fisiológicas também são necessárias para intensificar o metabolismo aeróbio e o limiar do lactato. A densidade mitocondrial aumenta em resposta ao treinamento aeróbio[21] e, aumentando o volume da mitocôndria dentro da célula, ocorre um aumento concomitante na concentração de suas enzimas aeróbias.[21] Para incrementar a remoção de CO_2 e o aporte de oxigênio e glicose sanguínea para uso no metabolismo aeróbio, é preciso um aporte sanguíneo maior. Isso é conseguido por meio de adaptações do sistema cardiovascular, como aumento do débito cardíaco ou do volume de sangue bombeado pelo coração por minuto (ver Capítulo 6). A irrigação sanguínea também é maior em decorrência do maior número de capilares ao redor de cada fibra muscular.[2] Por exemplo, em pessoas que praticam longos períodos de treinamento aeróbio, o número de capilares por fibra muscular cresce cerca de 15%,[26] o que amplia a área de superfície pela qual o oxigênio e a glicose podem se movimentar para dentro e o CO_2 para fora da fibra muscular. Uma vez na fibra muscular, o oxigênio precisa chegar à mitocôndria. A mioglobina, uma molécula similar à hemoglobina e encontrada na fibra muscular, não apenas armazena um pouco de oxigênio na fibra, como também ajuda na transferência do oxigênio capturado do sangue para a mitocôndria, onde ocorre o metabolismo aeróbio. O treinamento de *endurance* promove o aumento da concentração de mioglobina nas fibras musculares e, com isso, o transporte de oxigênio dentro das fibras musculares.[15] Com isso, fica evidenciado que os êxitos promovidos pelo treinamento na produção de ATP não dependem apenas dos aumentos da concentração de enzimas aeróbias.

RECUPERAÇÃO METABÓLICA APÓS O EXERCÍCIO

Se alguma vez na vida você correu 200 m o mais rápido que pode ou levantou no *leg press* uma carga pesada por 10 repetições, você sabe que as frequências cardíaca e respiratória permanecem elevadas por algum tempo após o término da atividade. De fato, a frequência cardíaca, a frequência respiratória e a taxa metabólica continuam altas por um período após a maioria dos tipos de atividade física. A recuperação metabólica aborda tudo aquilo que ocorre após a atividade física que permite a recuperação do exercício recém-realizado. Após uma rodada de exercícios, especialmente os que envolvem processos metabólicos anaeróbios, a PC intramuscular precisa ser ressintetizada e reduzida a acidose intramuscular e sanguínea quando se vai realizar outra rodada de exercícios anaeróbios logo em seguida. Lembre-se de que a energia necessária para sintetizar PC pode ser obtida da degradação do ATP. O ATP necessário para esse processo pode ser conseguido do metabolismo aeróbio. A concentração de ácido láctico diminui se puder ser metabolizado aerobiamente ou usado na síntese de glicogênio. Após uma série de exercícios, a frequência cardíaca, a frequência respiratória e a taxa metabólica permanecem elevadas, pois o metabolismo aeróbio é usado na recuperação da série de exercícios precedente. No entanto, também existem outros motivos para a taxa metabólica se manter elevada por algum tempo após o exercício.

Consumo de oxigênio após o exercício

Após uma série de exercícios, a taxa metabólica ou o consumo de oxigênio permanece elevado (Figura 3.9). Do ponto de vista histórico, o termo **débito de oxigênio** tem sido usado para descrever o oxigênio usado em valores acima dos de repouso após o exercício. O consumo de oxigênio no **estado de equilíbrio dinâmico** refere-se à condição na qual toda energia necessária é fornecida pelo metabolismo aeróbio. O **déficit de oxigênio** descreve a diferença entre o oxigênio realmente consumido durante o exercício e o que seria consumido se as demandas de energia pudessem ser atendidas somente pelo metabolismo aeróbio. Se a energia para realizar um exercício em uma determinada intensidade não foi obtida de maneira aeróbia, então foi conseguida de maneira anaeróbia.

Revisão rápida

- Alguns aminoácidos conseguem entrar nas mitocôndrias de maneira direta e ser metabolizados
- Conforme a duração da atividade se prolonga, o metabolismo dos triglicerídios se intensifica
- À medida que a intensidade da atividade aumenta, a dependência do metabolismo do carboidrato cresce
- Adaptações ao treinamento aeróbio incluem:
  - Atividade mais intensa de algumas enzimas do ciclo de Krebs e da cadeia transportadora de elétrons
  - Aumento das reservas intramusculares de glicogênio e lipídio
  - Aumento da dependência do metabolismo de ácidos graxos na mesma intensidade da atividade aeróbia após o treinamento em comparação com antes do treinamento
  - Elevação do limiar do ácido láctico, o que permite o desempenho de atividade aeróbia de intensidade mais alta antes que o aumento da acidose intramuscular e sanguínea ocorra
  - Aumento da densidade de mitocôndrias, do número de capilares e da concentração de mioglobina.

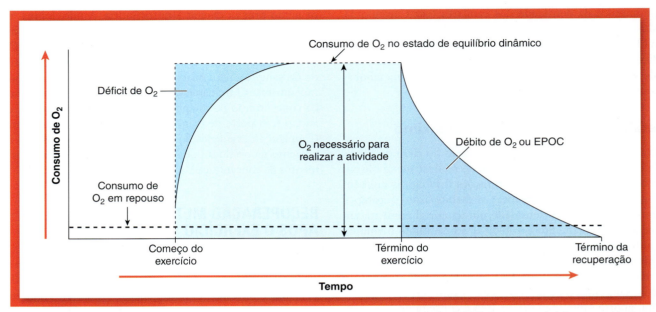

FIGURA 3.9 Representação do déficit de oxigênio e consumo excessivo de oxigênio após exercício (EPOC). Embora o oxigênio consumido durante o débito de oxigênio ou EPOC seja usado na recuperação após o exercício, é maior que o déficit de oxigênio (ver texto para explicação).

Assim, indiretamente, o déficit de oxigênio faz referência à energia anaeróbia utilizada para realizar uma carga de trabalho específica.

Historicamente, o débito de oxigênio é dividido em 2 fases principais: a fase rápida e a fase lenta. A fase rápida dura cerca de 2 a 3 minutos, durante a qual se acreditava que a maioria da PC intramuscular fosse ressintetizada. A fase lenta se estende por muito mais tempo (ou seja, pode levar até algumas horas para que a frequência cardíaca e a respiratória retornem aos reais valores de repouso) e se achava que envolvia o metabolismo aeróbio do ácido láctico sanguíneo e intramuscular e o uso de ácido láctico na gliconeogênese ou síntese de glicose. Em torno de 70% do ácido láctico produzido ao longo do exercício é metabolizado pela via aeróbia; 20% é usado para sintetizar glicose; e 10% para formar aminoácidos gliconeogênicos. Entretanto, muito mais oxigênio é obtido durante o débito de oxigênio do que é necessário para realizar esses processos.

Sendo assim, o que mais causa débito de oxigênio (Figura 3.10)? Oxigênio é necessário para restaurar as reservas de oxigênio sanguíneo e muscular. A elevação do nível de vários hormônios, da temperatura corporal, da frequência cardíaca e da frequência respiratória aumenta discretamente a taxa metabólica. Em consequência disso, o débito de oxigênio não é igual ao déficit de oxigênio, ou seja, o oxigênio que representa a energia anaeróbia "emprestada" e usada para realizar o exercício. Portanto, o termo **consumo excessivo de oxigênio após o exercício** (**EPOC**), foi proposto para mais bem descrever o oxigênio em valores acima daquele do repouso após uma série de exercícios.

A intensidade do exercício exerce impacto maior que sua duração sobre o EPOC.[7,19,25] Isso porque, em intensidades mais elevadas do exercício, há dependência maior dos processos metabólicos anaeróbios, ocasionando depleção mais acentuada de PC e concentrações mais elevadas de ácido láctico.

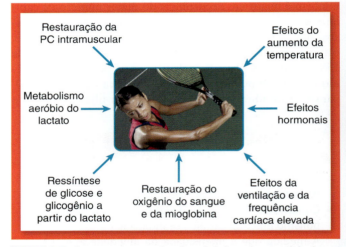

FIGURA 3.10 O consumo excessivo de oxigênio após exercício é causado por diversos fatores. Alguns desses fatores resultam diretamente na recuperação do exercício, enquanto outros são consequência da alta taxa metabólica durante o exercício, que continua a exercer influência na recuperação.

Além disso, exercícios de intensidade mais alta resultam em aumento mais acentuado da temperatura corporal e resposta hormonal após o exercício. Com todos esses fatores aumentando o EPOC, é possível teorizar que realizar atividade durante a recuperação pode afetar os processos de recuperação, o que será discutido na próxima seção.

Maximização da recuperação

A maximização dos processos de recuperação após uma série de exercícios anaeróbios é importante, em especial quando séries de exercícios repetidos são realizadas, como

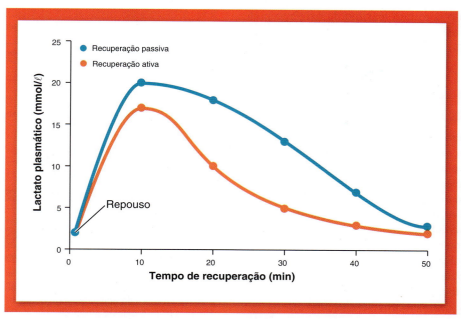

FIGURA 3.11 **A remoção do lactato sanguíneo acontece em velocidade mais rápida com a recuperação ativa.** Demonstração das concentrações sanguíneas de lactato nos indivíduos que treinam *endurance*, com recuperação ativa e passiva após uma série de trabalho anaeróbio de ciclismo. (Dados de Fairchild TJ, Armstrong AA, Rao A, *et al*. Glycogen synthesis and muscle fibers during active recovery from intense exercise. *Med Sci Sports Exerc*. 2003;35:595–602.)

durante treinamento intervalado ou corrida de *sprints* repetidos em qualquer jogo com bola. A **recuperação ativa**, que consiste em exercício aeróbio leve a moderado, diminui as concentrações de ácido láctico do sangue com muito mais rapidez do que a **recuperação passiva**, na qual nenhuma atividade física é realizada (Figura 3.11). Acredita-se que a diminuição mais rápida da concentração de ácido láctico com a recuperação ativa seja decorrente do metabolismo aeróbio do ácido láctico na produção de ATP objetivando atender a energia necessária para a prática da atividade leve a moderada. O exercício aeróbio de recuperação leve a moderado ideal para ciclismo e corrida deve ser realizado entre 30 e 45% e 55 e 60% do consumo máximo de oxigênio, respectivamente.[24] A menor intensidade do exercício para ciclismo reflete o envolvimento muscular mais localizado durante esse modo de exercício, o qual reduz a intensidade em que o limiar de lactato ocorre. Não importa o tipo de exercício realizado durante a recuperação, o importante é que a intensidade do exercício esteja abaixo do limiar do lactato; caso contrário, a concentração sanguínea de ácido láctico pode, de fato, subir.

O ácido láctico também pode ser usado pelo fígado e pelo tecido muscular para sintetizar glicogênio. Por volta de 45 e 75 minutos após o exercício anaeróbio intenso de ciclismo, a recuperação passiva sem ingestão de carboidrato promove elevação muito mais acentuada do glicogênio muscular do que a recuperação ativa.[10] Esse achado demonstra que a recuperação passiva resulta em síntese de glicogênio mais intensa do que a recuperação ativa, pois o ácido láctico não é metabolizado para produzir ATP quando os músculos estão inativos após o exercício. A atividade durante a recuperação também mantém a circulação para o coração, o fígado e os músculos inativos, os quais são capazes de metabolizar e utilizar o ácido láctico na síntese de glicogênio, aumentando, desse modo, a possibilidade de esses 2 processos ocorrerem durante o período de recuperação.

Se um jeito de reduzir as concentrações sanguíneas de ácido láctico é metabolizá-lo aerobiamente, podemos supor que os indivíduos em melhor condição aeróbia ou que apresentam consumo de oxigênio máximo mais alto são capazes de diminuir as concentrações de ácido láctico sanguíneo com mais agilidade do que os indivíduos com consumo de oxigênio máximo mais baixo. Após a prática do ciclismo, no entanto, indivíduos treinados e não treinados não revelaram diferenças nas reduções da concentração de ácido láctico do sangue.[3] No entanto, isso é uma correlação positiva entre as diminuições na concentração sanguínea de ácido láctico após treinamento com peso e consumo máximo de oxigênio,[19] indicando que os indivíduos com consumo de oxigênio máximo mais alto demonstram reduções mais acentuadas na concentração de ácido láctico sanguíneo. Essa correlação importante foi demonstrada apenas após o treinamento com peso, no qual 15 repetições foram completadas usando 60%, e 10 repetições usando 70% de 1 repetição máxima, mas não após a realização de 4 repetições usando 90% de 1 repetição máxima. A concentração de ácido láctico sanguíneo revelou-se significativamente menor após 90% de 1 repetição máxima em comparação com os outros protocolos de treinamento com peso. Assim, a falta de correlação considerável com o protocolo de 90% de 1 repetição máxima entre o consumo de oxigênio máximo e a concentração de ácido láctico sanguíneo pode ser decorrente da menor disponibilidade de ácido láctico para o metabolismo aeróbio durante a recuperação. As informações mencionadas mostram que a condição aeróbia ou o consumo máximo de oxigênio pode ajudar na remoção mais rápida de ácido láctico do sangue durante a recuperação com alguns, mas não todos, os tipos de atividade.

> **Revisão rápida**
>
> - O oxigênio consumido acima dos valores de repouso durante débito de oxigênio ou período de consumo de oxigênio excessivo após a atividade física é usado nos processos de recuperação, inclusive na restauração da PC intramuscular e no metabolismo aeróbio do ácido láctico
> - A recuperação ativa, durante a qual atividade física leve a moderada é realizada, promove a redução mais rápida de lactato sanguíneo do que a recuperação passiva
> - A capacidade aeróbia aumentada está associada a diminuições mais rápidas do ácido láctico sanguíneo após alguns, mas não todos, tipos de atividades.

MENSURAÇÃO DA PRODUÇÃO DE ENERGIA

A maneira mais precisa de quantificar qualquer variável, inclusive o uso de energia e a taxa metabólica, durante uma atividade é fazê-la diretamente. No caso da taxa metabólica, isso é possível por meio de um método chamado *calorimetria direta*. No entanto, essa técnica é complicada e requer equipamentos caros. Consequentemente, um método menos custoso e menos demorado, chamado *calorimetria indireta*, é usado com mais frequência para determinar a taxa metabólica. Para entender por completo a calorimetria indireta, é necessário conhecer a calorimetria direta.

Calorimetria direta

Todos os processos metabólicos, aeróbio ou anaeróbio, resultam em produção de calor e energia para a realização das atividades celulares. Nos animais, inclusive nos seres humanos, a taxa metabólica é diretamente proporcional ao calor produzido. Portanto, se a produção de calor for medida com exatidão, é possível, também, mensurar a taxa metabólica de maneira direta. O procedimento de mensuração da produção de calor para determinar a taxa metabólica é chamado de **calorimetria direta**.

A unidade mais comum usada para medir a taxa metabólica é a **quilocaloria (kcal)**, a qual também é, muitas vezes, apresentada como **Caloria** (observe que o C está em letra maiúscula). Uma quilocaloria, como o próprio nome diz (quilo = 1.000), contém, na verdade, 1.000 calorias (1 quilocaloria = 4,186 joules). Uma caloria é definida como o calor necessário para elevar a temperatura de 1 g de água em 1°C. Uma caloria representa muito pouco calor; portanto, quilocalorias são tipicamente usadas quando se mede a taxa metabólica.

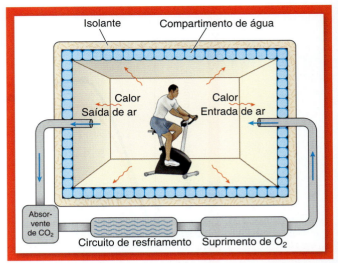

FIGURA 3.12 Câmara de calorimetria mede o calor produzido. O calor produzido pela pessoa na câmara pode ser calculado medindo o aumento da temperatura do compartimento de água. Conhecer o calor produzido possibilita o cálculo direto da taxa metabólica. O fluxo de ar pela câmara acontece para que a troca de oxigênio e dióxido de carbono possa ocorrer e os cálculos possam ser corrigidos para o resfriamento evaporativo do suor.

Dadas as definições de *caloria* e *quilocaloria*, fica fácil calcular as calorias ou quilocalorias produzidas quando conhecemos o aumento de temperatura de um determinado volume de água. Por exemplo, para que a temperatura de 1,5 ℓ (1.500 g) de água seja elevada em 2°C, são necessárias 3.000 calorias (1.500 g × 2°C) ou 3 kcal de calor. Esse é o cálculo básico usado para determinar a produção de calor ou a taxa metabólica por calorimetria direta.

O calorímetro é uma câmara de ar hermética cercada por um compartimento de água (Figura 3.12). O calor produzido pela taxa metabólica da pessoa no calorímetro eleva a temperatura no compartimento de água. Sabendo o volume de água nesse compartimento e a elevação da temperatura da água, fica fácil calcular as quilocalorias durante um determinado período.

A calorimetria direta, embora muito acurada para determinar a taxa metabólica, exige um calorímetro, um equipamento caro. Por isso, a maioria dos laboratórios estima as quilocalorias gastas em repouso ou durante a atividade, ou a taxa metabólica, usando um procedimento chamado de *calorimetria indireta*.

Calorimetria indireta

O metabolismo aeróbio do carboidrato e dos ácidos graxos requer oxigênio e produz CO_2 e água. O consumo de oxigênio e a produção de CO_2 durante o metabolismo aeróbio, em geral, é equivalente às trocas que ocorreram nos pulmões. Desse modo, medindo os valores de oxigênio e CO_2 trocados nos pulmões, é possível determinar os volumes usados e produzidos respectivamente no metabolismo aeróbio

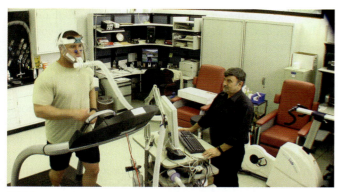

FIGURA 3.13 Um analisador metabólico determina todas as variáveis necessárias para calcular a taxa metabólica de maneira indireta. As variáveis necessárias para calcular a taxa metabólica incluem o oxigênio consumido, o dióxido de carbono produzido e o volume do ar ventilado. (Cortesia de Bradley C. Nindl, PhD, Military Performance Division, U.S. Army Research Institute of Environmental Medicine, Natick, Massachusetts.)

(Figura 3.13). Com base na taxa de oxigênio usado e CO_2 produzido, a qual é diferente para carboidratos e lipídios, é possível determinar a porcentagem de carboidrato e ácido graxo metabolizados, bem como a energia produzida. O método que utiliza a produção de oxigênio, a produção de CO_2 e sua razão para calcular a produção de energia ou taxa metabólica é chamado de **calorimetria indireta**.

Consumo de oxigênio

O consumo de oxigênio ($\dot{V}O_2$) pode ser expresso em litros por minuto de oxigênio usado (ℓ/min) ou mililitros por quilograma de massa corporal por minuto (mℓ/kg/min). A unidade litros por minuto (ℓ/min) é mais apropriada quando se avalia o condicionamento aeróbio ou o desempenho atlético em situações em que o peso corporal próprio não é carregado, como remar ou pedalar em uma superfície plana. Alternativamente, mℓ/kg/min é mais adequado para quando é preciso carregar o próprio peso corporal, como na corrida ou no ciclismo em ladeira. No entanto, como veremos a seguir, o $\dot{V}O_2$ é apenas uma parte o cálculo usado para determinar o gasto energético ao empregar a calorimetria indireta.

Razão de troca respiratória

A **razão de troca respiratória** (RTR) refere-se à razão de oxigênio usado e CO_2 produzido durante o metabolismo. O gasto energético e as porcentagens aproximadas de lipídio e carboidratos usados no metabolismo aeróbio podem ser calculados pela RTR. Isso é possível porque o oxigênio necessário para metabolizar carboidrato e lipídio e o CO_2 produzido são diferentes e estão em uma proporção específica, dependendo do substrato metabolizado. A equação a seguir demonstra o oxigênio necessário e o CO_2 produzido pelo metabolismo de 1 molécula de glicose ($C_6H_{12}O_6$):

$$6\,O_2 + C_6H_{12}O_6 \rightarrow 6\,CO_2 + 6\,H_2O + 30\,ATP$$

Observa-se que 6 O_2 são necessários e 6 CO_2 são produzidos no metabolismo totalmente aeróbio de 1 molécula de glicose. Assim, a razão (6 CO_2/6 O_2) de CO_2 produzido e O_2 necessário para metabolizar de maneira aeróbia 1 molécula de glicose é 1,0. Essa razão será a mesma se for calculada da maneira mencionada ou se empregar o volume de CO_2 expelido ($\dot{V}CO_2$) e o $\dot{V}O_2$ captado nos pulmões usados, ou $\dot{V}CO_2/\dot{V}O_2$.

A equação a seguir mostra o cálculo da RTR para um triglicerídio típico ($C_{16}H_{32}O_2$):

$$23\,O_2 + C_{16}H_{32}O_2 \rightarrow 16\,CO_2 + 16\,H_2O + 129\,ATP$$

Assim, a razão $\dot{V}CO_2/\dot{V}O_2$ será aproximadamente de 0,70 (16 CO_2/23 O_2) quando o ácido graxo é metabolizado por via aeróbia. Quando a RTR é de 1,0, cerca de 100% de carboidrato é metabolizado aerobiamente, e quando a razão é de 0,7, valor próximo a 100% de triglicerídios é metabolizado de maneira aeróbia. Quando a RTR fica entre 1,0 e 0,7, ocorre o metabolismo misto de carboidrato e triglicerídio (Tabela 3.3). Tendo em vista que a produção de ATP é relativamente constante no metabolismo tanto de carboidrato quanto de triglicerídio, também é possível fazer uma estimativa das quilocalorias produzidas por litro de oxigênio em determinada RTR. Na RTR de 0,85, cerca de 50% de carboidrato e 50% de triglicerídio estão sendo metabolizados, e 4,86 kcal/ℓ de O_2 são produzidas. Em repouso, a RTR fica em torno de 0,80, logo, mais ou menos 2/3 de triglicerídio e 1/3 de carboidrato estão sendo

Tabela 3.3 Estimativas da razão de troca respiratória (RTR) da porcentagem de carboidratos e triglicerídios metabolizados e quilocalorias produzidas.

RTR	% Carboidrato	% Triglicerídio	Kcal/litro de O_2
0,70	0,0	100,0	4,69
0,75	15,6	84,4	4,74
0,80	33,4	66,6	4,80
0,85	50,7	49,3	4,86
0,90	67,5	32,5	4,92
0,95	84,0	16,0	4,99
1,00	100,0	0,0	5,05

metabolizados, e cerca de 4,80 kcal por litro de O_2 são gerados. Para obter a estimativa do gasto energético em quilocalorias usadas por minuto, multiplique $\dot{V}_{O_2}$ em litros de O_2/min pelas kcal por litro de O_2 produzidas em uma determinada RTR.

A utilização da RTR no cálculo das quilocalorias usadas por minuto ou da porcentagem de carboidrato e triglicerídio metabolizados é bastante acurada durante trabalho em equilíbrio dinâmico (*steady state*) ou carga de trabalho na qual a grande maioria da energia necessária pode ser obtida de maneira aeróbia. A RTR, no entanto, não é responsável pela produção de energia anaeróbia, portanto, se energia substancial está sendo obtida de fontes anaeróbias, a estimativa da energia usada não é acurada.

Examinando as informações mencionadas, poderíamos pensar que o valor máximo da RTR é de 1,0. No entanto, em cargas de trabalho de alta intensidade, quando parte da energia necessária está sendo obtida aerobiamente, a RTR pode alcançar valores tão altos quanto 1,5 por curtos períodos. Isso é decorrente do tamponamento de bicarbonato no sangue, que resulta na produção de CO_2 ($H^+ + HCO_3^- \rightarrow H_2CO_3 \rightarrow CO_2 + H_2O$). Esse CO_2 produzido pelo sistema tampão bicarbonato pode ser expirado pelos pulmões. Esse CO_2 adicional não provém do metabolismo aeróbio, mas realmente promove um valor de RTR maior que 1,0. Entretanto, se a RTR for maior que 1,0, supõe-se que 100% de carboidrato está sendo metabolizado (lembrar que apenas carboidrato pode ser metabolizado anaerobiamente). Além disso, a utilização da RTR no cálculo das quilocalorias consumidas quando tem valor superior a 1,0 ocasiona a subestimativa da energia total usada, pois a energia anaeróbia não é incluída no cálculo. A RTR também não responde pelo metabolismo da proteína, e é mais precisamente denominada *RTR não proteica*. Na maioria das situações, o metabolismo de proteína é mínimo; portanto, ignorar o metabolismo das proteínas resulta em um erro relativamente pequeno. Apesar dessas limitações, em intensidades de exercício em equilíbrio dinâmico (*steady state*), a RTR resulta em estimativas acuradas da porcentagem de carboidrato e triglicerídio metabolizados e da energia total usada.

Uso da energia em repouso

A **taxa de metabolismo basal (TMB)** apresenta uma definição estrita: é a taxa metabólica determinada em decúbito dorsal, 12 a 18 horas após uma refeição, imediatamente após acordar e em ambiente termoneutro. A **taxa metabólica de repouso (TMR)**, por outro lado, tem uma definição menos rígida: é a taxa metabólica cerca de 4 horas depois de uma refeição leve e após aproximadamente 30 a 60 minutos de repouso sossegado. A maioria das pessoas passa a maioria do dia em TMB, ou próximo a ela, logo, ela é responsável por cerca de 60 a 75% do total de calorias metabolizadas durante um dia. Tanto a TMB quanto a TMR são afetadas por diversos fatores, inclusive os seguintes:

- *Idade*: conforme envelhecemos, a TMB gradualmente diminui devido à redução progressiva da massa corporal sem gordura
- *Sexo*: em geral, os homens apresentam TMB um pouco mais alta do que as mulheres de mesma massa corporal devido à maior massa corporal sem gordura
- *Temperatura corporal*: o aumento da temperatura corporal elevada resulta em elevação da TMB
- *Estresse*: o estresse eleva a TMB devido ao aumento da atividade do sistema nervoso simpático
- *Área de superfície corporal*: quanto maior a área de superfície corporal disponível para a perda de calor, maior a TMB.

Além disso, $\dot{V}_{O_2}$ indica o tempo em minutos. O gasto energético em repouso e durante o exercício pode ser estimado a partir da RTR e do oxigênio usado no metabolismo aeróbio durante um período de tempo. Por exemplo, em repouso, usamos 3,5 mℓ/kg/min. Considerando uma massa corporal de 100 kg, usaríamos no metabolismo 350 mℓ de O_2/min (3,5 mℓ de O_2/kg/min × 100 kg) ou 3,5 ℓ de O_2/min. Isso resultaria em 21.000 mℓ de O_2/h ou 21 ℓ de O_2/h e 504 ℓ de O_2/dia. Se considerarmos a RTR média em repouso de 0,8, isso poderia resultar em cerca de 4,80 kcal por litro de O_2. A estimativa do gasto energético em quilocalorias durante 24 horas, pressupondo que o indivíduo não tenha atividade física extenuante, pode ser feita multiplicando-se os litros de O_2 usados no metabolismo e as quilocalorias obtidas por litro de O_2. Dessa maneira, durante 1 dia, o indivíduo teria um gasto energético em repouso de 504 ℓ de O_2/dia × 4,80 kcal/ℓ de O_2 ou 2.419,2 kcal. Esses mesmos cálculos podem ser usados para estimar o gasto energético durante qualquer período de tempo, bem como durante a atividade. No entanto, as suposições e limitações da RTR, conforme já foi discutido, precisam ser consideradas e atendidas para que se possa obter a estimativa energética mais acurada possível. Litros por minuto e mililitros por quilograma por minuto de oxigênio usado são as unidades mais

---

Revisão rápida

- A calorimetria direta é a medida da taxa metabólica pela determinação da produção de calor por meio de um calorímetro
- A calorimetria indireta é a estimativa da taxa metabólica a partir do consumo de oxigênio e da razão de troca respiratória (RTR)
- A RTR é a razão entre o dióxido de carbono produzido e o consumo de oxigênio e indica a porcentagem de carboidrato metabolizado (RTR = 1,00 indica 100% de metabolismo de carboidrato) e a porcentagem de lipídio metabolizado (RTR = 0,70 quer dizer 100% de metabolismo de lipídio), além do número aproximado de quilocalorias obtidas por litro de oxigênio consumido
- A taxa de metabolismo basal depende de idade, sexo, temperatura corporal, área de superfície corporal, estresse e diversos hormônios.

Boxe 3.8 Perguntas frequentes dos estudantes

Quando estou no equipamento elíptico na academia, a tela computadorizada diz que estou em 9 MET. O que é MET e o que quer dizer?

MET é um equivalente metabólico da taxa metabólica de repouso (TMR) de um indivíduo, usado para expressar o custo energético de uma atividade. Um MET é equivalente à TMR e o número de MET é um múltiplo da TMR. Visto que a TMR difere de indivíduo para indivíduo de acordo com fatores como idade, peso e composição corporal, 1 MET também difere. Em geral, 1 MET equivale a 200 a 250 mℓ de oxigênio, dependendo do indivíduo, ou 3,5 mℓ/kg/min de oxigênio por minuto. Assim, se utilizadas para expressar o consumo de oxigênio; entretanto, o consumo de oxigênio também é mostrado em equivalentes metabólicos, ou quanto oxigênio está sendo usado em relação ao consumo de oxigênio em repouso (Boxe 3.8).

você está se exercitando na intensidade de 9 MET, quer dizer que está trabalhando na intensidade equivalente a 9 vezes a sua taxa metabólica de repouso. Os MET também são usados para classificar a intensidade do exercício. Um exercício que "queima" 3 a 6 MET é considerado de intensidade moderada, e a atividade física que "queima" mais de 6 MET é dita de intensidade vigorosa. Portanto, em 9 MET, você está se exercitando em intensidade vigorosa.

INTERAÇÕES METABÓLICAS NOS EVENTOS DE ENDURANCE

Nas atividades de baixa intensidade e de longa duração, como na maratona e no ciclismo de estrada, a maioria do ATP provém do metabolismo aeróbio. Entretanto, parte da energia necessária é produzida por fontes anaeróbias, ocorrendo interação do metabolismo aeróbio e anaeróbio. Se um ciclista de estrada subir uma ladeira em um ritmo mais rápido do que aquele que pode ser mantido apenas pelo metabolismo aeróbio, parte do ATP necessário será produzida por metabolismo anaeróbio. Se a subida da ladeira for seguida por descida da ladeira, a recuperação, como metabolismo aeróbio do ácido láctico e diminuição da acidose intramuscular, pode ocorrer porque a porção da corrida que consiste na descida da ladeira não demanda a utilização do máximo de ATP que pode ser obtido do metabolismo aeróbio. Esse tipo de interação de metabolismo aeróbio, metabolismo anaeróbio e processos de recuperação pode acontecer em qualquer atividade de longa duração e baixa intensidade.

Algumas atividades que podem parecer ter natureza predominantemente anaeróbia, na verdade, obtêm uma fração substancial da energia necessária do metabolismo aeróbio. A contribuição relativa do ATP sintetizado aerobiamente durante corridas de 200, 400, 800 e 1.500 m realizadas por atletas treinados é de 29, 43, 66 e 84%, respectivamente.[28] Isso demonstra que a corrida de 800 m obteve a maior parte da energia necessária a partir do metabolismo aeróbio e que o *sprint* de 200 m também obtém uma porção importante do ATP necessário do metabolismo aeróbio. Isso também indica que a mudança para o ATP produzido de maneira predominante (> 50%) pelo metabolismo aeróbio ocorre em algum momento entre 15 e 30 segundos nesses eventos de corrida (Figura 3.14). Nos eventos mais longos, de 800 e 1.500 m, após a troca para a dependência predominante do metabolismo aeróbio, ocorre aumento gradativo dessa dependência até que quase toda a energia necessária para sustentar a atividade ao longo de toda a duração da corrida é fornecida por metabolismo aeróbio. Pode-se esperar, conforme aumenta a duração de qualquer atividade específica, menos ATP obtido do metabolismo anaeróbio. No entanto, parte do ATP ainda é obtida do metabolismo anaeróbio no evento de 1.500 m.

Existe uma interação considerável do metabolismo anaeróbio com o metabolismo aeróbio mesmo em eventos ou atividades que são consideradas predominantemente dependentes de uma única via metabólica. Por exemplo, em um *sprint* máximo de 3 segundos, aproximadamente 3% do ATP necessário provém do metabolismo aeróbio; enquanto em uma corrida de 1.500 m, 16% do ATP necessário é produzido por metabolismo anaeróbio. Desse modo, mesmo eventos ou atividades consideradas dependentes de maneira prevalente do metabolismo aeróbio obtêm parte da energia do metabolismo anaeróbio e vice-versa (ver Boxe 3.9).

Revisão rápida

- O metabolismo anaeróbio (fosfocreatina e trifosfato de adenosina [ATP] intramuscular e glicólise) fornece a maioria do ATP durante a atividade física de curta duração e alta intensidade
- Conforme a duração da sessão do exercício anaeróbio aumenta, ocorre dependência maior da glicólise e do metabolismo aeróbio para obtenção do ATP necessário
- À medida que a duração da atividade física aumenta além de aproximadamente 3 minutos, a intensidade do exercício diminui e ocorre uma dependência maior do metabolismo aeróbio
- Embora algumas atividades originem a maior parte do ATP necessário a partir de uma fonte específica, existe uma grande interação das fontes de ATP em muitas atividades.

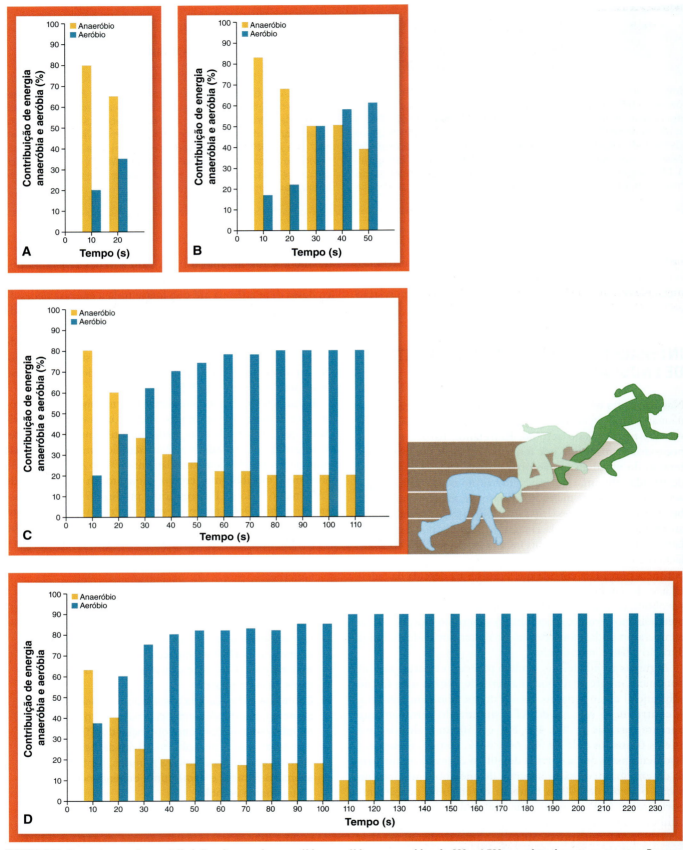

FIGURA 3.14 Porcentagens das contribuições da energia anaeróbia e aeróbia para corridas de 200 a 1.500 m variam durante os eventos. Durante todos esses eventos, em princípio, existe uma dependência maior das fontes anaeróbias de trifosfato de adenosina (ATP). Com a continuidade do evento, a dependência maior do metabolismo aeróbio se desenvolve para gerar o ATP necessário. **A.** *Sprint* de 200 m; **B.** 400 m; **C.** 800 m; **D.** 1.500 m. (Dados de Spencer MR, Gastin B. Energy system contribution during 200- to 1500-m running in highly trained athletes. *Med Sci Sports Exerc.* 2001;33:157–162.)

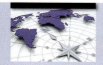

Boxe 3.9 Mais a explorar
Envelhecimento e mitocôndrias

As mitocôndrias são organelas intracelulares – incluindo fibras musculares – nas quais ocorre respiração aeróbia. Nessas pequenas estruturas ovaladas, ocorrem o ciclo de Krebs e a cadeia de transporte de elétrons; sendo, portanto, verdadeiras casas de força no que se trata de produção de ATP. No entanto, uma ampla e crescente literatura indica que as mitocôndrias também têm uma participação crucial no início e na progressão do envelhecimento, bem como na sarcopenia (perda de massa muscular relacionada à idade). Graças ao processo de geração de ATP da fosforilação oxidativa, são produzidas espécies reativas de oxigênio (ERO) durante a função mitocondrial. Essas ERO ou radicais livres danificam as proteínas, as membranas e, principalmente, o DNA das mitocôndrias (mtDNA), resultando em mutações que desencadeiam a degradação celular associada ao envelhecimento. Vale mencionar que as pesquisas mostram que o treinamento físico de natureza aeróbia efetivamente evita o acúmulo de ERO nas mitocôndrias e seu extravasamento para a célula por meio das membranas mitocondriais rompidas, que, por fim, podem levar à morte celular (apoptose). Isso ocorre depois que os radicais livres extravasam para o citoplasma da célula, causando danos na proteína por toda a célula e resultando em mutações no DNA mitocondrial e no DNA nuclear. À primeira vista, pareceria contraintuitivo que o aumento de atividade muscular reduzisse os danos induzidos por ERO visto que a atividade física aumenta a taxa de fosforilação oxidativa, que deveria elevar os níveis de ERO. Embora seja verdadeiro que o exercício aumenta a atividade mitocondrial (ou seja, a fosforilação oxidativa), também se observou que o treinamento aeróbio aumenta a capacidade das enzimas antioxidantes encontradas nas mitocôndrias que neutralizam as ERO, impedindo, assim, danos às proteínas e ao DNA e a liberação de radicais livres para o citoplasma celular. Na verdade, quando realizado com regularidade, o exercício aeróbio é tão efetivo na melhoria da atividade antioxidante que se determinou que a degeneração mitocondrial e a disfunção observadas no músculo envelhecido estão mais relacionadas à redução da atividade física, que tipicamente ocorre com o envelhecimento, do que com o processo de envelhecimento em si. Deve-se observar, no entanto, que embora os efeitos do treinamento de exercícios no acúmulo de ERO sejam bastante notáveis, eles não conseguem impedir o processo de envelhecimento completamente, apenas retardá-lo de modo significativo.

Leitura adicional

Lanza IR, Nair KS. Muscle mitochondrial changes with aging and exercise. *Am J Clin Nutr*. 2009(suppl);89:467S–471S.

Ljubicic V, Joseph AM, Saleem A, et al. Transcriptional and post-transcriptional regulation of mitochondrial biogenesis in skeletal muscle: effects of exercise and aging. *Biochim Biophys Acta*. 2010;1800:223–234.

Marzetti E, Leeuwenburgh C. Skeletal muscle apoptosis, sarcopenia and frailty at old age. *Exp Gerontol*. 2006;41:1234–1238.

Peterson CM, Johannsen DL, Ravussin E. Skeletal muscle mitochondria and aging: a review. *J Aging Res*. 2012; doi:10.1155/2012/194821.

Stuart JA, Maddalena LA, Merilovich M, et al. A midlife crisis for the mitochondrial free radical theory of aging. *Logev Healthsp*. 2014;3:4

ESTUDO DE CASO

Cenário clínico

Você é o diretor de uma equipe de pesquisa em fisiologia do exercício no Olympic Training Center. Um atleta de *endurance* chega ao laboratório de testes para fazer uma avaliação da capacidade aeróbia máxima. Um dos fisiologistas da equipe administra o teste de esforço máximo graduado na esteira rolante. Durante o teste, ele monitora a frequência cardíaca, a ventilação, o escore de esforço percebido, o lactato sanguíneo, o consumo de oxigênio, a produção de CO_2 e a RTR. O profissional observa que conforme o teste vai progredindo, a frequência cardíaca e a ventilação aumentam progressivamente e tudo parece normal. No entanto, a RTR começou em 0,80, foi para 0,85 em aproximadamente 4 minutos no teste, para 1,0 por volta do 7º minuto do teste e, depois disso, ultrapassou 1,0, atingindo o máximo de 1,3 antes da exaustão voluntária. O fisiologista ficou um tanto confuso com o fato de a RTR ter alcançado valor superior a 1,0 e insistiu que o equipamento que analisa o oxigênio estava quebrado. Ele se lembrou de ter aprendido na aula de fisiologia do exercício que a RTR de 0,85 indica que 50% de carboidrato e 50% de triglicerídio estão sendo metabolizados de maneira aeróbia e que a RTR de 1,0 significa que 100% de carboidrato e 0% de lipídios estão sendo metabolizados. O que você faz?

Opções

Você explica ao profissional da sua equipe que ele está parcialmente correto; RTR é a razão entre $\dot{V}_{CO_2}$ e $\dot{V}_{O_2}$. Quando a RTR é de 1,0, aproximadamente 100% de carboidrato está sendo metabolizado por via aeróbia, e quando a razão é 0,7, cerca de 100% da demanda energética está sendo atendida pelo metabolismo aeróbio dos lipídios. Quando a RTR está entre 1,0 e 0,70, uma mistura de carboidrato e triglicerídio está sendo metabolizada. Se a RTR for 0,85, aproximadamente 50% de carboidrato e 50% de triglicerídio estão sendo metabolizados. Por isso, é razoável pensar que o valor máximo da RTR é de 1,0. Entretanto, na intensidade máxima do exercício, quando a energia é obtida anaerobiamente, a RTR pode alcançar valores de até 1,5 por curtos períodos. Isso se deve ao sistema de tamponamento do bicarbonato no sangue, que resulta na produção de CO_2 ($H^+ + HCO_3^- \rightarrow H_2CO_3^- \rightarrow CO_2 + H_2O$). Esse CO_2 produzido pelo sistema de tamponamento do bicarbonato pode ser expirado pelos pulmões. Esse CO_2 adicional não resulta de metabolismo aeróbio, contudo, resulta em um valor de

(Continua)

ESTUDO DE CASO (continuação)

RTR maior que 1,0. No entanto, se a RTR for maior que 1,0, supõe-se que 100% de carboidrato está sendo metabolizado (lembre-se de que apenas carboidrato pode ser metabolizado anaerobiamente).

Cenário clínico
Você é o *coach* de uma equipe de atletismo. Um de seus atletas insiste em cair no chão imediatamente após os *sprints* de 150 a 200 m durante as sessões de treinamento, permanecendo deitado no chão até o próximo intervalo. Ele faz isso porque acredita que diminui os níveis muscular e sanguíneo de ácido láctico entre os intervalos de atividade física, permitindo, assim, uma recuperação mais rápida entre as práticas. O que você faz?

Opções
Em primeiro lugar, parabenize o atleta por saber que os níveis sanguíneos de ácido láctico têm relação com a fadiga durante as atividades de alta intensidade como o treinamento intervalado. Depois disso, explique que atividades leves a moderadas, como o trote (*jogging*) lento, reduzem a acidose mais rapidamente do que apenas deitar-se no chão nos intervalos, e que isso tem várias causas. Primeiro, o ácido láctico pode ser metabolizado pelo músculo para fornecer energia (ATP) para realização da atividade leve. Segundo, a atividade leve mantém o sangue fluindo para o músculo, suprindo-o com ácido láctico, que pode também ser usado na síntese de glicose, a qual será utilizada como substrato energético no intervalo seguinte. Esses dois fatores ajudam a reduzir o ácido láctico sanguíneo mais rapidamente do que apenas deitar no chão entre os intervalos. Peça ao atleta para tentar um trote (*jogging*) lento durante a sessão do treinamento intervalado seguinte. Diga que você tem certeza de que ele perceberá a recuperação mais rápida entre os intervalos e obterá melhor qualidade de treinamento em comparação com apenas deitar-se no chão entre os intervalos.

Resumo do capítulo

A via metabólica aeróbia (oxidativa) é o principal gerador de ATP durante o repouso e exercícios de intensidade leve a moderada. Quando é usado carboidrato como substrato energético, a via aeróbia começa com a entrada do piruvato produzido por glicólise na mitocôndria e posterior conversão em acetil-CoA. Se gorduras forem usadas como substrato energético inicial, ácidos graxos livres entram nas mitocôndrias onde são então clivados em acetil-CoA por um processo chamado de betaoxidação. Nesse momento, se a acetil-CoA for derivada de carboidratos ou ácidos graxos, o processo de produção de ATP é o mesmo. Ou seja, a acetil-CoA participa do ciclo de Krebs antes da próxima fase do metabolismo aeróbio, que é o processo de fosforilação oxidativa que ocorre na cadeia de transporte de elétrons na membrana interna das mitocôndrias. Como resultado da respiração aeróbia, muito mais ATP é sintetizado por molécula de glicose do que seria possível com o metabolismo anaeróbio desse carboidrato. E, ao contrário do metabolismo anaeróbio, o metabolismo aeróbio consegue degradar gorduras e, em menor grau, proteínas, de maneira que ainda mais ATP pode ser produzido. Treinamento físico de longa duração e intensidade submáxima aumenta a capacidade do corpo de produzir aerobiamente ATP. Fisiologicamente, isso se manifesta por maior conteúdo mitocondrial acompanhado por maior expressão enzimática aeróbia nos músculos treinados, junto com maior capilaridade e conteúdo de mioglobina. A recuperação efetiva após um período de atividade física depende também, em parte, do metabolismo aeróbio. Mais especificamente, o oxigênio consumido durante a recuperação que está acima das condições de repouso (EPOC) é usado por vias aeróbias para metabolizar o lactato e repor a PC intramuscular. Assim, uma avaliação minuciosa de como funciona o metabolismo aeróbio nos ajudará a compreender como melhorar o desempenho de *endurance*, bem como a efetividade da recuperação após o exercício.

Questões de revisão

Preencha as lacunas

1. _____ é o processo pelo qual o movimento dos elétrons na cadeia de transporte de elétrons resulta na produção de ATP.
2. Quando NADH fornece elétrons à cadeia de transporte de elétrons, _____ moléculas de ATP são produzidas.
3. A organela intracelular na qual ocorre a respiração aeróbia é chamada de _____.
4. _____ é o processo em que os ácidos graxos são degradados para formar moléculas de ácido acético de dois carbonos.
5. Na razão de troca respiratória de 1,0, cerca de 100% de _____ está sendo metabolizado aerobiamente.

Múltipla escolha

1. A enzima degrada triglicerídios para formar glicerol e ácidos graxos.

a. Citrato sintase
b. Fosfofrutoquinase (PFK)
c. Fosforilase
d. Lipase sensível a hormônio

2. Qual dos seguintes substratos energéticos é usado primariamente durante condições de repouso?
   a. Carboidrato
   b. Triglicerídio
   c. Proteína
   d. Gordura

3. Constatou-se que, conforme aumenta a intensidade do exercício, o uso de carboidrato pelos músculos ativos:
   a. permaneceu inalterado
   b. diminuiu
   c. aumentou
   d. perdeu importância

4. O limiar do lactato ocorre em aproximadamente _____ do consumo máximo de oxigênio em indivíduos *não treinados* e em cerca de _____ do consumo máximo de oxigênio nos indivíduos *treinados em endurance*, o que possibilita o emprego de carga de trabalho mais alta sem aumento da concentração sanguínea de ácido láctico nos indivíduos treinados para *endurance*.
   a. 100%; 100%
   b. 50 a 60%; 65 a 80%
   c. 80%; 50%
   d. 80 a 90%; 90 a 100%
   e. 30%; 50%

5. Que adaptações ao treinamento possibilitam que o indivíduo com treinamento de *endurance* metabolize uma porcentagem mais elevada de ácidos graxos ao correr no mesmo ritmo ou na mesma carga de trabalho absoluta que o indivíduo não treinado?
   a. Aumentos dos níveis da enzima creatinaquinase
   b. Elevações dos níveis das enzimas da glicólise
   c. Aumentos dos níveis das enzimas do ciclo de Krebs e do transporte de elétrons
   d. Aumento dos níveis das enzimas da betaoxidação
   e. c e d

Verdadeiro ou falso

1. Durante a respiração aeróbia, os três substratos alimentares (carboidrato, gordura, proteína) podem ser usados para sintetizar ATP.
2. O treinamento de *endurance* (aeróbio) resultará em aumento da intensidade de exercícios na qual os níveis sanguíneos de lactato começam a se elevar.
3. Após o exercício, a recuperação passiva comprovadamente reduz a concentração sanguínea de lactato mais rapidamente.
4. O termo *déficit de oxigênio* descreve o oxigênio usado acima dos valores de repouso após o exercício.
5. O treinamento de *endurance* (aeróbio) aumenta a taxa de recuperação metabólica após o término do exercício.

Questões objetivas

1. Qual é o determinante primário de qual substrato alimentar será usado para produzir ATP durante o exercício aeróbio?
2. Descreva por que é vantajoso ter um limiar do lactato mais elevado durante o exercício aeróbio.
3. Descreva algumas das adaptações fisiológicas ao treinamento de *endurance* (aeróbio) que provocam aumento do volume máximo de oxigênio que pode ser consumido durante o exercício.

Faça a correspondência

1. Faça a correspondência dos termos a seguir com a definição correta:

Betaoxidação	Um processo no qual o aminoácido é metabolizado, perdendo seu grupo nitrogênio.
Cadeia transportadora de elétrons	Um processo durante o qual os ácidos graxos são degradados em moléculas de 2 carbonos que, depois disso, são transformadas em acetil-CoA.
Desaminação	Uma série de reações químicas que ocorrem nas mitocôndrias envolvida no metabolismo da acetil-CoA, resultando em produção de trifosfato de adenosina (ATP), dióxido de carbono e íons de hidrogênio.
Ciclo de Cori	Uma série de reações químicas que ocorrem nas mitocôndrias envolvendo citocromos que resulta na produção de ATP e água.
Ciclo de Krebs	Um processo que sintetiza glicogênio hepático a partir do ácido láctico produzido no músculo esquelético ou em outros tecidos.

Pensamento crítico

1. Por que, ao treinar para uma maratona, é importante ser cuidadoso em suas escolhas alimentares?
2. Por que se espera encontrar mudanças no conteúdo mitocondrial dos músculos esqueléticos após o treinamento aeróbio, mas não após o treinamento anaeróbio?

Termos-chave

Betaoxidação: série de reações que degradam ácidos graxos e produzem acetil-CoA.

Cadeia transportadora de elétrons (CTE): série de reações químicas que ocorrem dentro das mitocôndrias, envolvendo citocromos, as quais produzem ATP e água.

Caloria: outro termo comumente usado no lugar de quilocaloria, que significa a energia necessária para aumentar em 1°C de água a temperatura de 1.000 g.

Calorimetria direta: determinação da taxa metabólica de um organismo por meio da medida direta do calor produzido.

Calorimetria indireta: estimativa da taxa metabólica de um organismo a partir do oxigênio consumido e dióxido de carbono produzido.

Ciclo de Krebs: série de reações químicas que ocorrem nas mitocôndrias, envolvidas no metabolismo do acetil-CoA, resultando em produção de ATP, dióxido de carbono e íons de hidrogênio.

Complexos respiratórios: canais de íons de hidrogênio especializados, localizados na membrana interna das mitocôndrias, os quais são importantes na produção de ATP.

Consumo excessivo de oxigênio após exercício (EPOC): oxigênio extra consumido acima do valor de repouso após o exercício, o qual é utilizado para ajudar muitos processos de recuperação; um termo semelhante é *débito de oxigênio*.

Débito de oxigênio: o oxigênio adicional consumido acima do valor de repouso após uma série de exercícios, o qual é usado para ajudar muitos processos de recuperação; *EPOC* é um termo semelhante.

Déficit de oxigênio: a diferença entre o oxigênio necessário para realizar uma carga de trabalho específica somente por meio do metabolismo aeróbio e o oxigênio realmente consumido no início da realização de uma série de trabalho.

Desaminação: remoção do grupo amino (NH_2) de uma molécula como aminoácido.

Estado de equilíbrio dinâmico: carga de trabalho durante a qual o metabolismo aeróbio supre toda a energia necessária.

Flavina adenina dinucleotídio (FAD): uma das diversas moléculas que atuam como transportador de elétron e hidrogênio em bioenergética.

Fosforilação oxidativa: processo no qual o fosfato inorgânico liga-se ao ADP, produzindo ATP durante a CTE.

Gliconeogênico: relativo à síntese de glicose a partir de um precursor não carboidrato.

Início do acúmulo de ácido láctico no sangue (OBLA): carga de trabalho na qual a concentração de lactato sanguíneo se eleva acima de 4,0 mM.

Limiar do lactato: carga de trabalho na qual a concentração de lactato sanguíneo aumenta de maneira significativa acima do nível de repouso.

Lipase sensível a hormônio: enzima encontrada nos adipócitos e nas fibras musculares que degradam triglicerídios em ácidos graxos e glicerol.

Protease: enzima que hidrolisa proteína.

Quilocaloria (kcal): energia necessária para elevar em 1°C a temperatura de 1.000 g de água.

Razão de troca respiratória (RTR): a razão entre a produção de dióxido de carbono e o oxigênio consumido; indica a porcentagem de carboidratos e triglicerídios metabolizados aerobiamente.

Recuperação ativa: realização de atividade física leve imediatamente após uma série de exercício com objetivo de ajudar a recuperação.

Recuperação passiva: a não realização de atividade física imediatamente após uma série de exercícios.

Taxa de metabolismo basal (TMB): taxa metabólica determinada em ambiente termoneutro, 12 a 18 horas após uma refeição, imediatamente após levantar-se da posição de supino em repouso.

Taxa metabólica de repouso (TMR): a taxa metabólica determinada 4 horas depois de uma refeição leve e após aproximadamente 30 a 60 minutos de repouso sossegado.

Transaminação: a reação de transaminação resulta na troca de um grupo amino em um ácido por um grupo cetona em outro ácido.

REFERÊNCIAS BIBLIOGRÁFICAS

1. Abernethy PJ, Thayer R, Taylor AW. Acute and chronic responses of skeletal muscle to endurance and sprint exercise: a review. *Sports Med*. 1990;10:365.
2. Andersen P, Henriksson J. Capillary supply of the quadriceps femoris muscle of man: adaptive response to exercise. *J Physiol*. 1977;270:677–690.
3. Bassett DR Jr, Merrill PW, Nagle FJ, et al. Rate of decline in blood lactate after cycling exercise in endurance-trained and -untrained subjects. *J Appl Physiol*. 1991;70:1816.
4. Berg JM, Tymoczko JL, Stryer L. *Biochemistry*. WH Freeman and Co., 1991.
5. Brooks GA. Intra- and extra-cellular lactate shuttles. *Med Sci Sports Exerc*. 2000;32:790.
6. Burgomaster KA, Heigenhauser GJ, Gibala MJ. Effect of short-term sprint interval training on human skeletal muscle carbohydrate metabolism during exercise and time-trial performance. *J Appl Physiol*. 2006;100:2041.
7. Burleson MA Jr, O'Bryant HS, Stone MH, et al. Effect of weight training exercise and treadmill exercise on post-exercise oxygen consumption. *Med Sci Sports Exerc*. 1998;30:518.
8. Cairns SP. Lactic acid and exercise performance: culprit or friend? *Sports Med*. 2006;36:279.
9. Convertino VA, Armstrong LE, Coyle EF, et al. American College of Sports Medicine position stand: exercise and fluid replacement. *Med Sci Sports Exerc*. 1996;28(1):i–vii.
10. Fairchild TJ, Armstrong AA, Rao A, et al. Glycogen synthesis in muscle fibers during active recovery from intense exercise. *Med Sci Sports Exerc*. 2003;35:595.
11. Gladden LB. The role of skeletal muscle in lactate exchange during exercise: introduction. *Med Sci Sports Exerc*. 2000;32:753.
12. Graham T. Skeletal muscle amino acid metabolism and ammonia production during exercise. In: Hargraves M, ed. *Exercise Metabolism*. Champaign, IL: Human Kinetics, 1995:131.
13. Greiwe JS, Hickner RC, Hansen PA, et al. Effects of endurance exercise training on muscle glycogen accumulation in humans. *J Appl Physiol*. 1999;87:222.
14. Groff J, Gropper S. *Advanced Nutrition and Human Metabolism*. Belmont, CA: Wadsworth/Thompson Learning, 2000.
15. Holloszy JO. Adaptation of skeletal muscle to endurance exercise. *Med Sci Sports*. 1975;7:155.
16. Hawley JA, Stepto NK. Adaptations to training in endurance cyclists: implications for performance. *Sports Med*. 2001;31:511.
17. Howald H, Hoppeler H, Claassen H, et al. Influences of endurance training on the ultrastructural composition of the different muscle fiber types in humans. *Pflugers Arch*. 1985;403:369.
18. Jones AM, Carter H. The effect of endurance training on parameters of aerobic fitness. *Sports Med*. 2000;29:373.
19. Kang J, Hoffman JR, Im J, et al. Evaluation of physiological responses during recovery following three resistance exercise programs. *J Strength Cond Res*. 2005;19:305.
20. Kiens B, Essen-Gustavsson B, Christensen NJ, et al. Skeletal muscle substrate utilization during submaximal exercise in man: effect of endurance training. *J Physiol*. 1993;469:459.
21. Koves TR, Noland RC, Bates AL, et al. Subsarcolemmal and intermyofibrillar mitochondria play distinct roles in regulating skeletal muscle fatty acid metabolism. *Am J Physiol Cell Physiol*. 2005;288:C1074.
22. Kraemer WJ, Volek JS, Clark KL, et al. Influence of exercise training on physiological and performance changes with weight loss in men. *Med Sci Sports Exerc*. 1999;31:1320.

23. Lamb GD, Stephenson DG. Point: lactic acid accumulation is an advantage during muscle activity. *J Appl Physiol.* 2006;100:1410.
24. McLellan TM, Skinner JS. Blood lactate removal during active recovery related to anaerobic threshold. *Int J Sports Med.* 1982;3:224.
25. Melby CL, Tincknell T, Schmidt WD. Energy expenditure following a bout of non-steady state resistance exercise. *J Sports Med Phys Fitness.* 1992;32:128.
26. Rico-Sanz J, Rankinen T, Joanisse DR, et al. Familial resemblance for muscle phenotypes in the HERITAGE Family Study. *Med Sci Sports Exerc.* 2003;35:1360–1366.
27. Ross A, Leveritt M. Long-term metabolic and skeletal muscle adaptations to short-sprint training: implications for sprint training and tapering. *Sports Med.* 2001;31:1063.
28. Spencer MR, Gastin PB. Energy system contribution during 200- to 1500-m running in highly trained athletes. *Med Sci Sports Exerc.* 2001;33:157.
29. Turcotte L, Richter E, Kiens B. Lipid metabolism during exercise. In: Hargraves M, ed. *Exercise Metabolism.* Champaign, IL: Human Kinetics, 1995:99.
30. Yoshida T, Udo M, Iwai K, et al. Significance of the contribution of aerobic and anaerobic components to several distance running performances in female athletes. *Eur J Appl Physiol Occup Physiol.* 1990;60:249.

LEITURA SUGERIDA

Billat VL, Lepretre PM, Heugas AM, et al. Energetics of middle-distance running performances in male and female junior using track measurements. *Jpn J Physiol.* 2004;54(2):125–135.

Chasan-Taber L, Freedson PS, Roberts DE, et al. Energy expenditure of selected household activities during pregnancy. *Res Q Exerc Sport.* 2007;78(2):133–137.

Da Silva ME, Fernandez JM, Castillo E, et al. Influence of vibration training on energy expenditure in active men. *J Strength Cond Res.* 2007;21(2):470–475.

Di Giulio C, Daniele F, Tipton CM. Angelo Mosso and muscular fatigue: 116 years after the first Congress of Physiologists: IUPS commemoration. *Adv Physiol Educ.* 2006;30(2):51–57.

Di Prampero PE, Francescato MP, Cettolo V. Energetics of muscular exercise at work onset: the steady-state approach. *Pflugers Arch.* 2003;445(6):741–746.

Hunter GR, Byrne NM. Physical activity and muscle function but not resting energy expenditure impact on weight gain. *J Strength Cond Res.* 2005;19(1):225–230.

Iscoe KE, Campbell JE, Jamnik V, et al. Efficacy of continuous real-time blood glucose monitoring during and after prolonged high-intensity cycling exercise: spinning with a continuous glucose monitoring system. *Diabetes Technol Ther.* 2006;8(6):627–635.

Scott CB. Contribution of blood lactate to the energy expenditure of weight training. *J Strength Cond Res.* 2006;20(2):404–411.

Tang JE, Hartman JW, Phillips SM. Increased muscle oxidative potential following resistance training induced fibre hypertrophy in young men. *Appl Physiol Nutr Metab.* 2006;31(5):495–501.

Yasuda N, Ruby BC, Gaskill SE. Substrate oxidation during incremental arm and leg exercise in men and women matched for ventilatory threshold. *J Sports Sci.* 2006;24(12):1281–1289.

REFERÊNCIAS CLÁSSICAS

Dill DB, Yousef MK, Vitez TS, et al. Metabolic observations on Caucasian men and women aged 17 to 88 years. *J Gerontol.* 1982;37(5):565–571.

Hill AV. Calorimetrical experiments on warm-blooded animals. *J Physiol.* 1913;46(2):81–103.

Hill AV. The energy degraded in the recovery processes of stimulated muscles. *J Physiol.* 1913;46(1):28–80.

PARTE 2

Fisiologia do Exercício e Sistemas Corporais

Capítulo 4

Sistema Muscular Esquelético

Após a leitura deste capítulo, você deve ser capaz de:

- Explicar como o músculo esquelético produz força e movimento no corpo
- Descrever a anatomia estrutural do músculo esquelético, inclusive os diferentes componentes do sarcômero e as fases da ação muscular
- Listar as técnicas histoquímicas que são utilizadas para identificar os tipos de fibra muscular
- Listar os diferentes tipos de fibra muscular utilizando o esquema de análise histoquímica da miosina ATPase
- Discutir as funções dos tipos de fibra muscular e sua correlação com os diferentes tipos de desempenho esportivo
- Discutir as capacidades de produção de força, inclusive os tipos de ação muscular
- Explicar a propriocepção no músculo e o sentido cinestésico, inclusive as ações dos fusos musculares e dos órgãos tendinosos de Golgi
- Listar as mudanças no músculo esquelético relacionadas com o treinamento, inclusive os efeitos específicos de treinamento relacionados com exercícios de *endurance* e de resistência na hipertrofia muscular e na transição do subtipo de fibra muscular
- Explicar os efeitos do treinamento simultâneo de alta intensidade de *endurance* e de força nas adaptações específicas para cada tipo de treinamento

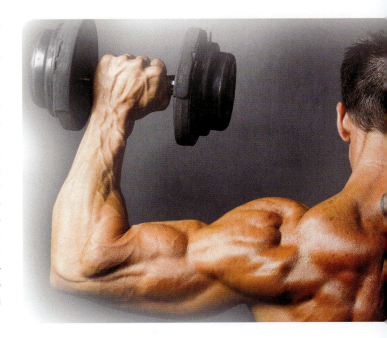

A capacidade do músculo esquelético de mediar o desempenho humano é impressionante. Desde a capacidade de levantar mais de 453,5 kg a partir de uma posição agachada até a capacidade de correr uma maratona em menos de 2 horas e 4 minutos, a espécie humana demonstra uma variação dramática das capacidades de desempenho físico (Figura 4.1). Pode-se perguntar, "Como pode ser possível essa variabilidade funcional em uma única espécie?" Como será mostrado ao longo deste livro, existem muitas funções fisiológicas que contribuem para o desempenho físico. Um desses contribuidores é o sistema muscular esquelético, que é abordado neste capítulo. A estrutura e a função do **músculo esquelético**, que é o músculo ligado a um osso em ambas as extremidades, afetam profundamente a capacidade de realizar exercício. Além disso, por causa da relação funcional muito próxima entre os músculos esqueléticos e os nervos (descritos no próximo capítulo), juntos são conhecidos como o **sistema**

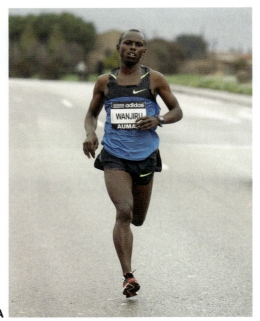
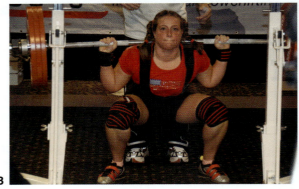

FIGURA 4.1 Exemplos de desempenho humano excepcional. A. O corredor de *endurance* de elite. **B.** O atleta de força de elite. Cada um desses atletas traz um conjunto específico de capacidades genéticas para seu esporte. Isso inclui o tipo e o número de fibras que eles têm em seus músculos. Capacidades competitivas de elite exigem um sistema neuromuscular subjacente que consiga atender às demandas fisiológicas do esporte como evidenciado por esses dois desempenhos de elite de correr uma maratona em pouco mais de 2 horas ou levantar muitas vezes o próprio peso.

neuromuscular, que influencia de modo significativo a capacidade atlética. Assim, programas de treinamento diferentes podem ser elaborados para favorecer adaptações neuromusculares a fim de aumentar a força ou a *endurance*. É interessante observar como cálculos matemáticos já tentaram prever os limites do desempenho humano, mas a capacidade de desempenho humano é influenciada por uma combinação da genética do indivíduo, dos equipamentos esportivos, da motivação e dos programas de treinamento.[39]

Para ajudar a compreender esses conceitos, este capítulo apresenta a estrutura do músculo esquelético, a teoria dos filamentos deslizantes, a atividade muscular e os tipos de ação muscular. Também são abordados os tipos de fibra muscular, as capacidades de produção de força e a propriocepção aplicada ao sentido de cinestesia. Por fim, são apresentadas as adaptações clássicas de treinamento no músculo para os treinamentos de exercícios de *endurance* e de resistência.

ESTRUTURA BÁSICA DO MÚSCULO ESQUELÉTICO

Apesar da diversidade notável das capacidades de desempenho de exercícios em seres humanos, o sistema neuromuscular de cada pessoa é semelhante no tocante às suas estruturas e funções básicas. Todo programa de treinamento influenciará em algum grau cada um dos componentes da função muscular (Boxe 4.1). Serão examinadas agora as estruturas fundamentais do músculo esquelético e como ele produz força e movimento.

Para entender a estrutura do músculo esquelético, inicia-se com o músculo intacto e este é decomposto em componentes organizacionais cada vez menores. Esses componentes organizacionais básicos da estrutura muscular esquelética são mostrados na Figura 4.2. O músculo intacto é conectado ao osso em cada extremidade pelos **tendões**, que são faixas de tecido conjuntivo fibroso e forte. As ações do músculo exercendo força por intermédio dos tendões para mover os ossos produzem o movimento humano. O músculo intacto é

Boxe 4.1 Aplicação da pesquisa

Especificidade do treinamento

É importante ter em mente que o treinamento físico faz com que cada um dos componentes organizacionais do músculo, desde as miofibrilas até o músculo intacto, sofra mudanças, ou adaptações, para atender às demandas específicas do exercício. Além disso, as forças produzidas pelo músculo promoverão adaptações nos tendões e nos ossos. Dessa maneira, a elaboração de programas de treinamento físico ótimos não é trivial, visto que a especificidade das demandas feitas aos músculos resulta em adaptações muito específicas ou desfechos de treinamento físico. Isso se tornou conhecido como o princípio da especificidade do treinamento físico.

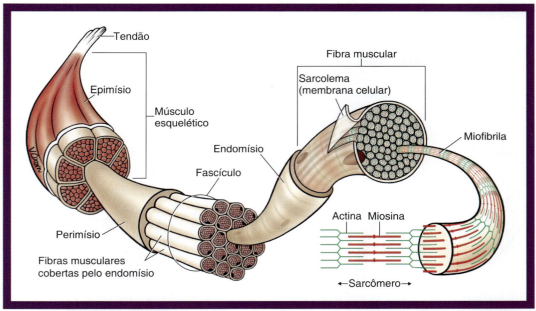

FIGURA 4.2 Organização básica do músculo esquelético. As fibras musculares são agrupadas em um fascículo e muitos fascículos formam o músculo intacto. Cada fibra muscular contém um feixe de miofibrilas. As proteínas da miofibrila, actina (filamentos finos) e miosina (filamentos grossos), formam a unidade contrátil (sarcômero) que vai de linha Z a linha Z. Existem diferentes bandas com base na ação e/ou sobreposição da miosina em diferentes estágios do encurtamento ou alongamento.

formado por muitos fascículos. Cada **fascículo** é um pequeno feixe de **fibras musculares**, células multinucleadas longas que produzem força quando são estimuladas. Cada fibra muscular é formada por **miofibrilas**, ou seja, a parte de músculo composta por miofilamentos finos e grossos chamados de **actina** e **miosina**, respectivamente, que são conhecidas como as "proteínas contráteis" do músculo.

Tecido conjuntivo

O tecido conjuntivo no músculo é muito importante, ajudando a estabilizar e sustentar os vários componentes organizacionais do músculo esquelético. Quando o tecido conjuntivo é perdido devido a uma lesão ou um dano induzido por exercício (p. ex., microtraumatismo ao músculo resultando de lesões por esforço repetitivo), a força e a potência do músculo são reduzidas. O tecido conjuntivo envolve o músculo em cada um dos seus níveis organizacionais, com o **epimísio** recobrindo o músculo inteiro, o **perimísio** cobrindo os feixes de fibras musculares (fascículos) e o **endomísio** recobrindo as fibras musculares individuais (Figura 4.3).

O tecido conjuntivo é vital para o desempenho físico por vários motivos. Primeiramente, as camadas de tecido conjuntivo do músculo coalescem para formar os tendões em cada extremidade do músculo, ajudando a assegurar que cada força produzida pelo músculo será transferida pelo tendão, e, em última análise, para os ossos.[22] Em segundo lugar, o endomísio ajuda a prevenir que o sinal para a ativação muscular se propague de uma fibra muscular para uma fibra adjacente. Isso é necessário para possibilitar o controle fino da ativação de grupos específicos de fibras, possibilitando que o corpo controle especificamente a produção de força e a ajuste à tarefa em questão (ver Capítulo 5). Em terceiro lugar, as camadas de tecido conjuntivo muscular formam o **componente elástico** do músculo, que contribui para a produção de força e potência. Já foi demonstrado que o alongamento estático logo antes de um evento de força ou potência reduz a capacidade de potência dos componentes elásticos e, assim, inibe o desempenho "explosivo" do músculo (Boxe 4.2).

O componente elástico do tecido conjuntivo é um contribuinte vital para o **ciclo de estiramento-encurtamento**, que consiste no alongamento muscular controlado (ação **excêntrica**) seguido por encurtamento muscular rápido (ação **concêntrica**). A força produzida pelo componente elástico é análoga à força envolvida no ricochete de uma tira de borracha depois de ter sido esticada e solta. Entretanto, movimentos em que a ação excêntrica (ou alongamento) prévia não é seguida imediatamente pelo encurtamento rápido, ou ação muscular concêntrica (p. ex., começar um pulo vertical da posição de cócoras), não aproveitam essa produção de força adicionada, resultando em um nível reduzido de desempenho (Boxe 4.3). Aproveitar essa característica do tecido conjuntivo muscular em um programa de treinamento físico (p. ex., pliometria; Boxe 4.4) pode contribuir para produção aumentada de força e potência.[30]

> ### Revisão rápida
>
> - A estrutura organizacional do músculo é a seguinte: Músculo inteiro → Fascículos → Fibras musculares → Miofibrilas → Miofilamentos (actina e miosina)
> - O tecido conjuntivo muscular é importante porque ajuda a estabilizar e sustentar todas as porções do músculo desde o músculo inteiro até as fibras musculares.

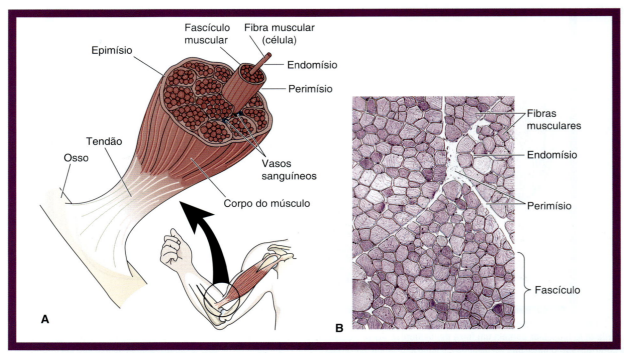

FIGURA 4.3 Tecido conjuntivo no músculo esquelético. A. O tecido conjuntivo é importante no músculo esquelético, desde as ligações dos tendões ao osso até as camadas de tecido conjuntivo que organizam firmemente o músculo esquelético em seus diferentes componentes do músculo inteiro até o sarcômero. As fibras musculares são agrupadas em um fascículo e muitos fascículos formam o músculo inteiro. O tecido conjuntivo envolve cada nível organizacional, inclusive o epimísio, que cobre o músculo todo; o perimísio, que cobre cada fascículo; e o endomísio, que cobre cada fibra muscular. **B.** O perimísio, o endomísio e as fibras musculares individuais podem ser vistos em um corte transversal do músculo.

Boxe 4.2 Aplicação da pesquisa
Pense antes de se alongar

Vários estudos já demonstraram que o alongamento estático pode ser prejudicial à produção de força.[7,31,46] Agora parece que essa perda de função se deve ao fato de que o alongamento estático pode estirar os componentes elásticos do músculo, reduzindo assim as forças de recuo do músculo. Isso pode ser especialmente verdadeiro se o alongamento for realizado logo antes de um evento (p. ex., salto em altura). Dessa maneira, se a potência, a velocidade, e até mesmo a força podem ser reduzidas quando o alongamento estático é realizado imediatamente antes do esforço, deve-se considerar de modo cuidadoso quando se deve alongar. De uma perspectiva prática, antes de um evento atlético, um indivíduo deve realizar um aquecimento dinâmico com ciclismo ou *jogging* leve; alongamento estático logo antes de um evento que exija desenvolvimento máximo de força ou desenvolvimento de potência é uma prática que deve ser abolida. O treinamento de flexibilidade deve ser realizado bem antes dos esforços que requeiram desenvolvimento máximo de força em períodos de arrefecimento ou em outro momento em que velocidade, força e potência não sejam afetadas negativamente.

Boxe 4.3 Aplicação da pesquisa
Prove para si mesmo

Você pode ver o efeito do ciclo de estiramento-encurtamento fazendo um experimento simples. Qual movimento possibilita que você salte mais alto? Primeiro, faça um agachamento, mantenha essa posição e pule o mais alto que puder. Em seguida, comece de uma posição em pé e faça um contramovimento para baixo antes de pular o mais alto possível. Tente. Você sentirá logo que um salto com um contramovimento é mais alto, e, no laboratório, uma diferença na potência em uma plataforma de força pode ser observada entre os dois tipos de salto.

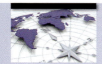

Boxe 4.4 Mais a explorar
Exercício pliométrico

Vale a pena observar que o treinamento pliométrico é, na verdade, baseado no princípio fundamental do "ciclo de estiramento-encurtamento", que é uma ação excêntrica (*pliométrica*) seguida por uma ação concêntrica (miométrica); quando realizado em alta intensidade, torna-se uma modalidade de treinamento potente. Além disso, tais movimentos são usados para ajudar a prevenir lesões. Já foi demonstrado que o ciclo de estiramento-encurtamento pode contribuir com 20 a 30% da potência em uma atividade do tipo alongamento-encurtamento, tais como saltos verticais máximos necessários para desempenhos de saltos em altura.[24] A realização de treinamentos pliométricos propicia melhorias na velocidade e na potência. Pliometria varia da baixa intensidade (saltos em pé) aos exercícios de alta intensidade (saltos profundos ou quedas de diferentes alturas).

Exemplos de **exercícios pliométricos** incluem:

- Pulos verticais de pé
- Pulos longos
- Saltos e pular corda
- Saltos em pé
- Saltos profundos e quedas de diferentes alturas
- Flexão batendo palmas
- Repetição na bola de ginástica.

Com as leituras a seguir, você pode explorar mais sobre o volume e a intensidade necessários para obter os desfechos desejados com o treinamento, como aumento da força.

Leituras adicionais

Aguilar AJ, DiStefano LJ, Brown CN, *et al*. A dynamic warm-up model increases quadriceps strength and hamstring flexibility. *J Strength Cond Res*. 2012;26(4):1130–1141.

Kallerud H, Gleeson N. Effects of stretching on performances involving stretch-shortening cycles. *Sports Med*. 2013;43(8):733–750.

McKay D, Henschke N. Plyometric training programmes improve motor performance in prepubertal children. *Br J Sports Med*. 2012;46(10):727–728.

Perez-Gomez J, Calbet JA. Training methods to improve vertical jump performance. *J Sports Med Phys Fitness*. 2013;53(4):339–345.

Stojanovic MD, Ostojic SM. Preventing ACL injuries in team-sport athletes: a systematic review of training interventions. *Res Sports Med*. 2012;20(3–4):223–238.

Tran TT, Brown LE, Coburn JW, *et al*. Effects of assisted jumping on vertical jump parameters. *Curr Sports Med Rep*. 2012;11(3):155–159.

Sarcômero

O **sarcômero** é a menor ou a mais básica unidade contrátil do músculo esquelético capaz de produzir força e se contrair. O músculo esquelético também é chamado de **músculo estriado** porque o arranjo de filamentos de proteínas no sarcômero muscular resulta no aspecto estriado à microscopia (Figura 4.4).

Em cada extremidade do sarcômero estão as **linhas Z**. No repouso, existem duas áreas claras distintas em cada sarcômero: a **zona H** no meio do sarcômero, que contém miosina, mas não actina; e as **bandas I**, localizadas em ambas as extremidades do sarcômero e que contêm apenas filamentos de actina. Essas duas áreas parecem claras em comparação com a **banda A**, que contém filamentos de actina e de miosina sobrepostos. A **linha M**, encontrada no meio da zona H, é importante, pois suas proteínas mantêm os filamentos de miosina no lugar.

Conforme o sarcômero encurta, os filamentos de actina deslizam sobre os filamentos de miosina. Isso faz com que a zona H diminua de tamanho conforme os filamentos de actina deslizam para ela e conferem a ela um aspecto mais escuro. As bandas I se tornam mais curtas à medida que actina e miosina deslizam uma sobre a outra, trazendo a miosina para a banda I conforme as linhas Z se aproximam dos finais dos filamentos de miosina. Quando o sarcômero relaxa e retorna para seu comprimento original, a zona H e as bandas I retornam para seus tamanhos e aparências originais, visto que há menor sobreposição de miosina e actina. A banda A não muda de comprimento durante o encurtamento ou o alongamento do sarcômero, indicando que o comprimento dos filamentos de miosina não muda durante os processos de encurtamento e de retorno ao comprimento de repouso quando a fibra relaxa. Isso também é verdade para os filamentos de actina.

Proteínas não contráteis

Como já foi discutido, a atuação das proteínas não contráteis é vital para a função muscular. Mesmo no nível do sarcômero, as proteínas não contráteis são necessárias para fornecer uma estrutura reticulada para o posicionamento dos filamentos de proteínas de actina e miosina. As proteínas contráteis de actina e de miosina são mantidas bastante próximas pelas proteínas não contráteis (Figura 4.5). Essas proteínas não contráteis no sarcômero também contribuem para o componente elástico da fibra muscular, como discutido anteriormente. Por exemplo, a **titina**, também conhecida como **conectina**, conecta a linha Z à linha M no sarcômero e estabiliza a miosina no eixo longitudinal. A titina também limita a amplitude de movimento do sarcômero e, portanto, contribui para a rigidez passiva do músculo, que, por sua vez, pode influenciar a força produzida por esse músculo. Outra proteína não contrátil, a **nebulina**, que se estende da linha Z e está localizada na banda I, estabiliza a actina por se ligar aos monômeros de actina (pequenas moléculas que podem se ligar a outros monômeros e se tornar uma cadeia de moléculas, ou um polímero, como os filamentos de actina).

Antes de explicar como o músculo se contrai, é importante entender as estruturas básicas dos filamentos de actina e miosina porque são encontradas nas fibras musculares.

Filamento de actina

A **actina**, ou filamento fino, é composta por 2 hélices de moléculas de actina entrelaçadas. Os filamentos de actina são ligados às linhas Z e se projetam de cada linha Z para o meio do sarcômero. Cada molécula de actina tem um **sítio ativo**

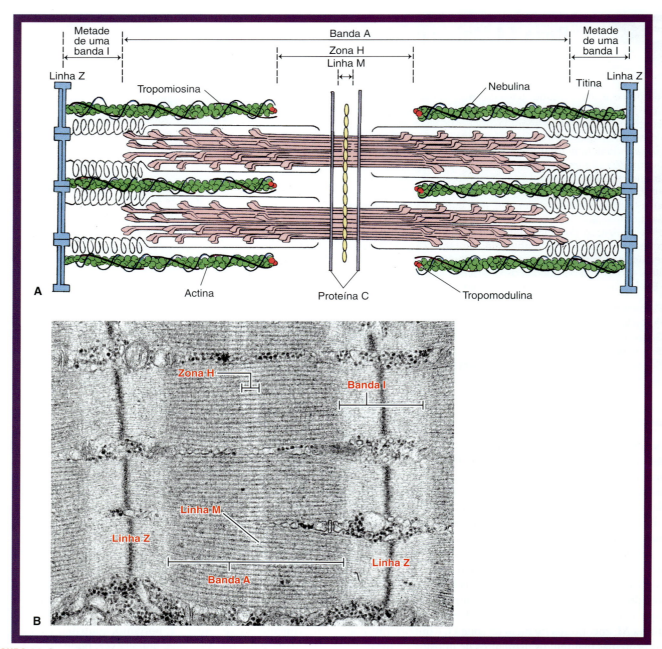

FIGURA 4.4 O sarcômero é a unidade funcional contrátil do músculo. A. Uma representação gráfica de um sarcômero. **B.** Uma micrografia marcando ATPase. Os filamentos de miosina (também chamados de filamentos grossos) e os filamentos de actina (também chamados de filamentos finos) formam o sarcômero. Um sarcômero completo vai de uma linha Z até a linha Z seguinte. Quando ocorre o encurtamento, os filamentos de miosina e de actina deslizam um sobre o outro, aproximando as duas linhas Z de um sarcômero.

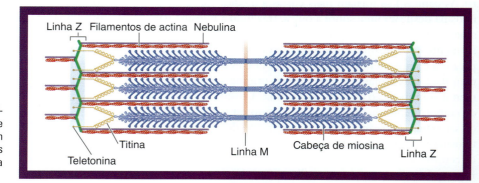

FIGURA 4.5 Proteínas não contráteis. As proteínas não contráteis são chamadas assim porque elas não participam na contração, mas mantêm as proteínas contráteis no lugar para que elas estejam em proximidade uma com a outra para uma ligação miosina-actina ótima.

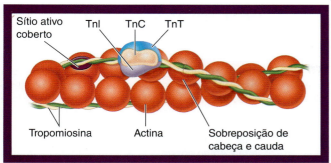

FIGURA 4.6 Organização dos filamentos de actina. A actina, ou filamento fino, é composta por 2 hélices de moléculas de actina. Cada molécula de actina tem um sítio de ligação à miosina, ou sítio ativo para interações com as cabeças de miosina. Enroladas em torno do filamento de actina estão 2 outras proteínas, a troponina e a tropomiosina, que, no repouso, cobrem os sítios ativos nas moléculas de actina, prevenindo a ligação das cabeças de miosina aos sítios ativos. TnC, troponina C, se liga ao cálcio; TnI, troponina I, se liga à actina; TnT, troponina T, se liga à fita de tropomiosina.

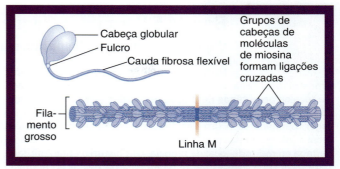

FIGURA 4.7 Organização do filamento de miosina. O filamento de miosina (filamento grosso) é composto por moléculas de miosina. As caudas fibrosas das moléculas de miosina se entrelaçam para formar o filamento de miosina. Em intervalos regulares, 2 cabeças da molécula de miosina se projetam do filamento de miosina, podendo interagir com moléculas de actina.

(Figura 4.6). O sítio ativo é o local onde as cabeças das ligações cruzadas de miosina entram em contato com o filamento de actina que é necessário para causar o encurtamento do músculo. Enroladas em volta do filamento de actina, estão a **tropomiosina** e a **troponina**, duas moléculas proteicas regulatórias. A tropomiosina é uma molécula em forma de tubo que se enrola em torno do filamento de actina, se encaixando em uma depressão criada pelo entrelaçamento das hélices das moléculas de actina. Os complexos proteicos de troponina são encontrados em intervalos regulares ao longo da molécula de tropomiosina. A troponina é composta de 3 subunidades proteicas regulatórias. A troponina I (que se liga à actina) tem uma afinidade pela actina e mantém o complexo troponina-tropomiosina nas moléculas de actina. A troponina T (que adere à tropomiosina) apresenta afinidade pela tropomiosina e mantém a troponina na molécula de tropomiosina. A troponina C (que se liga ao cálcio) tem afinidade pelos íons cálcio, e a ligação dos íons cálcio é o estímulo dentro da fibra muscular que causa a ativação do músculo, devido ao seu papel de causar a exposição dos sítios ativos nas moléculas de actina.

Filamento de miosina

Para que os filamentos de miosina e de actina deslizem uns sobre os outros, suas estruturas moleculares devem permitir que eles interajam de certa maneira e que produzam uma força que os atraiam. Cada molécula de miosina tem uma cabeça globular, um fulcro e uma cauda fibrosa (Figura 4.7). **Ligações cruzadas** são formadas por duas moléculas de miosina. Assim, quando as cabeças de miosina se projetam do filamento de miosina, nota-se que cada ligação cruzada tem 2 cabeças globulares de miosina. As cabeças duplas da ligação cruzada de miosina são formadas pela enzima **miosina ATPase**. As caudas fibrosas das moléculas de miosina que formam ligações cruzadas se entrelaçam para formar o filamento de miosina. A ligação cruzada é a parte do filamento de miosina que irá interagir com a actina e desenvolver força para tracionar os filamentos de actina sobre os outros filamentos de miosina. Existem isoformas diferentes, ou tipos, de miosinas ATPases encontradas nas ligações cruzadas. A isoforma específica, expressada por uma fibra, determina de muitas maneiras seu tipo e, portanto, as características contráteis daquela fibra.

Tipos de fibra muscular

O músculo esquelético é uma mistura heterogênea de vários tipos de fibras musculares e cada tipo de fibra tem diferentes capacidades metabólicas, de força e de potência. Diferentes sistemas de classificação dos tipos de fibras foram elaborados ao longo dos anos (Tabela 4.1) com base nas diferentes características histoquímicas, bioquímicas e físicas da fibra muscular.[35,36]

Tabela 4.1 Os sistemas primários de classificação do tipo de fibra muscular.

Sistema de classificação	Base teórica
Fibras vermelhas e brancas	Baseada na cor da fibra; quanto mais mioglobina (carreador de oxigênio em uma fibra), mais escura ou mais vermelha será a cor; utilizada em pesquisas iniciais com animais; sistema de classificação mais antigo
Contração rápida e contração lenta	Baseada na velocidade e no formato da contração do músculo com estimulação; fibras de rápida contração têm taxas mais altas de desenvolvimento de força e taxas de fadiga maiores
Oxidativa lenta, oxidativa rápida, glicolítica, glicolítica rápida	Baseada em coloração metabólica e em características das enzimas oxidativas e glicolíticas
Tipo I e tipo II	Estabilidade da enzima miosina ATPase em diferentes condições de pH; a enzima miosina ATPase apresenta diferentes formas; algumas formas resultam em reações enzimáticas mais rápidas para a hidrólise de ATP e, portanto, taxas de ciclagem mais rápidas para as interações actina-miosina dessa fibra; sistema mais comumente utilizado para classificar os tipos de fibras musculares hoje em dia

Boxe 4.5 Perguntas frequentes dos estudantes
O que é procedimento de biopsia muscular?

Para classificar a fibra de um indivíduo, uma amostra de biopsia deve ser obtida do músculo. Isso é chamado de **técnica percutânea de biopsia muscular**. Nesse procedimento, a área da pele de onde a biopsia será obtida é, em primeiro lugar, banhada com um desinfetante. Em seguida, anestésico local é infundido por meio de uma agulha de calibre fino e uma seringa ao redor do local da biopsia. Um bisturi é então utilizado para fazer uma incisão pequena através da pele e do epimísio do músculo do qual a biopsia será obtida. Então, uma agulha de aço inoxidável oca é inserida através da incisão no músculo e utilizada para obter cerca de 100 a 400 mg de tecido muscular (tipicamente do músculo da coxa, da panturrilha ou do braço). Uma agulha de biopsia consiste em uma agulha oca e um cortador que se encaixa na agulha (ver figura adiante). A agulha tem uma janela que é fechada quando o cortador é empurrado para o final da agulha, mas fica aberta quando ele não é empurrado. A agulha é inserida com a janela fechada. O cortador é então retirado lentamente, abrindo a janela; aspiração é aplicada com uma seringa conectada à ponta da agulha, utilizando um tubo plástico. A aspiração produz um vácuo na agulha, puxando o músculo para dentro dela. O cortador é então empurrado para o fim da agulha, cortando a amostra de músculo. A agulha de biopsia é retirada e a amostra é removida da agulha, identificada, processada e então congelada. Após a retirada da agulha de biopsia, a incisão é fechada. A amostra de músculo é então cortada (utilizando um criostato, que é um aparelho para cortar chamado micrótomo, colocado em uma câmara congelada que mantém a temperatura em torno de –24°C) em secções consecutivas (seriais) e colocada em lâminas para o ensaio de coloração histoquímica a fim de determinar os vários tipos de fibra muscular. Outras variáveis (p. ex., conteúdo de glicogênio das fibras, número de receptores, de mitocôndrias, de capilares, de outras enzimas metabólicas etc.) também podem ser analisadas a partir de cortes seriados da amostra de biopsia.

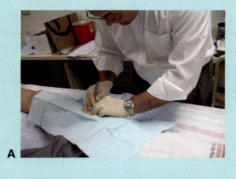

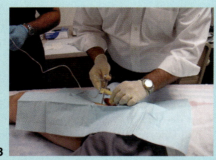

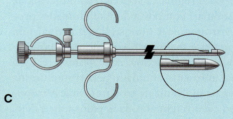

Técnica de biopsia muscular. A biopsia muscular percutânea é o método mais comum para obter uma amostra pequena de tecido muscular com a qual se pode realizar vários ensaios no músculo, inclusive análise histoquímica para determinação dos tipos de fibras musculares. **A.** Uma pequena incisão é realizada em uma área anestesiada para obter acesso ao músculo da agulha de biopsia. Em seguida, a agulha de biopsia é introduzida no músculo até uma profundidade medida para obter uma amostra do ventre do músculo. **B.** A aspiração é aplicada e a amostra de músculo é cortada na agulha de biopsia. **C.** Exemplo de agulha de biopsia utilizada para obter a amostra.

As principais populações de **fibras de contração lenta** (tipo I) e de **contração rápida** (tipo II) são estabelecidas pouco depois do nascimento; entretanto, ocorrem mudanças sutis nos dois tipos de fibras ao longo de toda a vida. Essas mudanças estão relacionadas com tipos de atividade realizadas, concentrações hormonais e envelhecimento.[42] De fato, como será visto adiante, o treinamento age como um estímulo potente para conversões nos tipos de fibras.

Como se determina o tipo de uma fibra individual no músculo esquelético humano? A primeira etapa consiste em biopsiar o músculo de interesse (Boxe 4.5). Depois disso, a amostra deve ser cortada em fatias transversais finas, que podem ser então marcadas para identificar os diferentes tipos de fibras. O procedimento mais popular utilizado por fisiologistas do exercício é o método histoquímico de **marcação da miosina ATPase**. É preciso lembrar que a miosina ATPase é a enzima encontrada nas cabeças globulares das ligações cruzadas de miosina. Por esse método de ensaio, as fibras musculares dos tipos I e II e seus subtipos são classificados com base na reação histoquímica da miosina ATPase com o ATP que é fornecido no procedimento de marcação. Cada isoforma de miosina catalisa essa reação em uma taxa única, resultando em intensidades de coloração diferentes entre os tipos diferentes de fibras. Utilizando *softwares* de imagem, a intensidade da marcação pode ser de fato quantificada e o espectro de intensidade de marcação pode ser dividido em categorias diferentes, de maneira que cada fibra possa ser inserida em um tipo específico de fibra com base na sua reação com o ATP.[43]

Como a isoforma da miosina ATPase encontrada está diretamente relacionada à velocidade com a qual as cabeças de miosina se ligam aos sítios ativos dos filamentos de actina e giram para produzir força, ela fornece uma classificação funcional representativa da velocidade de encurtamento de uma fibra muscular. As **fibras musculares do tipo I** também são chamadas de fibras de contração lenta, o que significa que não apenas alcançam força máxima em uma taxa lenta, mas também que, uma vez alcançada, a força máxima é lenta. Ainda assim, as fibras musculares do tipo I têm uma alta capacidade para o metabolismo oxidativo, visto que elas são bem irrigadas e são dotadas de uma densidade mitocondrial excelente. Como resultado, as fibras do tipo I são resistentes à fadiga e podem continuar contraindo durante longos períodos de tempo com pequeno decréscimo em sua produção de força. Portanto, essas fibras são bem adequadas ao desempenho de *endurance*.

As **fibras musculares do tipo II** também são chamadas de fibras de contração rápida, visto que desenvolvem força muito

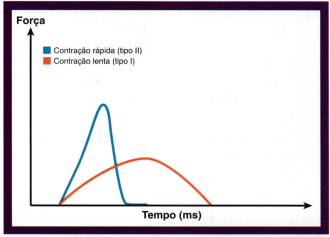

FIGURA 4.8 Características da contração muscular. Fibras de contração rápida (tipo II) têm uma produção de força mais rápida, produzem quantidades maiores de força e relaxam com mais rapidez do que as fibras de contração lenta (tipo I).

rapidamente e demonstram capacidade de produção de grande força (Figura 4.8). É possível imaginar que sair de um bloco de partida em um *sprint* de 100 m ou fazer um passe rápido no futebol podem ser ajudados tendo mais fibras do tipo II (Boxe 4.6). Porém, ao contrário das fibras do tipo I, as fibras de contração rápida (ou tipo II) não têm muitas mitocôndrias nem irrigação sanguínea abundante, resultando em uma tendência à fadiga rápida. As características das fibras do tipo I e do tipo II estão sumarizadas na Tabela 4.2. Além dessas características principais, foi mostrado que as fibras do tipo I e do tipo II têm

Boxe 4.6 Visão do especialista
Tipos de fibra muscular | Implicações para o desempenho atlético

DR. ROBERT S. STARON

Biomedical Sciences and Department of Biological Sciences
College of Osteopathic Medicine
Ohio University
Athens, OH

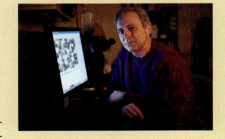

Os músculos esqueléticos dos seres humanos, como os de outros mamíferos, contêm dois tipos principais de fibras (de contração rápida e lenta) que diferem em suas propriedades metabólicas e contráteis. Como regra geral, as fibras rápidas são importantes para trabalhos de duração curta e de alta intensidade, enquanto as fibras lentas são adequadas para atividades longas, submáximas. Assim, as fibras lentas têm maior capacidade aeróbia e são recrutadas primeiro e, portanto, mais frequentemente. Conforme a intensidade e/ou a duração aumentam, as fibras rápidas são recrutadas de acordo com a necessidade. Se um esforço máximo for necessário (p. ex., na tentativa de levantamento máximo em uma competição), o sistema nervoso tentará recrutar todos os tipos de fibras musculares (tanto as rápidas quanto as lentas) nos músculos ativos.

A porcentagem de cada um desses tipos principais em dado músculo parece ser determinada geneticamente. Embora alguns músculos apresentem predominância de fibras rápidas (p. ex., M. tríceps braquial) ou lentas (p. ex., M. sóleo), a maioria dos músculos nas pessoas médias contém aproximadamente uma mistura meio a meio. Pesquisas têm mostrado que a porcentagem desses 2 tipos principais de fibras e a porcentagem de área ocupada por cada um são dois fatores que têm um impacto no desempenho. Os músculos de atletas de força/potência de elite tendem a ter uma porcentagem alta de fibras rápidas, enquanto atletas de *endurance* de elite tendem a ter uma predominância de fibras lentas. Esses dois extremos demonstram a importância da composição das fibras na determinação da excelência atlética nas duas extremidades do espectro força-duração. Obviamente, nem todos serão capazes de alcançar um nível de elite. Além disso, outros fatores, como motivação, tolerância à dor, biomecânica, dieta, descanso e habilidade, participam na diferenciação entre o muito bom do muito melhor.

Mesmo que as porcentagens de cada tipo principal de fibra pareçam ser determinadas muito cedo, como as pesquisas sugerem, adaptações significativas para aumentar o desempenho ainda podem ocorrer. Independentemente da composição do tipo da fibra, melhoras significativas no desempenho podem ocorrer com o treinamento. Regimes de treinamento específicos podem aumentar a liberação da força (aumentar a área transversal) ou a capacidade aeróbia (mudanças quantitativas ou qualitativas nos níveis de atividade das enzimas metabólicas) em músculos específicos. Por exemplo, um atleta de força/potência com predominância de fibras lentas está em desvantagem ao competir contra indivíduos com predominância de fibras rápidas. Entretanto, com o treinamento, aumentos significativos na área transversal das fibras rápidas podem ajudar a superar essa desvantagem. Dessa maneira, um músculo contendo, por exemplo, 50% de fibras rápidas pode sofrer mudanças hipertróficas de maneira que, após o treinamento, a população de fibras rápidas sobe de 60 a 70% da área total de fibras. Embora em condições extremas (p. ex., paralisia, estimulação elétrica a longo prazo) as fibras musculares tenham a capacidade de induzir transformações de lentas para rápidas e de rápidas para lentas, não parece que o exercício seja estímulo suficiente. A maioria das pesquisas tem mostrado que o treinamento é capaz de provocar transformações dentro da população de fibras rápidas (transições do subtipo rápido), mas não entre rápido e lento (ou seja, transição completa do tipo rápido para o lento ou do lento para o rápido).

Tabela 4.2 Características das fibras musculares dos tipos I e II.

Característica	Tipo I	Tipo II
Força por área transversal	Baixa	Alta
Atividade da ATPase miofibrilar (pH 9,4)	Baixa	Alta
Armazenamento de ATP intramuscular	Baixo	Alto
Depósito intramuscular de fosfocreatina	Baixo	Alto
Rapidez de contração	Lenta	Rápida
Tempo de relaxamento	Lento	Rápido
Atividade das enzimas glicolíticas	Baixa	Alta
Endurance	Alta	Baixa
Depósito de glicogênio intramuscular	Não há diferença	Não há diferença
Depósito de triglicerídio intramuscular	Alto	Baixo
Conteúdo de mioglobina	Alto	Baixo
Atividade de enzimas aeróbias	Alta	Baixa
Densidade capilar	Alta	Baixa
Densidade mitocondrial	Alta	Baixa

subtipos, então, há um *continuum* de tipos de fibras musculares dentro de cada tipo de fibra. Esse *continuum* e como os tipos de fibras musculares são diferenciados serão discutidos a seguir.

Análise histoquímica da miosina ATPase

A análise utilizada para diferenciar entre os subtipos de fibra muscular envolve um procedimento de coloração histoquímica que faz com que cada subtipo se core com uma intensidade levemente diferente, resultando em uma escala de cinza única. Para começar o processo, um corte transversal fino do músculo é obtido a partir da amostra de biopsia e é colocado em condições diferentes de pH, com 1 banho alcalino (pH 10,0) e 2 banhos ácidos (pH 4,6 e 4,3). Quando retiradas dos banhos, as fibras no corte podem ser classificadas de acordo com a intensidade de coloração de cada fibra nas diferentes condições de pH, como mostrado na Figura 4.9. Os tipos de fibras padrão em seres humanos variam desde o tipo de fibra mais oxidativo ao tipo de fibra menos oxidativo, ou do tipo I, tipo IC, tipo IIC, tipo IIAC, tipo IIA, tipo IIAX e tipo IIX. É preciso lembrar que a capacidade oxidativa de uma fibra é inversamente proporcional a sua velocidade de contração. Ou seja, as fibras do tipo I, que são altamente oxidativas, são as mais lentas para desenvolver força máxima, enquanto, no extremo oposto, as fibras do tipo IIX, que apresentam o menor potencial oxidativo, têm a maior velocidade de contração. Em animais (rato, camundongo, gato. etc.), existe um arranjo maior de tipos de fibras musculares, de novo indo do tipo mais oxidativo para o menos, do tipo I, tipo IC, tipo IIC, tipo IIAC, tipo IIA, tipo IIAX, tipo IIX, tipo IIXB e tipo IIB. Acredita-se que o arranjo maior de tipos de fibras musculares em mamíferos inferiores se deva a um sistema nervoso menos sofisticado, que demanda mais adaptações no nível da fibra muscular. O tipo de fibra influencia o desempenho muscular de modo que as fibras do tipo I e seus subtipos são adequadas aos desempenhos de *endurance*, enquanto a existência de uma porcentagem maior de fibras do tipo II e seus subtipos correlatos seria favorável aos desempenhos de velocidade e potência (Boxe 4.7).

Cadeias pesadas de miosina

A cadeia do filamento de miosina é composta por 2 **cadeias pesadas** e por 2 pares de **cadeias leves**. Cada cadeia pesada apresenta um peso molecular de cerca de 230 kDa e está associada a 2 cadeias leves (a cadeia leve essencial e a cadeia leve regulatória) (Figura 4.10). Alguns pesquisadores

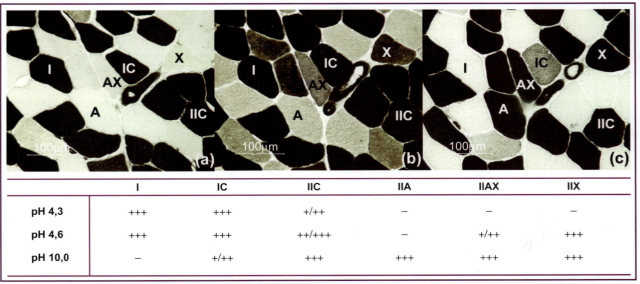

	I	IC	IIC	IIA	IIAX	IIX
pH 4,3	+++	+++	+/++	−	−	−
pH 4,6	+++	+++	++/+++	−	+/++	+++
pH 10,0	−	+/++	+++	+++	+++	+++

FIGURA 4.9 **Caracterização dos tipos de fibra muscular pela miosina ATPase**. Ensaio histoquímico utilizado para caracterização dos tipos de fibra do músculo esquelético. A separação dos tipos de fibra é baseada nas diferenças da estabilidade do pH da molécula de ATPase; isto é, a ocorrência ou não de atividade ATPásica após a exposição do tecido a soluções com pH variável: **(a)** pH 4,3; **(b)** pH 4,6; **(c)** pH 10,0. No músculo do ser humano, o arranjo de tipos de fibras que pode ser determinado inclui tipo I, tipo IC, tipo IIC, tipo IIAC, tipo IIA, tipo IIAX e tipo IIX. (Cortesia da Dra. Jenny Herman, Rocky Vista College of Osteopathic Medicine, Parker, CO.)

Boxe 4.7 Perguntas frequentes dos estudantes
Como se comparam os tipos de fibras musculares de diferentes atletas de elite?

A maioria dos músculos do corpo contém uma combinação de tipos de fibras, que é influenciada pela genética, pelo perfil hormonal, pelo treinamento e pela função do músculo. Em geral, a maioria das pessoas não treinadas tem cerca de 50% de fibras do tipo I e 50% do tipo II. Essas proporções podem ser drasticamente diferentes em atletas de elite. Por exemplo, atletas de *endurance* de elite apresentam tipicamente uma predominância de fibras musculares do tipo I (p. ex., 70 a 85%), enquanto velocistas de elite apresentam uma predominância de fibras musculares do tipo II (65 a 70%). Para desempenhos de elite, o indivíduo precisa ter um conjunto único de predisposições genéticas que incluem um tipo ótimo de fibra muscular. Embora não seja o único fator necessário para desempenhos de elite, o tipo de fibra muscular é importante.

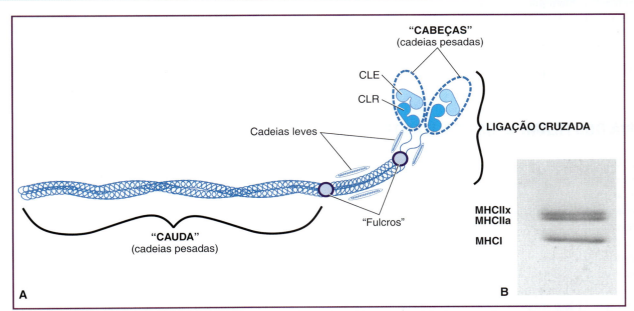

FIGURA 4.10 **A molécula de miosina**. **A**. A molécula de miosina consiste em 2 cadeias pesadas idênticas e em 2 pares de cadeias leves (as cadeias leves regulatórias [CLR] e as cadeias leves essenciais [CLE]). **B**. Gel de eletroforese da cadeia pesada de miosina representando as diferentes cadeias pesadas em seres humanos.

preferem utilizar a composição de miosina de cadeia pesada (MCP) do músculo, que pode ser determinada por eletroforese para separar as proteínas ou utilizando anticorpos específicos para as proteínas, para determinar a composição do tipo de fibras de uma amostra de músculo. Nos músculos dos seres humanos, há 3 tipos principais de cadeias pesadas de miosina: I, IIa e IIx. Em animais, foram identificados 4 tipos de cadeias pesadas: I, IIa, IIx e IIb. Se uma pessoa reduzir as variações múltiplas dos subtipos de fibras em seres humanos aos 3 tipos de fibra muscular básicos I, IIA e IIX e os comparar com os subtipos de MHC I, Ia e IIx, obtém-se uma alta correspondência,[11] sugerindo que os 2 procedimentos fornecem resultados similares no que diz respeito ao perfil do tipo de fibra muscular. A subtipagem de fibras musculares, discutida anteriormente, sobretudo quando realizada pela marcação da miosina ATPase, possibilita maior detalhamento dos tipos de fibra em comparação com as MHCs e maior compreensão das adaptações do músculo ao treinamento e as transições dos principais tipos e seus subtipos a esse estímulo.

Revisão rápida

- O sarcômero é a unidade contrátil menor ou mais básica do músculo esquelético
- As proteínas não contráteis fornecem estrutura reticulada para a organização dos filamentos de actina e de miosina
- As fibras musculares contêm tanto filamentos de actina quanto de miosina, que interagem um com o outro para produzir o encurtamento e a força
- O desempenho será influenciado pelos tipos de fibras musculares em um músculo
- Os tipos de fibras musculares podem ser determinados por técnicas histoquímicas de coloração da ATPase para determinar se a fibra será classificada como tipo I ou tipo II
- As cadeias pesadas de miosina refletem o tipo da fibra muscular

TEORIA DOS FILAMENTOS DESLIZANTES

Seja andando pelo campo, levantando um grande peso ou correndo uma maratona, o movimento é produzido pela contração das fibras musculares. A maneira como o músculo se contrai para produzir força permaneceu um mistério até que uma teoria interessante foi proposta por 2 grupos de pesquisadores na metade do século 20. Essa teoria, conhecida como **teoria dos filamentos deslizantes**, foi proposta em 2 trabalhos publicados na *Nature* em 1954, um de Andrew Huxley e Rolf Niedergerke[16] e outro de Hugh Huxley (sem relação com Andrew Huxley) e Jean Hanson.[18] Esses artigos forneceram evidências experimentais que revelavam como o músculo encurta e desenvolve força. A teoria dos filamentos deslizantes da contração muscular permanece como a explicação mais lógica de como as proteínas musculares interagem para produzir força.

A essência da teoria dos filamentos deslizantes demanda que as mudanças no comprimento dos músculos sejam causadas pelos filamentos de actina e de miosina deslizando uns sobre os outros para produzir força sem que esses filamentos mudem os próprios comprimentos (pense na abertura e fechamento de portas de correr deslizando pela parte de trás da porta).[17] No repouso, a disposição dos filamentos de actina e de miosina resulta em um padrão repetitivo de áreas claras (filamentos de actina ou de miosina sozinhos) e escuras (filamentos de actina e de miosina sobrepostos). A mudança no padrão de estriamento no músculo indica a interação desses 2 filamentos. No estado contraído (completamente encurtado), ainda existem estrias, mas elas apresentam um padrão diferente. Essa mudança no padrão de estriamento ocorre devido ao deslizamento da actina sobre a miosina.

Mas antes que esse processo contrátil possa ocorrer, Ca^{++} deve ser liberado para o **citosol** da fibra muscular para que ele possa interagir com a molécula regulatória troponina. O número de interações dos filamentos de actina e de miosina, ou os complexos de actomiosina formados, dita quanta força é produzida. Nas próximas seções, será tratado com mais detalhes como esse encurtamento do músculo é alcançado no nível molecular do músculo.

Etapas que medeiam o processo de contração

No repouso, as ligações cruzadas dos filamentos de miosina estão muito próximas aos filamentos de actina, mas não conseguem interagir para provocar o encurtamento porque os sítios ativos de actina estão cobertos por filamentos da proteína tropomiosina. Para conseguir uma interação com o filamento de actina, as cabeças das ligações cruzadas de actina devem ser capazes de se ligar aos sítios ativos das proteínas de actina. Isso significa que os filamentos da proteína tropomiosina, que cobrem os sítios ativos da actina nas situações de repouso, precisam ser deslocados para expor os sítios ativos. Esse deslocamento essencial da tropomiosina é deflagrado pelo aumento da concentração citosólica de Ca^{++} na fibra muscular. Para entender como isso acontece, é crucial reconhecer que a excitação inicial da fibra muscular começa com um impulso elétrico que é iniciado na junção neuromuscular, a junção sináptica entre o neurônio motor e a fibra muscular, quando o neurotransmissor se liga a seus receptores na superfície da fibra muscular (ver Boxe 4.8). (Esse processo é discutido em detalhes no Capítulo 5.)

Propagação do impulso elétrico

O impulso elétrico, detectado primeiramente na junção neuromuscular, propaga-se através da membrana da fibra muscular, ou sarcolema, até os túbulos transversos (**túbulos T**), que penetram até o cerne da fibra, alcançando o **retículo sarcoplasmático**. O retículo sarcoplasmático é uma estrutura coberta por membrana que envolve cada miofibrila dentro da fibra muscular e age como um depósito que armazena Ca^{++} (Figura 4.11).

Boxe 4.8 Mais a explorar
O que é potencialização pós-ativação?

A potencialização pós-ativação (PPA) é um aumento da geração de força após a exposição a breves estímulos de condicionamento não fatigantes, como uma contração isométrica máxima ou contrações dinâmicas submáximas. Este aumento de força foi atribuído à fosforilação das cadeias leves regulatórias de miosina, aumentando, por sua vez, a sensibilidade dos miofilamentos ao Ca^{++} e, subsequentemente, a taxa de formação de ligações cruzadas. Já foi constatado que a PPA aumenta a taxa de desenvolvimento da força durante contrações submáximas, bem como o desempenho do salto vertical e do desempenho de *sprint*. É importante mencionar que a PPA não afeta as contrações tetânicas porque já há Ca^{++} suficiente para produzir força. Use as referências a seguir para explorar quando as contrações dinâmicas ou isométricas máximas devem ser realizadas para maximizar o efeito da PPA, qual pode ser o efeito da PPA na liberação de força e outros fatores relacionados à PPA.

Leituras adicionais

Gouvêa AL, Fernandes IA, César EP, et al. The effects of rest intervals on jumping performance: a meta-analysis on post-activation potentiation studies. *J Sports Sci*. 2013;31(5):459–467.

Seitz L, Sáez de Villarreal E, Haff GG. The temporal profile of postactivation potentiation is related to strength level. *J Strength Cond Res*. 2014;28(3):706–715.

Tillin NA, Bishop D. Factors modulating post-activation potentiation and its effect on performance of subsequent explosive activities. *Sports Med*. 2009;39(2):147–166.

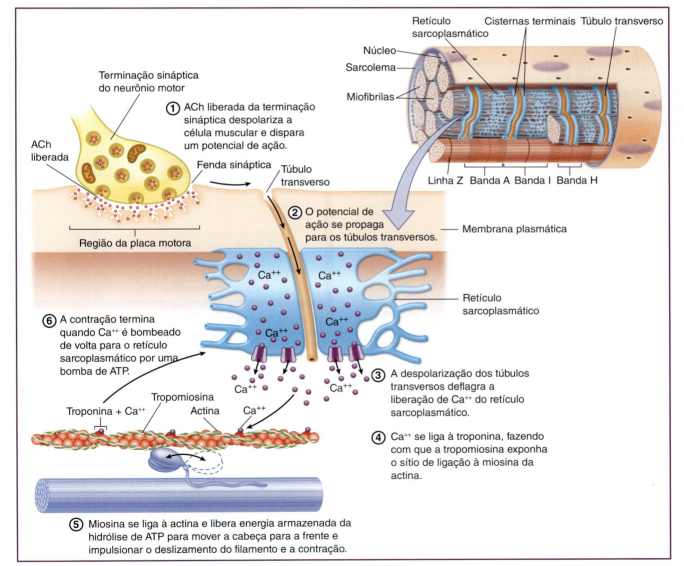

FIGURA 4.11 Retículo sarcoplasmático. A contração muscular é mediada pela alteração da carga elétrica das bombas de cálcio no retículo sarcoplasmático, que desliga a bomba, possibilitando a liberação de Ca^{++}. A liberação de cálcio de retículo sarcoplasmático para o citosol resulta na ligação do Ca^{++} com o componente troponina C da molécula de troponina, que, por sua vez, inicia a mudança conformacional do complexo troponina-tropomiosina, "puxando" a tropomiosina para fora do sítio ativo. Isso possibilita que as cabeças da ligação cruzada da miosina se liguem e o movimento semelhante aos dentes de uma catraca da cabeça puxe uma linha Z na direção da outra. ACh, acetilcolina.

Quando o impulso elétrico avança pelos túbulos T, ele excita proteínas chamadas **receptores DHP (di-hidropiridina)**, que agem como sensores de voltagem. Com essa excitação, os receptores de voltagem interagem com os **receptores de rianodina** localizados na membrana do retículo sarcoplasmático. Esses receptores de rianodina são os verdadeiros canais que, quando estimulados pelos sensores de voltagem dos túbulos T, se abrem para possibilitar a liberação abrupta de Ca++ do retículo sarcoplasmático para o citosol da fibra muscular.

Liberação dos sítios ativos

O Ca++ liberado se liga então à subunidade troponina C do complexo proteico da troponina, e essa interação é o que deflagra a mudança conformacional na tropomiosina, prevenindo assim que ela cubra os sítios ativos do filamento de actina, deixando-os expostos. O processo pelo qual, em situações de repouso, a tropomiosina bloqueia os sítios ativos do filamento de actina é chamado de **modelo de bloqueio estérico** no músculo.[37] Com os sítios ativos de actina agora expostos, as cabeças das ligações cruzadas de miosina podem começar o processo de ligação com a actina, que resultará, em última análise, no encurtamento da fibra muscular e na produção de força. Esse processo de ligação apresenta 2 fases distintas. Primeiro há um estado fraco, que, em condições não fatigantes, é seguido por uma fase de ligação forte, que possibilita produção de força maior e mais rápida. Em condições fatigantes, entretanto, a transição do estado de ligação fraco para o forte não ocorre, resultando e produção de força menor e mais devagar.

Interações de filamentos de actina e de miosina (teoria da catraca)

Quando os filamentos de actina e de miosina se combinam, é formado o complexo actomiosina. Uma vez que essa reação ocorre, as cabeças das ligações cruzadas de miosina puxam a actina na direção do centro do sarcômero, e é produzida força. Esse movimento das ligações cruzadas de miosina é chamado de **movimento de força (*power stroke*)**, que tem sido descrito como um tipo de **movimento de catraca**.[26] Em outras palavras, a cabeça de miosina gira no seu pivô e puxa o filamento de actina por sobre o filamento de miosina, encurtando o sarcômero e aproximando as linhas Z (Figura 4.12). O trifosfato de adenosina (ATP), que é produzido pelas diferentes vias energéticas discutidas nos Capítulos 2 e 3, é vital para o processo de contração. A cabeça de miosina repete o mesmo ciclo de eventos cada vez que se liga a um sítio ativo. Inicia-se com uma cabeça de miosina ligada a um sítio ativo após um movimento de força ter ocorrido. Para que a cabeça de miosina se desligue do sítio ativo, uma molécula de ATP se liga à cabeça de miosina, desfazendo o complexo actomiosina. Em seguida, a miosina ATPase, localizada na cabeça da ligação cruzada de miosina, hidrolisa o ATP e a energia é utilizada para remover a cabeça de miosina de volta para que ela fique sobre um novo sítio ativo mais próximo da linha Z. O adenosina difosfato (ADP) e o fosfato inorgânico (Pi), formados a partir da degradação do ATP, permanecem ligados à cabeça de miosina. Nesse estado energizado, a cabeça da ligação cruzada está pronta para sua interação

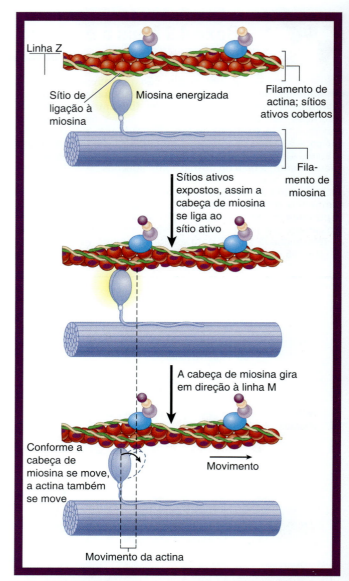

FIGURA 4.12 Movimento de catraca da cabeça de miosina produz o movimento de força da mesma. Conexões e desconexões sucessivas aos sítios ativos resultam no movimento do filamento de actina sobre o filamento de miosina, resultando em contração muscular e produção de força.

seguinte com outro sítio ativo exposto mais próximo à linha Z. Após se ligar fracamente ao novo sítio ativo da actina para iniciar o próximo movimento de força, o Pi é liberado da cabeça de miosina. Ao final do movimento de força, o ADP é liberado da miosina e a cabeça da miosina é novamente ligada fortemente ao sítio ativo, onde permanece até que uma nova molécula de ATP (não pode ser apenas uma refosforilação da molécula de ADP já existente) ligue-se à cabeça da miosina, separando a mesma do sítio de ligação ativo. Esse ciclo é repetido, resultando no movimento que imita os dentes de uma catraca dos movimentos de força repetitivos. Essa sequência de ciclagem das ligações cruzadas continuará a ser repetida até que a fibra muscular não seja mais excitada pelo sistema nervoso. Nesse ponto, não ocorre mais liberação de Ca++ do retículo sarcoplasmático, permitindo que a bomba de Ca^{++} localizada na membrana dessa organela volte os níveis citosólicos de Ca^{++} observados no repouso graças à mobilização do Ca^{++} de volta para o retículo sarcoplasmático. Em virtude da queda da concentração de Ca^{++} no citosol, a subunidade troponina C não está mais ligada ao Ca^{++}, fazendo com que a troponina cesse o deslocamento na fita de tropomiosina, permitindo que ela cubra novamente os sítios ativos do filamento de actina. Como resultado, as cabeças das ligações cruzadas de miosina não podem se ligar aos sítios ativos para formar os complexos actomiosina necessários para executar o deslocamento de força.

Retorno ao comprimento muscular de repouso

Quando as ligações cruzadas da miosina estão ligadas a um sítio ativo, elas conseguem girar apenas no sentido que "empurra" a actina por cima da miosina de modo que as linhas Z se aproximam, resultando em encurtamento do músculo. Na verdade, as ligações cruzadas de miosina foram desenvolvidas para causar encurtamento muscular. Assim, a fibra muscular não consegue retornar, por si só, ao seu comprimento em repouso alongado. Para fazê-lo é essencial uma força externa como a gravidade ou a contração ativa de um **músculo antagonista** (ou seja, um músculo que desempenha o movimento oposto ao do agonista). Por exemplo, durante a flexão do membro superior o músculo bíceps braquial provoca flexão do cotovelo quando se contrai e é considerado o agonista porque realiza o movimento desejado. O músculo tríceps braquial provoca extensão ou retificação do cotovelo quando se contrai e seria considerado antagonista durante a flexão do membro superior. Observe que a ação do músculo tríceps braquial (antagonista) aumentaria o comprimento do músculo bíceps braquial (agonista) durante o retorno a posição de repouso. Um resumo das etapas do encurtamento do músculo é apresentado na Figura 4.13 e no Boxe 4.9.

PROPRIOCEPÇÃO E SENTIDO CINESTÉSICO

Para que o corpo realize bem as atividades cotidianas (p. ex., descer escadas) ou as habilidades esportivas (p. ex., salto triplo), uma retroalimentação, ou um fluxo constante de informação sobre a posição do corpo, precisa ocorrer no sistema neuromuscular. Pode-se observar o quão importante é essa retroalimentação quando se observam as habilidades complexas exibidas por ginastas, mergulhadores, skatistas, jogadores de basquete ou por praticamente qualquer atleta realizando seu esporte. A importância desse fluxo constante de retroalimentação é ressaltada durante lesões aos receptores periféricos e órgãos proprioceptivos encontrados em músculos e em outros tecidos. Após lesões desse tipo, nossa percepção de posição e de orientação corporais é comprometida, dificultando a realização de movimentos coordenados. A capacidade proprioceptiva do sistema neuromuscular possibilita que o corpo perceba sua localização no espaço.

Essa percepção da posição do corpo é monitorada por retroalimentação (*feedback*) como o comprimento do músculo e a força que está sendo produzida. Tal monitoramento é feito por **proprioceptores**, que são receptores localizados nos músculos e tendões. As informações que os proprioceptores reúnem são constantemente transmitidas para partes conscientes e inconscientes do cérebro. Essas informações também são importantes para o aprendizado de tarefas motoras, especialmente quando são repetidas várias vezes, provocando o **efeito de aprendizado**, que é a capacidade de repetir um padrão específico de recrutamento de unidades motoras que resulta na realização bem-sucedida de uma habilidade, como fazer um arremesso durante o salto no basquete. O motivo pelo qual os *coaches* fazem com que os atletas pratiquem suas habilidades esportivas repetidamente é para aprender padrões motores específicos que possam ser acuradamente repetidos durante a competição. Por causa dos mecanismos proprioceptivos, é possível realizar habilidades como salto com vara ou uma manobra de ginástica e simplesmente "sentir" que está certo. Os proprioceptores mantêm o sistema nervoso

Revisão rápida

- A teoria proposta para explicar a contração muscular é a dos filamentos deslizantes
- Segundo esta teoria as alterações no comprimento do músculo são causadas pelo deslizamento dos filamentos de actina e miosina uns sobre os outros sem que qualquer um desses filamentos mude seu próprio comprimento.

As etapas da teoria dos filamentos deslizantes incluem:
- Em repouso, as ligações cruzadas de actina e miosina estão em contato próximo, mas não ocorre ligação
- Um impulso elétrico cruza a junção neuromuscular e avança pelos túbulos T onde o impulso é detectado pelos receptores de DHP (sensores de voltagem)
- Os receptores de DHP, quando excitados pelo impulso elétrico, ativam receptores de rianodina localizados na membrana do retículo sarcoplasmático
- Os receptores de rianodina são, na verdade, canais de Ca^{++} embebidos na membrana do retículo sarcoplasmático e, quando ativados, abrem se e liberam Ca^{++}
- O Ca^{++} liberado consegue, então, ligar-se a troponina, provocando desvio da posição da tropomiosina, expondo assim os sítios ativos da actina
- Isso possibilita que as cabeças das ligações cruzadas da miosina se conectem aos sítios ativos da actina, formando complexos de actomiosina
- Ocorre movimento giratório da cabeça da ligação cruzada da miosina, resultando em *power stroke*, que promove encurtamento do sarcômero e, por fim, do músculo
- Quando os impulsos musculares deixam de chegar à superfície da fibra muscular, também cessa a liberação de Ca^{++} pelo retículo sarcoplasmático, possibilitando que a bomba de Ca^{++} do retículo sarcoplasmático restabeleça as concentrações de repouso do Ca^{++} citosólico
- Sem Ca^{++} para se ligar a troponina, a tropomiosina mais uma vez bloqueia os sítios ativos na actina, interrompendo a contração muscular
- O músculo íntegro retorna ao seu comprimento de repouso em decorrência de uma força externa como a gravidade ou por contração ativa de um músculo antagonista.

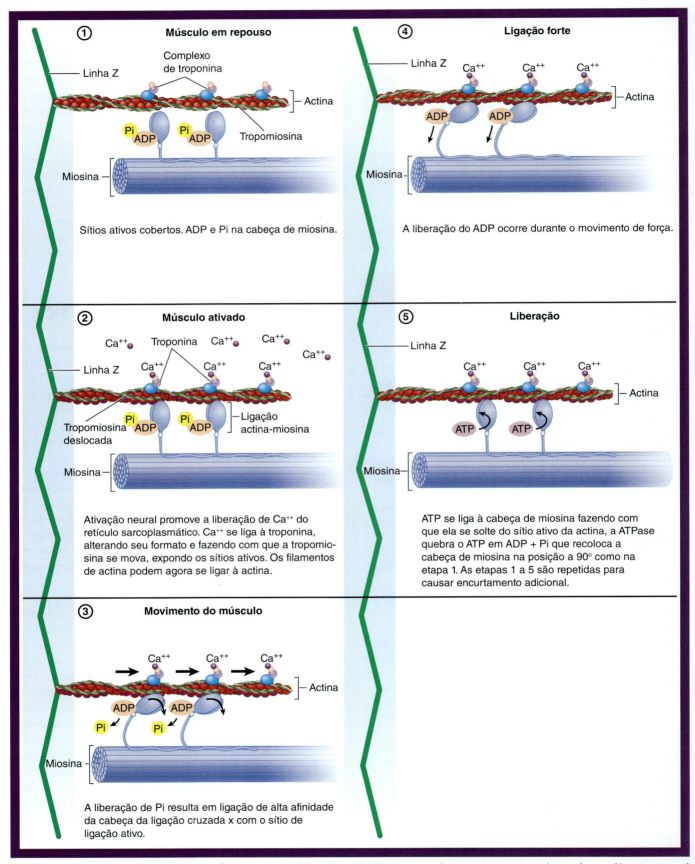

FIGURA 4.13 Etapas da contração muscular. O processo contrátil é uma série de etapas que leva ao encurtamento do sarcômero. Algumas vezes é chamado de ciclagem das ligações cruzadas.

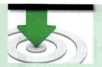

Boxe 4.9 Aplicação da pesquisa
Contração muscular

As etapas básicas no processo contrátil dos músculos esqueléticos incluem:

Excitação

1. Ocorrência de potencial de ação no axônio do neurônio motor alfa.
2. Liberação do neurotransmissor acetilcolina (ACh) pela terminação axonal.
3. Ligação da ACh aos receptores da membrana da fibra muscular.
4. Abertura dos canais na membrana da fibra muscular com geração de corrente iônica.
5. Passagem da corrente iônica pelos túbulos T e estimulação dos receptores DHP, que atuam como sensores de voltagem, nos túbulos T.
6. Ativação pelos sensores de voltagem estimulados dos receptores de rianodina, que são canais de Ca^{++}, localizados na membrana do retículo sarcoplasmático.
7. Após a abertura dos receptores de rianodina, liberação de Ca^{++} pelo retículo sarcoplasmático para o citosol.

Contração ou encurtamento

1. Ca^{++} se liga a troponina C.
2. Uma alteração conformacional na troponina provoca o movimento da tropomiosina, expondo sítios ativos na miosina.
3. As ligações cruzadas da miosina se ligam aos sítios ativos expostos.
4. As cabeças da miosina giram, puxando os filamentos de actina sobre os filamentos de miosina.
5. As cabeças da miosina adquirem ATP "novo" e se soltam do sítio ativo.
6. ATPase na cabeça da miosina hidrolisa o ATP, energizando a ligação cruzada e devolvendo-a a sua posição inicial, de modo que possa se ligar a outro sítio ativo.
7. Enquanto houver íons cálcio citosólicos suficientes, o ciclo se mantém.

Relaxamento

1. O potencial de ação do axônio do neurônio motor alfa para.
2. Ca^{++} é bombeado ativamente de volta para o retículo sarcoplasmático.
3. Ca^{++} é liberado da troponina C.
4. Os sítios ativos são recobertos por tropomiosina e troponina.
5. É necessária força externa para restabelecer o comprimento em repouso do músculo.

---

central informado constantemente sobre o que está acontecendo com os movimentos corporais, muitas vezes no nível subconsciente. Muitos movimentos são realizados tão rapidamente que a pessoa nem pensa sobre o desempenho da atividade ou da habilidade exceto antes que ele comece (p. ex., visualizar uma habilidade esportiva ou ver um conjunto grande de etapas antes de realizá-las). Esse fluxo contínuo de informações é vital para o movimento humano normal, bem como para qualquer desempenho esportivo. Essa capacidade de saber a posição do corpo no espaço é chamada de **sentido cinestésico**.

Fusos musculares

Os proprioceptores no músculo esquelético são chamados de **fusos musculares**. As duas funções dos fusos musculares são monitorar o estiramento ou o comprimento do músculo no qual estão localizados e iniciar a contração quando o músculo está estirado. O reflexo de estiramento, no qual um músculo rapidamente estirado inicia uma contração quase imediata em resposta ao estiramento, é atribuído à resposta dos fusos musculares.[34]

Os fusos estão localizados em fibras musculares modificadas que são arranjadas em paralelo às outras fibras do músculo inteiro (Figura 4.14). As fibras musculares modificadas contendo os fusos são chamadas de **fibras intrafusais**. Essas fibras intrafusais são compostas por uma área central sensível ao estiramento (ou área sensitiva), ligada em uma fibra muscular capaz de se contrair. Se um músculo for estirado, como quando se pega uma mala inesperadamente pesada, os fusos também são estirados. Os nervos sensitivos dos fusos carreiam um impulso para a medula espinal, onde os neurônios sensitivos fazem sinapses com os neurônios motores alfa. Os neurônios motores alfa transmitem um impulso nervoso reflexo para o músculo, causando uma contração, ou encurtamento do músculo estirado, aliviando a pressão nos fusos (mais sobre reflexos no Capítulo 5). Ao mesmo tempo, outros neurônios inibem a ativação dos músculos antagonistas do músculo estirado de modo que eles não interfiram no encurtamento reflexo desejado do músculo agonista. De um ponto de vista prático, realizar exercícios com pré-estiramento (p. ex., encurtar os músculos peitorais em um supino fazendo um grande aperto e puxar suas clavículas uma em direção à outra) se aproveita desse estiramento reflexo. Esse reflexo é uma explicação para a maior produção de força com um pré-estiramento antes de uma atividade. Por exemplo, jogar uma bola o mais longe possível girando o braço, que age como um pré-estiramento, e depois jogar a bola parando no fim do giro por vários segundos antes de jogá-la. Definitivamente a bola será jogada mais longe com o giro, o que causa um pré-estiramento, em parte por causa da ação reflexa do estiramento nos fusos musculares.

Os neurônios motores alfa inervam as fibras musculares que não contêm fusos (chamadas fibras extrafusais) e os neurônios motores gama inervam as fibras intrafusais. Como os fusos musculares são encontrados em fibras musculares funcionais, o sistema nervoso consegue regular o comprimento e, portanto, a sensibilidade dos fusos às mudanças no comprimento das fibras musculares. Ajustes desse tipo nos fusos possibilitam que eles monitorem mais acuradamente o comprimento dos músculos onde eles estão localizados. Tais ajustes parecem acontecer em atletas treinados, fazendo com isotônico para descrever um movimento de exercício com velocidade variável e resistência constante durante toda a duração do movimento. **Resistência variável** descreve máquinas de peso que produzem mudanças na resistência durante a duração do movimento, geralmente em uma tentativa de igualar a variação de força produzida pelo músculo durante o exercício. Máquinas hidráulicas (resistência apenas concêntrica) e pneumáticas (resistências concêntrica e excêntrica), utilizando líquidos comprimidos e ar, também podem criar resistências externas que variem para tentar igualar a resistência às capacidades de produção de força durante a amplitude de movimento de um exercício.

O termo **isocinético** é utilizado para descrever ações musculares nas quais a velocidade do movimento do membro durante a amplitude de movimento é mantida constante utilizando um dinamômetro isocinético (*iso* novamente significando igual e *cinético* significando movimento). Esse tipo de aparelho sofisticado (p. ex., dinamômetros Biodex®, Cybex®, KinCom® e Lido®) possibilita que a velocidade de um movimento durante uma repetição seja ajustada a uma taxa constante e específica e, então, mede o torque (ou seja, a força rotacional) produzido nessa velocidade específica. Esses tipos de máquinas são tipicamente encontrados em salões de treinamento atlético e clínicas de fisioterapia, e são utilizados para avaliações clínicas da função das articulações em movimentos concêntricos e/ou excêntricos. Uma ação isocinética demanda o uso de um dinamômetro para produzir o efeito desejado de velocidade constante porque esse tipo de ação articular não é encontrado na atividade física normal. O treinamento com os dinamômetros isocinéticos foi atraente inicialmente, porque possibilitava o treinamento a altas velocidades de movimento (p. ex., 300°/s) que imita movimentos de potência, e os aparelhos mantinham automaticamente registrados os resultados das sessões de treinamento. Porém, a maioria dos dinamômetros isocinéticos possibilita que apenas grupos musculares isolados sejam treinados em movimentos simples ou isolados (ou seja, extensões de joelho e de panturrilha) que, em geral, não ocorrem nas atividades esportivas. Dessa maneira, a tradução do treinamento com ações musculares isocinéticas para a atividade muscular normal na vida cotidiana ou nos esportes seria mínima, uma vez que a maioria dessas atividades envolve múltiplos grupos musculares contraindo em sequências altamente coordenadas. Embora seu uso como aparelho de treinamento efetivo para atletas de competição seja limitado, dinamômetros isocinéticos podem ser utilizados efetivamente para avaliar ou testar com acurácia vários parâmetros da função muscular, incluindo força, taxa para força máxima e *endurance*.

Curva força-velocidade

A **curva força-velocidade** demonstra a influência da modificação da velocidade do movimento na capacidade de produção de força máxima do músculo. Essa correlação clássica foi descrita pela primeira vez em experimentos utilizando músculos isolados pelo ganhador do Prêmio Nobel professor Archibald Vivian (A.V.) Hill da University College, em Londres. A correlação entre a força máxima que um músculo

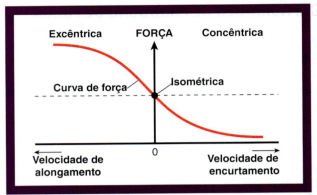

FIGURA 4.17 Curva força-velocidade das fases concêntrica e excêntrica do movimento. A curva força-velocidade dita a correlação da capacidade de produção de força do músculo com o aumento progressivo de velocidade do movimento concêntrico e excêntrico. A força produzida por uma ação muscular concêntrica diminui conforme a velocidade aumenta, entretanto, a força produzida pela ação muscular excêntrica aumenta conforme a velocidade aumenta.

consegue produzir e a velocidade do movimento depende do tipo de ação muscular usada (ou seja, fases excêntrica, isométrica e concêntrica), mostrada na Figura 4.17.

Como é mostrado na figura, existem diferenças nítidas nas correlações de força-velocidade entre as ações musculares concêntrica e excêntrica. Como ponto inicial, utiliza-se a produção de força isométrica máxima, que, por definição, está na velocidade zero. Se o movimento ocorrer com velocidade crescente utilizando uma ação muscular concêntrica, a produção de força diminui, a princípio drasticamente, conforme a velocidade do movimento aumenta. À medida que a velocidade continua a aumentar, o declínio da força se torna mais moderado. Porém, em qualquer velocidade, a força máxima produzida pela ação muscular concêntrica é *menor* do que aquela da ação isométrica máxima. Entretanto, se o movimento acontece com velocidade crescente em uma ação excêntrica, a força máxima de fato aumenta conforme a velocidade cresce; novamente, a princípio, bem marcadamente, mas conforme a velocidade aumenta, as elevações na produção de força excêntrica se tornam mais moderadas, alcançando eventualmente um platô. Em qualquer velocidade da ação excêntrica, a força máxima produzida é sempre *maior* do que durante as ações isométricas máximas. Acredita-se que o aumento de produção de força com o aumento da velocidade durante as ações excêntricas se deva ao componente elástico do músculo. Contudo, ainda não são plenamente conhecidos os motivos para tal resposta.

É importante notar que as grandes forças vistas com ações musculares excêntricas máximas ou próximas à máxima, que são muito maiores do que aquelas geradas durante as ações isométricas e concêntricas máximas, foram identificadas como uma das principais causas de dano muscular com o exercício. Ações excêntricas têm sido chamadas de estressores mecânicos do músculo. **Dor muscular de início tardio (DMIT)** é um dos principais sintomas de dano muscular devido a altas cargas excêntricas (Boxe 4.10). Indivíduos sem treinamento são especialmente sensíveis a esses grandes estresses mecânicos e,

Boxe 4.10 Perguntas frequentes dos estudantes
O que causa a dor muscular de início tardio?

Especialistas acreditam que a dor muscular de início tardio (DMIT) se deva à lesão do tecido causada pelo estresse mecânico no músculo e no tendão. Ocorrem microrrupturas nas fibras musculares, alterando o sarcômero normalmente alinhado. Esse dano estrutural provavelmente deflagra uma resposta imune que envolve a liberação de histaminas e prostaglandinas (agentes específicos envolvidos nos processos regulatórios imunes) e edema (acumulação de líquido no tecido), que resultam na sensação de dor. DMIT está tipicamente relacionada com o componente excêntrico da contração muscular e aparece de 24 a 48 horas após o exercício vigoroso e é mais comum em pessoas não treinadas. Um grande mito do treinamento é que o lactato causa DMIT; isso simplesmente *não* é o caso, visto que não há evidências que apoiem essa hipótese.

portanto, programas de exercícios que contenham ações excêntricas (p. ex., treinamento negativo de peso ou corrida em declive) devem começar com intensidades ou pesos menores e aumentar gradualmente até pesos ou intensidades maiores para permitir que ocorram adaptações que irão minimizar o dano muscular e a dor. Essa abordagem de aumentar gradualmente a resistência ou a carga utilizada durante as sessões de exercícios, sobretudo com o treinamento de resistência, é conhecida como **sobrecarga progressiva**.

A maioria dos programas de treinamento foca na fase concêntrica da curva força-velocidade para aumentar a potência muscular. **Potência** é definida como força vezes a distância que determinada massa se move dividida pelo tempo ou força vezes velocidade. Treinamento de força ou de potência adequado consegue deslocar toda a curva força-velocidade para cima e para a direita (Figura 4.18). Esse deslocamento da curva concêntrica de força-velocidade é benéfico tanto para as atividades diárias quanto para o desempenho atlético, visto que a potência é aumentada. Incremento da potência em toda a curva demanda um programa de treinamento que utilize tanto o treinamento de força pesada (cargas maiores que 80% de uma repetição máxima [1 RM]) e protocolos de treinamento balístico de alta velocidade (p. ex., pliometria). Se apenas um componente do treinamento, seja a força ou a velocidade de contração, for abordado, as mudanças ocorrerão apenas em parte da curva força-velocidade. Em outras palavras, treinamento pesado e lento aumentará primariamente a produção de força em velocidades menores, enquanto o treinamento leve e rápido promoverá basicamente maior produção de força em velocidades mais altas de movimento. De uma perspectiva prática, muitos *coaches* utilizam o termo **velocidade-força** para definir o treinamento focado na produção de força em velocidades mais altas e com resistências menores para aumentar a potência. Devido as suas dependências no desempenho físico, um treinamento ótimo deve tipicamente ser direcionado para toda a curva força-velocidade.

Curvas de força

Existem 3 tipos básicos de **curvas de força**, como mostrado na Figura 4.19. Uma curva de força é a força que pode ser produzida durante uma amplitude de movimento. As curvas de força adotam padrões diferentes dependendo da biomecânica do movimento do exercício e da estrutura corporal do indivíduo. Por exemplo, em um exercício de resistência com uma curva de força ascendente, como, por exemplo, agachamento com barra, é possível produzir mais força em direção ao fim da amplitude de movimento concêntrico. Se um exercício apresentar uma

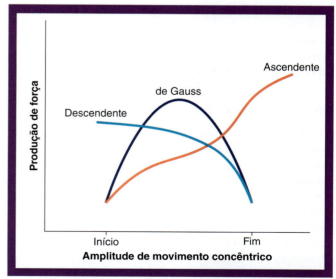

FIGURA 4.19 Curvas de força. Existem 3 curvas de força principais: ascendente (*vermelha*), de Gauss (*preta*) e descendente (*azul*). Muitos exercícios padrão seguem essas curvas de força básicas. Por exemplo, supino tem uma curva ascendente, rosca de bíceps tem uma curva em forma de U e rosca da musculatura isquiotibial tem uma curva descendente.

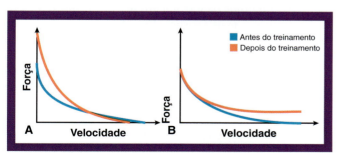

FIGURA 4.18 Efeitos do treinamento na curva força-velocidade concêntrica. A. A mudança produzida por treinamento de força pesado. **B.** A modificação provocada por treinamento de alta velocidade e baixa carga. Se uma pessoa quiser influenciar toda a curva, são necessários treinamentos de força pesado e treinamento de potência e alta velocidade.

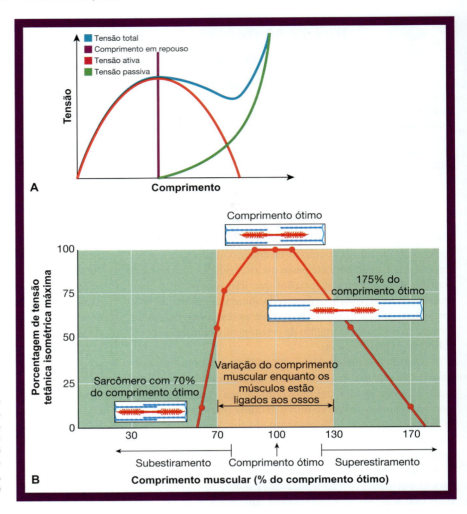

FIGURA 4.20 Correlação comprimento-tensão. A. A força ou tensão total que um músculo inteiro, que é a soma de suas tensões passiva e ativa, consegue produzir está diretamente relacionada ao grau de alongamento do músculo. **B.** A tensão que pode ser gerada por um sarcômero está relacionada à superposição de miosina e actina e, consequentemente, ao número de complexos de actomiosina.

curva de força descendente, como no remo vertical, é possível produzir menos força próximo à conclusão da fase concêntrica de uma repetição. Um exercício, como a rosca de bíceps, no qual é possível produzir mais força no meio, em vez de no início ou no fim da amplitude de movimento, apresenta uma curva de força na forma de sino (de Gauss).

Correlação comprimento-tensão

A correlação comprimento-tensão mostra que o comprimento de um músculo exerce influência direta na força ou na tensão total que ele consegue gerar (Figura 4.20). A tensão total gerada por um músculo é a soma de suas tensões passiva e ativa. A **tensão passiva** reflete as contribuições dos elementos elásticos de um músculo na ausência de estimulação neural. Visto que a tensão passiva é produzida para manter a integridade estrutural do músculo, o aumento progressivo do grau de alongamento resulta em aumento correspondente de sua tensão passiva até um máximo fisiológico. A **tensão ativa** de um músculo é gerada pelo número de complexos actomiosina formados em resposta à estimulação neural. Portanto, a tensão ativa é maior quando o comprimento do músculo permite superposição máxima dos filamentos de actina e miosina. Em qualquer comprimento, acima ou abaixo do comprimento

que permite a superposição máxima de actina e miosina, desenvolve-se menos tensão porque menos complexos de actomiosina podem ser formados.

Equipamentos de treinamento com pesos e resistência variável foram desenhados para aproveitar a alteração no potencial de força durante uma amplitude de movimento por meio de variação da carga durante uma repetição a fim de ajudar a maximizar o desenvolvimento de força. Hipoteticamente, a variação da resistência em pontos diferentes da amplitude de movimento permitiria que o músculo desenvolvesse mais próximo à sua força máxima durante toda a amplitude de movimento, em vez de ficar limitado ao que é possível quando o músculo está em seu ponto mais fraco na curva de força. Embora esse tipo de treinamento pareça ser desejável, individualizar o padrão de variação de resistência seria essencial, e muitas máquinas não têm sido bem-sucedidas na tentativa de igualar a curva de força de um movimento com o uso de motores, rolos ou mudanças no ângulo do braço da alavanca da máquina de exercício. Isso se deve às diferenças individuais no comprimento dos membros, no ponto de ligação dos tendões musculares aos ossos e no tamanho corporal. É difícil conceber um arranjo mecânico que equipare a curva de força de todas as pessoas em um determinado exercício.

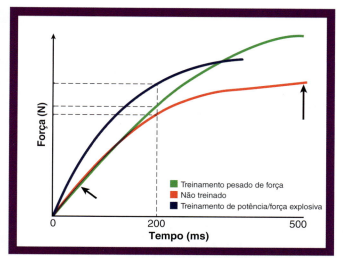

FIGURA 4.21 A curva força-tempo é afetada de modo diferente por diversos tipos de treinamento de força. Treinamento pesado de força aumenta a capacidade de força máxima. Treinamento de potência/força explosiva aumenta a força máxima e a taxa de desenvolvimento de força.

Curvas força-tempo

Assim como a curva força-velocidade nos ajuda a visualizar a produção de força em diferentes velocidades de movimento, a **curva força-tempo** nos ajuda a visualizar a produção de força nos diferentes segmentos de tempo após o estímulo para contrair. A capacidade de produzir força rapidamente é uma característica importante da função neuromuscular, desde uma pessoa mais velha tentando prevenir uma queda após perda de equilíbrio momentânea, até um jogador de vôlei arremessando uma bola na rede. A curva força-tempo nos permite avaliar os programas de treinamento direcionados para o desenvolvimento de potência. Na Figura 4.21, a força produzida no tempo é mostrada com 3 exemplos de curvas, uma curva normal para o indivíduo não treinado; uma na qual foram incluídos treinamentos de muita força e de potência balística; e uma na qual foi realizado apenas o treinamento de muita força. Usar tanto o treinamento do componente de força quanto o de potência não apenas resulta em força maior como também resulta em redução no tempo necessário para alcançar a produção de força máxima, ou seja, potência maior. Visto que a maioria dos desempenhos físicos exige potência para sua realização, pode-se facilmente perceber que o aumento da capacidade de produzir força muito rapidamente pode ser considerado um atributo importante para qualquer programa de condicionamento, seja para a saúde e melhoria da condição física, seja para o desempenho esportivo.

ADAPTAÇÕES AO TREINAMENTO DO MÚSCULO ESQUELÉTICO QUE MELHORAM O DESEMPENHO

Treinamentos de *endurance* e de resistência são as principais maneiras de melhorar a saúde e o desempenho atlético. Entender algumas das adaptações básicas do músculo esquelético a esses 2 tipos populares de exercício é essencial se desejamos avaliar como a atividade física melhora a saúde e o desempenho no exercício. Cada uma dessas modalidades de exercício será abordada no Capítulo 13, mas aqui serão tratadas especificamente as adaptações do músculo esquelético. Além disso, visto que poucas pessoas praticam exclusivamente uma ou outra modalidade de treinamento, será tratada mais detalhadamente a compatibilidade de exercício, ou o que acontece quando os tipos de exercício são feitos de modo concomitante com a mesma musculatura.

Efeitos do treinamento de endurance

Ao tratar dos efeitos do treinamento de *endurance* no músculo esquelético, deve-se lembrar de que apenas aquelas fibras que são recrutadas durante o exercício se adaptarão ao estímulo do exercício. As adaptações primárias ao treinamento de *endurance* estão relacionadas com a necessidade de se utilizar melhor o oxigênio e aumentar a resistência muscular. Unidades motoras com fibras motoras do tipo I são recrutadas em primeiro lugar e, então, conforme a intensidade da atividade de *endurance* aumenta, unidades motoras do tipo II são recrutadas de acordo com a necessidade (esse assunto será abordado com mais detalhes no Capítulo 5). Quanto mais unidades motoras do tipo II forem recrutadas, menos eficiente e efetivo será o desempenho de *endurance*, sobretudo se a duração da atividade aumenta. Talvez isso seja mais bem apresentado no seguinte cenário esportivo: pode ser estimado que correr uma maratona em cerca de 2 horas e 10 minutos demande que o atleta corra a um ritmo de cerca de 4,84 m/s. Isso requereria que o corredor recrutasse cerca de 80% do conjunto de neurônios motores. Se as unidades motoras contendo as fibras musculares tipo I são mais capazes de suprir as demandas aeróbias dessa tarefa, pode-se perceber o benefício de se ter um perfil do tipo de fibra com cerca de 80% de fibras musculares tipo I no conjunto de neurônios motores envolvidos com a corrida. De fato, muitos corredores de *endurance* de elite apresentam tal composição de fibras nos músculos das coxas. Embora o exemplo anterior possa parecer um pouco simples, visto que

> **Revisão rápida**
>
> - A curva força-velocidade descreve a influência da mudança da velocidade do movimento na capacidade de produção de força do músculo
> - A curva de força descreve a força que pode ser produzida durante a amplitude de um movimento
> - A curva força-tempo nos ajuda a visualizar a produção de força nos diferentes intervalos de tempo durante um movimento completo e nos permite avaliar os programas de treinamento direcionados para o desenvolvimento de potência
> - A capacidade de produzir força rapidamente é uma qualidade importante da função neuromuscular
> - Treinamentos de força e de potência adequados podem aumentar a potência ao longo de toda a curva de força-velocidade.

muitos fatores influenciam a realização de um desempenho de *endurance* de elite, lembre-se de que as unidades motoras contendo fibras musculares do tipo I são mais adequadas para o desempenho de *endurance* por causa da sua alta densidade mitocondrial e alto suprimento sanguíneo. Não obstante, adaptações ao *endurance* irão acontecer em todas as fibras musculares recrutadas para realizar o exercício de *endurance*. Para muitos dos que têm uma distribuição mais equilibrada de tipos de fibras (p. ex., 45% do tipo I e 55% do tipo II), muitas unidades motoras contendo fibras musculares do tipo II serão utilizadas para fazer uma corrida de 10 km ou mesmo para sair para uma corrida noturna com amigos, então elas também sofrerão adaptações para melhorar suas capacidades aeróbias. Porém, se o objetivo for um desempenho de elite (p. ex., correr uma maratona em menos de 2 horas e 10 minutos), o corredor precisa ter geneticamente a predominância de unidades motoras do tipo I para aperfeiçoar seu desempenho, porque embora as fibras do tipo II mostrem melhorias na capacidade aeróbia induzida pelo treinamento, elas nunca se igualarão à capacidade aeróbia que é inerente às fibras do tipo I.

Então o que acontece com as fibras musculares, tanto do tipo I quanto do tipo II, quando elas são recrutadas como parte de uma unidade motora para realizar um exercício de *endurance*? Em primeiro lugar, para aumentar a entrega de oxigênio para os músculos, ocorrerá elevação do número de capilares por fibra muscular. Isso aumentará o aporte de oxigênio para o músculo exercitado, e também fará um aumento na densidade capilar induzido por exercício (ou seja, quantidade por unidade de tamanho de tecido muscular). Essas adaptações parecem ser específicas para o tipo de fibra, visto que as fibras do tipo I desfrutam aumentos mais pronunciados do que as fibras do tipo II. Além dessas mudanças na capilaridade, o treinamento de *endurance* aumenta o tamanho e o número de mitocôndrias nas fibras musculares (ver Capítulo 3). Mitocôndrias são as organelas que produzem ATP pela via aeróbia, e o aumento do conteúdo mitocondrial de uma fibra é acompanhado por capacidade aumentada para o metabolismo aeróbio. Com o aumento do conteúdo mitocondrial nas fibras treinadas, acontece uma concentração maior de enzimas do ciclo de Krebs e dos citocromos da cadeia transportadora de elétrons. Lembre-se de que essas enzimas e citocromos trabalham juntos para sintetizar ATP. Como nas mudanças de capilaridade, ganhos do conteúdo mitocondrial estimulados pelo exercício de *endurance* ocorrem em maior grau nas fibras musculares tipo I, demonstrando a vantagem de ter mais fibras musculares tipo I para desempenhos de *endurance* ótimos. Tenham em mente que os capilares são os vasos que trocam líquidos, oxigênio, CO_2, nutrientes e produtos residuais do metabolismo com os músculos, e as mitocôndrias são as organelas dentro das células musculares onde o ATP é produzido aerobiamente, vinculando assim aumentos na entrega de oxigênio com capacidade maior de utilizar o oxigênio para produzir ATP (ver Capítulos 2, 3 e 6). Além disso, a concentração de mioglobina, que facilita a difusão de oxigênio da membrana celular do músculo para a mitocôndria dentro da fibra muscular, é aumentada com o treinamento de alta duração. Isso significa que a taxa com que o oxigênio se move dos capilares para as mitocôndrias também é aumentada.

Em resumo, com mais capilares circundando cada fibra muscular e mais mioglobina e mitocôndrias em cada fibra muscular, a distância para difusão da mitocôndria a partir da membrana celular e vice-versa é menor, e o tempo para que ocorra a troca de várias substâncias é reduzido, o que aumenta a eficiência e a velocidade dos processos aeróbios. Isso facilita a troca de oxigênio, CO_2, nutrientes, resíduos e calor entre músculo e sangue. Com mais oxigênio e nutrientes sendo entregues para o músculo em exercício e mais resíduos e calor sendo removidos, o músculo é mais capaz de produzir ATP para alimentar as demandas de energia de *endurance*, bem como de remover os produtos metabólicos potencialmente fatigantes. O resultado é um desempenho de *endurance* melhorado.

Vale mencionar que alterações do tamanho da fibra também podem contribuir para uma função aeróbia melhor. Mais especificamente, as fibras musculares do tipo I (contração lenta) normalmente apresentam queda de seu tamanho durante o treinamento de *endurance*, resultando em redução nas distâncias dos capilares para as mitocôndrias e acelerando a taxa com que os gases se difundem através da fibra.[13,25,45] As porcentagens de fibras dos tipos I e II não mudam significativamente com treinamento de *endurance*, porém algumas mudanças podem acontecer nas porcentagens dos subtipos para se tornarem de natureza mais aeróbia (p. ex., tipo IC para tipo I, tipo IIA para tipo IIC e, se recrutado, tipo IIX para tipo IIA.)[25]

Efeitos do treinamento de resistência

Os músculos têm tamanhos e distribuição de fibras diferentes, e ambas as diferenças estão relacionadas com a função do músculo (Boxe 4.11). No entanto, todos os músculos, independentemente do tipo de fibra, da composição ou da função, são capazes de aumentar em resposta a um treinamento de resistência. Esse crescimento no tamanho de todo o músculo se deve, principalmente, ao aumento do tamanho de suas fibras individuais.[25,28] Em contraste, ainda é preciso estabelecer se os músculos se adaptam aos treinamentos de resistência pelo aumento do número de suas fibras, que é conhecido como **hiperplasia**. Isso pode acontecer porque um aumento do número de fibras musculares também resultaria em aumento do tamanho total do músculo. Por causa de dificuldades metodológicas (não é possível retirar o músculo inteiro de um ser humano para experimentação), o potencial da hiperplasia em seres humanos permanece não resolvido; entretanto, ele foi demonstrado em resposta a vários protocolos de sobrecarga muscular em aves e em alguns mamíferos não humanos.[3,4,12,29]

Hipertrofia

Hipertrofia é o aumento do tamanho do músculo ou de suas fibras constitutivas, que ocorre como resultado da participação em um programa de exercícios. Proteína miofibrilar é adicionada (ou seja, actina e miosina) e isso resulta em acréscimo de

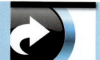

Boxe 4.11 Você sabia?
Qual é o maior músculo do corpo humano?

Dos mais de 600 músculos no corpo humano, que representam aproximadamente 40% do peso corporal, o M. glúteo máximo é o maior (mais volumoso). Entretanto, durante a gravidez, o útero pode passar de 30 g para mais de 1 kg de peso.

Seguem mais alguns fatos interessantes sobre os músculos: o menor músculo do corpo humano é o M. estapédio, que controla os pequenos ossos do estribo da orelha média. Esse músculo mede menos de 0,127 cm. Os músculos mais ativos no corpo humano são os que controlam os olhos, que podem se mover mais de 100.000 vezes/dia. Muitos desses movimentos rápidos dos olhos acontecem durante o sono, na fase de sonhos (sono REM). O músculo mais longo do corpo humano é o M. sartório, que é estreito, em formato de tira e se origina na espinha ilíaca anterossuperior, cruza a face anterior da coxa e se insere na margem medial da tuberosidade da tíbia. Suas funções são abduzir, girar e flexionar o membro inferior para a posição de perna cruzada.

---

miofibrilas recém-formadas às fibras existentes, aumentando assim o tamanho da fibra. Entretanto, não parece que o tamanho das miofibrilas preexistentes seja alterado pelo treinamento de resistência. Apesar do aumento do número de miofibrilas, a distância de acondicionamento miofibrilar (distância entre os filamentos de miosina) e o comprimento do sarcômero parecem permanecer constantes entre 6 semanas e 6 meses de treinamento de resistência.[9] De modo semelhante, a densidade miofibrilar, ou o número de miofibrilas em determinado volume de tecido muscular, não é alterada pelo treinamento de resistência, embora o tamanho da fibra muscular seja aumentado. E, ainda que ocorram aumentos do número de miofilamentos, a orientação espacial das proteínas contráteis nos sarcômeros parece permanecer inalterada com o treinamento de resistência. Para aumentar a área transversal do músculo durante o treinamento de resistência, os sarcômeros são adicionados em paralelo um ao outro, resultando em hipertrofia da fibra muscular (Boxe 4.12).

O remodelamento do tecido muscular com exercício pesado de resistência é uma função do programa e das mudanças sequenciais na síntese/degradação de proteínas contráteis. Todas as fibras parecem hipertrofiar, mas não na mesma proporção. Treinamento de peso convencional em seres humanos e em animais promove um grau maior de hipertrofia em fibras do tipo II, comparadas às fibras do tipo I. Além disso, fibras dos tipos I e II parecem hipertrofiar utilizando mecanismos diferentes. Em fibras musculares tipo I, o processo envolve um aumento na taxa de síntese proteica, e nas fibras do tipo II, uma queda na taxa de degradação proteica.

Pesquisas recentes aumentaram muito nosso conhecimento acerca do(s) mecanismo(s) envolvido(s) na hipertrofia da fibra muscular. É sabido agora que a aquisição de **mionúcleos**, ou núcleos localizados na fibra muscular, é necessária para sustentar um aumento do tamanho da fibra muscular. A fonte dos mionúcleos extras são as **células-satélites**, que estão localizadas entre a membrana da fibra muscular e a sua camada fina externa de tecido conjuntivo que reveste a fibra, conhecida como lâmina basal. Estresse de exercício ou outros tipos de dano ao tecido conjuntivo que isola essas células-satélites as expõem aos agentes chamados de mitógenos. Como resultado, as células-satélites sofrem replicação e as células-satélites recém-formadas se fundem na fibra muscular. Nesse processo, as células-satélites contribuem para o aumento necessário na quantidade de mionúcleos (p. ex., maquinário de DNA). O maquinário genético adicionado é crucial para manejar o volume aumentado de proteínas e outros constituintes celulares (Boxe 4.13). Um único mionúcleo só consegue manejar um volume específico de proteínas musculares. Portanto, sem um aumento apropriado do número de mionúcleos, não seria possível o aumento de proteínas que produzem o aumento da fibra muscular. A área dentro da fibra pela qual cada micronúcleo é responsável é chamada de **domínio nuclear**.

Com isso em mente, Kadi e Thornell[21] mostraram que 10 semanas de treinamento de força conseguem induzir mudanças no número de mionúcleos e células-satélites no músculo trapézio de mulheres. Esses pesquisadores descobriram que seu programa de treinamento de força resultou em aumento de 36% na área transversal das fibras musculares. Essa hipertrofia foi acompanhada por uma elevação de aproximadamente 70% do número de mionúcleos e de 46% do número de células-satélites. O número de mionúcleos se correlacionou positivamente

Boxe 4.12 Você sabia?
Maior bíceps

O Guiness World Record para o maior M. bíceps medido é de Moustafa Ismail, do Egito. A circunferência do músculo bíceps dele mede 78,74 cm. Esse músculo frequentemente treinado do antebraço, que flexiona o cotovelo, na verdade se chama M. bíceps braquial, para não ser confundido com o M. bíceps femoral, que fica na parte posterior da coxa e flexiona o joelho. O nome bíceps braquial é originado das palavras em latim que significam duas cabeças (*biceps*) e braço (*brachii*). As duas cabeças do bíceps são chamadas de cabeça longa e cabeça curta. O tendão da cabeça curta se liga ao processo coracoide da escápula e o tendão da cabeça longa se liga ao tubérculo supraglenoidal da escápula.

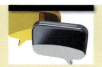

Boxe 4.13 Visão do especialista
Genes, proteínas, exercício e crescimento

MARIA L. URSO, PhD
Director of Clinical Research
Arteriocyte Medical Systems
Hopkinton, MA

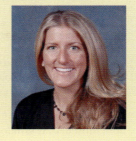

Avanços nas técnicas de biologia molecular permitiram ser avaliadas as alterações na expressão gênica e nos produtos proteicos no músculo esquelético após turnos múltiplos ou agudos de exercício. Esses avanços aumentaram o conhecimento dos cientistas em relação às bases moleculares da hipertrofia do músculo esquelético. Essa informação é crítica no desenvolvimento de intervenções para promover hipertrofia e, possivelmente, atenuar a atrofia (ver figura).

É importante compreender o papel dos genes e das proteínas na promoção da hipertrofia. Fundamentalmente, cada núcleo de cada fibra (célula muscular isolada) contém combinações de 4 bases, conhecidas como nucleotídios, que compreendem o ácido desoxirribonucleico (DNA). Essas bases incluem adenina (A), guanina (G), citosina (C) e timina (T). Combinações diferenciadas desses nucleotídios fornecem o código genético necessário para fazer moléculas de ácido ribonucleico mensageiro (mRNA). A tradução do código de DNA em proteínas envolve 2 processos: transcrição (DNA para mRNA) e tradução (mRNA para proteína). Em resposta ao exercício, os genes são infrarregulados ou suprarregulados. A magnitude e o curso temporal dessas mudanças na expressão gênica são dependentes da duração, da intensidade e da frequência do treinamento. Dependendo da magnitude e da duração da expressão gênica aumentada ou diminuída, os níveis de mRNA podem ser afetados para refletir essas mudanças no DNA, resultando em mudança paralela no padrão de expressão do mRNA. Visto que a quantidade de mRNA dita quanta proteína será produzida, a magnitude da expressão gênica impacta a produção de proteína por cada fibra muscular esquelética. Embora a razão transcrição: tradução não seja 1:1, é possível modificar os estímulos para induzir alterações nos genes e nos produtos gênicos críticos para hipertrofia.

Mecanismos genéticos básicos medeiam a produção de proteína e o desenvolvimento de hipertrofia muscular. As pesquisas mais antigas para decodificar as bases moleculares da hipertrofia foram desencorajadoras devido à falta de tecnologia que possibilitasse a análise das mudanças globais no mRNA. Apesar de ser evidente que muitos genes eram suprarregulados ou infrarregulados em resposta a um período único de exercícios, não era possível analisar todos os genes simultaneamente de maneira custo-eficiente e tempo-eficiente. Ao mesmo tempo, pesquisadores sugeriam que os eventos moleculares que estimulam a hipertrofia poderiam ser tão singulares quanto os estímulos porque não havia continuidade entre vias de sinalização específicas. Em outras palavras, eventos moleculares que regulavam adaptações de mRNA e proteínas do músculo esquelético em resposta ao treinamento de resistência eram diferentes daqueles que regulavam adaptações à pliometria ou ao treinamento de *sprint*. Além disso, resultados desses trabalhos identificaram um curso temporal único de alterações, diferenciando as adaptações moleculares que acontecem imediatamente depois do exercício daquelas que ocorrem dias ou semanas após o início do treinamento.

Avanços nas técnicas de identificação do perfil de transcrição e de proteínas, incluindo a tecnologia de microarranjos (*microarray*) e a proteômica, possibilitaram que pesquisadores examinassem mudanças globais em milhares de genes e proteínas simultaneamente em uma única amostra de músculo. Essas técnicas foram importantes em muitos aspectos da ciência do exercício que exigem que os pesquisadores compreendam o comportamento da célula em resposta a um determinado estímulo. Por exemplo, essas técnicas permitiram aos investigadores que abordassem questões específicas, como o momento ótimo para ingerir proteína ao se exercitar em diferentes intensidades. De uma perspectiva da saúde global, essas técnicas permitiram aos investigadores compreender por que determinados fármacos interferem no crescimento muscular ou, no caso das estatinas, predispõem os indivíduos a condições como desgaste muscular e rabdomiólise. Esses exemplos são apenas algumas das maneiras por meio das quais os cientistas alavancaram a ciência para identificar muitos genes e proteínas simultaneamente e realizar subsequentemente uma análise direcionada de proteínas específicas que regulam as respostas fenotípicas.

Para fazer isso, os pesquisadores adotaram uma abordagem multifacetada para entender as alterações musculares em resposta ao exercício, à nutrição e/ou às lesões. Investigações recentes fazem uso de várias ferramentas de confirmação para medir o que a célula está "pensando" no nível do DNA e também o que

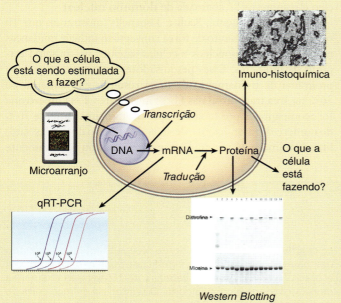

a célula está "fazendo", por meio de exploração das alterações na quantidade e localização dos produtos dos genes (proteínas).

Alterações nos níveis de proteínas podem ser medidas utilizando a técnica *Western blotting*. Trata-se de um ensaio que envolve expor um gel a uma corrente elétrica e nele separar proteínas segundo seus pesos moleculares. Depois de transferidas para uma membrana, esta é exposta a um anticorpo, que reconhece a proteína de interesse, possibilitando que o pesquisador quantifique o conteúdo de proteínas na amostra. Imuno-histoquímica é a técnica utilizada para identificar a localização de proteínas nas células musculares. Amostras de músculo esquelético são cortadas e examinadas com anticorpos marcados com fluorescência que reconhecem proteínas de interesse ou corantes que reconhecem estruturas específicas, como os núcleos. Com essas ferramentas, os pesquisadores podem visualizar onde uma proteína de interesse é mais ativa, revelando indícios de seus mecanismos de ação e suas relações com outras proteínas.

O maior desafio atualmente tem sido destacar genes e proteínas mais críticos envolvidos na hipertrofia. Para superar isso, os cientistas têm usado técnicas mais sofisticadas para diminuir a atividade de genes individuais e entender melhor seus papéis em vias complexas. RNA de interferência (iRNA) é uma dessas ferramentas que possibilitam o estudo de genes individuais em culturas de células e em experimentos *in vivo*. Essa ferramenta utiliza RNA de duplo filamento, que é sintetizado com uma sequência complementar à do gene-alvo e, subsequentemente, é introduzida na célula ou no organismo. Visto que esse material exógeno é reconhecido como tal pela célula ou pelo organismo modelo, a via de iRNA é ativada, resultando em diminuição significativa no nível de expressão do gene-alvo. Os efeitos dessa diminuição identificam o papel biológico do produto proteico. Por não abolir a expressão dos genes-alvo, o iRNA é superior aos experimentos de nocaute, resultando em um sistema mais "fisiologicamente preciso".

O campo da epigenética cresceu consideravelmente nos últimos anos. Os traços epigenéticos são fenótipos herdados que resultam de uma modificação em um cromossomo sem alteração da sequência de DNA. Os pesquisadores categorizaram os sinais que agem nos cromossomos em três categorias específicas. Essas categorias incluem fatores ambientais, sinais de resposta na célula que indicam o local do cromossomo afetado e o sinal sustentado que perpetua a modificação da cromatina ao longo das gerações. A epigenética pode nos ajudar a compreender como otimizar os programas de exercício e nutricionais para obter os melhores resultados. A utilização da epigenética para compreender como os genes se expressam é um novo e estimulante campo de pesquisa para o cientista do exercício.

De maneira coletiva, houve muitos avanços na compreensão das bases moleculares da adaptação e do crescimento do músculo esquelético. No entanto, conforme aprendemos mais sobre a célula muscular e os processos que alteram as adaptações fenotípicas e de sinalização, nossa capacidade de promover adaptações positivas continuará a se expandir. Enquanto o campo da biologia molecular e do músculo esquelético evolui rapidamente, é importante abordar cada nova questão de pesquisa com paciência para garantir que todos os dados sejam válidos e reprodutíveis. Isso é especialmente importante ao passar dos projetos experimentais *in vitro* para os *in vivo*. Avanços contínuos e ajustes na tecnologia disponível serão críticos para completar a tarefa de entender totalmente as interações complexas envolvidas na promoção da adaptação muscular esquelética.

---

com o número de células-satélites, indicando que um músculo com concentração aumentada de micronúcleos conterá um número proporcionalmente maior de células-satélites.

Hiperplasia

Hiperplasia, ou o aumento do número de fibras musculares, tem sido avaliada ao longo dos anos como um possível mecanismo para o incremento do tamanho do músculo esquelético. O interesse nessa possibilidade foi reavivado quando vários estudos avaliando os músculos de fisiculturistas e halterofilistas concluíram que a área transversal das fibras musculares individuais de fisiculturistas não era significativamente maior do que o normal; entretanto, o tamanho muscular total desses atletas era maior do que o normal.[27,44] Cerca de uma década mais tarde, um estudo reexaminou a possibilidade de hiperplasia quando McCall *et al.*,[32] utilizando ressonância magnética (RM) e biopsia, demonstraram aumento do número de fibras musculares no M. bíceps braquial após um típico programa de treinamento pesado de resistência, apresentando de novo algumas evidências de hiperplasia. Entretanto, a hipertrofia da fibra muscular foi responsável pela maior parte da hipertrofia muscular. É possível que apenas o treinamento de resistência de alta intensidade possa causar hiperplasia e que as fibras musculares do tipo II sejam alvos desse tipo de adaptação. Foi mostrado que halterofilistas têm mais mionúcleos, células-satélites e fibras de diâmetro pequeno expressando marcadores para miogênese inicial, indicando hiperplasia ou formação de fibras musculares novas.[20] Os efeitos pareceram aumentados pelo uso de esteroides anabolizantes e, assim, um impacto do fármaco anabolizante pode ser a exacerbação da hiperplasia que ocorre.

Embora dados limitados apoiem a ocorrência de hiperplasia em seres humanos, existem evidências de que pode ocorrer em resposta ao treinamento de resistência. Devido a esses resultados conflitantes, esse tópico continua controverso. Pesquisa adicional com levantadores de pesos competidores de elite e novas técnicas de imagem podem ajudar a resolver a controvérsia. Embora a hiperplasia em seres humanos não seja a resposta primária de adaptação ao treinamento de resistência, poderia ocorrer quando determinadas fibras musculares alcançam um "limite superior" teórico de tamanho celular. É possível que treinamento prolongado muito intenso faça com que algumas fibras musculares do tipo II sejam as candidatas primárias para tal resposta adaptativa. Todavia, mesmo que a hiperplasia realmente ocorra, ela provavelmente é responsável por uma porção pequena (5 a 10%) do aumento do tamanho do músculo.[32]

Transição da fibra muscular

As características da proteína se referem ao tipo de proteína encontrada no maquinário contrátil e à capacidade do músculo em modificar seu fenótipo (ou seja, a expressão real de proteínas) em resposta ao treinamento de resistência, o que, por sua vez, é baseada no perfil genético do indivíduo (ou seja, o DNA herdado).[36] Boa parte da pesquisa sobre treinamento de resistência foca na molécula de miosina e no exame dos tipos de fibras com base no uso de coloração histoquímica das atividades em diferentes pH da miosina adenina trifosfatase (mATPase). Mudanças nos tipos de mATPase das fibras musculares também dão uma indicação das mudanças associadas que estão ocorrendo no conteúdo da MCP.[10] Sabemos agora que há um espectro de subtipos de fibra muscular em seres humanos, variando das fibras do tipo I até o tipo IIA e o tipo IIX com subtipos intercalados. Além disso, sabe-se que a transformação (p. ex., do tipo IIX para o tipo IIA) em um tipo específico de fibra muscular é uma adaptação comum ao treinamento de resistência.[1,25,41] Parece que, assim que as fibras musculares do tipo IIX são recrutadas, elas começam um processo de transformação para o perfil IIA por meio de alteração das características das proteínas e pela expressão de quantidades variáveis de diferentes tipos, ou isoformas, da mATPase. Por exemplo, começando com o tipo IIX, uma transição inicial poderia ser para o tipo IIXA, de modo que ambos os tipos de mATPase são expressos na fibra muscular. Essas fibras que coexpressam mais de um único tipo de isoforma de miosina são, algumas vezes, referidas como fibras "híbridas". Alterações mínimas do tipo II para o tipo I provavelmente ocorrem com o treinamento físico, exceto quando mediadas por danos e brotamento neural de outro neurônio motor alfa.[25] Por exemplo, o brotamento de um neurônio motor do tipo I pode resultar na inervação de uma fibra do tipo II que foi danificada por uma sessão de exercício e perdeu sua conexão com o neurônio motor rápido que a estava inervando. Dessa maneira, é dito que a fibra foi reinervada por um neurônio lento (do tipo I). Entretanto, a ocorrência desse tipo de fenômeno não parece ser frequente o suficiente para modificar a tipagem absoluta das fibras dos tipos I e II. Assim, o perfil do tipo básico de fibra de um músculo é determinado pela genética, e, embora seja possível realizar transições entre os subtipos de fibras I e II devido à realização de treinamento de força ou de *endurance*, a distribuição dos tipos de fibras, relacionada com as categorias abrangentes de fibras do tipo I *versus* do tipo II, é basicamente determinada no nascimento.[25,40]

Compatibilidade dos programas de treinamento físico

O tópico da compatibilidade de exercício ganhou pela primeira vez a atenção da comunidade científica da área quando Hickson[15] mostrou que o desenvolvimento de força dinâmica poderia ser comprometido quando ambos, o treinamento de resistência e o treinamento de *endurance* de alta intensidade, são incluídos em um único programa de treinamento. Em contraste, melhorias no desempenho cardiovascular ($\dot{V}_{O_2\,máx.}$) e no desempenho de *endurance* (tempo até a exaustão em dada intensidade submáxima) não sofreram como resultado de um programa de treinamento aeróbio e de força combinado. Em resumo, um programa que inclua tanto o treinamento de força quanto aeróbio pode limitar o ganho de força, mas as melhoras do condicionamento cardiovascular e do desempenho são tão impressionantes quanto aquelas observadas quando o treinamento de *endurance* é realizado isoladamente. Estudos subsequentes parecem confirmar os resultados originais de Hickson.[16,33]

A compreensão da compatibilidade do treinamento tem enfocado no que se chama treinamento concomitante ou treinamento simultâneo tanto do desempenho aeróbio quanto do desenvolvimento de força. Os efeitos do treinamento concomitante no músculo esquelético são de interesse tanto para atletas quanto para cientistas do exercício, visto que o corpo tenta se adaptar a ambos os estímulos de exercícios. O desafio parece ser direcionado primariamente para as unidades motoras que são utilizadas em ambos os estilos de treinamento.

Estudos avaliando o treinamento concomitante utilizando altos níveis de frequência de treinamento e/ou intensidade para *endurance* e força apresentam as seguintes conclusões (Boxe 4.14):

- A força pode ser comprometida, sobretudo em altas velocidades de ações musculares, devido ao desempenho do treinamento de *endurance*
- A potência muscular pode ser comprometida, mais do que a força, pela realização do treinamento de força e *endurance*

Boxe 4.14 Aplicação da pesquisa

Aplicações práticas

A prescrição de exercício precisa levar em conta as demandas do programa total e assegurar que o volume de exercícios não se torne contraproducente para adaptações fisiológicas e desempenho ótimos. Isso demanda os seguintes passos:

1. Priorizar o programa e os objetivos do treinamento. Não tentar realizar treinamentos de alta intensidade, grande volume de força e *endurance* juntos. Possibilitar a recuperação adequada das sessões de treinamento utilizando programas de treinamento periódico e fases de descanso planejadas.
2. Se você for um atleta de força/potência, limite seu treinamento aeróbio de alta intensidade. Uma pessoa pode realizar treinamento aeróbio de intensidade menor, mas o alto estresse oxidativo, devido ao treinamento de *endurance* de grande intensidade ou grande volume, parece afetar negativamente o desenvolvimento de potência.

- O desempenho anaeróbio pode ser afetado negativamente pelo treinamento de *endurance*
- O desenvolvimento de consumo máximo de oxigênio não é comprometido quando um treinamento pesado de resistência e o programa de treinamento aeróbio são realizados
- As capacidades de *endurance* (ou seja, tempo até a exaustão em dada intensidade submáxima) não são afetadas negativamente pelo treinamento de força.

Existem poucos dados celulares sobre o estado da fibra muscular com o treinamento concomitante. As fibras musculares que são recrutadas pelas duas atividades se deparam com o dilema de tentar se adaptar ao estímulo oxidativo para melhorar a função aeróbia e, ao mesmo tempo, ao estímulo do treinamento de força pela adição de proteínas contráteis para aumentar sua força contrátil. Lembre-se de que o treinamento de *endurance* isolado diminui, tipicamente, o conteúdo de proteínas contráteis e o tamanho da fibra para possibilitar melhor difusão de gases através da fibra muscular. Então, o que acontece com a população de fibras musculares quando ela é exposta a um programa de treinamento concomitante? Kraemer *et al.*[25] examinaram as mudanças na morfologia da fibra muscular durante um programa de treinamento de 3 meses em homens fisicamente aptos. Todos os grupos de treinamento (apenas *endurance*, apenas força e *endurance* e força combinadas) tiveram uma mudança nos tipos de fibras musculares do tipo IIX para o tipo IIA. Nesse estudo, o número de fibras musculares do tipo IIX foi menor após treinamento pesado de força quando comparado ao treinamento de *endurance*, que incluiu tanto o treinamento de longa distância quanto o intervalado. O grupo que realizou o programa de treinamento concomitante de *endurance* e de força constatou diminuição acentuada da porcentagem de fibras do tipo IIX, de modo semelhante ao grupo que realizou apenas o treinamento de força. Isso pode ocorrer por causa do maior recrutamento de unidades motoras de alto limiar, aquelas que contêm fibras do tipo IIX, com o treinamento pesado de resistência realizado pelos grupos de apenas força e de treinamento combinado.

Áreas seccionais das fibras musculares demonstram que ocorrem mudanças diferencialmente ao longo do espectro das modalidades de treinamento, e que são ditadas pelo tipo ou pela combinação de estímulo de treinamentos ao qual o músculo é exposto. Ou seja, quando treinam apenas para desenvolver força, todas as fibras musculares ficam maiores. Contudo, quando realizam apenas treinamento de *endurance* cardiovascular, as fibras musculares do tipo I atrofiam enquanto não são observadas variações no tamanho das fibras musculares do tipo II. E. quando o treinamento visa simultaneamente força e *endurance* cardiovascular, não são observadas mudanças no tamanho das fibras musculares do tipo I, mas são vistos aumentos nas fibras musculares do tipo II. Dessa maneira, tentativas de treinar maximamente para força muscular e *endurance* cardiovascular resultam em adaptações de tamanhos diferentes em fibras musculares dos tipos I e II, comparadas com apenas um modo de treinamento.

Inúmeros fatores (p. ex., prescrições de exercícios, nível de condição física pré-treinamento, modalidades de exercício) podem influenciar o estímulo de exercício e, portanto, as respostas adaptativas subsequentes. Tais fatores afetarão as vias de sinalização da célula muscular para atrofia ou hipertrofia.[6] A maioria dos estudos na literatura tem utilizado indivíduos relativamente não treinados para avaliar os efeitos fisiológicos do treinamento simultâneo de força e *endurance*. Poucos dados estão disponíveis a respeito dos efeitos do treinamento simultâneo de força e *endurance* utilizando indivíduos previamente ativos ou condicionados, que são capazes de tolerar programas de treinamento de intensidades muito maiores.[14] Parece que treinamentos simultâneos máximos são especialmente prejudiciais para adaptações ótimas no tamanho, na força e na potência musculares, possivelmente devido ao supertreinamento com esses altos níveis de trabalho, volume de exercícios e intensidade. Interessantemente, a capacidade aeróbia parece ser a menos afetada por esses treinamentos simultâneos. Se o treinamento concomitante de exercício é desenhado adequadamente, ele pode requerer um tempo maior para que a soma das adaptações fisiológicas ocorra; a maioria dos estudos até hoje examinou programas de treinamento com duração de não mais de 2 ou 3 horas. Com base nos resultados disponíveis, parece que uma pessoa não pode ter adaptações ótimas para ambos os modos de treinamento. Além de durações maiores dos programas de treinamento, outros fatores podem ser importantes para o sucesso do desenvolvimento concomitante de força e aptidão aeróbia. Por exemplo, tanto a **periodização** do programa (variar volume e intensidade do treinamento) e a **priorização** (priorizar quais objetivos serão focados em um programa) do treinamento podem permitir uma adaptação bem-sucedida.

Revisão rápida

- Apenas as fibras musculares que são recrutadas pelo exercício se adaptarão aos estímulos de exercício
- As adaptações ao treinamento de *endurance* estão relacionadas com a necessidade de entregar e utilizar melhor o oxigênio para aumentar a *endurance* muscular
- O aumento do tamanho absoluto de um músculo que é resultado do treinamento de resistência se deve, principalmente, a aumento do tamanho de fibras musculares em vez de aumento do número de fibras
- Quando programas de treinamento de força e *endurance* são realizados simultaneamente, o corpo tenta se adaptar aos dois estímulos, mas descobertas sugerem que o corpo apresenta melhoras maiores do desempenho de *endurance* do que de força.

ESTUDO DE CASO

Cenário clínico

Você é um especialista de condicionamento e de força trabalhando na sala de musculação no Centro de Treinamento Olímpico em Colorado Springs. Você está tentando melhorar seu programa de força e condicionamento para aspirantes a patinadoras no gelo de nível olímpico.

O *coach* lhe perguntou o que poderia ser feito para ajudá-las a finalizar melhor os saltos. Visto que o sistema de pontuação exige que as patinadoras realizem saltos triplos e quádruplos para obter pontuação alta, mais treinamento de potência é necessário.

Atualmente, você tem cada atleta em um programa de treinamento de resistência individualizado. O programa é periodizado para complementar o treinamento no gelo de cada patinadora.

Questões

- Que tipo de ação muscular produz a força necessária para as patinadoras realizarem seus saltos?
- O que acontece no músculo quando uma patinadora flexiona seus joelhos no preparo para o salto?
- O que fornece a potência para o movimento ascendente em um salto?
- Que tipo de força muscular fornece à patinadora o sistema de frenagem para absorver a carga chegando à perna durante a queda?
- Que tipo de treinamento precisa ser incluído no programa de treinamento de peso?

Opções

Saltos são primariamente um conjunto de ações musculares coordenadas que utiliza o ciclo de estiramento-encurtamento para a produção de potência. A ação concêntrica no salto vertical que se beneficia do ciclo de estiramento-encurtamento impulsiona a patinadora para cima. A potência muscular parece ser a característica primária da potência muscular para impulsionar a patinadora para o ar e a força excêntrica máxima determina a capacidade da patinadora de frear quando aterrissa no gelo. Assim, o programa de treinamento precisa incluir ciclo de estiramento-encurtamento ou treinamento pliométrico para ajudar com a altura do salto e o treinamento excêntrico para auxiliar na descida dos saltos.

Cenário clínico

Você é *personal trainer* de uma triatleta que se prepara para uma competição de *ironman*. Ela já sofreu fraturas por estresse e você adicionou um programa pesado de treinamento de resistência ao seu programa total de condicionamento a fim de fortalecer seu tecido conjuntivo e prevenir danos. Outro dia, ela ouviu de um amigo que levantar pesos comprometerá seu desempenho de *endurance*.

Questões

- É verdade que levantar pesos comprometerá o desempenho de *endurance*?
- Quais podem ser as adaptações esperadas no músculo com o levantamento de pesos e a realização de grandes volumes de exercícios de *endurance*?
- Quais são os benefícios de combinar os dois tipos de protocolos de treinamento para essa atleta?

Opções

Embora já tenha sido constatado que o treinamento de alta intensidade de *endurance* pode interferir no desenvolvimento de força e potência, há poucos dados sugerindo que isso comprometerá o desempenho de *endurance*. Essa atleta realmente corre risco de dano ao tecido conjuntivo e o exercício de resistência fortalecerá o tecido conjuntivo. fazendo com que seja mais capaz de lidar com o grande volume de treinamento de *endurance* necessário para competir e treinar para uma competição de *ironman*. As mudanças no músculo possivelmente resultariam em mais proteína tanto no tecido contrátil quanto no conjuntivo, com as fibras do tipo I permanecendo inalteradas em tamanho, porém mais resistentes à perda proteica. Acima de tudo, o desempenho no treinamento de resistência não diminuirá o desempenho de *endurance* e ajudará a diminuir a possibilidade de lesão.

Resumo do capítulo

O recrutamento neural do músculo esquelético é o que causa a produção de força e movimento no corpo humano. Vários outros sistemas corporais (p. ex., esquelético, nervoso, imune) interagem com os músculos esqueléticos para manter sua saúde e contribuir para a geração de força e movimento. O músculo esquelético é altamente organizado, do tecido conjuntivo que recobre o músculo inteiro e intacto até o tecido conjuntivo que mantém as proteínas contráteis do sarcômero no lugar para interações de miofibrilas ótimas. Esse tecido conjuntivo também contribui para a produção de força e potência do músculo devido ao seu componente elástico, que com seu alongamento e encurtamento adiciona força à contração muscular. O componente elástico do músculo esquelético fornece a base para o treinamento pliométrico ou para o treinamento que utiliza o ciclo de estiramento-encurtamento. O músculo esquelético é alvo de todos os programas de treinamento, seja para o desempenho esportivo ou para a saúde e a boa forma física, e é extremamente plástico ou adaptável ao estímulo de exercício. O músculo esquelético é composto por tipos diferentes de fibras musculares e cada tipo realiza tipos diferentes de tarefas, variando desde atividades prolongadas de baixa intensidade (p. ex., fibras do tipo I), até atividades curtas, explosivas, que requerem enorme produção de força (p. ex., fibras do tipo II).

Exercícios de resistência tipicamente resultam em hipertrofia muscular, enquanto treinamento de *endurance* não resulta em modificação ou mesmo provoca diminuição no tamanho da fibra muscular. A combinação de treinamento de resistência com treinamento de *endurance* resultará em hipertrofia limitada das fibras musculares do tipo I, com aumentos no tamanho observado tipicamente nas fibras do tipo II. A compreensão da estrutura e da função dos músculos esqueléticos permitirá um entendimento melhor sobre os muitos métodos de treinamento e de terapia usados para aumentar a função, o desempenho e a saúde. No próximo capítulo, será examinado como o sistema nervoso controla a função muscular e como ele se adapta ao treinamento.

Questões de revisão

Preencha as lacunas

1. Proteínas _____ são aquelas que não estão envolvidas com o processo de contração, mas mantêm as proteínas contráteis bastante próximas umas das outras para interações ótimas de miosina-actina.
2. Receptores de tensão, chamados de _____, que estão localizados nos tendões do músculo esquelético, sentem a força no tendão produzida pelo músculo esquelético.
3. Um tipo de exercício que utiliza o ciclo de estiramento-encurtamento, chamado de _____, ajuda no desenvolvimento de potência muscular.
4. A aquisição de _____, formadas a partir de células-satélites, que são encontradas entre a membrana da fibra muscular madura e sua lâmina basal, é necessária para sustentar a hipertrofia da fibra muscular.
5. Apenas com o treinamento de *endurance*, o tamanho das fibras musculares do tipo I (contração lenta) _____ para reduzir a distância entre os capilares e as mitocôndrias.

Múltipla escolha

1. Qual proteína do sarcômero tem as cabeças que se ligam aos sítios ativos?

    a. Actina
    b. Miosina
    c. Troponina
    d. Tropomiosina
    e. Titina

2. Um maratonista nos jogos olímpicos teria uma porcentagem alta de que tipo de fibra?

    a. Tipo II
    b. Tipo IIC
    c. Tipo I
    d. Tipo IC
    e. Tanto fibras do tipo I quanto do tipo II

3. Que técnica é utilizada para obter uma pequena amostra de músculo com uma agulha através da pele?

    a. Biopsia muscular percutânea
    b. Miotomia subdérmica
    c. Biopsia miofibrilar
    d. Remoção percutânea de sarcômero
    e. Miotomia por incisão

4. Quais são as adaptações fisiológicas que ocorrem quando fibras musculares são recrutadas para realizar um treino de exercício de *endurance*?

    a. O número de capilares aumenta
    b. A densidade capilar nas fibras do tipo I aumenta
    c. O número de mitocôndrias aumenta
    d. A concentração de mioglobina aumenta
    e. Todas as opções anteriores

5. Qual das opções é um exemplo de ação muscular isocinética?

    a. Levantar uma barra em uma rosca de bíceps
    b. Abaixar uma barra em uma rosca de bíceps
    c. Exercer força contra um objeto que não se move
    d. Um movimento durante o qual a velocidade é mantida constante
    e. A ação do músculo tríceps braquial durante uma rosca de bíceps

Verdadeiro ou falso

1. No repouso, as proteínas troponina e tropomiosina recobrem os sítios ativos das moléculas de actina, impedindo que as cabeças de miosina se liguem aos sítios ativos.
2. No treino simultâneo para força e *endurance*, as fibras musculares que são recrutadas melhoram sua função aeróbia como durante o treinamento apenas de *endurance*.
3. Fibras musculares de contração rápida são caracterizadas pela capacidade de resistir à fadiga e produção relativamente pequena de força.
4. O aumento do tamanho absoluto de um músculo consequente ao treinamento de resistência se deve principalmente ao aumento do número de fibras musculares individuais.
5. Com o treinamento de *endurance*, o tipo de fibra não muda do tipo I para o tipo II.

Questões objetivas

1. Explique quais adaptações são mais afetadas pelo treinamento simultâneo de força e *endurance*.
2. Explique a função da titina (conectina) e da nebulina no sarcômero.
3. Resuma as etapas durante a fase de contração da teoria dos filamentos deslizantes.

Faça a correspondência

Correlacione os seguintes termos com suas definições corretas:

Excêntrica   Um movimento caracterizado pela força máxima exercida a uma velocidade constante de movimento durante uma amplitude de movimento específica.

Concêntrica	Alongamento muscular enquanto o músculo está ativado e produzindo força.
Isocinética	Ação muscular caracterizada por tensão no músculo sem alteração do comprimento da fibra muscular.
Isométrica	Contração muscular caracterizada por encurtamento do músculo contra uma carga ou uma tensão constante durante toda uma amplitude de movimento.
Isotônica	O músculo desenvolve força e encurta.

Pensamento crítico

1. Durante um treinamento normal de agachamento com peso nos ombros, quais tipos de ação muscular acontecerão durante uma repetição e qual tipo de ação muscular limitará o peso máximo que pode ser levantado em uma repetição completa?
2. Descreva as adaptações do músculo esquelético ao treinamento de *endurance*.

Termos-chave

Ação concêntrica (contração): ativação muscular caracterizada por encurtamento muscular.
Ação excêntrica: alongamento muscular enquanto o músculo está ativado e produzindo força.
Ação isométrica: contração muscular caracterizada pela tensão no músculo sem mudanças no comprimento da fibra muscular.
Actina: miofilamento fino que tem sítios ativos capazes de interagir com a proteína miosina para produzir força muscular.
Banda A: área no sarcômero onde a actina e a miosina se sobrepõem; representa o comprimento dos filamentos de miosina.
Bandas I: bandas claras do sarcômero que contêm apenas actina.
Cadeias leves: componentes proteicos do filamento de miosina que formam a porção do fulcro de uma molécula de miosina.
Cadeias pesadas: componentes proteicos que formam a cabeça de miosina e uma porção da cauda da molécula de miosina.
Células-satélites: células encontradas sob a membrana laminar basal das células musculares maduras que são a fonte de mionúcleos novos.
Ciclo de estiramento-encurtamento: alongamento muscular seguido por um encurtamento rápido.
Citosol: porção líquida do conteúdo dentro das células vivas, inclusive das fibras musculares.
Componente elástico: força de recuo no músculo após ter sido alongado, consequente às porções não contráteis do músculo.
Conectina (titina): proteína não contrátil do sarcômero que conecta a linha Z à linha M, estabiliza a miosina no eixo longitudinal, contribui para o componente elástico da fibra muscular e limita a amplitude do movimento do sarcômero.
Curva força-tempo: gráfico que ilustra a produção de força durante diferentes espaços de tempo.
Curva força-velocidade: gráfico que ilustra a influência da mudança da velocidade de movimento nas capacidades de produção de força do músculo.
Curvas de força: gráfico da força produzida durante uma amplitude de movimento.
Domínio nuclear: área dentro de uma fibra muscular controlada por mionúcleos.
Dor muscular de início tardio (DMIT): dor de várias horas a vários dias após uma carga de exercícios; sintoma de dano muscular.
Efeito de aprendizado: domínio do padrão de recrutamento de unidades motoras para uma habilidade ou um movimento específico devido à realização repetida da habilidade ou do movimento.
Endomísio: tecido conjuntivo que circunda cada fibra muscular individual.
Epimísio: camada externa de tecido conjuntivo que circunda todo o músculo.
Exercício pliométrico: tipo de exercício que utiliza o ciclo de estiramento-encurtamento para ajudar no desenvolvimento de potência muscular.
Fascículo: pequeno conjunto de fibras musculares.
Fibras de contração lenta: fibras musculares que contêm muitas enzimas oxidativas, são muito resistentes à fadiga e não desenvolvem força tão rapidamente como as fibras do tipo II.
Fibras de contração rápida: fibras musculares que desenvolvem força muito rapidamente, demonstram alta capacidade de produção de força, são menos resistentes à fadiga do que as fibras lentas, apresentam um número relativamente menor de mitocôndrias e apresentam capacidade limitada de metabolismo aeróbio.
Fibras intrafusais: fibras musculares modificadas dispostas em paralelo às fibras normais que contêm fusos musculares.
Fibras musculares: células multinucleadas longas que contêm as miofibrilas que se contraem quando estimuladas.
Fibras musculares do tipo I (fibras de contração lenta): fibras musculares ricas em enzimas oxidativas, extremamente resistentes à fadiga e que não desenvolvem força tão rapidamente quanto as fibras do tipo II.
Fibras musculares do tipo II (fibras de contração rápida): fibras musculares que desenvolvem força muito rapidamente, demonstram grande capacidade de produção de força, são menos resistentes à fadiga que as fibras lentas, têm relativamente poucas mitocôndrias e uma capacidade limitada de metabolismo aeróbio.
Fusos musculares: receptores de estiramento arranjados em paralelo às fibras musculares que monitoram o estiramento e o comprimento do músculo.
Hiperplasia: aumento do número de células em um tecido.
Isocinético: movimento caracterizado pela força muscular exercida em uma velocidade constante.
Isoinercial: (isotônico) movimento de exercício com resistência fixa e velocidade variável.
Isotônica: contração muscular caracterizada pelo encurtamento do músculo contra uma carga externa constante, como durante o levantamento de uma barra.
Ligações cruzadas: pequenas projeções no filamento de miosina que interagem com a actina para causar contração muscular e produção de força.
Linha M: proteínas no meio da zona H que mantêm os filamentos de miosina no lugar.
Linha Z: banda que delineia as extremidades do sarcômero.
Marcação de miosina ATPase: método para distinguir as fibras musculares humanas dos tipos I e II e seus subtipos com base na marcação da enzima que hidrolisa ATP.

Miofibrila: parte do músculo que contém os filamentos contráteis finos e grossos.
Mionúcleos: núcleos localizados sob os sarcolemas da fibra muscular.
Miosina: proteína contrátil na miofibrila que tem as ligações cruzadas que podem se ligar à actina para causar o desenvolvimento de tensão.
Miosina ATPase: enzima encontrada nas cabeças globulares das ligações cruzadas de miosina que hidrolisa ATP a fim de liberar energia necessária para a contração muscular.
Modelo de bloqueio estérico: processo de cobrir os sítios ativos do filamento de actina pela tropomiosina, prevenindo a interação com o filamento de miosina e mantendo a fibra muscular em uma situação inativada.
Movimento de força (*power stroke*): o movimento das ligações cruzadas de miosina que puxa os filamentos de actina durante o encurtamento do músculo.
Movimento de catraca: movimento no qual a cabeça de miosina gira no seu pivô para um novo ângulo, puxando a actina por sobre o filamento de miosina e encurtando o sarcômero.
Músculo antagonista: músculo que contrai e age em oposição fisiológica à ação do músculo agonista.
Músculo esquelético: músculo que está conectado em suas duas extremidades a um osso. Também conhecido como músculo estriado.
Músculo estriado: o aspecto estriado do músculo que é criado pelo arranjo de miofibrilas nos sarcômeros.
Nebulina: proteína não contrátil que estabiliza actina; está localizada na banda I e se estende a partir da linha Z.
Órgão tendinoso de Golgi: receptores de força localizados nos tendões do músculo esquelético.
Perimísio: tecido conjuntivo fibroso que envolve cada fascículo das fibras musculares esqueléticas.
Periodização: variação do volume e da intensidade do treinamento de modo planejado.
Potência: produto da força exercida pelo músculo e a distância vertical na qual a carga é deslocada dividido pelo tempo, ou força vezes velocidade.
Priorização: princípio de priorizar os objetivos de um programa de treinamento.
Proprioceptores: receptores sensitivos localizados nos músculos, nos tendões e nas articulações que fornecem informações sobre a posição do corpo por intermédio do monitoramento do comprimento muscular, da força produzida pelo músculo e da posição da articulação.
Receptores de rianodina: canais de cálcio localizados na membrana do retículo sarcoplasmático, que se abrem quando ativados pelos sensores de voltagem dos túbulos T.
Receptores DHP: proteínas encontradas nos túbulos T que agem como sensores de voltagem quando o impulso elétrico atravessa o túbulo T.
Resistência externa constante dinâmica: contração muscular isotônica; descreve o tipo de ação muscular durante exercícios com resistências externas em atividades como levantamento de pesos.
Resistência variável: equipamento de treinamento de força no qual a resistência varia durante toda a amplitude de movimento para mais bem se adequar à curva de força.
Retículo sarcoplasmático: organela membranosa encontrada dentro da fibra muscular que armazena o cálcio necessário para o desenvolvimento da força muscular.
Sarcômero: a menor unidade contrátil ou mais básica do músculo esquelético capaz de encurtar.
Sentido cinestésico: conscientização da posição corporal no espaço.
Sistema neuromuscular: correlação funcional próxima entre os nervos e os músculos esqueléticos.
Sítio ativo: local no filamento de actina onde as cabeças de miosina conseguem se ligar.
Sobrecarga progressiva: aumento gradual da intensidade ou do volume de exercícios.
Técnica de biopsia muscular percutânea: técnica na qual uma agulha oca é inserida através da pele para coletar uma amostra de músculo.
Tendões: faixa de tecido conjuntivo forte e inelástico que conecta o músculo ao osso.
Tensão ativa: a força gerada pelos complexos de actomiosina formados em um músculo em resposta à estimulação neural.
Tensão passiva: a força decorrente dos elementos elásticos de um músculo na ausência de estimulação neural.
Teoria dos filamentos deslizantes: teoria da contração muscular que descreve o deslizamento dos filamentos finos (actina) sobre os filamentos grossos (miosina) por meio de ligação e liberação das cabeças das moléculas de miosina aos filamentos de actina, aproximando as extremidades do sarcômero.
Titina (conectina): proteína não contrátil do sarcômero que conecta a linha Z à linha M, estabiliza a miosina no eixo longitudinal, contribui para o componente elástico da fibra muscular e limita a amplitude de movimento do sarcômero.
Treinamento concomitante de força e *endurance*: treinamento para força e *endurance* ao mesmo tempo.
Tropomiosina: proteína que recobre os locais de ligação da actina quando o músculo está em repouso e impede que a ligação cruzada de miosina toque os locais ativos de actina; quando o músculo é estimulado para contrair, ela se move, expondo os locais ativos para que a miosina e a actina possam interagir para contrair.
Troponina: proteína, associada à actina e à tropomiosina, que se liga ao Ca^{++} e inicia o movimento da tropomiosina na actina para permitir que a ligação cruzada de miosina toque os sítios ativos na actina e inicie a contração.
Túbulos T: túnel rodeado por membrana que possibilita que o impulso elétrico se propague pela fibra muscular.
Velocidade-força: treinamento que é focado na produção de força em velocidades mais altas e menores resistências para aumentar a potência.
Zona H: a região média do sarcômero, que contém apenas miosina.

REFERÊNCIAS BIBLIOGRÁFICAS

1. Adams GR, Hather BM, Baldwin KM, et al. Skeletal muscle myosin heavy chain composition and resistance training. *J Appl Physiol*. 1993;74:911–915.
2. Allen TJ, Proske U. Effect of muscle fatigue on the sense of limb position and movement. *Exp Brain Res*. 2006;170:30–38.
3. Alway SE, Winchester PK, Davis ME, et al. Regionalized adaptations and muscle fiber proliferation in stretch-induced enlargement. *J Appl Physiol*. 1989;66:771–781.
4. Antonio J, Gonyea WJ. Muscle fiber splitting in stretch-enlarged avian muscle. *Med Sci Sports Exerc*. 1994;26:973–977.
5. Blaauw B, Schiaffino S, Reggiani C. Mechanisms modulating skeletal muscle phenotype. *Compr Physiol*. 2013;3:1645–1687.
6. Coffey VG, Zhong Z, Shield A, et al. Early signaling responses to divergent exercise stimuli in skeletal muscle from well-trained humans. *Faseb J*. 2006;20:190–192.
7. Cramer JT, Housh TJ, Weir JP, et al. The acute effects of static stretching on peak torque, mean power output,

Capítulo 5

Sistema Nervoso

Após a leitura deste capítulo, você deve ser capaz de:

- Explicar a homeostasia e os sistemas de retroalimentação
- Descrever a organização do sistema nervoso
- Esquematizar a estrutura de um neurônio
- Diferenciar as funções do sistema nervoso central, periférico, autonômico, parassimpático e somatossensorial
- Definir uma unidade motora
- Explicar a condução de impulsos nervosos
- Aplicar o princípio do tamanho para o recrutamento da fibramuscular
- Descrever o sistema nervoso em ação
- Considerar as aplicações práticas do sistema nervoso
- Explicar as adaptações neurais ao exercício

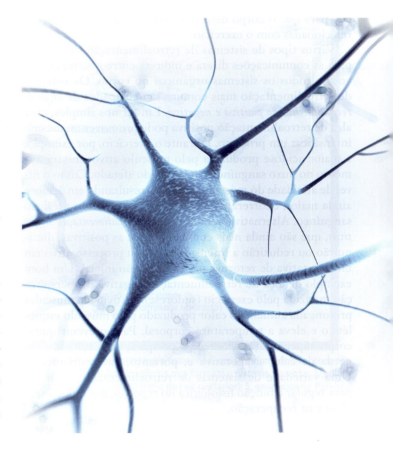

O sistema nervoso é a base de quase todas as comunicações do corpo. Ele funciona intimamente com outros sistemas fisiológicos, o que explica os termos usados comumente como "neuromuscular", "neuroendócrino" e "neurovascular". As funções básicas do sistema nervoso são receber, processar, integrar e responder a uma informação. Mais especificamente, o sistema nervoso recebe informações tanto do ambiente interno quanto do externo. O sistema nervoso deve processar e integrar essas informações com elevado grau de especificidade. Por meio de respostas neurais adaptativas e precisas, pode-se, então, obter desfechos eficazes. Além dos processos fisiológicos normais, o sistema nervoso desempenha um papel essencial na comunicação rápida e na coordenação das funções fisiológicas críticas antes, durante e após o exercício. Interessante observar que pesquisas recentes relacionaram o sistema nervoso ao controle metabólico de nutrientes.[15] Além disso, as evidências sugerem cada vez mais que o sistema nervoso é altamente adaptativo e que essas adaptações estão específica e fundamentalmente vinculadas às adaptações ao exercício. Desse modo, este capítulo oferece uma introdução às funções e às estruturas primárias do sistema nervoso; sua organização, sua unidade motora e as aplicações práticas desses conceitos em termos de exercício.

medula espinal para a célula-alvo. Assim, o comprimento de um axônio pode variar de milímetros até mais de um metro; é como um axônio deixando a medula espinal de um jogador de basquete de 2 metros e se estendendo até os músculos de seu pé. Enquanto existem muitos tipos diferentes de neurônios no corpo, todos eles têm a capacidade de produzir e/ou transmitir informação na forma de impulsos elétricos. Neurônios sensitivos (também chamados de **neurônios aferentes**) têm tipicamente um dendrito longo, que carrega informação das células periféricas (p. ex., nariz, olhos, pontas dos dedos) para o seu soma, encontrado fora da medula espinal, no gânglio da raiz dorsal, onde um axônio curto transmite a informação para o sistema nervoso central. Dessa maneira, **neurônios sensitivos (aferentes)** carregam mensagens dos receptores sensitivos na periferia do corpo para o sistema nervoso central. **Neurônios motores (eferentes)** têm seu corpo celular na medula espinal, apresentam um axônio longo que inerva as fibras musculares e dendritos curtos para receber impulsos de outros neurônios. **Interneurônios** são neurônios especiais que são vistos apenas na parte central do sistema nervoso, onde eles representam mais de 99% de todos os neurônios. Essas células funcionam principalmente conectando neurônios sensitivos e motores e interagindo com um outro para realizar o controle fino durante uma atividade muscular. Esses interneurônios são obviamente importantes no esporte, já que eles agrupam as entradas sensitivas como na análise da velocidade e da localização de uma bola de beisebol lançada e com uma resposta desejada do sistema motor, por exemplo, girar o taco a fim de acertar a bola arremessada.

Neuróglia

Dentro na parte central do sistema nervoso, apenas cerca de 10% das células são neurônios (*i. e.*, aferentes, eferentes e interneurônios) e o restante é chamado de neuróglia ou células gliais. Essas células não são capazes de iniciar ou conduzir sinais elétricos, mas desempenham papéis vitais por fornecer suporte e nutrição aos neurônios e também formam as bainhas de mielina dos axônios de alguns neurônios. Essas bainhas de mielina são importantes para os esportes e o atletismo, já que aumentam a velocidade com que um impulso é transmitido pelo sistema nervoso. Um goleiro de hóquei no gelo deve processar rapidamente a informação para parar discos disparados contra ele a velocidades de mais de 160 km/h (44.704 m/s).

Sinapses

O termo **sinapse** se refere ao ponto de conexão e comunicação entre 2 células excitáveis (neurônios e células musculares são consideradas células excitáveis). O primeiro neurônio nessa linha de comunicação, ou "neurônio pré-sináptico", libera uma substância química conhecida como **neurotransmissor**, que se difunde por um pequeno espaço e então se liga aos **receptores** (e os ativa), que são sítios específicos especializados localizados na célula-alvo, que algumas vezes é chamada de "célula pós-sináptica".[28] Dessa maneira, as membranas pré e pós-sinápticas não estão em contato; como resultado, o impulso elétrico carregado pelo neurônio pré-sináptico é transmitido de uma célula excitável para outra pela liberação do neurotransmissor específico daquele neurônio. A célula-alvo pode ser outro neurônio, uma região especializada da célula muscular ou uma célula secretória (uma célula que pode produzir e secretar uma substância química). O tipo de sinapse descrito anteriormente, em que um neurotransmissor é utilizado para transmitir a informação de uma célula excitável para outra, é chamado de **sinapse química**. Embora raramente encontrado no sistema nervoso de mamíferos, existe um 2º tipo de sinapse, que liga células excitáveis no músculo cardíaco (miocárdio) e células musculares lisas encontradas em glândulas e no trato gastrintestinal. Elas são chamadas de **sinapses elétricas**, e transmitem informação de uma célula para a outra, permitindo que íons ou partículas carregadas eletricamente passem diretamente entre elas através de áreas especializadas nas membranas celulares chamadas de **junções comunicantes**.

Em sinapses químicas, é o neurotransmissor o responsável por disparar um pulso elétrico na célula pós-sináptica, passando, ou transmitindo a informação de um neurônio para outro, ou para uma fibra muscular. Depois de atravessar a fenda sináptica, ou o espaço entre os neurônios pré e pós-sinápticos, o neurotransmissor se liga aos receptores no neurônio pós-sináptico. Por sua vez, esse evento abre canais, permitindo o movimento de íons através da membrana da célula pós-sináptica. Se quantidades adequadas de íons atravessam a membrana, a carga produzida será forte o bastante para causar uma resposta na membrana pós-sináptica. Se a sinapse é entre 2 neurônios, a membrana pós-sináptica é a de um dendrito e o impulso é entregue pelo axônio pré-sináptico. Se a sinapse é entre o neurônio e uma célula-alvo, como uma fibra muscular, a resposta da célula-alvo é iniciada, resultando em contração da fibra muscular. O neurotransmissor é rapidamente degradado por uma enzima na fenda sináptica; assim, o neurotransmissor está presente e ativo na sinapse apenas por um período curto. Para que a comunicação contínua ocorra, quantidades adicionais de neurotransmissor devem ser liberadas pelo neurônio pré-sináptico na fenda, para que ele possa se ligar aos receptores na célula pós-sináptica, permitindo que mais íons entrem nela. Mais de 50 substâncias químicas neurotransmissoras foram descobertas, com as principais sendo **acetilcolina**, histamina, norepinefrina, dopamina, serotonina, glutamato, ácido gama-aminobutírico (GABA), glicina, substância P, encefalinas e endorfinas.

Receptores

Existem muitos tipos diferentes de receptores no corpo, e todos estão envolvidos na comunicação. Receptores são proteínas desenvolvidas para se ligarem a substâncias específicas, como neurotransmissores, hormônios ou outras substâncias químicas, que são chamadas de **ligantes**. Aqui serão abordados receptores que demonstram especificidade para neurotransmissores, ao contrário de outras substâncias. Ao mesmo tempo, é importante observar, além do escopo desta introdução ao sistema nervoso, que alguns receptores ligam-se a mais de uma substância e podem fazer isso simultaneamente. Isso permite um nível ainda maior de especificidade em termos da resposta do receptor a um sinal químico. Além disso, cada neurotransmissor tem um único e finito número de receptores aos quais pode se ligar, que é determinado essencialmente pela concentração de um neurotransmissor, a afinidade com o receptor e pela cinética de ligação do receptor. Isso permite uma comunicação específica entre vários neurônios para manter sua exatidão e precisão, de modo que as células-alvo recebam informações apenas das células pré-sinápticas adequadas. Como descrito anteriormente, com a ligação do neurotransmissor, o receptor abre canais que permitem o fluxo, ou movimento, de íons através da membrana neuronal, resultando em carga elétrica. Como mais um exemplo da especificidade do receptor, cada um normalmente permite que apenas um único tipo de íon, seja Na^+, K^+ ou Ca^{++}, passe através de seus canais. Há exceções à especificidade do receptor, como acetilcolina na junção neuromuscular. Os canais inseridos nesse tipo de receptor permitem que Na^+ e K^+ atravessem concomitantemente a membrana da fibra muscular, embora em direções opostas (Na^+ para dentro e K^+ para fora). Em resumo, o receptor é essencial para a comunicação de um neurônio com outro, pois ele se liga ao neurotransmissor que é liberado do neurônio pré-sináptico para o pós-sináptico, e converte aquela mensagem química em uma carga elétrica, possibilitando que íons carregados eletricamente se movam através da membrana da célula pós-sináptica. Uma sinapse típica é mostrada na Figura 5.2. Em seguida, examinaremos como os neurônios estão organizados nas diferentes divisões do sistema nervoso.

Revisão rápida

- O sistema nervoso ajuda a manter a "homeostasia" dos sistemas fisiológicos
- Sistemas de retroalimentação positivos e negativos regulam a função fisiológica em repouso, durante o exercício e na recuperação
- Um neurônio típico consiste em 3 componentes básicos: (1) dendritos, (2) um corpo celular e (3) axônios
- Os neurônios sensitivos carregam mensagens dos receptores sensitivos para a parte central do sistema nervoso
- Os neurônios motores têm 1 axônio longo (que envia impulsos da parte central do sistema nervoso para o músculo) e dendritos curtos
- Interneurônios são neurônios especializados encontrados apenas na parte central do sistema nervoso que conectam um neurônio a outro
- Uma sinapse é o ponto de conexão entre 2 células excitáveis
- Os neurônios liberam neurotransmissores, que se difundem através de uma fenda pequena e ativam receptores na célula-alvo
- Receptores recebem sinais químicos de um neurônio precedente.

ORGANIZAÇÃO DO SISTEMA NERVOSO

O sistema nervoso é dividido em 2 partes principais: a parte central e a parte periférica. A parte central do sistema nervoso é composta pelo encéfalo e a medula espinal, enquanto a parte periférica é ramificada em várias divisões diferentes. Cada divisão tem suas capacidades estruturais e funcionais únicas, mas todas contribuem para o sistema nervoso único altamente integrado. A organização básica do sistema nervoso é apresentada na Figura 5.3.

Parte central do sistema nervoso

A **parte central do sistema nervoso** consiste no encéfalo e na medula espinal, e tem mais de 120 bilhões de neurônios processando e administrando funções fisiológicas diferentes (p. ex., percepção de dor, funções cerebrais, suor etc.), inclusive a ativação ou a estimulação dos músculos esqueléticos para se contraírem e causarem movimento. O encéfalo é protegido pelo crânio, e a medula espinal, pelas vértebras. Tanto a medula espinal quanto o encéfalo estão banhados pelo líquido cerebrospinal (LCS), que protege os tecidos neurais sensíveis e fornece a eles um ambiente interno constante (Figura 5.4).

Encéfalo

O encéfalo consiste em mais de 100 bilhões de neurônios (com 100 trilhões de conexões estimadas), que são organizados regionalmente para realizar funções específicas (Figura 5.4). O **cérebro**, conhecido como o "local da consciência", é a maior parte

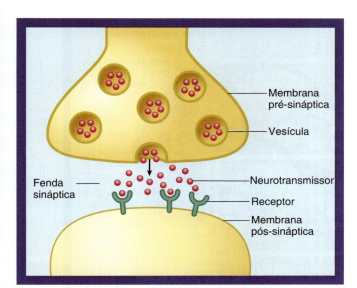

FIGURA 5.2 A estrutura básica de uma sinapse com seus diferentes componentes, incluindo uma proteína receptora que recebe o sinal químico de um neurotransmissor. Um potencial de ação chega ao terminal pré-sináptico e a despolarização desse terminal abre canais iônicos, permitindo que o Ca^{++} entre na célula. O Ca^{++} dispara a liberação de neurotransmissores das vesículas e eles se ligam aos receptores na membrana pós-sináptica, o que resulta na abertura e no fechamento de canais iônicos para provocar uma mudança no potencial da membrana pós-sináptica e, quando ele alcança o limiar, um potencial de ação é produzido, que se propaga para a próxima célula. (Modificado de Bear M, Connors B, Paradiso M. *Neuroscience: Exploring the Brain*. 3rd ed. Baltimore, MD: Lippincott Williams & Wilkins, 2000.)

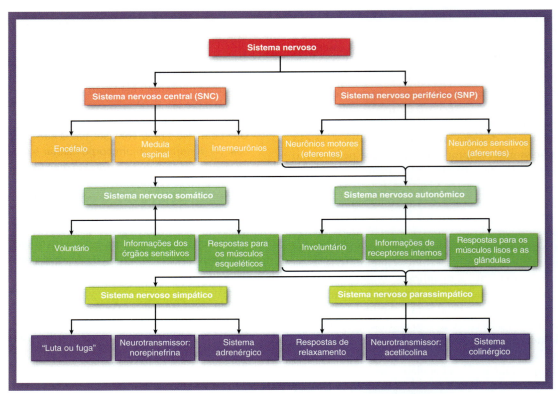

FIGURA 5.3 O resumo básico das divisões anatômicas do sistema nervoso.

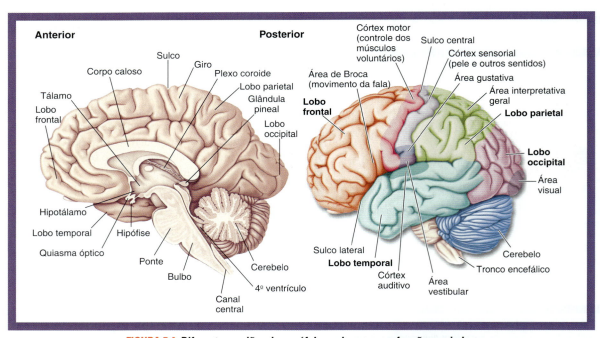

FIGURA 5.4 Diferentes regiões do encéfalo, cada uma com funções variadas.

do encéfalo do ser humano, dividido em hemisférios esquerdo e direito, que são conectados pelo *corpo caloso*. Os 2 hemisférios são recobertos por uma camada fina de matéria cinza chamada de córtex cerebral. O córtex é dividido em 4 regiões, chamadas de lobos occipital, temporal, parietal e frontal. As funções reguladas por essas diferentes regiões estão apresentadas na Tabela 5.1. Deve ser ressaltado que os movimentos conscientes e controlados que caracterizam o exercício são iniciados no **córtex motor** localizado no lobo frontal do cérebro. Conforme abordaremos a seguir, esta estrutura é necessária e talvez seja responsável pelas adaptações iniciais ao exercício.

O **cerebelo** e o **bulbo** são conhecidos como parte do encéfalo inconsciente, que também inclui o mesencéfalo e a ponte. A regulação do coração, da respiração, da pressão arterial e dos reflexos, como os de engolir, soluçar, espirrar e vomitar, envolve o bulbo e a ponte. O cerebelo é a 2ª maior parte do

Tabela 5.1 Funções associadas aos lobos do córtex cerebral.

Lobo	Função
Occipital	Entrada e processamento de informação visual
Temporal	Entrada e processamento dos sinais auditivos, linguagem
Parietal	Entrada e processamento de informações relacionadas com toque, paladar, calor, frio, dor e pressão
Frontal	Entrada e processamento da atividade muscular, do controle motor, da fala e do pensamento

encéfalo. Ele é importante para os exercícios e o esporte porque está envolvido com a regulação da coordenação muscular durante a execução de movimentos motores e também ajuda a coordenar o equilíbrio e a postura normal.

O **hipotálamo** é uma das estruturas regulatórias mais importantes do encéfalo, influenciando uma variedade de funções fisiológicas envolvidas com o exercício, incluindo sede, temperatura corporal, pressão sanguínea, equilíbrio hídrico e função endócrina. Ele é chamado de "centro homeostático". O hipotálamo é vital como centro de transmissão para a sinalização neuronal que chega. Como ele controla as funções corporais, danos ao encéfalo, como as concussões em virtude da participação esportiva, têm sérias implicações (Boxe 5.1).

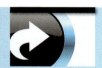

Boxe 5.1 Você sabia?
Concussão e esporte

Uma pancada na cabeça pode causar danos e, em muitos casos, concussão. Nos esportes, o traumatismo craniano pelo contato é uma grande possibilidade. Os efeitos da concussão na função cerebral variam. Memória, reflexos, fala, coordenação e equilíbrio podem ser afetados. Interessantemente, embora uma pancada na cabeça em geral inicie a concussão, nem todas as concussões envolvem perda de consciência (desmaio); muitas pessoas têm concussões e não estão cientes disso. Adicionalmente, concussões repetidas de um esporte foram associadas a muitos problemas de saúde a longo prazo, alguns deles fatais.

Os sinais e sintomas podem ser retardados e podem durar horas, dias, meses ou mais. Dor de cabeça, tontura, zumbido nos ouvidos, vômitos, náuseas, problemas de fala, distúrbios de sono e humor e problemas de cognição podem ser sintomas de uma concussão.

Como discutido neste capítulo, o líquido cerebroespinal (LCS) proporciona o amortecimento que protege o encéfalo da exposição diária a encontrões e impactos, mas pancadas violentas na cabeça podem fazer com que o encéfalo bata na parede interna do crânio (ver figura). As concussões ocorrem com mais frequência em esportes com contato direto e extenso entre os atletas, como boxe, artes marciais, judô, futebol americano e luta livre, apesar das mudanças nas regras para proteger os atletas.

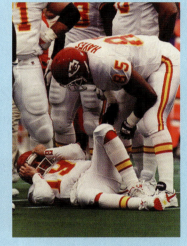

Atletas que tenham tido uma concussão são mais suscetíveis a outra concussão. Pode haver complicações se o retorno ao esporte é muito rápido e ocorre um trauma adicional. Muitos exames foram desenvolvidos para estabelecer uma linha de base com a qual se possa trabalhar cada atleta se uma concussão acontece. As complicações das concussões são chamadas de síndrome pós-concussão e não são bem documentadas e compreendidas. As concussões aumentam o risco de desenvolvimento de problemas médicos anos após a lesão, incluindo epilepsia (com base na evidência em jogadores da Liga Nacional de Futebol Americano), depressão, doenças de Alzheimer e Parkinson. A prevenção das concussões é algo que não pode ser encarado com leviandade pelos órgãos governamentais e comitês médicos.

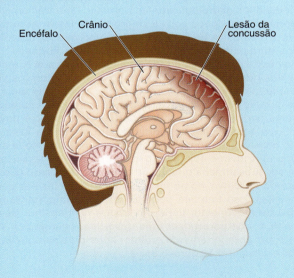

As concussões continuam sendo o principal motivo de preocupação nos esportes com contato e colisões, sobretudo no futebol americano. Avanços no equipamento de futebol americano, incluindo o capacete, têm na verdade aumentado a gravidade do maior contato nesses últimos 50 anos.

Leitura adicional

Boden BP, Tacchetti RL, Cantu RC, et al. Catastrophic head injuries in high school and college football players. *Am J Sports Med*. 2007;9:1075–1081.

McClure DJ, Zuckerman SL, Kutscher SJ, et al. Baseline neurocognitive testing in sports-related concussions: the importance of a prior night's sleep. *Am J Sports Med*. e-ahead of print, 2013 Nov 20.

Omalu BI, DeKosky ST, Hamilton RL, et al. Chronic traumatic encephalopathy in a National Football League player: Part II. *Neurosurgery*. 2006;59(5):1086–1092.

Omalu BI, DeKosky ST, Minster RL, et al. Chronic traumatic encephalopathy in a National Football League player. *Neurosurgery*. 2005;57(1):128–134.

Da mesma maneira, deficiências no desenvolvimento, como a síndrome de Down, afetam as capacidades mentais e motoras (Boxe 5.2).

Medula espinal

A medula espinal é um feixe tubular de nervos que integra a parte central do sistema nervoso, originando-se do encéfalo. Ela é revestida e protegida pelas vértebras, que formam a coluna vertebral, e cada nível tem nervos que saem dela para diferentes órgãos-alvo. Os nervos relacionados com as funções musculares são mostrados na Figura 5.5. A informação é passada dos centros cerebrais superiores para os tecidos-alvo periféricos, como os músculos. Além disso, circuitos locais de um nível particular da medula espinal para a periferia e de volta para a medula também podem operar nas atividades motoras e sensitivas (p. ex., reflexo ao calor) relacionadas com movimentos repetitivos locais, como correr a uma velocidade fixa.

A medula espinal também é o local das ações reflexas. Uma ação reflexa é uma resposta involuntária a um estímulo. Tipicamente, um reflexo envolve a estimulação de um neurônio sensitivo, que leva informação para a medula espinal. Na medula espinal, ele se conecta com um neurônio eferente, que, por sua vez, causa uma resposta na periferia. Os reflexos podem ser simples ou complexos. O reflexo mais simples é o monossináptico; um exemplo é o reflexo do tendão patelar (também conhecido como reflexo clássico de estiramento). Os reflexos monossinápticos diferem de outros reflexos pelo fato de não envolverem conexões com interneurônios. A maioria dos reflexos possui uma conexão com interneurônio entre os sistemas aferente e eferente para modificação potencial do reflexo na medula espinal. A Figura 5.6 mostra o reflexo do tendão patelar, quando o ligamento da patela é atingido por uma batida mecânica direta. Os seres humanos dependem dos reflexos, não só nas atividades diárias, como também durante eventos esportivos, e mesmo durante o sono, para responder ao ambiente sem o processamento sensorial consciente. O reflexo patelar é comumente utilizado em avaliações clínicas e existe um sistema de classificação da resposta obtida (Boxe 5.3).

Nos esportes, o treinamento resulta em menores tempos de resposta e melhorias nos padrões de coordenação. Isso pode reduzir a extensão de maior participação do cérebro

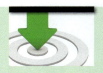

Boxe 5.2 Aplicação da pesquisa
Função neurológica e motora | Comportamento de movimentos na síndrome de Down

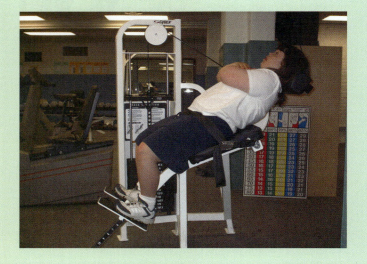

A síndrome de Down, ou trissomia do 21, é uma alteração genética causada pela presença de um cromossomo extra no 21º cromossomo humano. Ela é nomeada em homenagem ao médico britânico que a descreveu em 1866. A doença foi caracterizada como uma combinação de diferenças no tamanho e na estrutura corporais, dependendo da penetração do 3º cromossomo na característica fenotípica examinada. Dessa maneira, um grande espectro de diferenças pode ocorrer mesmo dentro do grupo de pessoas com a síndrome de Down.

Interessantemente, durante anos pensou-se que os movimentos cuidadosos e a rigidez de locomoção fossem um resultado dessa penetração fenotípica, ou interferência com a função neuronal motora normal. Em 1994, o grupo de pesquisa de Latash concluiu:

"Este estudo apoia a ideia de que indivíduos com a síndrome de Down podem utilizar padrões de ativação muscular que são qualitativamente indiscerníveis daqueles utilizados por indivíduos neurologicamente normais. Com treinamento apropriado, indivíduos com a síndrome de Down alcançam níveis semelhantes de desempenho motor àqueles descritos na literatura para indivíduos neurologicamente normais."

Boa parte da inibição do movimento se deve aos comportamentos protetores (p. ex., limitando o giro dos braços porque esse movimento resulta em dor por acertar em alguma coisa durante os movimentos cotidianos) reforçados cuidadosamente para evitar danos. A importância de praticar novos exercícios e habilidades esportivas para reforçar a ideia de que é possível se mover com segurança em uma nova amplitude de movimentos, sem o medo de dor ou lesão, não pode ser subestimada quando se trabalha com pessoas com síndrome de Down, como visto em muitos atletas nas paraolimpíadas. Isso também pode ser bastante importante nas tarefas de movimento diário em casa e no trabalho. Dessa maneira, o que parecia ser uma desordem neurológica era, de fato, um comportamento protetor aprendido para prevenir danos e assegurar a sobrevivência.

Leitura adicional
Almeida GL, Corcos DM, Latash ML. Practice and transfer effects during fast single-joint elbow movements in individuals with Down syndrome. *Phys Ther*. 1994;74(11):1000–1012.
Latash ML, Anson JG. Synergies in health and disease: relations to adaptive changes in motor coordination. *Phys Ther*. 2006;86(8):1151–1160.

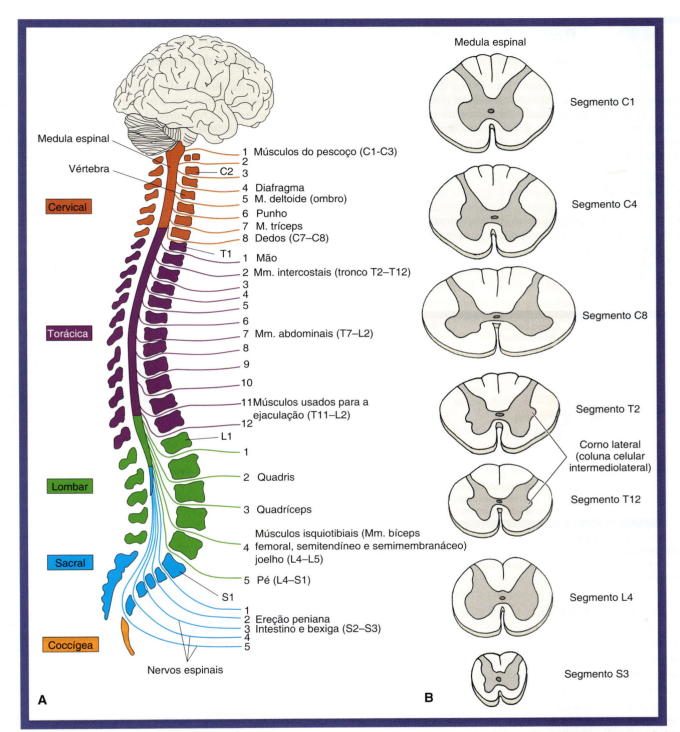

FIGURA 5.5 Exemplos de nervos que saem da medula espinal. A. Apresenta os nervos que inervam músculos em diferentes áreas do corpo. A visão de cada nível (**B**) mostra a variedade anatômica que existe ao longo da extensão da medula espinal. É importante entender que existem 7 vértebras cervicais (C1-C7); entretanto, existem, na realidade, 8 nervos cervicais (C1-C8); os nervos são mostrados nesta figura. Observa-se que todos os nervos, exceto C8, saem acima de sua vértebra correspondente; o nervo C8 sai abaixo da vértebra C7. Interessantemente, em outras áreas da medula espinal, os nervos saem abaixo da vértebra com o mesmo nome.

ou simplesmente permitir maior coordenação e velocidade no nível central. A prática contínua dos movimentos neuromusculares pode também treinar os reflexos para respostas não voluntárias mais rápidas a estímulos sensoriais. Por exemplo, habilidades atléticas, como pegar e lançar uma bola de beisebol, requerem resposta rápida, integração sensorimotora (ou seja, coordenação mão-olho) e reflexos. Em parte, devido aos reflexos, os jogadores habilidosos mantêm os padrões de movimentos com erros de posição bem pequenos e erros temporais de menos de 2 ou 3 milissegundos.[43]

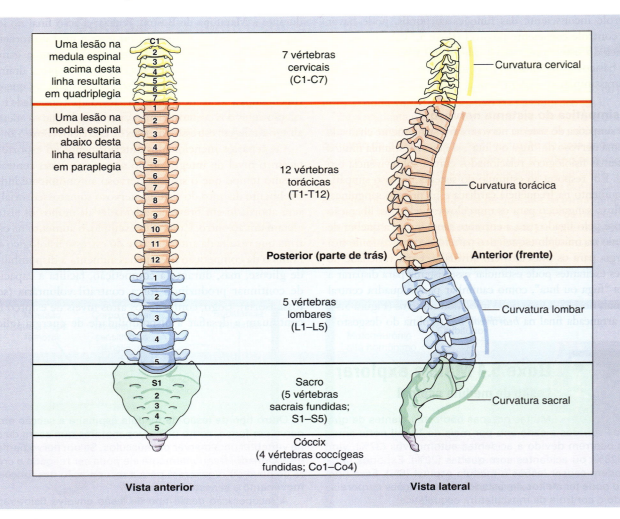

Boxe 5.5 Você sabia?
Meditação e ioga

Apesar da associação comum entre divisão autonômica do sistema nervoso e funções involuntárias, certa quantidade de controle consciente sobre esse sistema parece ser possível, como demonstrado pela prática de ioga e de zen-budismo. Estudos mostraram que pessoas são capazes de alterar a frequência cardíaca, a oxigenação e a pressão sanguíneas e as taxas de respiração abaixo dos níveis basais de função. Além disso, a prática de ioga mostrou reduzir o estresse e a ansiedade. A base fundamental da ioga é aumentar nossa atenção e percepção do corpo. Pesquisas com o uso dessas técnicas para o benefício da saúde estão sendo realizadas em uma variedade de abordagens de "medicina alternativa", voltadas para a hipertensão e até para a redução de distúrbios de ansiedade. Em esportes, muitos atletas utilizam a ioga para ajudar na recuperação e na ansiedade do estresse da competição.

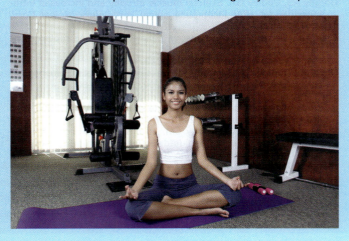

Leitura adicional

Bernardi L, Passino C, Spadacini G, et al. Reduced hypoxic ventilatory response with preserved blood oxygenation in yoga trainees and Himalayan Buddhist monks at altitude: evidence of a different adaptive strategy? *Eur J Appl Physiol*. 2007;99(5):511–518.

Donohue B, Miller A, Beisecker M, et al. Effects of brief yoga exercises and motivational preparatory interventions in distance runners: results of a controlled trial. *Br J Sports Med*. 2006;40(1):60–63.

Ernst E. Complementary or alternative therapies for osteoarthritis. *Nat Clin Pract Rheumatol*. 2006;2(2):74–80.

Telles S, Joshi M, Dash M, et al. An evaluation of the ability to voluntarily reduce the heart rate after a month of yoga practice. *Integr Physiol Behav Sci*. 2004;39(2):119–125.

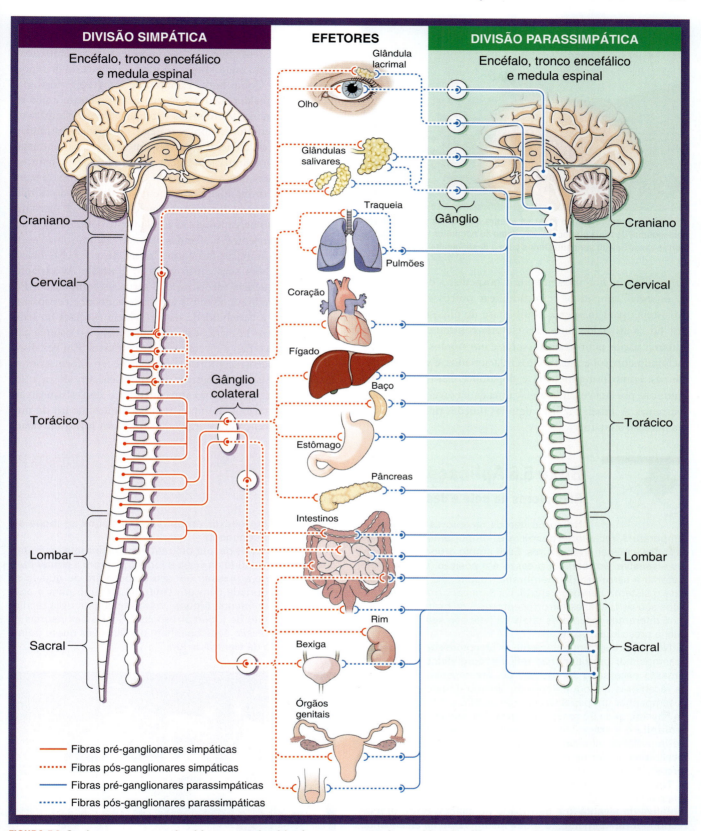

FIGURA 5.8 Os sistemas nervosos simpático e parassimpático interagem com muitos tecidos-alvo diferentes e afetam tipos diferentes de funções fisiológicas. Um gânglio é uma massa de tecido nervoso que forma um centro nervoso secundário, o qual recebe e envia fibras nervosas.

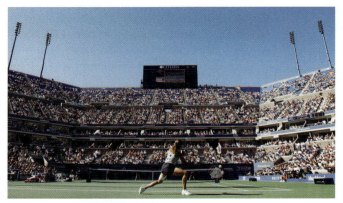

FIGURA 5.9 A excitação de jogar na quadra central em um grande torneio mundial de tênis provocará uma gama de estímulos simpáticos que muitas vezes devem ser controlados para o desempenho ótimo.

no encéfalo e nos músculos, um hospedeiro dos "sensores de energia" simpáticos irão modificar outros componentes do sistema para manter a homeostase de glicose do sangue. Por fim, a atividade simpática elevada contínua irá produzir e liberar vários neurotransmissores e hormônios no encéfalo, incluindo cortisol e metabólitos relacionados, e várias monoaminas, como norepinefrina e dopamina. Essas substâncias químicas, por sua vez, irão afetar uma gama diversa de tecidos e sistemas. A Tabela 5.2 lista algumas funções típicas do sistema nervoso simpático.

Parte parassimpática do sistema nervoso

Em contraste com o componente simpático da divisão autonômica do sistema nervoso, o componente parassimpático é responsável pelo estado homeostático constante ou de repouso do corpo. Como outro exemplo de integração nervosa, a maioria dos tecidos-alvo do sistema nervoso autonômico recebe informações de ambos os sistemas nervosos simpático e parassimpático. Por exemplo, os nervos simpáticos estimulam diretamente os aumentos na frequência cardíaca, enquanto os nervos parassimpáticos agem para reduzi-la. A natureza da situação em que a pessoa está (*i. e.*, se ela é estressante ou não) determina qual componente da divisão autonômica do sistema nervoso dominará naquele momento. É claro que essas situações perceptivas são amplamente definidas pelo sistema nervoso central e afetadas pelas atividades somatossensoriais e autonômicas (apresentadas no Boxe 5.5, Meditação e ioga). Embora seja controverso, o controle da variabilidade da frequência cardíaca pode ser mais complicado. Por exemplo, acreditava-se que a atividade simpática controlasse diretamente a variabilidade da frequência cardíaca de baixa frequência, mas há evidências que sugerem que o sistema nervoso simpático não é diretamente responsável. Em vez disso, os reflexos barorreceptores podem fornecer informações ao sistema nervoso autonômico, que, por sua vez, altera a atividade simpática.[16] Como uma metáfora, essa distinção foi descrita em termos de um sistema de aquecimento de uma casa: há diferença entre a produção de um forno (atividade

Boxe 5.6 Aplicação da pesquisa
Receptores na pele e desempenho de luta

No corpo, temos receptores de dor e de temperatura, receptores químicos e – importante para muitos esportes – mecanorreceptores. Esse amplo grupo de receptores é sensível ao toque, à pressão e à posição. Um estímulo distorce a estrutura da membrana, resultando em um sinal para o sistema nervoso central. Os 3 mecanorreceptores básicos são os táteis, os barorreceptores e os proprioceptores. Os 6 diferentes receptores táteis da pele são sensíveis ao toque, à pressão e à vibração.

Nos esportes, frequentemente os receptores da pele podem desempenhar um papel nos reflexos aprendidos para o movimento necessário ao sucesso do desempenho. Entretanto, os receptores de toque fino e do sentido de tato podem não desempenhar um papel tão grande quanto o dos corpúsculos de Paccini, que são receptores grandes, sensíveis à pressão profunda e a vibrações de pulsação ou de alta frequência. De importância similar, os corpúsculos de Ruffini, que estão localizados na derme da pele, são sensíveis a pressões e distorções leves na pele.

Na luta livre, movimentos e respostas à pressão são vitais para o sucesso. Se um oponente agarra um tornozelo na tentativa de levantá-lo e derrubá-lo no chão, o outro tem de responder rapidamente ao toque instintivamente alcançando e retirando a mão do oponente do tornozelo em uma questão de milissegundos, ou o oponente terá vantagem. Foi dito que lutadores de elite em nível olímpico não são separados por força ou potência, mas sim pela rapidez de movimento e por reações ou reflexos apropriados treinados ao toque e à pressão de um oponente.

Alguns *coaches* de luta utilizam vendas durante os treinos para retirar o sentido da visão e forçar o lutador a contar mais com o toque e a pressão em seu corpo a fim de guiá-lo na resposta apropriada com um contramovimento para a ação ofensiva do oponente. Alguns *coaches* chamam essa técnica de "treinamento de toque e resposta". Sensações neurais de toque e de pressão desempenham papéis vitais nesse treinamento básico de técnica de luta.

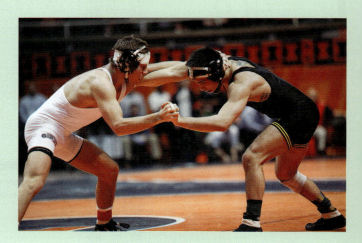

Tabela 5.2 Funções típicas dos sistemas nervosos simpático e parassimpático.

Órgão-alvo	Estimulação simpática	Estimulação parassimpática
Íris (músculo ocular)	Dilatação da pupila	Constrição da pupila
Glândulas salivares	Produção de saliva diminuída	Produção de saliva aumentada
Mucosa oral/nasal	Produção de muco reduzida	Produção de muco aumentada
Coração	Frequência cardíaca e força de contração aumentadas	Frequência cardíaca e força de contração diminuídas
Pulmão	Músculos brônquicos relaxados	Músculos brônquicos contraídos
Estômago	Peristaltismo reduzido	Secreção de suco gástrico; motilidade aumentada
Intestino delgado	Motilidade reduzida	Digestão aumentada
Intestino grosso	Motilidade reduzida	Secreções e motilidade aumentadas
Fígado	Conversão de glicogênio em glicose aumentada	Influencia o relaxamento dos esfíncteres de músculo liso dos vasos sanguíneos
Rim	Secreção de urina diminuída	Secreção de urina aumentada
Medula da glândula suprarrenal	Secreção aumentada de norepinefrina e epinefrina	Sem efeitos
Bexiga urinária	Parede relaxada; esfíncter fechado	Parede contraída; esfíncter relaxado

simpática) e a extensão na qual esta pode ser alterada ajustando (barorreflexos) o termostato (atividade autônoma).

O sistema nervoso parassimpático tem cerca de 75% de suas fibras no nervo vago indo para as regiões torácica e abdominal do corpo. A estimulação parassimpática ajuda o corpo a manter, ou restaurar, as funções de repouso normais depois que a estimulação simpática tenha ocorrido (Tabela 5.2). O papel primário do sistema nervoso parassimpático é ajudar o corpo a "repousar e digerir", já que ele promove as funções normais do trato digestório e das secreções, incluindo a micção e a defecação. Especificamente, ele estimula as seguintes funções fisiológicas:

- Redução da pressão sanguínea
- Diminuição da frequência cardíaca
- Constrição das pupilas
- Aumento do fluxo sanguíneo para a pele e as vísceras
- Peristaltismo do trato gastrintestinal
- Estimulação da secreção salivar
- Manutenção da função normal da bexiga.

O sistema nervoso parassimpático é essencial durante o período de recuperação após o estresse de exercício. A capacidade do sistema nervoso parassimpático de responder modificando as respostas do sistema nervoso simpático durante o exercício e no período de recuperação é uma característica treinável do sistema nervoso (p. ex., levar rapidamente a pressão arterial e a frequência cardíaca de volta para os níveis normais de repouso). Essa capacidade é essencial para a saúde e a boa forma ótimas, especificamente com o envelhecimento.

Divisão somatossensorial do sistema nervoso

Como brevemente mencionado antes, além do sistema autonômico, o sistema nervoso periférico é composto pela **divisão somatossensorial do sistema nervoso**. A interação dos diferentes componentes da divisão somatossensorial possibilita ações e respostas coordenadas ao ambiente externo, sejam os ajustes de último minuto do lançamento no futebol

> **Revisão rápida**
>
> - O sistema nervoso está dividido em 2 partes principais: o sistema nervoso central e o sistema nervoso periférico
> - A parte central do sistema nervoso é formada pelo encéfalo e pela medula espinal
> - A parte periférica do sistema nervoso é formada por gânglios e neurônios que se estendem para fora da parte central do sistema nervoso, para a periferia, interagindo com outros tecidos, como músculos, órgãos e glândulas
> - A parte periférica do sistema nervoso é sub-ramificada em divisões autonômica e somatossensorial
> - A divisão autonômica do sistema nervoso controla as funções fisiológicas que são de natureza inconsciente (frequência cardíaca, pressão sanguínea, digestão e respiração)
> - A divisão autonômica do sistema nervoso é subdividida em 2 componentes básicos: sistema nervoso simpático e sistema nervoso parassimpático
> - O sistema nervoso simpático está ativo durante estresses fisiológicos ou psicológicos
> - O sistema nervoso parassimpático ajuda o corpo a manter, ou restaurar, as funções normais de repouso após ter ocorrido a estimulação simpática
> - A divisão somatossensorial do sistema nervoso é a porção da parte periférica do sistema nervoso que fornece informação relacionada com o ambiente externo (pressão na pele, temperatura) e permite que o corpo responda a mudanças no ambiente
> - Toda a nossa percepção consciente do ambiente externo e toda a nossa atividade motora para responder a ele operam por meio da divisão somatossensorial da parte periférica do sistema nervoso.

Boxe 5.7 Perguntas frequentes dos estudantes
O sistema nervoso pode ficar fatigado?

A fadiga pode ocorrer em várias localidades e ter várias causas (ver figura). Adicionalmente, as causas da fadiga podem diferir dependendo se a atividade é de natureza de alta intensidade e curta duração ou de baixa intensidade e de longa duração. A **fadiga central** se refere a uma diminuição na produção de força devido a uma incapacidade de a parte central do sistema nervoso estimular os neurônios motores que ativam o tecido muscular. Isso resulta em diminuição na capacidade de ativar fibras musculares e resulta assim em perda da produção de força. A **fadiga periférica** se refere à fadiga decorrente de um fator localizado dentro do próprio músculo, como a falta de ATP suficiente e acidose aumentada, e inclui a incapacidade de transmissão de impulso para ativação muscular pelo neurônio motor para a fibra muscular (JNM).

A fadiga central ocorre durante atividades de alta intensidade e curta duração, que contam com energia anaeróbia; ou durante atividades de baixa intensidade e longa duração, que contam predominante com energia aeróbia. Experimentos mostraram resultados contraditórios em relação à fadiga central. Um estudo mostrou que, após a fadiga, a estimulação elétrica não conseguiu restaurar o desenvolvimento máximo de força.[1] Isso indicou que o sítio da fadiga estava na periferia ou no próprio músculo, e não em uma incapacidade do sistema nervoso central estimular o músculo. Outro estudo indicou o oposto: a estimulação elétrica do músculo fatigado resultou em aumento do desenvolvimento de força,[2] indicando que a fadiga central limitou a produção de força do músculo.

Os estudos anteriores utilizaram variações do que é chamado de técnica de interpolação de contração. A técnica de interpolação de contração envolve comparar a força muscular máxima voluntária à força máxima desenvolvida pela estimulação elétrica do músculo. Se o músculo fatigado desenvolver maior força máxima com a estimulação elétrica quando comparada à força máxima voluntária, é indicada a fadiga central. Se o oposto é verdade, não é indicada fadiga central. Se a fadiga central ocorre ou não isso pode depender do tipo de atividade muscular. Utilizando a técnica de interpolação de contração, ações musculares de encurtamento (concêntricas) parecem resultar primeiro em fadiga periférica seguida pela fadiga central,[3] enquanto ações musculares estáticas (isométricas) parecem resultar em padrão de fadiga oposto. Quando o músculo está em uma situação de encurtamento durante uma ação muscular estática, resulta em maior fadiga central do que fadiga periférica e, quando o músculo está em uma situação de alongamento durante uma ação muscular estática, a fadiga periférica parece predominar no processo da fadiga.[4] Assim, a fadiga central pode ocorrer ou não dependendo do tipo de ação muscular realizada.

Se a fadiga central ocorre ou não durante o treinamento de *endurance* também não está claro. Durante atividades de baixa intensidade e longa duração, a serotonina, um neurotransmissor do encéfalo, pode afetar a fadiga com aumentos de serotonina retardando a fadiga. Entretanto, a relação, se ela existir, entre serotonina e fadiga permanece obscura.[5,6]

Se a fadiga central ou periférica ocorre durante uma atividade ou tem preponderância durante uma atividade isso pode depender do tipo de ação muscular utilizado predominantemente durante a atividade, bem como de outros fatores, como intensidade, duração e frequência da atividade. Parece que a fadiga central ocorre durante alguns tipos de atividade, embora o mecanismo exato que explique essa fadiga ainda é incerto.[7]

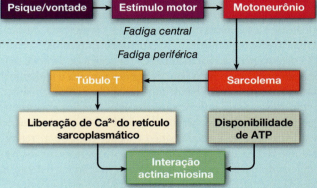

Sítios potenciais de fadiga

Referências

1. Babault N, Desbrosses K, Fabre MS, et al. Neuromuscular fatigue development during maximal concentric and isometric knee extensions. *J Appl Physiol*. 2006;100:780–785.
2. Davis JM, Bailey SP. Possible mechanisms of central nervous system fatigue during exercise. *Med Sci Sports Exerc*. 1997;29:45–57.
3. Desbrosses K, Babault N, Scaglioni G, et al. Neural activation after maximal isometric contractions at different muscle lengths. *Med Sci Sports Exerc*. 2006;38:937–944.
4. Ikai M, Steinhaus AH. Some factors modifying the expression of human strength. *J Appl Physiol*. 1961;16:157–163.
5. Merton PA. Voluntary strength and fatigue. *J Physiol*. 1954;123:553–564.
6. Struder HK, Weicker H. Physiology and pathophysiology of the serotonergic system and its implications on mental and physical performance. Part I. *Int J Sports Med*. 2001;22:467–481.
7. Struder HK, Weicker H. Physiology and pathophysiology of the serotonergic system and its implications on mental and physical performance. Part II. *Int J Sports Med*. 2001;22:482–497.

devido a uma rajada de vento (Boxe 5.7), ou uma resposta ao calor intenso do meio, como beber água ou secar o suor do corpo.

A divisão sensitiva, muitas vezes chamada de divisão aferente, contém neurônios que recebem sinais dos tendões, das articulações, da pele, dos músculos esqueléticos, dos olhos, do nariz, dos ouvidos, da língua e de muitos outros tecidos e órgãos. A divisão motora, também chamada de divisão eferente, contém vias que vão do tronco encefálico e da medula espinal para os neurônios motores inferiores nos nervos cranianos e espinais. Quando esses nervos são estimulados, eles causam a contração dos músculos esqueléticos e os movimentos dos membros. A interação dos neurônios sensitivos e motores está esquematizada na Figura 5.10.

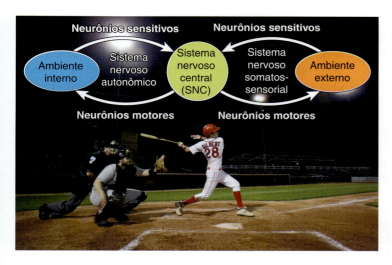

FIGURA 5.10 A relação entre os componentes sensitivo e motor do sistema nervoso desempenha um papel importante, tanto para o exercício quanto para o desempenho esportivo.

UNIDADE MOTORA

A chave para qualquer movimento é a ativação de unidades motoras. A **unidade motora** é o componente funcional da atividade muscular sob controle neural direto. Um desafio para o exercício é ativar um conjunto bastante específico de unidades motoras que possam gerar a quantidade específica de força necessária para produzir o movimento desejado (p. ex., levantar um lápis *vs.* correr um conjunto de degraus *vs.* levantar uma carga pesada).[17] A força do movimento e a velocidade são determinadas pelo córtex motor, que usa a resposta sensorial para concluir o movimento desejado. É importante observar que o córtex motor não controla os músculos individualmente, mas os movimentos, que normalmente incorporam muitos músculos distantes. Por fim, o controle do movimento torna-se possível por meio da resposta proprioceptiva, que fornece informações para o córtex motor sobre a posição do corpo no espaço de maneira que este possa guiar o movimento.[18]

Uma unidade motora contém um **neurônio motor alfa** e todas as fibras musculares estimuladas por esse neurônio (como mostrado na Figura 5.11). O neurônio motor alfa tem dendritos relativamente curtos, que recebem informação e passam-na através do corpo celular e dos axônios longos que conduzem os impulsos do corpo celular para a JNM, a sinapse com a fibra muscular.

Todas as unidades motoras se encaixam em uma de 3 categorias.[3] Unidades motoras lentas (L) incluem um neurônio motor cujo axônio conduz os impulsos elétricos lentamente para suas fibras musculares que, por sua vez, se contraem ou alcançam o pico de força a uma taxa lenta. As fibras musculares do tipo I que estão associadas às unidades motoras lentas desenvolvem pouca força – elas são pequenas em tamanho –, mas são difíceis de fatigar devido a sua capacidade aeróbia impressionante. As unidades motoras resistentes à fadiga rápida (RFR) têm axônios maiores e propagam o estímulo elétrico para as fibras musculares mais rapidamente. As fibras musculares inervadas por esses axônios são consideradas tipo IIA e, como tais, são capazes de desenvolver quantidades consideráveis de força – elas são maiores do que as fibras tipo I – e são apenas moderadamente fatigáveis. A 3ª categoria de unidades motoras é chamada de rapidamente fatigáveis (RF). Elas apresentam axônios motores grandes que enviam impulsos muito rapidamente para suas fibras musculares associadas que, por sua vez, contraem muito rapidamente, desenvolvendo grandes níveis de força. Entretanto, em virtude de fibras musculares que formam essas unidades motoras serem do tipo IIX (ou tipo IIA, uma vez que, com o treinamento, o tipo IIX é alterado para o tipo IIA), elas podem manter esse alto nível de força, o maior entre os 3 tipos de unidades motoras, apenas por um período de tempo muito breve.

Além da diferença no tipo de fibras musculares que formam as unidades motoras lenta e rápida, também existe uma

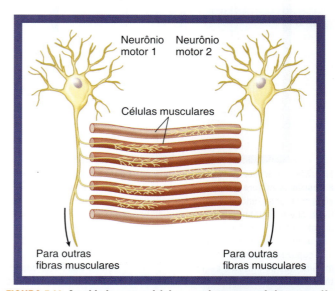

FIGURA 5.11 A unidade motora básica consiste no neurônio motor alfa e suas fibras musculares associadas. Observa-se que as fibras musculares ativadas por uma unidade motora podem estar localizadas lado a lado com fibras musculares ativadas por outra unidade motora. Isso permite a ativação muscular uniforme, bem como gradações na produção de força.

diferença no número de fibras musculares por unidade motora. Os músculos em que um controle menor de força é necessário têm mais fibras musculares por unidade motora. Por exemplo, nos músculos que contraem e controlam a lente nos olhos, as unidades motoras podem ter apenas 5 a 10 fibras musculares, enquanto no músculo gastrocnêmico podem ser encontradas 1.000 fibras musculares em uma unidade motora. Em média, para todos os músculos do corpo, uma unidade motora contém cerca de 100 fibras musculares.

A função muscular é controlada pela capacidade do sistema nervoso de estimular unidades motoras particulares. Compreender o recrutamento da unidade motora é vital para entender o movimento físico, a especificidade do estresse agudo de exercício e os efeitos do treinamento crônico de exercícios. O córtex motor ativa diferentes unidades motoras para produzir quantidades diferentes de força pelos diferentes músculos em volta de cada articulação durante qualquer movimento. Interessante observar que, em primatas e em seres humanos, o córtex motor é subdivido em duas regiões (Figura 5.12). A região rostral (anterior) contém neurônios *corticospinais* que transmitem comandos motores eferentes aos interneurônios espinais, que então se integram e transmitem sinais aos neurônios motores. Isso é um exemplo de conexão *dissináptica*. A região mais caudal (posterior) contém células corticomotoneurais, que estão diretamente conectadas (monossinapticamente) a seus alvos neurais motores respectivos. O alcance ou existência dessa conexão "direta" pode diferir de acordo com a região do corpo, mas esta descoberta inovadora pode explicar a capacidade dos seres humanos e de primatas superiores de desenvolver e aprimorar movimentos que requerem muita habilidade.[41]

CONDUÇÃO DE IMPULSOS

Como declarado anteriormente, para que uma unidade motora esteja ativa, um impulso deve se originar de um neurônio e percorrer o axônio para estimular as fibras musculares a se contrair. Um **impulso nervoso** (*i. e.*, o **potencial de ação**) na forma de energia elétrica é o estímulo que causa a contração das fibras musculares. Quando nenhum impulso está sendo conduzido, o interior dos neurônios tem uma carga resultante negativa, enquanto o exterior tem uma carga resultante positiva. Essa disposição de cargas positiva e negativa (íons) contribui para o que é chamado de potencial de repouso de membrana. Esse potencial de repouso de membrana é resultado não só da separação de íons carregados através da membrana neuronal, mas também da impermeabilidade daquela membrana àqueles íons em condições de repouso, prevenindo assim seu movimento.

Os íons sódio (Na^+) e potássio (K^+) são as principais moléculas responsáveis pelo potencial de membrana. Os íons Na^+ estão localizados predominantemente do lado de fora da membrana celular do neurônio, enquanto os íons K^+ estão localizados principalmente dentro do neurônio. Existem, entretanto, mais íons Na^+ fora do neurônio do que K^+ dentro do neurônio. Acrescente-se a isso a preponderância de outras partículas carregadas negativamente, como os grupos fosfato, dentro do neurônio, o que resulta em uma carga intracelular resultante de repouso que é negativa, cerca de -65 a -70 mV, comparada com o exterior do neurônio.

Quando um impulso está sendo conduzido por um dendrito ou um axônio, a membrana celular do neurônio se torna permeável, tanto para os íons Na^+ quanto para o K^+ (Figura 5.13). Cada íon tem o próprio gradiente eletroquímico, que serve como sua força de direção através da membrana quando os canais na membrana estão abertos. Se o potencial de repouso alcança o limiar devido à somação dos impulsos que alcançam os neurônios pelos seus dendritos, ocorrerá um impulso nervoso (Figura 5.14). Lembre-se de que a zona de disparo axônico soma os impulsos e, se o limiar é alcançado, um impulso será conduzido pelo axônio. Quando acontece um impulso nervoso, os canais de Na^+ na membrana se abrem e ele entra na célula, resultando na **despolarização** da membrana, ou na mudança do potencial de membrana de repouso para $+30$ mV. Depois de um breve atraso, os canais de K^+ se abrem, permitindo que os íons K^+ carregados positivamente saiam do interior do axônio que, em conjunto

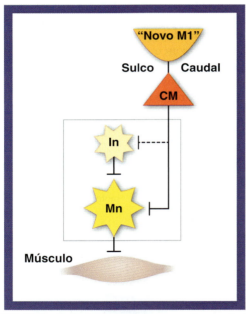

FIGURA 5.12 Maior controle realizado por conexões corticais diretas a neurônios motores. As divisões do córtex motor baseadas em conexões sinápticas tanto diretas como indiretas aos neurônios motores alfa (Mn), que estimulam o músculo esquelético e são chamadas de córtex motor primário ou "novo" no cérebro (M1). As conexões diretas permitem o desenvolvimento de movimentos que requerem alta habilidade e são capazes de permitir mais precisão, velocidade e coordenação dos movimentos do músculo esquelético. Os neurônios corticais são conectados aos neurônios motores (CM) diretamente com uma sinapse entre eles. Além disso, os neurônios corticais também têm terminações com os interneurônios espinais (In), que também fazem interface com o neurônio motor alfa e ajudam a controlar a ativação muscular. (Modificado com permissão de Rathelot JA, Strick PL. Subdivisions of primary motor cortex based on cortico-motoneuronal cells. *Proc Natl Acad Sci U S A*. 2009;106(3):918–923.)

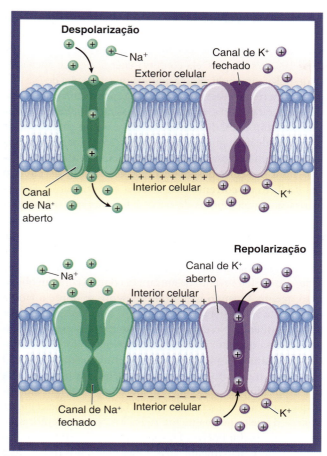

FIGURA 5.13 Um potencial de ação consiste tanto em despolarização quanto em repolarização. Ambas envolvem o movimento de íons através de canais iônicos na membrana.

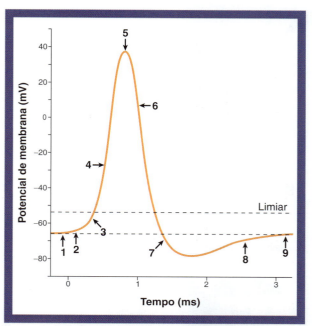

FIGURA 5.14 A despolarização e a repolarização envolvem o movimento de íons através da membrana. (1) Potencial de repouso da membrana; (2) estímulo para despolarizar; (3) se o limiar é alcançado, os canais de Na^+ se abrem e Na^+ entra na célula; (4) a entrada de Na^+ na célula causa sua despolarização; (5) os canais de Na^+ se fecham e os canais de K^+ se abrem; (6) K^+ se move do interior para o exterior da célula; (7) os canais de K^+ permanecem abertos, causando hiperpolarização; (8) os canais de K^+ se fecham, então menos K^+ deixa a célula; (9) a célula retorna ao potencial de membrana de repouso.

com o fechamento dos canais de Na^+, resulta no potencial de membrana se tornando negativo de novo durante o processo chamado de **repolarização**. Esse processo é breve (os canais permanecem abertos apenas por alguns milissegundos), mas os movimentos rápidos de Na^+ e K^+ através da membrana, resultando em despolarização ou repolarização, são chamados de potencial de ação, que algumas vezes é denominado impulso nervoso. Durante a repolarização, a membrana se tornará levemente mais negativa em carga do que no potencial de membrana de repouso, ou hiperpolarizada. Após a fase de repolarização do potencial de ação, a **bomba de Na^+–K^+** dependente de energia (precisa de ATP para funcionar) restaura a separação de cargas através da membrana neuronal por bombear 3 íons Na^+ para fora para cada 2 íons K^+ que retornam ao interior do neurônio. Esse processo é repetido cada vez que um impulso nervoso, ou potencial de ação, acontece. A importância fisiológica dessa estrutura é óbvia quando se considera que quase metade de todo o consumo de energia padrão é usado para sintetizar e manter esses canais e outros relacionados.

Um potencial de ação percorrendo um axônio deve iniciar um impulso no dendrito de outro neurônio ou na JNM, a sinapse conecta o neurônio motor à fibra muscular, para fazer com que as fibras musculares se contraiam. Para que isso aconteça, ocorre **transformação de energia** na porção terminal do axônio. Mais especificamente, a energia elétrica apresentada pelo potencial de ação é transformada em energia química quando, com a chegada do potencial de ação, neurotransmissores são liberados do terminal nervoso para a sinapse. Atravessando a sinapse e se ligando aos receptores na célula-alvo (seja outro neurônio ou uma fibra muscular), os neurotransmissores fazem com que os canais se abram, permitindo que os íons atravessem a membrana da célula-alvo, iniciando assim outro impulso elétrico.

Há 2 categorias amplas de neurotransmissores: (1) excitatórios, que ou tornam o potencial de membrana menos negativo ou a despolarizam aumentando a permeabilidade da membrana a Na^+, causando assim a excitação da membrana pós-sináptica; e (2) inibitórios, que fazem o oposto e tornam a membrana mais permeável a K^+ ou Cl^-, fazendo com que ela fique ainda mais negativa e inibindo a formação do impulso. Em alguns casos, a inibição pode aumentar o desempenho, como visto quando o batedor faz um *swing* contido em um lançamento no beisebol.

Papel da mielinização

A taxa de condução do sistema nervoso pelos axônios é fortemente afetada se o nervo for mielinizado ou não. Axônios podem ser cobertos por uma substância branca com alto

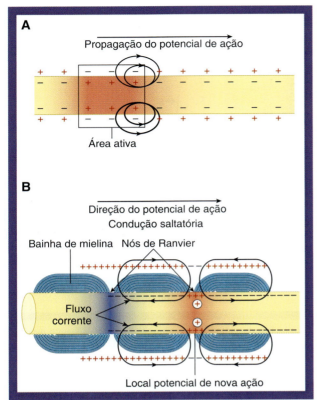

FIGURA 5.15 **A.** A condução local move o impulso elétrico por meio de alterações locais na carga de membrana. **B.** Alguns neurônios são mielinizados e os impulsos elétricos usam condução saltatória, pulando de nó a nó de Ranvier. (Usado com permissão de De Bear M, Connors B, Paradiso M. *Neuroscience: Exploring the Brain*. 3rd ed. Baltimore, MD: Lippincott Williams & Wilkins, 2000.)

conteúdo lipídico (gordura) chamada de **bainha de mielina**, que é secretada pelas **células de Schwann**. A bainha de mielina é algumas vezes mais grossa que o próprio axônio e é composta por camadas múltiplas e concêntricas dessa substância lipídica. Fibras nervosas, ou axônios, que apresentam bainha de mielina são chamadas fibras nervosas **mielinizadas**; aquelas que não apresentam bainha de mielina são chamadas não mielinizadas.

Os nervos mielinizados conduzem seus impulsos utilizando **condução saltatória**, enquanto nervos não mielinizados usam **condução local** (Figura 5.15). O movimento de íons produzindo um potencial de ação permanece o mesmo descrito anteriormente para os 2 tipos de condução. Em nervos mielinizados, a bainha de mielina não recobre continuamente o comprimento do axônio, mas é segmentada por pequenos espaços a cada 1 a 3 mm ao longo do comprimento do axônio. Esses pequenos espaços são chamados de **nós de Ranvier**. Esses nós possibilitam que o potencial de ação pule de nó a nó ao longo do axônio (daí o termo *saltatório*, significando pular) porque, embora os íons não possam atravessar prontamente a bainha de mielina, eles podem atravessar facilmente a membrana nos nós devido à presença de canais de Na^+ e K^+ na membrana. Em essência, o potencial de ação é recarregado a cada nó de Ranvier pelos movimentos de Na^+ e K^+ através da membrana em cada nó.

A condução saltatória apresenta 2 vantagens. Primeira, ela permite que o potencial de ação pule através do axônio, aumentando assim a velocidade da condução neural em 5 a 50 vezes, ou até 100 m/s. Depois, ela conserva energia, já que apenas os nós despolarizam, reduzindo a energia que a bomba de Na^+–K^+ precisa para restabelecer o potencial de repouso entre impulsos.

De maneira oposta, as fibras nervosas não mielinizadas utilizam o circuito local de fluxo de corrente iônica para conduzir o potencial de ação gradualmente ao longo de todo o comprimento da fibra nervosa. Assim, uma pequena parte da membrana da fibra muscular despolariza e a continuação do circuito local de fluxo de corrente iônica causa a continuação da despolarização da membrana do nervo e faz com que o potencial de ação percorra todo o comprimento da fibra nervosa. A velocidade desse tipo de condução de impulso nervoso é bem menor do que das fibras mielinizadas, variando entre 0,5 e 10 m/s. Para ilustrar essa questão, o leitor pode compreender o que acontece no infeliz evento de entrar em contato com um objeto muito quente. Quando isso acontece, sente-se dor, e a vítima rapidamente afasta sua mão do objeto, o que parece acontecer instantaneamente. No entanto, ao examinarmos mais detalhadamente essa questão, pode-se perceber que a dor não é sentida imediatamente; primeiro, não se sente qualquer coisa. O atraso entre o contato com o objeto quente e a percepção da dor é explicado pela anatomia dos neurônios sensoriais aferentes, que transmitem a sensação de dor. Quando os nociceptores térmicos da pele (normalmente referidos como receptores de dor) sentem o calor nocivo, a resposta é liberada para o cérebro usando fibras C não mielinizadas. Esses neurônios transmitem sinais a um ritmo de aproximadamente 2 metros por segundo, uma ordem de grandeza inferior à dos neurônios mielinizados. Depois que o encéfalo recebe, processa e identifica a presença de dor, a vítima prontamente afasta seu dedo do forno.

Além da presença da mielinização, o diâmetro do axônio afeta a velocidade de condução de impulso. Em geral, seja a fibra mielinizada ou não, quanto maior o diâmetro, maior será a velocidade de condução de impulso.[25] Além de determinar a velocidade com que o potencial de ação é conduzido pelo axônio, o tamanho dos neurônios motores também determina o limiar de recrutamento necessário para disparar o potencial de ação inicial do axônio na zona de disparo axônico, como descrito anteriormente neste capítulo. Como as fibras musculares tipo II, ou de contração rápida, são inervadas por neurônios motores maiores, elas são mais difíceis de recrutar (*i. e.*, limiar alto). Em contraste, unidades motoras lentas apresentam não apenas fibras musculares tipo I menores, mas também neurônios motores menores, que são mais fáceis de recrutar (*i. e.*, limiar baixo). Assim, unidades motoras formadas por fibras tipo I são tipicamente recrutadas primeiramente devido ao limiar de recrutamento mais baixo de seus neurônios. As unidades motoras formadas por fibras tipo II são recrutadas depois das fibras tipo I (fibras tipo IIA seguidas pelas fibras tipo IIX) devido ao tamanho celular maior (axônios e somas) dos neurônios motores rápidos, resultando em seus limiares de recrutamento maiores. Isso é chamado de **princípio do tamanho para o recrutamento**.

Revisão rápida

- Os neurônios motores alfa controlam a atividade muscular esquelética
- A bainha de mielina em alguns axônios fornece isolamento e mantém a força do sinal elétrico
- A unidade motora consiste em um neurônio motor alfa e suas fibras musculares esqueléticas associadas
- O córtex motor ativa diferentes unidades motoras para criar diferentes quantidades de força
- Um impulso nervoso é conduzido na forma de energia elétrica
- O potencial de membrana de repouso é criado principalmente pela distribuição de moléculas carregadas positivamente em um lado da membrana plasmática
- A condutância do impulso nervoso ou do potencial de ação é alcançada por um processo de despolarização e repolarização, no qual íons carregados eletricamente se movem para dentro e para fora do neurônio
- A energia é transformada de elétrica para química (neurotransmissorres) para atravessar uma sinapse ou a JNM
- O tipo de condução do sistema nervoso está relacionado com a mielinização, ou seja, se o nervo é mielinizado ou não
- Os nervos mielinizados conduzem seus impulsos utilizando a condução saltatória e os nervos não mielinizados utilizam a condução local
- Diâmetros axônicos maiores conduzem impulsos a velocidades maiores do que diâmetros axônicos menores.

Princípio do tamanho e recrutamento de unidade motora

Um dos conceitos mais importantes relacionados com a função neuromuscular e as demandas do exercício se chama **princípio do tamanho**.[20,22–26] Publicado pelo laboratório do professor Henneman e colaboradores do Departament of Physiology na Harvard School of Medicine na década de 1960, esse princípio ajuda a explicar como o músculo esquelético é recrutado e como podem ser produzidas gradações de força muscular durante uma atividade ou um exercício.

A pesquisa de Henneman mostrou que o corpo usa critérios diferentes de tamanho no recrutamento de unidades motoras individuais do conjunto de unidades motoras disponíveis que cada músculo apresenta. Esse recrutamento seletivo pode ser alcançado pela variação de força do estímulo elétrico necessário para estimular unidades motoras individuais (lembre-se de que as unidades motoras com tamanhos diferentes têm níveis de limiar específicos para o recrutamento). O estímulo elétrico também pode variar de acordo com a quantidade de unidades motoras recrutadas ou com o tamanho das fibras musculares que compõem as unidades motoras recrutadas. Cada uma dessas variações representa um tipo de efeito de tamanho que ajuda a produzir efetivamente a quantidade exata de força necessária para uma tarefa.

O princípio do tamanho dita que as unidades motoras são recrutadas da menor para a maior em termos de tamanho do neurônio motor encontrado naquela unidade motora e de acordo com a quantidade de fibras musculares contidas naquela unidade motora (neurônios grandes têm uma quantidade maior de ramos axônicos para inervar mais fibras musculares). Consequentemente, a equiparação da força produzida à demanda do músculo é alcançada pela regulação da quantidade e do tamanho das unidades motoras recrutadas pelo sistema nervoso.[17] Todas as fibras musculares contidas dentro de uma unidade motora são do mesmo tipo, já que é o neurônio motor que determina as características de contração das fibras musculares que ele inerva. Unidades motoras lentas são compostas por menos fibras musculares, e geralmente têm um axônio menor inervando-as, do que as unidades motoras rápidas. Assim, as unidades motoras lentas e suas fibras musculares tipo I são normalmente recrutadas primeiramente em uma ação muscular, seguidas pelas fibras musculares RFR e tipo IIA, conforme as demandas de força aumentam, com as unidades motoras RF e suas fibras musculares associadas tipo IIX (ou todas do tipo IIA se todas as isoformas do tipo IIX foram convertidas com o treinamento) sendo recrutadas apenas em esforços máximos ou próximos ao máximo. Uma ilustração da vida real do princípio do tamanho é fornecida na Figura 5.16, apresentando os dados da tecnologia eletrofisiológica mais avançada que identifica e analisa de forma não invasiva as unidades motoras individuais[5] e suas características (ver Boxe 5.8). Quando é necessária uma produção maior de força, porcentagens maiores de unidades motoras tipo II são recrutadas, já que essas unidades de contração rápida compreendem não só mais fibras musculares, mas também fibras maiores e mais fortes. A força absoluta máxima depende da quantidade e do tipo de unidades motoras contribuindo para o movimento. Em termos práticos, se uma pessoa levanta pesos leves, nem todo músculo é recrutado, já que as demandas de força não são altas o suficiente para recrutar as unidades motoras rápidas contendo as fibras musculares tipo II que têm o maior potencial de hipertrofia. Esse é o motivo por que apenas pesos leves não aumentam a força ou o tamanho muscular tanto quanto levantar pesos maiores[1] e por que a corrida, que recruta predominantemente as fibras musculares tipo I, falha em resultar em hipertrofia muscular.

A quantidade total de unidades motoras em um músculo particular, bem como a composição relativa dos diferentes tipos de unidades motoras, é fortemente determinada pela genética. Por consequência, a genética tem muito impacto no tipo de desempenho neuromuscular com o qual uma pessoa pode se destacar. Por exemplo, um corredor de maratona pode ter nascido com 80% de fibras tipo I nos músculos da coxa. Tal porcentagem alta de unidades motoras lentas e fibras tipo I ajuda esse corredor e ser um atleta de *endurance* de elite (Figura 5.17). Isso pode ser explicado, em parte, pelo fato de que quando as unidades motoras são recrutadas, as unidades motoras lentas apresentando fibras musculares tipo I são recrutadas em primeiro lugar e elas são mais adequadas para a atividade aeróbia do que

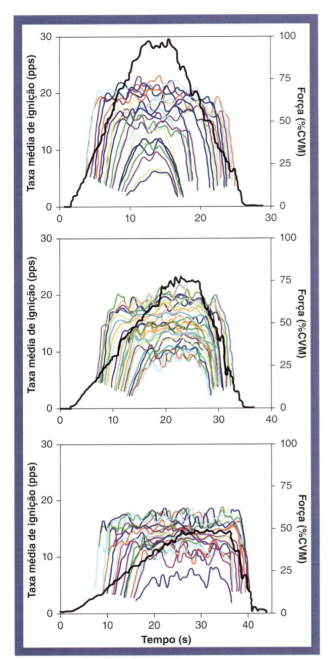

FIGURA 5.16 Princípio do tamanho em ação. Durante a contração isométrica de 30 segundos dos músculos vastos laterais, diferentes níveis de força [linha preta: 100% (topo), 75% (meio), 50% (parte inferior)] são produzidos por meio do recrutamento seletivo das unidades motoras (UMs: linhas coloridas). Observe como as UMs são recrutadas e desrecrutadas conforme a força aumenta e diminui, mas, no nível de pico da força, as UMs recrutadas em 100% da contração voluntária máxima (CVM) não são recrutadas a 30% da CVM. Deve-se considerar também a taxa média de ignição: UMs de limiar inferior apresentam maiores taxas de ignição e UMs de limiar superior apresentam taxas de ignição inferiores. (Usada com permissão de De Luca CJ, Contessa P. Hierarchial control of motor units in voluntary contractions. *J Neurophysiol.* 2012;107(1):178–195.)

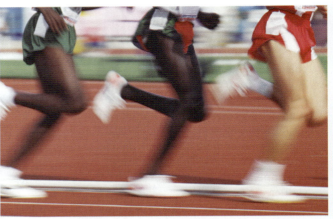

FIGURA 5.17 As unidades motoras tipo I predominam nos músculos da coxa e da perna em um corredor de distância de elite.

capacidade de manter o ritmo de corrida desejado. Assim, a genética de um indivíduo ditará qual é a disponibilidade de recrutamento de unidades motoras para alcançar as demandas dos diferentes tipos de exercícios e, em consequência, o nível de desempenho possível. Então, qualquer um pode ser um medalhista de ouro em uma corrida de maratona? Não. Ter a combinação adequada de unidades motoras é um requisito.

Reciprocamente, para um velocista, uma porcentagem alta de unidades motoras rápidas, com suas fibras musculares tipo II associadas, na musculatura da coxa ajuda a promover as ações musculares explosivas e de alta potência necessárias para a produção de velocidade em um período curto de tempo (Figura 5.18). O recrutamento das fibras musculares tipo II, que contam predominantemente com a produção de energia anaeróbia, resultará na grande saída de força e de potência necessária para a corrida, mas as unidades motoras tipo II também se fadigam rapidamente (ver Capítulo 4). É importante lembrar que, devido ao princípio do tamanho para o recrutamento, o velocista ainda recrutará suas unidades motoras lentas antes de suas unidades motoras

as fibras musculares tipo II, incluídas nas unidades motoras rápidas. A ativação repetida das fibras musculares tipo II, que são mais adequadas para atividades anaeróbias, resulta em acidose aumentada, que causa fadiga, reduzindo a

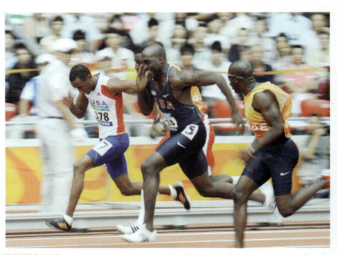

FIGURA 5.18 As unidades motoras tipo II predominam nos músculos da coxa e da perna de velocistas de elite.

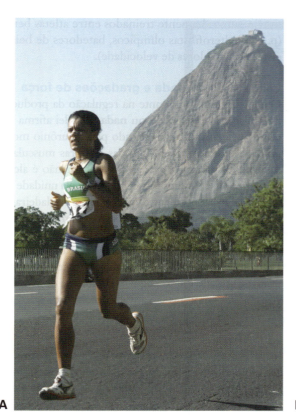 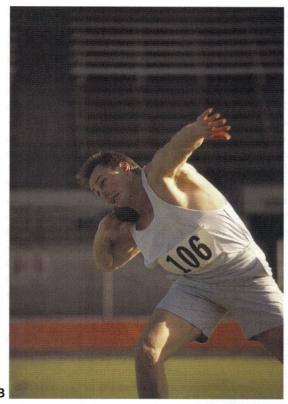

FIGURA 5.19 A. Um aspecto da ordem de recrutamento pelo princípio do tamanho é que ela assegura que as unidades motoras de limiar baixo sejam recrutadas predominantemente para realizar atividades de menor intensidade e longa duração (*endurance*). **B.** Unidades motoras de limiar alto são recrutadas apenas quando níveis elevados de força/potência são necessários.

rápidas. Então, mesmo as unidades motoras lentas e suas fibras musculares tipo I são recrutadas durante as contrações musculares de alta velocidade que acontecem durante a corrida. A maratona e a corrida de velocidade representam dois exemplos nos extremos do espectro de recrutamento de unidades motoras.

A verdadeira vantagem fisiológica da ordem de recrutamento pelo princípio do tamanho é que ela assegura que as unidades motoras de baixo limiar, ou facilmente recrutadas, compostas pelas fibras musculares tipo I, que são feitas para o metabolismo aeróbio e são resistentes à fadiga, sejam recrutadas predominantemente para realizar atividades de menor intensidade e longa duração (*endurance*), bem como as atividades diárias normais. Unidades motoras rápidas de limiar mais alto, que são recrutadas apenas quando há uma necessidade de níveis maiores de força, se fadigam rapidamente porque dependem muito do metabolismo anaeróbio. Como resultado, a ordem de recrutamento pelo princípio do tamanho ajuda a adiar a fadiga durante ações musculares submáximas porque as unidades motoras de limiar alto e rapidamente fatigáveis não são recrutadas (Figura 5.19). Entretanto, uma característica positiva das unidades motoras de limiar maior é que elas se recuperam mais rapidamente do que as unidades motoras de limiar menor, o que é valioso durante atividades repetidas de curta duração e força elevada, como no treinamento intervalado ou em arrancadas repetidas em um jogo, como no futebol.

Durante atividades de *endurance*, as unidades motoras que têm boa capacidade de metabolismo aeróbio podem ser recrutadas alternativamente para alcançar as demandas de força dos músculos ativos (**recrutamento dessincronizado**). Isso significa que, dentro do conjunto de unidades motoras lentas ou tipo I localizadas no músculo em exercício, há um processo cíclico de recrutamento, de modo que unidades motoras individuais fazem turnos de descanso enquanto outras estão ativas. Essa capacidade de poupar unidades motoras quando uma força submáxima é necessária também ajuda a adiar a fadiga. Essa estratégia de alternar o recrutamento de unidades motoras de limiar baixo predomina durante atividades de *endurance*, seja em uma atividade como corrida de distância ou levantamento de pesos bem leves em uma grande quantidade de repetições. Quanto maior a força necessária para realizar uma atividade, menos essa estratégia de recrutamento dessincronizado pode ser usada, porque uma porcentagem maior do total de unidades motoras é recrutada para produzir a força necessária. O princípio do tamanho e a ordem de recrutamento ajudam a adiar a fadiga durante tarefas que requeiram produção de força submáxima, prevenindo o recrutamento de unidades motoras de alto limiar. Entretanto, é possível perguntar: a fadiga pode acontecer dentro do sistema nervoso (Boxe 5.7)?

Por fim, é importante observar que os limiares de recrutamento não são uniformes, mas variam de acordo com o músculo. Mais especificamente, o nível relativo de força no qual as unidades motoras são ativadas depende do próprio funcionamento do encéfalo. O *drive* neural, uma medida da combinação entre o recrutamento de unidades motoras e da taxa de codificação das unidades motoras ativas dentro de um músculo, é um aspecto das adaptações ao treinamento. O *drive* neural, que é iniciado dentro da parte central do sistema nervoso e então transmitido para a parte periférica do sistema nervoso, pode ser quantificado utilizando-se técnicas de eletromiografia (EMG) integrada por meio de eletrodos de superfície (Boxe 5.8). As técnicas de EMG medem a atividade elétrica dentro do músculo, inclusive as atividades tanto dentro dos nervos quanto das fibras musculares, e indicam a quantidade de *drive* neural depositada no músculo.

Em um conjunto de estudos clássicos, 8 semanas de treinamento com pesos resultaram em uma mudança para um nível menor de atividade na EMG para a taxa de força muscular.[36-38] De fato, os músculos treinados produziram dada quantidade submáxima de força com uma quantidade menor de atividade de EMG, sugerindo uma resposta contrátil aumentada a qualquer quantidade submáxima de *drive* neural. Essa resposta maior para certa quantidade de estímulo elétrico sugere que ou existe uma ativação muscular melhorada durante o esforço submáximo, ou um padrão de recrutamento mais eficiente das unidades motoras. Entretanto, alguns estudos demonstraram que a ativação muscular melhorada não

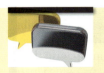

Boxe 5.8 Visão do especialista
Eletromiografia

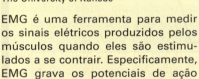

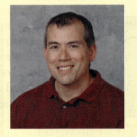

Professor
Department of Health, Sport, and Exercise Sciences
School of Education
The University of Kansas

EMG é uma ferramenta para medir os sinais elétricos produzidos pelos músculos quando eles são estimulados a se contrair. Especificamente, EMG grava os potenciais de ação produzidos na membrana celular do músculo (sarcolema). Uma vez que o sistema nervoso ativa o músculo esquelético por meio das unidades motoras e as fibras musculares em uma unidade motora se contrairão juntas, os eletromiografistas frequentemente discutem EMG em termos de potenciais de ação da unidade motora (PsAUM).

Existem 2 modos gerais de se fazer as gravações de EMG. Primeiro, eletrodos de superfície podem ser colocados sobre o ventre do músculo. A tecnologia é semelhante àquela utilizada para fazer gravações da atividade elétrica do coração (eletrocardiograma [ECG]), embora muitos sistemas incorporem pequenos bioamplificadores que podem ser colocados diretamente sobre a pele. Os eletrodos de superfície requerem algum preparo da pele no local de gravação. Em geral, isso envolve limpeza profunda da pele com álcool e, em alguns casos, raspar e esfregar a pele de modo que a impedância elétrica seja minimizada. Gravações tradicionais de EMG de superfície não permitem a visualização de PsAUM individuais. Em vez disso, muitos PsAUM existem sob o sítio de gravação a qualquer momento, e o sinal resultante é referido como um sinal de interferência. O padrão de interferência parece semelhante a um sinal acústico ou sinal sismográfico na geologia. A 2ª abordagem é EMG de agulha, quando eletrodos de agulha são inseridos no ventre do músculo. Nas ciências do exercício, os eletrodos de agulha são utilizados principalmente para realizar gravações de músculos profundos que não são acessíveis com eletrodos de superfície. EMG de agulha também é usado no eletrodiagnóstico clínico, já que ele possibilita o exame de PsAUM individuais. Uma variedade de distúrbios musculares e neurológicos pode ser identificada frequentemente com base nos formatos dos PsUAM e de outras características identificadas no exame de EMG de agulha. Recentemente, uma nova tecnologia de EMG de superfície, que utiliza um arranjo de pequenos eletrodos de superfície de EMG colocados em um espaço relativamente pequeno, trouxe a possibilidade de gravar PsAUM individuais sem usar uma agulha. Essa é uma das fronteiras na pesquisa de EMG.

Existem 3 abordagens gerais de quantificação para EMG de superfície nas ciências do exercício. Na primeira, a EMG é usada para examinar o tempo de ativação dos músculos. Aqui, são quantificados o início e o fim dos disparos de EMG. Se uma variedade de músculos é examinada simultaneamente, o tempo de ativação de agonistas, antagonistas e sinergistas pode ser estudado para fornecer um quadro do padrão de ativação muscular para tarefas como andar, correr e levantar peso. Esse tipo de informação também pode ser utilizado clinicamente. Por exemplo, laboratórios clínicos de marcha usam EMG de superfície para ajudar a caracterizar disfunção de marcha em indivíduos com doenças como paralisia cerebral. Essa informação pode ser utilizada para ajudar a guiar as intervenções cirúrgicas ortopédicas. Geralmente, quanto maiores as mudanças de voltagem por unidade de tempo, com todo o resto igual, maior a extensão de ativação da unidade motora. Quantificar a amplitude de um sinal de EMG permite que o pesquisador ou o médico meça a força de uma contração. A amplitude do sinal de EMG também varia durante a fadiga muscular; então, mudanças na amplitude de EMG são usadas frequentemente no estudo da fadiga muscular. Finalmente, a análise de domínio da frequência permite que o pesquisador caracterize uma EMG com base em quanta energia de sinal está localizada em várias bandas de frequência. Tipicamente, sinais de EMG de superfície contêm quase toda a sua energia de sinal em frequências abaixo de 500 ciclos por segundo (Hertz) e acima de 10 a 20 Hertz, dependendo das características do sistema de gravação. Análise de domínio da frequência é usada constantemente para estudar a fadiga muscular. Conforme um músculo se fadiga, entre a variedade de mudanças que ocorrem, tem-se que a velocidade de condução do potencial de ação ao longo do sarcolema tende a desacelerar. Isso altera as características de frequência do sinal de EMG de superfície, e elas podem ser quantificadas utilizando a análise de domínio da frequência.

ocorre após o treinamento,[35] indicando que a ordem de recrutamento mais eficiente provavelmente é responsável por boa parte da força aumentada.

Além dessa adaptação observada em esforços submáximos, foi visto que o treinamento de resistência resulta em gravações de EMG maiores durante esforços máximos, sugerindo *drive* neural maior para o músculo. De fato, embora cálculos prevejam um aumento de força de 9% devido à hipertrofia induzida pelo treinamento, na verdade, a força aumentou em 30%. Essa e mais outra pesquisa apoiam o conceito de que um aumento no *drive* neural máximo aumenta a força muscular.[11] Além disso, parece que essas adaptações neurais ocorrem bem rapidamente; foi mostrado que os grandes aumentos na força, evidentes nas primeiras semanas do programa de treinamento de resistência, ocorrem com pouca ou nenhuma hipertrofia muscular, e pode ser atribuída principalmente à maior ativação neural dos músculos treinados.[19] Esse impacto inicial do sistema nervoso nos ganhos de força pode ser observado na Figura 5.21. Interessantemente, também foi estabelecido que os declínios iniciais e mais pronunciados na força que acompanha o desuso muscular podem ser atribuídos ao *drive* neural diminuído para o músculo que se contrai maximamente.[9]

Outra adaptação neural que poderia melhorar a função muscular é o disparo aumentado da unidade motora.[30] Quanto maior a sincronização, maior a quantidade de unidades motoras disparando ao mesmo tempo. A sincronização aumentada do disparo das unidades motoras foi observada após o treinamento de força, quando ela parece ter seu maior impacto na melhora da potência por diminuir o tempo necessário para o músculo alcançar seu pico de produção de força. Isso seria importante durante o desempenho de esportes de potência, como no arremesso de peso ou no lançamento de dardo.

Existe evidência adicional para sustentar a crença de que a impressionante potência muscular demonstrada por atletas treinados adequadamente esteja ligada às alterações no padrão de recrutamento neural. Por exemplo, foi demonstrado que treinamento de arrancadas não apenas aumenta a **excitabilidade** dos neurônios motores, tornando as unidades motoras de limiar alto mais fáceis de recrutar, como também aumenta a velocidade de condução dos axônios motores, melhorando assim a taxa de produção de força daquelas unidades motoras.[44]

A excitabilidade maior e a velocidade de condução nervosa, observadas nas unidades motoras de limiar alto de atletas de potência treinados, aumentam a força produzida e a taxa na qual o pico de força é gerado, mas, pelo padrão metabólico, aquelas unidades motoras se fadigarão rapidamente. Comparando o desempenho muscular entre atletas de potência bem treinados e atletas de *endurance*, os primeiros mostraram força inicial e potência maiores nos músculos quadríceps femoral. Mas, após uma série de extensões de perna com esforço máximo induzindo fadiga, foram os atletas de potência que experimentaram o declínio mais proeminente de força e potência. Isso foi acompanhado por um declínio maior na atividade da EMG entre os atletas de potência, sugerindo menor participação das unidades motoras de limiar alto. Essas descobertas ilustram que, enquanto o treinamento de potência de alta intensidade pode melhorar a capacidade de recrutar unidades motoras rápidas de alto limiar, elas ainda permanecem mais fatigáveis do que as unidades motoras lentas de baixo limiar.

Em realizações atléticas mais complexas, nas quais a coordenação fina dos numerosos grupos musculares é essencial para o desempenho ótimo, o treinamento parece promover um tipo de adaptação no recrutamento neural que é de natureza intermuscular. Em um estudo recente, foi mostrado que remadores altamente treinados e talentosos eram mais aptos ao recrutamento dos vários músculos utilizados no *sprint* complexo do remo do que atletas menos treinados que não alcançaram destaque em seu esporte (Figura 5.22).[42] Atletas de elite foram capazes de alternar sem problemas o recrutamento entre grupos musculares que participam do *sprint* do remo durante um turno de 6 minutos de remo. Por exemplo, contaram mais com o músculo quadríceps femoral durante os 2 primeiros minutos, depois mais com a musculatura das costas durante os minutos 2 a 4 e, então, novamente mais com o músculo quadríceps femoral no 5º minuto. Em contraste, remadores menos talentosos não apresentaram a capacidade de alternar o uso de grupos musculares diferentes durante os 6 minutos de remo.

Embora o treinamento de potência e força pareça causar mais modificações no sistema nervoso, uma modificação que foi mostrada após o treinamento de *endurance* é o recrutamento dessincronizado melhorado das unidades motoras de baixo limiar. Essa alternância melhorada no recrutamento de unidades motoras de baixo limiar dentro do mesmo músculo durante um exercício submáximo prolongado serve para fornecer intervalos de descanso às unidades motoras individuais, reduzindo o estresse e a fadiga entre elas, e eliminando assim a necessidade de recrutar as unidades motoras de limiar mais alto, mais fatigáveis.

Um componente importante da unidade motora é a JNM, que é a sinapse que permite a comunicação do neurônio motor com as fibras musculares que ele inerva. Como parte tanto

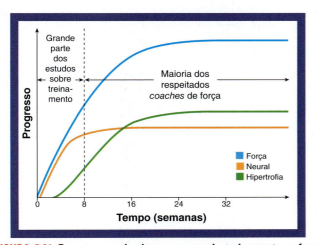

FIGURA 5.21 Durante as primeiras semanas de treinamento, a força aumentada se deve inicialmente às adaptações neurais. Conforme o treinamento continua, os aumentos de força também são causados por aumentos na hipertrofia do músculo esquelético.

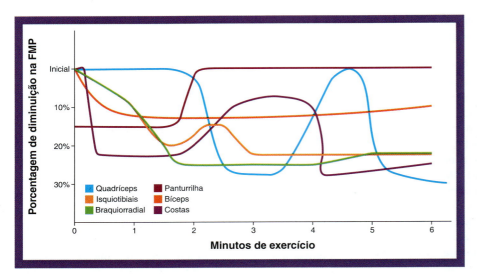

FIGURA 5.22 Frequência média de potência (FMP) relativa de diferentes grupos musculares durante 6 minutos de remo. Uma diminuição na FMP indica menor uso e fadiga de um grupo muscular. (Adaptada com permissão da National Strength and Conditioning Association, Colorado Springs, CO; So RC, Tse MA, Wong SC. Application of surface electromyography in assessing muscle recruitment patterns in a six-minute continuous rowing effort. *J Strength Cond Res*. 2007;21(3):724–730.)

Boxe 5.9 Você sabia?
Junção neuromuscular e exercício

A JNM é o espaço entre um axônio e a fibra muscular em que o sinal excitatório produzido pelo neurônio motor é transferido para a superfície da fibra muscular, levando, em última análise, à contração daquela fibra. Interessantemente, pesquisas mostraram que a JNM é um local, no mínimo, de potencial de fadiga neuromuscular, levando à diminuição da força contrátil do músculo esquelético.

Assim como as fibras musculares, a estrutura da JNM e as concentrações dos neurotransmissores demonstraram adaptabilidade impressionante ao treinamento regular de exercícios. Por exemplo, um programa de corrida de esteira por várias semanas resulta em dimensões significativamente aumentadas tanto do componente pré-sináptico (terminais nervosos) quanto do componente pós-sináptico (placa motora da fibra muscular) da JNM. Essas adaptações estão associadas a uma quantidade maior de vesículas pré-sinápticas contendo neurotransmissores e receptores pós-sinápticos que se ligam aos neurotransmissores liberados. Essas modificações estruturais resultam em comunicação nervo-músculo mais eficiente e, então, menos fadiga durante a ativação prolongada do sistema neuromuscular. De fato, foi documentado que o declínio na quantidade de neurotransmissor liberado pelos terminais nervosos e se ligando à placa motora da fibra muscular, que ocorre naturalmente durante uma série de estimulação neural contínua, é significativamente diminuído em animais com treinamento de *endurance*. Isso resulta em incidência diminuída de falha na transmissão neuromuscular e na resposta das fibras musculares envolvidas na estimulação neural.

Não é apenas o treinamento de *endurance* que afeta a JNM; um programa de treinamento de resistência realizado por várias semanas também produziu remodelamento da JNM similar, mas menos pronunciado. Enquanto o treinamento de *endurance* causou um aumento de cerca de 30% nas dimensões das regiões pré e pós-sinápticas da JNM, o treinamento de resistência expandiu as dimensões pré e pós-sinápticas em cerca de 15%. É possível que essa diferença se deva ao fato de que a quantidade total de atividade neuromuscular é maior durante o treinamento de *endurance*, que apresenta atividade contínua, do que durante a atividade de resistência, em que a atividade é de natureza mais intermitente. Porém, em ambas as modalidades de exercício foi visto que as adaptações pré e pós-sinápticas estão intimamente associadas para manter a cinética adequada de liberação/ligação de neurotransmissores – e a probabilidade de contração da fibra muscular – durante a atividade neuromuscular expandida.

Quando se considera a capacidade aumentada do sistema neuromuscular, induzida pelo treinamento de exercícios, o papel vital desempenhado pela JNM nessas melhorias não deve ser subestimado. O remodelamento da JNM está indiscutivelmente ligado ao desempenho neuromuscular aumentado.

Leitura adicional
Deschenes M, Judelson DA, Kraemer WJ, et al. Effects of resistance training on neuromuscular junction morphology. *Muscle Nerve*. 2000;23:1576.

do sistema nervoso quanto do sistema muscular, ela também apresenta adaptações ao treinamento de exercícios (Boxe 5.9). As características principais da JNM são as vesículas contendo acetilcolina, localizadas nas porções terminais do axônio motor, e receptores para o neurotransmissor acetilcolina na região da placa motora do sarcolema da fibra muscular (Figura 5.23). A JNM é conhecida há muito tempo como o local da fadiga neuromuscular.[49] Entretanto, agora se sabe que a JNM é capaz de sofrer adaptações positivas ao treinamento físico que servem para retardar o início da fadiga. Por exemplo, foi mostrado que o treinamento de *endurance* aumenta tanto a quantidade de vesículas de acetilcolina pré-sinápticas quanto os receptores pós-sinápticos em cerca de 30%, resultando em atraso da fadiga e melhora do desempenho de *endurance*.[8,10] A pesquisa também

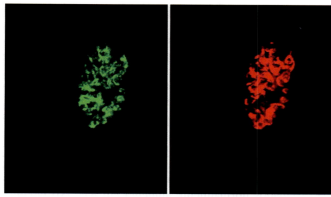

FIGURA 5.23 Micrografia da JNM marcada com fluorescência. A marcação verde é das vesículas pré-sinápticas contendo acetilcolina. A marcação vermelha é para os receptores pós-sinápticos de acetilcolina. (Cortesia do Dr. Michael Deschenes, The College of William and Mary, Williamsburg, VA.)

mostrou que, como o treinamento de *endurance*, o treinamento de resistência pode aumentar o tamanho da JNM, mas em apenas cerca de 15%.[7] Assim, muitos tipos de adaptações induzidas pelo treinamento resultam em melhora do desempenho esportivo. O sistema nervoso central desempenha um papel cada vez mais reconhecido nas adaptações induzidas pelos exercícios, e os avanços tecnológicos prometem fornecer novos *insights* sobre as funções do encéfalo. Estamos apenas começando a entender como o encéfalo funciona e se adapta; no entanto, adquirimos importantes percepções por meio de alguns achados clássicos e recentes. Apesar de haver controvérsias no que se refere ao papel do encéfalo na produção precisa da força, investigações mostraram que a atividade cortical motora aumenta com a intensidade do exercício e a taxa de desenvolvimento de força.[4,29,46,48] Há dúvidas sobre as causas do aumento da atividade cortical, e há divergências sobre se o aumento da atividade cortical motora reflete a força, a percepção da força, o processamento de resposta sensorial associada ou todos esses. Recentemente, demonstrou-se que, em levantadores de peso altamente treinados, a atividade cortical motora aumenta com a fadiga, mesmo quando as cargas são reduzidas para permitir a realização de um número definido de repetições ao longo de várias séries[12] (Figura 5.24). Outros estudos demonstraram que a produção da força percebida determina a atividade cortical antes do movimento, enquanto a produção da força real determina a atividade cortical durante o movimento.[47] Em um experimento mais acertado, os sujeitos realizaram ações isométricas com o dedo para uma quantidade de força percebida, que foi

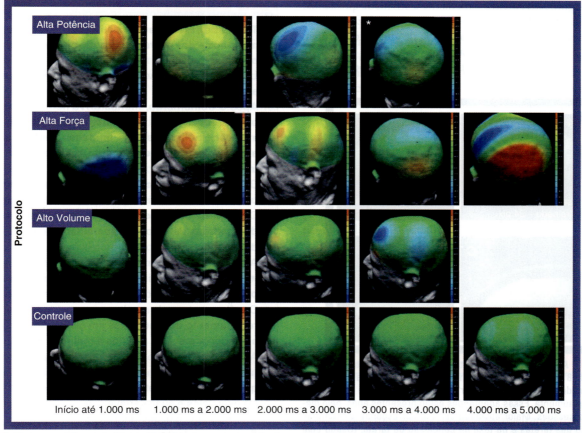

FIGURA 5.24 Eletroencefalograma do encéfalo durante um exercício de agachamento com diferentes cargas de resistência. O painel acima mostra a área cortical do encéfalo antes de realizar agachamento combinado com salto em 30% de 1 repetição máxima (RM), o painel seguinte mostra as respostas da área cortical do encéfalo para 6 séries de 3 repetições em 95% de 1 RM, o painel seguinte a resposta para 6 séries de 10 em 80% de 1 RM e o painel de baixo é a condição de controle. (Cortesia do laboratório do Dr. Kraemer.)

39. Munn J, Herbert RD, Gandevia SC. Contralateral effects of unilateral resistance training: a meta-analysis. *J Appl Physiol* (1985). 2004;96(5):1861–1866.
40. Ranganathan VK, Siemionow V, Liu JZ, Sahgal V, Yue GH. From mental power to muscle power—gaining strength by using the mind. *Neuropsychologia*. 2004;42(7):944–956.
41. Rathelot JA, Strick PL. Subdivisions of primary motor cortex based on cortico-motoneuronal cells. *Proc Natl Acad Sci U S A*. 2009;106(3):918–923.
42. Raymond CH, Tse MA, Wong SCW. Application of surface electromyography in assessing muscle recruitment patterns in a six-minute continuous rowing effort. *J Strength Cond Res*. 2007;21:724.
43. Regan D. Visual factors in hitting and catching. *J Sports Sci*. 1997;15:533.
44. Ross A, Leveritt M, Riek S. Neural influences on sprint running: Training adaptations and acute responses. *Sports Med*. 2001;31:409.
45. Scalettar B. How neurosecretory vesicles release their cargo. *Neuroscientist*. 2006;12:164.
46. Siemionow V, Yue GH, Ranganathan VK, et al. Relationship between motor activity-related cortical potential and voluntary muscle activation. *Exp Brain Res*. 2000;133(3):303–311.
47. Slobounov S, Hallett M, Newell KM. Perceived effort in force production as reflected in motor-related cortical potentials. *Clin Neurophysiol*. 2004;115(10):2391–2402.
48. Slobounov SM, Ray WJ, Simon RF. Movement-related potentials accompanying unilateral finger movements with special reference to rate of force development. *Psychophysiology*. 1998;35(5):537–548.
49. Stephens JA, Taylor A. Fatigue of maintained voluntary muscle contraction in man. *J Physiol*. 1972;220:1.

LEITURA SUGERIDA

Aagaard P, Simonsen EB, Andersen JL, et al. Neural adaptation to resistance training: changes in evoked V-wave and H-reflex responses. *J Appl Physiol*. 2002;92:2309–2318.

Aagaard P, Simonsen EB, Andersen JL, et al. Neural inhibition during maximal eccentric and concentric quadriceps contraction: effects of resistance training. *J Appl Physiol*. 2000;89:2249–2257.

Barry BK, Riek S, Carson RG. Muscle coordination during rapid force production by young and older adults. *J Gerontol*. 2005;60A:232–240.

Beaumont E, Gardiner PF. Endurance training alters the biophysical properties of hindlimb motoneurons in rats. *Muscle Nerve*. 2003;27:228–236.

Bellemare F, Woods JJ, Johansson R, et al. Motor-unit discharge rates in maximal voluntary contractions of three human muscles. *J Neurophysiol*. 1983;50:1380–1392.

Binder MD, Heckman CJ, Powers RK. The physiological control of motoneuron activity. In: *Handbook of Physiology. Exercise: Regulation and Integration of Multiple Systems*. Sect. 12, chapt. 1. Bethesda, MD: American Physiological Society, 1996:1–53.

Carolan B, Cafarelli E. Adaptations in coactivation after isometric resistance training. *J Appl Physiol*. 1992;73:911–917.

Carroll TJ, Riek S, Carson RG. The sites of neural adaptation induced by resistance training in humans. *J Physiol*. 2002;544:641–652.

Datta AK, Stephens JA. Synchronization of motor unit activity during voluntary contraction in man. *J Physiol*. 1990;422:397–419.

Davies CTM, Dooley P, McDonagh MJN, et al. Adaptation of mechanical properties of muscle to high force training in man. *J Physiol*. 1985;365:277–284.

De Luca CJ, Erim Z. Common drive of motor units in regulation of muscle force. *Trends Neurosci*. 1994;17:299–305.

De Luca CJ, LeFever RS, McCue MP, et al. Behavior of human motor units in different muscles during linearly varying contractions. *J Physiol*. 1982;329:113–128.

De Luca CJ, Mambrito B. Voluntary control of motor units in human antagonist muscles: coactivation and reciprocal activation. *J Neurophysiol*. 1987;58:525–542.

Enoka RM, Christou EA, Hunter SK, et al. Mechanisms that contribute to differences in motor performance between young and old adults. *J Electromyogr Kinesiol*. 2003;13:1–12.

Enoka RM, Robinson GA, Kossev AR. Task and fatigue effects on low-threshold motor units in human hand muscle. *J Neurophysiol*. 1989;62:1344–1359.

Fuglevand AJ, Winter DA, Patla AE. Models of recruitment and rate coding organization in motor-unit pools. *J Neurophysiol*. 1993;70:2470–2488.

Gardiner PF. Changes in alpha-motoneuron properties with altered physical activity levels. *Exerc Sport Sci Rev*. 2006;34:54–58.

Hainaut K, Duchateau J, Desmedt JE. Differential effects of slow and fast motor units of different programs of brief daily muscle training in man. In: *New Developments in Electromyography and Clinical Neurophysiology*. vol. 9. Basel, Switzerland: Karger, 1981:241–249.

Jensen JL, Marstrand PC, Nielsen JB. Motor skill training and strength training are associated with different plastic changes in the central nervous system. *J Appl Physiol*. 2005;99:1558–1568.

Kent-Braun JA, Le Blanc R. Quantitation of central activation failure during maximal voluntary contractions in humans. *Muscle Nerve*. 1996;19:861–869.

Knight CA, Kamen G. Enhanced motor unit rate coding with improvements in a force-matching task. *J Electromyogr Kinesiol*. 2004;14:619–629.

Lévénez M, Kotzamanidis C, Carpentier A, et al. Spinal reflexes and coactivation of ankle muscles during a submaximal fatiguing contraction. *J Appl Physiol*. 2005;99:1182–1188.

Luscher HR, Ruenzel P, Henneman E. How the size of motoneurones determines their susceptibility to discharge. *Nature*. 1979;282(5741):859–861.

Mottram CJ, Jakobi JM, Semmler JG, et al. Motor unit activity differs with load type during fatiguing contraction. *J Neurophysiol*. 2005;93:1381–1393.

Munn J, Herbert RD, Hancock MJ, et al. Training with unilateral resistance exercise increases contralateral strength. *J Appl Physiol*. 2005;99:1880–1884.

Ploutz LL, Tesch PA, Biro RL, et al. Effect of resistance training on muscle use during exercise. *J Appl Physiol*. 1994;7:1675–1681.

Semmler JG. Motor unit synchronization and neuromuscular performance. *Exerc Sport Sci Rev*. 2002;30:8–14.

Stotz PJ, Bawa P. Motor unit recruitment during lengthening contractions of human wrist flexors. *Muscle Nerve*. 2001;24:1535–1541.

Van Cutsem M, Duchateau J. Preceding muscle activity influences motor unit discharge and rate of torque development during ballistic contractions in humans. *J Physiol*. 2005;562:635–644.

Wilson GJ, Murphy AJ, Walshe A. The specificity of strength training: the effect of posture. *Eur J Appl Physiol*. 1996;73:346–352.

Yue G, Fuglevand AJ, Nordstrom MA, et al. Limitations of the surface electromyography technique for estimating motor unit synchronization. *Biol Cybern*. 1995;73:223–233.

Zoghi M, Pearce SL, Nordstrom MA. Differential modulation of intracortical inhibition in human motor cortex during selective activation of an intrinsic hand muscle. *J Physiol*. 2003;550:933–946.

REFERÊNCIAS CLÁSSICAS

Adrian E, Bronk D. The discharge of impulses in motor nerve fibres. II. The frequency of discharges in reflex and voluntary contractions. *J Physiol*. 1929;204:231–257.

Andersson Y, Edstrom JE. Motor hyperactivity resulting in diameter decrease of peripheral nerves. *Acta Physiol Scand*. 1957;39:240–245.

Burke RE, Levine DN, Zajac FE, et al. Mammalian motor units: Physiological–histochemical correlations of three types in cat gastrocnemius. *Science*. 1971;174:709.

Cannon Walter B. *The Wisdom of the Body*. New York, NY: W. W. Norton, 1932.

Henneman E. Relation between size of neurons and their susceptibility to discharge. *Science*. 1957;126:1345–1347.

Sherrington C. Remarks on some aspects of reflex inhibition. *Proc R Soc Lond B Biol Sci*. 1925;B97:19–45.

Stalberg E. Macro EMG, a new recording technique. *J Neurol Neurosurg Psychiatry*. 1980;43:475–482.

Capítulo 6

Sistema Circulatório

Após a leitura deste capítulo, você deve ser capaz de:

- Esboçar estrutura e função básicas de todo o sistema circulatório
- Descrever o ciclo cardíaco e como ele é controlado
- Explicar e interpretar um eletrocardiograma
- Identificar os fatores que contribuem para o débito cardíaco
- Explicar a regulação da pressão arterial
- Descrever a composição do sangue
- Distinguir entre as adaptações cardiovasculares ao treinamento devido aos treinamentos de *endurance* e de força
- Descrever o aporte de oxigênio ao tecido
- Descrever a redistribuição de fluxo sanguíneo devido ao exercício
- Discutir os mecanismos de aumento de retorno venoso e distribuição de oxigênio durante o exercício
- Explicar como ocorre maior aporte de oxigênio ao músculo durante a atividade física

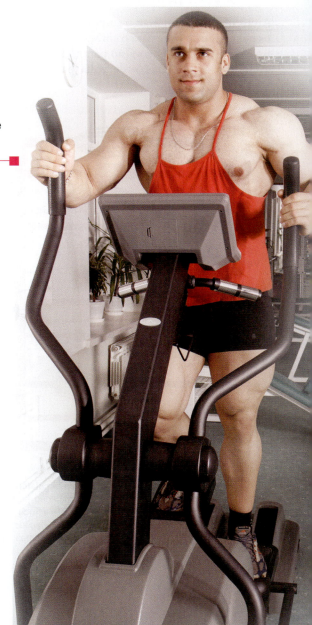

Seja em repouso ou durante o exercício máximo, o sistema circulatório é responsável pela distribuição de substâncias necessárias, como oxigênio, hormônios e nutrientes, a todas as células do corpo humano e pela remoção dos produtos metabólicos das células, como o dióxido de carbono. Além disso, o sistema circulatório auxilia na regulação da temperatura (Capítulo 11), no tamponamento da acidose (Capítulo 2) e também desempenha um papel na resposta imune pelo transporte de plaquetas e leucócitos. O sistema respiratório (Capítulo 7), que é responsável pela troca de oxigênio e dióxido de carbono com a atmosfera, e o sistema circulatório formam juntos o *sistema cardiorrespiratório*.

O sistema circulatório é composto de uma bomba – o coração – e por dois principais sistemas de vasos que transportam o sangue para cada célula do corpo e para os pulmões. A estrutura e a organização do sistema circulatório e sua capacidade de se adaptar aos estresses agudo e crônico do exercício permitem aumentos tremendos no desempenho de exercícios. Por exemplo, durante exercícios de esforço máximo, a demanda de oxigênio pelo tecido muscular ativo aumenta em aproximadamente 25 vezes os valores em repouso. Compreender a estrutura, a organização, a função e a adaptação do sistema circulatório ao exercício permite o entendimento de como é possível aumentar o fornecimento de oxigênio ao tecido em exercício de modo que um maratonista de nível internacional possa completar pouco mais de 41,6 km em pouco mais de 2 horas. Entretanto, o sistema circulatório também sofre adaptações a outros tipos de treinamento, o que é importante para a realização de atividades anaeróbias, como as corridas de velocidade. Assim, o propósito deste capítulo é explorar não só a função fisiológica básica do sistema circulatório, mas também as adaptações ao exercício.

ESTRUTURA, FUNÇÃO E ORGANIZAÇÃO DO SISTEMA CIRCULATÓRIO

O sistema circulatório é composto pelo coração, sangue e vasos sanguíneos, que são divididos nos ramos periférico e pulmonar (Figura 6.1).

Circulações pulmonar e periférica

A **circulação pulmonar** transporta sangue do coração para os pulmões e de volta para o coração. A **circulação periférica** transporta sangue do coração para todas as partes do corpo, excluindo os pulmões, e de volta para o coração. A ação de bombeamento do coração, ou contração, cria pressão, forçando o sangue para as circulações pulmonar ou periférica. Grandes vasos, chamados de **artérias**, transportam sangue do coração, tanto para os pulmões quanto para a periferia. As artérias se ramificam extensivamente, formando artérias pequenas, ou **arteríolas**. A menor das arteríolas se ramifica e forma uma série de **capilares**, os menores e mais numerosos de todos os vasos sanguíneos. Ao ramificar em um número maior de vasos na transição das artérias para arteríolas e, então, de arteríolas para capilares, é criada maior área total seccional-transversal para um dado volume de sangue. Essa maior área vascular total serve para reduzir a velocidade do fluxo de sangue pelos capilares e reduzir a pressão exercida na parede interna desses vasos de paredes finas. Devido a essas paredes finas, características dos capilares, que eles são o local de toda a troca de oxigênio e dióxido de carbono, seja dentro da circulação pulmonar ou da periférica, e de toda a troca de nutrientes entre o tecido e o sangue na circulação periférica. Cada célula de todos os tecidos deve estar a uma distância de até 0,1 mm do capilar mais próximo, para que as trocas de oxigênio, dióxido de carbono e nutrientes possam acontecer. Depois de passar pelos capilares, o sangue entra nas **vênulas**, que são as menores **veias** – os vasos sanguíneos que transportam o sangue para o coração. Das vênulas, o sangue passa primeiramente pelas veias pequenas e depois pelas veias grandes, e finalmente retorna para o coração.

O **sangue venoso** é o sangue que está retornando para o coração, enquanto o **sangue arterial** é o sangue que está deixando o coração e se dirigindo para os outros tecidos corporais. Na circulação periférica, o oxigênio é entregue para os tecidos corporais e o dióxido de carbono – um produto do metabolismo aeróbio – deixa os tecidos corporais e entra no sangue. Então, o sangue venoso da circulação periférica é desoxigenado e rico em dióxido de carbono. O sangue transportado pela artéria pulmonar para os pulmões chega ao coração proveniente da circulação periférica, e é desoxigenado, com alto teor de dióxido de carbono. Nos pulmões, o oxigênio entra no sangue, enquanto o dióxido de carbono sai do sangue e entra nos pulmões, para ser expirado. Assim, o sangue venoso na veia pulmonar, retornando dos pulmões para o coração, é oxigenado e tem baixo teor de dióxido de carbono. O sangue que acabou de retornar dos pulmões para o coração é então bombeado para a circulação periférica e o ciclo de troca de oxigênio e dióxido de carbono entre os tecidos, o sangue e os pulmões é repetido. Repare que o sangue arterial periférico e o sangue presente na veia pulmonar têm alto teor de oxigênio e baixo teor de dióxido de carbono, enquanto o sangue venoso periférico e o sangue presente na artéria pulmonar têm baixo teor de oxigênio e alto teor de dióxido de carbono.

Para manter a separação entre o sangue oxigenado e o desoxigenado, o coração é dividido em duas bombas distintas. Esse é o assunto da próxima seção.

Coração

O coração, que serve como uma bomba de sangue, é o segundo maior componente do sistema circulatório a ser estudado aqui.

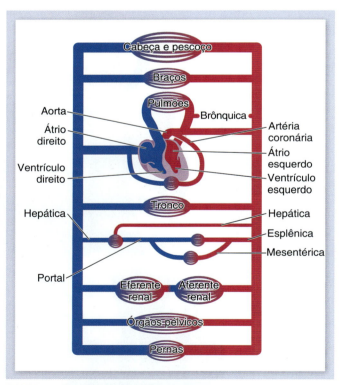

FIGURA 6.1 Diagrama esquemático do sistema circulatório demonstrando o arranjo paralelo da vasculatura. Cada circulação para uma parte ou órgão do corpo tem um leito capilar em que ocorre a troca de oxigênio, dióxido de carbono e nutrientes. Existem muitas circulações que, por causa das suas funções especializadas, não estão dispostas paralelamente. Vermelho indica o sangue oxigenado e azul indica o sangue desoxigenado.

Nas seções a seguir, serão tratados a estrutura do coração, o suprimento de sangue para o coração, o ciclo cardíaco, o músculo cardíaco e o débito cardíaco.

> **Revisão rápida**
>
> - A circulação pulmonar leva o sangue do coração para os pulmões e de volta para coração
> - A circulação periférica leva o sangue do coração para todas as partes do corpo e de volta para o coração
> - As artérias transportam sangue do coração para as circulações pulmonar e periférica
> - As veias transportam sangue das circulações pulmonar e periférica para o coração
> - As trocas de oxigênio, dióxido de carbono e nutrientes ocorrem entre o sangue dos capilares e todas as células do corpo.

Estrutura do coração

Para manter separados o sangue oxigenado da circulação pulmonar que retorna para o coração e o sangue desoxigenado que retorna da circulação periférica, o coração é dividido em dois lados distintos. O lado direito do coração recebe sangue da circulação periférica e o bombeia para a circulação pulmonar (Figura 6.1), enquanto o lado esquerdo recebe sangue da circulação pulmonar e o bombeia para a circulação periférica.

Tanto o lado esquerdo como o direito do coração possuem um átrio e um ventrículo. O sangue que retorna da circulação periférica para o coração entra no átrio direito e o sangue da circulação pulmonar entra no átrio esquerdo (Figura 6.2). Quando os átrios se contraem, o sangue passa através de valvas unidirecionais para os ventrículos, que são as câmaras mais fortes do coração. Quando os ventrículos se contraem, o sangue passa através de uma valva unidirecional, tanto para a aorta, uma grande artéria que deixa o ventrículo esquerdo, como para a artéria pulmonar, a grande artéria que sai do ventrículo direito. As valvas unidirecionais são importantes porque elas permitem o fluxo de sangue apenas na direção desejada e previnem assim o refluxo de sangue na direção errada. Isso é importante porque se houvesse um refluxo sanguíneo, mais sangue teria de ser bombeado para enviar o volume necessário na direção desejada, o que aumentaria o trabalho que o coração teria de fazer. Outra estrutura importante do coração é o **pericárdio** – um saco membranoso resistente que reveste o coração. O espaço entre o pericárdio e a superfície externa do coração é preenchido pelo líquido pericárdico. Esse líquido é

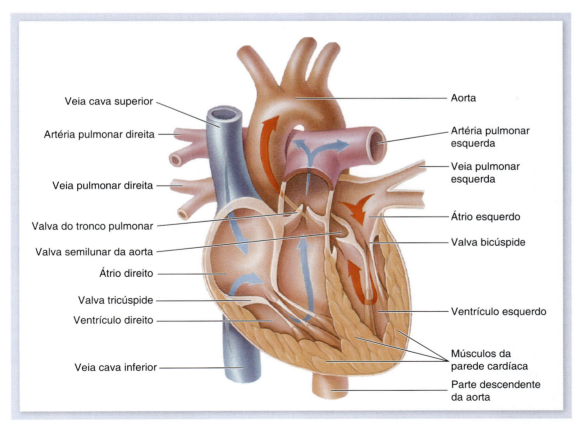

FIGURA 6.2 Circulação de sangue pelo coração, das e para as circulações pulmonar e periférica. A estrutura do coração e do sistema circulatório mantém o sangue oxigenado e o sangue desoxigenado separados no coração, bem como ambas as circulações pulmonar e periférica. Vermelho indica sangue oxigenado e azul indica sangue desoxigenado.

necessário para reduzir a fricção entre a membrana pericárdica e o coração conforme ele bate.

O coração, como todos os tecidos, precisa ser provido de oxigênio e nutrientes, e precisa ter removido o dióxido de carbono produzido pelo metabolismo. Embora o coração bombeie todo o sangue circulante através das circulações pulmonar e periférica, ele não extrai o oxigênio e os nutrientes, ou libera o dióxido de carbono nesse sangue. Em vez disso, o coração tem o próprio suprimento de sangue circulatório.

Suprimento sanguíneo do coração

A artéria coronária, que fornece ao coração seu suprimento cardíaco, se ramifica a partir da aorta imediatamente após a valva da aorta (Figura 6.3). Isso significa que o coração recebe sangue que acabou de retornar da circulação pulmonar e, portanto, está completamente oxigenado. A pressão arterial sistêmica (ver seção "Pressão arterial") é mais alta na aorta. Assim, a pressão arterial que perfunde as artérias que alimentam o tecido cardíaco também é bastante elevada.

As principais artérias que alimentam os lados direito e esquerdo do coração são a artéria coronária direita e a artéria coronária esquerda, respectivamente. Existem muitos fatores que ajudam a garantir o suprimento de sangue para o coração. **Anastomose** é uma comunicação entre as duas artérias que assegura o fluxo de sangue para uma área, mesmo que a artéria que alimenta uma área esteja parcial ou totalmente bloqueada. Por exemplo, existe uma anastomose entre as artérias interventriculares anterior (da artéria coronária esquerda) e posterior (da artéria coronária direita) que garante algum fluxo de sangue através do ramo interventricular anterior, mesmo que ela esteja obstruída. As principais artérias e veias do coração estão localizadas na superfície exterior, na realidade, envolvendo o coração. Isso garante que elas não sejam comprimidas durante a contração cardíaca, assegurando assim o fluxo sanguíneo durante a maior parte possível do ciclo cardíaco.

Ciclo cardíaco

Cada uma das quatro câmaras do coração tem uma função particular durante o ciclo cardíaco, que é a série sequencial de contrações e afrouxamentos das câmaras cardíacas, permitindo que o coração funcione como uma bomba única e eficaz. A **sístole** se refere à fase de contração do ciclo cardíaco, enquanto a **diástole** se refere à fase de relaxamento do ciclo cardíaco. Quando uma câmara está se contraindo, o sangue está sendo bombeado e quando uma câmara está relaxando, ela é preenchida por sangue para a próxima fase sistólica do ciclo cardíaco. Durante a diástole, os átrios direito e esquerdo são preenchidos por sangue proveniente das circulações periférica (baixo teor de O_2) e pulmonar (alto teor de O_2), respectivamente. Após o enchimento, o átrio contrai aproximadamente 1/10 de segundo antes da contração dos ventrículos. A contração dos átrios força o sangue através das valvas que separam os átrios e os ventrículos e ajuda encher os ventrículos enquanto eles ainda estão em diástole. Os átrios também permitem que o sangue venoso retorne para o coração durante a contração dos ventrículos, possibilitando o retorno venoso contínuo a ambos os lados, direito e esquerdo, do coração. Assim, os átrios têm várias funções.

Revisão rápida

- O ventrículo direito bombeia sangue para a circulação pulmonar e o ventrículo esquerdo bombeia sangue para a circulação periférica
- Valvas unidirecionais entre os átrios e os ventrículos, e nas grandes artérias que saem dos ventrículos, ajudam a manter o fluxo sanguíneo na direção correta
- A artéria coronária é a primeira a deixar a aorta e supre o coração com sangue
- As artérias e veias coronárias são encontradas na superfície exterior do coração, de modo que elas não sejam comprimidas durante a contração cardíaca.

Uma vez que os ventrículos direito e esquerdo estejam cheios, eles se contraem e bombeiam sangue para a circulação pulmonar e a circulação periférica, respectivamente. O ciclo cardíaco é repetido então durante cada batimento do coração. Isso requer um suprimento constante de oxigênio para a musculatura cardíaca a fim de realizar o metabolismo aeróbio, e, portanto, fornecer um suprimento sanguíneo oxigenado constante. Como já discutido, os principais vasos coronários estão localizados na superfície externa para ajudar a garantir o fluxo sanguíneo durante a maior parte possível do ciclo cardíaco. Entretanto, quando uma câmara cardíaca passa pela sístole, o músculo cardíaco, como todos os músculos, se contrairá em todas as direções, comprimindo os vasos sanguíneos dentro do tecido e ocluindo, ou parcialmente ocluindo, o fluxo sanguíneo. Assim, o tecido cardíaco recebe boa parte do seu suprimento sanguíneo durante a diástole. Uma adaptação ao treinamento aeróbio ou cardiovascular é uma diminuição da frequência cardíaca durante o repouso, bem como durante um exercício submáximo. Com uma frequência cardíaca menor, a fase diastólica do ciclo cardíaco é maior. Assim, a frequência cardíaca menor durante um exercício submáximo ajuda a garantir suprimento sanguíneo suficiente para o tecido cardíaco. Essa é uma razão pela qual a frequência cardíaca menor é uma adaptação positiva ao treinamento aeróbio ou cardiovascular. A seguir, será examinado o controle do ciclo cardíaco.

Controle intrínseco do ciclo cardíaco

O controle intrínseco refere-se às estruturas dentro do coração que garantem que as câmaras contraiam em uma ordem específica para que o sangue se mova na direção correta pelo coração para as circulações pulmonar e periférica. Especificamente, mecanismos anatômicos e fisiológicos são necessários para assegurar que a sístole atrial ocorra antes da sístole ventricular. O tecido muscular cardíaco, junto com o tecido nervoso especializado que inerva as fibras musculares cardíacas, é capaz de iniciar o próprio impulso para contração. Essa capacidade

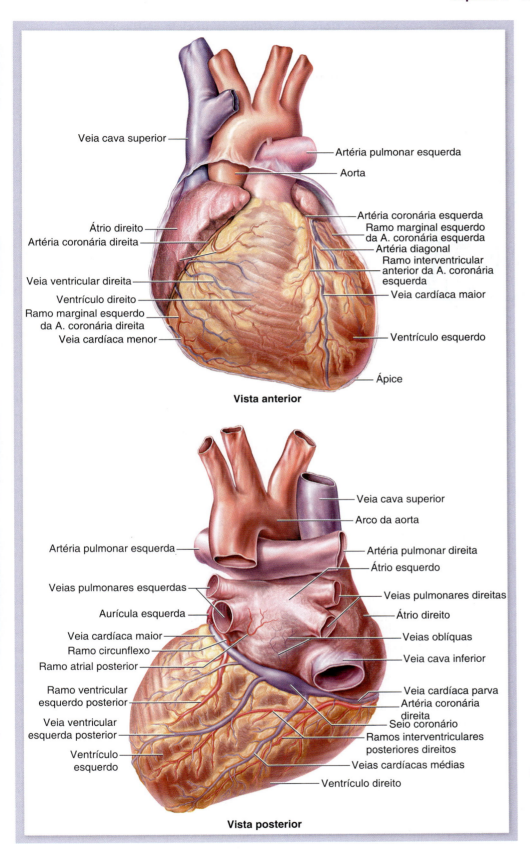

FIGURA 6.3 As artérias e as veias coronárias estão localizadas na superfície exterior do coração. Essa posição evita que elas sejam comprimidas durante a contração do tecido cardíaco.

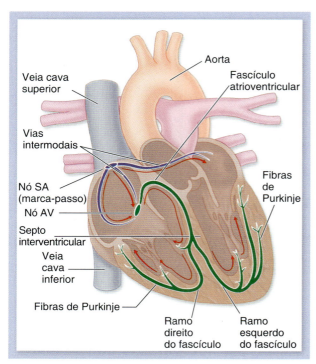

FIGURA 6.4 Tecidos nervosos especializados dentro do coração controlam a sequência de contração dos átrios e dos ventrículos. O nó SA é o marca-passo do coração. O nó AV atrasa o impulso de contrair do nó SA em aproximadamente 1/10 de segundo, assim, os ventrículos se contraem após os átrios.

para contração a intervalos de tempo relativamente regulares é chamada de **automatismo cardíaco**. O **nó sinoatrial (nó SA)** é uma área de tecido nervoso especializado na porção superior do átrio direito que tem a taxa mais rápida de automatismo (Figura 6.4). Então, em um coração funcionando normalmente, o nó SA é o marca-passo da contração cardíaca. O estímulo para contração se espalha pelos átrios, fazendo com que eles se contraiam. O impulso também se espalha para outras áreas do tecido nervoso especializado localizado na porção inferior do átrio direito, o **nó atrioventricular (nó AV)**. O nó AV atrasa o impulso por aproximadamente 1/10 de segundo antes de propagar o impulso para os ventrículos, permitindo que os átrios contraiam antes dos ventrículos e que os ventrículos relaxados encham-se com o sangue ejetado pelo átrio. Do nó AV, o impulso é espalhado rapidamente por todo o ventrículo, passando através do fascículo atrioventricular, e então para os ramos direito e esquerdo do fascículo, e, finalmente, para os **ramos subendocárdicos (fibras de Purkinje)**. Essas fibras de tecido nervoso especializado espalham rapidamente o impulso pelos ventrículos, de modo que todo o tecido cardíaco esteja contraindo durante cada batida do coração, em um período curto de tempo e de uma maneira bastante sincronizada. Isso ajuda a garantir que o sangue seja bombeado pelos ventrículos de maneira muito eficiente (*i. e.*, usando o mínimo possível de energia).

Controle extrínseco do ciclo cardíaco

Além do controle intrínseco do ciclo cardíaco, ocorre o controle extrínseco – ou controle externo ao coração –, responsável pelo ajuste da frequência cardíaca, como a **bradicardia** de repouso induzida pelo treinamento, ou diminuição da frequência cardíaca para menos de 60 batimentos/min, e o aumento na frequência cardíaca por causa da realização da atividade física. Os dois fatores principais que influenciam a frequência cardíaca são os componentes simpático e parassimpático da divisão autonômica do sistema nervoso (Figura 6.5).

As fibras nervosas parassimpáticas que inervam os nós SA e AV se originam no centro de controle cardiorrespiratório no bulbo e alcançam o coração como parte do nervo vago. Nos nós SA e AV, as fibras nervosas **parassimpáticas** liberam acetilcolina, que diminui a atividade em ambos os nós, resultando em diminuição da frequência cardíaca. Assim, um aumento da estimulação parassimpática diminui a frequência cardíaca e a inibição da estimulação parassimpática resulta em aumento da frequência cardíaca.

As fibras nervosas simpáticas chegam ao nó SA, ao nó AV e ao miocárdio como parte dos nervos aceleradores cardíacos. Nos nós SA e AV, as fibras **simpáticas** liberam norepinefrina, que aumenta a atividade em ambos os nós, resultando em aumento da frequência cardíaca. A norepinefrina também age elevando a força de contração miocárdica, aumentando assim o volume de sangue bombeado pelo coração em cada contração. Além das influências neurais diretas, mudanças endócrinas podem alterar a frequência cardíaca. Especificamente, a epinefrina liberada pela glândula suprarrenal na corrente sanguínea também age aumentando a frequência cardíaca. Essa liberação de epinefrina ocorre apenas quando a glândula suprarrenal é estimulada pelo sistema nervoso simpático, como durante a resposta da luta ou fuga. Assim, um aumento na atividade simpática eleva a frequência cardíaca e a remoção da estimulação simpática diminui a frequência cardíaca. A frequência cardíaca, portanto, depende do balanço entre as estimulações simpática e parassimpática.

O bulbo recebe informação de várias partes do sistema circulatório (quimiorreceptores, barorreceptores) relacionadas com o funcionamento do sistema circulatório, como a pressão arterial e a concentração de oxigênio no sangue (quimiorreceptores e controle da frequência cardíaca e da taxa de respiração serão discutidos no Capítulo 7). Por exemplo, se no repouso a pressão arterial na aorta aumenta acima do normal, a estimulação parassimpática aumenta e a estimulação simpática diminui, resultando em decréscimo na frequência cardíaca e na força contrátil do miocárdio. Isso resulta em menos sangue bombeado por batimento cardíaco e em diminuição na pressão arterial de volta aos valores normais de repouso.

Essa informação a respeito das estimulações simpática e parassimpática pode levar à hipótese de que a diminuição da frequência cardíaca de repouso por causa da atividade aeróbia tem como causa o aumento da estimulação parassimpática e a redução da estimulação simpática. Entretanto, os dados relacionados com a estimulação simpática e parassimpática de atletas treinados em *endurance* são inconsistentes, com

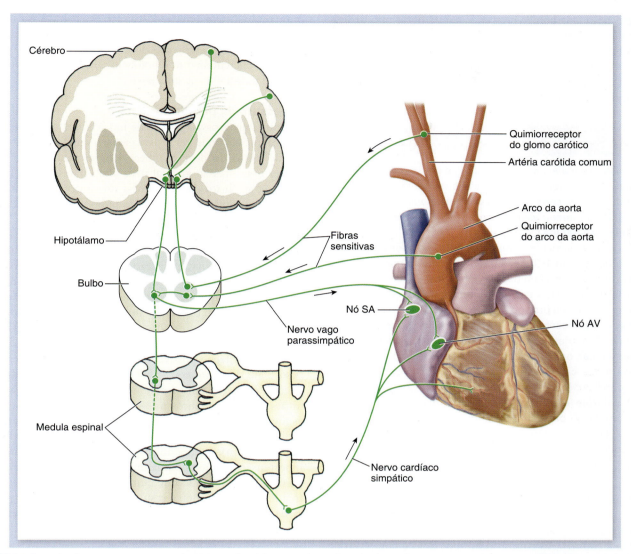

FIGURA 6.5 As estimulações nervosas parassimpática e simpática controlam a frequência cardíaca e a força de contração do coração. A estimulação parassimpática diminui e a estimulação simpática aumenta a frequência cardíaca.

indicações de aumento e de diminuição em ambas as estimulações simpática e parassimpática.[45] Foi demonstrado que no início do exercício ocorre diminuição consistente na estimulação parassimpática, resultando em aumento na frequência cardíaca.[45] Embora os dados relacionados com a estimulação simpática no início do exercício sejam menos consistentes,[45] está claro que um aumento na estimulação simpática do coração elevará a frequência cardíaca e a força de contração do miocárdio. Assim, seja no repouso ou durante o exercício, a frequência cardíaca é controlada em grande parte pelo balanço entre as estimulações nervosas simpática e parassimpática.

Músculo cardíaco

Como o músculo esquelético, o músculo cardíaco, ou o **miocárdio**, é capaz de realizar contração e de produzir força. Embora tanto o músculo esquelético quanto o músculo cardíaco sejam capazes de se contrair, há muitas diferenças entre esses dois tipos de músculos. O automatismo, como já descrito, é uma dessas diferenças.

Outra grande diferença entre o músculo esquelético e o miocárdio é a presença de discos intercalares no miocárdio. No músculo esquelético, o impulso para contrair não pode se propagar de uma fibra muscular para a outra, permitindo um controle maior da contração de fibras musculares individuais e, então, do músculo inteiro. Entretanto, no miocárdio, o impulso para contração pode se propagar de uma fibra muscular para a outra pelos **discos intercalares**, que são porções permeáveis das membranas que separam fibras musculares individuais cardíacas. Assim, mesmo que uma fibra muscular cardíaca não seja estimulada por um imp,0ulso elétrico para se contrair, ela se contrairá durante a sístole cardíaca. É por causa desses discos intercalares e das fibras de Purkinje que o miocárdio apresenta **contração sincicial**. Isso significa que as fibras se contraem simultaneamente, aumentando a capacidade do coração de agir como uma bomba efetiva, já que as fibras miocárdicas individuais geram pouca força. Lembre-se, entretanto, de que existe um atraso na propagação da ativação elétrica dos átrios para os ventrículos e, para prevenir a propagação da contração atrial para os ventrículos, existe uma camada de tecido conjuntivo separando os átrios dos ventrículos.

> ### Revisão rápida
>
> - A sístole e a diástole do coração devem ser controladas para que o coração funcione eficientemente
> - Todo o tecido cardíaco tem automaticidade, e o nó sinoatrial – o marca-passo do coração – tem a automaticidade mais rápida
> - O nó atrioventricular atrasa o impulso de contração dos ventrículos em 1/10 de segundo, de modo que os ventrículos se contraiam depois dos átrios
> - O tecido cardíaco tem automaticidade ou capacidade para causar seu próprio impulso elétrico, levando à contração do miocárdio em intervalos de tempo regulares
> - O nó sinoatrial, o nó atrioventricular, o fascículo atrioventricular, os ramos do fascículo e as fibras de Purkinje são todos capazes de autoexcitação, mas com ritmos progressivamente inferiores em cada um desses locais
> - O controle extrínseco do ciclo cardíaco consiste na estimulação parassimpática, que diminui a frequência cardíaca, e na estimulação simpática, que aumenta a frequência cardíaca.

O miocárdio humano, ao contrário do músculo esquelético, não pode ser dividido em tipos diferentes de fibras musculares, como as de contração rápida (tipo II) ou contração lenta (tipo I). Ao contrário, o miocárdio é composto de um tipo primário de fibra muscular que exibe alta densidade mitocondrial, tem uma rede capilar extensiva e é capaz de utilizar eficientemente o ATP produzido aerobiamente para contração. As características do miocárdio permitem que ele funcione eficientemente e bombeie sangue 24 horas por dia durante toda a vida de uma pessoa.

Espessura da parede cardíaca

Quanto mais grossa a parede de uma câmara cardíaca, maior a força que ela pode gerar para ejetar o sangue. Como o ventrículo esquerdo deve bombear sangue para todo o corpo contra uma pressão arterial mais alta (e, dessa maneira, resistência ao fluxo) do que aquela do ventrículo direito, que bombeia sangue para a circulação pulmonar, o ventrículo esquerdo tem maior espessura de parede.

Durante a atividade física, principalmente contra alta resistência (força), a pressão arterial sistêmica aumenta. Com o tempo, talvez semanas, a realização regular de treinamento físico resulta em espessamento da parede do ventrículo esquerdo, permitindo que ele supere mais facilmente essa elevação da pressão arterial observada durante a atividade (Boxe 6.1). Embora nem todos os estudos apoiem que a atividade física resulte em aumento da espessura da parede ventricular esquerda, esse é um desfecho possível do treinamento de arrancada, de peso e até de *endurance*.[14,30-32,48] A espessura da parede ventricular esquerda também aumenta com a hipertensão crônica. Embora aumentos na espessura da parede ventricular esquerda em razão de treinamento físico não excedam o limite máximo do que é considerado normal (aproximadamente 13 mm), o aumento da espessura da parede devido à hipertensão crônica pode aumentar a espessura normal da parede. Assim, mesmo que tanto o treinamento físico quanto a hipertensão crônica resultem em aumentos da espessura da parede ventricular esquerda, existe uma diferença na magnitude dessa resposta.*

---

*N.R.T.: Não só na magnitude, mas também no tipo de hipertrofia.

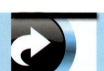

Boxe 6.1 Você sabia?
Medição da espessura da parede cardíaca

Um método para determinar as variáveis cardíacas é a ressonância magnética (RM). Com a tecnologia de RM é possível produzir um corte transversal de uma estrutura anatômica, incluindo o coração. A figura a seguir mostra uma secção transversal do coração de um atleta treinado com força no nível em que o ventrículo esquerdo, o ventrículo direito e o átrio direito estão aparentes. Nota-se que as paredes do ventrículo esquerdo são substancialmente mais grossas do que aquelas do ventrículo direito ou do átrio direito. O único local em que a parede ventricular direita tem espessura semelhante à parede ventricular esquerda é no septo intraventricular; porém, trata-se de uma parede compartilhada pelos ventrículos. Assim, a espessura mais grossa da parede no septo intraventricular está relacionada com a necessidade de o ventrículo esquerdo ejetar sangue contra uma pressão arterial sistêmica elevada e não à necessidade de o ventrículo direito ejetar sangue para a circulação pulmonar contra uma alta pressão arterial.

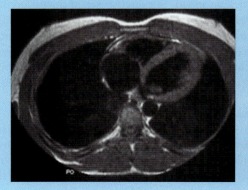

O aumento na espessura ventricular esquerda, seja por causa do treinamento físico ou da hipertensão crônica, resulta em aumento da **massa ventricular esquerda**, ou da quantidade total de miocárdio que reveste o ventrículo esquerdo. Assim como na espessura da parede ventricular esquerda, existem diferenças entre o aumento da massa ventricular esquerda em virtude da hipertensão crônica e aquele devido ao treinamento físico. Por exemplo, em halterofilistas olímpicos altamente treinados, a massa ventricular esquerda, quando expressa em unidades relativas à massa corporal ou à massa livre de gordura – uma medida da massa muscular total – fica dentro dos limites normais.[11-13] Isso indica que o aumento na massa ventricular esquerda devido ao halterofilismo olímpico é uma adaptação fisiológica ao treinamento, ao contrário de uma adaptação patológica devido à hipertensão crônica. Outra indicação de que o aumento na massa ventricular esquerda é uma adaptação fisiológica é que a massa ventricular esquerda mostrou correlações significativas com o pico de consumo de oxigênio em atletas treinados para força e para *endurance*.[12,43] Essas correlações são provavelmente relacionadas com a necessidade de bombear sangue contra uma pressão arterial sistêmica mais alta durante a atividade física, incluindo um teste para determinar o pico de consumo de oxigênio.

Alguns estudos indicam que os átrios e o ventrículo direito não respondem ao treinamento físico com um aumento significativo na espessura da parede, mesmo em indivíduos que treinam com pesos, nos quais a pressão arterial sistêmica durante a atividade física é extremamente alta.[11,13,24] Em parte, acreditou-se que isso podia ser verdade porque essas câmaras não têm de ejetar sangue contra as pressões arteriais periféricas extremamente altas que devem ser superadas pelo ventrículo esquerdo durante a atividade. Lembre-se de que o ventrículo direito bombeia sangue para a circulação pulmonar, que está bem próxima do coração e apresenta uma pressão arterial muito inferior do que a circulação sistêmica (ver "Pressões arteriais sistólica e diastólica"). No entanto, foi observado em atletas de *endurance* altamente treinados o aumento da massa ventricular direita e da espessura da parede em comparação com indivíduos não treinados.[31] Também foram observados pequenos, mas significativos, aumentos na massa ventricular direita após 6 semanas de treinamento de resistência ou *endurance*.[48] Assim, parece que ambos os ventrículos esquerdo e direito podem aumentar em massa e espessura da parede como uma adaptação à atividade física.

Se a massa ventricular aumentasse sem um incremento na vasculatura coronária, inevitavelmente o fornecimento de oxigênio para o miocárdio seria insuficiente. Com o treinamento causando a hipertrofia fisiológica no coração, a vasculatura coronária também se adapta, aumentando o tamanho das artérias principais e a capilarização do miocárdio.[38] Entretanto, quando a massa ventricular esquerda aumenta em virtude da adaptação patológica à hipertensão crônica, as mudanças na vasculatura não ocorrem, demonstrando novamente que existe uma diferença entre as adaptações patológica e fisiológica do miocárdio. A seguir, será examinada a atividade elétrica do coração durante o ciclo cardíaco.

Eletrocardiograma

A contração dos átrios e dos ventrículos ocorre em uma ordem específica por causa do nó SA, do nó AV e de outros tecidos nervosos especializados dentro do coração que estimulam e controlam a contração miocárdica. Dentro de um coração funcionando normalmente, a atividade elétrica que precede a contração sequencial das câmaras cardíacas é representada graficamente no **eletrocardiograma (ECG)** (que, na verdade, mede o movimento de íons que ocorre durante a contração e o relaxamento musculares). Dentro do ECG, a altura de uma onda representa a quantidade de atividade elétrica e, indiretamente, a quantidade de músculo cardíaco contraindo ou relaxando. O comprimento horizontal da onda representa o tempo e, então, quanto menor o comprimento da onda, menor o período de tempo em que a onda ocorreu. A 1ª deflexão, ou onda, é a onda P, e representa a contração atrial (Figura 6.6). Existe então um intervalo de tempo (aproximadamente 1/10 de segundo) durante o qual não é detectada nenhuma atividade elétrica, seguido pelo complexo QRS, representando a contração dos ventrículos. O intervalo de tempo entre a onda P e o complexo QRS é provocado pelo nó AV, que retém o impulso para a contração ventricular antes de propagá-lo para o fascículo AV, os ramos dos fascículos e as fibras de Purkinje, estimulando a contração ventricular. Seguindo o complexo QRS está a onda T, que representa o relaxamento e a repolarização ventricular. O relaxamento do átrio acontece concomitantemente ao complexo QRS e, portanto, normalmente, a onda que representa o relaxamento atrial não é visível.

Além da onda P, do complexo QRS e da onda T, outras porções de um ECG são nomeadas usando as letras que representam essas ondas. Assim, o segmento ST representa o período de tempo após a contração ventricular até o início do relaxamento dos ventrículos. Da mesma maneira, o intervalo PR representa o período de tempo que começa com a contração atrial e termina com o início da contração ventricular.

Um ECG pode ser utilizado para representar a frequência cardíaca. Entretanto, ele também pode ser usado para avaliar se o coração está funcionando normalmente ou se existe alguma anormalidade. Por exemplo, durante um exercício de teste de esforço, a depressão no segmento ST indica isquemia miocárdica (fluxo sanguíneo diminuído, resultando em fornecimento insuficiente de oxigênio ao miocárdio) (Figura 6.7). A depressão no segmento ST pode ocorrer de várias formas, que podem ser um maior ou menor indicativo de isquemia miocárdica. A inclinação em declive ou a linha horizontal representam maior indicativo de isquemia do que a inclinação para cima do segmento ST. A causa mais comum de isquemia miocárdica é a formação de uma placa gordurosa (chamada de aterosclerose) no interior dos vasos sanguíneos coronários, que reduz o fluxo de sangue através dos vasos coronários. Se a depressão no segmento ST é aparente durante um teste de esforço ou imediatamente após, mais testes diagnósticos podem ser necessários. Outras anormalidades cardíacas também podem ser diagnosticadas utilizando o ECG. Por exemplo, aumento ou diminuição no segmento PR indicam o funcionamento anormal do nó AV. Assim, existem muitos outros fatores além da frequência cardíaca que podem ser avaliados utilizando um ECG.

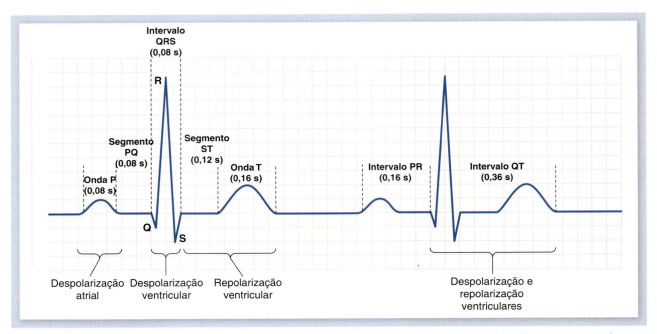

FIGURA 6.6 Em um eletrocardiograma, a altura de uma onda representa indiretamente a quantidade de músculo cardíaco que se contrai, enquanto a distância horizontal representa o tempo. Várias porções do eletrocardiograma são nomeadas com letras que representam a contração atrial (onda P), a contração ventricular (complexo QRS) e o relaxamento ventricular (onda T).

Revisão rápida

- Os discos intercalares permitem que o impulso para contração se espalhe de uma fibra muscular cardíaca para as fibras musculares cardíacas adjacentes. O ventrículo esquerdo tem a maior espessura de parede das câmaras cardíacas porque ele deve bombear sangue para a circulação periférica contra uma pressão arterial sistêmica elevada
- O treinamento de *endurance*, como o treinamento de força, faz com que as espessuras das paredes ventriculares esquerda e direita aumentem, resultando em um aumento na massa ventricular
- Um eletrocardiograma é um registro do movimento dos íons (ou seja, corrente elétrica) durante um ciclo cardíaco, e pode ser utilizado para determinar se um coração está funcionando normalmente ou se há uma anormalidade dentro do ciclo cardíaco.

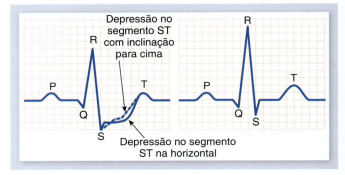

FIGURA 6.7 A depressão do segmento ST indica uma resposta isquêmica do coração. Pode ser na horizontal (*esquerda*) ou em declive, que é um maior indicativo de isquemia. A depressão no segmento ST também pode inclinar para cima (*esquerda*), que é um menor indicativo de isquemia. Em um eletrocardiograma normal, o segmento ST está alinhado com a linha de base do eletrocardiograma (*direita*).

Débito cardíaco

A função do coração é bombear sangue para ambos os ramos circulatórios pulmonar e periférico do sistema circulatório. O volume de sangue bombeado por minuto pelo coração é chamado de **débito cardíaco** e é normalmente expresso em ℓ/min ou mℓ/min. O débito cardíaco é determinado tanto pela frequência cardíaca quanto pelo **volume de ejeção**, que é o volume de sangue bombeado por contração dos ventrículos, normalmente expressa em mililitros. Assim, o débito cardíaco pode ser determinado pela seguinte equação:

$$\dot{Q} = FC\ (bpm) \times VEj\ (m\ell) \tag{1}$$

Em que $\dot{Q}$ é o débito cardíaco quantificado em mℓ/min (1.000 mℓ = 1 ℓ, assim, para obter $\dot{Q}$ em ℓ/min, multiplique por 1.000), FC são batimentos por minuto (batimentos/min) e VEj é o volume ejetado em mililitros.

Valores típicos de frequência cardíaca e volume de ejeção em repouso para indivíduos não treinados de tamanho normal do sexo masculino (70 kg) e do sexo feminino (50 kg) são de aproximadamente 72 batimentos/min e 70 mℓ, e 75 batimentos/min e 60 mℓ, respectivamente. Assim, em repouso, um homem não treinado e uma mulher não treinada têm débito cardíaco de aproximadamente 5 ℓ/min e 4,5 ℓ/min,

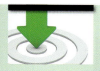

Boxe 6.2 Aplicação da pesquisa
Platô do volume de ejeção | Treinamento de endurance faz a diferença

O volume de ejeção aumenta gradualmente com a intensidade do exercício, até aproximadamente 40 a 50% do pico de consumo de oxigênio em todos os indivíduos. Entretanto, em intensidades maiores do que esse ponto, o volume de ejeção pode aumentar apenas em atletas de *endurance*. Muitos estudos relataram um platô no volume de ejeção medido em um cicloergômetro. Comparado com o exercício de corrida, mais sangue se acumula nas pernas durante o exercício em cicloergômetro. Isso limitaria o retorno venoso para o coração, resultando em um platô no volume diastólico final (VDF) e também no volume de ejeção. Outra explicação é que, conforme a carga de trabalho aumenta, também aumenta a frequência cardíaca, e inevitavelmente não há tempo suficiente durante a diástole para manter o VDF. Essas justificativas, entretanto, não explicam por que ciclistas altamente treinados não apresentam um platô no volume de ejeção conforme a carga de trabalho aumenta no cicloergômetro (Gledhill, Cox e Jamnik, 1994). Assim, a ausência de platô de volume de ejeção conforme a carga aumenta em atletas de *endurance* pode ser causada por outras adaptações ao treinamento, como um volume plasmático aumentado ou uma contratilidade do miocárdio aumentada. A capacidade de continuar aumentando o volume de ejeção conforme a carga de trabalho aumenta fornece aos atletas de *endurance* uma vantagem substancial no aumento do débito cardíaco e, assim, no fornecimento de oxigênio para os músculos em trabalho, comparados com indivíduos não treinados.

Leitura adicional

Gledhill N, Cox D, Jamnik R. Endurance athletes' stroke volume does not plateau: major advantage is diastolic function. *Med Sci Sports Exerc*. 1994;26:1116–1121.

---

respectivamente. Homens e mulheres treinados têm aproximadamente o mesmo débito cardíaco em repouso que homens e mulheres não treinados. Entretanto, a frequência cardíaca em repouso é menor em indivíduos treinados (especialmente treinados para *endurance*) e, para que mantenham o mesmo débito cardíaco, os indivíduos treinados têm um volume de ejeção maior. A equação citada anteriormente mostra que um aumento no volume de ejeção é a única maneira com a qual o débito cardíaco pode ser mantido nos mesmos valores com uma diminuição na frequência cardíaca. A equação anterior também deixa claro que, em repouso, bem como durante uma atividade física, mudanças tanto na frequência cardíaca quanto no volume de ejeção podem afetar o débito cardíaco. Durante a atividade física, aumentos no volume de ejeção e na frequência cardíaca podem resultar em débitos cardíacos máximos de aproximadamente 35 ℓ/min em indivíduos altamente treinados em *endurance*. Entretanto, pode haver algumas diferenças entre como um atleta de *endurance* aumenta o débito cardíaco comparado a uma pessoa não treinada (Boxe 6.2); e entre as alterações no volume de ejeção quando a natação é comparada com a corrida (Boxe 6.3). O volume de ejeção, como a frequência cardíaca, é controlado por vários mecanismos. Por meio do controle da frequência cardíaca e do volume de ejeção, o débito cardíaco pode ser ajustado para aumentar ou diminuir o fluxo sanguíneo conforme necessário para abastecer os tecidos dependentes de oxigênio. Este será assunto da próxima seção.

Boxe 6.3 Você sabia?
Posição corporal e volume de ejeção

A posição corporal tem um efeito considerável no volume de ejeção. Isso acontece em grande parte em razão do efeito da gravidade e do acúmulo de sangue nas pernas quando em uma posição vertical. Portanto, manter a posição vertical diminui o retorno venoso para o coração, o que reduz o volume diastólico final e o volume de ejeção (VEj = VDF – VSF). Em uma posição vertical, como a de correr ou de pedalar, o volume de ejeção de atletas de *endurance* em repouso é de aproximadamente 80 a 110 mℓ, e pode aumentar até cerca de 160 a 220 mℓ durante o exercício máximo. Para indivíduos não treinados, o volume de ejeção também pode mais do que dobrar em relação aos valores de repouso de 50 a 60 mℓ para valores máximos de exercício de 160 a 200 mℓ na posição vertical. Quando uma pessoa está na posição supina, entretanto, como durante a natação, o volume de ejeção aumenta apenas aproximadamente 20 a 40% dos valores máximos de repouso. Isso acontece em grande parte porque, em repouso, quando em uma posição supina, o VDF está aumentado por causa do maior retorno venoso. Por causa do VDF aumentado, o volume de ejeção em repouso também está elevado. O VDF tem um valor máximo e não importa em que posição corporal você esteja. Assim, o VDF e o volume de ejeção já são bem elevados em repouso quando em uma posição supina e, quando eles aumentam para seus valores máximos, os incrementos são menores quando comparados à posição vertical, na qual o VDF e o volume de ejeção são menores. Dessa maneira, diferenças no VDF de repouso e no volume de ejeção contam para as diferenças no aumento do repouso para o volume de ejeção máximo entre corrida e ciclismo comparados com a natação.

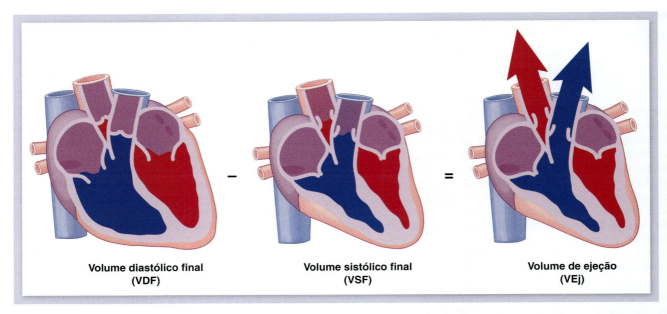

FIGURA 6.8 O volume de ejeção é igual ao volume diastólico final menos o volume sistólico final. O volume de ejeção pode ser aumentado tanto pelo aumento do volume diastólico final quanto pela diminuição do volume sistólico final.

Regulação do débito cardíaco

Se o volume de ejeção permanece inalterado, aumentos e decréscimos na frequência cardíaca aumentariam e diminuiriam o débito cardíaco, respectivamente. Dessa maneira, controlar a frequência cardíaca é um mecanismo pelo qual o débito cardíaco pode ser alterado no repouso, bem como durante uma atividade física. Igualmente, aumentos e diminuições no volume de ejeção, se a frequência cardíaca permanece a mesma, resultariam em aumentos e diminuições no débito cardíaco, respectivamente.

O volume de ejeção é afetado por diversos mecanismos importantes. Um dos mecanismos envolve o volume de sangue que está nos ventrículos antes da contração e o volume de sangue que permanece nos ventrículos após a contração (Figura 6.8). O **volume diastólico final (VDF)** é o volume de sangue nos ventrículos no final da fase diastólica, ou relaxamento do ciclo cardíaco. O **volume sistólico final (VSF)** é o volume de sangue que permanece nos ventrículos ao final da fase sistólica, ou de contração dos ventrículos. A equação a seguir demonstra a relação entre volume de ejeção, VDF e VSF:

$$VEj \;(m\ell) = VDF \;(m\ell) - VSF \;(m\ell) \qquad (2)$$

Utilizando valores típicos para indivíduos não treinados em repouso, resulta na seguinte equação:

$$VEj \;70 \;m\ell = VDF \;110 \;m\ell - VSF \;40 \;m\ell \qquad (3)$$

A equação anterior demonstra que se o VDF aumenta e o VSF permanece constante ou diminui, o VEj aumentará. No início de um exercício, o retorno de sangue venoso para o coração aumenta (ver "Bomba muscular" e "Bomba respiratória"). O retorno venoso aumentado elevará o VDF e estirará levemente o ventrículo, ou aumentará a pré-carga no ventrículo. O estiramento leve no ventrículo resulta em uma força contrátil aumentada, permitindo que o ventrículo alcance um VSF menor. Esse aumento na força contrátil em resposta a um aumento no VDF é chamado de mecanismo de Frank-Starling, que pode ser explicado, em parte, pela relação comprimento-tensão do músculo ventricular.[2] Essa relação revela que em um comprimento maior do que o de repouso, as fibras musculares se contraem com força maior, resultando em um VSF menor. Tanto um aumento no VDF quanto uma diminuição no VSF resultam em um aumento no VEj. Além disso, em comprimentos aumentados da fibra muscular, o miocárdio se torna mais sensível às mudanças na concentração de Ca^{++} intracelular,[28] e, em comprimentos aumentados de fibra, mais Ca^{++} é liberado do retículo sarcoplasmático.[3] Ambos os fatores resultam em força contrátil maior. Outro fator que aumenta a força contrátil ventricular é a estimulação simpática aumentada do miocárdio,[38] que não apenas eleva a frequência cardíaca como também a força produzida pelo miocárdio contraindo (repare na Figura 6.5 que os nervos simpáticos cardíacos inervam diretamente o miocárdio). Todos esses fatores elevam a força contrátil ventricular, resultando em um aumento no VEj.

A pressão arterial contra a qual o ventrículo está ejetando sangue também afeta o volume de sangue que é bombeado, uma vez que ela reflete a resistência ao fluxo sanguíneo. Para o ventrículo esquerdo, se a pressão arterial média na aorta aumenta e a força de contração do ventrículo não se altera, o VEj diminuirá. Isso acontece porque a força de contração do ventrículo deve exceder a pressão média na artéria em que o sangue está sendo ejetado. Assim, se a pressão arterial média, ou o que é chamado de *pós-carga*, está aumentada, o volume de ejeção diminuirá a menos que a força contrátil ventricular aumente. É importante notar que durante o exercício o efeito da pós-carga no ventrículo esquerdo é minimizado, em parte por causa da dilatação arterial, o que diminui a pressão arterial e aumenta o retorno venoso, aumentando o VDF. Como descrito anteriormente, um VDF maior aumenta a força contrátil ventricular por causa da lei de Frank-Starling. Os mecanismos que aumentam o volume de ejeção durante a atividade física devem ocorrer se a contração ventricular esquerda for poderosa o bastante para superar a pressão arterial elevada que ocorre durante a atividade física.

A fração de ejeção é a razão entre o volume de sangue disponível para ser ejetado pelo ventrículo (VDF) e o volume de sangue que é efetivamente bombeado (VEj). A equação a seguir representa a fração de ejeção e o cálculo da fração de ejeção normal em repouso:

$$\text{Fração de ejeção (FE)} = \text{VDF/VEj} \qquad (4)$$

Em que FE no repouso = 100 mℓ/60 mℓ, de modo que a FE no repouso = 0,60 ou 60%.

Um aumento na FE (maior do que 60%) representa um aumento na função ventricular, enquanto uma diminuição na FE representa diminuição na função ventricular. Um mecanismo pelo qual a FE poderia diminuir com todos os outros fatores da função cardíaca permanecendo iguais (i. e., nenhum aumento na contratilidade cardíaca) é a elevação na pressão arterial dentro da artéria na qual o ventrículo ejeta sangue (i. e., pós-carga maior). Essa é uma das razões por que um aumento na pressão arterial sistêmica de repouso é tipicamente deletério para a função ventricular. Com o aumento na pressão arterial sistêmica, a FE vai diminuir, a menos que o ventrículo desenvolva mais força, o que requer mais trabalho e oxigênio. Se a pressão arterial sistêmica aumenta muito, seja em repouso ou durante uma atividade física, o suprimento de sangue para o coração não será capaz de suprir oxigênio suficiente para uso no metabolismo e resultará em resposta isquêmica. Em coração e sistema circulatório saudáveis (i. e., nos quais não há nenhuma formação de placa que estreite e endureça a coronária ou os vasos periféricos), tal desencontro entre suprimento e demanda de oxigênio não acontece. Além disso, a diminuição na pressão arterial sistêmica de repouso, um dos desfechos do treinamento físico, é importante porque diminui o trabalho que os ventrículos devem realizar para superar a pós-carga. Por fim, o treinamento também pode aumentar o volume dos ventrículos.

Volume ventricular e treinamento

Com o treinamento de *endurance*, foi mostrado que o VDF ventricular aumenta tanto no repouso quanto durante uma atividade física.[18,30,31,32] Esse aumento no VDF, e consequentemente no volume de ejeção, permite uma frequência cardíaca menor observada comumente entre atletas de *endurance*. O VDF detectado entre os treinados também é parcialmente responsável por um aumento do VEj durante trabalhos submáximos e máximos, uma consequência do treinamento de *endurance* (Figura 6.9). Tanto o VEj e o VSF

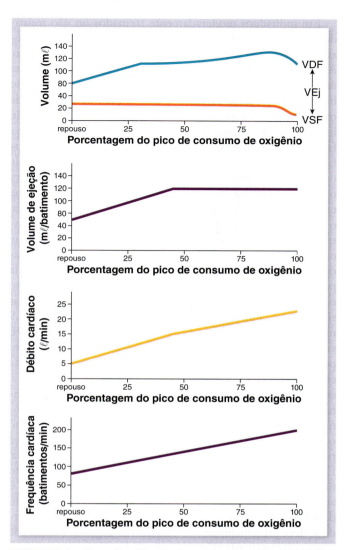

FIGURA 6.9 O volume diastólico final aumentado e o volume sistólico final diminuído contribuem para volume de ejeção e débito cardíaco aumentados durante a atividade física. Em indivíduos não treinados ou moderadamente treinados, após aproximadamente 40 a 50% do pico de consumo de oxigênio, o volume de ejeção atinge um platô. Assim, após esse nível de trabalho, a única maneira de aumentar o débito cardíaco é aumentando a frequência cardíaca.

ventricular esquerdo no repouso mostraram correlações significativas com o desempenho de *endurance* (ultramaratona de 100 km) e pico de consumo de oxigênio,[40,50] indicando que o volume ventricular esquerdo afeta o desempenho de *endurance*. Esse aumento no VDF é causado em parte por aumento no volume plasmático,[19] que resulta em enchimento ligeiramente maior do ventrículo antes da contração, o que aumenta a força de contração por meio do mecanismo de Frank-Starling. Após o treinamento de *endurance*, o VEj no repouso e durante a atividade física também está elevado por causa de aumento na contratilidade ventricular, resultando em VSF menor.[38] Assim, muitos fatores resultam em aumento do VEj no repouso e durante a atividade física após o treinamento de *endurance*.

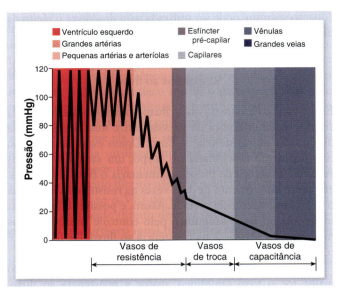

FIGURA 6.11 Mudanças nas pressões sistólica e diastólica na circulação periférica. A pressão cai continuamente das grandes artérias para as grandes veias, resultando em fluxo de sangue por toda a circulação periférica.

artéria braquial (Figura 6.11). As pressões mais altas ocorrem dentro do ventrículo esquerdo e, então, por causa do aumento contínuo na distância da ação de bombeamento do ventrículo, junto com o maior número de vasos conforme as artérias ramificam-se em um número maior de arteríolas, e cada arteríola dá origem a um número de capilares (aumentando, assim, a área total de vasos que transportam uma determinada quantidade de sangue), a pressão intravascular diminui progressivamente antes que o sangue chegue nos capilares. Isso é satisfatório porque as paredes dos capilares são muito finas e, com uma pressão mais alta, elas romperiam durante a passagem de sangue pela rede capilar. Nota-se que as pressões dentro do sistema venoso são bem baixas comparadas com aquelas do sistema arterial, principalmente por causa da redução de pressão conforme o sangue passa através dos capilares e o fato de que, em comparação com as artérias, o sistema venoso está bem mais afastado da ação de bombeamento do ventrículo esquerdo.

A pressão também pode ser afetada por outros fatores além do raio do vaso. Se o débito cardíaco aumenta, a pressão no sistema arterial aumentará porque mais sangue será ejetado para as artérias (um aumento na quantidade de fluido em um compartimento de tamanho fixo aumenta a pressão). Assim, a pressão arterial sistêmica aumenta durante a atividade física porque o $\dot{Q}$ é elevado. O aumento na pressão como resultado de um $\dot{Q}$ maior é compensado parcialmente pela elasticidade ou capacitância – também chamada de complacência (variação no volume pela variação na pressão) – das artérias periféricas saudáveis, permitindo que elas dilatem quando mais sangue é ejetado para dentro delas pelo ventrículo esquerdo. A capacidade das grandes artérias dilatarem-se quando mais sangue é ejetado nelas resulta em um aumento de pressão menor com as elevações no $\dot{Q}$.

A capacitância das artérias parece aumentar com o treinamento aeróbio,[16] enquanto o efeito do treinamento de resistência na capacitância não está claro, com decréscimos, aumentos, ou sem alterações visíveis após um período de treinamento de resistência.[4,16,22,35] Um aumento na capacitância com o treinamento ajudaria a compensar a doença cardiovascular (arteriosclerose ou endurecimento das artérias). Assim, qualquer diminuição na capacitância que possa ocorrer como resultado de um treinamento de resistência poderia ter consequências negativas a longo prazo na saúde cardiovascular. Pesquisas revelam, contudo, que a realização de um treinamento que contenha tanto exercícios de resistência quanto de *endurance* resulta em aumento na complacência,[16] indicando que o treinamento aeróbio pode compensar qualquer efeito negativo na complacência que poderia surgir de um treinamento de resistência isolado. Assim, treinadores de resistência interessados na condição física total e saúde também deveriam realizar treinamento aeróbio.

Outra medida cardiovascular importante determinada com frequência é a pressão arterial, que é vista como a pressão arterial média que direciona o sangue para os tecidos durante o ciclo cardíaco. A pressão arterial média é definida como a pressão diastólica mais 1/3 da diferença entre as pressões sistólica e diastólica. A equação a seguir demonstra o cálculo da pressão arterial média típica no repouso:

Pressão arterial média (PAM) = Pressão arterial diastólica
 + (0,33 × [Pressão arterial sistólica − Pressão arterial diastólica])
PAM = 80 mmHg + (0,33 × [120 − 80 mmHg])
PAM = 93,2 mmHg

Olhando para isso, pode-se imaginar por que a pressão arterial média não é simplesmente a média entre as pressões arteriais sistólica e diastólica, o que resultaria em uma pressão de 100 mmHg. Durante o ciclo cardíaco, é gasto mais tempo em pressões próximas à pressão diastólica do que à pressão sistólica, resultando em uma pressão arterial média menor do que a média simples das pressões sistólica e diastólica.

Metanálises demonstram que os treinamentos aeróbio[8,21,27] e de resistência[5,25,26] podem reduzir significativamente as pressões arteriais sistólica e diastólica em repouso em indivíduos com pressão arterial normal – ou seja, aqueles que são **normotensos** –, e em indivíduos com **hipertensão**, ou seja, com pressão arterial em repouso aumentada (ver Capítulo 13). Embora essas mudanças na pressão arterial em repouso sejam estatisticamente significativas, elas são relativamente pequenas tanto para o treinamento aeróbio (3 a 7 mmHg) quanto para o treinamento de resistência (3 a 4 mmHg). Ambos os tipos de treinamento têm sido recomendados como efetivos na redução da pressão arterial em repouso em indivíduos normotensos e em hipertensos.

Tanto os exercícios de treinamento aeróbio e de resistência[33] (Boxe 6.4), realizados com os braços ou pernas, resultam em substanciais aumentos na pressão arterial sistêmica

Boxe 6.4 Perguntas frequentes dos estudantes
Quão elevada a pressão arterial pode ficar durante a atividade?
As elevações das pressões arteriais durante a atividade física apresentam algum risco?

Durante um exercício aeróbio, conforme a carga de trabalho aumenta, a pressão arterial sistólica pode alcançar em indivíduos normotensos valores tão altos quanto 250 mmHg,[1] enquanto a pressão diastólica aumenta apenas levemente (Figura A). Durante as séries do treinamento com peso até a falha foram mostradas pressões sistólica e diastólica de 320/250 mmHg durante o exercício de *leg press*[2] (Figura B) e de 198/160 mmHg durante o exercício de extensão do joelho.[3] Durante o treinamento com peso, a pressão arterial durante as repetidas séries até a falha aumenta progressivamente durante cada série realizada. A pressão arterial sistêmica elevada é responsável, em parte, pelo aumento na espessura da parede ventricular esquerda causado pelo treinamento a longo prazo, o que pode ser visto como uma adaptação positiva ao treinamento. Altas pressões arteriais durante a atividade poderiam desencadear um infarto do miocárdio, mas redução na pressão arterial em repouso e durante atividades submáximas e outras adaptações positivas, como a diminuição sanguínea da lipoproteína de baixa densidade, resultam em redução geral no risco de infarto do miocárdio (ver Capítulo 13).

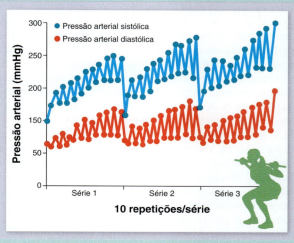

FIGURA B Durante o treinamento com pesos, o exercício aumenta a pressão arterial em conjunto até levar à falha e em sucessivas séries. É mostrada a resposta da pressão arterial durante sucessivas séries até a falha em um exercício de *leg press*. (Adaptada de Gotshall RW, Gootman J, Byrnes WC *et al*. Noninvasive characterization of the blood pressure response to the double-leg press exercise. *J Exerc Physiol*. Online 2, www.css.edu/users/tboone2; 1999.).

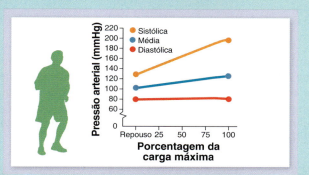

FIGURA A Durante a atividade aeróbia, as pressões arteriais média e sistólica aumentam. A pressão arterial diastólica durante a atividade aeróbia normalmente aumenta muito pouco.

Referências
1. *ACSM's Guidelines for Exercise Testing and Prescription*. Philadelphia, PA: Lippincott Williams & Wilkins, 2014.
2. MacDougall JD, Tuxen D, Sale DG, *et al*. Arterial blood pressure response to heavy resistance exercise. *J Appl Physiol*. 1985;58:785–790.
3. Fleck SJ, Dean LS. Resistance-training experience and the pressor response during resistance exercise. *J Appl Physiol*. 1987;63:116–120.

(Boxe 6.5). Entretanto, com o treinamento aeróbio a longo prazo, a pressão arterial está reduzida em cargas de trabalho submáximas, mas, como um resultado do treinamento, a carga de trabalho máxima alcançável é aumentada, e a pressão arterial sistólica máxima também pode aumentar. Com o treinamento de resistência a longo prazo, a pressão arterial submáxima durante a atividade física, como caminhada na esteira e bicicleta ergométrica, e durante o exercício de treinamento com peso[10,14] também é diminuída. Geralmente, parece que ambos os treinamentos aeróbio e de resistência podem reduzir a pressão arterial periférica em repouso e durante a atividade física submáxima. Por causa dos efeitos positivos da atividade física na pressão arterial, foram estabelecidas diretrizes para prescrição de exercícios para pessoas com hipertensão. A seguir, o sangue será tratado com mais detalhes.

Composição do sangue
O sangue pode ser dividido em 2 componentes principais (Figura 6.12): plasma e elementos figurados. O **plasma** é o componente "aquoso" ou fluido do sangue e normalmente constitui cerca de 55 a 60% do volume total do sangue. A quantidade total de plasma pode diminuir aproximadamente 10% durante uma atividade física intensa, especialmente atividades físicas realizadas em ambientes quentes e/ou úmidos, visto que parte do plasma é perdido na transpiração. Contudo, o volume de plasma em repouso pode aumentar cerca de 10% como uma adaptação ao treinamento aeróbio e/ou por causa da aclimatação a ambientes quentes e úmidos. O plasma é composto por aproximadamente 90% de água, 7% de proteínas plasmáticas e 3% de nutrientes, eletrólitos, hormônios, enzimas, anticorpos e outras substâncias.

Boxe 6.5 Perguntas frequentes dos estudantes

Meu avô teve um infarto do miocárdio e, inicialmente, os médicos queriam que ele limitasse a quantidade de trabalho que ele realizava com os braços. Por quê?

Isso está relacionado com a resposta da pressão arterial ao exercício corporal superior *versus* inferior. Você poderia supor que a pressão arterial durante um exercício dinâmico com a perna seria maior do que durante um exercício dinâmico com o braço porque mais massa muscular está ativa no exercício com pernas do que com os braços. No entanto, apenas o oposto é verdade. Para a mesma porcentagem de pico de consumo de oxigênio, a pressão arterial é maior durante o exercício dinâmico com o braço comparado com o exercício dinâmico com a perna (ver tabela neste boxe). A diferença está relacionada com a quantidade de massa muscular que está ativada durante cada uma dessas atividades. Por causa da menor massa muscular sendo ativada e, assim, um leito vascular menor sofrendo vasodilatação durante um exercício com o braço, há maior resistência ao fluxo de sangue, o que resulta em pressão arterial mais elevada. Isso se deve, em parte, ao aumento no débito cardíaco direcionado para o menor leito vascular, o que resulta em aumento da pressão arterial. Uma aplicação prática disso está relacionada com os programas de reabilitação cardíaca. Se o exercício com os membros superiores é utilizado para treinar pacientes com doença coronariana, a prescrição do exercício deve ser baseada na sua resposta de pressão arterial ao exercício da parte superior do corpo, e não na sua resposta ao exercício com a parte inferior do corpo, como correr ou pedalar. Basear sua prescrição de exercícios para a parte superior do corpo na resposta ao exercício obtida na parte inferior do corpo pode resultar em uma resposta de pressão arterial que coloca a pessoa em risco para a ocorrência de um evento cardiovascular, como um infarto do miocárdio.

Pressões arteriais sistólica e diastólica no exercício dinâmico de braço e perna.

% do pico de consumo de oxigênio	Pressão arterial sistólica (mmHg)		Pressão arterial diastólica (mmHg)	
	Braços	Pernas	Braços	Pernas
25	150	132	90	70
40	165	138	93	71
50	175	144	96	73
75	205	160	103	75

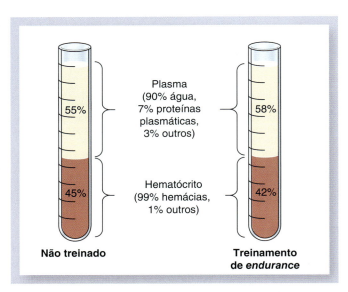

FIGURA 6.12 O hematócrito é a relação entre sólido e líquido dentro do sangue. Com o treinamento aeróbio, embora o plasma e a quantidade de hemácias aumentem, o hematócrito cai levemente por causa do aumento mais pronunciado no plasma do que no volume de hemácias.

Os elementos figurados normalmente constituem cerca de 40 a 45% do sangue. As hemácias (eritrócitos) compreendem aproximadamente 99% e os leucócitos e plaquetas compreendem 1% dos elementos figurados. As plaquetas são importantes para a coagulação sanguínea, uma vez que previnem perdas excessivas de sangue após um ferimento. As plaquetas também são um fator na formação de coágulos de sangue que resultam em infarto do miocárdio ou em derrame, além de contribuir na formação de placas no interior dos vasos sanguíneos (ver Capítulo 13). A porcentagem do total de volume sanguíneo composto por elementos figurados é chamada **hematócrito**.

Revisão rápida

- Diferenças na pressão arterial promovem o movimento de sangue dentro do sistema circulatório
- Diferenças na pressão arterial são diretamente proporcionais a um aumento no fluxo, enquanto a resistência é inversamente proporcional a mudanças no fluxo de sangue
- A pressão arterial é mais alta durante a sístole e mais baixa durante a diástole dos ventrículos
- A capacitância das grandes artérias ajuda a manter reduzida a pressão arterial sistólica
- Durante os exercícios dos treinamentos aeróbio e com peso, a pressão arterial aumenta substancialmente
- O treinamento aeróbio a longo prazo diminui a pressão arterial em repouso e em cargas de trabalho submáximas
- O treinamento com pesos por longos períodos reduz a pressão arterial em repouso e durante exercícios submáximos, como caminhadas, pedaladas e treinamento com pesos

Como uma adaptação ao treinamento aeróbio, o número de hemácias aumenta, o que eleva o hematócrito. Entretanto, concomitantemente, ocorre aumento mais pronunciado no volume plasmático, o que resulta em uma diminuição leve no hematócrito (Figura 6.12). Como os aumentos induzidos pelo treinamento tanto nos eritrócitos quanto no plasma, o volume de sangue de atletas de *endurance* é maior que os 5 ℓ a 6 ℓ normais em homens, e 4 ℓ a 6 ℓ em mulheres. O aumento no volume de sangue é importante porque é um dos fatores que resulta em aumento na quantidade total de oxigênio que pode ser entregue ao tecido metabolicamente ativo após um treinamento aeróbio.

Hemácias

O papel mais familiar das hemácias é o transporte de oxigênio. As hemácias são capazes de transportar oxigênio porque contêm **hemoglobina**, uma sustância composta por proteína (globina) e um pigmento contendo ferro (heme), que é necessário para a ligação de oxigênio. Cada grama de hemoglobina pode combinar-se com 1,33 mℓ de oxigênio, de modo que, quanto maior o teor de hemoglobina no sangue, maior a capacidade de carrear oxigênio.

Em adultos, as hemácias são produzidas na medula óssea dos ossos longos do corpo. O núcleo da hemácia é removido como um dos últimos passos na produção das hemácias, antes de serem liberadas no sangue. Assim, as hemácias não podem se reproduzir como outros tecidos do corpo, ou se reparar, resultando em um tempo de vida normal relativamente curto de aproximadamente 4 meses. Normalmente, a destruição e a produção de hemácias são balanceadas, não resultando em mudanças no hematócrito ou na capacidade do sangue em transportar oxigênio.

Volume plasmático

Com o início de uma sessão de treinamento aeróbio ou de peso, o efeito agudo no volume plasmático é uma redução substancial. Isso pode ser atribuído, principalmente, à pressão arterial aumentada, que força o plasma, mas não os componentes celulares do sangue, para fora do compartimento intravascular (Boxe 6.6). A redução no volume plasmático

---

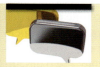

Boxe 6.6 Visão do especialista
Exercícios, pressão arterial e volume do plasma

COURTENAY DUNN-LEWIS, PhD

Assistent Professor
Merrimack College
North Andover, MA

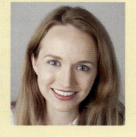

Os líquidos e as substâncias dissolvidas são fornecidos aos tecidos corporais através dos capilares que revestem todos os tecidos do corpo. O sangue é forçado a se mover do coração para os capilares por causa da pressão que cada batimento cardíaco promove no sangue (ou pressão arterial). Além de afastar o sangue do coração, a pressão arterial também desempenha um importante papel exercendo pressão nas paredes desses vasos sanguíneos. As paredes espessas de artérias elásticas e musculares simplesmente se dilatam e constritam em resposta à pressão arterial; na fina e ampla rede de capilares com paredes unicelulares, no entanto, a pressão arterial força o fluido para fora dos capilares, um processo chamado de *filtração*. A pressão arterial é, portanto, um tipo de *pressão hidrostática*.

Depois que o plasma do sangue saiu da extremidade arterial dos capilares e entrou na área ao redor dos músculos e tecidos (outrora conhecido como *líquido intersticial*), uma pequena porcentagem do líquido em excesso é coletada pelo sistema linfático. A maioria é reabsorvida na extremidade venosa do capilar (reabsorção) devido à pressão osmótica. A pressão hidrostática é elevada na extremidade arterial dos capilares, causando, assim, filtração, mas a pressão hidrostática cai vertiginosamente após viajar pelo leito capilar. Nesse momento, a pressão hidrostática está tão baixa que a osmose se torna uma força motriz mais forte para o líquido. O sangue apresenta uma alta concentração de proteínas em comparação com o líquido intersticial diluído, puxando o líquido filtrado de volta ao capilar que retornará à circulação.

Durante o exercício, os esfíncteres pré-capilares do leito capilar relaxam para permitir que mais sangue flua para o tecido, o que também aumenta a filtração. Também ocorre aumento de fluxo de sangue nos capilares da pele, trazendo calor para a superfície da pele, que é dissipado pela transpiração. Aumentos na pressão arterial e contrações musculares aumentam a pressão hidrostática, levando a maior taxa de filtração.[1,2] A produção intracelular de determinados metabólitos, como o lactato, também aumenta o gradiente osmótico para a absorção de fluidos pelas células corporais.[3] Com a combinação desses fatores, o exercício normalmente causa uma redução no volume de plasma no sangue (ou hemoconcentração), independentemente da modalidade (do treinamento de resistência à corrida) e de se o exercício é de curta duração e intenso ou de longa duração.[4] O maior volume de sangue nos indivíduos treinados reduz o nível de hemoconcentração, o que, junto com outras adaptações, melhora o desempenho das populações treinadas.

Referências

1. Cohn JN. Relationship of plasma volume changes to resistance and capacitance vessel effects of sympathomimetic amines and angiotensin in man. *Clin Sci.* 1966;30(2):267–278.
2. Lundvall J, Mellander S, Westling H, et al. Fluid transfer between blood and tissues during exercise. *Acta Physiol Scand.* 1972;85(2):258–269.
3. van Beaumont W, Underkofler S, van Beaumont S. Erythrocyte volume, plasma volume, and acid-base changes in exercise and heat dehydration. *J Appl Physiol Respir Environ Exerc Physiol.* 1981;50(6):1255–1262.
4. Kargotich S, Goodman C, Keast D, et al. The influence of exercise-induced plasma volume changes on the interpretation of biochemical parameters used for monitoring exercise, training and sport. *Sports Med.* 1998;26(2):101–117.

resulta em **hemoconcentração**, ou uma redução na quantidade de plasma em relação à porção de elementos figurados do sangue. Isso resulta em aumento relativo do hematócrito sem mudança na quantidade real de hemácias. O efeito final disso é um aumento na quantidade de hemácias e no conteúdo de hemoglobina por unidade de volume de sangue (Figura 6.13). Essa mudança aumenta a capacidade do sangue em transportar oxigênio, o que pode ser vantajoso durante o exercício, especialmente o exercício aeróbio, e durante o exercício submáximo em altitude. Embora a hemoconcentração aumente a viscosidade do sangue, é improvável que o aumento da viscosidade durante exercícios normais mude a resistência ao fluxo de sangue até o ponto em que o fluxo de sangue seja criticamente prejudicado.

Durante o exercício aeróbio prolongado, o volume plasmático pode diminuir em 10 a 20% ou mais.[46] O efeito agudo no volume plasmático do treinamento com pesos é a redução no volume de plasma em 0 a 22%.[6] A faixa relativamente ampla das mudanças agudas no volume plasmático está relacionada provavelmente com as diferenças na intensidade e no volume dos exercícios para ambas as séries de exercícios de treinamento aeróbio e com pesos. Além disso, se a série tem duração suficiente, as perdas pelo suor também podem contribuir para uma parte da mudança no volume do plasma.

O efeito crônico do treinamento aeróbio a longo prazo no volume plasmático é um aumento de 12 a 20%. Aumentos no volume plasmático são perceptíveis mesmo 1 dia após a sessão de exercícios aeróbios, com o volume plasmático aumentando por até várias semanas após o início do programa de treinamento aeróbio.[37,44,51] As mudanças iniciais no volume de plasma por causa do treinamento podem resultar em um tipo de anemia, mas essas mudanças não são prejudiciais à saúde (Boxe 6.7). Os aumentos no volume plasmático são importantes porque ajudam nos ganhos induzidos pelo treinamento sobre o VDF ventricular, VEj e $\dot{Q}$, e todos eles servem para melhorar o transporte de oxigênio[17,20] e o desempenho na atividade aeróbia. O volume plasmático aumentado também contribui para a regulação da temperatura durante o exercício. Embora os hormônios regulatórios do plasma (renina, angiotensina II) tenham sido mostrados em elevação após uma única série de treinamento de resistência,[29] os efeitos a longo prazo do treinamento com pesos no volume plasmático total não foram investigados. Porém, é improvável que um programa de treinamento com pesos resulte em qualquer mudança significativa no volume plasmático total. Dessa maneira, embora tanto as atividades de

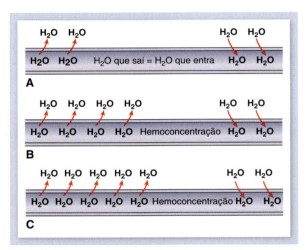

FIGURA 6.13 **A hemoconcentração durante o exercício é causada por vários fatores. A.** No repouso, a água que deixa o compartimento vascular é igual à água que entra no compartimento vascular vinda do compartimento intersticial, assim, não há hemoconcentração. **B.** No início do exercício, por causa do aumento na pressão arterial e na formação de resíduos metabólicos no compartimento intersticial, ocorre a hemoconcentração. **C.** Durante exercício de longa duração, o suor também aumenta a hemoconcentração.

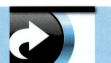

Boxe 6.7 Você sabia?
Causas de anemia

A baixa concentração de hemoglobina que resulta em menor capacidade do que a normal de transporte de oxigênio pelo sangue é chamada de *anemia*. Concentrações de hemoglobina abaixo de 13 g/dℓ em homens e 12 g/dℓ em mulheres indicam anemia. A anemia pode ser causada por perda aguda de sangue, como quando doamos sangue, e por insuficientes quantidades de vitaminas e minerais na dieta. Mais notavelmente, a falta de ferro ou folato na dieta pode causar anemia. O ferro é necessário por causa do seu papel como parte do pigmento que contém ferro (heme) nas moléculas de hemoglobina. O folato, também conhecido como ácido fólico, é necessário para a divisão celular e para a síntese proteica. Uma das primeiras funções afetadas pela deficiência de folato é a reposição das hemácias, resultando em anemia. A deficiência de folato diminui a síntese de DNA e a capacidade de as células se dividirem. Isso resulta em hemácias nucleadas grandes, imaturas e com formato ovalado. Essas hemácias anormais não transportam oxigênio ou passam através dos capilares tão eficientemente quanto as hemácias normais. Boas fontes de folato incluem legumes, verduras, grãos suplementados e cereais. Outra causa possível de anemia a curto prazo é chamada de anemia esportiva. Durante os estágios iniciais de um programa de treinamento aeróbio, o volume plasmático se expande, resultando em diminuição na concentração de hemoglobina. Além disso, a atividade aeróbia aumentada diminui o tempo de vida das hemácias e também resulta em concentração de hemoglobina diminuída. Entretanto, ambos os fatores são passageiros e a concentração de hemoglobina retorna ao normal dentro de algumas semanas.

treinamento com pesos quanto aeróbia resultem em uma diminuição aguda no volume plasmático, apenas o treinamento aeróbio mostrou ser capaz de levar a um aumento crônico do volume plasmático.

> ### Revisão rápida
>
> - As hemácias podem ligar o oxigênio reversivelmente por causa da presença de hemoglobina
> - A prática regular de um treinamento aeróbio resulta em aumento da quantidade de hemácias, porém o aumento mais pronunciado ocorre no volume plasmático, resultando em leve diminuição do hematócrito
> - Durante a prática de atividades de treinamento tanto aeróbio quanto com pesos, ocorre hemoconcentração
> - O aumento do volume plasmático causado pelo treinamento aeróbio auxilia no aumento do volume diastólico final e assim ocorre aumento no volume de ejeção, no débito cardíaco e no transporte de oxigênio.

ADAPTAÇÕES EM REPOUSO AO TREINAMENTO DE ENDURANCE VERSUS TREINAMENTO DE FORÇA JUNTANDO TUDO

As adaptações do sistema cardiovascular detectadas em repouso são diferentes entre atletas que treinam força e que treinam *endurance* (Tabela 6.1). As adaptações em repouso por ocasião do treinamento de *endurance* levam ao $\dot{Q}$ aumentado durante a atividade de *endurance*, o que resulta em fornecimento de oxigênio aumentado ao músculo esquelético e, consequentemente, a um desempenho de *endurance* melhor. Por outro lado, adaptações por ocasião do treinamento de força resultam em capacidade aumentada por manter o débito cardíaco contra pressões arteriais substancialmente elevadas observadas durante o treinamento de força.

> ### Revisão rápida
>
> - Muitas das mudanças do sistema cardiovascular em repouso são inter-relacionadas
> - Algumas das mudanças do sistema cardiovascular em repouso permitem a melhora na função cardiovascular durante a atividade.

Independentemente se elas são causadas pela participação em regimes de exercícios aeróbios ou de resistência, muitas das adaptações cardiovasculares induzidas pelo treinamento observadas em condições de repouso estão inter-relacionadas. Por exemplo, $\dot{Q}$ no repouso é de cerca de 5 ℓ/min para o homem comum, mas por causa da diminuição na pressão arterial em repouso, o VEj aumenta e a frequência cardíaca diminui. De modo semelhante, o volume plasmático elevado por ocasião do treinamento de *endurance* aumenta o VSF, o que resulta em aumento do VEj pelo mecanismo de Frank-Starling, que também contribui para o declínio na frequência cardíaca (lembre-se de que o treinamento não altera $\dot{Q}$ de repouso). Algumas mudanças em repouso também são preparatórias para as mudanças durante atividade. Por exemplo, a diminuição na pressão arterial em repouso pode resultar em menor pressão arterial durante uma atividade física submáxima porque a pressão arterial inicial é mais baixa (*i. e.*, qualquer aumento na pressão arterial é adicionado à pressão arterial inicial mais baixa). Além disso, pressões arteriais mais baixas durante a atividade apresentam menor resistência ao fluxo sanguíneo e, com isso, aumentam o débito cardíaco e o fornecimento de oxigênio aos músculos que estão trabalhando. Dessa maneira, mudanças no repouso preparam para algumas das mudanças cardiovasculares que ocorrem durante a atividade, que serão discutidas a seguir.

MUDANÇAS NO SISTEMA CARDIOVASCULAR DURANTE O EXERCÍCIO

Durante a atividade física ocorrem várias mudanças para aumentar o fluxo sanguíneo para os músculos ativos. O fluxo sanguíneo elevado para os músculos aumenta o fornecimento de muitos elementos necessários para que o metabolismo aconteça (oxigênio, glicose, triglicerídios) e acelera a remoção dos produtos gerados durante o metabolismo (dióxido de carbono). Os fatores que resultam em fluxo sanguíneo aumentado para o músculo ativo durante a atividade serão explorados nas próximas seções.

Tabela 6.1 Adaptações em repouso por ocasião do treinamento de endurance e de força.

Adaptação	Treinamento de *endurance*	Treinamento de força
Massa ventricular esquerda	Aumentada	Aumentada
Espessura da parede ventricular esquerda	Aumentada	Aumentada
Volume diastólico final do ventrículo esquerdo	Aumentado	Pouca mudança
Volume de ejeção	Aumentado	Pouca mudança
Débito cardíaco	Pouca mudança	Pouca mudança
Pressão arterial sistólica	Diminuída	Diminuída
Pressão arterial diastólica	Diminuída	Diminuída
Volume plasmático	Aumentado	Pouca mudança
Massa de hemácias	Aumentada	Pouca mudança
Hematócrito	Pequeno decréscimo	Pouca mudança
Volume sanguíneo	Aumentado	Pouca mudança
Capacitância das grandes artérias	Aumentada	Incerta

Boxe 6.8 Aplicação da pesquisa
Princípio de Fick

O princípio de Fick e a equação de Fick são nomeados em homenagem a A. Fick, um fisiologista cardiovascular que desenvolveu o princípio nos anos 1870. O princípio de Fick declara que a quantidade de substância removida do sangue que passa por um órgão por unidade de tempo pode ser calculada multiplicando-se o fluxo sanguíneo através do órgão pela concentração arterial menos a concentração venosa dessa substância. O princípio de Fick pode ser utilizado para calcular o consumo de oxigênio (ver seção "Fornecimento de oxigênio = fluxo sanguíneo × dif a-v O_2") para o corpo todo ou para um tecido ou órgão específico. No caso do consumo de oxigênio pelo corpo todo, o princípio de Fick resulta na seguinte equação:

$$\dot{V}_{O_2} = \dot{Q} \times \text{dif a-v } O_2$$

Em que $\dot{Q}$ é igual ao débito cardíaco e dif a-v O_2 é igual à diferença arteriovenosa de oxigênio. Essa equação pode ser utilizada para calcular o consumo de oxigênio em repouso, em cargas de trabalho submáximas e em cargas máximas de trabalho. O princípio de Fick também pode ser usado para calcular a captação de qualquer substância, como a glicose utilizada no metabolismo, por um tecido ou órgão. Quando a concentração de uma substância é maior no sangue arterial do que no sangue venoso, isso indica que o tecido está removendo a substância do sangue (p. ex., oxigênio). Quando a concentração de uma substância é maior no sangue venoso comparado ao sangue arterial, isso indica que o tecido está liberando a substância (p. ex., dióxido de carbono).

Fornecimento de oxigênio ao tecido

O fornecimento de oxigênio para o tecido depende de dois fatores principais: a quantidade de oxigênio que o tecido remove de dada quantidade de sangue e a quantidade de sangue que flui pelo tecido (Boxe 6.8). No repouso, ambos os fatores permanecem relativamente constantes para certo tipo de tecido, como o músculo. Entretanto, durante o exercício, tanto a quantidade de oxigênio retirada do sangue pelo músculo ativo quanto a quantidade de sangue que flui através de determinado músculo ativo aumentam substancialmente; como resultado, a quantidade de oxigênio fornecida para o tecido é amplificada. A quantidade de oxigênio fornecida para o tecido será explorada nas próximas seções.

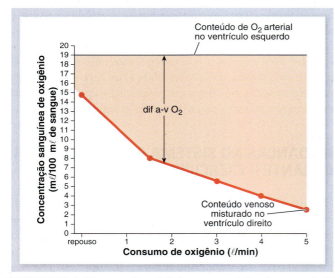

FIGURA 6.14 A diferença de oxigênio venoso misturado com arterial (dif a-v O_2) aumenta conforme aumenta o consumo de oxigênio. A diferença do oxigênio venoso misturado com arterial é a diferença no conteúdo de oxigênio do sangue entre o sangue arterial que sai do ventrículo esquerdo e o sangue venoso que entra no átrio direito.

Diferença arteriovenosa de oxigênio

A **diferença arteriovenosa de oxigênio (dif a-v O_2)** é a diferença entre a quantidade de oxigênio em 100 mℓ de sangue arterial que perfunde um tecido e a quantidade de oxigênio em 100 mℓ de sangue venoso que deixa um tecido (Figura 6.14). Durante o exercício, mais oxigênio é retirado do sangue pelo músculo metabolicamente ativo, o que aumenta a dif a-v O_2.[47]

Em muitos casos a dif a-v O_2 é expressa como a diferença entre o sangue arterial que sai do ventrículo esquerdo e o sangue venoso que entra no átrio direito e é denominada **diferença arteriovenosa de oxigênio misturado**. A dif a-v O_2 representa a diferença arteriovenosa para todos os tecidos do corpo, incluindo ambos os tecidos ativos e inativos. No repouso, a dif a-v O_2 é de aproximadamente 5 mℓ de O_2 por 100 mℓ de sangue (Figura 6.14). Durante o exercício, a dif a-v O_2 aumenta para aproximadamente 15 mℓ de O_2 por 100 mℓ de sangue, ou mais. Assim, neste caso, as mudanças na dif a-v O_2 indicam que três vezes mais oxigênio é consumido durante o exercício em comparação com a quantidade consumida durante as condições de repouso. Repare que a dif a-v O_2 não indica que todo o oxigênio foi retirado do sangue, como poderia ser o caso se fosse medido apenas o tecido muito metabolicamente ativo, e nesse caso a dif a-v O_2 seria de 19 mℓ de O_2 por 100 mℓ de sangue. A definição da dif a-v O_2 é o sangue arterial que deixa o ventrículo esquerdo e o sangue venoso que entra no átrio direito. A dif a-v O_2 de 15 mℓ de O_2 por 100 mℓ de sangue é causada pela mistura de todo o sangue venoso do corpo, o que resulta em mistura do sangue venoso do tecido muscular ativo com o sangue venoso do tecido inativo. A dif a-v O_2 representa apenas um aspecto do fornecimento de oxigênio para o tecido porque o fornecimento de oxigênio para o tecido também é afetado pelo fluxo sanguíneo.

Fornecimento de oxigênio = fluxo sanguíneo × dif a-v O_2

O fornecimento de oxigênio ou o consumo de oxigênio ($\dot{V}_{O_2}$) é um produto do fluxo sanguíneo pela dif av O_2. Esse cálculo é chamado de equação de Fick. Para determinar o consumo de oxigênio por todo o corpo utilizando a equação de Fick, o débito cardíaco ($\dot{Q}$) representa o fluxo sanguíneo. Assim, a equação de Fick para o corpo todo se torna o débito cardíaco vezes a diferença arteriovenosa misturada de O_2:

$$\dot{V}_{O_2} = \dot{Q} \times \text{dif a-v } O_2 \qquad (7)$$

A equação de Fick mostra claramente que o aumento tanto do $\dot{Q}$ ou da dif a-v O_2, ou uma combinação dos dois, pode aumentar a $\dot{V}_{O_2}$ para todo o corpo. Um aumento em ambos, o fluxo sanguíneo e a dif a-v O_2, ocorre durante o exercício para aumentar o consumo de oxigênio em repouso para valores máximos. O fluxo sanguíneo para o tecido ativo pode ser aumentado pela elevação de $\dot{Q}$ e pela redistribuição de $\dot{Q}$, de modo que a maioria de $\dot{Q}$ seja direcionada para o tecido muscular ativo, o assunto das próximas muitas seções.

> **Revisão rápida**
>
> - O fornecimento de oxigênio para um tecido depende do fluxo sanguíneo total através do tecido e da diferença arteriovenosa de oxigênio
> - Durante a atividade, o aumento na diferença arteriovenosa de oxigênio pode ocorrer, resultando em aumento no fornecimento de oxigênio para o tecido.

Redistribuição do fluxo de sangue durante o exercício

Durante o repouso, 15 a 20% do $\dot{Q}$ vão para o músculo esquelético, mas durante o exercício máximo, o músculo esquelético recebe até 80 a 85% do $\dot{Q}$.[15] Conforme aumenta a intensidade do exercício, o fluxo sanguíneo é redirecionado dos tecidos que podem tolerar temporariamente uma diminuição no fluxo, como rins, órgãos viscerais e tecidos esplênicos,[39] para o músculo esquelético (Figura 6.15).[36] Essa combinação de $\dot{Q}$ aumentado e de sua redistribuição durante o exercício resulta em aumentos substanciais de fluxo sanguíneo total para o músculo esquelético e também em aumentos substanciais na disponibilidade de oxigênio.

Quando se examina o fluxo sanguíneo tecidual durante o exercício, nota-se que muitas situações singulares ocorrem. Durante os exercícios leve e moderado, o fluxo sanguíneo para a pele aumenta a fim de ajudar a moderar a elevação na temperatura corporal.[23,52] Entretanto, durante o exercício máximo, o fluxo sanguíneo da pele diminui, resultando em uma maior porcentagem de fluxo sanguíneo para o músculo ativo.[42] Durante o exercício, o coração, como o músculo esquelético, realiza mais trabalho do que no repouso e, portanto, necessita de mais oxigênio. Assim, o fluxo sanguíneo

---

*N.R.T.: Concordo com o autor que o aumento do fluxo miocárdico é decorrente do aumento no $\dot{Q}$, porém, mais do que isso, esse aumento é decorrente do aumento do trabalho cardíaco, o que necessita de maior aporte sanguíneo.

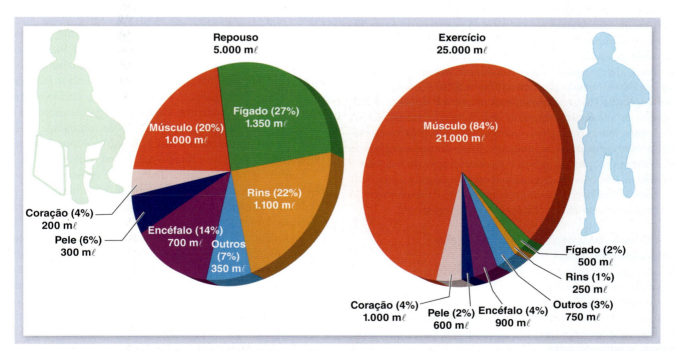

FIGURA 6.15 **Distribuição absoluta (mℓ) e relativa (%) do débito cardíaco em repouso e durante o exercício máximo.** Durante o exercício máximo, boa parte do débito cardíaco é redistribuída para o músculo esquelético. Durante o exercício máximo, outros órgãos, como o rim e o fígado, recebem uma porção relativa e absoluta menor do débito cardíaco.

miocárdico aumenta aproximadamente 4 a 5 vezes acima do repouso durante o exercício máximo. Entretanto, o aumento no fluxo de sangue no miocárdio se deve ao aumento no $\dot{Q}$ e não à redistribuição de fluxo sanguíneo, porque, tanto durante o repouso como no exercício, o miocárdio recebe aproximadamente 4% do $\dot{Q}$.* É claro que, conforme o $\dot{Q}$ aumenta, esses 4% representam um maior fluxo de sangue total para o coração, de maneira que seu nível elevado de atividade pode ser mantido. O encéfalo ou a área cerebral não podem tolerar uma redução no fluxo sanguíneo por mais de alguns segundos sem resultar em desmaio. No entanto, maior fluxo sanguíneo para o encéfalo resulta em pressão intracranial elevada. Assim, o fluxo sanguíneo para o encéfalo aumenta durante o exercício, mas apenas em torno de 200 mℓ ou em aproximadamente 25%.[49]

A redistribuição do fluxo sanguíneo durante o exercício é alcançada por vários fatores, mas ela não poderia ser absolutamente possível se o sistema circulatório não fosse um sistema de circuito paralelo (ver Figura 6.1). O circuito paralelo permite que o fluxo de sangue da aorta seja distribuído para todos os órgãos e tecidos sem a necessidade de passar por outro tecido ou órgão. O circuito paralelo permitirá a redistribuição de fluxo de sangue apenas se for possível diminuir e aumentar o fluxo de sangue para diferentes tecidos e órgãos. A capacidade de variar o fluxo para um órgão ou tecido particular é alcançada pelo aumento ou pela diminuição do raio dos vasos em tecidos específicos. A **vasodilatação**, ou o aumento no raio, resulta em menos resistência ao fluxo e, assim, aumenta o fluxo sanguíneo para o tecido. A **vasoconstrição**, ou diminuição do raio, resulta em aumento da resistência ao fluxo e, assim, em diminuição no fluxo de sangue para o tecido, forçando o fluxo na direção de outros tecidos em que a resistência ao fluxo tenha diminuído. O fluxo para o leito capilar de um tecido depende da vasoconstrição e da vasodilatação da arteríola que alimenta o leito capilar e do estado de contração dos esfíncteres pré-capilares, quando presentes (Figura 6.16). Os **esfíncteres pré-capilares** são anéis musculares na entrada do leito capilar, capazes de aumentar e diminuir seu diâmetro interno. Assim, eles controlam o fluxo para o leito capilar. Os esfíncteres pré-capilares reagem tanto às mudanças locais (intrínsecas), como ao aumento na pressão arterial, à concentração de oxigênio e dióxido de carbono no sangue e ao controle neural (extrínseco). O controle extrínseco e o controle intrínseco da vasoconstrição e da vasodilatação são discutidos nas próximas seções.

Controle extrínseco da vasoconstrição e da vasodilatação

A estimulação simpática neural adrenérgica é a base do controle extrínseco da vasoconstrição e da vasodilatação. Os nervos simpáticos liberam norepinefrina e epinefrina. A norepinefrina é o principal neurotransmissor liberado pelos nervos simpáticos que inervam os vasos sanguíneos periféricos, e estimula, principalmente, os receptores (receptores alfa) que causam vasoconstrição. Por outro lado, a epinefrina estimula os receptores que causam tanto vasoconstrição quanto vasodilatação (receptores beta 2). Assim, a quantidade total de vasoconstrição e de vasodilatação depende do balanço entre esses dois estímulos. No repouso, há um alto grau

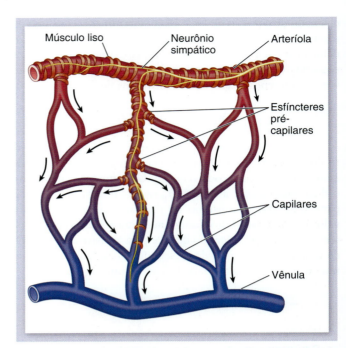

FIGURA 6.16 O fluxo para o leito capilar depende da vasoconstrição e da vasodilatação das arteríolas que alimentam o leito capilar e os esfíncteres pré-capilares. As arteríolas recebem estimulação neural simpática.

de vasoconstrição dentro do músculo esquelético. No início do exercício, há aumento de vasoconstrição no tecido inativo, como trato gastrintestinal, fígado e rins, em virtude da estimulação simpática.[44] Também no início do exercício, há mudança, possivelmente diminuição da estimulação pela norepinefrina, devido a uma diminuição na estimulação simpática para a vasculatura do músculo ativo, causando vasodilatação.[45] O efeito final dessas mudanças é a redistribuição do fluxo sanguíneo na direção do músculo ativo e para fora dos tecidos inativos. A estimulação neural simpática para ambos os tecidos ativos e inativos começa a aumentar em intensidades de exercício que variam de aproximadamente 25 a 50% da capacidade máxima e se torna progressivamente maior, alcançando inevitavelmente um máximo conforme a intensidade de exercício aumenta.

Também é possível que a liberação de epinefrina e de norepinefrina para a circulação sanguínea como hormônios pela medula da glândula suprarrenal afete a vasoconstrição e a vasodilatação. Entretanto, esses efeitos endócrinos na vasoconstrição e na vasodilatação podem ser importantes apenas relativamente durante exercícios submáximos e máximos de alta intensidade, ou durante a resposta clássica de luta ou fuga. O controle extrínseco da vasoconstrição e da vasodilatação precisa ser balanceado com o controle intrínseco, ou local, para promover o aumento desejado do fluxo de sangue para o tecido ativo.

Controle intrínseco da vasoconstrição e da vasodilatação

Alterações dentro do músculo esquelético durante o exercício estimulam os quimiorreceptores do músculo liso localizado nos esfíncteres pré-capilares, resultando em aumento na vasodilatação e, assim, no fluxo sanguíneo para contração dos músculos esqueléticos. O controle intrínseco da vasoconstrição e da vasodilatação é chamado de **autorregulação**. Embora não sejam completamente compreendidas, as mudanças que disparam essas ações reflexas são aumentos na concentração de dióxido de carbono, íons hidrogênio, ácido láctico, potássio e outras substâncias, que ocorrem no tecido muscular em exercício.[34,45] A extensão da vasodilatação dentro do músculo esquelético ativo durante o exercício é determinada, em última análise, por um balanço entre a estimulação neural simpática adrenérgica e a autorregulação. Depois do início do exercício, a vasoconstrição causada pela estimulação simpática é vista como um ajuste essencial ao exercício porque ela contrabalança a vasodilatação feita pela autorregulação.[7] Se a vasodilatação causada pela autorregulação não fosse limitada pela estimulação simpática adrenérgica, a pressão arterial poderia diminuir como resultado de um fluxo de sangue excessivo entrando no músculo ativo. Potencialmente, isso poderia resultar em diminuição perigosa no fluxo de sangue para outros órgãos vitais, como o encéfalo e o coração. Assim, é importante um balanço entre os controles extrínseco e o intrínseco do fluxo sanguíneo, não só para a redistribuição do fluxo de sangue, mas também para manter a pressão arterial e o fluxo de sangue para todos os órgãos vitais.

Revisão rápida

- Durante o exercício, o sangue é redistribuído para que o músculo esquelético ativo receba boa parte do débito cardíaco, o que aumenta o fornecimento de oxigênio para o tecido
- Durante a atividade, a vasoconstrição, a vasodilatação e os esfíncteres pré-capilares são usados para aumentar o fluxo de sangue para o músculo esquelético ativo e para diminuir o fluxo sanguíneo para o tecido inativo
- A vasoconstrição e a vasodilatação são controladas por ambos os fatores extrínsecos e intrínsecos.

Aumento do retorno venoso

Em repouso e durante o exercício, o sangue que não retorna para o coração não pode ser bombeado para a circulação pulmonar ou para a circulação periférica. Após o sangue passar pelo leito capilar de um tecido, a pressão arterial média é baixa (10 a 20 mmHg) e, assim, embora a gradiente de pressão seja suficiente para movimentar o sangue de volta para o coração, ele é bem pequeno e, por si só, move bem lentamente o fluxo de sangue em direção ao coração. Vários fatores podem contribuir para o retorno venoso tanto em repouso quanto durante o exercício, para ajudar a aumentar o VEj apropriado e o Q̇ e, assim, o fluxo de sangue para o tecido. Esses fatores são a venoconstrição, a bomba muscular e a bomba respiratória.

Venoconstrição

Durante o repouso, os vasos venosos contêm aproximadamente 65% do volume total de sangue do corpo. Assim, eles podem ser vistos como reservatórios de armazenamento ou **vasos sanguíneos de capacitância**, que contêm um grande volume de sangue a pressões relativamente baixas. Um modo de mobilizar o sangue nos vasos venosos é por meio da estimulação simpática, que causa venoconstrição, ou constrição das veias, resultando em redução de seu raio interior, o que aumentaria o retorno venoso para o coração. Entretanto, as veias do músculo esquelético podem não receber estímulo simpático suficiente para aumentar substancialmente o retorno venoso. Assim, apenas as veias localizadas em outros tecidos que não sejam o músculo esquelético podem contribuir para um aumento no retorno venoso por meio da venoconstrição. Dentro do músculo esquelético, grande parte do aumento do retorno venoso ocorre provavelmente pela ação do que é denominado de bomba muscular, que é analisada na próxima seção.

Bomba muscular

A **bomba muscular** é o mecanismo pelo qual contrações musculares rítmicas ajudam o retorno do sangue venoso para o coração. As grandes veias contêm válvulas unidirecionais que permitem o fluxo de sangue apenas em direção ao coração (Figura 6.17). Quando o músculo está ativo, ele se expande em todas as direções, comprimindo as veias. Essa compressão força o sangue de volta para o coração por causa da presença das válvulas unidirecionais. Quando o músculo relaxa, as válvulas impedem que o sangue retorne na direção oposta ao coração. Esse processo de compressão e relaxamento das veias é repetido durante as ações musculares rítmicas, como na corrida, aumentando o retorno venoso para o coração em forma de "ordenha". A bomba muscular está ativa logo que a atividade física começa e permanece efetiva durante toda a atividade. Assim, o retorno venoso do músculo é aumentado tão logo a atividade física comece e permanece assim durante toda a atividade, contribuindo para o aumento do débito cardíaco necessário para sustentar o exercício.

Bomba respiratória

A **bomba respiratória** se refere à contribuição para o retorno venoso ao coração pelos aumentos na pressão intratorácica durante a expiração e pela diminuição na pressão intratorácica

Revisão rápida

- A venoconstrição das grandes veias causada pela estimulação simpática pode aumentar o retorno venoso para o coração, mas esse mecanismo pode não se aplicar ao músculo esquelético
- A bomba muscular aumenta o retorno venoso por causa da compressão das veias pela expansão dos músculos durante a contração e pela presença de válvulas unidirecionais nas grandes veias
- A bomba respiratória estimula o retorno venoso por causa dos aumentos e das diminuições na pressão intratorácica durante a expiração e a inspiração, respectivamente.

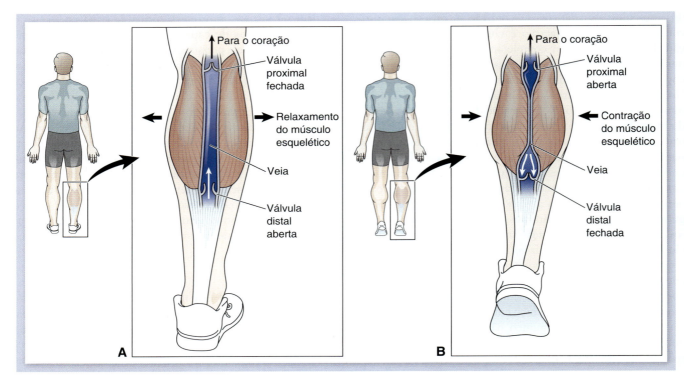

FIGURA 6.17 O retorno venoso é auxiliado pela bomba muscular por causa das válvulas unidirecionais nas veias. **A.** Quando o músculo relaxa, as válvulas unidirecionais não permitem que o sangue flua de volta na direção contrária ao coração. **B.** Quando um músculo contrai, as grandes veias são comprimidas, promovendo o fluxo de sangue para o coração por causa das válvulas unidirecionais.

durante a inspiração. Durante a inspiração, a pressão intratorácica diminui e a pressão intra-abdominal aumenta, criando um gradiente de pressão para o sangue se mover da área abdominal para a área torácica. Durante a expiração, a pressão intratorácica aumenta, comprimindo as grandes veias dentro da cavidade torácica e forçando o sangue na direção do coração e a pressão intra-abdominal diminui, permitindo que as veias abdominais se encham de sangue. Esse processo é repetido durante cada ciclo de inspiração e expiração. A bomba respiratória contribui para o retorno venoso no repouso e é elevada durante o exercício por causa do aumento da taxa e da intensidade da respiração.

Junção dos fatores para aumentar o fornecimento de oxigênio durante o exercício

O aumento do fornecimento de oxigênio para o músculo ativo durante o exercício envolve todos os fatores previamente descritos, incluindo o $\dot{Q}$ elevado, a redistribuição de fluxo sanguíneo e a dif a-v O_2 aumentada. A adaptação ao treinamento de *endurance* a longo prazo é a capacidade aumentada de cada um desses fatores. Durante o exercício, seja em um indivíduo treinado ou não, há necessidade de balancear os efeitos dos vários fatores na pressão arterial para manter pressão suficiente para que o fluxo de sangue ocorra em todos os tecidos e haja aumento no fluxo de sangue para o tecido muscular ativo. Esses fatores são o aumento do $\dot{Q}$, que eleva a pressão arterial em todo o sistema arterial; a vasodilatação dentro do tecido ativo, o que aumenta o fluxo de sangue para o tecido ativo, mas diminui a pressão arterial;

Revisão rápida

- Durante a atividade física, há necessidade de controlar o débito cardíaco elevado, que aumenta a pressão arterial, entretanto, ocorre a vasodilatação dentro do tecido ativo, que diminui a pressão arterial; e a vasoconstrição dos tecidos inativos, de modo que a pressão arterial é mantida
- Com a intensidade do exercício aumentada, ocorrem elevações tanto na frequência cardíaca quanto no volume de ejeção, o que aumenta o débito cardíaco.
- Aumentos no volume diastólico final contribuem para aumentar o volume de ejeção em repouso e durante cargas de trabalho máximas e submáximas
- Com o treinamento aeróbio, devido à frequência cardíaca máxima mudar pouco com o treinamento, o aumento induzido pelo treinamento no débito cardíaco máximo ocorre principalmente por causa de aumento no volume diastólico final do ventrículo esquerdo, o que provoca aumento no volume de ejeção
- O desempenho de treinamento de *endurance* provoca diminuição na pressão arterial de repouso e durante o trabalho submáximo, que é um fator que contribui para o aumento do volume de ejeção

elementos figurados são as hemácias, responsáveis pelo transporte de oxigênio.

A elevação do fluxo de sangue para o tecido ativo aumenta o transporte de oxigênio para aquele tecido. O fluxo de sangue para um tecido pode mudar por causa de muitos fatores fundamentais, incluindo alterações no débito cardíaco e redistribuição do fluxo de sangue como resultado da vasodilatação dos vasos sanguíneos no tecido ativo e a vasoconstrição dos vasos dos tecidos inativos.

O retorno venoso para o coração em repouso, mas especialmente durante a atividade física, é ajudado pela bomba respiratória e pela bomba muscular. Após o treinamento, o fluxo de sangue para os músculos em exercício aumenta, não apenas como resultado do débito cardíaco elevado e da redistribuição do fluxo sanguíneo mais eficiente, mas também por causa das adaptações do sistema circulatório. Combinadas, essas adaptações aumentam o fluxo de sangue (e o fornecimento de oxigênio) para os músculos em exercício, permitindo que os atletas se saiam melhor em ambos os esforços máximo e submáximo.

Questões de revisão

Preencha as lacunas

1. Se o débito cardíaco em repouso é de 5 ℓ/min e a frequência cardíaca no repouso diminui,_____ deve aumentar para que o débito cardíaco permaneça o mesmo.
2. As fibras nervosas parassimpáticas dos nós SA e AV liberam o neurotransmissor_____, que resulta em frequência cardíaca menor, enquanto as fibras nervosas simpáticas liberam_____,que resulta em frequência cardíaca maior.
3. Uma diferença principal entre o músculo esquelético e o miocárdio é a presença de_____no miocárdio para transmitir o impulso de contração entre as fibras musculares cardíacas.
4. Se o volume diastólico final aumenta e o volume sistólico final permanece constante, o volume de ejeção irá_____.
5. A elevação na pressão arterial sistêmica por causa de aumento no débito cardíaco é compensada parcialmente pela elasticidade ou_____(mudança no volume pela mudança na pressão) das artérias periféricas saudáveis, permitindo que elas se expandam quando mais sangue é ejetado para elas pelo ventrículo esquerdo.

Múltipla escolha

1. Qual artéria é a primeira a deixar a aorta e prover o coração com nutrientes e suprimento sanguíneo?

    a. Artéria pulmonar
    b. Artéria coronária
    c. Artéria braquial
    d. Artéria radial
    e. Artéria femoral

2. Qual tecido cardíaco tem o automatismo mais rápido?

    a. Nó sinoatrial
    b. Nó atrioventricular
    c. Fibras de Purkinje
    d. Ramo do fascículo esquerdo
    e. Fascículo atrioventricular

3. Qual(is) afirmação(ões) a seguir é (são) verdadeira(s) sobre as fibras miocárdicas?

    a. Elas têm uma grande quantidade de mitocôndrias
    b. Elas têm uma rede capilar extensa
    c. Elas são capazes de utilizar energia aeróbia eficientemente para a contração
    d. Elas normalmente não usam o metabolismo anaeróbio
    e. Todas as opções anteriores

4. Qual dos seguintes fatores afeta mais drasticamente a resistência ao fluxo de sangue nos vasos do corpo humano?

    a. O comprimento do vaso sanguíneo
    b. A viscosidade do sangue
    c. Mudanças no hematócrito
    d. O raio do vaso sanguíneo
    e. A e B

5. Qual das opções seguintes compõe a maior parte do hematócrito?

    a. Proteínas
    b. Plaquetas
    c. Hormônios
    d. Hemácias
    e. Eletrólitos

Verdadeiro ou falso

1. A principal diferença entre o músculo cardíaco e o músculo esquelético é o automatismo do músculo cardíaco.
2. O complexo QRS em um eletrocardiograma representa o relaxamento do ventrículo.
3. O volume de ejeção típico para um homem não treinado de tamanho normal e em repouso é de cerca de 5 ℓ/min.
4. De acordo com o mecanismo de Frank-Starling, se o volume diastólico final do ventrículo aumentasse, o volume de ejeção diminuiria.
5. Uma adaptação ao treinamento de *endurance* a longo prazo é a diminuição no hematócrito.

Questões objetivas

1. Se uma célula sanguínea fosse ejetada do ventrículo esquerdo, por onde ela deveria passar até chegar ao átrio esquerdo?
2. Quais são as principais artérias e veias coronárias encontradas na superfície exterior do coração?

3. O que aconteceria se os átrios e os ventrículos se contraíssem ao mesmo tempo? Por quê?
4. Qual é a função do tecido nervoso especializado (*i. e.*, ramos dos fascículos e fibras de Purkinje) que faz com que o coração se contraia?
5. Como podemos diferenciar a hipertrofia ventricular esquerda provocada por uma adaptação fisiológica daquela provocada por uma adaptação patológica?

Pensamento crítico

1. Durante o exercício, como o fluxo sanguíneo pode aumentar para o tecido muscular ativo?
2. Você é um *coach* de atletismo e um dos seus maratonistas do 1º ano fez um exame antes do início do treinamento que apresenta um hematócrito baixo. Você ficaria preocupado com o hematócrito baixo desse atleta?

Termos-chave

Anastomose: intercomunicação entre duas artérias que garante o fluxo de sangue para uma área, mesmo se a artéria que supre uma área for bloqueada parcial ou totalmente.
Artérias: vasos grandes que transportam sangue para fora do coração.
Arteríolas: as menores artérias.
Átrio: câmara do coração que recebe sangue das circulações pulmonar ou periférica e que, quando contraído, faz com que o sangue se desloque para dentro de um ventrículo.
Automatismo cardíaco: capacidade de o tecido cardíaco iniciar o próprio impulso de estímulo contrátil a intervalos de tempo regulares.
Autorregulação: controle intrínseco da vasoconstrição e da vasodilatação.
Bomba muscular: a ajuda ao retorno venoso para o coração pelo sistema de válvulas nas veias e pela contração muscular.
Bomba respiratória: a ajuda ao retorno venoso para o coração feita pelas mudanças na pressão intratorácica durante a inspiração e a expiração.
Bradicardia: frequência cardíaca de repouso menor que a normal (menos de 60 batimentos/min).
Capilares: os menores vasos sanguíneos, nos quais ocorre a troca de oxigênio, outros nutrientes e produtos metabólicos entre sangue e tecidos.
Circulação periférica: sistema circulatório que move o sangue do coração para todas as partes do corpo, exceto os pulmões, e de volta para o coração.
Circulação pulmonar: sistema que move o sangue do coração para os pulmões e de volta para o coração.
Contração sincicial: a capacidade das fibras musculares cardíacas de se contraírem simultaneamente, aumentando a capacidade do coração de agir como uma bomba eficaz.
Débito cardíaco: quantidade de sangue bombeada por minuto pelo coração, normalmente expressa em ℓ/min ou mℓ/min.
Diástole: fase de relaxamento do ciclo cardíaco.
Diferença arteriovenosa de oxigênio (dif a-v O$_2$): diferença entre a quantidade de oxigênio em 100 mℓ do sangue arterial entrando em um tecido e a quantidade de oxigênio em 100 mℓ do sangue venoso que deixa o tecido.
Discos intercalares: estruturas membranosas da fibra muscular cardíaca que permitem que o impulso para contração se propague de uma fibra muscular cardíaca para fibras adjacentes.
Eletrocardiograma (ECG): registro da atividade elétrica do coração durante o ciclo cardíaco.
Esfíncteres pré-capilares: anéis musculares na entrada do leito capilar que são capazes de aumentar e diminuir seu diâmetro interno.
Hematócrito: porcentagem do volume de sangue total composta de células ou elementos figurados, sendo que a maior parte é de hemácias (eritrócitos).
Hemoconcentração: redução na porção fluida do sangue em relação às células ou aos elementos figurados do sangue.
Hemoglobina: substância composta de proteína e de um pigmento contendo ferro capaz de se ligar de forma reversível ao oxigênio.
Hipertensão: pressão arterial maior do que a normal.
Massa ventricular esquerda: a quantidade de miocárdio que recobre o ventrículo esquerdo.
Miocárdio: tecido muscular que compõe o coração.
Normotenso: que tem pressão arterial normal.
Nó atrioventricular (nó AV): nó de fibras musculares cardíacas localizadas nas porções inferiores do átrio direito que atrasa o impulso de contração em 1/10 de segundo para que os átrios se contraiam antes dos ventrículos.
Nó sinoatrial (nó SA): nó de fibras musculares cardíacas localizadas na porção superior do átrio direito, que tem o maior automatismo; também chamado de marca-passo do coração.
Parassimpáticas: fibras nervosas que utilizam a acetilcolina como neurotransmissor, que diminui a frequência cardíaca.
Pericárdio: saco membranoso resistente que recobre o coração.
Plasma: componente fluido do sangue.
Ramos subendocárdicos (fibras de Purkinje): rede de fibras nervosas que propagam o impulso elétrico pelos ventrículos para provocar sua contração.
Sangue arterial: fluxo de sangue que sai do coração na direção das circulações pulmonar e periférica.
Sangue venoso: é o sangue que está retornando para o coração das circulações pulmonar e periférica.
Simpáticas: fibras nervosas que utilizam o neurotransmissor norepinefrina, que aumenta a frequência cardíaca e o volume de ejeção.
Sístole: fase de contração do ciclo cardíaco.
Vasoconstrição: diminuição no raio interno dos vasos sanguíneos.
Vasodilatação: aumento no raio interno dos vasos sanguíneos.
Vasos sanguíneos de capacitância: vasos sanguíneos capazes de armazenar um grande volume de sangue a pressões relativamente baixas; se refere tipicamente às veias.
Veias: grandes vasos que transportam sangue para o coração.
Venoconstrição: constrição de uma veia resultando em uma redução em seu raio interior.
Ventrículo: câmara do coração, que, quando contraída, bombeia sangue para as circulações pulmonar ou periférica.
Vênulas: as menores veias.
Volume de ejeção (VEj): quantidade de sangue bombeada a cada batimento do coração, normalmente expressa em mililitros.
Volume diastólico final (VDF): quantidade de sangue no ventrículo imediatamente antes da contração.
Volume sistólico final (VSF): quantidade de sangue no ventrículo imediatamente após a contração.

REFERÊNCIAS BIBLIOGRÁFICAS

1. *ACSM's Guidelines for Exercise Testing and Prescription.* Philadelphia, PA: Lippincott Williams & Wilkins, 2014.
2. Allen DG, Jewell BR, Murray JW. The contribution of activation processes to the length–tension relation of cardiac muscle. *Nature.* 1974;248:606–607.
3. Allen DG, Kurihara S. The effects of muscle length on intracellular calcium transients in mammalian cardiac muscle. *J Physiol.* 1982;327:79–94.
4. Arce Esquivel AA, Welsch MA. High and low volume resistance training and vascular function. *Int J Sports Med.* 2007;28:217–221.
5. Cornelissen VA, Fagard RH. Effect of resistance training on resting blood pressure: a meta-analysis of randomized controlled trials. *J Hypertens.* 2005;23:251–259.
6. Craig SK, Byrnes WC, Fleck SJ. Plasma volume responses during and after two distinct weight lifting protocols. *Int J Sport Med.* 2008;29:89–95.
7. Esler M, Jennings G, Lambert G, et al. Overflow of catecholamine neurotransmitters to the circulation: source, fate, and functions. *Physiol Rev.* 1990;70:963–985.
8. Fagard RH. Physical fitness and blood pressure. *J Hypertens Suppl.* 1993;11:S47–S52.
9. Falkel JE, Fleck SJ, Murray TF. Comparison of central hemodynamics between power lifters and body builders during resistance exercise. *J Appl Sport Sci Res.* 1992;6:24–35.
10. Fleck SJ, Dean LS. Resistance-training experience and the pressor response during resistance exercise. *J Appl Physiol.* 1987;63:116–120.
11. Fleck SJ, Henke C, Wilson W. Cardiac MRI of elite junior Olympic weight lifters. *Int J Sports Med.* 1989;10:329–333.
12. Fleck SJ, Pattany PM, Stone MH, et al. Magnetic resonance imaging determination of left ventricular mass: junior Olympic weightlifters. *Med Sci Sports Exerc.* 1993;25:522–527.
13. Fleck SJ. Cardiovascular adaptations to resistance training. *Med Sci Sports Exerc.* 1988;20:S146–S151.
14. Fleck SJ. Cardiovascular responses to strength training. In: PVK, ed. *Strength and Power in Sport.* Blackwell Science, 2003.
15. Fox S. *Human Physiology.* New York: McGraw-Hill Companies, 2002.
16. Gates P, Seals DR. Decline in large elastic artery compliance with age: a therapeutic target for habitual exercise. *Br J Sports Med.* 2006;40:879–899.
17. Goodman JM, Liu PP, Green HJ. Left ventricular adaptations following short-term endurance training. *J Appl Physiol.* 2005;98:454–460.
18. Goodman JM. The athletes heart. In: Shephard RJ, Astrand PO, eds. *Endurance in Sport.* Malden, MA: Blackwell Publishing, 2000.
19. Green HJ, Jones LL, Painter DC. Effects of short-term training on cardiac function during prolonged exercise. *Med Sci Sports Exerc.* 1990;22:488–493.
20. Hagberg JM, Goldberg AP, Lakatta L, et al. Expanded blood volumes contribute to the increased cardiovascular performance of endurance-trained older men. *J Appl Physiol.* 1998;85:484–489.
21. Halbert JA, Silagy CA, Finucane P, et al. The effectiveness of exercise training in lowering blood pressure: a meta-analysis of randomised controlled trials of 4 weeks or longer. *J Hum Hypertens.* 1997;11:641–649.
22. Heffernan KS, Rossow L, Jae SY, et al. Effect of single-leg resistance exercise on regional arterial stiffness. *Eur J Appl Physiol.* 2006;98:185–190.
23. Johnson JM. Physical training and the control of skin blood flow. *Med Sci Sports Exerc.* 1998;30:382–386.
24. Kasikcioglu E, Oflaz H, Akhan H, et al. Left atrial geometric and functional remodeling in athletes. *Int J Sports Med.* 2006;27:267–271.
25. Kelly G. Dynamic resistance exercise and resting blood pressure in adults: a meta-analysis. *J Appl Physiol.* 1997;82:1559–1565.
26. Kelly GA, Kelly KA. Progressive resistance exercise and resting blood pressure: a meta-analysis of randomized controlled trials. *Hypertension.* 2000;35:838–843.
27. Kelly M. Clinical snapshot: transient ischemic attack. *Am J Nurs.* 1995;95:42–43.
28. Kentish JC, ter Keurs HE, Ricciardi L, et al. Comparison between the sarcomere length–force relations of intact and skinned trabeculae from rat right ventricle. Influence of calcium concentrations on these relations. *Circ Res.* 1986;58:755–768.
29. Kraemer WJ, Fleck SJ, Maresh CM, et al. Acute hormonal responses to a single bout of heavy resistance exercise in trained power lifters and untrained men. *Can J Appl Physiol.* 1999;240:524–537.
30. Krieg A, Scharhag J, Kindermann W, et al. Cardiac tissue Doppler imaging in sports medicine. *Sports Med.* 2007;37:15–30.
31. La Gerche A, Heidbüchel H, Burns AT, et al. Disproportionate exercise load and remodeling of the athlete's right ventricle. *Med Sci Sports Exerc.* 2011;43:974–981.
32. Legaz-Arrese A, Gonzalez-Carretero M, Lacambra-Blasco I. Adaptation of left ventricular morphology to long-term training in sprint- and endurance-trained elite runners. *Eur J Appl Physiol.* 2006;96:740–746.
33. MacDougall JD, Tuxen D, Sale DG, et al. Arterial blood pressure response to heavy resistance exercise. *J Appl Physiol.* 1985;58:785–790.
34. MacLean DA, Vickery LM, Sinoway LI. Elevated interstitial adenosine concentrations do not activate the muscle reflex. *Am J Physiol Heart Circ Physiol.* 2001;280:H546–H553.
35. Maeda S, Otsuki T, Iemitsu M, et al. Effects of leg resistance training on arterial function in older men. *Br J Sports Med.* 2006;40:867–869.
36. McAllister RM. Adaptations in control of blood flow with training: splanchnic and renal blood flows. *Med Sci Sports Exerc.* 1998;30:375–381.
37. Mischler I, Boirie Y, Gachon P, et al. Human albumin synthesis is increased by an ultra-endurance trial. *Med Sci Sports Exerc.* 2003;35:75–81.
38. Moore L. The cardiovascular system: cardiac function. In: Tipton CM, ed. *ACSM's Advanced Exercise Physiology.* Philadelphia, PA: Lippincott Williams & Wilkins, 2006.
39. Mueller PJ, O'Hagan KP, Skogg KA, et al. Renal hemodynamic responses to dynamic exercise in rabbits. *J Appl Physiol.* 1998;85:1605–1614.
40. Nagashima J, Musha H, Takada H, et al. Left ventricular chamber size predicts the race time of Japanese participants in a 100 km ultramarathon. *Br J Sports Med.* 2006;40:331–333; discussion 333.
41. Ploutz-Snyder LL, Convertino VA, Dudley GA. Resistance exercise-induced fluid shifts: change in active muscle size and plasma volume. *Am J Physiol.* 1995;269:R536–R543.
42. Roberts RA, Icenogle MV, Hudson TL, et al. Temporal inhomogeneity in brachial artery blood flow during forearm exercise. *Med Sci Sports Exerc.* 1997;29:1021–1027.
43. Saito K, Matushita M. The contribution of left ventricular mass to maximal oxygen uptake in female college rowers. *Int J Sports Med.* 2004;25:27–31.
44. Sawka MN, Convertino VA, Eichner ER, et al. Blood volume: importance and adaptations to exercise training, environmental stresses, and trauma/sickness. *Med Sci Sports Exerc.* 2000;32:332–348.
45. Seals D. The autonomic nervous system. In: Tipton CM, ed. *ACSM's Advanced Exercise Physiology.* Philadelphia, PA: Lippincott Williams & Wilkins, 2006;197–245.
46. Senay LC Jr, Pivarnik JM. Fluid shifts during exercise. *Exerc Sport Sci Rev.* 1985;13:335–387.
47. Severinghaus JW. Exercise O_2 transport model assuming zero cytochrome PO_2 at VO_2 max. *J Appl Physiol.* 1994;77:671–678.
48. Spence AL, Carter HH, Murray CP, et al. Magnetic resonance imaging—derived right ventricular adaptations to endurance versus resistance training. *Med Sci Sports Exerc.* 2013;45:534–541.

49. Thomas SN, Schroeder T, Secher NH, et al. Cerebral blood flow during submaximal and maximal dynamic exercise in humans. *J Appl Physiol*. 1989;67:744–748.
50. Wernstedt P, Sjostedt C, Ekman I, et al. Adaptation of cardiac morphology and function to endurance and strength training. A comparative study using MR imaging and echocardiography in males and females. *Scand J Med Sci Sports*. 2002;12:17–25.
51. Yang RC, Mack GW, Wolfe RR, et al. Albumin synthesis after intense intermittent exercise in human subjects. *J Appl Physiol*. 1998;84:584–592.
52. Yoshida T, Nagashima K, Nose H, et al. Relationship between aerobic power, blood volume, and thermoregulatory responses to exercise-heat stress. *Med Sci Sports Exerc*. 1997;29:867–873.

LEITURA SUGERIDA

American College of Sports Medicine, American Heart Association. Exercise and acute cardiovascular events: placing the risks into perspective. *Med Sci Sports Exerc*. 2007;39(5):886–897.

Corrado D, Basso C, Schiavon M, et al. Does sports activity enhance the risk of sudden cardiac death? *J Cardiovasc Med* (Hagerstown). 2006;7(4):228–233.

Dodd KJ, Shields N. A systematic review of the outcomes of cardiovascular exercise programs for people with Down syndrome. *Arch Phys Med Rehabil*. 2005;86(10):2051–2058.

Gill JM. Physical activity, cardiorespiratory fitness and insulin resistance: a short update. *Curr Opin Lipidol*. 2007;18(1):47–52.

Hamer M. Exercise and psychobiological processes: implications for the primary prevention of coronary heart disease. *Sports Med*. 2006;36(10):829–838.

Kapetanopoulos A, Kluger J, Maron BJ, et al. The congenital long QT syndrome and implications for young athletes. *Med Sci Sports Exerc*. 2006;38(5):816–825.

Klabunde R. *Cardiovascular Physiology Concepts*. Baltimore, MD: Lippincott Williams & Wilkins, 2004.

Lotan M. Quality physical intervention activity for persons with Down syndrome. *Scientific World J*. 2007;7:7–19.

Lucas SR, Platts-Mills TA. Physical activity and exercise in asthma: relevance to etiology and treatment. *J Allergy Clin Immunol*. 2005;115(5):928–934.

MacKay-Lyons MJ, Howlett J. Exercise capacity and cardiovascular adaptations to aerobic training early after stroke. *Top Stroke Rehabil*. 2005;12(1):31–44.

Maughan RJ. The limits of human athletic performance. *Ann Transplant*. 2005;10(4):52–54.

Mitzner W, Tyberg JV, Stickland MK, et al. Comments on point: counterpoint series "Active venoconstriction is/is not important in maintaining or raising end-diastolic volume and stoke volume during exercise and orthostasis." *J Appl Physiol*. 2006;101(4):1267–1268.

Plaisance EP, Taylor JK, Alhassan S, et al. Cardiovascular fitness and vascular inflammatory markers after acute aerobic exercise. *Int J Sport Nutr Exerc Metab*. 2007;17(2):152–162.

Prior BM, Yang HT, Terjung RL. What makes vessels grow with exercise training? *J Appl Physiol*. 2004;97(3):1119–1128.

Rizvi AA, Thompson PD. Hypertrophic cardiomyopathy: who plays and who sits. *Curr Sports Med Rep*. 2002;1(2):93–99.

Rowell LB. Blood pressure regulation during exercise. *Ann Med*. 1991;23(3):329–333.

Rowell LB. Neural control of muscle blood flow: importance during dynamic exercise. *Clin Exp Pharmacol Physiol*. 1997;24(2):117–125.

Sui X, LaMonte MJ, Blair SN. Cardiorespiratory fitness and risk of nonfatal cardiovascular disease in women and men with hypertension. *Am J Hypertens*. 2007;20(6):608–615.

Thompson PD, Franklin BA, Balady GJ, et al. Exercise and acute cardiovascular events placing the risks into perspective: a scientific statement from the American Heart Association Council on Nutrition, Physical Activity, and Metabolism and the Council on Clinical Cardiology. *Circulation*. 2007;115(17):2358–2368.

REFERÊNCIAS CLÁSSICAS

Astrand PO. J.B. Wolffe Memorial Lecture. "Why exercise?" *Med Sci Sports Exerc*. 1992;24(2):153–162.

Astrand PO, Saltin B. Maximal oxygen uptake and heart rate in various types of muscular activity. *J Appl Physiol*. 1961;16:977–981.

Austin WT, Harris EA. Measurement of heart rate in exercise. *Q J Exp Physiol Cogn Med Sci*. 1957;42(1):126–129.

Blomqvist CG, Saltin B. Cardiovascular adaptations to physical training. *Annu Rev Physiol*. 1983;45:169–189.

Boas EP. The heart rate of boys during and after exhausting exercise. *J Clin Invest*. 1931;10(1):145–152.

Drinkwater BL. Women and exercise: physiological aspects. *Exerc Sport Sci Rev*. 1984;12:21–51.

Hartley LH, Saltin B. Reduction of stroke volume and increase in heart rate after a previous heavier submaximal work load. *Scand J Clin Lab Invest*. 1968;22(3):217–223.

Robinson S, Pearcy M, Brueckman FR, et al. Effects of atropine on heart rate and oxygen intake in working man. *J Appl Physiol*. 1953;5(9):508–512.

Rose JC. The Fick principle and the cardiac output. *GP*. 1956;14(3):115–116.

Saltin B, Grimby G. Physiological analysis of middle-aged and old former athletes. Comparison with still active athletes of the same ages. *Circulation*. 1968;38(6):1104–1115.

Shephard RJ. For exercise testing, please. A review of procedures available to the clinician. *Bull Physiopathol Respir*. 1970;6(2):425–474.

Capítulo 7

Sistema Respiratório

Após a leitura deste capítulo, você deve ser capaz de:

▸ Explicar a estrutura e a função dos componentes do sistema respiratório
▸ Explicar os mecanismos de ventilação
▸ Discutir a difusão dos gases nos pulmões e nos tecidos
▸ Descrever os mecanismos de transporte de gases
▸ Explicar a curva de dissociação da oxi-hemoglobina e os fatores que promovem seu deslocamento
▸ Descrever o controle da ventilação durante o repouso e o exercício
▸ Identificar e descrever os receptores que controlam a ventilação
▸ Discutir as demandas metabólicas da ventilação
▸ Descrever as adaptações ventilatórias ao treinamento físico

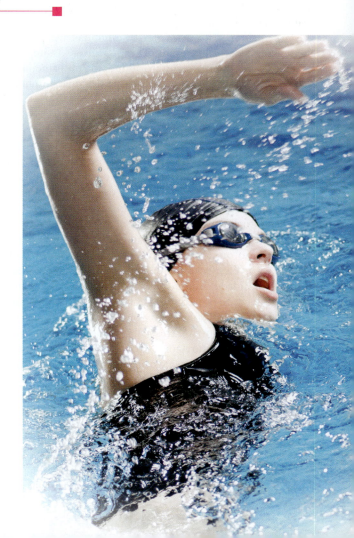

O sistema respiratório e o sistema circulatório são cruciais para o transporte de oxigênio aos tecidos corporais para uso no metabolismo aeróbio e para remover o dióxido de carbono (um produto do metabolismo aeróbio) do tecido e, por fim, do corpo. A respiração tem como objetivo a obtenção de oxigênio da atmosfera e a eliminação de dióxido de carbono do corpo. Os sistemas respiratório e circulatório se combinam para realizar essas funções, que envolvem vários processos separados:

- A **ventilação pulmonar**, ou o movimento de ar para dentro e para fora dos pulmões, geralmente chamada de respiração
- O movimento do oxigênio do ar nos pulmões para o sangue e do dióxido de carbono do sangue para o ar nos pulmões, ou a **difusão pulmonar**
- O transporte de oxigênio e de dióxido de carbono no sangue
- A troca de oxigênio e dióxido de carbono entre o sangue e os tecidos corporais, ou **troca gasosa capilar**.

A respiração pode ser dividida em duas partes principais. A ventilação pulmonar e a difusão pulmonar são chamadas de **respiração pulmonar** porque esses dois processos acontecem nos pulmões. A **respiração celular** se refere ao uso do oxigênio no metabolismo aeróbio e à produção de dióxido de carbono. Neste capítulo, o termo respiração se referirá à respiração pulmonar. A respiração celular, ou metabolismo, já foi discutida no Capítulo 3. O entendimento da respiração pulmonar, do transporte de oxigênio e de dióxido de carbono pelo sangue e das trocas gasosas capilares é necessário para compreender não só o funcionamento do corpo humano no repouso, mas também o funcionamento corporal durante o exercício. Neste capítulo, serão discutidos a estrutura e o funcionamento do sistema respiratório no repouso e durante o exercício.

ESTRUTURA E FUNÇÃO DO SISTEMA RESPIRATÓRIO

A função dos pulmões é trocar gases entre o ar e o sangue. Para isso, é necessário haver estruturas por meio das quais o ar possa ser movido para dentro e para fora dos pulmões, e é necessário haver um local onde a troca capilar de gases possa ocorrer. Começando no nariz, o ar se move primeiro pelas narinas, para a cavidade nasal (Figura 7.1). O ar então se desloca pela faringe, pela laringe e pela traqueia, que se divide em dois brônquios (cada um levando a um pulmão). Esses brônquios principais se ramificam várias vezes, formando bronquíolos e, finalmente, bronquíolos terminais. Até esse ponto, não ocorre troca gasosa. Os bronquíolos terminais conduzem ar para os bronquíolos respiratórios, que por sua vez conduzem o ar para os **alvéolos** (as estruturas saculares rodeadas por capilares nas quais ocorre a troca gasosa). Alguma troca gasosa também acontece nos bronquíolos respiratórios. Assim, algumas estruturas do sistema respiratório funcionam principalmente como condutoras pelas quais o ar se desloca, enquanto em outras ocorre a troca gasosa.

Umidificação, aquecimento e filtração do ar

Além de serem condutoras por onde ar se desloca, as estruturas antes dos bronquíolos respiratórios também umidificam, aquecem e filtram o ar. Todos esses três processos são necessários para proteger as delicadas membranas dos bronquíolos respiratórios e dos alvéolos, onde a troca gasosa ocorre. A umidificação do ar previne danos às membranas devido ao ressecamento ou desidratação. O aumento do teor de vapor d'água no ar é especialmente importante em climas secos ou de baixa umidade. A umidificação adequada do ar conforme ele se desloca até os pulmões também é muito importante em climas muito frios, sobretudo durante o inverno, visto que o ar frio é tipicamente muito seco. O aquecimento do ar ajuda a manter a temperatura corporal dos pulmões, bem como das estruturas onde acontece a troca gasosa. O aquecimento do ar provavelmente é mais importante em ambientes frios.[20]

A filtração do ar ocorre devido à presença do muco secretado pelas células dos seios paranasais até os bronquíolos. Uma parte do muco é expelida pelas narinas, outra parte é engolida e outra é expectorada. O movimento do muco para que ele possa ser expelido é auxiliado por pequenas projeções digitiformes, chamadas de cílios, que se movem coletivamente de modo semelhante a uma onda. O movimento ciliar dentro dos brônquios e bronquíolos move o muco para a cavidade oral para que ele possa ser expelido. Pequenas partículas aéreas estão presentes por quase todo o ar, porém a filtração do ar é especialmente importante em ambientes poluídos.[4] Pequenas partículas aéreas que escapam de serem presas pelo muco e alcançam os alvéolos são engolidas pelos macrófagos (um tipo de célula do sistema imune). Os processos de umidificação, aquecimento e filtração do ar são necessários para prevenir danos aos alvéolos.

Revisão rápida

- A principal função do sistema respiratório é trocar dióxido de carbono e oxigênio no ar nos pulmões e no sangue
- Os alvéolos são estruturas saculiformes cercadas por capilares onde ocorre a troca gasosa
- Os seios nasais e outras estruturas antes dos bronquíolos respiratórios, além de servirem como condutores através dos quais o ar se desloca, também umidificam, aquecem e filtram o ar para proteger os alvéolos contra danos
- A difusão pulmonar é auxiliada pela grande área de superfície gerada pelo número elevado de alvéolos e pelo recobrimento desses alvéolos pelos capilares.

Alvéolos

A troca de oxigênio e dióxido de carbono acontece nos alvéolos. Grande parte dos alvéolos está localizada após os bronquíolos respiratórios. Entretanto, os bronquíolos respiratórios têm um pequeno número de grupos alveolares onde realmente ocorre alguma troca gasosa antes de terminar nos alvéolos. Existem cerca de 480 milhões de alvéolos nos pulmões humanos com uma variação de 274 a 790 milhões.[17] O número de alvéolos apresenta uma correlação próxima com o volume total do pulmão, com pulmões maiores tendo mais alvéolos. O grande número de alvéolos resulta em uma enorme área superficial, aproximadamente do tamanho de uma quadra de tênis (70 m^2), onde a difusão pulmonar pode acontecer. Essa enorme área de superfície é o principal motivo de uma pessoa conseguir ter uma vida relativamente normal mesmo após a remoção de um pulmão. Uma ajuda adicional à difusão pulmonar é realizada por duas membranas celulares que compõem a **membrana respiratória**, a membrana das células alveolares e das células que formam a parede dos capilares. É através da membrana respiratória que o ar precisa se deslocar para passar do sangue para o interior dos alvéolos (Figura 7.2). Cada alvéolo é cercado por capilares, que ajudam a aumentar a área superficial disponível para a difusão pulmonar. Dessa maneira, o enorme número de alvéolos e sua disposição resultam em uma substancial área superficial para a difusão pulmonar e para a função fisiológica normal em repouso e durante o exercício.

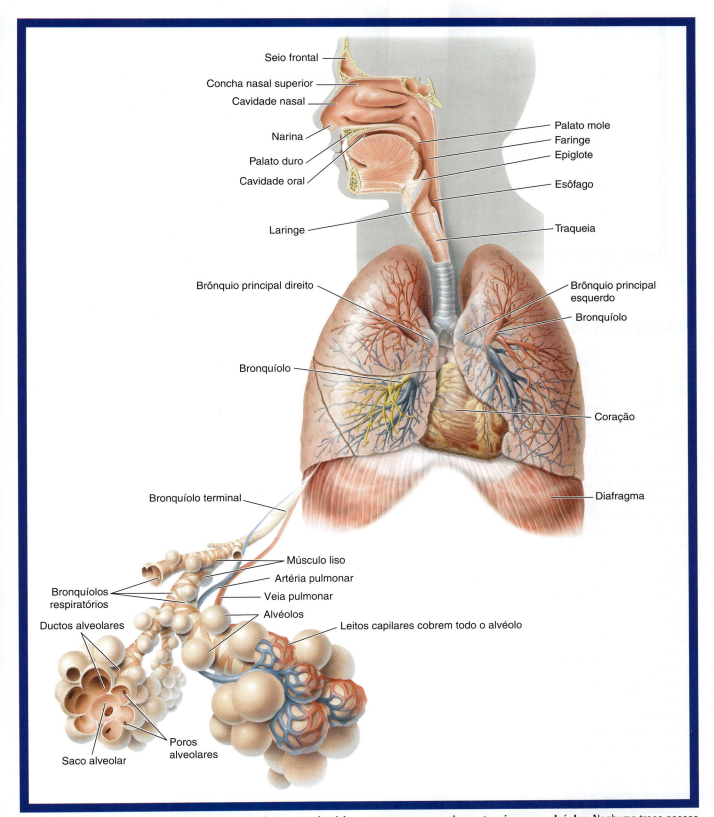

FIGURA 7.1 As principais estruturas anatômicas do sistema respiratório começam com as narinas e terminam nos alvéolos. Nenhuma troca gasosa ocorre das narinas até os bronquíolos terminais. Alguma troca gasosa ocorre nos bronquíolos respiratórios, porém a maior parte da troca gasosa acontece nos alvéolos. (Fornecida pelo Anatomical Chart Co.).

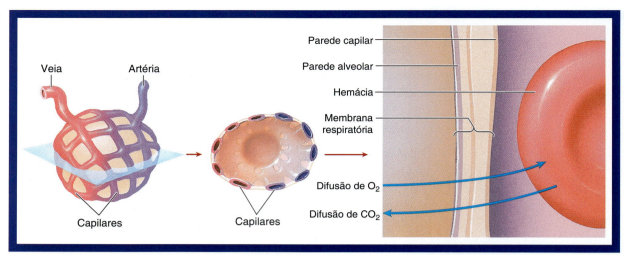

FIGURA 7.2 **A membrana respiratória é formada pela parede capilar e pela parede alveolar.** A área superficial disponível para a troca gasosa é aumentada pelo fato de que cada alvéolo é envolto por capilares.

MECANISMOS DE VENTILAÇÃO

Uma maneira pela qual o volume pulmonar poderia ser alterado, a fim de movimentar o ar para dentro e para fora dos pulmões, seria tendo um tecido pulmonar capaz de se contrair de maneira semelhante ao tecido muscular. Entretanto, o tecido pulmonar não é capaz de se contrair; assim, deve haver outra maneira com que o volume pulmonar possa ser alterado. Cada pulmão é cercado por um saco pleural de camada dupla. As duas membranas do saco são chamadas de **pleuras**. A pleura visceral, ou pulmonar, está alinhada na superfície externa dos pulmões e a pleura parietal está alinhada com a superfície interna da cavidade torácica e do diafragma. Entre essas duas membranas, existe uma camada fina de líquido que age como lubrificante entre os pulmões e a parede torácica interna e o diafragma, conforme o pulmão aumenta e diminui de volume durante a respiração. Esse líquido também resulta na **pressão intrapleural**, ou pressão no espaço ou cavidade pleural entre as membranas visceral e parietal, e é menor do que a pressão atmosférica. O fato de a pressão no espaço pleural (pressão intrapleural) ser menor do que a do ar nos alvéolos faz com que os pulmões adiram à superfície interna da cavidade torácica e ao diafragma. Além disso, se as costelas ou o diafragma se movem de modo que o volume da cavidade torácica se altere, os pulmões permanecerão em contato com a superfície interna da cavidade torácica e do diafragma, o que resulta em mudanças no volume pulmonar. Assim, músculos externos ao tecido pulmonar devem provocar mudança no volume da cavidade torácica para que o ar seja movimentado para dentro e para fora dos pulmões. Esses músculos e outros fatores relacionados com o movimento de ar para dentro e para fora dos pulmões serão discutidos nas próximas seções.

Alterações de pressão durante a ventilação

O ar se move para dentro e para fora dos pulmões devido a alterações de pressão dentro dos pulmões. Se a pressão de ar dentro dos pulmões, ou **pressão intrapulmonar**, for maior do que a pressão atmosférica, o ar sairá dos pulmões (expiração). Se a pressão intrapulmonar for menor do que a pressão atmosférica, o ar se moverá para dentro dos pulmões (inspiração). Entre as incursões respiratórias, a pressão intrapulmonar e a pressão atmosférica são equivalentes e assim não acontece nenhum movimento de ar (Figura 7.3). Durante a inspiração, o volume da cavidade intratorácica aumenta. Com o aumento no volume pulmonar, a pressão intrapulmonar diminui e o ar invade os pulmões. Durante a expiração, o volume da cavidade intratorácica diminui, resultando em diminuição no volume pulmonar. Essa diminuição do volume pulmonar resulta em aumento da pressão intrapulmonar e o ar se move para fora dos pulmões. Assim, durante a inspiração e a expiração, o gradiente de pressão entre a pressão atmosférica e a pressão intrapulmonar é criado pela mudança de volume da cavidade intratorácica, resultando no movimento de ar para dentro e para fora dos pulmões. Na próxima seção serão discutidos os músculos responsáveis pelas mudanças no volume intratorácico.

Inspiração

Um músculo capaz de aumentar o volume da cavidade intratorácica é um músculo inspiratório. O **diafragma** é o músculo inspiratório mais importante. Conforme ele contrai, ele achata (Figura 7.3), resultando em aumento do volume intratorácico e promovendo as mudanças da pressão intrapulmonar que causam a inspiração. Adicionalmente, a contração do diafragma causa o movimento do conteúdo abdominal para fora e para baixo. No repouso, o diafragma desempenha a maior parte do trabalho da inspiração. Durante o exercício, quando são necessárias mudanças maiores no volume intratorácico para ventilar um volume maior de ar, os músculos inspiratórios acessórios também contraem (Figura 7.4). Esses músculos incluem os músculos intercostais externos, localizados entre as costelas, que aumentam o volume intratorácico

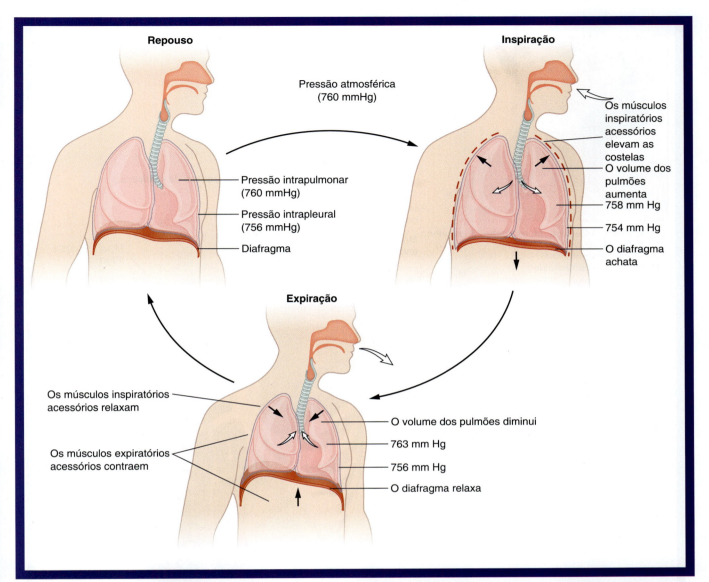

FIGURA 7.3 A inspiração e a expiração são possíveis em razão das mudanças na pressão intrapulmonar. Durante a inspiração, a pressão intrapulmonar é menor do que a pressão atmosférica e durante a expiração, a pressão intrapulmonar é maior do que a pressão atmosférica.

quando se contraem e elevam as costelas. Outros músculos inspiratórios acessórios que elevam as costelas, aumentando o volume intratorácico, incluem os músculos escaleno, esternocleidomastóideo e peitoral menor.

Expiração

No repouso, não é necessário nenhum esforço muscular para realizar a expiração. O diafragma e a caixa torácica têm propriedades elásticas e, com o relaxamento do diafragma e de qualquer músculo inspiratório acessório, o volume intratorácico diminui devido ao recuo passivo daqueles músculos. A diminuição do volume intratorácico promove as mudanças na pressão intrapulmonar que causam a expiração. Entretanto, durante o exercício ou durante a expiração forçada voluntária, os músculos acessórios da expiração também contraem. Esses músculos incluem os intercostais internos, o reto do abdome e os músculos oblíquos internos da parede abdominal, que, quando contraem, puxam a caixa torácica para baixo (Figura 7.4). A contração dos músculos da parede abdominal também força o conteúdo abdominal para cima, contra o diafragma. A contração dos músculos expiratórios acessórios diminui o volume intratorácico, resultando em aumento na expiração e na pressão intrapulmonar. Assim, o volume de ar movimentado durante a inspiração e a expiração pode ser aumentado devido à contração dos músculos acessórios.

Resistência ao fluxo de ar

Assim como ocorre com o fluxo sanguíneo, a resistência ao fluxo e à diferença de pressão entre duas áreas dentro do sistema

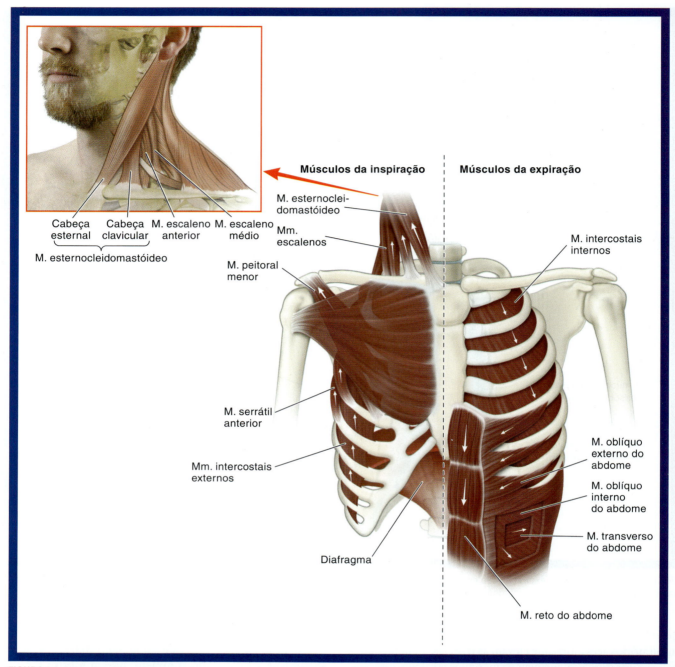

FIGURA 7.4 Músculos diferentes se contraem para causar a inspiração e a expiração. O diafragma é o principal músculo da inspiração. Entretanto, os músculos acessórios também podem contrair para aumentar o volume de ar movimentado na inspiração e na expiração. (Usada com permissão de Premkumar K. *The Massage Connection Anatomy and Physiology.* Baltimore, MD: Lippincott Williams & Wilkins; 2004.) (Detalhe adaptado de uma imagem fornecida pela Anatomical Chart Co.)

respiratório afetam o fluxo de ar. Essas relações são expressas pela seguinte equação:

$$\text{Fluxo de ar} = P_1 - P_2/\text{Resistência} \quad (1)$$

Em que $P_1 - P_2$ é a diferença de pressão entre duas áreas dentro do sistema pulmonar e a resistência é a resistência ao fluxo de ar entre essas duas áreas. Assim, o fluxo de ar pode ser aumentado pela amplificação da diferença de pressão entre 2 áreas e/ou pela diminuição da resistência ao fluxo de ar. Em situações de repouso, o diâmetro, ou a área transversal, de uma via respiratória é o fator mais importante que afeta o fluxo de ar. Da mesma maneira que ocorre com o fluxo sanguíneo, se o diâmetro da via respiratória for reduzido pela metade, a resistência aumenta 16 vezes. A relação entre a resistência e o fluxo de ar explica por que estados patológicos

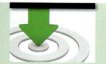

Boxe 7.1 Aplicação da pesquisa
Doenças que aumentam a resistência das vias respiratórias

Mesmo pequenas diminuições na secção transversal das vias respiratórias pulmonares aumentam drasticamente a resistência ao fluxo de ar. Isso aumenta o trabalho para respirar e pode resultar em dispneia, ou falta de ar. Várias enfermidades aumentam a resistência pulmonar ao fluxo de ar. Doença pulmonar obstrutiva crônica (DPOC) abrange várias doenças do trato respiratório que obstruem o fluxo de ar (asma, enfisema e bronquite crônica). A asma é um estreitamento reversível das vias respiratórias, chamado de broncospasmo. Se o exercício provoca o broncospasmo, a asma é chamada de asma induzida pelo exercício. Durante o ataque de asma, como a resistência ao fluxo de ar está aumentada, respirar se torna difícil para o paciente. A asma é normalmente tratada com fármacos broncodilatadores que ou relaxam a musculatura lisa das vias respiratórias pulmonares, resultando em aumento da área transversal das vias respiratórias pulmonares, ou previnem o broncospasmo. Na DPOC, as vias respiratórias estão sempre estreitadas. A bronquite crônica é um resultado da superprodução constante de muco dentro das vias respiratórias, resultando em obstrução dessas vias. O enfisema causa a destruição das paredes alveolares, o que diminui o recuo elástico dos alvéolos e pode resultar no seu colapso, aumentando a resistência das vias respiratórias. Na DPOC, com a resistência das vias respiratórias aumentada, respirar se torna difícil, pois o trabalho dos músculos respiratórios é aumentado. O estreitamento das vias respiratórias também prende o ar dentro dos alvéolos, aumentando seu volume residual. Ambos os fatores resultam em maior trabalho para respirar e menor capacidade para o exercício, em parte porque mais oxigênio deve ser utilizado pelos músculos respiratórios e, assim, ele não estaria disponível para uso por outros músculos durante o exercício.

como a asma e a doença obstrutiva pulmonar (doença pulmonar obstrutiva crônica [DPOC], asma, enfisema e bronquite crônica) aumentam consideravelmente a força respiratória que os músculos devem produzir e, assim, as demandas de energia dos músculos da respiração de uma pessoa afetada por um desses estados patológicos. Essa relação também explica por que, durante o exercício, quando a ventilação pulmonar aumenta até 20 vezes, a pessoa começa a respirar pela boca (que tem um diâmetro de condução maior comparado com a passagem nasal), bem como pelo nariz. Além disso, a estimulação do sistema nervoso simpático que ocorre com o exercício resulta em broncodilatação, diminuindo a resistência ao fluxo de ar dentro dos tubos brônquicos. Os efeitos na resistência ao fluxo de ar devido a estados patológicos e ao uso das tiras nasais, uma maneira artificial de diminuir a resistência ao fluxo de ar, são discutidos nos Boxes 7.1 e 7.2.

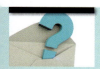

Boxe 7.2 Perguntas frequentes dos estudantes
As tiras nasais ajudam no desempenho de atividades físicas?

Treinadores e atletas estão sempre procurando qualquer vantagem para a competição ou o treinamento. Muitos têm utilizado tiras nasais como uma fonte de vantagem potencial. Tiras nasais ou dilatadores nasais são utilizados externamente, no nariz. Elas têm qualidades elásticas, que se supõe aumentar a área transversa das cavidades nasais, reduzindo a resistência ao fluxo de ar para dentro e para fora do sistema pulmonar. Se a resistência ao fluxo de ar é diminuída, isso poderia resultar em um trabalho menor para os músculos inspiratórios e expiratórios durante o desempenho físico, sobretudo durante atividades aeróbias ou de *endurance*. Entretanto, parece que para indivíduos não treinados ou moderadamente treinados, as tiras nasais não têm nenhum efeito nos seguintes parâmetros: consumo de oxigênio a uma carga de trabalho específica; pico de consumo de oxigênio; ventilação pulmonar máxima e submáxima; frequência respiratória máxima e submáxima; volume corrente máximo e submáximo; carga de trabalho máxima alcançada; e esforço percebido, uma medida psicológica do quão difícil é realizar um trabalho específico.[1-3] As tiras nasais também se mostraram ineficientes durante a recuperação de um trabalho anaeróbio, sem mudanças significativas na frequência cardíaca, no consumo de oxigênio ou na ventilação pulmonar de recuperação mostradas.[4] As tiras nasais também se mostraram ineficientes durante a recuperação de uma sessão aeróbia, sem mudanças significativas em ventilação pulmonar, frequência respiratória, consumo de oxigênio e esforço percebido.[1]

Os resultados mencionados indicam que as tiras nasais não apresentam vantagem fisiológica durante ou após a atividade física. Entretanto, é possível que as tiras nasais resultem em um efeito placebo ou vantagem psicológica para alguns atletas durante a competição ou o treinamento. Assim, alguns atletas provavelmente continuarão a utilizar tiras nasais porque eles acreditam que elas possam oferecer uma vantagem competitiva.

Referências

1. Baker KM, Behm DG. The effectiveness of nasal dilator strips under aerobic exercise and recovery conditions. *J Strength Cond Res*. 1999;13:206–209.
2. O'Kroy JA. Oxygen uptake and ventilatory effects of an external nasal dilator during ergometry. *Med Sci Sports Exerc*. 2000;32:1491–1495.
3. O'Kroy JA, James T, Miller JM, et al. Effects of an external nasal dilator on the work of breathing during exercise. *Med Sci Sports Exerc*. 2001;33:454–458.
4. Thomas DQ, Larson BM, Rahija MR, et al. Nasal strips do not affect cardiorespiratory measures during recovery from anaerobic exercise. *J Strength Cond Res*. 2001;15:341–343.

Tabela 7.1 Valores típicos médios para ventilação pulmonar e variáveis relacionadas.

	Repouso	Exercício leve	Exercício moderado	Exercício pesado	Exercício máximo	Exercício máximo do atleta de *endurance*
$\dot{V}_E$ (ℓ/min)	8,0	22	51	90	113	183
V_A (ℓ/min)	5	18	41	74	93	150
V_C (ℓ/min)	0,6	1,2	2,2	2,7	2,7	3,1
f por min	12	18	23	33	42	59

$\dot{V}_E$ = ventilação por minuto; V_A = ventilação alveolar; V_C = volume corrente; f = frequência respiratória.
Resultados adaptados de Dempsey JA, Miller JD, Romer LM. The respiratory system. In: *ACSMs Advanced Exercise Physiology*. Philadelphia, PA: Lippincott Williams & Wilkins, 2006.

Ventilação pulmonar

A **ventilação pulmonar** se refere ao volume de ar movimentado para dentro e para fora dos pulmões durante um período de tempo definido, como 1 minuto. A ventilação pulmonar por minuto, da mesma maneira que o débito cardíaco (Capítulo 6), pode ser calculada multiplicando-se a frequência por minuto pelo volume de ar ventilado por respiração, ou **volume corrente**:

$$\dot{V}_E = V_C \times f \qquad (2)$$

na qual

- $\dot{V}_E$ = volume de ar expirado por minuto, ou ventilação pulmonar (deve ser mencionado que V com um ponto em cima indica volume por unidade de tempo, tipicamente 1 minuto).
- V_C = volume corrente, ou volume de ar deslocado em cada respiração.
- f = frequência respiratória por minuto.

No repouso, os valores típicos para adultos jovens não treinados com massa corporal de aproximadamente 70 kg são $\dot{V}_E$ = 8,0 ℓ/min; $\dot{V}_C$ = 0,65 ℓ; e f = 12/min (Tabela 7.1). Com o exercício, o $\dot{V}_E$ aumenta para aproximadamente 113 ℓ/min, com aumentos correspondentes do V_C e da f. Esses valores para atletas de *endurance* altamente treinados durante cargas de trabalho máximas são substancialmente maiores, com $\dot{V}_E$ = 183 ℓ/min; V_C = 3,1 ℓ; e f = 59/min. Os valores mais altos para atletas de *endurance* são, provavelmente, consequentes tanto a fatores genéticos quanto ao treinamento.

Há sempre algum ar na cavidade nasal, na laringe, na traqueia e nos brônquios, de modo que nem todo ar inspirado chega aos alvéolos, onde ocorre a difusão de gases. O ar que nunca chega aos alvéolos é chamado de **espaço morto anatômico**, enquanto o ar que chega aos alvéolos é chamado de **ventilação alveolar**. Assim, $\dot{V}_E$ pode ser dividido nestes 2 componentes:

$$\dot{V}_E = V_A + V_D \qquad (3)$$

Em que
V_D = espaço morto anatômico
V_A = ventilação alveolar.

Por causa da enorme área de superfície disponível para a troca gasosa nos pulmões, não é necessário utilizar todas as porções do pulmão para a troca gasosa durante o repouso. A parte de baixo, ou a porção basal dos pulmões, recebe mais ventilação do que a porção de cima, ou apical. Durante o exercício, uma proporção maior dos pulmões recebe ventilação, e isso é especialmente verdadeiro para as porções apicais dos pulmões.[5] Na próxima seção, serão explorados os volumes de ar nos pulmões.

Capacidades e volumes pulmonares

As capacidades e os volumes pulmonares podem ser determinados utilizando um equipamento de espirometria (Figura 7.5). Você já está familiarizado com o volume corrente, que é um dos muitos volumes pulmonares (Figura 7.6). Todas as capacidades e volumes pulmonares têm significado clínico em várias situações patológicas. Aqui, entretanto, apenas os volumes e capacidades pulmonares importantes para o estudo do exercício serão discutidos.

No repouso, existe uma reserva substancial de volume corrente (V_C). Essa reserva permite que o V_C aumente durante o exercício pela expansão dos volumes de reserva inspiratório

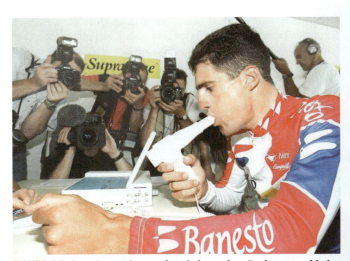

FIGURA 7.5 A espirometria se refere à determinação das capacidades e dos volumes pulmonares. O uso de um espirômetro computadorizado é o modo mais comum de determinar as capacidades e os volumes pulmonares.

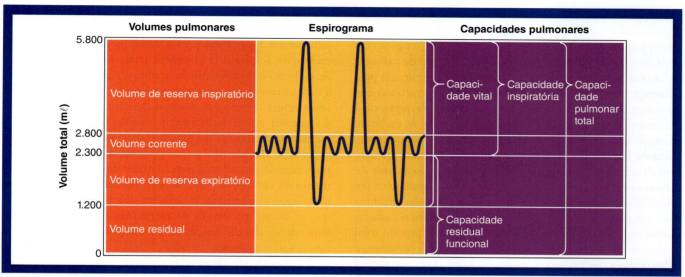

FIGURA 7.6 Os volumes e as capacidades pulmonares são importantes medidas da função do sistema respiratório. Os vários volumes e capacidades pulmonares se relacionam um com o outro. Por exemplo, se o volume corrente aumenta, a capacidade residual funcional diminui. O *volume de reserva inspiratório* é o maior volume de ar que pode ser inspirado ao final de uma inspiração normal no repouso. A *capacidade inspiratória* é o maior volume de ar que pode ser inspirado após uma expiração normal no repouso (CI = VRI + V_C). O *volume corrente* é o volume de ar inspirado ou expirado durante a respiração normal no repouso. O *volume de reserva expiratório* é o maior volume de ar que pode ser expirado após uma expiração normal no repouso. O *volume residual* é o volume de ar que permanece nos pulmões mesmo após uma expiração máxima. A *capacidade vital* é o maior volume de ar que pode ser expirado após uma inspiração máxima (CV = VRI + V_C + VRE). A *capacidade residual funcional* é o volume de ar que permanece nos pulmões após uma expiração normal no repouso (CRF = VRE + VR). A *capacidade pulmonar* total é o volume de ar que pode ser contido pelos pulmões (CPT = CV + VR ou CI + CRF ou VRI + V_C + VRE + VR). (Usada com permissão de Cohen BJ, Taylor JJ. *Memmler's the Human Body in Health and Disease*. 10th ed. Baltimore, MD: Lippincott Williams & Wilkins; 2005.)

e expiratório. Voluntariamente, é possível alcançar o V_C máximo, ou a capacidade vital. Se não houvesse reserva de V_C, seria impossível aumentar o $\dot{V}_E$ na proporção que é admissível durante o exercício, porque a única maneira de aumentar o $\dot{V}_E$ seria aumentando a frequência respiratória. O **volume residual** é o volume de ar que permanece nos pulmões após uma expiração máxima. Ele é importante porque significa que os pulmões não esvaziam completamente, ou colapsam, após uma expiração máxima e, porque o ar permanece nos pulmões, isso permite uma troca contínua de gases nos alvéolos entre as incursões respiratórias.

Frequência e profundidade da respiração
Durante o exercício, embora tanto o V_C quanto a frequência respiratória aumentem, pode ser mais favorável energeticamente aumentar o V_C primeiramente. Ou seja, durante a transição do repouso para o exercício, a primeira resposta ventilatória que ocorre é um aumento da profundidade da respiração. Se esse ajuste não alcança apropriadamente as necessidades ventilatórias, ocorrerá aumento da frequência respiratória. De fato, durante o exercício leve ou moderado, o $\dot{V}_E$ é aumentado devido ao aumento tanto do V_C quanto da frequência respiratória.[6] Entretanto, em intensidades de exercício maiores, o V_C tende a alcançar um platô, e a única maneira de aumentar a ventilação pulmonar é aumentando a frequência respiratória. O aumento do V_C durante o exercício é alcançado pelos níveis maiores de ativação tanto do diafragma quanto dos músculos acessórios expiratórios e inspiratórios. Além disso, o V_C aumentado, e não apenas o aumento da frequência

respiratória, significa que o aumento de ventilação do espaço morto anatômico é minimizado, enquanto a ventilação alveolar é aumentada. O aumento da ventilação alveolar é necessário para aumentar a troca gasosa.

Revisão rápida

- Os músculos expiratórios e inspiratórios são necessários para diminuir e aumentar o volume pulmonar para que a expiração e a inspiração possam acontecer
- O ar se move para dentro e para fora dos pulmões devido a diferenças de pressão entre o ar nos pulmões e o ar atmosférico
- O diafragma é o músculo mais importante para a inspiração e a expiração
- O fluxo de ar entre 2 áreas das vias respiratórias depende da diferença de pressão entre as 2 áreas e da resistência ao fluxo entre elas
- A ventilação pulmonar pode ser alterada devido a mudanças tanto no volume corrente quanto na frequência respiratória.

DIFUSÃO NOS PULMÕES

A difusão de gases nos pulmões ou durante a troca gasosa capilar é auxiliada pela enorme área de superfície dos alvéolos e pela membrana respiratória ser da espessura de apenas duas membranas celulares. Mesmo com essas facilidades à troca gasosa capilar, deve haver uma força dirigindo o oxigênio do ar dentro dos alvéolos para o sangue e o dióxido de carbono do sangue para o ar alveolar. A força motriz é fornecida pela diferença nas pressões de oxigênio e dióxido de carbono entre o ar nos alvéolos e no sangue. A membrana respiratória é permeável tanto ao oxigênio quanto ao dióxido de carbono, de modo que esses dois gases se difundirão através da membrana da área de alta pressão para uma área de baixa pressão. Para determinar a pressão motriz do oxigênio e do dióxido de carbono entre o ar dentro dos alvéolos e o sangue, deve ser calculada a **pressão parcial**, ou a porção da pressão atribuída a um gás particular em uma mistura de gases tanto no sangue quanto nos alvéolos. A **lei de Dalton** diz que a pressão total de uma mistura de gases é equivalente à soma das pressões de todos os gases que compõem a mistura. Assim, a pressão parcial de um gás dentro de uma mistura gasosa pode ser calculada multiplicando-se a pressão total da mistura gasosa pela porcentagem de um gás particular dentro da mistura. Por exemplo, no mar, a pressão barométrica padrão, ou a pressão total de uma mistura gasosa, é de 760 mmHg, e nitrogênio, oxigênio e dióxido de carbono compõem certas porcentagens da atmosfera. Assim, a pressão parcial dentro da atmosfera para cada um desses gases pode ser calculada da seguinte maneira:

Nitrogênio: 760 mmHg × 0,7904 = 600,7 mmHg (4)

Oxigênio: 760 mmHg × 0,2093 = 159,1 mmHg (5)

Dióxido de carbono: 760 mmHg × 0,0003 = 0,2 mmHg (6)

A lei de Dalton também diz que cada gás em uma mistura pode se mover de acordo com o próprio gradiente de pressão, em vez de todos os gases se moverem em uníssono pelo que é conhecido como "fluxo maciço". Da mesma maneira, é possível que o oxigênio e o dióxido de carbono se movam em diferentes direções através da mesma membrana. A membrana respiratória é permeável tanto ao oxigênio quanto ao dióxido de carbono, assim, a difusão através da membrana acontecerá de acordo com a **lei de Fick**. Essa lei diz que o volume gasoso que se difundirá é proporcional à área de superfície disponível para a difusão, ao coeficiente de difusão gasosa (que é a facilidade com que um gás se difunde) e à diferença de pressão parcial de um gás em lados opostos da membrana e é inversamente proporcional à espessura da membrana:

$$V_{\text{gás difundido}} = \frac{A \times D \times (P_1 - P_2)}{T} \quad (7)$$

Em que:
A = área superficial
T = espessura da membrana
D = coeficiente de difusão gasosa
$P_1 - P_2$ = diferença de pressão parcial nos lados opostos da membrana.

A membrana respiratória fina e a enorme área de superfície, provocada pelo grande número de alvéolos, tornam o pulmão um lugar ideal para a troca gasosa. A espessura da membrana respiratória e os coeficientes de difusão do dióxido de carbono e do oxigênio normalmente não mudam. Assim, a única maneira de aumentar a troca gasosa em cerca de 30 vezes acima dos valores normais durante exercícios intensos é aumentar a área superficial disponível para a troca ou aumentar as diferenças de pressões parciais. Embora as áreas superficiais dos alvéolos possam aumentar durante o exercício por causa do uso de uma porção maior do pulmão no recebimento de ventilação (ver a seção "Ventilação pulmonar") na membrana respiratória, o oxigênio e o dióxido de carbono que se difundem através da membrana é quase totalmente dependente das diferenças de pressão parcial entre os lados opostos da membrana.

A concentração de oxigênio e de dióxido de carbono dissolvida no sangue é descrita pela **lei de Henry**. Essa lei estabelece que o volume de gás dissolvido em qualquer líquido depende da temperatura, da pressão parcial do gás e da solubilidade gasosa. A temperatura do sangue é relativamente constante (embora ela aumente levemente com o exercício), da mesma maneira que a solubilidade de oxigênio e de dióxido de carbono no sangue. Assim, como acontece com a difusão desses gases através da membrana respiratória, a concentração desses gases dissolvida no sangue é diretamente proporcional às suas pressões parciais. Quanto maior a pressão parcial de um gás, mais gás estará dissolvido no sangue. Nas próximas seções, a difusão de oxigênio e de dióxido de carbono através das membranas celulares e respiratória será examinada em mais detalhes.

Difusão de oxigênio

A difusão de oxigênio para o sangue depende de a pressão parcial do oxigênio (P_{O_2}) ser maior nos alvéolos do que no sangue. A P_{O_2} ao nível do mar é de 159,1 mmHg. Entretanto, dentro dos alvéolos, ela diminui para 105 mmHg (Figura 7.7). Essa diminuição acontece por causa da mistura do ar atmosférico com alta P_{O_2} com o ar que restou dentro dos pulmões após a expiração, que tem uma porcentagem de oxigênio menor, aproximadamente 14,5% comparada aos 20,9% do ar atmosférico, porque o oxigênio está se difundindo do ar dentro dos alvéolos para o sangue.

Adicionalmente, como visto anteriormente, uma função do sistema pulmonar é umidificar o ar que entra nos pulmões. Conforme a umidade do ar aumenta, as porcentagens de vapor d'água, que é um gás, e sua pressão parcial aumentam. De acordo com a lei de Dalton, a pressão total de uma mistura gasosa é equivalente à soma das pressões de todos os gases que compõem essa mistura. Assim, conforme a pressão parcial do vapor d'água aumenta, a pressão parcial de todos os outros gases deve diminuir. Esses fatores resultam na P_{O_2} dentro dos alvéolos caindo para cerca de 105 mmHg.

A P_{O_2} dentro do sangue proveniente do coração que entra nos pulmões é de 40 mmHg. Isso resulta em uma força motriz

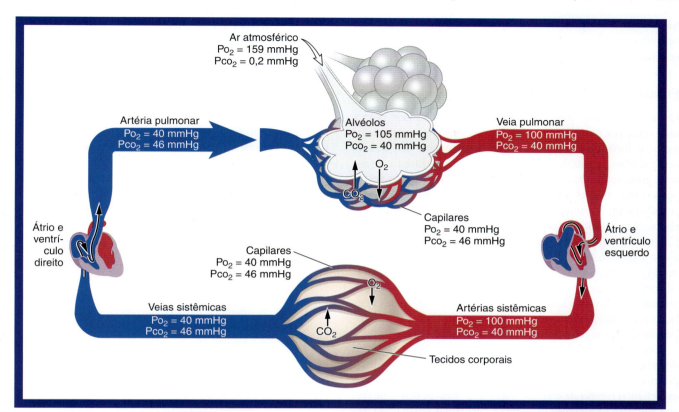

FIGURA 7.7 **A troca gasosa capilar nos pulmões e tecidos ocorre por causa das diferenças nas pressões parciais de oxigênio e de dióxido de carbono.** O dióxido de carbono é mais permeável às membranas em que as trocas gasosas acontecem, assim, a diferença nas pressões parciais de dióxido de carbono entre os lados opostos de uma membrana podem ser menores do que as diferenças de pressão parcial de oxigênio.

para a difusão de 65 mmHg entre o ar dentro dos alvéolos e o sangue arterial que entra nos pulmões. Conforme o sangue flui através dos capilares pulmonares, ele se equilibra rapidamente com a P_{O_2} dentro dos alvéolos e é oxigenado. Isso deveria resultar em P_{O_2} de 105 mmHg dentro do sangue venoso que deixa os pulmões. Entretanto, algum sangue circulando através dos pulmões passa pelos alvéolos que são pobremente ventilados (no repouso, as porções basais dos pulmões recebem mais ventilação do que as porções apicais), e o sangue que fornece aos pulmões e às circulações cardíacas o oxigênio e os nutrientes necessários é adicionado ao sangue que deixa os pulmões dentro da veia pulmonar. Dessa maneira, esse sangue adicionado tem P_{O_2} baixa comparada ao sangue dentro da veia pulmonar que acabou de ser oxigenado. Esses fatores resultam no sangue que deixa os pulmões ter a P_{O_2} de 100 mmHg, que é levemente menor do que a P_{O_2} dentro do alvéolo.

O sangue dentro das veias pulmonares retorna para o coração e é bombeado pelo ventrículo esquerdo para a circulação sistêmica. A P_{O_2} dentro do tecido é de 40 mmHg, resultando em uma força motriz para que o oxigênio se difunda do sangue para o tecido. O sangue rapidamente se equilibra com a P_{O_2} de 40 mmHg dentro do tecido, ou é desoxigenado. O sangue desoxigenado retorna para o lado direito do coração e é bombeado através da artéria pulmonar de volta para os pulmões, e o ciclo de oxigenação e de desoxigenação do sangue se repete.

Difusão de dióxido de carbono

Assim como acontece com a difusão de oxigênio, a difusão de dióxido de carbono nos pulmões e tecidos depende das diferenças de pressão parcial de dióxido de carbono (P_{CO_2}). A P_{CO_2} no ar atmosférico é de 0,2 mmHg e no ar dentro dos alvéolos é de 40 mmHg (Figura 7.7). A diferença de P_{CO_2} entre o ar atmosférico e o ar dentro dos alvéolos se deve aos mesmos fatores que resultam na diferença de P_{O_2} do ar atmosférico para o ar dentro dos alvéolos. Nesse caso, entretanto, o ar dentro dos alvéolos tem alta concentração de CO_2, resultando em aumento da P_{CO_2}. Conforme o sangue retorna dos tecidos corporais e entra nos pulmões, ele tem P_{CO_2} de 46 mmHg e então se equilibra rapidamente com a P_{CO_2} dentro dos alvéolos (P_{CO_2} de 40 mmHg), antes de retornar para o lado esquerdo do coração e ser bombeado para a circulação sistêmica. O tecido tem P_{CO_2} de 46 mmHg e o sangue se equilibra rapidamente com essa P_{CO_2}, retorna para o lado direito do coração e é bombeado para os pulmões. Assim, o processo de transporte de dióxido de carbono para os pulmões para a expiração se repete. A diferença de P_{CO_2} em qualquer lado das membranas celulares e respiratória e que resulte na difusão de dióxido de carbono através da membrana pode ser substancialmente menor do que a do oxigênio porque as membranas são muito mais permeáveis ao dióxido de carbono do que ao oxigênio. Por exemplo, na membrana respiratória, existe uma força motriz de apenas 6 mmHg para difusão de dióxido de carbono, mas uma força motriz de 65 mmHg para o oxigênio se difundir através da membrana.

Fluxo sanguíneo no pulmão

O fluxo sanguíneo pulmonar determina a velocidade com a qual o sangue passa através dos capilares pulmonares e, conforme o fluxo de sangue aumenta e mais sangue flui através dos pulmões, como durante o exercício, mais difusão gasosa total pode acontecer. Em um adulto, o débito cardíaco no repouso em ambos os ventrículos direito e esquerdo é de aproximadamente 5 ℓ/min. Embora o fluxo de sangue através das circulações pulmonar e periférica deva ser equivalente (ver Capítulo 6), uma diferença entre essas duas redes circulatórias é que a pressão arterial dentro da circulação pulmonar (25/10 mmHg de pressão sistólica/diastólica) é muito baixa comparada com a circulação sistêmica. As baixas pressões na circulação pulmonar se devem à baixa resistência vascular dentro da circulação pulmonar, e isso ajuda a proteger a membrana respiratória fina de danos causados por uma pressão arterial alta.

Leva cerca de 0,25 segundo para que ocorra o equilíbrio de oxigênio entre o ar dentro dos alvéolos e o sangue capilar pulmonar. Conforme o débito cardíaco aumenta durante o exercício, o tempo de trânsito do sangue através dos capilares que rodeiam os alvéolos poderia se aproximar desse nível, resultando em diminuição da difusão de oxigênio para o sangue. Entretanto, muitos fatores ajudam a manter as condições próximas ao ótimo para a difusão de oxigênio ao sangue.[6] Como a difusão nos pulmões utiliza uma porção maior de alvéolos pulmonares (ver a seção "Ventilação pulmonar" anteriormente) durante o exercício quando comparado com o repouso, uma área superficial maior fica disponível para a troca gasosa. A membrana respiratória fina, resultando em distância de difusão curta, é preservada durante o exercício. A P_{O_2} dentro dos alvéolos aumenta por causa da ventilação pulmonar elevada, resultando em diferença maior entre a P_{O_2} no ar dentro do alvéolo e a P_{O_2} do sangue. O volume de sangue nos capilares pulmonares aumenta conforme os capilares se expandem e mais capilares são recrutados, especialmente na região do ápice dos pulmões, devido ao aumento do débito cardíaco conforme a intensidade do exercício aumenta. O volume sanguíneo capilar aumentado resulta em diminuição do tempo de trânsito sanguíneo através dos capilares que rodeiam os alvéolos, o que permite mais tempo para o equilíbrio gasoso, bem como a manutenção da baixa pressão arterial dentro da circulação pulmonar.

Os fatores mencionados mantêm a troca gasosa máxima ou próxima ao máximo em indivíduos não treinados ou moderadamente treinados. Por exemplo, se o débito cardíaco máximo é de 20 ℓ/min, o tempo de trânsito médio através dos capilares pulmonares (fluxo de sangue = volume capilar pulmonar dividido pelo débito cardíaco) é de 0,5 a 0,6 segundo, o que permite equilíbrio gasoso suficiente.[6] Entretanto, o treinamento aeróbio não resulta em aumento dos capilares pulmonares e, dessa maneira, o treinamento não aumenta o volume sanguíneo capilar pulmonar. Isso significa que em indivíduos altamente treinados aerobiamente, para os quais são possíveis débitos cardíacos de 30 ℓ/min ou maiores, o tempo de trânsito através dos capilares pulmonares pode se tornar menor do que o necessário para a troca gasosa ótima. Isso, possivelmente junto com outros fatores, como nenhuma resposta de hiperventilação ao exercício intenso em atletas treinados aerobiamente, resulta em diminuição na troca gasosa total por volume de sangue que se move através dos pulmões. Assim, em indivíduos altamente treinados, a troca gasosa nos pulmões pode se tornar ineficiente em intensidades próximas ao máximo. As limitações do sistema respiratório em fornecer oxigênio, principalmente em indivíduos altamente treinados, podem ser mais exploradas (ver Boxe 7.3).

> **Revisão rápida**
> - A troca gasosa capilar nos pulmões depende principalmente da diferença de pressão parcial entre o ar dentro dos alvéolos e no sangue
> - O oxigênio e o dióxido de carbono dissolvidos no sangue são diretamente dependentes da pressão parcial do gás
> - As membranas celulares e respiratórias são mais permeáveis ao dióxido de carbono do que ao oxigênio, assim, as diferenças de pressão parcial entre os lados das membranas podem ser menores para o dióxido de carbono
> - Mesmo em intensidades máximas de exercício, a troca gasosa pulmonar ótima é mantida em indivíduos não treinados ou treinados moderadamente. Entretanto, nos atletas aeróbios altamente treinados, a troca gasosa pulmonar pode se tornar ineficiente em intensidades máximas de exercício.

TRANSPORTE DOS GASES NO SANGUE

Após a troca gasosa capilar nos pulmões, o oxigênio deve ser transportado pelo sangue para os tecidos corporais. De modo parecido, o dióxido de carbono deve ser transportado dos tecidos corporais para os pulmões. Apenas cerca de 3 mℓ de oxigênio podem ser dissolvidos em um litro de plasma sanguíneo. Assumindo um volume plasmático total de 3 a 5 ℓ, apenas cerca de 9 a 15 mℓ de oxigênio são transportados dissolvidos no plasma, o que é insuficiente para alcançar as demandas dos tecidos corporais mesmo durante o repouso. Assim, é necessário haver outra maneira de transportar o oxigênio no sangue. Os eritrócitos, ou hemácias, contêm **hemoglobina** (um pigmento que inclui ferro capaz de se ligar reversivelmente ao oxigênio), que aumenta a capacidade do sangue em transportar oxigênio.

De modo semelhante, apenas cerca de 7 a 10% do dióxido de carbono encontrado no sangue é transportado no estado dissolvido. O restante é transportado como íons bicarbonato ou ligado à hemoglobina. Nas próximas seções, o transporte de gás será explorado.

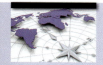

Boxe 7.3 Mais a explorar
Limitações do fornecimento de oxigênio ao tecido ativo

Conforme descrito por Dempsy e colaboradores, foram apresentadas três limitações do sistema respiratório ao transporte de O_2.

Eles afirmam que:

1. A limitação do fluxo nas vias respiratórias intratorácicas pode ocorrer durante o exercício devido a vias respiratórias hiperativas e estreitas ou secundárias para demandas ventilatórias excessivas concomitantes com uma curva de fluxo volumétrico máximo normal. Também pode ocorrer estreitamento da via respiratória superior extratorácica em alguns atletas com taxas de fluxo muito elevadas durante exercícios de alta intensidade.

2. A hipoxemia arterial induzida por exercício ocorre em virtude de uma diferença excessivamente ampla de pressão de oxigênio alveoloarterial. Essa troca de gás ineficiente pode se dever em parte aos pequenos desvios intracardíacos ou intrapulmonares de sangue venoso misturado com não oxigenado durante o exercício. A existência desses desvios em repouso e durante o exercício pode ser determinada pelo uso de solução salina como fonte de contraste ecorcardiográfico.

3. A fadiga dos músculos respiratórios resultante de exercícios contínuos de alta intensidade e os efeitos vasoconstritores resultantes da vascularização muscular dos membros também comprometerão o desempenho e o transporte de O_2.

Os exercícios em ambientes hipóxicos de altitudes elevadas, mesmo que moderadamente, irão exacerbar muito as influências negativas dessas limitações do sistema respiratório para o desempenho do exercício, principalmente em indivíduos bastante preparados."

Veja as leituras a seguir para se aprofundar mais sobre as limitações dos sistemas respiratórios para o transporte de oxigênio.

Leituras adicionais

McKenzie DC. Respiratory physiology: adaptations to high-level exercise. *Br J Sports Med*. 2012 May;46(6):381–384.

Kippelen P, Fitch KD, Anderson SD, *et al*. Respiratory health of elite athletes—preventing airway injury: a critical review. *Br J Sports Med*. 2012 Jun;46(7):471–476.

Transporte de oxigênio

Mais de 98% do oxigênio transportado pelo sangue está ligado quimicamente à hemoglobina. A hemoglobina é composta de um componente de proteína (globina) e de uma molécula de ferro (heme). O ferro é necessário para ligar reversivelmente 4 moléculas de oxigênio por molécula de hemoglobina. Quando o oxigênio está ligado à hemoglobina, é formada a **oxi-hemoglobina**, enquanto a hemoglobina não ligada ao oxigênio é chamada de **desoxi-hemoglobina**. Como boa parte do oxigênio é transportada ligada à hemoglobina, sua concentração determina o oxigênio que pode ser transportado pelo sangue. Em homens e mulheres, a concentração de hemoglobina varia de 14 a 18 g/100 mℓ de sangue e 12 a 16 g/100 mℓ de sangue, respectivamente. Cada grama de hemoglobina pode ligar reversivelmente 1,34 mℓ de oxigênio,[13] resultando em uma faixa de capacidade de transportar oxigênio em homens e mulheres de 16 a 24 mℓ de oxigênio por 100 mℓ de sangue se a hemoglobina estiver 100% saturada por oxigênio. Quando olhamos apenas para a concentração de hemoglobina, pareceria que a capacidade de transporte máximo de oxigênio é maior em homens. Entretanto, como a faixa de concentração de hemoglobina entre os sexos se sobrepõe, a capacidade sanguínea de transportar oxigênio também se sobrepõe. Por causa da importância da hemoglobina para o transporte de oxigênio, sua diminuição é bastante prejudicial para o transporte de oxigênio (ver Boxe 7.4 "Tipos comuns de anemia").

Boxe 7.4 Você sabia?
Tipos comuns de anemia

Anemia é a redução da contagem de hemácias ou de seu teor de hemoglobina, ou a combinação desses dois fatores. A anemia resulta em diminuição da capacidade de transporte de oxigênio e, assim, pode afetar as capacidades de *endurance* ou aeróbias. Os sinais/sintomas da anemia incluem palidez, fadiga fácil, dispneia aos esforços, palpitações cardíacas e perda de apetite. A deficiência de ferro pode resultar em anemia e é o tipo mais comum da doença. Ela ocorre mais comumente em virtude de ingestão insatisfatória de ferro na dieta ou devido à absorção de ferro diminuída. Entretanto, a anemia ferropriva também pode ocorrer por causa de hemorragia ou necessidades de ferro aumentadas, como durante a gravidez.

A anemia esportiva se refere às concentrações reduzidas de hemoglobina que se aproximam da anemia clínica (12 a 14 g/dℓ de sangue em mulheres e homens, respectivamente) causada pelo desempenho de treinamento físico; entretanto, não é completamente compreendida.[2] Embora o treinamento físico resulte em uma pequena perda de ferro no suor, a perda de hemoglobina causada pela destruição aumentada de hemácias, e possivelmente por sangramento gastrintestinal com esportes de corrida de distância, a anemia geralmente não é causada por esses fatores. O treinamento físico, incluindo ambos os treinamentos aeróbio e com pesos, resulta em elevação do volume plasmático em até 20% durante os primeiros muitos dias de treinamento. Essa elevação corresponde à diminuição da concentração de hemoglobina.[1,2,3] A concentração total de hemoglobina no sangue não muda significativamente, mas em virtude da elevação do volume plasmático, a concentração de hemoglobina diminui. Após algumas semanas de treinamento, as concentrações de hemoglobina e o hematócrito retornam ao normal. Assim, a anemia esportiva é um evento normalmente transitório e menos prevalente do que já se acreditou.[4]

Referências

1. Deruisseau KC, Roberts LM, Kushnick MR, et al. Iron status of young males and females performing weight training exercise. *Med Sci Spots Exerc.* 2004;36:241–248.
2. Mairbäurl H. Red blood cells in sports: effects of exercise and training on oxygen supply by red blood cells. *Front Physiol.* 2013 Nov 12;4:332.
3. Schumacher YO, Schmid A, Grathwohl D, et al. Hematological indices of iron status of athletes in various sports and performances. *Med Sci Sports Exerc.* 2002;34:869–875.
4. Wright LM, Klein M, Noakes TD, et al. Sports anemia: a real or apparent phenomenon in endurance trained athletes. *Int J Sports Med.* 1992;13:344–347.

Curva de dissociação da oxi-hemoglobina

Se a hemoglobina transporta oxigênio dos pulmões para os tecidos corporais, é crucial que haja um estímulo para que ela se ligue reversivelmente ao oxigênio nos pulmões e libere o oxigênio nos tecidos corporais. A capacidade de a hemoglobina ligar e liberar oxigênio nos locais corretos no corpo é explicada pela curva de dissociação da oxi-hemoglobina (Figura 7.8). Nos pulmões, onde a P_{O_2} é elevada, a hemoglobina se liga ao oxigênio, formando a oxi-hemoglobina, e se torna 100% saturada com oxigênio. Quando a hemoglobina está 100% saturada com oxigênio, ela está transportando o máximo de oxigênio possível. Nos tecidos em que o oxigênio é utilizado para o metabolismo aeróbio e a P_{O_2} é baixa, a hemoglobina libera o oxigênio e se torna menos de 100% saturada, com a hemoglobina sendo convertida a desoxi-hemoglobina.

A curva de dissociação da oxi-hemoglobina é sigmoide, ou seja, tem um formato de "S". Esse formato oferece vantagens para que a hemoglobina se torne tanto oxi-hemoglobina nos pulmões quanto desoxi-hemoglobina no nível dos tecidos. Primeiro, a uma P_{O_2} variando de 90 a 100 mmHg, a saturação de oxigênio está acima de 97% e a curva é bastante plana, significando que há apenas pequena mudança na saturação de oxigênio quando ocorre alteração na P_{O_2}. A P_{O_2} nos pulmões é de aproximadamente 105 mmHg, garantindo que ocorra saturação de oxigênio de 100%, mas mesmo se a P_{O_2} diminuir para 90 mmHg, ocorrerá pouca variação na saturação de oxigênio. Isso é fisiologicamente importante porque assegura que saturação próxima a 100% ocorrerá nos pulmões, mesmo que a P_{O_2} nos pulmões diminua devido a fatores como a subida para altitudes moderadas.

A curva de dissociação da oxi-hemoglobina tem uma inclinação bastante pronunciada em P_{O_2} de 0 a 40 mmHg. No tecido ativo, em que a P_{O_2} é baixa, essa porção da curva assegura que, para uma pequena variação da P_{O_2}, uma grande variação na saturação de oxigênio ocorrerá, significando que o oxigênio será mais prontamente liberado e disponibilizado para o tecido. No repouso, o tecido precisa de pouco oxigênio e cerca de 75% do oxigênio permanece ligado à hemoglobina, significando que 25% do oxigênio é liberado para os tecidos. Durante o exercício, apenas cerca de 10% do oxigênio permanece ligado à hemoglobina, de modo que 90% do oxigênio transportado pela hemoglobina é liberado para os tecidos. Outros fatores, além do formato sigmoide da curva de dissociação da oxi-hemoglobina ajudam a assegurar o fornecimento adequado de oxigênio para o tecido durante o exercício.

Efeito da temperatura

O aumento ou a diminuição da temperatura corporal desloca a curva de dissociação da oxi-hemoglobina para a direita ou para a esquerda, respectivamente (Figura 7.9). Isso significa que o aumento da temperatura, com os outros fatores permanecendo constantes, diminui a afinidade da hemoglobina pelo oxigênio, resultando em porcentagem menor de saturação de oxigênio em qualquer valor de P_{O_2}. Inversamente, a diminuição na temperatura aumenta a afinidade da hemoglobina pelo oxigênio, deslocando a curva para a esquerda. Durante o exercício, o efeito da temperatura na curva de dissociação da oxi-hemoglobina ajuda no fornecimento de oxigênio para o tecido muscular. Isso acontece porque, durante o exercício, a temperatura do tecido muscular aumenta, resultando em um deslocamento para a direita na curva de dissociação da oxi-hemoglobina, que, por sua vez, leva a um maior fornecimento de oxigênio para o tecido ativo.

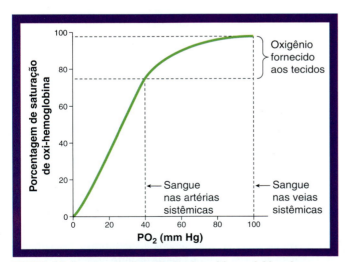

FIGURA 7.8 A curva de dissociação da oxi-hemoglobina descreve a relação entre a saturação da hemoglobina com oxigênio e a pressão parcial de oxigênio. A diferença de saturação de oxigênio entre os pulmões e o tecido é o volume de oxigênio fornecido ao tecido.

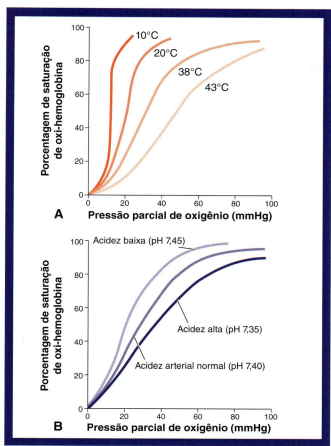

FIGURA 7.9 Se a curva de dissociação da oxi-hemoglobina se desloca para a direita ou para a esquerda em qualquer pressão parcial de oxigênio particular, a saturação diminui ou aumenta, respectivamente. A temperatura ou a acidez aumentada desloca a curva de dissociação da oxi-hemoglobina para a direita. Temperatura ou acidez diminuída desloca a curva de dissociação da oxi-hemoglobina para a esquerda.

Efeito do pH

O efeito do pH ou da acidez na curva de dissociação da oxi-hemoglobina é chamado de **efeito Bohr**. O aumento na acidez (pH diminuído) desloca a curva para a direita, enquanto a diminuição na acidez (pH aumentado) desloca a curva para a esquerda (Figura 7.9). Durante o exercício intenso, sobretudo o exercício de natureza anaeróbia, a acidez, ou concentração de íons hidrogênio (H^+), aumenta no músculo em trabalho e no sangue que circula pelo músculo (ver Capítulo 2). O H^+ se liga de modo reversível à hemoglobina, reduzindo a afinidade da hemoglobina pelo oxigênio e fazendo com que a curva de dissociação da oxi-hemoglobina se desloque para a direita. Isso tem o mesmo efeito da elevação na temperatura do músculo ativo, resultando em aumento do fornecimento de oxigênio para o músculo ativo. Assim, no tecido muscular ativo, tanto aumento na temperatura quanto o H^+ elevado deslocam a curva de dissociação da oxi-hemoglobina para direita, resultando em maior fornecimento de oxigênio para o tecido muscular ativo.

Efeito do 2,3-difosfoglicerato

As hemácias não têm mitocôndrias e, assim, obtêm energia apenas das reações anaeróbias da glicólise. Um subproduto dessas reações é o 2,3 difosfoglicerato (2,3 DPG). O 2,3 DPG pode se ligar fracamente à hemoglobina, reduzindo sua afinidade pelo oxigênio, deslocando a curva de dissociação da oxi-hemoglobina para a direita e, então, aumentando o fornecimento de oxigênio para o tecido.[10] Entretanto, os efeitos do treinamento físico e de sessões agudas de exercício no 2,3 DPG são ambíguos. Por exemplo, embora tenha sido mostrado que os níveis em repouso de 2,3 DPG sejam maiores em atletas do que em indivíduos não treinados, também foi mostrado que exercícios de intensidade moderada a curto prazo não afetam o 2,3 DPG, porém tanto o exercício de alta intensidade quanto a atividade de intensidade moderada prolongada aumentam os níveis de 2,3 DPG no sangue.[14,16,19,21] Assim, o efeito do exercício e do treinamento nas concentrações de 2,3 DPG e, portanto, qualquer efeito na curva de dissociação da oxi-hemoglobina não está claro. Níveis mais altos de 2,3 DPG foram mostrados em pessoas que vivem em altitude, o que poderia representar um fator genético ou uma adaptação à exposição a longo prazo à altitude. Assim, embora o 2,3 DPG possa afetar a curva de dissociação da oxi-hemoglobina, seu efeito fisiológico devido ao treinamento não está claro.

Transporte de dióxido de carbono

Existem 3 maneiras com que o dióxido de carbono pode ser transportado no sangue: (1) 7 a 10% estão dissolvidos no plasma; (2) aproximadamente 20% estão ligados à hemoglobina; e (3) cerca de 70% são transportados como bicarbonato. Todos os 3 meios de transporte começam com o dióxido de carbono produzido durante o metabolismo, resultando em P_{CO_2} alta dentro do tecido e com o dióxido de carbono se difundindo para o plasma sanguíneo. Alguma parte do dióxido de carbono permanece no estado dissolvido e é levada para os pulmões. As hemácias transportam não só oxigênio, como também dióxido de carbono. O transporte de dióxido de carbono ligado à hemoglobina e como bicarbonato merece uma explicação adicional porque esses meios de transporte de dióxido de carbono estão ligados ao transporte de oxigênio. As 3 maneiras de transporte de dióxido de carbono e como elas estão ligadas ao transporte de oxigênio são mostradas na Figura 7.10.

Transporte de dióxido de carbono pela carbaminoemoglobina

No tecido em que a P_{CO_2} é alta, o dióxido de carbono pode se ligar à hemoglobina, formando a **carbaminoemoglobina**. O dióxido de carbono se liga aos aminoácidos que são parte da porção de globina da hemoglobina. Como o dióxido de carbono se liga à globina e o oxigênio à porção heme da hemoglobina, esses 2 tipos de transporte não competem. Entretanto, a oxigenação da hemoglobina nos pulmões diminui a capacidade de a hemoglobina se ligar ao dióxido de

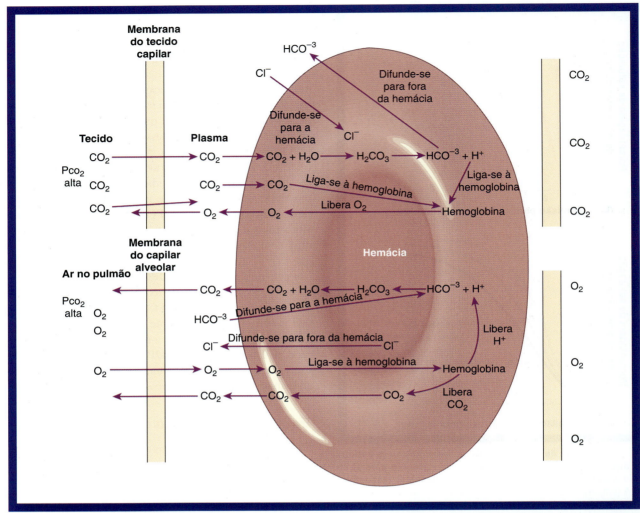

FIGURA 7.10 A capacidade da hemoglobina em se ligar ao oxigênio e ao dióxido de carbono é afetada por vários fatores além da pressão parcial de oxigênio. Alterações na acidez, o deslocamento do cloreto e a ligação não competitiva de dióxido de carbono e de oxigênio pela hemoglobina afetam a capacidade da hemoglobina em se ligar ao oxigênio.

carbono ao provocar uma mudança conformacional na molécula de hemoglobina. Assim, a oxigenação e a baixa P_{CO_2} nos pulmões facilitam a liberação do dióxido de carbono pela hemoglobina. Uma vez liberado da hemoglobina, o Dióxido de carbono se dissolve no plasma, se difunde para o ar nos alvéolos e é expirado.

Transporte de dióxido de carbono pelo bicarbonato

Nos tecidos em que há alta P_{CO_2}, o dióxido de carbono é convertido em bicarbonato nas hemácias:

$$CO_2 + H_2O \leftrightarrow H_2CO_3 \leftrightarrow H^+ + HCO_3 \qquad (8)$$

A formação de ácido carbônico (H_2CO_3) é facilitada pela enzima anidrase carbônica encontrada nas hemácias. Uma vez formado, o ácido carbônico se dissocia, resultando em um íon hidrogênio (H^+) e um íon bicarbonato (HCO_3). O íon bicarbonato se difunde para fora da hemácia para o plasma. Nota-se que o íon bicarbonato tem uma carga negativa e a remoção de uma carga negativa de qualquer célula resulta em alteração no balanço elétrico pela membrana celular. Para prevenir essa alteração no balanço elétrico, um íon cloreto (Cl^-) difunde-se para dentro da hemácia. Essa troca do íon bicarbonato por um íon cloreto é chamada de **deslocamento do cloreto**.

O íon hidrogênio produzido se liga à parte globina da hemoglobina, assim, a hemoglobina age como um tampão e ajuda a manter a acidez normal (pH) dentro da hemácia. O tamponamento da hemoglobina dos íons hidrogênio reduz sua afinidade pelo oxigênio. Dessa maneira, o tamponamento dos íons hidrogênio dispara o efeito Bohr, ou move a curva de dissociação da oxi-hemoglobina para a direita. No nível tecidual, isso resulta na liberação de oxigênio pela hemoglobina para que ele esteja disponível ao metabolismo.

A reação do bicarbonato pode ocorrer em ambos os sentidos. Nos pulmões, onde a P_{CO_2} é baixa dentro dos alvéolos, o dióxido de carbono se difunde para fora da solução, perturbando o balanço da reação do bicarbonato e fazendo com

Revisão rápida

- A ligação reversível de oxigênio à hemoglobina contribui para o transporte de 98% do oxigênio pelo sangue
- O formato sigmoide da curva de dissociação da oxi-hemoglobina garante formação de oxi-hemoglobina quase máxima mesmo quando a pressão parcial atmosférica de oxigênio diminui. Isso também garante que pequenas mudanças na pressão parcial resultem em liberação do oxigênio para o tecido ativo
- Mudanças na temperatura e na acidez deslocam a curva de dissociação da oxi-hemoglobina, causando maior entrega de oxigênio ao tecido muscular durante o exercício
- Há 3 maneiras de transportar o dióxido de carbono, porém 70% dessa substância é transportada na forma de bicarbonato
- O transporte de oxigênio e de dióxido de carbono está ligado pela formação de carbaminoemoglobina e pelo tamponamento dos íons hidrogênio pela hemoglobina, que diminuem a afinidade da hemoglobina pelo oxigênio.

que essa reação ocorra na direção da produção de dióxido de carbono e água. Além disso, a oxigenação da hemoglobina faz com que ela perca sua afinidade pelos íons hidrogênio. Então, eles ficam disponíveis para a produção de ácido carbônico, que, por causa da baixa P_{CO_2}, se dissocia em dióxido de carbono e água. Desse modo, a liberação de oxigênio pela hemoglobina no tecido está ligada ao transporte de dióxido de carbono pela hemoglobina, e a liberação de dióxido de carbono pela hemoglobina nos pulmões está ligada à oxigenação da hemoglobina.

TROCA GASOSA NO MÚSCULO

A troca gasosa no músculo ou em qualquer outro tecido ocorre devido às diferenças na P_{O_2} e na P_{CO_2} entre o tecido e o capilar sanguíneo (Figura 7.7). Todos os fatores descritos anteriormente sobre as diferenças de pressão parcial e transporte sanguíneo de oxigênio e de dióxido de carbono se aplicam à troca gasosa capilar no nível tecidual. O volume de oxigênio fornecido ao tecido pode ser calculado utilizando-se o princípio de Fick e a diferença arteriovenosa de oxigênio (ver a seção "Fornecimento de oxigênio ao tecido", no Capítulo 6). Uma vez que o oxigênio tenha se difundido para o tecido, uma molécula carreadora de oxigênio (mioglobina) no músculo auxilia no seu transporte até as mitocôndrias.

A **mioglobina** é uma molécula transportadora de oxigênio semelhante à hemoglobina, exceto que ela é encontrada nos músculos esquelético e cardíaco. A mioglobina se liga reversivelmente ao oxigênio e sua função é auxiliar a difusão passiva de oxigênio da membrana celular para a mitocôndria. Como a taxa de difusão desacelera exponencialmente à medida que a distância aumenta, a mioglobina localizada entre a membrana e a mitocôndria, de fato, resulta em duas distâncias de difusão menores em vez de uma longa. Como resultado, o tempo de trânsito do oxigênio através da fibra muscular até a mitocôndria é reduzido significativamente.

Diferentemente da hemoglobina, a mioglobina tem apenas uma molécula de ferro, enquanto a hemoglobina tem 4 moléculas de ferro. O músculo que parece vermelho é rico em mioglobina, enquanto os músculos que parecem brancos têm pouca mioglobina. A concentração de mioglobina em uma fibra muscular varia com o tipo de fibra muscular (ver Capítulo 4). A concentração de mioglobina é alta em fibras musculares do tipo I com alta capacidade aeróbia (contração lenta), enquanto as fibras musculares dos tipos IIa (contração rápida) e IIx (também, contração rápida) têm concentrações intermediária e limitada de mioglobina, respectivamente.

Além de acelerar a difusão de oxigênio através da fibra muscular, a mioglobina funciona como uma "reserva de oxigênio" no início do exercício. Mesmo com o aumento antecipatório (ver seção "Efeitos do exercício na ventilação pulmonar", adiante) da frequência respiratória antes do início do exercício, existe um atraso no fornecimento de oxigênio ao músculo. Durante esse intervalo, o oxigênio ligado à mioglobina ajuda a manter as demandas de oxigênio do músculo que está se tornando ativo. Com o fim do exercício, o oxigênio na mioglobina deve ser reposto e é um pequeno componente do déficit de oxigênio (ver Capítulo 3).

Embora a mioglobina e a hemoglobina sejam similares na estrutura química, uma diferença entre essas 2 moléculas é que a mioglobina tem uma curva de dissociação de oxigênio mais inclinada e alcança 100% da saturação de oxigênio em P_{O_2} muito menores (30 mmHg). Por causa desses fatores, a mioglobina libera seu oxigênio a níveis de P_{O_2} muito baixos, o que é importante porque dentro da mitocôndria do músculo ativo, a P_{O_2} pode ser tão baixa quanto 2 mmHg. Assim, a curva de dissociação do oxigênio da mioglobina permite que ela transporte oxigênio a níveis menores de P_{O_2} (40 mmHg), encontrados dentro do músculo esquelético.

Revisão rápida

- A troca gasosa nos tecidos ocorre devido a diferenças de pressão parcial do oxigênio e do dióxido de carbono entre o tecido e o sangue
- A mioglobina, uma molécula similar à hemoglobina, transporta oxigênio da membrana celular para a mitocôndria para uso no metabolismo aeróbio.

CONTROLE DA VENTILAÇÃO

O controle da ventilação e da troca gasosa pulmonar é necessário para manter a homeostasia durante o repouso e para igualar as necessidades de oxigênio do tecido e a remoção de dióxido de carbono durante o exercício. Muito desse controle necessário é alcançado pela regulação involuntária da ventilação pulmonar. Embora o controle da ventilação pulmonar tenha sido estudado por fisiologistas durante muitos anos, ainda há muito para aprender. Mas o que se sabe é que existem muitas áreas do corpo e do sistema nervoso central que contribuem para o controle ventilatório pelo monitoramento das concentrações de P_{O_2}, P_{CO_2} e H^+ dentro do sangue ou do líquido cerebrospinal. Como esperado, diminuição na P_{O_2}, o aumento na P_{CO_2} e o aumento na concentração de H^+, como ocorreriam no exercício, elevam a ventilação pulmonar. Ao contrário, a P_{O_2} aumentada e a P_{CO_2} e a concentração de H^+ diminuídas resultam em ventilação pulmonar diminuída. As próximas seções exploram o controle da ventilação pulmonar.

A frequência e a profundidade da respiração podem ser modificadas pela informação de centros cerebrais superiores, quimiorreceptores no próprio bulbo e outras informações da periferia de modo que atendam as necessidades da troca gasosa no repouso e durante o exercício (Figura 7.11). O padrão de respiração produzido pelo centro de controle respiratório é então enviado pela medula espinal para os músculos respiratórios. O controle da ventilação pulmonar é involuntário. Entretanto, é possível modificar voluntariamente a ventilação pulmonar, como quando prendemos a respiração, mas mesmo nessa situação o controle involuntário vai normalmente sobrepujar seu esforço voluntário para controlar a ventilação pulmonar. As várias informações para controlar a inspiração e a expiração serão discutidas nas próximas seções.

Centro do controle respiratório

Embora não esteja completamente elucidado, uma porção do bulbo (medula ventrolateral) e a ponte formam o centro de controle respiratório, funcionando como um "marca-passo" capaz de produzir o padrão rítmico de respiração.[6]

Quimiorreceptores centrais

Os **quimiorreceptores** são receptores que respondem a mudanças químicas. Os **quimiorreceptores centrais** estão localizados no bulbo, mas estão separados anatomicamente do centro de controle respiratório. Esses quimiorreceptores

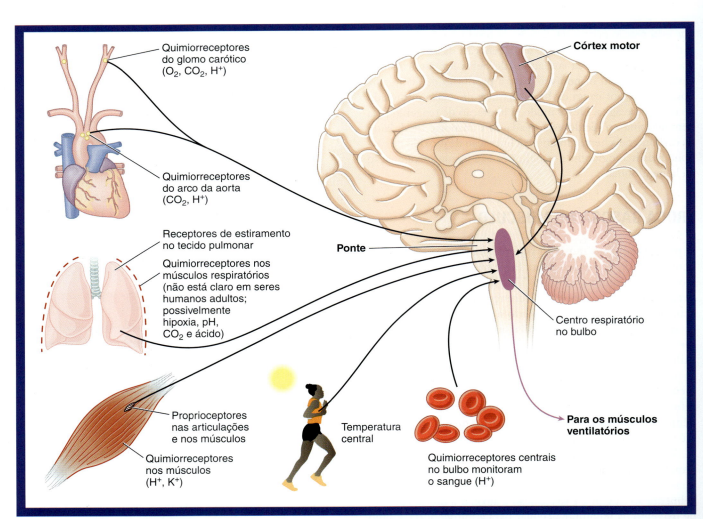

FIGURA 7.11 **O centro de controle respiratório está localizado no bulbo.** O centro de controle respiratório ajusta a ventilação pulmonar para satisfazer as necessidades corporais devido à retroalimentação dos quimiorreceptores e dos proprioceptores.

respondem a mudanças no líquido cerebrospinal e são especialmente sensíveis a mudanças nas concentrações de H⁺, ou pH.⁶ As membranas capilares dos vasos sanguíneos cerebrais são muito permeáveis ao dióxido de carbono, de modo que o dióxido de carbono difunde-se pronta e rapidamente para o líquido cerebrospinal quando a P_{CO_2} sanguínea aumenta, como durante o exercício. A concentração aumentada de dióxido de carbono dentro do líquido cerebrospinal aumenta rapidamente a concentração dos íons hidrogênio devido à reação de bicarbonato descrita anteriormente. A maior concentração de H⁺ no líquido cerebrospinal estimula um aumento da ventilação pulmonar para acelerar a eliminação de dióxido de carbono pelo corpo. Assim, mudanças na concentração de H⁺, não de P_{CO_2}, são o estímulo para os quimiorreceptores centrais alterarem a ventilação pulmonar. Durante o exercício, a concentração dos íons hidrogênio no sangue poderia aumentar indiretamente por causa das concentrações maiores de dióxido de carbono, como mencionado antes, ou devido ao aumento da dependência ao metabolismo anaeróbio e à produção de ácido láctico (ver Capítulo 2). Entretanto, as membranas capilares dos vasos sanguíneos cerebrais não são muito permeáveis aos íons hidrogênio, de modo que eles difundem muito lentamente do sangue para o líquido cerebrospinal. Assim, embora tanto a difusão de dióxido de carbono quanto de H⁺ do sangue para o líquido cerebrospinal aumentem a concentração de H⁺ e, portanto, a ventilação pulmonar, a resposta a uma concentração aumentada de dióxido de carbono e a reação do bicarbonato são mais rápidas.

Quimiorreceptores periféricos

Os **quimiorreceptores periféricos** são quimiorreceptores localizados nas artérias carótidas e no arco da aorta. Os receptores localizados no arco da aorta são chamados de glomos aórticos, enquanto aqueles localizados nas artérias carótidas são chamados de glomos caróticos. Ambos os glomos aórtico e carótico respondem a mudanças na P_{CO_2} sanguínea e à concentração de H⁺, e os glomos caróticos também respondem a mudanças na P_{O_2} sanguínea.[5,6] Entretanto, esses receptores seriam estimulados apenas por diminuições importantes da P_{O_2} (> 40%), e eles tipicamente afetam a respiração dos indivíduos com doença pulmonar (enfisema, DPOC etc.). Lembre-se de que a concentração sanguínea de H⁺ pode ser elevada devido à acidez aumentada secundária ao metabolismo anaeróbio durante o exercício, ou P_{CO_2} aumentada, resultando na reação do bicarbonato. Embora os quimiorreceptores periféricos sejam sensíveis tanto a mudanças de P_{O_2} quanto de P_{CO_2}, as mudanças de P_{CO_2} são um estímulo mais forte para alterar a ventilação pulmonar (ver Boxe 7.5 para compreender como a hiperventilação antes de uma competição pode ajudar um nadador).

A localização dos quimiorreceptores periféricos permite que eles monitorem as variações químicas em 2 locais cruciais no sistema circulatório. Os glomos caróticos monitoram a irrigação sanguínea da cabeça e do encéfalo, enquanto os glomos aórticos monitoram o sangue que acabou de retornar da circulação pulmonar e está sendo bombeado para a circulação sistêmica. Embora os glomos aórticos e caróticos afetem a ventilação pulmonar, os glomos caróticos parecem ser os quimiorreceptores periféricos mais importantes. Durante o exercício físico, é desafiada a capacidade de adequar o transporte de O_2 ao tecido para uso no metabolismo aeróbico a fim de atender às necessidades de ATP. Para explorar fatores que afetam o fluxo sanguíneo, como o óxido nítrico, e, portanto, o aporte de oxigênio aos tecidos, veja o Boxe 7.6.

Outras informações neurais

Outras informações neurais também afetam a ventilação pulmonar. Os pulmões contêm receptores de estiramento, sobretudo nos bronquíolos, que, ao serem estimulados, podem interromper a expiração, limitando o volume inspiratório final dos pulmões.⁶ Os músculos inspiratórios, incluindo o diafragma e os músculos abdominais, também contêm receptores de estiramento e receptores que detectam as mudanças metabólicas nesses músculos. De modo semelhante, os músculos esqueléticos (fusos musculares e órgãos tendinosos de Golgi; ver Capítulo 4) contêm proprioceptores e quimiorreceptores

---

Boxe 7.5 Perguntas frequentes dos estudantes
Por que os nadadores hiperventilam antes de uma competição?

Os nadadores hiperventilam voluntariamente antes de uma disputa para remover o CO_2 de seu sangue com o objetivo de segurar o fôlego por mais tempo durante a competição. O dióxido de carbono é o principal estímulo para a respiração. Com a hiperventilação voluntária, a concentração de CO_2 baixa do ar atmosférico é trazida para os pulmões, reduzindo a pressão parcial de CO_2 no ar alveolar. Isso resulta em mais CO_2 deixando o sangue, reduzindo a pressão parcial de CO_2 no sangue. Assim, quando a competição começa e o nadador prende o fôlego durante a disputa, leva mais tempo para a pressão de CO_2 no sangue aumentar a ponto de o estímulo causado pelos quimiorreceptores forçar o nadador a respirar. A hiperventilação voluntária normalmente é feita por nadadores de provas curtas de estilo livre. Nesses eventos, sempre que o nadador vira sua cabeça e movimenta ligeiramente seu corpo para o lado para respirar, a área superficial de seu corpo exposta à água em direção ao movimento aumenta. Isso aumenta a resistência e atrasa o nadador. Esse é o motivo de eles desejarem respirar o menor número de vezes possível durante a prova, e a hiperventilação voluntária permite que eles façam isso.

Boxe 7.6 Mais a explorar
Ajustes fisiológicos para mudanças na disponibilidade de oxigênio

O corpo é desafiado no que se refere à capacidade de assimilar oxigênio no nível necessário para manter a geração de ATP. A difusão de gás e os sistemas de detecção intracelulares precisam ser ativados a fim de fazer ajustes para atender às demandas metabólicas do exercício. Os sistemas fisiológicos do corpo ocupam-se de parte desses desafios, compreendendo a influência do O_2 no estado redox da célula, bem como as concentrações de monóxido de carbono, sulfureto de hidrogênio e óxido nítrico. Como a hipoxia desempenha um papel típico nesse processo, também é vital em tais alterações, levando a maior tolerância da hipoxia. Vários tipos de mudanças regulatórias são necessárias na modificação e no processo envolvidos com o transporte mitocondrial de elétrons, na supressão metabólica, nas mudanças das vias metabólicas e no envolvimento de vias de sobrevivência celulares que ajudam a impedir a quebra do potencial da membrana e a apoptose nuclear. O exercício também desafia vários tipos de mudanças necessárias na sensibilidade de O_2 da taxa metabólica, na cinética de O_2 no exercício e na disponibilidade de O_2 para regulação da glicólise e produção de lactato. Ao explorar esses fatores em detalhes, você compreenderá melhor a complexidade das adaptações fisiológicas para o exercício.

Leituras adicionais

Clanton TL, Hogan MC, Gladden LB. Regulation of cellular gas exchange, oxygen sensing, and metabolic control. *Compr Physiol*. 2013 Jul;3(3):1135–1190.

Forster HV, Haouzi P, Dempsey JA. Control of breathing during exercise. *Compr Physiol*. 2012 Jan;2(1):743–777.

Hochachka PW, Buck LT, Doll CJ, et al. Unifying theory of hypoxia tolerance: molecular/metabolic defense and rescue mechanisms for surviving oxygen lack. *Proc Natl Acad Sci U S A*. 1996 Sep 3;93(18):9493–9498.

Poole DC, Jones AM. Oxygen uptake kinetics. *Compr Physiol*. 2012 Apr;2(2):933–996.

Welker AF, Moreira DC, Campos ÉG, et al. Role of redox metabolism for adaptation of aquatic animals to drastic changes in oxygen availability. *Comp Biochem Physiol A Mol Integr Physiol*. 2013 Aug;165(4):384–404.

Xu F, Rhodes EC. Oxygen uptake kinetics during exercise. *Sports Med*. 1999 May;27(5):313–327.

---

sensíveis a mudanças na posição corporal e potássio, respectivamente (as concentrações de potássio musculares aumentam durante o exercício), bem como as concentrações dos íons hidrogênio. As articulações contêm proprioceptores sensíveis à pressão. A estimulação de qualquer um desses receptores afeta a ventilação pulmonar. Por exemplo, a concentração aumentada dos íons hidrogênio dentro do músculo e o movimento maior do músculo elevam a ventilação pulmonar. A atividade neural no córtex motor também pode estimular um aumento da ventilação pulmonar. A ventilação pulmonar aumentada antes do início de um exercício é normalmente atribuída à atividade aumentada do córtex motor. Assim, muitos tipos de informação afetam a ventilação pulmonar e a troca gasosa de modo que as necessidades corporais sejam atendidas no repouso e durante o exercício. O controle da ventilação pulmonar durante o exercício é explorado na próxima seção.

EFEITOS DO EXERCÍCIO NA VENTILAÇÃO PULMONAR

Durante o exercício, a troca gasosa capilar nos alvéolos e no tecido muscular aumenta para atender às maiores demandas de aporte de oxigênio e de remoção do dióxido de carbono. Para elevar a troca gasosa capilar, a ventilação pulmonar aumenta sob o controle de todos os fatores mencionados anteriormente. Para aumentar a troca gasosa nos alvéolos e no tecido ativo, o fluxo de sangue nos leitos capilares dos alvéolos e dos tecidos deve aumentar também. Para que o fluxo sanguíneo aumente, é crucial a atuação dos fatores relacionados com o sistema circulatório, como débito cardíaco aumentado e redistribuição do sangue para fora do tecido inativo e na direção do tecido ativo (ver Capítulo 6). Assim, embora sejam discutidos os efeitos do exercício na ventilação pulmonar, deve ser compreendido que, para que a troca gasosa aumentada ocorra, o fluxo sanguíneo aumentado devido aos efeitos agudos do exercício no sistema circulatório também tem de ocorrer.

Revisão rápida

- Os centros respiratórios controlam involuntariamente a respiração e estão localizados no bulbo e na ponte, duas áreas do tronco encefálico
- Os centros respiratórios produzem o padrão rítmico de inspiração e de expiração que é modificado por informações oriundas dos centros cerebrais superiores e da periferia
- Os quimiorreceptores centrais estão localizados no bulbo e são especialmente sensíveis a mudanças na acidez
- Os quimiorreceptores centrais dos glomos aórtico e carótico são sensíveis a mudanças na acidez do sangue à P_{CO_2}. Entretanto, apenas os glomos caróticos são sensíveis a mudanças na P_{O_2}
- Receptores de estiramento no diafragma e nos músculos abdominais bem como os quimiorreceptores no músculo esquelético também afetam a ventilação pulmonar

Exercício submáximo e ventilação pulmonar

Embora outros fatores estejam envolvidos durante as situações de repouso, a ventilação pulmonar é regulada principalmente pela P_{CO_2} plasmática. Porém, durante o exercício, não estão claros quais fatores que controlam a ventilação pulmonar exercem a maior influência. Dito isso, foi mostrado que, durante o exercício submáximo, a P_{CO_2} plasmática é muito bem regulada, sugerindo que esse é um fator principal no controle da ventilação pulmonar, com os outros fatores realizando o controle fino da ventilação pulmonar para satisfazer as necessidades do exercício. Entretanto, o grande controle da P_{CO_2} está provavelmente relacionado com o efeito da acidez aumentada (reação do bicarbonato) causada pela P_{CO_2} plasmática aumentada e não pelo controle da própria P_{CO_2}.

Parecem existir 3 fases de controle da ventilação pulmonar para aumentar a ventilação alveolar durante o exercício submáximo.[8] No início do exercício, ou mesmo logo antes do início do exercício, a ventilação pulmonar aumenta por causa dos efeitos da atividade do córtex motor nos centros respiratórios. Isso, combinado com a retroalimentação dos proprioceptores nos músculos ativos no início do exercício, causa aumento abrupto na ventilação. Esse aumento abrupto no início do exercício é a fase 1 do controle ventilatório (Figura 7.12). Após um platô curto de cerca de 20 segundos, a ventilação pulmonar então aumenta quase exponencialmente para alcançar o nível estacionário (a intensidade de exercício em que a maior parte das demandas metabólicas são supridas pelo metabolismo aeróbio). Esse aumento rápido da ventilação pulmonar é a fase 2, e é provocada pelo efeito continuado da atividade do córtex motor, da retroalimentação do músculo ativo e da retroalimentação dos quimiorreceptores periféricos.[22] Na fase 3, a fase final do controle da ventilação pulmonar, ocorre o ajuste fino da ventilação pulmonar durante a fase estacionária por causa da retroalimentação dos quimiorreceptores centrais e periféricos de modo que a ventilação pulmonar seja adequada às demandas do exercício submáximo. A temperatura corporal aumentada também exerce um efeito pequeno na ventilação pulmonar, exceto durante a hipertermia extrema.

Com o fim do exercício, há queda rápida da ventilação pulmonar por causa da remoção da retroalimentação da atividade do córtex motor e dos proprioceptores no músculo ativo. Essa queda rápida é seguida por um retorno mais lento para a ventilação pulmonar de repouso, conforme acontece a recuperação do estresse metabólico do exercício (ver a seção "Consumo de oxigênio após o exercício" no Capítulo 3).

Exercício quase máximo e ventilação pulmonar

Conforme a intensidade do exercício aumenta do descanso até intensidades máximas ou submáximas, a ventilação pulmonar passa pelas 3 fases descritas anteriormente. Entretanto, durante o exercício pesado (entre cerca de 50 a 60% do pico de consumo de oxigênio), há uma elevação desproporcional (o indivíduo ventila mais ar para conseguir 1 litro de oxigênio) em relação ao aumento da intensidade do exercício. O principal fator normalmente utilizado é o aumento do lactato plasmático da concentração de H^+ (acidez aumentada ou pH diminuído) porque a intensidade do exercício está acima do limiar do lactato (ver Capítulo 3). A elevação na concentração de H^+ estimula os quimiorreceptores periféricos a aumentar a ventilação pulmonar. As membranas dos capilares dos vasos sanguíneos cerebrais são permeáveis ao H^+, mas não em grande medida (ver seção "Quimiorreceptores centrais", anteriormente), de modo que os quimiorreceptores centrais respondem mais devagar que os quimiorreceptores periféricos a mudanças na concentração de H^+. A acidez aumentada é um fator que contribui para o aumento desproporcional na ventilação pulmonar em maiores cargas de trabalho.[6] Entretanto, existem outros que contribuem para o aumento desproporcional da ventilação pulmonar em cargas de trabalho próximas ao máximo. Os níveis aumentados de norepinefrina (um hormônio associado à resposta de luta ou fuga e à mobilização das reservas energéticas) e os níveis de potássio aumentados no plasma provavelmente também contribuem para a ventilação pulmonar aumentada. Da mesma maneira, a temperatura corporal elevada também pode aumentar a ventilação pulmonar. Assim, embora esse aumento desproporcional em cargas de trabalho submáximas esteja associado ao aumento de acidez, outros fatores também afetam a ventilação pulmonar. A associação entre a acidez aumentada e o limiar de lactato levou ao uso desse aumento desproporcional da ventilação pulmonar como um método de estimar o limiar de lactato de modo não invasivo, que será explorado nas próximas seções.

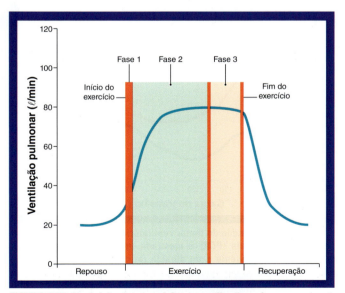

FIGURA 7.12 No início do exercício, a ventilação pulmonar aumenta para satisfazer as necessidades do corpo. Há 3 fases de mudanças da ventilação pulmonar desde o início de uma sessão de exercício até o seu fim.

Revisão rápida

- O débito cardíaco aumentado e a redistribuição do fluxo sanguíneo ajudam a aumentar o aporte de oxigênio e a remoção de dióxido de carbono do tecido ativo durante o exercício
- No repouso, a pressão parcial do dióxido de carbono no sangue é controlada rigorosamente; essa regulação provavelmente se deve às alterações nas concentrações de H^+ em oposição à pressão parcial de dióxido de carbono
- A ventilação tem 3 fases durante o trabalho submáximo: fase 1, de ventilação aumentada devido a informações dos centros cerebrais superiores; fase 2, de ventilação aumentada por causa do efeito contínuo da atividade do córtex motor e da retroalimentação dos músculos ativos e dos quimiorreceptores periféricos; e fase 3, do platô da ventilação predominantemente por causa das informações dos quimiorreceptores periféricos e centrais
- Acima de cerca de 50 a 60% do pico de consumo de oxigênio, há aumento desproporcional da ventilação por causa da acidez aumentada, bem como por outros fatores.

VENTILAÇÃO ESTÁ ASSOCIADA AO METABOLISMO

Lembre-se de que o consumo de oxigênio tem uma relação linear com a carga de trabalho ou a intensidade do exercício (ver Capítulo 6). Por causa do controle da ventilação pulmonar, como discutido anteriormente, pode-se supor que a ventilação pulmonar também tem uma relação linear com a carga de trabalho. Embora a ventilação pulmonar seja controlada em grande parte pela P_{CO_2}, P_{O_2} e pela concentração de H^+, todas relacionadas com o metabolismo, a relação entre sua regulação e a carga de trabalho ou o consumo de oxigênio não é completamente linear. Nas próximas seções, a relação entre a ventilação pulmonar, o consumo de oxigênio e a expiração de dióxido de carbono será explorada.

Equivalentes ventilatórios

O **equivalente ventilatório de oxigênio** é a razão entre a ventilação pulmonar ($\dot{V}_E$) e oxigênio ($\dot{V}_{O_2}$), ou $\dot{V}_E/\dot{V}_{O_2}$. Igualmente, o **equivalente ventilatório de dióxido de carbono** é a razão entre a ventilação pulmonar ($\dot{V}_E$) e o dióxido de carbono ($\dot{V}_{CO_2}$), ou $\dot{V}_E/\dot{V}_{CO_2}$. O equivalente respiratório indica o volume de ar ventilado ($\dot{V}_E$) necessário para obter 1 ℓ de oxigênio ou expirar 1 ℓ de dióxido de carbono. No repouso, $\dot{V}_E/\dot{V}_{O_2}$ em adultos saudáveis é de aproximadamente 26, significando que 26 litros de ar são ventilados para obter 1 litro de oxigênio.[6] Já no repouso, $\dot{V}_E/\dot{V}_{CO_2}$ em adultos saudáveis gira em torno de 33, significando que 33 litros de ar são ventilados para expirar 1 litro de dióxido de carbono.[5] Os equivalentes ventilatórios podem ser utilizados para estimar o limiar de lactato e indicar os fatores que ajudam a controlar a ventilação pulmonar.

Limiar ventilatório

O **limiar ventilatório (LV)** se refere à técnica de utilizar $\dot{V}_E/\dot{V}_{O_2}$ e $\dot{V}_E/\dot{V}_{CO_2}$ para estimar o limiar de lactato. Seja um indivíduo não treinado ou um atleta de *endurance* treinado, a resposta inicial ao aumento da carga de trabalho consiste em diminuição de $\dot{V}_E/\dot{V}_{O_2}$ e de $\dot{V}_E/\dot{V}_{CO_2}$ (Figura 7.13). Conforme a carga de trabalho aumenta, $\dot{V}_E/\dot{V}_{CO_2}$ também começa a aumentar. Esse aumento ocorre em uma carga de trabalho de cerca de 50 a 55% do pico de consumo de oxigênio ($\dot{V}_{O_2pico}$) em indivíduos não treinados e em intensidades maiores de exercício em atletas de *endurance* treinados. Lembre-se de que aproximadamente 50 a 60% da $\dot{V}_{O_2pico}$ (ver Capítulo 3) em indivíduos não treinados é a intensidade em que ocorre o limiar de lactato, enquanto em atletas de *endurance* treinados, o limiar de lactato ocorre em porcentagens maiores da $\dot{V}_{O_2pico}$. Depois da diminuição inicial de $\dot{V}_E/\dot{V}_{CO_2}$, ela permanece relativamente constante com o aumento da carga de trabalho, mas também acaba aumentando. Como esses diferentes padrões de alterações dos equivalentes respiratórios podem indicar o limiar de lactato?

Primeiramente, lembre-se de que a variável mais importante para o controle da ventilação é a P_{CO_2} plasmática. Isso é indicado pela $\dot{V}_E/\dot{V}_{CO_2}$ relativamente estável após sua diminuição inicial com o aumento da carga de trabalho. Isso significa que você está ventilando o mesmo volume de ar para expirar 1 litro de dióxido de carbono, mesmo que mais dióxido de carbono esteja sendo produzido pelo organismo conforme a carga de trabalho aumenta. Da mesma maneira, $\dot{V}_E/\dot{V}_{O_2}$, após a diminuição inicial com o aumento da carga de trabalho, permanece estável por apenas um pequeno aumento da carga de

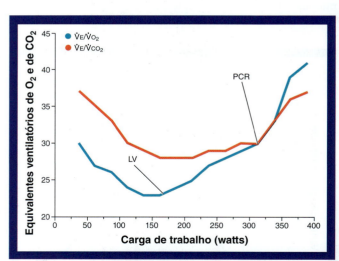

FIGURA 7.13 A detecção do limiar ventilatório (LV) e do ponto de compensação respiratória (PCR) é mostrada utilizando os equivalentes respiratórios de oxigênio e de dióxido de carbono. Ver texto para a explicação sobre os equivalentes respiratórios de oxigênio $\dot{V}_E/\dot{V}_{O_2}$ e de dióxido de carbono $\dot{V}_E/\dot{V}_{CO_2}$. Os dados são de um triatleta de 23 anos de idade com um $\dot{V}_{O_2pico}$ de 70,7 mℓ/kg/min, ventilação pulmonar máxima de 159,4 ℓ/min e frequência cardíaca máxima de 202 batimentos por minuto (bpm) no ciclismo. (Os dados são cortesia do laboratório de A. Lucia, Universidad Europea de Madrid, Madri, Espanha.)

trabalho, e então aumenta. A estabilidade de $\dot{V}_E/\dot{V}_{CO_2}$ durante um aumento relativamente grande da carga de trabalho e a instabilidade relativa de $\dot{V}_E/\dot{V}_{O_2}$ com o aumento da intensidade indicam que a P_{CO_2} plasmática é mais importante que a P_{O_2} plasmática para o controle da ventilação.

O LV é definido como a carga de trabalho em que há aumento de $\dot{V}_E/\dot{V}_{O_2}$ e não há mudanças em $\dot{V}_E/\dot{V}_{CO_2}$ (Figura 7.13). A definição de LV também pode incluir aumento da pressão parcial de oxigênio corrente final (no fim da expiração).[15] O aumento de $\dot{V}_E/\dot{V}_{O_2}$ sem alteração em $\dot{V}_E/\dot{V}_{CO_2}$ está relacionado com as mudanças metabólicas que acontecem durante ou após a carga de trabalho em que o limiar de lactato ocorre.

Uma vez ultrapassada a intensidade na qual o limiar de lactato ocorre, a acidez plasmática começa a aumentar por causa da maior dependência das fontes energéticas anaeróbias, que consegue promover uma produção significativa de ATP apenas por períodos curtos de tempo. O resultado é a alteração no balanço entre as demandas de ATP e a produção de ATP, aumentando a concentração plasmática e muscular de H^+ (ver Capítulo 2). Além disso, o ácido láctico produzido por causa da dependência da glicólise anaeróbia é tamponado pelo bicarbonato de sódio, resultando em produção de dióxido de carbono, que não é consequente ao metabolismo anaeróbio:

Ácido láctico + $NaHCO_3$ (bicarbonato de sódio) $\leftrightarrow$
Lactato de sódio + H_2CO_3 (ácido carbônico) $\leftrightarrow$ H_2O + CO_2 (9)

O dióxido de carbono produzido pelo tamponamento do ácido láctico e o H^+ gerado pela alteração no balanço entre as demandas de ATP e sua produção estimulam os quimiorreceptores periféricos, resultando em $\dot{V}_E$ aumentado. Entretanto, como a P_{CO_2} controla a ventilação pulmonar em grande medida, $\dot{V}_E$ permanece em uma razão constante com $\dot{V}_{CO_2}$; $\dot{V}_E/\dot{V}_{CO_2}$ é estável durante o aumento de carga. Da mesma maneira, como a P_{O_2} controla a ventilação pulmonar em menor grau, $\dot{V}_E$ não permanece como uma razão constante com $\dot{V}_{O_2}$ ou $\dot{V}_E/\dot{V}_{O_2}$ com o aumento da intensidade. Embora uma metanálise indique que o LV possa ser utilizado para estimar o limiar de lactato,[23] tentativas de associar fortemente as mudanças metabólicas no limiar de lactato ao LV não foram conclusivas. Porém, mudanças nos equivalentes respiratórios podem ser usadas para estimar o limiar de lactato.[23]

Ponto de compensação respiratória

Se forem realizados trabalhos de intensidade maior do que o ponto em que o LV ocorre, há mudança nos equivalentes respiratórios. O **ponto de compensação respiratória (PCR)** é definido como a intensidade de trabalho em que tanto $\dot{V}_E/\dot{V}_{O_2}$ quanto $\dot{V}_E/\dot{V}_{CO_2}$ mostram aumento.[15] A definição do PCR também pode incluir diminuição na pressão parcial de oxigênio corrente final. Essas mudanças indicam um desacoplamento do controle da ventilação pulmonar causado pela P_{CO_2} plasmática e podem ser provocadas pela acidez aumentada encontrada nessas grandes cargas de trabalho.

O LV e o PCR podem ser usados para criar 3 zonas de treinamento da intensidade de exercício baseadas na frequência cardíaca,[15] de modo semelhante ao uso do limiar de lactato e de frequência cardíaca para estimar a intensidade do exercício. Uma zona de treinamento de "intensidade leve" está abaixo do LV, que, para atletas de *endurance* treinados, seria abaixo de cerca de 70% do $\dot{V}_{O_2pico}$. Uma zona de treinamento de "intensidade moderada" está entre LV e o PCR, ou entre aproximadamente 70 e 90% do $\dot{V}_{O_2pico}$ para atletas de *endurance* treinados. Uma zona de treinamento de "alta intensidade" está acima do PCR (ver Boxe 7.7, "Uso dos parâmetros ventilatórios para melhorar o desempenho").

> **Revisão rápida**
>
> - A ventilação é controlada em parte pela pressão parcial do dióxido de carbono e pela pressão parcial de oxigênio e acidez, e todas estão relacionadas com o metabolismo. Como resultado, a ventilação não se relaciona perfeitamente com o consumo de oxigênio
> - Como o equivalente ventilatório de dióxido de carbono é um valor relativamente estável com o aumento progressivo da carga de trabalho, isso indica que a pressão parcial de dióxido de carbono é um fator importante para o controle da ventilação
> - Como o equivalente ventilatório de oxigênio é um número menos estável com o aumento da carga de trabalho do que o equivalente ventilatório de dióxido de carbono, isso indica que a pressão parcial de oxigênio exerce menos controle sobre a ventilação do que a pressão parcial de dióxido de carbono
> - Mudanças no equivalente ventilatório de dióxido de carbono e no equivalente ventilatório de oxigênio podem ser utilizadas para determinar o limiar ventilatório, uma estimativa indireta do limiar de lactato.

LIMITES VENTILATÓRIOS

Conforme a intensidade do exercício aumenta, também aumenta o $\dot{V}_E$ por causa de uma elevação tanto do volume corrente quanto da frequência respiratória. Com intensidades altas de exercício, o volume corrente tende a alcançar um platô de modo que a única maneira de aumentar adicionalmente o $\dot{V}_E$ é aumentando a frequência respiratória. Desse modo, o trabalho da ventilação é intensificado, o que, por sua vez, resulta em necessidade de oxigênio aumentada pelos músculos respiratórios. Para adultos saudáveis não treinados, o custo de oxigênio da ventilação é de 3 a 5% da captação total de oxigênio ($\dot{V}_{O_2}$) durante o exercício moderado e aumenta para 8 a 10% da captação total de oxigênio no $\dot{V}_{O_2pico}$. Assim como em outros músculos, conforme a intensidade de exercício aumenta, o sangue venoso que deixa os músculos respiratórios apresenta dessaturação de oxigênio aumentada, indicando aumento na dif a-vO_2.[12]

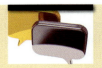

Boxe 7.7 Visão do especialista
Uso dos parâmetros ventilatórios para melhorar o desempenho

CONRAD EARNEST, PhD

Director Research, Nutrabolt International
Research Scientist, Texas A&M University
College Station, TX

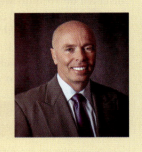

O consumo máximo de oxigênio ($\dot{V}O_{2máx.}$) é determinado durante os testes de exercício e é um preditor do sucesso na competição durante eventos que dependam muito da capacidade cardiovascular. Entretanto, algumas pessoas podem argumentar que o $\dot{V}O_{2máx.}$ serve apenas para identificar o nível em que o atleta pode ser capaz de se exercitar de maneira máxima. Por exemplo, tendo em vista o espaço relativamente pequeno para aumento do $\dot{V}O_{2máx.}$, é seguro afirmar que, se todas as variáveis forem iguais, um atleta com capacidade aeróbia máxima de 2,5 ℓ/min não é capaz de ganhar de um indivíduo com $\dot{V}O_{2máx.}$ de 5,0 ℓ/min.

Independentemente do nível da competição, vários índices submáximos associados aos testes de exercício podem ser utilizados para avaliar a melhora de um atleta e sua capacidade de desempenho. Eles incluem a avaliação das concentrações sanguíneas de ácido láctico e do limiar ventilatório (LV) e dos pontos de compensação respiratória (PCR). A vantagem dessas avaliações é que elas fornecem uma maneira secundária de adaptar as transições de produção e de depuração de lactato, oferecendo ao profissional informações mais concretas para prescrever o treinamento físico e avaliar as mudanças no desempenho associadas ao treinamento.[1] O limiar ventilatório e o PCR são discutidos em mais detalhes adiante.

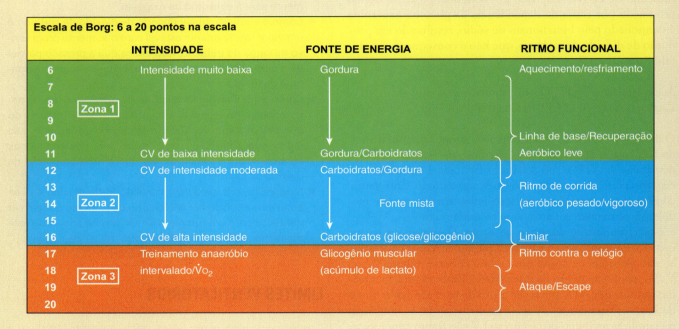

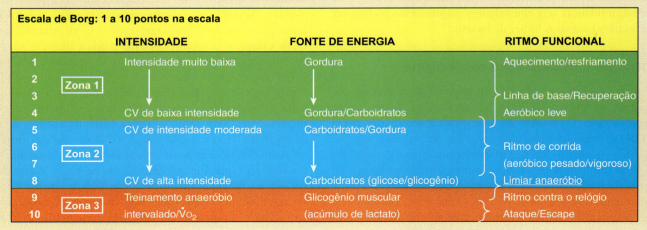

Limiar ventilatório

O limiar ventilatório corresponde bem ao conceito de limiar de lactato ou a um aumento na concentração sanguínea de ácido láctico maior do que 1 mmol/ℓ acima do repouso. Geralmente, isso gira em torno de 2 mM de lactato sanguíneo na maioria das pessoas. Meyer e colaboradores[1] denominaram esse fenômeno de limiar de lactato. O limiar ventilatório é obtido utilizando o "Método da inclinação V", em que o $\dot{V}O_2$ (ℓ/min) é plotado no eixo X de um gráfico e o $\dot{V}CO_2$ é plotado no eixo Y. O fenômeno subjacente ao LV é que, em algum ponto durante o aumento da carga de trabalho de um exercício, o aumento nas concentrações sanguíneas de lactato leva a aumento desproporcional de CO_2, relacionado com a captação de oxigênio devido ao tamponamento do acúmulo de próton associado à dissociação do lactato pelo bicarbonato. Quando isso ocorre, há uma deflexão na linha obtida pelo método gráfico anterior. Isso também pode ser obtido pelo exame do 1º aumento do equivalente respiratório de O_2 ($\dot{V}E/\dot{V}O_2$), sem um aumento concomitante no equivalente respiratório de CO_2 ($\dot{V}E/\dot{V}CO_2$).

Ponto de compensação respiratória

O ponto de compensação respiratória corresponde bem ao conceito de limiar anaeróbio, ou o início do acúmulo sanguíneo de ácido láctico. É esse ponto que está associado fortemente ao ritmo de corrida de 10 km e ciclismo de 40 km no ritmo contra o relógio. Ele também é útil para delinear os intervalos dos esforços de treinamento. O fenômeno subjacente é um acúmulo de ácido láctico igual ou maior a 4 mmol/ℓ, levando à incapacidade de tamponar o ácido láctico pelo uso do sistema de bicarbonato. Do ponto de vista respiratório, o PCR representa o início da hiperventilação induzida pelo exercício por causa do tamponamento inadequado do bicarbonato, causando assim aumento desproporcional da ventilação ($\dot{V}E$) em relação ao $\dot{V}CO_2$. Um sinônimo, porém capaz de confundir, para descrever esse termo é limiar ventilatório 2 (V_{T2}).

Eficiência. Earnest et al.[3] (2014) recentemente sugeriram que o cálculo da irregularidade da correlação do LV, PCR e $\dot{V}O_{2max}$ pode ser usado para avaliar a eficiência do exercício nas populações clínicas. Embora ainda não tenha sido avaliado em atletas, um atraso no tempo do início de LV e PCR é a explicação mais provável pela melhoria do exercício do que aumentos do $\dot{V}O_{2max}$.

Em suma

Os benefícios de utilizar o LV e o PCR como suporte ao treinamento são muitos. Quando coletados simultaneamente, podem ser utilizados para estabelecer zonas básicas de treinamento associadas à frequência cardíaca, ao ritmo de corrida, à produção de potência no ciclismo etc. Um resumo dessas zonas de treinamento é fornecido a seguir:

Zona 1: Início de um exercício com LV
  Intensidade: muito baixa a baixa
  Esforço percebido: 6 a 11 em 6 a 20 e 1 a 4 em 1 a 10 nas escalas de Borg
  Fonte de energia: gordura e gordura/carboidrato
  Ritmo funcional: aquecimento, resfriamento, basal e recuperação, atividade aeróbia leve

Zona 2: LV até PCR
  Intensidade: intensidade cardiovascular moderada até alta intensidade cardiovascular
  Esforço percebido: 12 a 16 em 6 a 20 e 5 a 8 em 1 a 10 nas escalas de Borg
  Fonte de energia: carboidrato/gordura por meio da glicólise
  Ritmo funcional: ritmo de corrida

Zona 3: PCR e acima
  Intensidade: alta intensidade cardiovascular
  Esforço percebido: 17 a 20 em 6 a 20 e 9 a 10 em 1 a 10 nas escalas de Borg
  Fonte de energia: glicogênio muscular
  Ritmo funcional: limiar anaeróbio, treinamento intervalado e ritmo de escape

Referências

1. Meyer T, Lucia A, Earnest CP, et al. A conceptual framework for performance diagnosis and training prescription from submaximal gas exchange parameters–theory and application. Int J Sports Med. 2005;26(Suppl 1):S38–S48.
2. Lucia A, Earnest C, Arribas C. The Tour de France: a physiological review. Scand J Med Sci Sports. 2003;13(5):275–283.
3. Earnest CP, Johannsen NM, Swift DL, et al. Aerobic and strength training in concomitant metabolic syndrome and type 2 diabetes. Med Sci Sports Exerc. 2014 Jul;46(7):1293–1301.

O diafragma é um músculo altamente oxidativo e, portanto, resistente à fadiga. Por causa dessa resistência do diafragma à fadiga durante exercícios de baixa a moderada intensidade em adultos saudáveis ao nível do mar, a fadiga do músculo respiratório não parece limitar o desempenho do exercício.[8] Entretanto, a fadiga do músculo respiratório acontece em alguns estados patológicos, como na doença pulmonar obstrutiva, e pode ocorrer em intensidades maiores de exercícios em pessoas saudáveis.

A força exercida pelo diafragma não diminui em indivíduos treinados ou não treinados durante o exercício exaustivo em intensidades menores do que 80% da $\dot{V}_{CO_2pico}$. Entretanto, durante o exercício em intensidades maiores do que 80 a 85% da $\dot{V}_{CO_2pico}$ levando à exaustão, a força exercida pelo diafragma diminuiu significativamente.[3,11] A fadiga do diafragma não significa necessariamente que a capacidade de ventilação pulmonar esteja comprometida, porque alguma fadiga não quer dizer que o diafragma não possa realizar a maior parte da função ventilatória. Além disso, se há fadiga do diafragma, uma proporção maior do trabalho muscular realizado pela ventilação pode ser assumida pelos músculos ventilatórios acessórios e a frequência respiratória também pode aumentar para compensar parcialmente a diminuição no volume corrente. Se ocorre a fadiga muscular respiratória, isso levanta a questão sobre se os músculos respiratórios sofrem adaptações ao treinamento.

Pesquisas mostraram que os músculos podem, de fato, sofrer adaptações ao treinamento físico. Por exemplo, a capacidade oxidativa do músculo respiratório aumenta por causa do treinamento de *endurance*.[18] O trabalho adicional da respiração requerido naqueles com doença pulmonar obstrutiva crônica

(DPOC), que aumenta a resistência das vias respiratórias, também estimula o aumento da capacidade oxidativa nos músculos respiratórios.[6] Entretanto, a concentração de enzimas glicolíticas nos músculos respiratórios muda pouco com o treinamento físico. A capacidade oxidativa aumentada do diafragma em atletas de *endurance* permite que o músculo não mostre sinais de fadiga até que os níveis alcançados de $\dot{V}_E$ sejam maiores do que os de indivíduos sedentários e saudáveis.[2] Embora o diafragma seja um músculo principalmente respiratório, ele também é recrutado em manobras não respiratórias,[7] como trabalho físico ou atividades de treinamento com pesos (Boxe 7.8). Em resposta ao recrutamento em manobras não respiratórias, o diafragma hipertrofia, como indicado pelo aumento da espessura e das capacidades de força do diafragma.[7] Assim, parece que os músculos respiratórios, como quaisquer outros músculos, podem sofrer adaptações ao treinamento físico. Uma aplicação única do treinamento do músculo respiratório e utilizada por nadadores é descrita no Boxe 7.9.

Revisão rápida

- Indivíduos saudáveis com cargas de trabalho submáximas não apresentam fadiga muscular respiratória; entretanto, em intensidades de exercício acima de 80% do $\dot{V}O_{2pico}$ o diafragma pode mostrar sinais de alguma fadiga
- Os músculos respiratórios, incluindo o diafragma, se adaptam ao treinamento.

Boxe 7.8 Você sabia?
Treinamento do diafragma com manobras não respiratórias

O diafragma sofre adaptações induzidas pelo treinamento por causa da necessidade de aumentar a ventilação pulmonar durante a atividade física, bem como por causa do trabalho de respirar aumentado durante patologias como a doença pulmonar obstrutiva crônica (DPOC). Entretanto, o diafragma também sofre adaptações induzidas pelo treinamento devido a manobras não respiratórias, como trabalho físico e exercícios de treinamento com pesos. Durante exercícios de treinamento com pesos, como abdominais, rosca bíceps, supino e levantamento terra, o diafragma e a musculatura abdominal são recrutados para ajudar a estabilizar a área lombar vertebral. A contração da musculatura abdominal durante o treinamento físico com pesos resulta em aumento da pressão intra-abdominal, que diminui as forças compressoras na coluna vertebral e ajuda a estabilizá-la. O aumento da pressão intra-abdominal também empurra o diafragma na direção da cavidade torácica, resultando em aumento da pressão intratorácica. Se a glote se abre devido ao aumento da pressão intratorácica, o ar sairá dos pulmões. Entretanto, se a glote está fechada, é realizada a manobra de Valsalva e a pressão arterial aumenta, elevando substancialmente a força que o ventrículo esquerdo deve desenvolver para ejetar sangue para a circulação sistêmica. É por isto que treinadores de peso são orientados a não realizar a manobra de Valsalva ou, pelo menos, minimizar seus efeitos. Para diminuir a pressão intratorácica enquanto se realiza a manobra de Valsalva, o diafragma pode ser recrutado. Quando ativo, o diafragma se achata, resultando em aumento da pressão intra-abdominal e em diminuição da pressão intratorácica. Se o diafragma é recrutado enquanto se realiza a manobra de Valsalva, isso diminui a pressão intratorácica, minimizando o efeito da manobra de Valsalva na pressão arterial. Realizar exercícios de treinamento com pesos por 16 semanas aumenta significativamente tanto a espessura do diafragma, indicando hipertrofia, quanto a pressão inspiratória máxima na boca, indicando aumento das capacidades de força do diafragma.[1] Assim, o diafragma não se adapta somente por causa do seu recrutamento durante a inspiração, mas também por causa do recrutamento durante exercícios de treinamento com pesos.

Referência
1. DePalo VA, Parker AL, Al-Bilbesi F, et al. Respiratory muscle strength training with nonrespiratory maneuvers. *J Appl Physiol*. 2004;96:731–734.

Boxe 7.9 Aplicação da pesquisa
Treinamento dos músculos respiratórios em nadadores

É controverso se o treinamento dos músculos respiratórios pode aumentar a capacidade vital ou o volume pulmonar total. Porém, se for possível aumentar essas capacidades pulmonares, isso seria vantajoso para os nadadores. Uma elevação na capacidade vital ou no volume pulmonar total aumentaria a flutuabilidade do nadador. A resistência passiva durante o nado (resistência ao movimento) é menor quando o volume pulmonar aumenta. Isso explica, em parte, por que um grande volume pulmonar total é benéfico para nadadores de competição. Assim, se o treinamento dos músculos respiratórios resultar em aumento da capacidade pulmonar total, isso seria vantajoso para o nadador que compete.

A respiração glossofaríngea (RGF) é o uso dos músculos glossofaríngeos para ajudar a acomodação pulmonar pela *pistonagem* ou deglutição de pequenos volumes de ar (200 mℓ) para os pulmões. Esse tipo de treinamento de ventilação é utilizado por pacientes com distúrbios neuromusculares que afetam os músculos respiratórios, podendo normalizar os volumes correntes nesses pacientes.

O treinamento de RGF por 6 semanas aumentou a capacidade vital de mulheres sedentárias saudáveis em 3%.[1] O treinamento de RGF realizado por 5 semanas aumentou significativamente a capacidade vital em mulheres nadadoras em 2%, mas não teve efeito na capacidade vital de homens nadadores, embora a capacidade vital tenha aumentado levemente.[2] O aumento da capacidade vital resultou em aumento de flutuabilidade de 0,17 e 0,37 kg em nadadores homens e mulheres, respectivamente. Os autores especularam que o treinamento de RGF resultando em aumento da capacidade vital de nadadores teria um efeito positivo na velocidade máxima dos atletas através da água com os pulmões cheios ou parcialmente cheios.

Referências

1. Nygren-Bonnier M, Lindholm P, Markstrom A, et al. Effects of glossopharyngeal pistoning for lung insufflation on the vital capacity in healthy women. *Am J Phys Med Rehabil*. 2007a;86:290–294.
2. Nygren-Bonnier M, Gullstrand L, Klefbeck B, et al. Effects of glossopharyngeal pistoning for lung insufflation in elite swimmers. *Med Sci Sports Exerc*. 2007b;39:836–841.

ESTUDO DE CASO

Cenário clínico

Você é o *coach* de um time de *cross-country* masculino de 1ª divisão em uma universidade localizada ao nível do mar. Você está viajando para uma competição em uma universidade com um percurso a 2.300 m de altitude.

Questão

Como você espera que o desempenho seja afetado?

Opções

Eventos de *endurance*, que duram mais de 2 minutos, são altamente dependentes do fornecimento de oxigênio para o tecido. Em altitudes acima do nível do mar, a pressão atmosférica parcial de O_2 é baixa. Isso impacta diretamente a saturação de O_2 da hemoglobina e o transporte de oxigênio. Conforme a P_{O_2} diminui, há diminuição do O_2 ligado à hemoglobina. Assim, a capacidade de transporte de oxigênio para os músculos em exercício é reduzida e o consumo máximo de oxigênio é reduzido. Mesmo com a aclimatação, os desempenhos de *endurance* serão prejudicados. Quando exposto a baixa P_{O_2} na altitude, a resposta do corpo é produzir hemácias adicionais para compensar a dessaturação da hemoglobina. Assim, fornecer tempo suficiente para os atletas se aclimatarem à altitude pode ajudar o desempenho. Entretanto, na altitude, as intensidades do treinamento serão prejudicadas; dessa maneira, você pode querer que seus atletas sigam o modelo de "viva alto e treine baixo". Isso significa que os atletas deveriam viver e dormir em altitude para permitir a produção aumentada de hemácias, mas retornariam ao nível do mar para treinar, a fim de possibilitar a manutenção das intensidades de treinamento. Além disso, máscaras de hipoxia são utilizadas para aumentar as funções metabólica e respiratória com o treinamento ao nível do mar. Entretanto, esses tipos de treinamento não estão ao seu dispor. Assim, você decide falar para seus atletas que essa será uma tarefa difícil e que eles devem apenas fazer seu melhor.

Cenário clínico

Você é um *coach* de ciclismo de estrada e viu propagandas de dispositivos que supostamente servem para treinar os músculos da inspiração. Muitos dos seus atletas perguntaram se esses dispositivos funcionam ou se eles poderiam melhorar o desempenho de ciclismo.

Opções

Você faz uma busca na literatura e acha muitos artigos relacionados com o desempenho de *endurance* e o uso do treinamento dos músculos inspiratórios. Esses dispositivos fazem com que fique mais difícil inspirar, resultando na necessidade de os músculos inspiratórios desenvolverem mais força para realizar sua função. Durante um período de tempo, isso possivelmente resulta em força e *endurance* aumentados nesses músculos e, assim, menos fadiga em um evento de *endurance*. Isso resulta potencialmente em maior ventilação pulmonar e, por consequência, fornecimento de oxigênio para os tecidos. Muitos estudos mostram desempenho melhorado após o treinamento dos músculos inspiratórios em atletas treinados. A potência média durante seis minutos de remo aumenta em 2,7%,[1] enquanto o desempenho contra o relógio de 20, 25 e 40 km é melhorado em 2,7 a 4,6%.[2,3] No entanto, outros estudam mostram nenhuma melhoria significativa no desempenho. Parece que o treinamento dos músculos inspiratórios aumenta a força e o *endurance* dos músculos respiratórios. Por exemplo, o treinamento aumenta a pressão muscular inspiratória em cerca de 26% em remadores.[1] Também parece que o treinamento dos músculos inspiratórios resulta em desempenho aumentado com apenas 4 a 6 semanas de treinamento. Com a sua pesquisa e a aparente ausência de efeitos colaterais, você decide aconselhar seus atletas a tentarem o treinamento muscular inspiratório por um período curto de tempo.

Referências

1. Griffiths LA, McConnell AK. The influence of inspiratory and expiratory muscle training upon rowing performance. *Eur J Appl Physiol*. 2007;99:457–466.
2. Johnson MA, Sharpe GR, Brown PI. Inspiratory muscle training improves cycling time-trial performance and anaerobic work capacity but not critical power. *Eur J Appl Physiol*. 2007;101:761–770.
3. Rommer LM, McConnell AK, Jones DA. Effects of inspiratory muscle training on time-trial performance in trained cyclists. *J Sports Sci*. 2002;20:547–562.

Capítulo 8

Sistema Endócrino

Após a leitura deste capítulo, você deve ser capaz de:

- Definir e descrever a função de um hormônio
- Explicar a organização do sistema endócrino
- Explicar a síntese, a estrutura, a liberação, o transporte e a degradação hormonal
- Descrever o uso e os efeitos colaterais das substâncias anabolizantes utilizadas por atletas
- Explicar as diferenças entre as várias alças de retroalimentação hormonal
- Descrever as ações endócrinas, autócrinas e parácrinas e sua importância para as respostas hormonais ao exercício
- Explicar os ciclos circadianos e as mudanças sazonais nos hormônios e como eles se relacionam com o treinamento e o desempenho
- Descrever e distinguir as interações de peptídios e esteroides com os receptores
- Descrever as interações do hipotálamo com a hipófise
- Discutir os tipos de hormônio do crescimento e suas respostas ao exercício
- Descrever os papéis, a regulação, as respostas, as interações e as adaptações relacionados ao exercício dos hormônios apresentados neste capítulo
- Explicar o impacto da competição nas respostas endócrinas

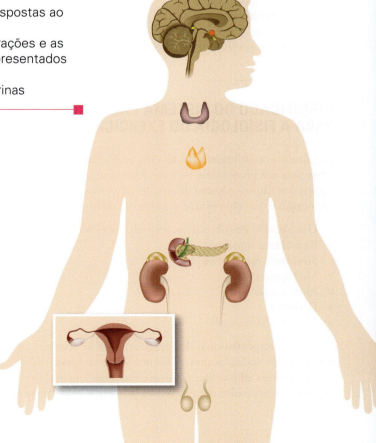

O sistema endócrino e o sistema nervoso são os dois principais sistemas de comunicação do corpo, enviando sinais ou mensagens para influenciar respostas e adaptações fisiológicas. O sistema endócrino envia um sinal na forma de um **hormônio**, que é uma substância química liberada no sangue por uma glândula. Uma **glândula** é um grupo organizado de células que funciona como um órgão secretando substâncias químicas. Cada hormônio que é liberado por uma glândula é direcionado especificamente a um receptor em um tipo específico de célula ou grupo de tipos de células. Assim, o termo *receptor-alvo* está relacionado com um conjunto específico de destinos celulares do hormônio para o sinal enviado pela glândula. Um hormônio pode afetar muitas células diferentes, porém apenas aquelas que têm seu receptor. O sistema endócrino modula uma ampla gama de atividades corporais desde a função celular até o metabolismo; os processos sexuais e repro-

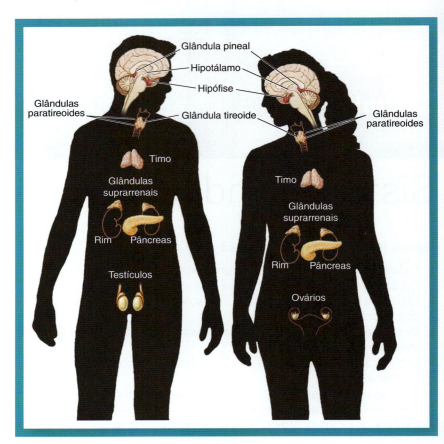

FIGURA 8.1 Principais glândulas endócrinas do corpo. (De Cohen BJ, Taylor JJ. *Memmler's The Human Body in Health and Disease*. 10th ed. Baltimore, MD: Lippincott Williams & Wilkins, 2005.)

dutores; o crescimento tecidual; a regulação dos fluidos; a síntese e a degradação proteica e os estados de humor.

A Figura 8.1 mostra algumas das principais glândulas endócrinas e outros órgãos que liberam hormônios, que também podem ser considerados como glândulas endócrinas.

SIGNIFICADO DO SISTEMA ENDÓCRINO PARA A FISIOLOGIA DO EXERCÍCIO

Por que o entendimento do sistema endócrino é tão importante para um profissional do exercício? A seguir, uma lista de alguns dos muitos tópicos diferentes que envolvem o sistema endócrino e que são regulados pelos hormônios:

- Uso abusivo de substâncias anabolizantes no esporte
- Resistência insulínica
- Síndrome metabólica
- Menopausa
- Andropausa
- Diabetes
- Hipertrofia muscular.

Como um profissional do exercício, você se deparará com esses tópicos todos os dias. A leitura sobre os aspectos básicos do sistema endócrino, como ele funciona e quais hormônios estão envolvidos em diferentes processos ajudará você a compreender como o corpo funciona.[70] As respostas agudas ao exercício ajudam o corpo a funcionar durante a atividade e a regular o metabolismo. A recuperação do estresse do exercício e o reparo tecidual subsequente também estão ligados às respostas hormonais. Por fim, hormônios e seus receptores mediam adaptações ao treinamento de exercícios. As diferenças entre os homens e as mulheres também podem ser observadas (Boxe 8.1) As adaptações são as mudanças crônicas das respostas fisiológicas (p. ex., tamanho do coração, pressão arterial); da anatomia estrutural ou da morfologia (p. ex., tamanho da fibra muscular, densidade óssea) que são ocasionadas por exposição contínua às sessões de treinamento. Assim, a grande variedade de informações neste capítulo representa o quão vital é o sistema endócrino e o quão os hormônios estão profundamente envolvidos em tantos sistemas fisiológicos diferentes, reações bioquímicas, sinalização da célula-alvo e importância geral para o funcionamento normal e para adaptações ao exercício.

Revisão rápida

- O sistema endócrino transmite mensagens que influenciam as respostas e as adaptações fisiológicas do corpo
- As concentrações hormonais mudam drasticamente com o exercício para modular as funções fisiológicas.

Boxe 8.1 Perguntas frequentes dos estudantes
Os hormônios influenciam a quantidade de massa muscular que pode ser ganha ao se compararem homens e mulheres que realizam um programa de musculação?

Os hormônios são moléculas de sinalização importantes para tecidos-alvo, incluindo a musculatura esquelética, que podem sinalizar aumentos na síntese de proteína, podendo influenciar a hipertrofia muscular que pode ser alcançada. No entanto, é o número de fibras musculares que dita a massa muscular absoluta que pode ser ganha com um programa de musculação. O crescimento das fibras musculares do indivíduo estimulado por um programa progressivo de treinamento de resistência de alta intensidade depende do número de fibras afetadas a fim de aumentar o tamanho de um músculo. Então, independentemente de ser um homem ou uma mulher, quanto mais fibras musculares o indivíduo tiver, maior será a possibilidade de que aumente. Mesmo ao se considerar apenas um sexo, o número de fibras é que ditará o potencial para hipertrofia. Em populações comparáveis, os homens normalmente apresentam maior número de fibras musculares do que as mulheres, principalmente nos membros superiores. A sinalização anabólica será parte da variedade de influências no estímulo do crescimento muscular, incluindo fatores, como os efeitos da tensão de recrutamento da unidade motora, influências nutricionais e hormônios anabólicos. Nos homens, a testosterona (como visto) desempenha o papel principal e, quando as concentrações são muito baixas, a sinalização anabólica é comprometida. A sinalização anabólica de hormônios, como IGF-I, e determinados hormônios de crescimento desempenham o papel principal nas mulheres. Observamos que mulheres, com características corporais mais mesomórficas e refletindo maior massa muscular, apresentam, muitas vezes, maiores concentrações de androgênios suprarrenais, que parecem permitir ganhos significativos de massa muscular com treinamento de resistência de alta intensidade, principalmente nos membros superiores. Assim, os hormônios anabólicos podem desempenhar um papel nas diferenças entre homens e mulheres no ganho de massa muscular, mas o número e o tipo de fibra, juntamente com a eficácia do programa de musculação, podem ser muito importantes nos ganhos musculares.

A endocrinologia é a ciência da comunicação inter e intracelular definida por Bayliss e Starling há mais de 100 anos.[3,27] As demandas do exercício são muito específicas. Os desafios do estresse físico associado ao exercício podem resultar em aumentos metabólicos de 10 vezes ou mais, e requerer produção de força muscular que pode alcançar os limites máximos. Os desafios da competição também contemplam um espectro amplo de demandas físicas, desde eventos de *endurance*, como uma maratona, que pode ser percorrida em 2:04:00; até o levantamento de peso, no qual alguns indivíduos conseguem levantar até 454 kg. Hormônios medeiam parcialmente tanto o desempenho quanto a recuperação em todos os tipos de exercício.

ORGANIZAÇÃO DO SISTEMA NEUROENDÓCRINO

Em essência, o sistema neuroendócrino é uma rede de glândulas e de substâncias liberadas por essas glândulas a fim de controlar a função fisiológica no nível celular.

Hormônios

A Tabela 8.1 lista os principais hormônios secretados por várias glândulas, órgãos, tecidos e células do corpo. Os hormônios mais bem caracterizados são aqueles secretados pelas glândulas endócrinas. Ainda assim, essa função básica pode ser aplicada a outros órgãos, tecidos e células no corpo. Isso levou a expressões como **neuroendócrino**, neuroendócrino-imune, entre outras, indicando uma interação dos sistemas fisiológicos na produção e liberação de substâncias hormonais.

Concentrações sanguíneas

Os hormônios são liberados no sangue pelas glândulas endócrinas. O sangue age como o principal sistema de transporte para os hormônios até suas células-alvo. Os hormônios podem ser encontrados em vários componentes do sangue, que é formado pelo **plasma** (*i. e.*, sangue não coagulado *versus* o **soro**, em que foi formado um coágulo), pelos glóbulos brancos mistos (leucócitos), pelas plaquetas (também chamadas de trombócitos) e pelas hemácias (*i. e.*, eritrócitos), como mostrado na Figura 8.2. Obviamente, além dos hormônios, muitas outras substâncias são transportadas pelo sangue, que é parte do sistema cardiovascular, como gases (p. ex., oxigênio) e gorduras (p. ex., colesterol).

Estrutura e síntese hormonal

Há 3 tipos de hormônios: esteroides, peptídios e aminoácidos modificados, também chamados de aminas. Cada um tem uma estrutura química específica que determina como ele interage com os receptores da célula-alvo. As estruturas dessas três classes principais de hormônios podem ser vistas na Figura 8.3.

Os hormônios esteroides são todos derivados do colesterol e têm o mesmo anel e o sistema de numeração atômica do colesterol. É importante compreender que nem todos os esteroides sintéticos têm a mesma função. Um esteroide pode ser um tratamento médico para asma; outro, um fármaco para fisiculturismo ou um esteroide **anabólico** que estimula a construção do músculo ou hipertrofia. Além disso, os sinais anabólicos realizados pelos hormônios são importantes para uma série de adaptações induzidas pelo treinamento físico. Assim, o termo "esteroide" representa uma classe abrangente

Tabela 8.1 Principais hormônios secretados por várias glândulas endócrinas no corpo e suas ações básicas.

Órgão endócrino	Hormônio	Principais ações
Testículos	Testosterona	Estimula o desenvolvimento e a manutenção das características sexuais masculinas, o crescimento e o anabolismo proteico
Ovários	Estrogênio	Desenvolve as características sexuais secundárias femininas; maturação das epífises dos ossos longos
	Progesterona	Desenvolve as características sexuais femininas; mantém a gravidez; desenvolve as glândulas mamárias
Adeno-hipófise	Hormônio do crescimento (GH)	Estimula a síntese de IGF-I e IGF-II; estimula a síntese de proteínas, o crescimento e o metabolismo intermediário
	Hormônio adrenocorticotrófico (ACTH)	Estimula a liberação de glicocorticoides pelo córtex da glândula suprarrenal
	Hormônio tireoestimulante (TSH)	Estimula a síntese e a secreção de hormônio tireoidiano
	Hormônio foliculoestimulante (FSH)	Estimula o crescimento de folículos no ovário e dos túbulos seminíferos nos testículos e a produção de esperma
	Hormônio luteinizante (LH)	Estimula a ovulação e a produção e a secreção de hormônios sexuais nos ovários e nos testículos
	Prolactina (Prl)	Estimula a produção de leite nas glândulas mamárias
Neuro-hipófise	Hormônio antidiurético (ADH)	Aumenta a reabsorção de água pelos rins e estimula a contração da musculatura lisa
	Ocitocina	Estimula a contração uterina e a liberação de leite pelas glândulas mamárias
Córtex da glândula suprarrenal	Glicocorticoides	Inibem ou retardam a incorporação de aminoácidos em proteínas (cortisol); estimulam a conversão de proteínas em carboidratos (gliconeogênese); mantém o nível de açúcar sanguíneo normal; conservam glicose; promovem o metabolismo da gordura
	Mineralocorticoides (p. ex., aldosterona, desoxicorticosterona etc.)	Aumentam ou diminuem o metabolismo de sódio e de potássio; aumentam a água corporal
Medula da glândula suprarrenal	Epinefrina	Aumenta o débito cardíaco; aumenta o açúcar corporal, a quebra de glicogênio e a mobilização de gordura
	Norepinefrina (parcialmente)	Similar à epinefrina e constrição de vasos sanguíneos
	Pró-encefalinas (p. ex., peptídio F, E)	Analgesia, aumenta a função imune
Glândula tireoide	Tiroxina	Estimula o metabolismo oxidativo na mitocôndria e o crescimento celular
	Calcitonina	Reduz os níveis sanguíneos de cálcio; inibe a função dos osteoclastos
Coração (cardiomiócitos)	Hormônio natriurético atrial	Facilita a excreção de sódio e água; regula a pressão arterial e a homeostasia do volume e se opõe às ações do sistema renina-angiotensina
Pâncreas	Insulina	Estimula a absorção de glicose e seu armazenamento como glicogênio
	Glucagon	Aumenta os níveis sanguíneos de glicose
Glândulas paratireoides	Hormônio paratireoidiano	Aumenta o cálcio sanguíneo; diminui o fosfato sanguíneo
Pele	Vitamina D	Produz vitamina D a partir do 7-deidrocolesterol e da luz do sol
Tecido adiposo	Leptina	Regula o apetite e o gasto de energia

de muitos tipos de hormônios e substâncias sintéticas com funções diferentes, mas com estruturas de anéis químicos similares. Os hormônios esteroides exercem suas funções pelas interações diretas com os elementos regulatórios do DNA. A interação com o DNA leva ao processo de transcrição dos genes ativados, sinalizando para a célula sintetizar proteínas. Por exemplo, a testosterona sinaliza um estímulo anabólico para promover a síntese de proteínas, enquanto o cortisol sinaliza um processo **catabólico** para degradação ou quebra de proteínas.

Os hormônios peptídicos são compostos de nove aminoácidos. Eles são produzidos em muitas das glândulas endócrinas (p. ex., a adeno-hipófise secreta hormônios de crescimento) e podem ter estruturas muito complexas e conter centenas de aminoácidos (p. ex., o hormônio do crescimento de 22 kDa contém uma sequência de 191 aminoácidos).

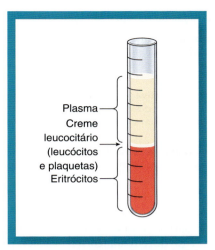

FIGURA 8.2 Componentes sanguíneos: plasma, leucócitos, plaquetas e eritrócitos. Esse é o principal meio de transporte no corpo humano.

ambas as moléculas de hidrogênio podem ser substituídas e o composto ainda manterá sua identidade como uma amina. As aminas mais estudadas na fisiologia do exercício são as catecolaminas, que são derivadas do aminoácido tirosina e contêm grupos catecol e amina. A epinefrina (também conhecida como epinefrina) é a mais conhecida das catecolaminas e está envolvida com a resposta "luta ou fuga".

Liberação hormonal

A liberação dos hormônios ocorre a partir de sítios celulares específicos em diferentes órgãos e glândulas que produzem hormônios. Em geral, eles são sintetizados por uma série de reações químicas, armazenados e então liberados do local de armazenamento pelos sinais mecânicos, neurais ou hormonais. Os sinais estimulatórios permitem uma regulação bastante específica e o controle de quanto hormônio é liberado. Como apontado anteriormente, uma das **funções endócrinas** é aquela em que o hormônio é secretado diretamente no sangue. Uma **função parácrina** é aquela na qual o hormônio é liberado em uma área para interagir com outras células-alvo vizinhas sem o transporte pelo sangue. Por fim, a **função autócrina** envolve a liberação de hormônio por uma célula (p. ex., a célula muscular) e a estimulação subsequente da mesma célula por esse hormônio. Assim, nem todos os hormônios são liberados de maneira endócrina.

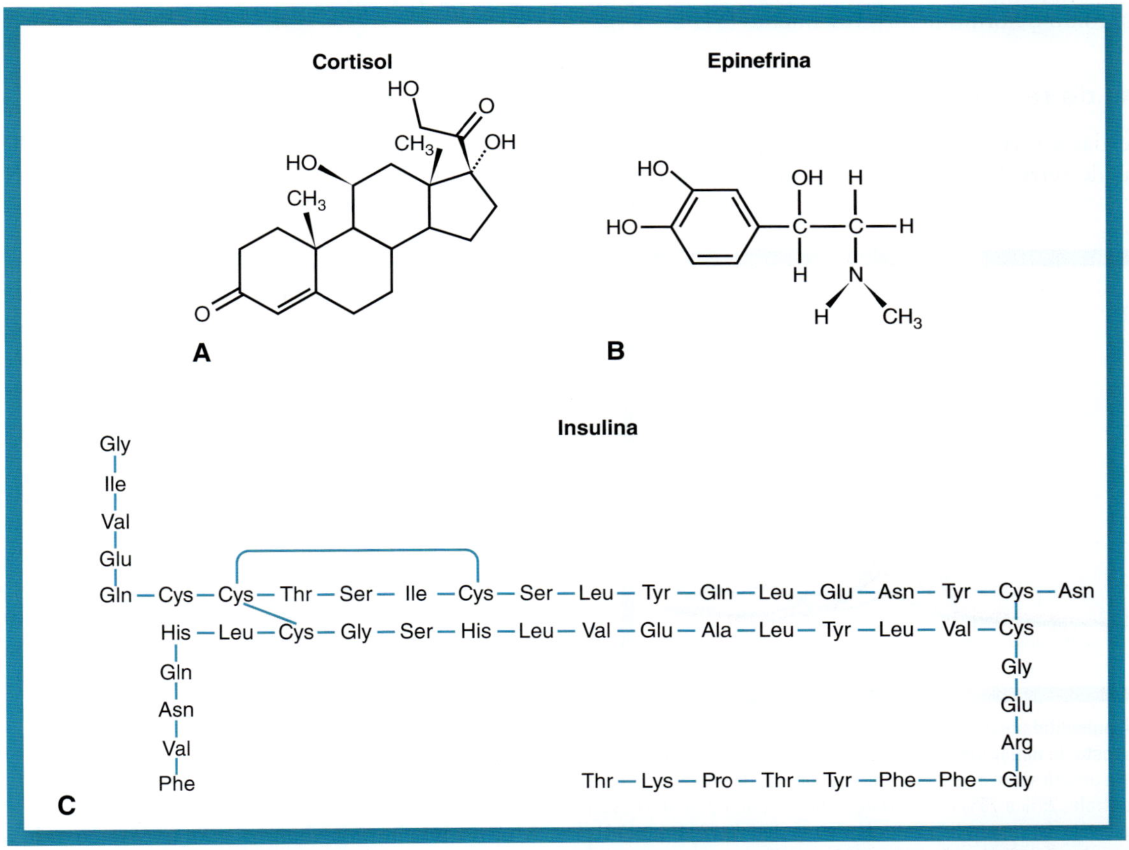

Os hormônios peptídicos exercem seus sinais indiretamente via sistemas secundários de sinalização intracelular.

Os compostos de amina formam o 3º tipo de hormônios. Tais compostos orgânicos contêm nitrogênio e a forma geral de uma amina, que tem um grupo alquila. Tanto uma quanto

FIGURA 8.3 Estruturas dos 3 principais tipos de hormônios. A. O cortisol é um representante de hormônio "esteroide", com sua base de colesterol característica formada pela estrutura de 4 anéis. **B.** A epinefrina é um representante de hormônio do tipo "amina". **C.** A insulina é um representante de hormônio peptídico formado por uma sequência de aminoácidos.

Transporte, degradação e meia-vida hormonal

Cada hormônio tem uma **meia-vida** específica, ou a quantidade de tempo necessária para que a concentração do hormônio no sangue reduza à metade de seu valor de pico, o que determina sua potência para produzir um sinal na célula-alvo desejada. Muitos hormônios se unem a proteínas de ligação ou a outras moléculas ou células no sangue a fim de aumentar suas meias-vidas. Após certo tempo, o hormônio é clivado e degradado, terminando seu sinal no sangue. Uma vez que o hormônio tenha interagido com um receptor, ele é degradado, e sua estrutura e função são perdidas; isso faz com que o receptor fique disponível para a ligação de outra molécula de hormônio e limita a duração da estimulação de um hormônio.

Pulsatilidade

Alguns hormônios (p. ex., insulina, hormônio do crescimento, hormônio luteinizante) são liberados *in bolus* ou em pulsos de uma grande quantidade de hormônio. Chamada de *pulsatilidade*, acredita-se que essa liberação estimule uma sinalização hormonal mais efetiva. Isso amplificaria os efeitos do hormônio nas células-alvo, fazendo com que a resposta ou a adaptação seja maior durante dada janela de tempo. A pulsatilidade dos hormônios é influenciada potencialmente por muitos fatores diferentes, incluindo intensidade do exercício, medicamentos, ingestões nutricionais e ambiente.[68] A intensidade do exercício pode impactar o aumento pulsátil de alguns hormônios, como o hormônio do crescimento (Figura 8.4).

Sistemas de retroalimentação

O controle das secreções hormonais é afetado por diferentes sistemas de retroalimentação que controlam, em parte, a quantidade de hormônio liberado por uma glândula. Há uma quantidade de alças de retroalimentação clássicas para demonstrar o conceito de alças de retroalimentação hormonal (ver Tabela 8.2).

As alças de retroalimentação e os sinais anabólicos são importantes para as adaptações ao treinamento físico (Boxe 8.2).

Tabela 8.2 Alças de retroalimentação endócrina clássicas.

Retroalimentação negativa — o hormônio que é formado estimula a glândula ou a estrutura que secreta a substância a reduzir a quantidade de secreção ou a função fisiológica estimulada pelo hormônio.
Retroalimentação positiva — o hormônio que é formado estimula a glândula ou a estrutura que secreta a substância a aumentar a quantidade de secreção ou a função fisiológica estimulada pelo hormônio.
Influências múltiplas de retroalimentação — os sinais não são baseados em apenas um hormônio, mas em vários sistemas hormonais.

Ações autócrinas e parácrinas

Como discutido anteriormente, nem todas as secreções hormonais agem pela função endócrina típica, com o hormônio sendo liberado diretamente no sangue para ser transportado para as células-alvo. Outras duas funções importantes permitem que os hormônios sinalizem para as células-alvo sem o transporte pelo sangue até o tecido-alvo: as sinalizações autócrina e parácrina. Isso inclui a sinalização parácrina na qual um hormônio é liberado de uma célula e interage com outra. Por exemplo, os adipócitos exibem uma função parácrina específica por meio da liberação de leptina para alterar o metabolismo das células adiposas vizinhas. Quando o armazenamento de gordura dos adipócitos for alto, mais leptina será liberada no sangue e, quando o armazenamento de gordura for baixo, menos leptina será liberada no sangue. A leptina circula até o encéfalo (hipotálamo), onde se liga aos receptores envolvidos na absorção e no consumo de energia. Então, há a sinalização autócrina, que é um dos mecanismos de secreção mais interessantes na fisiologia do exercício. Por exemplo, quando fibras musculares são ativadas como parte de uma unidade motora, o estímulo mecânico de produção de força faz com que o músculo libere o IGF-I e uma variante de *splicing* genético do IGF-I chamada de **fator de crescimento mecânico (MGF)**. Quando liberado pela fibra muscular, esses hormônios então se ligam aos receptores de IGF-I naquela mesma fibra muscular e passam a sinalizar para a síntese proteica.

Ciclos circadianos

Muitos hormônios demonstram ciclos circadianos, ou flutuação regular, em seus padrões de liberação. Como consequência, as respostas fisiológicas ao exercício realizado em diferentes momentos do dia mostram variabilidade semelhante de horário do dia. Determinados hormônios apresentam

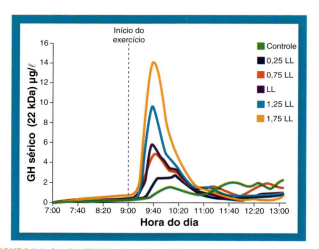

FIGURA 8.4 **A pulsatilidade de um hormônio em resposta ao exercício pode criar uma resposta de maior magnitude.** As concentrações séricas médias de GH durante a amostragem de sangue em intervalos de 10 minutos durante 6 horas de controle; 25% e 75% da diferença entre a captação de O_2 ($\dot{V}O_2$) alcançada no limiar do lactato (LL) e no $\dot{V}O_2$ de repouso (0,25 LL e 0,75 LL, respectivamente); e condições de 25% e 75% da diferença entre $\dot{V}O_2$ no LL e no pico do $\dot{V}O_2$ (1,25 LL e 1,75 LL, respectivamente). Os valores são média ± EP; *n* = 10 indivíduos. (Modificada de Pritzlaff CJ, Wideman L, Weltman JY, et al. Impact of acute exercise intensity on pulsatile growth hormone release in men. *J Appl Physiol.* 1999;87(2):498–504.)

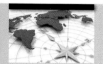

Boxe 8.2 Mais a explorar
Testosterona

A testosterona é um dos hormônios mais potentes do corpo humano. Sabe-se que a testosterona é o principal hormônio anabólico nos homens, mas também é importante nas mulheres. Em homens, quase toda a testosterona é sintetizada nas células de Leydig dos testículos e liberada no sangue. No sangue, a maior parte dela liga-se às proteínas de ligação, principalmente a globulina ligadora de hormônios sexuais (SHBG, do inglês *sex hormone binding globulin*). A forma livre interage com receptores androgênicos nas células-alvo, como o músculo esquelético e vários neurônios. A testosterona é necessária na espermatogênese nos homens. Nas mulheres, quantidades significativamente menores (10 a 40 vezes menos) de testosterona são produzidas nos ovários e córtex da suprarrenal, embora as mulheres pareçam ser mais sensíveis às pequenas quantidades produzidas.

Com o exercício, a concentração de testosterona no sangue pode aumentar, mas é a ligação ao receptor que determina a capacidade do hormônio de enviar um sinal para a máquina de DNA nos núcleos das células. Tem havido controvérsias no que se refere à interpretação das concentrações no sangue, pois os primeiros estudos mostraram que a testosterona aumenta com a maior quantidade de ativação do tecido muscular e com maiores demandas metabólicas, mesmo ao realizar um exercício, como corrida, que não é um exercício anabólico. No entanto, quando os receptores androgênicos são bloqueados ao realizar um treinamento de resistência, os processos de sinalização anabólica são bloqueados, resultando no comprometimento da força e no tamanho muscular. Compreendemos o papel do receptor androgênico e sua capacidade de mediar o sinal da testosterona para processos aprimorados relacionados ao crescimento e à manutenção ou ao suporte metabólico que são apenas algumas das funções da testosterona no corpo humano. Tensão, energia, aglutinação de plaquetas, excitação sexual, função do ciclo menstrual e seu papel na clássica resposta adrenérgica de "luta ou fuga" são algumas das muitas funções desse hormônio, além de suas funções anabólicas estereotípicas no músculo esquelético. Explorar em mais detalhes esse hormônio é uma jornada estimulante pela função integrada do corpo humano e os múltiplos efeitos que o hormônio testosterona tem!

Leitura adicional

Bhasin S, Storer TW, Berman N, et al. The effects of supraphysiologic doses of testosterone on muscle size and strength in normal men. *N Engl J Med*. 1996;335(1):1–7.

Booth A, Johnson DR, Granger DA. Testosterone and men's health, *J Behav Med*. 1999;22(1):1–19.

Fry AC, Schilling BK, Fleck SJ, et al. Relationships between competitive wrestling success and neuroendocrine responses. *J Strength Cond Res*. 2011;25(1):40–45.

Gangestead SW, Thornhill R, Garver-Apgar CE. Adaptations to ovulation: implications for sexual and social behavior. *Curr Dir Psych Sci*. 2005;14(6):312–316.

Goldey KL, van Anders SM. Sexy thoughts: effects of sexual cognitions on testosterone, cortisol, and arousal in women. *Horm Behav*. 2011;59(5):754–764.

Kvorning T, Andersen M, Brixen K, et al. Suppression of endogenous testosterone production attenuates the response to strength training: a randomized, placebo-controlled, and blinded intervention study. *Am J Physiol Endocrinol Metab*. 2006;291(6):E1325–E1332.

Serra C, Sandor NL, Jang H, et al. The effects of testosterone deprivation and supplementation on proteasomal and autophagy activity in the skeletal muscle of the male mouse: differential effects on high-androgen responder and low-androgen responder muscle groups. *Endocrinology*. 2013;154(12):4594–4606.

Spiering BA, Kraemer WJ, Vingren JL, et al. Elevated endogenous testosterone concentrations potentiate muscle androgen receptor responses to resistance exercise. *J Steroid Biochem Mol Biol*. 2009;114(3–5):195–199.

Swaab DF, Garcia-Falgueras A. Sexual differentiation of the human brain in relation to gender identity and sexual orientation. *Funct Neurol*. 2009;24(1):17–28.

Traish AM, Saad F, Guay A. The dark side of testosterone deficiency: II. Type 2 diabetes and insulin resistance. *J Androl*. 2009;30(1):23–32.

Travison TG, Zhuang WV, Lunetta KL, et al. The heritability of circulating testosterone, oestradiol, oestrone and sex hormone binding globulin concentrations in men: the Framingham Heart Study. *Clin Endocrinol (Oxf)*. 2014;80(2):277–282.

Tricker R, Casaburi R, Storer TW, et al. The effects of supraphysiological doses of testosterone on angry behavior in healthy eugonadal men—a clinical research center study. *J Clin Endocrinol Metab*. 1996;81(10):3754–3758.

Vingren JL, Kraemer WJ, Hatfield DL, et al. Effect of resistance exercise on muscle steroid receptor protein content in strength-trained men and women. *Steroids*. 2009;74(13–14):1033–1039.

Vingren JL, Kraemer WJ, Ratamess NA, et al. Testosterone physiology in resistance exercise and training: the up-stream regulatory elements. *Sports Med*. 2010;40(12):1037–1053.

---

pouca variabilidade durante as 24 horas do dia e respondem somente a tensões precisas, como o exercício (p. ex., IGFs, catecolaminas). No entanto, outros hormônios começam com concentrações baixas pela manhã e então alcançam o pico mais tarde, durante o dia e à noite (p. ex., hormônio do crescimento). Enquanto outros apresentam concentrações altas pela manhã e diminuem ao longo do dia (p. ex., testosterona, cortisol) (a Figura 8.5 mostra o padrão de liberação circadiana clássica do cortisol). Os padrões de resposta circadiana podem ser sensíveis aos ciclos de claro e escuro, padrões do sono e mudanças sazonais. Os ciclos e as respostas circadianas para ciclos claros ou escuros tornam-se importantes ao se lidar com viagens de longa distância e fuso horário diferente. Então, sair de Seattle para jogar em Nova York ao meio-dia significa que o ciclo circadiano de seu corpo é na verdade 9 horas da manhã, a menos que você viaje para Nova York alguns dias antes e se acostume ao novo fuso horário (p. ex., 1,5 dia para cada hora de translocação; nesse caso, seriam 3 dias). Normalmente, isso não é possível em muitas programações esportivas. Assim, praticar em casa no momento em que estaria jogando pode ser importante quando chegar pelo menos 1 dia antes do jogo não for possível.

A observação de que a testosterona é mais elevada pela manhã do que pela tarde levou alguns *coaches* a acreditarem que o período da manhã pode ser o melhor turno para musculação quando tal hormônio anabólico está elevado. Entretanto, nenhum resultado demonstrou convincentemente que isso seja verdadeiro, e esse tópico permanece controverso. É simplificar demais tirar conclusões baseadas em um perfil de mudança

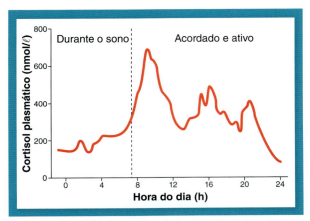

FIGURA 8.5 Exemplo de um padrão circadiano para o hormônio cortisol. Há uma variação substancial no cortisol plasmático ao longo do dia.

de apenas um hormônio devido às interações que os hormônios têm uns com os outros e com as células-alvo. Portanto, de uma perspectiva prática, nenhum estudo demonstrou uma prioridade específica a um turno do dia no qual a resposta ao treinamento é ótima, exceto pelo fato de que o ciclo acordar/dormir afeta a qualidade do exercício devido a sensações de cansaço ou fadiga.

E mesmo que haja um período ótimo para treinar, isso não se aplicaria necessariamente às competições. Cada esporte tem diferentes durações, demandas, elementos de recuperação, frequência de competições e ambientes, fazendo com que seja difícil generalizar um período ótimo para a competição ou treino. Contudo, no esporte da natação, em que as condições podem ser controladas, Kline et al.[36] demonstraram que o ciclo circadiano em desempenho de nado não dependia dos efeitos de mascaramento do ambiente e do comportamento e encontraram que os desempenhos foram significativamente piores às 2, 5 e 8 horas, do que às 11, 14, 17, 20 e 23 horas. Assim, existem alguns resultados que indicam que alguns períodos do dia podem ser melhores do que outros para o desempenho de nado que dure entre 2 e 4 minutos. Isso é embasado por outros estudos sobre desempenho físico em outros atletas, que têm demonstrado que as horas da tarde ou do anoitecer em comparação com as horas da manhã[12,89] são quando ocorrem os melhores desempenhos.

Mudanças hormonais sazonais

A época do ano pode afetar a maneira como você responde ao exercício hormonalmente e isso afetará o treinamento físico? Esse é outro assunto controverso sobre a variação das concentrações hormonais como resultado das mudanças sazonais. Essa relação é difícil de determinar porque outros fatores podem afetar as respostas hormonais. Além das adaptações ao treinamento induzidas pelo exercício, os fatores ambientais parecem afetar mais significativamente os padrões de resposta hormonal. De acordo com vários outros estudos transversais, Svartberg et al.[77] estudaram 1.548 homens moradores da Noruega e encontraram que as menores concentrações de testosterona ocorrem em meses com as maiores temperaturas e mais horas de luz do dia. Se as condições são constantes, ocorrem mudanças limitadas.[72] Gravholt et al.[25] não observaram variações sazonais na sensibilidade à insulina em homens saudáveis por um período de 15 meses. Plasqui et al.[67] encontraram variações sazonais nas taxas metabólicas durante o sono em homens e mulheres saudáveis e essas mudanças não puderam ser explicadas por mudanças na composição corporal e pela atividade da glândula tireoide ou da leptina. As variações na taxa metabólica durante o sono entre indivíduos foram explicadas pela massa livre de gordura e pela leptina. Foi sugerido pelos autores que as variações sazonais parecem estar relacionadas com as condições ambientais. Porém, considera-se que as mudanças sazonais nos níveis de atividade física também podem explicar quaisquer mudanças potenciais nos padrões de respostas hormonais.[67] Assim, as variações sazonais dos hormônios podem ser afetadas por qualquer um dos seguintes fatores ou por combinações entre eles:

- Diferenças nas condições ambientais (temperatura, luz do dia)
- Diferenças nos níveis de atividade física (treinamento e destreinamento)
- Respostas comportamentais resultantes (padrões de sono, ingestões nutricionais).

Receptores

Os **receptores** são os mediadores dos sinais hormonais para o DNA da célula ou sua maquinaria bioquímica. A ligação ao receptor é complexa e difere entre as diversas classes hormonais. Para simplificar, os 2 tipos principais de receptores hormonais são descritos aqui: os receptores hormonais peptídicos, que dependem de sistemas de segundos mensageiros intracelulares para mediar suas respostas da membrana plasmática para o DNA; e os receptores de esteroides, que se acredita interagirem com o próprio DNA, permitindo interações de sinais mais diretos.

Interações de peptídio e receptor

Os hormônios peptídicos são compostos por aminoácidos e suas interações com o DNA são diversas e complexas, dependendo do hormônio. Em geral, um receptor peptídico pode consistir em um domínio extracelular, um domínio proteico integral inserido na membrana plasmática e um domínio terminal que consiste em vários mecanismos de sinalização que afetam as vias de transdução celular ou o próprio DNA (Figura 8.6). Os chamados sistemas de segundos mensageiros intracelulares (transdução) completam o processo de sinalização de um hormônio específico. A insulina – um hormônio importante para o controle do metabolismo de glicose, da síndrome metabólica e do diabetes – é um exemplo de hormônio peptídico. Os detalhes da interação da insulina com um receptor fornecem informações sobre a ligação com o receptor e os sistemas de segundos mensageiros dos hormônios peptídicos em geral.

> **Revisão rápida**
>
> - Os hormônios são transportados pelo sangue para as células-alvo
> - As concentrações sanguíneas de um hormônio dão informações sobre sua função fisiológica
> - Os 3 principais tipos de hormônios que existem são esteroides, peptídios e aminas, cada um com interações singulares com os receptores de suas células-alvo
> - Os sistemas de retroalimentação positiva e negativa controlam as secreções hormonais
> - A liberação hormonal e a interação na célula-alvo podem ser classificadas como endócrina, parácrina ou autócrina
> - Hormônios circulantes são influenciados por fatores circadianos e sazonais
> - Os receptores são os mediadores dos sinais hormonais para o DNA
> - Os receptores de hormônios peptídicos dependem de sistemas mensageiros secundários para retransmitir os seus sinais para o DNA
> - Receptores de esteroides interagem diretamente com o DNA.

Interação de esteroide e receptor

Como visto anteriormente, os hormônios esteroides interagem com elementos regulatórios no próprio DNA e não são dependentes de sistemas de segundos mensageiros. Isso ocorre porque os hormônios esteroides difundem-se prontamente através da membrana plasmática lipídica da célula-alvo. Os receptores, localizados dentro da célula, contêm sequências específicas de DNA, chamadas de **elementos responsivos aos hormônios (ERH)**. Contudo, a interação com o receptor envolve uma série de interações diferentes com os elementos celulares conforme o hormônio se move do exterior da célula para o núcleo celular.

Cada receptor esteroide é diferente, porém todos eles compartilham características estruturais e funcionais similares na ligação ao DNA e nas proteínas regulatórias envolvidas com suas ações (Figura 8.7). Os receptores para esteroides como estradiol, cortisol, testosterona, progesterona, aldosterona, hormônios tireoidianos e di-hidroxivitamina D3 têm diferentes variações, afinidades, sítios de ligação ao DNA e proteínas regulatórias. Os efeitos dos hormônios esteroides podem não ser mediados apenas pela ligação a uma única proteína receptora, mas podem ser influenciados pela ligação daquele receptor a outras proteínas receptoras e ao DNA (p. ex., produzindo homodímeros e heterodímeros pela ligação do receptor). A importância prática disso é que os fármacos desenhados para agir como agonistas ou antagonistas de um receptor de um hormônio particular podem ter eficácias ou efeitos diferentes na transcrição proteica. Essas eficácias dependem de se o receptor se liga a alguma proteína ERH como homodímeros ou a outros ERH como heterodímeros.

GLÂNDULAS ENDÓCRINAS E EXERCÍCIO | PAPÉIS, REGULAÇÃO, RESPOSTAS E ADAPTAÇÕES

As glândulas endócrinas, como qualquer tecido, se adaptam ao treinamento físico. Assim, a síntese de hormônio na glândula, a sensibilidade dos receptores e a quantidade de hormônio liberado são afetadas pelo treinamento. Essa adaptação é parte da resposta específica a um protocolo agudo de exercícios, que pode ser bastante diferente em seu estresse, e nas adaptações subsequentes ao exercício para suprir as demandas do exercício. É importante lembrar que o sistema endócrino ajuda o corpo a se adaptar às demandas de estresse impostas para manter a homeostasia, as funções necessárias e as adaptações do corpo.

Hipotálamo e hipófise

A produção e a liberação de alguns hormônios requerem a interação sequencial de mais de uma glândula endócrina; a isso se chama de *eixo*. Um dos eixos hormonais mais importantes no corpo é o eixo hipotálamo-hipófise. A hipófise é chamada de *glândula mestre* por causa de sua influência sobre tantas funções fisiológicas diferentes no corpo. Existe uma relação íntima entre essas duas glândulas em sua função e coordenação de uma variedade de hormônios que impactam quase todos os tecidos e sistemas do corpo humano. É interessante ressaltar que o hipotálamo pode ser o verdadeiro "mestre" nesse processo, já que ele controla a função da hipófise. Os hormônios secretados pelo hipotálamo podem tanto promover quanto inibir a liberação de hormônio pela hipófise.

Hormônios liberadores e inibidores do hipotálamo

O hipotálamo influencia a glândula hipófise pela liberação de hormônios que são chamados de **hormônios liberadores** ou **hormônios inibidores**. O hipotálamo irá tanto promover a liberação de um hormônio pela hipófise com a secreção de um hormônio liberador, ou, alternativamente, inibir a liberação com a secreção de um hormônio inibidor. Assim, o controle efetivo da hipófise e de seus muitos hormônios vem do hipotálamo.

Por exemplo, o hormônio liberador de tireotropina é secretado pelo hipotálamo, se liga aos receptores de peptídios na adeno-hipófise – uma pequena glândula endócrina localizada logo abaixo do encéfalo – e incentiva a secreção do hormônio tireoestimulante (TSH). O TSH, por sua vez, entra na circulação sistêmica, se liga aos receptores-alvo na glândula tireoide, que está localizada no pescoço, e promove a liberação dos hormônios tireoidianos. O controle desse processo é mediado pela **retroalimentação negativa**, que pode, por sua vez, reverter o processo por estimular o hipotálamo a liberar um hormônio (hormônio inibidor da tireoide) para inibir a liberação do hormônio estimulatório. Nesse caso, o hormônio inibidor de tirotropina para a produção de TSH (Boxe 8.3).

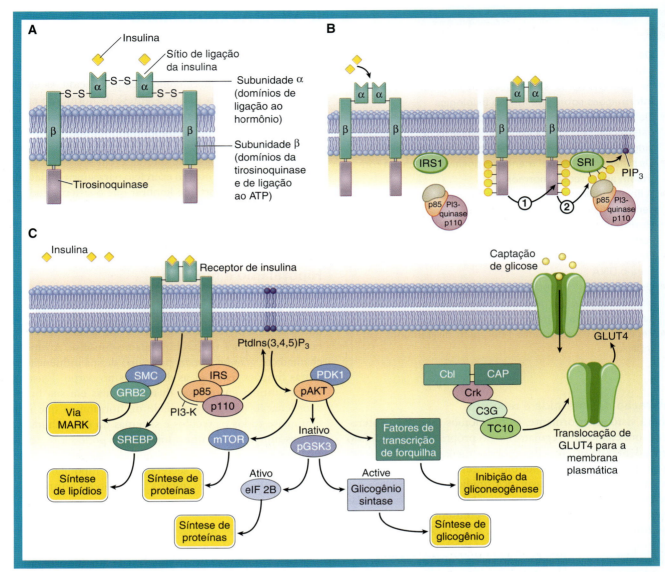

FIGURA 8.6 Receptor de insulina. A. Receptor de insulina típico com o posicionamento dos diferentes elementos. **B.** Interação da insulina com os elementos proteicos do substrato do receptor de insulina (SRI) e a fosforilação. **C.** Cascata de eventos relacionados com os sistemas de sinalização dos receptores de insulina e a regulação da captação de glicose.

Adeno-hipófise

A adeno-hipófise secreta uma gama de hormônios que são importantes para a função fisiológica em todo o corpo e são responsivos ao exercício. A Figura 8.8 mostra a relação entre o hipotálamo e a hipófise.

Hormônio do crescimento

O exercício estimula a liberação de hormônio do crescimento (GH) pela adeno-hipófise. O GH é um hormônio polipeptídico com 19 aminoácidos (Figura 8.9). Ele é sintetizado e secretado pelas células chamadas de **somatotrofos** na adeno-hipófise. O GH desempenha papéis diferentes na regulação de numerosos processos fisiológicos, incluindo o crescimento tecidual e o metabolismo. Vale ressaltar que ele também foi utilizado como um fármaco anabolizante para melhora do desempenho em esportes porque, durante muitos anos, ele era indetectável em *doping*.

O GH tem diversos efeitos diretos e influências nas funções fisiológicas, desde a estimulação da síntese de proteína no músculo e no osso até a estimulação de clivagem de triglicerídios nas células de gordura (adipócitos), além da não permissão da captação ou do acúmulo de lipídios da circulação (Figura 8.10). É fácil perceber porque fisiculturistas e outros atletas podem se sentir tentados a usar esse hormônio como medicamento. Entretanto, como será apresentado aqui, sua função pode não ser previsível e os efeitos colaterais são consequências negativas (p. ex., acromegalia: crescimento dos ossos chatos na mandíbula, mãos e pés, órgãos abdominais, nariz, lábios e língua).

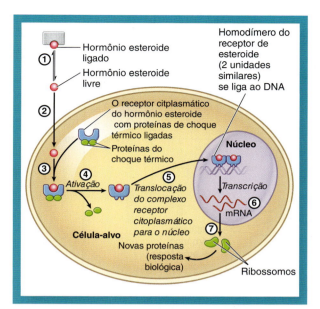

FIGURA 8.7 **Modelo de ações de um receptor para esteroide em relação à sua sequência de ligação ao DNA** (1) A dissociação do esteroide da proteína ligadora, incluindo (2) o transporte do esteroide para a célula, a formação da ligação do esteroide e (3) a ligação do esteroide (testosterona, progesterona, estrogênio) para o receptor citoplasmático com a proteína de choque térmico ligada. (4) A perda da proteína de choque térmico forma um receptor "ativado". (5) O receptor citoplasmático ativado entra no núcleo e se liga aos elementos responsivos de DNA como homodímeros. (6) O DNA é transcrito em RNA mensageiro, e este deixa o núcleo e é traduzido em proteína nos ribossomos citoplasmáticos. (7) Finalmente, uma proteína recém-desenvolvida é produzida (p. ex., proteínas do músculo esquelético).

A forma de 22 kDa do GH é a molécula primária produzida pela maquinaria do DNA dos somatotrofos da hipófise. Ela é liberada de modo pulsátil e é influenciada por uma série de fatores, do exercício ao sono e ao estresse. Um hormônio chamado de hormônio liberador do hormônio do crescimento é liberado pelo hipotálamo para estimular a síntese e a liberação de GH. Alternativamente, a somatostatina – um hormônio peptídico secretado pelo hipotálamo – inibe a liberação de GH. A grelina, um hormônio secretado pelo estômago, também pode estimular a liberação de GH por se ligar diretamente aos receptores nos somatotrofos. Por causa do papel do GH na liberação de IGF pelo fígado, altas quantidades de IGF na circulação levam a uma retroalimentação negativa no hipotálamo para liberar somatostatina e inibir a liberação de GH. Ao longo do dia, o GH é liberado de modo pulsátil, com algumas das maiores concentrações observadas durante o sono.[63] Além disso, o exercício de resistência pode afetar o padrão de resposta pulsátil durante o sono.[80] Assim, a importância do sono para os processos de reparo e de recuperação do exercício não pode ser subestimada. O envelhecimento também pode reduzir a quantidade de GH produzido ao longo do dia e a quantidade liberada com o estresse de exercício agudo.[75] Esse efeito se torna mais dramático a cada década de envelhecimento. Ou seja, as concentrações de GH induzido pelo exercício liberado aos 20 anos serão bem maiores do que a quantidade de GH induzido pelo exercício liberado aos 60, mas ainda maiores em comparação com aos 80. O treinamento de exercícios pode melhorar essas respostas agudas ao exercício nos idosos, mas não na mesma magnitude da resposta de uma pessoa mais jovem, sobretudo quando a diferença de idade comparada é maior do que duas décadas.[42,43]

Respostas e adaptações ao exercício

O exercício é um potente estimulante para a liberação de GH que parece ser bastante sensível ao tipo de protocolo de exercício e ao tipo do exercício (Figuras 8.11 e 8.12). Além disso, embora seus níveis na circulação possam aumentar, o verdadeiro teste dos efeitos do GH é se os receptores teciduais estão realmente disponíveis para se ligarem a ele a fim de estimular adaptações específicas ao programa de exercícios. Por exemplo, o GH circulante pode aumentar com a caminhada vigorosa, mas a interação com o músculo para aumentar a síntese proteica ocorrerá apenas naquelas células musculares que foram ativadas pelo exercício e que precisam de substratos metabólicos e reparo tecidual durante ou após o exercício. Isso ressalta a importância da especificidade do treinamento e da prescrição de exercícios em ambos os programas (Boxe 8.4) e protocolos de treinamento de resistência (Figura 8.11) e de *endurance* (Figura 8.12).

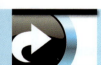

Boxe 8.3 Você sabia?
Exercício como tratamento para o hipotireoidismo

Com a dieta e a medicação, o exercício pode ser um elemento importante para lidar com o hipotireoidismo, em que a glândula tireoide não produz hormônios tireoidianos suficientes. Sem hormônio tireoidiano suficiente, é possível observar uma quantidade de sinais e sintomas que incluem pele seca, perda de cabelo, rouquidão, menstruação excessiva, fadiga, letargia, depressão, intolerância ao frio, constipação intestinal e/ou ganho de peso. O exercício pode ajudar nessa condição. O exercício ajudará a aumentar a sensibilidade dos receptores teciduais à quantidade de hormônio tireoidiano produzido, o que permite um uso mais eficiente do hormônio secretado. Com a dieta, é possível observar queda na taxa metabólica, especialmente se ela não é feita adequadamente, e o exercício pode ajudar a prevenir essa queda, que pode ser exacerbada pela condição hipotireóidea. Mesmo tomando medicação tireoidiana (p. ex., levotiroxina) para substituir sinteticamente a falta do hormônio, o exercício é um elemento importante para o perfil saudável e para interações mais eficientes do receptor com a quantidade de hormônio disponível.

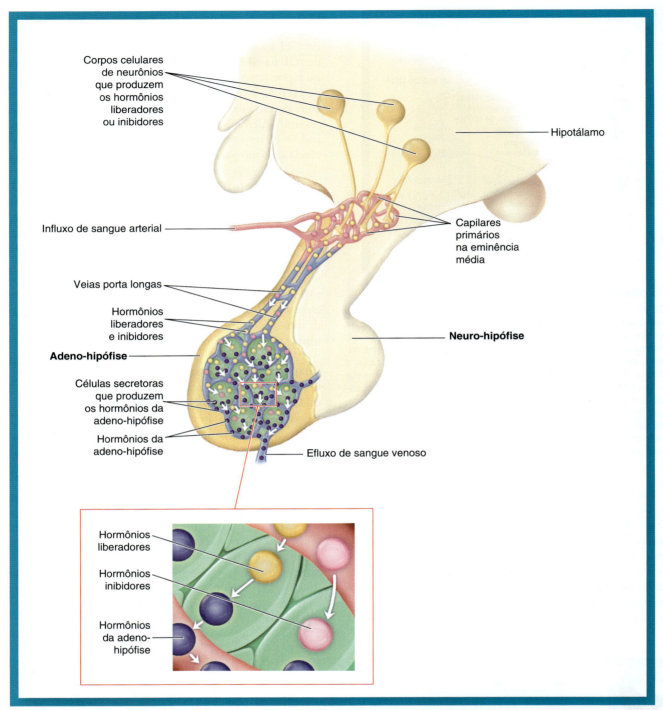

FIGURA 8.8 O hipotálamo e a hipófise trabalham em conjunto para regular a liberação de hormônios pela hipófise. (Imagem fornecida pela Anatomical Chart Co.)

Peptídios pró-opiomelanocortina e betaendorfina

O peptídio pró-opiomelanocortina (POMC) contém uma variedade de peptídios bioativos da adeno-hipófise (Figura 8.13). Além disso, ele é o peptídio precursor do peptídio opioide *betaendorfina* (que é liberado da adeno-hipófise, mas também é encontrado nos neurônios no encéfalo e tecidos periféricos).

Com a estimulação para o hipocampo para liberar o fator liberador de corticotrofina, o POMC é clivado enzimaticamente em diferentes peptídios ativos, incluindo *betaendorfina*, que medeia a analgesia e as respostas ao estresse. Outros peptídios principais incluídos na molécula POMC original são: a adrencorticotrofina (ACTH), que estimula a produção de cortisol

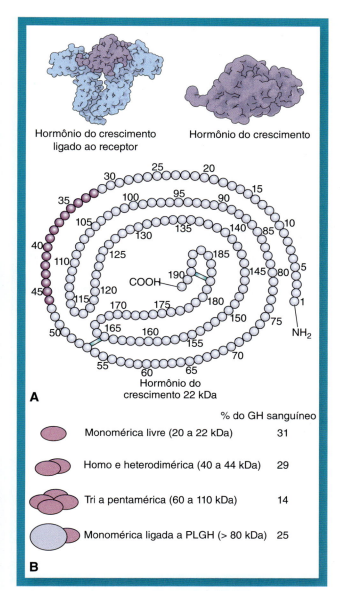

FIGURA 8.9 Hormônio do crescimento. A. O monômero de 191 aminoácidos (22 kDa) do hormônio do crescimento é uma série de aminoácidos que são ligados por diferentes mecanismos de ligação, incluindo pontes de bissulfeto. **B.** Existem outras formas de GH de pequenos (5, 17 e 20 kDa) a grandes agregados e proteínas ligantes.

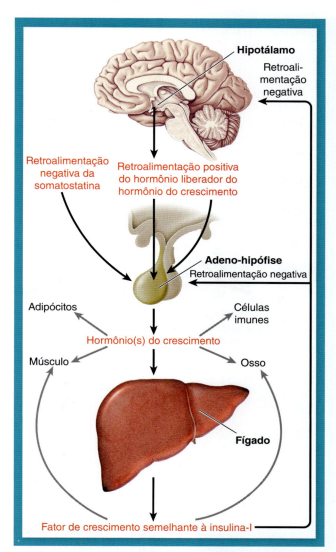

FIGURA 8.10 Ciclo da retroalimentação regulatória da secreção do hormônio do crescimento e alvos primários em diferentes tecidos. Observe que há ciclos de retroalimentação positivo e negativo que controlam a secreção do hormônio de crescimento.

e os hormônios estimuladores de melanócitos (MSH), que afetam os melanócitos encontrados na pele e nos cabelos, resultando na produção de pigmentos coloridos.

O estresse do exercício estimula a liberação de POMC, betaendorfina e ACTH na circulação. Aumentos induzidos pelo exercício nesses hormônios foram observados em exercícios de *endurance*[37,46] e de resistência,[39] em que valores mais altos foram observados em exercícios de maior intensidade metabólica, o que pode ocorrer devido à necessidade de analgesia e de controle metabólico de glicose com tal exercício.[37] Um termo frequentemente utilizado quando se fala sobre endorfinas é a sensação que os corredores experimentam de vez em quando, chamada de "barato do corredor", ou um estado de euforia durante a corrida.[86] Exatamente o que é o "barato do corredor" permanece um mistério porque varia para cada corredor. Assim, relacionar o "estado do humor" apenas com as concentrações circulantes de betaendorfina é difícil. Entretanto, em um estudo referência de Boecker *et al.*[5] da Alemanha, foi comprovada a ligação entre a euforia e a "teoria opioide". Um grupo de pesquisadores examinou diferentes regiões do encéfalo em dez corredores de *endurance* durante o repouso e após uma corrida de 2 horas (21,5 ± 4,7 km). Utilizando técnicas avançadas de imagem cerebral (escaneamento com tomografia por emissão de pósitrons [PET]) e técnicas de marcação química para medir a atividade dos ligantes opioides, eles forneceram a 1ª evidência direta que apoia a teoria do "barato do corredor" mediado por um opioide com o exercício de *endurance*.[5] Os níveis de betaendorfina aumentaram em resposta a dor, trauma, exercícios de

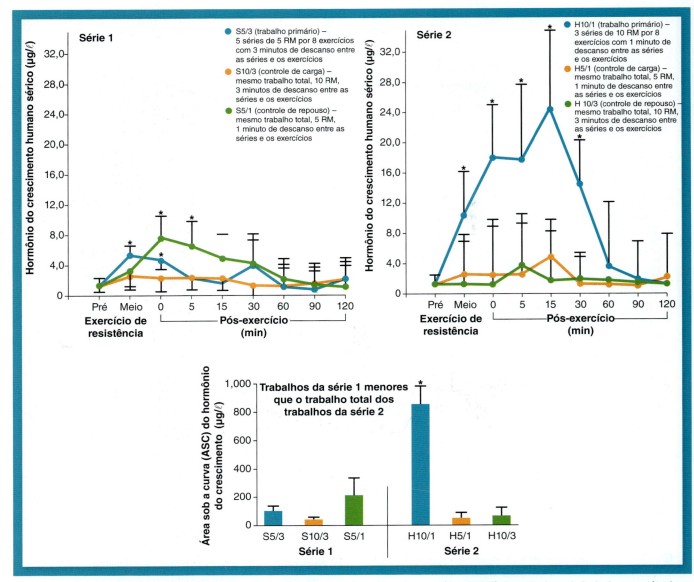

FIGURA 8.11 Respostas do GH de 22 kDa a diferentes protocolos de exercícios utilizando carga (5 ou 10 RM), duração do período de descanso (1 minuto ou 3 minutos) e volume (série 1 com volume menor e série 2 com volume maior) para um protocolo de exercício de resistência utilizando 8 grandes e pequenos grupos musculares em homens. (Modificada de Kraemer WJ, Marchitelli L, Gordon SE, et al. Hormonal and growth factor responses to heavy resistance exercise protocols. *J Appl Physiol*. 1990;69:1442–1450.) *Diferenças significativas dos valores pré-exercício ou os valores da ASC diferem dos demais protocolos de trabalho.

intensidades mais altas e várias formas de estresse (p. ex., parto). No entanto, a relação entre os aumentos de betaendorfina em seres humanos e alívio da dor devido a propriedades analgésicas da betaendorfina não está clara. Os aumentos ocorrem tipicamente em resposta ao estresse da mesma maneira que outros hormônios secretados pela adeno-hipófise, de modo que direcionar uma característica do hormônio a um sintoma tem sido difícil de se realizar experimentalmente em seres humanos.

Por exemplo, os níveis de betaendorfina no sangue aumentam com a execução de diversas modalidades de fisioterapia; porém, como essas elevações se relacionam com a redução ou a eliminação da dor não está claro e não foi claramente documentado.[4] A redução da dor pode ser mediada mais por mecanismos parácrinos locais (p. ex., secreção de β-endorfina pelos leucócitos no local do receptor de dor) do que com secreção endócrina de betaendorfina pela adeno-hipófise.[56]

Adaptações ao treinamento da betaendorfina e de ACTH parecem ocorrer no treinamento intervalado de *sprint*, mas não em treinamento de *endurance* durante programas de treinamento a curto prazo.[37] No entanto, pouco se sabe sobre as adaptações da betaendorfina e ACTH ao treinamento de resistência.[37] Um estudo revelou que 10 semanas de treinamento de resistência não alteraram as concentrações de ACTH durante o repouso ou sua resposta ao exercício em homens de 30 ou 62 anos de idade.[43] O cortisol diminui em homens mais

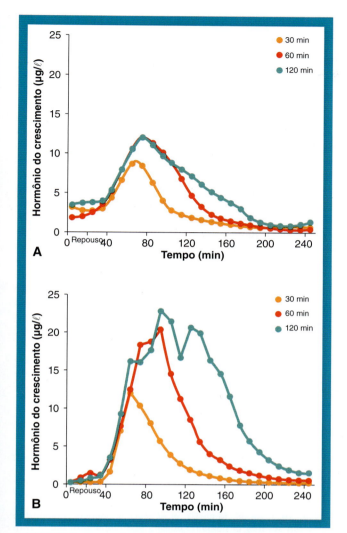

FIGURA 8.12 Respostas de pico do hormônio do crescimento em homens e mulheres durante ou após o exercício aeróbio de diferentes durações a 70% do pico de consumo de oxigênio. **A.** Resultados para mulheres. **B.** Resultados para homens. (Modificada de Wideman L, Consitt L, Patrie J, et al. The impact of sex and exercise duration on growth hormone secretion. J Appl Physiol. 2006;101:1641–1647.)

velhos, sugerindo redução da sensibilidade dos receptores de glicocorticoides com o treinamento de resistência, apesar de a mesma concentração de ACTH estar presente. Assim, treinamentos em intensidades maiores (intervalos de *sprint versus* treinamento de *endurance*) podem causar um padrão de resposta maior dos peptídios POMC.

Hormônio tireoestimulante e hormônio estimulador de melanócitos

O hormônio tireoestimulante é outro polipeptídio sinalizador importante da família de peptídios POMC. Ele estimula a glândula tireoide a secretar os hormônios tiroxina (T4) e tri-iodotironina (T3), que são vitais para a função fisiológica normal. Baixas concentrações desses hormônios resultam na condição patológica chamada de *hipotireoidismo* e a produção demasiada resulta em *hipertireoidismo*. Sensações de falta de energia, ganho de peso ou letargia podem ser sinais de glândula tireoide hipoativa (hipotireoidismo). O iodeto é obrigatório para a produção dos hormônios tireoidianos; sem as ingestões adequadas de iodeto (p. ex., sal iodado), os hormônios tireoidianos não podem ser sintetizados. Alternativamente, muito hormônio tireoidiano pode resultar em sintomas como nervosismo, insônia, elevação da frequência cardíaca, doença ocular, ansiedade e doença de Graves – uma doença clássica da glândula tireoide.

A produção de hormônio tireoidiano apresenta um rigoroso controle, com o TSH sendo estimulado pelo hormônio liberador de tireotrofina (TRH). Em outro exemplo de um eixo endócrino, o TRH é liberado pelo hipotálamo e estimula a adeno-hipófise a produzir TSH, que, por sua vez, interage diretamente com a glândula tireoide para aumentar a liberação hormonal. Da mesma maneira, outro hormônio secretado pelo hipotálamo, a somatostatina, inibe a liberação de TSH, reduzindo assim a quantidades de hormônios tireoidianos secretados pela glândula tireoide. Ainda, os hormônios tireoidianos são regulados por alças de retroalimentação positiva e negativa para ajudar o corpo a satisfazer as demandas quando em repouso ou durante o exercício. Tal controle dos hormônios tireoidianos é vital visto que sua presença afeta muitos processos fisiológicos diferentes, incluindo a regulação da taxa metabólica basal, o crescimento e o desenvolvimento e o metabolismo de gorduras, proteínas e carboidratos.

Os hormônios estimuladores de melanócitos (MSHs), que são clivados a partir do peptídio POMC, desempenham um papel fisiológico mais específico. Embora a principal função biológica dos MSHs seja a hiperpigmentação da pele, eles também estimulam a secreção de aldosterona pelas glândulas suprarrenais. Além disso, os MSHs parecem afetar a captação de glicose, sacarose e albumina pelo encéfalo, e impactar as funções mentais, como memória, excitação e medo.

Papéis do exercício, respostas e adaptações

Dos peptídios derivados do POMC, a betaendorfina, o TSH e o MSH são mais responsivos ao estresse do exercício. A betaendorfina apresenta a maior resposta ao exercício agudo (Figura 8.14). Farrell *et al.*[14] examinou a resposta de betaendorfina/betalipotrofina ao estresse do exercício controlado. Ambas apresentaram maior aumento após uma corrida de 30 minutos a 60% do consumo máximo de oxigênio, mas não após corridas de 30 minutos com intensidade escolhida a 80%, sugerindo que isso não foi tipicamente relacionado com a intensidade (Figura 8.14). De maneira muito semelhante no POMC e GH, Kraemer *et al.*[39] mostraram que a betaendorfina foi sensível à intensidade aguda metabólica do exercício de resistência, de modo parecido com as respostas do GH, com os valores mais altos sendo observados durante trabalhos com alta demanda metabólica utilizando resistência de 10 RM para 8 exercícios e períodos de 1 minuto de descanso.

As adaptações ao treinamento da betaendorfina e ACTH parecem ocorrer com o treinamento intervalado de *sprint*, mas não com treinamento de *endurance* em programas de treinamento a curto prazo.[37] No entanto, pouco se sabe sobre

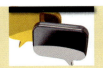

Boxe 8.4 Visão do especialista
O impacto da obesidade na resposta do hormônio do crescimento durante o exercício

JILL A. KANALEY, PhD, FACSM

Professor
Department of Nutrition and Exercise Physiology
University of Missouri
Columbia, MO

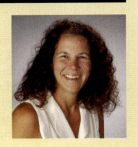

O hormônio do crescimento (GH) é crucial para o crescimento e o desenvolvimento fisiológicos durante a infância e a adolescência, e também é importante para a manutenção da homeostasia dos substratos energéticos durante a vida adulta. Vários fatores podem regular a liberação de GH, como dieta, sono, medicamentos etc., mas um dos estimuladores principais da liberação de GH é o exercício. O exercício resulta em um aumento drástico dos níveis de GH em apenas 10 minutos[5] e ambos os exercícios, contínuo e intermitente, são igualmente eficientes em aumentar as concentrações de GH em 24 horas.[7] Essa resposta do GH induzida pelo exercício está relacionada com a intensidade do exercício de modo dose-dependente[4] e os níveis de GH permanecem elevados por algumas horas após o exercício. Além disso, a resposta de GH ocorrerá em turnos repetidos de exercício (com 30 minutos cada um), sem atenuação da resposta do GH.[2] As crianças também demonstram resposta de GH ao exercício, e a resposta final de GH ao exercício é maior em púberes tardios do que em crianças mais novas.[3]

Uma condição que pode interferir nas respostas do GH e ter repercussões negativas na saúde e no bem-estar é a obesidade. A secreção de GH durante o repouso é afetada profundamente em indivíduos com nível de gordura corporal aumentado. Mais especificamente o acúmulo de gordura corporal no abdome, particularmente a gordura visceral, suprime a liberação de GH.[6] Apesar de ser um estímulo potente, as respostas de GH induzidas pelo exercício são prejudicadas em indivíduos mais velhos e obesos.[6] O exercício com duração e intensidade suficientes resultará em um pequeno aumento das concentrações de GH em mulheres obesas, mas essa resposta do GH é menor do que aquela vista em mulheres não obesas.[1] Adicionalmente, mulheres com obesidade na parte superior do corpo tendem a ter menor resposta de GH ao exercício do que mulheres com obesidade na parte inferior do corpo, mas o impacto da distribuição da gordura corporal sobre a resposta de GH ao exercício parece ser mais fraco do que aquele da obesidade *per se*.[1] Além disso, 16 semanas de treinamento aeróbio não alteraram a resposta do GH ao exercício independentemente do fato de a capacidade do exercício aeróbio ter aumentado significativamente. A redução de peso, particularmente a redução de gordura, é crucial para observar melhoras nos níveis de GH basais e de exercício em indivíduos obesos.

De modo similar, em crianças obesas a resposta atenuada ao exercício é exacerbada com o aumento da gravidade da obesidade.[3] A atenuação da resposta ao exercício induzida por GH foi observada tanto em crianças no início quanto no final da puberdade.

Assim, intensidades relativas maiores podem ser necessárias para estimular a adequada liberação de GH durante o exercício em indivíduos obesos e pode levar certo período de treinamento antes que seja vista melhora substancial nos níveis de GH.[6]

Referências

1. Kanaley JA, Weatherup-Dentes MM, Jaynes EB, et al. Obesity attenuates the growth hormone response to exercise. *J Clin Endocrinol Metab*. 1999;84:3156–3161.
2. Kanaley JA, Weltman JY, Veldhuis JD, et al. Human growth hormone response to repeated bouts of aerobic exercise. *J Appl Physiol*. 1997;79:1756–1761.
3. Oliver SR, Rosa JS, Minh TD, et al. Dose-dependent relationship between severity of pediatric obesity and blunting of the growth hormone response to exercise. *J Appl Physiol*. 2010;108:21–27.
4. Pritzlaff CJ, Wideman L, Weltman JY, et al. Impact of acute exercise intensity on pulsatile growth hormone release in men. *J Appl Physiol*. 1999;87:498–504.
5. Sauro LM, Kanaley JA. The effect of exercise duration and mode on the growth hormone responses in young women on oral contraceptives. *Eur J Appl Physiol*. 2003;90:69–76.
6. Weltman A, Weltman JY, Veldhuis JD, et al. Body composition, physical exercise, growth hormone and obesity. *Eat Weight Disord*. 2001;6:28–37.
7. Weltman A, Weltman JY, Watson Winfield DD, et al. Effects of continuous versus intermittent exercise, obesity, and gender on growth hormone secretion. *J Clin Endocrinol Metab*. 2008;93:4711–4720.

---

as adaptações de betaendorfina e ACTH ao treinamento de resistência.[37]

Um estudo revelou que 10 semanas de treinamento de resistência não alteravam as concentrações de ACTH em repouso ou sua resposta ao exercício em homens de 30 ou 62 anos de idade.[43] O cortisol diminuiu nos homens mais velhos, sugerindo uma redução na sensibilidade dos receptores de glicocorticoide com o treinamento de resistência, apesar da quantidade de ACTH semelhante presente. Assim, o treinamento em intensidades mais elevadas (intervalos de *sprint versus* treinamento de *endurance*) pode causar um padrão de resposta maior dos peptídios de POMC.

As mudanças associadas ao treinamento nas concentrações sanguíneas de betaendorfina parecem estar relacionadas com o estresse total. Especificamente, o treinamento combinado de aeróbio/*sprint* anaeróbio resulta em concentrações maiores de betaendorfina, que podem aumentar a capacidade do indivíduo ao exercício em uma intensidade absoluta maior.[37]

Com os importantes papéis dos hormônios tireoidianos no metabolismo, o TSH, um peptídio POMC, não responde ao

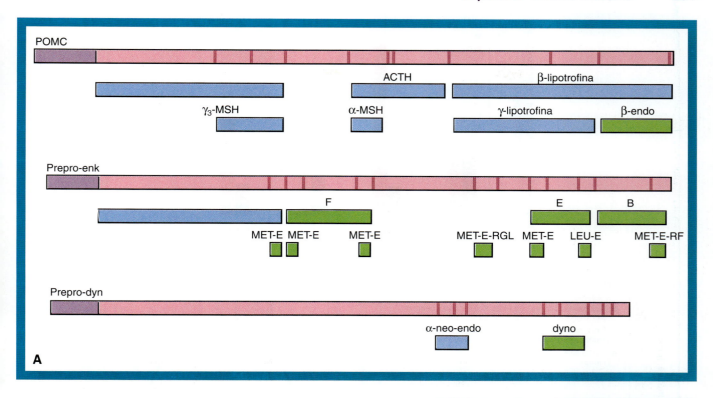

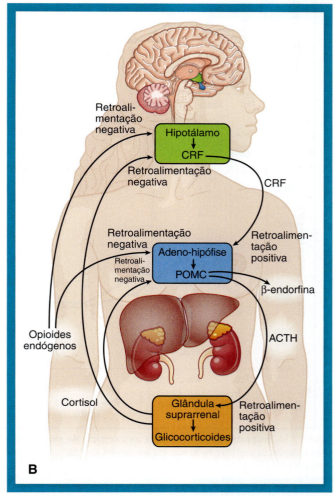

FIGURA 8.13 Alças regulatórias de controle de retroalimentação dos polipeptídios opioides e de pró-opiomelanocortina (POMC). A. Há 3 famílias de opioides. Cada uma tem produtos finais bioativos que são clivados enzimaticamente de um precursor até as suas sequências finais. A pró-opiomelanocortina (POMC) é a precursora de vários peptídios bioativos bem conhecidos, incluindo adrenocorticotrofina (ACTH), que estimula o córtex da glândula suprarrenal a produzir cortisol, hormônios estimuladores de melanócitos, β-endorfina e β-lipotrofina. As duas últimas famílias descobertas foram as "preproencefalinas" (prepro-enk), uma família de peptídios opioides que são os precursores dos peptídios bioativos met-encefalina e leu-encefalina, mas também dos fragmentos peptídicos opioides importantes F, E, B encontrados no encéfalo e na medula da glândula suprarrenal. A família de peptídios opioides descoberta por último foi a "preprodinorfina" (prepro-dyn), que é encontrada por toda a região central do sistema nervoso e é precursora dos peptídios bioativos alfaneoendorfina e dinorfinas. As funções fisiológicas das 2 últimas famílias de peptídios opioides são menos entendidas, mas elas foram relacionadas potencialmente com uma variedade de mecanismos que ajudam a mediar a analgesia, a modulação imunológica (prepro-enk), o controle de temperatura, o apetite (prepro-dyn) e muitas outras funções diferentes relacionadas com a área da liberação. **B.** Os mecanismos regulatórios básicos são semelhantes a outras liberações hipotalâmico-hipofisárias, com fator liberador de corticotrofina (CRF) estimulando a liberação do peptídio POMC, que é então clivado por reações enzimáticas em seus vários peptídios bioativos antes da liberação para circulação.

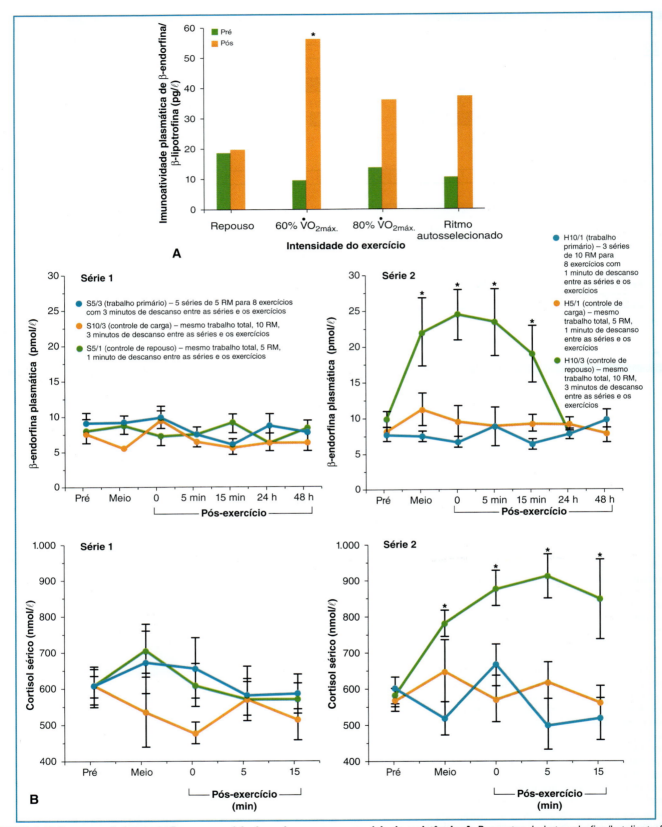

FIGURA 8.14 Respostas da betaendorfina ao exercício de *endurance* e ao exercício de resistência. A. Respostas da betaendorfina/betalipotrofina antes e depois de corridas de 30 minutos em esteira em intensidades de exercício diferentes. **B.** Respostas da betaendorfina ao exercício de resistência demonstram que o exercício com resistências de 10 RM e períodos de descanso curtos de 1 minuto produzem as maiores concentrações plasmáticas. Ambos os exemplos parecem estar associados à resposta ao lactato, refletindo que intensidades metabólicas maiores estimulam concentrações maiores. (Modificada de Farrell PA, Gates WK, Maksud MG, *et al*. Increases in plasma beta-endorphin/beta-lipotropin immunoreactivity after treadmill running in humans. *J Appl Physiol*. 1982;52:1245–1249; e Kraemer WJ, Dziados JE, Marchitelli LJ, *et al*. Effects of different heavy-resistance exercise protocols on plasma beta-endorphin concentrations. *J Appl Physiol*. 1993;74:450–459.) *Aumento significativo das concentrações de repouso pré-exercício.

estresse do exercício, mesmo em caminhada de baixa intensidade.[7] A resposta dos diferentes MSHs ao exercício foi menos estudada, com aumentos ocorrendo em caminhadas de intensidade leve a moderada. Devido ao seu papel no metabolismo, o exercício de intensidade leve a moderada não aumenta significativamente as concentrações de TSH no sangue.[7,82] Não está claro quais adaptações ocorrem no TSH em treinamentos a longo prazo. Para complicar ainda mais, a regulação de T3 e T4 (ambos liberados em resposta ao TSH), conforme medido no sangue, demonstrou não ser responsiva aos exercícios de *endurance* ou resistência.[31] Mas pode-se observar uma redução do TSH nas concentrações de repouso com restrições calóricas.[16]

Gonadotrofinas

Tanto em homens quanto em mulheres, as gonadotrofinas estimulam a liberação de hormônios sexuais, principalmente testosterona em homens e estrogênio em mulheres. A gonadotrofina coriônica humana (hCG) é secretada pela placenta durante a gravidez. O hormônio luteinizante (LH) e o hormônio foliculoestimulante (FSH) são os sinais hormonais primários que estimulam a liberação dos hormônios esteroides sexuais. A Figura 8.15 mostra uma comparação dos efeitos de LH e FSH e seus alvos fisiológicos entre homens e mulheres, junto com as alças de retroalimentação associadas.

Em mulheres, a secreção do hormônio liberador de gonadotrofinas (GnRH) pelo hipotálamo ocorre de maneira pulsátil, fazendo com que LH e FSH sejam liberados de maneira similar pela hipófise. Além disso, a secreção diferencial durante o mês permite que o ciclo menstrual varie suas concentrações de estrogênio para manter o ciclo menstrual. O LH afeta o folículo ovariano, estimulando a ovulação e mantendo o corpo lúteo, e o FSH ajuda no desenvolvimento do

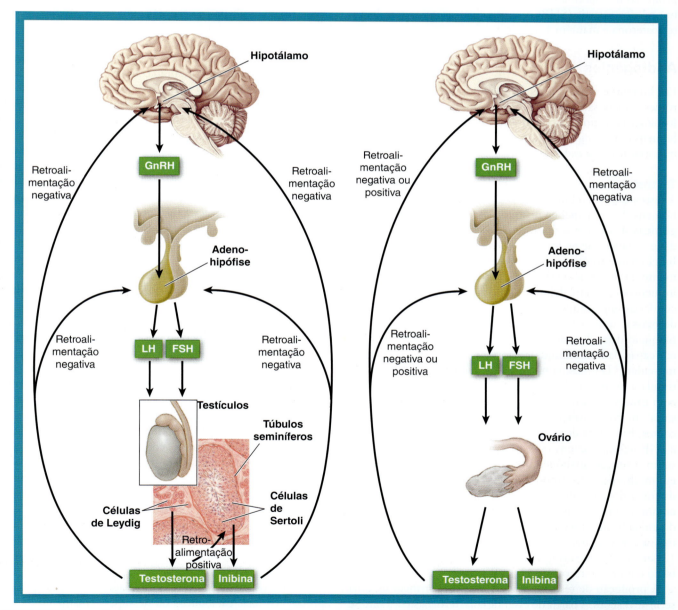

FIGURA 8.15 **A liberação de GnRH em homens e mulheres resulta na liberação de LH e de FSH, que impactam tecidos diferentes em homens e mulheres.** Esses hormônios desempenham um papel regulatório na liberação dos diferentes andrógenos relacionados ao sexo para as gônadas de homens e mulheres.

folículo ovariano e estimula a secreção de estradiol (ou seja, estrógeno) e de progesterona. Em mulheres, o FSH estimula a produção de inibina, que também exerce retroalimentação negativa tanto no hipotálamo quanto na hipófise. Os sistemas de retroalimentação positiva e negativa permitem o controle do LH, do FSH e da secreção dos esteroides sexuais em mulheres.

Em homens, o GnRH resulta na liberação de LH e de FSH pela adeno-hipófise da mesma maneira que nas mulheres, mas ele age em um tecido-alvo completamente diferente (as células de Leydig) nos testículos para produzir testosterona. Vale ressaltar que o LH estimula as células da teca dos ovários a produzir testosterona e é uma fonte de pequenas quantidades de testosterona detectadas em mulheres (a outra é o córtex da glândula suprarrenal). A secreção de FSH influencia as células de Sertoli nos testículos, o que resulta na produção de esperma e na secreção de globulina ligadora de hormônios sexuais (SHBG), a principal proteína que liga a testosterona e mantém a sua meia-vida no sangue.

Androgênios

Em homens e mulheres, os androgênios, ou hormônios esteroides sexuais, são os reguladores mais importantes da função fisiológica relacionada com o sexo e outras. A testosterona em homens e o estrógeno em mulheres têm efeitos regulatórios importantes para cada sexo.

Testosterona

A testosterona é o hormônio anabólico mais importante nos homens.[83] Tem papel na produção de características **androgênicas** dos homens durante o desenvolvimento da puberdade e mais tarde na formação dos músculos, e é vital para o funcionamento ótimo. A testosterona media o desenvolvimento na infância inicial com a masculinização do encéfalo, influencia o desenvolvimento das características sexuais secundárias em meninos jovens e estimula o desenvolvimento de massas muscular e óssea, força e libido em homens. O bloqueio desse hormônio em homens jovens pode resultar em capacidade diminuída de formar a força ou o tamanho muscular.[50] Da mesma maneira, o bloqueio de LH, que estimula a produção de testosterona, em homens mais velhos com câncer de próstata, chamado de *terapia de privação*, resulta em concentrações de testosterona que são insignificantes. Em cerca de 6 meses, as famílias hormonais de GH e IGF nesses homens com câncer de próstata parecem assumir a função anabólica principal, da mesma maneira que em mulheres, permitindo o desenvolvimento do tamanho e da força do músculo com treinamento de resistência.[22] No entanto, homens mais velhos com pouca testosterona têm dificuldade de obter melhorias na produção de força e de massa corporal magra com o treinamento de resistência de 12 semanas, a menos que indicada clinicamente suplementação com testosterona exógena.[51]

A produção de testosterona é realizada por meio de uma série de reações. A partir do éster de colesterol básico, a síntese de pró-hormônios leva à síntese de testosterona (Figura 8.16).

Quando muita testosterona é produzida, o resultado é maiores níveis de compostos de estrógeno e di-hidrotestosterona, que interage, principalmente, com tecido relacionado ao sexo, como a glândula próstata nos homens (Figura 8.16)

Em mulheres, os estrogênios fornecem a base para o ciclo menstrual e impactam uma variedade de diferentes funções relacionadas com o ciclo menstrual. As concentrações de testosterona são de 10 a 30 vezes mais baixas em mulheres quando comparadas aos homens, e, além das células de Leydig, a testosterona é produzida nos ovários e no córtex da glândula suprarrenal das mulheres. Outra diferença relacionada ao sexo é que as mulheres contam mais com os sistemas hormonais de GH e de IGF do que os homens para as funções anabólicas.

Papéis do exercício, respostas e adaptações

Está bem estabelecido que os exercícios aeróbio e de resistência agudos em determinadas intensidades aumentam as concentrações sanguíneas de testosterona em homens e em mulheres, embora com elevações drasticamente menores em mulheres.[35,45,47,64] Enquanto alguns se questionam sobre a quantidade de hormônios no sangue, o que precisa ser compreendido é que o fator-chave é a interação do hormônio com seu receptor nos tecidos alvo. Especificamente no músculo esquelético, um aumento na quantidade de testosterona ofertada e aumento da quantidade de fibras musculares ativadas irão regular positivamente uma quantidade maior de receptores. Embora a corrida e o exercício de resistência aumentem as concentrações circulantes de testosterona, uma quantidade maior de unidades motoras e um limiar mais alto de unidades motoras serão normalmente necessários para levantar os maiores pesos. A sinalização da testosterona para aumentar a síntese proteica vai, portanto, impactar uma quantidade maior de fibras musculares, especialmente as fibras tipo II, levando à hipertrofia maior de todo o músculo durante o levantamento de grandes pesos.

Os efeitos do treinamento na secreção de testosterona são variáveis, dependendo da boa forma do indivíduo ou atleta, do volume e da intensidade do treinamento e se está sendo realizando um treinamento excessivo.[24,45,81] Geralmente, no treinamento de resistência em homens, podem ser observados aumentos nos valores de repouso em relação aos valores do pré-treinamento. Além disso, após o treinamento, as concentrações induzidas pelo exercício em resposta ao trabalho podem ser maiores que os níveis de pré-treinamento, contribuindo para capacidade maior de exercício.[45] Adicionalmente, as respostas de testosterona podem variar, dependendo das atividades de condicionamento, como demonstrado por Moore e Fry.[62] Nesse estudo, foi encontrado que a testosterona diminui quando os jogadores de futebol americano pararam com o treinamento com pesos e fizeram apenas *sprints* intervalados, exercícios de agilidade e exercícios de prática de corrida e de bloqueio, mas as concentrações retornaram às linhas de base quando o treinamento normal com pesos e o condicionamento foram restaurados. Esses dados indicam que é necessário atenção ao modular os programas de condicionamento retirando a musculação ou outras atividades anabólicas para os protocolos mais catabólicos ou de supertreinamento, já que as funções fisiológicas podem ser comprometidas.

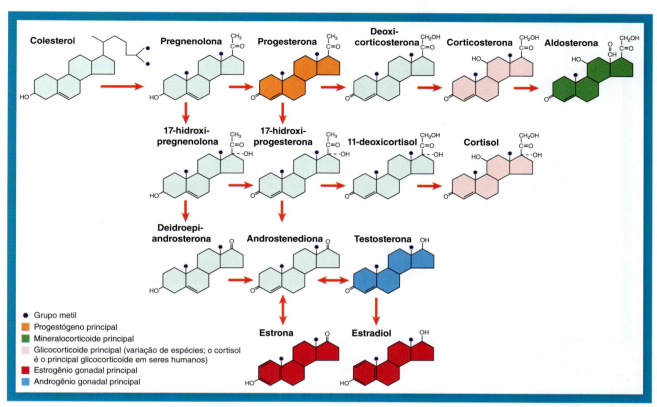

FIGURA 8.16 **A via biossintética para os hormônios esteroides começa com o éster colesterol.** A progressão dessa via começando com o colesterol leva a uma série de diferentes produtos finais hormonais liberados do córtex suprarrenal (p. ex., cortisol e aldosterona) e das gônadas (p. ex., testosterona e estradiol).

O treinamento de *endurance* pode não resultar em mudança ou em diminuição dos valores de testosterona de repouso tanto em homens quanto em mulheres.[9,84] Entretanto, com o treinamento de *endurance* extremo, como aqueles para maratonas e para eventos de *ultraendurance*, podem ser observadas reduções significativas até nas concentrações hipogonadais.[17,18,41]

Por causa das concentrações muito menores e das fontes provenientes dos ovários e do córtex da glândula suprarrenal (p. ex., androgênios suprarrenais), as respostas da testosterona ao treinamento em mulheres são menos claras.[83] Com o treinamento de resistência, pequenos, porém significativos aumentos nas concentrações de repouso foram observados.[60] Adicionalmente, pequenos aumentos da testosterona livre (aquela que não está ligada a nenhuma proteína ligadora e, portanto, é considerada bioativa) foram observados em mulheres em treinamento de *endurance*.[33,34] Contudo, a testosterona desempenha o seu principal papel na recuperação e no reparo tecidual em homens por causa das concentrações mais altas capazes de serem liberadas e secretadas pelos testículos.[83]

Estrogênios e ciclo menstrual

Os estrogênios desempenham um papel importante na regulação do ciclo menstrual em mulheres. O ciclo menstrual é caracterizado pela **menstruação**, ou sangramento mensal, que permite que o corpo da mulher libere a cobertura do útero. O sangue menstrual flui através de uma pequena abertura no colo do útero e passa para fora do corpo através da vagina.

Boa parte dos períodos menstruais dura de 3 a 5 dias. A menstruação prepara o corpo feminino para a gravidez todos os meses, e é mediada principalmente pelo estradiol e pela progesterona. O ciclo menstrual médio é de 28 dias, mas pode variar entre 21 e 35 dias, e até 45 dias em adolescentes.

A Figura 8.17 mostra as diferentes fases do ciclo menstrual. O LH estimula a liberação de estradiol e isso permite que o revestimento uterino cresça e fique espesso. Um óvulo em um dos ovários começa o processo de maturação. Por volta do 14º dia em um ciclo de 28 dias, o óvulo deixa o ovário (o que é chamado de ovulação) e é transportado pela tuba uterina até o útero. É mais provável que uma mulher fique grávida durante os 3 dias anteriores ou no dia da ovulação. Se o óvulo é fertilizado pelo esperma de um homem e se liga à parede uterina, ocorre a gravidez. Uma mulher normalmente apresentará ciclos mais curtos e mais regulares com a idade após a adolescência.

Influência do exercício no ciclo menstrual

A influência do exercício no ciclo menstrual foi um tópico de grande interesse por causa de sua relação com os distúrbios menstruais. Os tipos básicos de distúrbios menstruais são:

- **Dismenorreia:** caracterizada por períodos dolorosos com fortes cólicas. Sugere-se que seja causada pela liberação de níveis mais altos de prostaglandinas. Em mulheres mais novas, não está relacionada com doenças graves, apesar das fortes cólicas. Em mulheres mais velhas, outras patologias, como miomas ou endometriose, podem causar a dor

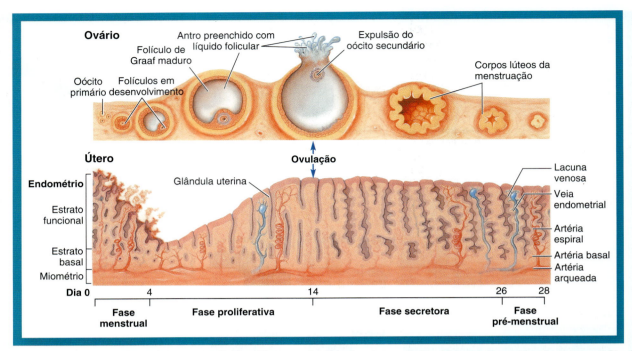

FIGURA 8.17 As diferentes fases do ciclo menstrual. (O *gráfico superior* é de Premkumar K. *The Massage Connection Anatomy and Physiology*. Baltimore, MD: Lippincott Williams & Wilkins 2004. A *imagem inferior* foi fornecida por Anatomical Chart Co.)

- **Amenorreia:** caracterizada pela falta de período menstrual. Há dois tipos de amenorreia, a primária e a secundária. A amenorreia primária é uma condição em que a mulher nunca teve uma menstruação, enquanto a amenorreia secundária é a ausência de período menstrual por pelo menos 6 meses, frequentemente devido à gravidez. Outras causas foram relacionadas, como amamentação, perda de peso excessiva causada por doença, transtornos alimentares ou estresse. O papel do exercício excessivo, embora muitas vezes culpado por essa condição, pode não ser a causa primária; a amenorreia pode estar relacionada com outros fatores, como deficiência nutricional e transtornos alimentares
- **Menorragia:** caracterizada pelo sangramento menstrual prolongado e não apenas pelo grande sangramento do ciclo menstrual. O sangramento muito grande dura mais que 7 dias e apresenta grandes coágulos no fluxo. É causada geralmente por alterações nos equilíbrios hormonais ou por miomas uterinos. Miomas são crescimentos da parede muscular uterina e são mais prevalentes em mulheres com mais de 35 anos e multíparas
- **Tensão pré-menstrual (TPM):** termo dado aos sintomas que podem ocorrer de 7 a 14 dias antes da menstruação, que são altamente variáveis em cada mulher.

O desenvolvimento de distúrbios do ciclo menstrual foi o tópico de muitos estudos, principalmente os que se relacionam com a amenorreia secundária. Historicamente, pensou-se que o exercício extremo fosse a principal causa de distúrbios menstruais. Entretanto, esse não parece ser o caso. Rogol *et al.*[71] concluíram que "um programa progressivo de exercício de distância e intensidade moderadas não afeta negativamente o sistema reprodutivo robusto de mulheres eumenorreicas ginecologicamente maduras". Em geral, sugere-se agora que esses distúrbios possam ser causados por reduzida ingestão calórica em vez de pelo exercício extremo isolado.[89] Esses tipos de distúrbios parecem estar relacionados com os esportes que têm alto nível de treinamento de *endurance* (corrida *cross country*), demandas da imagem corporal (dança, ginástica), esportes com pesos ou esportes em que o tamanho corporal seja vital para o desempenho (mergulho, ginástica, patinação no gelo).[69] A conexão entre amenorreia secundária e ingestão calórica inadequada para atividades que demandam grande gasto energético ressalta a importância de uma ingestão dietética que acompanhe as demandas calóricas.[87] A recuperação está relacionada com a mudança no comportamento alimentar, com ingestão calórica aumentada para suprir as demandas energéticas, o que pode prevenir ou reduzir a distúrbio menstrual sem qualquer mudança no programa de treinamento de exercícios.[54]

O efeito do exercício na TPM é mais complexo, já que os sintomas e a própria doença não são comuns a todas as mulheres. Resultados iniciais sugeriram que o exercício pode reduzir os sintomas da TPM por causa de mudanças nos equilíbrios hormonais. Essas mudanças incluem concentração de estrogênio, retirada de endorfinas da circulação e diminuição das concentrações de progesterona durante a fase lútea do ciclo menstrual. A relação entre TPM, esporte e desempenho no treinamento não foi definitivamente documentada por causa do arranjo de respostas individuais e de interações psicológicas. Algumas mulheres acreditam que elas podem ter um desempenho melhor durante a TPM, enquanto outras se sentem completamente incapazes por causa das cólicas e da dor, requerendo medicamentos. Assim, o controle da TPM em atletas é altamente individualizado.[52]

Fatores de crescimento semelhantes à insulina

Os fatores de crescimento semelhantes à insulina (IGFs) representam uma "superfamília" de peptídios. IGF-I e IGF-II são as principais formas desses hormônios. Regulações, variantes produzidas e sistemas de sinalização são complexos e ainda não estão completamente entendidos. Eles são secretados por muitos tipos diferentes de células e seus efeitos nas células-alvo podem ser promovidos por liberações endócrinas (*i. e.*, fígado), parácrinas (p. ex., células adiposas) e autócrinas (p. ex., músculo esquelético). Em pesquisas iniciais, os IGFs foram chamados de *somatomedinas*. IGFs com suas 6 proteínas de ligação conhecidas têm ações anabólicas importantes para o músculo e o osso. O IGF-I também é um regulador potente de alguns dos efeitos do GH. As 6 proteínas de ligação de IGF e uma subunidade sensível a um ácido (SSA) lábil se ligam ao IGF-I e ao IGF-II na corrente sanguínea. As principais funções dessas proteínas de ligação são aumentar a meia-vida dos IGFs na circulação, transportar os IGFs até as células-alvo e ajudar a modular as ações biológicas dos IGFs.[2] O IGF-I pode ser clivado em três variantes de *splicing*: IGF-IEa, IGF-IEb e IGF-IEc. O IGF-IEc, também conhecido como fator de crescimento mecânico, é liberado pelo músculo como resultado do estresse mecânico da atividade física ou do exercício, com a ativação das unidades motoras para a contração muscular (ver Figura 8.18).[23] Ele então age de maneira autócrina para estimular o reparo e/ou o crescimento da fibra muscular.

O IGF-II é um peptídio neutro com 67 aminoácidos e peso molecular de 7,4 kDa. Ele é um produto de um único gene que tem 9 éxons com quatro regiões promotoras diferentes. Um éxon refere-se à sequência de DNA em um gene e à sequência correspondente na transcrição de RNA. O IGF-II é codificado pelos éxons 7, 8 e 9. Vale ressaltar que, ao contrário do IGF-I, sugere-se que o IGF-II seja independente do controle do GH. É produzido e secretado pelo fígado e é conhecido por ter efeitos mitogênicos (reprodução celular) potentes e, assim, desempenha um papel fundamental no desenvolvimento fetal.

Ainda é necessário que mais pesquisas sejam realizadas sobre o sistema IGF, já que ele ainda é pouco entendido por causa da sua complexidade. Os IGF são especialmente importantes para a fisiologia do exercício por causa do seu envolvimento nas adaptações ao treinamento físico em relação ao reparo e ao remodelamento do osso e do músculo esquelético.

Sinais para a síntese proteica

A sinalização molecular com uma série de moléculas recentemente descobertas, juntamente com o sistema de sinalização secundário são vitais na tradução de várias mensagens hormonais. Por exemplo, o IGF-I estimula a síntese de proteína por meio da interação com um receptor na via de sinalização

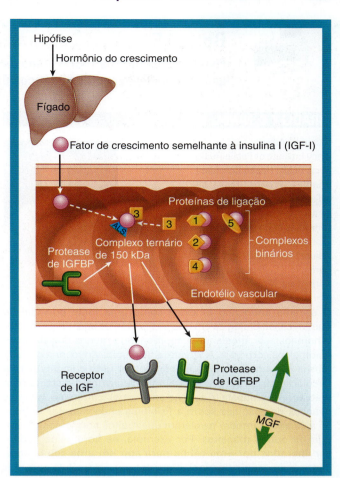

FIGURA 8.18 O hormônio do crescimento pode estimular a liberação de IGF-I pelo fígado. O IGF-I circula pelo sangue associado às proteínas de ligação de IGF, criando um complexo ternário composto por IGF, proteína de ligação do IGF (IGFBP) e SSA. O IGF-I penetra nos capilares e se move para o espaço intersticial a fim de se ligar nos receptores de IGF, o que inicia o processo de sinalização. (Cortesia do Dr. Bradley C. Nindl, Military Performance Division, US Army Research Institute of Environmental Medicine, Natick, MA.)

mTOR/AKT. Trabalhos futuros continuarão a desvendar a miríade das vias de sinalização que definem as ações moleculares no nível do gene (Boxe 8.5).

Respostas e adaptações ao exercício

À medida que a boa forma aumenta em uma pessoa, as concentrações de IGF-I no repouso aumentam.[14] Aumentos agudos com o estresse do exercício são, assim como outros hormônios, uma função da intensidade e do volume dos exercícios, boa forma e ingestão de carboidratos/proteínas.[14,47,48,64,73] Nota-se que maiores níveis de aptidão física e maior ingestão de carboidratos e proteínas estão associados a concentrações mais altas de IGF-I de repouso. Estudos mostraram aumentos dos níveis de IGF-I com o treinamento em homens e mulheres.[14,26,47] No entanto, o impacto do exercício nas concentrações circulantes de IGF pode ser variável, mas parece que o estímulo das concentrações musculares de IGF são mais convincentes por causa da sinalização mecânica da contração muscular (Boxe 8.6). As concentrações sanguíneas de

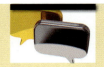

Boxe 8.5 Visão do especialista
Fisiologia endócrina | IGF-I como um biomarcador candidato que medeia os aspectos benéficos da atividade física

BRADLEY C. NINDL, PhD, FACSM

Scientific Advisor
Army Institute of Public Health
Army Public Health Command
Aberdeen Proving Ground, MD
Adjunct Associate Professor
Department of Kinesiology
University of Connecticut
Storrs, CT
Adjunct Associate Professor
Springfield College
Springfield, MA

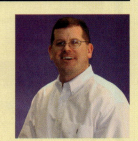

O sistema endócrino funciona como uma fonte principal de comunicação biológica em que os hormônios agem para manter a homeostasia, mediando e coordenando muitos dos sistemas fisiológicos corporais. A literatura fisiológica endócrina clássica afirma que um hormônio é liberado por uma glândula para a circulação sistêmica e viaja até uma célula/órgão distante para efetuar uma resposta (*i. e.*, ação endócrina). Entretanto, grandes avanços da pesquisa sobre a fisiologia endócrina nos últimos 15 a 20 anos também revelaram que muitos hormônios podem agir de outras maneiras. Por exemplo, os hormônios podem ser liberados por uma célula para agir em uma célula adjacente (*i. e.*, ação parácrina), liberados por uma célula para agir na mesma célula (*i. e.*, ação autócrina), ou produzidos por uma célula, nunca sair da célula e agir na própria célula que produziu os hormônios (*i. e.*, recentemente chamada de ação intrácrina). Além das glândulas endócrinas clássicas, como a hipófise, a glândula suprarrenal, a glândula tireoide, o pâncreas, os testículos e os ovários, as pesquisas mostraram que músculo, ossos, coração e células/tecidos imunes também podem liberar hormônios que agem dessas diferentes maneiras. Um hormônio que pode agir de maneiras endócrina, parácrina, autócrina e intrácrina, e é produzido por muitos tipos celulares, é o *fator de crescimento semelhante à insulina I* (*IGF-I*).

IGF-I é um pequeno hormônio peptídico (7,5 kDa) que é produzido principalmente pelo fígado e está sob regulação direta do hormônio do crescimento. O IGF-I tem muitas propriedades diferentes anabólicas, metabólicas e mitogênicas. As propriedades anabólicas do IGF-I incluem sua capacidade de facilitar o crescimento muscular e ósseo. As propriedades metabólicas do IGF-I incluem sua capacidade de regular ambos os metabolismos, dos carboidratos e das proteínas. As propriedades mitogênicas do IGF-I incluem sua capacidade de agir tanto como um fator de iniciação quanto como um fator de progressão durante o ciclo celular.

O IGF-I é um dos hormônios mais importantes e complexos para se estudar. Acredita-se que ele seja crítico na mediação de muitos dos aspectos benéficos da atividade física. A complexidade regulatória do IGF-I é grande, já que uma família de proteínas de ligação (PL) serve tanto para estimular quanto para inibir a ação do IGF-I. Menos de 2% do IGF-I circula na forma livre (*i. e.*, não ligado). Boa parte (> 75%) do IGF-I circula na forma terciária, composta do IGF-I, IGFBP III e a subunidade sensível ao ácido (SSA). Essa forma é bem grande (150 kDa), tem meia-vida longa (cerca de 12 a 15 horas) e está amplamente confinada à circulação sistêmica. Cerca de 20 a 30% do IGF-I circulam na forma binária, que consiste no IGF-I e uma das seis proteínas de ligação. Apenas as formas livre e binária do IGF-I são chamadas de biodisponíveis e são capazes de escapar da circulação e trafegar para os receptores celulares. Ambas as proteases sistêmica e local também servem para dissociar o IGF-I de sua família de proteínas de ligação e ajudar o IGF-I a se tornar bioativo. Já que o IGF-I é um hormônio proteico, seu receptor celular está na membrana plasmática e tem domínios extracelular, transmembrana e intracelular. Depois que o IGF-I inicia a transdução de sinal com seus receptores, uma cascata de eventos celulares, incluindo múltiplos eventos de fosforilação mediados por quinases, resulta nas respostas celulares.

É importante destacar que o IGF-I tem sido associado à saúde e à aptidão física. Em geral, tem sido sugerido que o IGF-I seja regulado positivamente com exercícios, embora existam diversos paradoxos. A adaptação do músculo esquelético induzida por atividade é considerada regulada, em parte, pelos efeitos mitogênicos e miogênicos do IGF-I, como evidenciado pelas correlações positivas entre os níveis basais circulantes de IGF-I e os índices de boa forma e de massa corporal magra. O exercício produz mudança no IGF-I, porém os papéis regulatórios da resposta de IGF-I ao exercício não foram claramente definidos. Uma razão para isso é que as mudanças quantitativas no IGF-I circulante, observadas em resposta às intervenções de exercício agudo, variam entre os diferentes estudos com descrições de aumentos, diminuições ou não alterações. O estudo do IGF-I circulante ainda é importante por causa de sua utilidade como um biomarcador, refletindo o *status* de saúde e de aptidão física, apesar do fato de que a relação entre o IGF-I sistêmico e o local permanece obscura. Além disso, exceto no câncer, o nível baixo de IGF-I normalmente é um preditor do desfecho negativo para a saúde. São necessárias mais pesquisas para descobrir os mecanismos por trás das mudanças observadas no IGF-I circulante e sua relação com as mudanças locais em nível celular/tecidual.

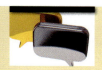

Boxe 8.6 Visão do especialista
Crescimento e maturação

ALAN D. ROGOL, MD, PhD
Professor Emeritus
Department of Pediatrics
University of Virginia
Charlottesville, VA

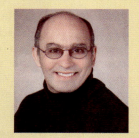

O crescimento e a maturação do adolescente dentro de uma ampla faixa do normal são os melhores indicadores de que um ser humano está saudável. É imperativo continuar a crescer como uma criança porque "permanecer o mesmo", embora fantástico para o adulto, é realmente "ficar para trás" para uma criança.

O crescimento e a maturação sexual ocorrem seguindo traços genéticos, mas são modificados pelos hormônios e pelo ambiente. O plano genético é mais do que apenas a soma de alguns genes; ele representa a interação de uma grande quantidade de genes modificados pelo ambiente – hormônios e nutrição.

Após o nascimento, os sistemas hormonais mais importantes para o crescimento são os eixos hipotálamo-hipófise-tireoide e GH/IGF-I. O 1º eixo afeta a taxa de metabolismo de quase todas as células. Na sua ausência, praticamente não ocorre crescimento, e a criança tem sinais e sintomas de hipotireoidismo – crescimento linear lento, metabolismo lento e, nos primeiros anos de vida, deficiência da função intelectual.

O eixo GH/IGF-I é crítico para alcançar o potencial genético em termos da altura do adulto. O hipotálamo produz dois hormônios que afetam a liberação de GH pela hipófise: o hormônio liberador de GH (GHRH) e a somatostatina. O primeiro é um sinal para a liberação do GH e o último é um sinal inibitório. A liberação de GH pulsátil e intermitente (o padrão fisiológico adequado) se deve então à "soma" dos ritmos de GHRH e somatostatina. Um terceiro hormônio, grelina, pode modificar o sinal GHRH.

O GH tem poucos efeitos no crescimento *per se*, mas age no fígado para promover a circulação de IGF-I e de sua proteína de ligação principal, IGFBP-3. Ela estimula quase todos os outros órgãos para produzir IGF-I localmente, onde esse último pode agir em *alta concentração* em um sítio bastante restrito como nas extremidades ósseas (epífises) para promover o crescimento linear. O GH tem alguns efeitos próprios, por exemplo, a lipólise – e consequentemente seus efeitos no corpo inteiro –, tanto em termos da composição corporal (tecidos muscular, ósseo e adiposo) quanto da distribuição regional da gordura corporal, sendo assim importante para a prevenção de doenças cardiovasculares.

O corpo utiliza muitos truques para conseguir o máximo de produção hormonal. O GHRH e a somatostatina estão em concentrações relativamente altas, mas em uma circulação bastante limitada: o sistema porta-hipotalâmico-hipofisário. Suas meias-vidas são bastante curtas para um rápido sinal "ligado", mas também um rápido sinal "desligado" é importante para permitir alterações na secreção de GH momento a momento (pulsátil). O IGF-I é um potente peptídio semelhante à insulina. Ele poderia causar hipoglicemia grave se circulasse em sua forma biologicamente ativa "livre". Essa atividade biológica potencial é atenuada por diversas grandes proteínas carreadoras, que permitem que esse potente hormônio peptídico seja carreado pela circulação na sua forma biológica inativa "ligada" até seu sítio de ação. Lá, ele pode ser desligado da proteína transportadora para agir em um sítio "santuário", onde ele desempenhará sua ação biológica apropriada, mas não terá o efeito corporal (sistêmico) da hipoglicemia.

Na puberdade, pelo menos duas coisas acontecem: o adolescente sofre um crescimento abrupto e começa (e completa) sua maturação sexual. O eixo hipotálamo-hipófise gonadal (ovários para a mulher e testículos para o homem), entretanto, desenvolve-se mais cedo. Logo após o nascimento, sobretudo nos meninos, esse eixo já está funcionando praticamente no seu nível adulto. Os meninos têm, de fato, uma "minipuberdade" nos primeiros meses de vida! Esse eixo então hiberna e somente volta a despertar no tempo apropriado para o desenvolvimento da puberdade. Isso é chamado de hiato pré-pubertário, e dura de 10 a 12 anos. Durante esse período, os testículos e os ovários produzem quantidades muito pequenas dos seus hormônios sexuais apropriados, estradiol para meninas e testosterona para meninos. Essas quantidades pequenas e praticamente não mensuráveis (por ensaios de rotina) de hormônios são capazes de prevenir a secreção pelo hipotálamo de hormônio liberador de gonadotrofina (GnRH) (hormônio luteinizante [LH] para os esteroides sexuais e hormônio foliculoestimulante [FSH] para o óvulo e a espermatogênese). Assim, o sistema é mantido no estado pré-puberal (pré-reprodutivo).

Então, na puberdade, a pequena, porém real secreção de testosterona e estradiol já não é capaz de inibir a liberação de GnRH. Além disso, os testículos e os ovários são capazes de responder aos níveis crescentes de LH e de FSH para permitir que o processo de puberdade ocorra e que opere no estado adulto (reprodutivo).

Outro fenômeno interessante que ocorre no sistema endócrino é que os níveis crescentes de testosterona e de estradiol regulam positivamente o hipotálamo e a hipófise de maneira transiente para produzir mais GH/IGF-I a fim de estimular o crescimento abrupto tão característico do início da adolescência. Após alguns anos, o estradiol em ambos os sexos (em meninos, da conversão da testosterona) faz com que as epífises dos ossos longos se fundam e que o crescimento linear cesse.

Os hormônios de ambos os eixos continuam sendo importantes, permitindo que se atinja a composição corporal adulta e a distribuição regional da gordura corporal, uma vez que os músculos e os ossos continuam a crescer até a metade da 3ª década de vida. Esses dois eixos hormonais são bastante representativos de muitos órgãos endócrinos, que usam alterações na secreção, meia-vida na circulação (p. ex., proteínas de ligação), ações em receptores específicos e "aceleração" do metabolismo para regular grosseira e finamente a maquinaria metabólica corporal.

IGF-I, porém, podem não influenciar imediatamente a concentração de IGF-I encontrada no líquido intersticial após o estresse do exercício[68] devido ao tempo de passagem nos tecidos e nos gradientes de concentração do sangue.

Hormônios suprarrenais

A glândula suprarrenal foi chamada de glândula da "luta ou fuga", destinada a ajudar na resposta ao estresse. Localizadas acima de cada um dos rins, suas secreções hormonais influenciam tanto o desempenho de alto nível quanto a recuperação do estresse do exercício. A glândula suprarrenal tem duas partes funcionais, o córtex da glândula suprarrenal e a medula da glândula suprarrenal, cada uma com um conjunto diferente de hormônios que são liberados sob estímulo (Figura 8.19). O sistema nervoso estimula a medula da glândula suprarrenal para uma resposta rápida, enquanto os hormônios estimulantes podem promover a liberação dos hormônios do córtex da glândula suprarrenal.

Medula da glândula suprarrenal

O estímulo e a liberação de catecolaminas pela medula suprarrenal constituem uma resposta adrenérgica do corpo reservada geralmente para a resposta imediata ao estresse, incluindo o exercício. O antigo mito sobre a velhinha que levantou um carro que estava sobre uma vítima de um acidente

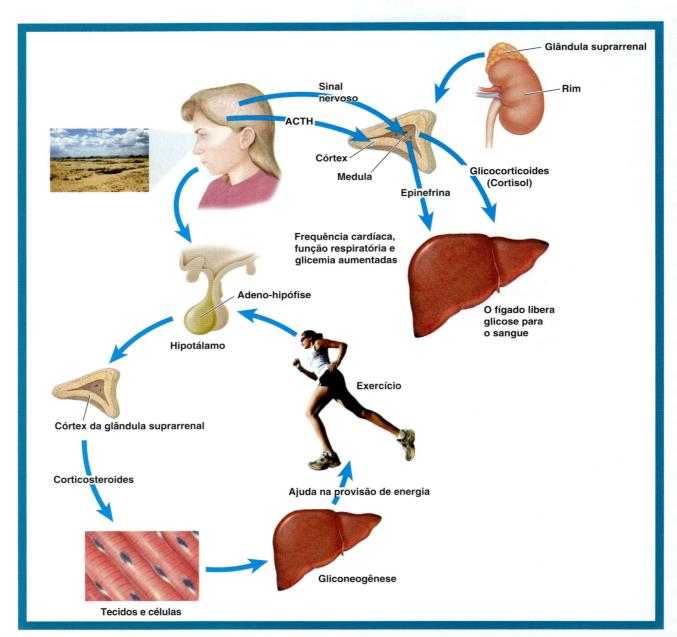

FIGURA 8.19 **A glândula suprarrenal é vital para o controle dos sistemas fisiológicos quando sob o estresse do exercício.** Tanto o sistema nervoso quanto os hormônios tróficos estimulam a glândula suprarrenal.

resulta desse tipo de "alta epinefrina" quando condições extremas levam as pessoas ao seu máximo! No entanto, um indivíduo somente é capaz de produzir uma quantidade específica de força se tiver a quantidade de força muscular necessária para aquele movimento – eis o mito! Essa resposta adrenérgica afeta todos os tecidos no corpo que tenham receptores adrenérgicos. Ela aumenta a quebra de glicogênio em glicose no fígado e a liberação de ácidos graxos pelo tecido adiposo; promove a vasodilatação das pequenas artérias dentro do músculo; e aumenta a pressão arterial e o débito cardíaco.

A medula da glândula suprarrenal, que é cercada pelo córtex da glândula suprarrenal, compõe cerca de 10% da massa suprarrenal e secreta catecolaminas. A epinefrina (também chamada de epinefrina) compõe cerca de 85% das catecolaminas totais na medula da glândula suprarrenal, com a norepinefrina e a dopamina complementando o restante. As catecolaminas são sintetizadas pelos grânulos suprarrenais cromafins, que são muito porosos, permitindo o movimento de moléculas para dentro e para fora dos grânulos para as reações biossintéticas (Figura 8.20 A e B). A norepinefrina e a dopamina desempenham papéis como neurotransmissores em neurônios específicos do sistema nervoso. A liberação hormonal pela medula da glândula suprarrenal é causada por estimulação pelo sistema nervoso simpático (nervo esplâncnico). Além das catecolaminas, uma das outras famílias de peptídios opioides, os peptídios opioides proencefalinas, também são sintetizados e liberados pela medula da glândula suprarrenal. Esses peptídios opioides podem desempenhar papéis importantes na recuperação imunológica.

Papéis na preparação para o exercício e na produção de força

As catecolaminas (principalmente a epinefrina e a norepinefrina) são parte da resposta adrenérgica ao estresse, incluindo o exercício, e podem ser observados aumentos em sua liberação no sangue segundos após um estressor significativo (p. ex., susto, exercício de alta intensidade). É interessante ressaltar que aumentos de epinefrina podem ser vistos até 24 horas, mas geralmente 30 minutos, antes do exercício, permitindo o preparo fisiológico para a atividade.[19,79] Foi mostrado recentemente que a epinefrina pode ser importante para a produção de força. Sua ligação aos receptores beta$_2$-adrenérgicos encontrados no retículo sarcoplasmático promove a liberação mais rápida de Ca^{++}, o que leva à interação mais rápida com as moléculas de troponina. Essa interação mais rápida leva à disponibilidade mais rápida dos sítios ativos da actina, o que, por sua vez, leva à contração mais rápida do sarcômero. Assim, a contração muscular é aumentada pela liberação de epinefrina.

Interações com os peptídios opioides

A liberação de epinefrina coincide com a liberação dos peptídios opioides proencefalinas (p. ex., peptídio F como um marcador dos fragmentos).[44] Homens não treinados mostraram aumentos mais pronunciados nos níveis do peptídio proencefalina F e na epinefrina com exercícios de alta intensidade. Do mesmo modo, corredores de distâncias médias altamente treinados mostraram maiores concentrações durante o repouso (quase 2 vezes mais altas) e em intensidades menores, porém o peptídio F estava reduzido em exercícios de maiores intensidades, permitindo que concentrações significativamente mais altas de epinefrina fossem liberadas no exercício máximo. Ambos os grupos demonstraram concentrações de peptídio F mais altas durante a recuperação, o que sugere um papel para esses peptídios opioides nas respostas de recuperação.

Foi sugerido por pesquisadores que aumentos do peptídio F durante a recuperação eram decorrentes de possíveis interações com as células imunes. Em um estudo de Triplett et al.,[79] foi sugerido que a relação entre o peptídio F e a atividade das células B (que produzem anticorpos) indicaria esse fato.[79] Estudo posterior demonstrou que o peptídio F foi encontrado na camada leucocitária do sangue, que contém as células imunes. Assim, a glândula suprarrenal não é ativa apenas na resposta ao estresse, mas em níveis basais e durante a recuperação do estresse, em cujos períodos podem ser importantes a ativação das células imunes e seu papel para a recuperação.

Papéis do exercício, respostas e adaptações

A epinefrina e a norepinefrina são vistas normalmente aumentando em cerca de 50% do consumo de oxigênio máximo e aumentando exponencialmente conforme a intensidade do exercício alcança os níveis máximos. Com meia-vida de cerca de apenas 2 minutos, a epinefrina retorna para as concentrações do repouso dentro dos primeiros minutos da recuperação. Vale ressaltar que, se o estresse do exercício é grande o bastante, como em protocolos de treinamento de resistência com repouso curto, a epinefrina pode permanecer elevada por 5 minutos após o exercício. Os níveis de dopamina também aumentam, indicando conversão incompleta até a epinefrina ou a substituição na via biossintética, potencialmente devido à inativação ácida das enzimas das reações. As adaptações das catecolaminas ao exercício mostram reduções nas respostas do exercício submáximo, de modo semelhante às respostas da frequência cardíaca, com respostas maiores durante o exercício máximo e reduções nas respostas de proencefalinas às intensidades máximas do exercício.

Córtex da glândula suprarrenal

O **córtex da glândula suprarrenal** produz tanto mineralocorticoides (aldosterona) quanto glicocorticoides (cortisol) (Figura 8.20C). Os androgênios suprarrenais também são produzidos no córtex da glândula suprarrenal, na *zona reticular*. Para as mulheres, o córtex da glândula suprarrenal é um sítio importante para a síntese de androgênios fracos, que podem agir como hormônios anabolizantes.

Glicocorticoides

O cortisol é o principal glicocorticoide em seres humanos, secretado pela *zona fasciculada* do córtex da glândula suprarrenal. Como visto antes, a liberação de cortisol é estimulada pelo hormônio ACTH, que é liberado pela hipófise. Cerca

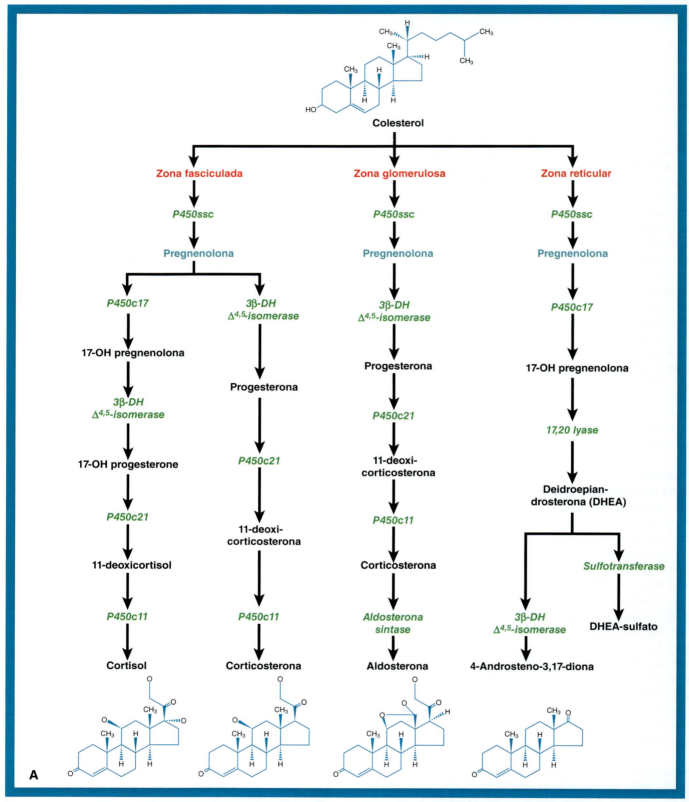

FIGURA 8.20 A síntese dos hormônios na glândula suprarrenal pode ser uma parte vital das adaptações ao treinamento físico. **A.** Vias de síntese hormonal no córtex da glândula suprarrenal.

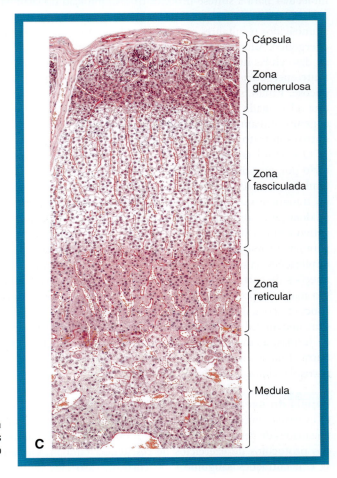

FIGURA 8.20 (*continuação*) **B**. Vias da síntese dos hormônios no córtex da glândula suprarrenal. **C**. Corte transversal da glândula suprarrenal com zonas do córtex da glândula suprarrenal e da medula apresentadas na coloração histoquímica.

de 10% do cortisol está livre, e, portanto, bioativo, enquanto o remanescente está ligado às proteínas plasmáticas para aumentar sua meia-vida no sangue, principalmente à globulina ligadora de corticosteroides (também chamada de *transcortina*). O cortisol interage com os receptores de glicocorticoides, que são encontrados em praticamente todas as células do corpo. O cortisol, como um glicocorticoide, está envolvido com o metabolismo de glicose, já que estimula vários processos que, juntos, ajudam a aumentar e a manter as concentrações normais de glicose no sangue. Essas ações incluem a gliconeogênese, que é a síntese de glicose a partir de aminoácidos e lipídios. O cortisol aumenta as enzimas envolvidas com esse processo metabólico. Ele também estimula a liberação de aminoácidos para o uso na glicogênese. Além disso, o cortisol limita a captação de glicose para o músculo e o tecido adiposo. Tudo isso é feito para conservar a glicose, que é a fonte primária de energia para o encéfalo e o sistema nervoso. O cortisol preserva glicogênio e glicose fornecendo substratos alternativos para a síntese de glicose (p. ex., aminoácidos, glicerol). O cortisol também tem reações cruzadas com outros receptores, principalmente com os receptores de androgênios para bloquear a sinalização da síntese de proteínas.

O cortisol também é conhecido como o principal hormônio catabólico do corpo, já que ele tenta evitar o uso do glicogênio ou da glicose muscular pela inibição da sinalização molecular para a síntese proteica (p. ex., inibição do sistema mTOR) a fim de favorecer a quebra de proteínas; assim, os aminoácidos resultantes podem ser utilizados como substrato energético. Adicionalmente, o cortisol pode reduzir a atividade das células imunes, que utilizam glicose como a principal fonte energética, novamente para preservar o glicogênio e a glicose. Então, sua fama ruim como "hormônio catabólico" está relacionada com o fato de que ele age para preservar glicogênio enquanto aumenta a produção de glicose fornecendo outros substratos básicos para sua síntese.

O cortisol também desempenha um papel anti-inflamatório por suprimir a atividade das células imunes. Assim, ele também tem sido utilizado como medicamento para ajudar no tratamento de doenças inflamatórias, como asma, artrite ou doenças autoimunes. Porém, por causa do seu impacto negativo sobre a síntese de proteínas, é preciso tomar cuidado para não promover a quebra tecidual. Essa característica tem implicações na medicina esportiva, e é o motivo pelo qual as injeções de cortisona (um parente próximo do cortisol) não são mais tão populares quanto foram há alguns anos. Altas concentrações de glicocorticoides em uma injeção de cortisona podem reduzir o desenvolvimento ósseo e a cicatrização de feridas, além de afetar negativamente uma variedade de outras funções fisiológicas. A produção natural excessiva de cortisol é chamada de doença de Cushing.

Papéis do exercício, respostas e adaptações

O exercício aumentará as concentrações de cortisol com intensidades de cerca de 70% do $\dot{V}O_{2máx.}$ ou maiores.[58] A maioria dos protocolos de exercícios de resistência também elevará as concentrações sanguíneas de cortisol, caso eles tenham volumes e/ou intensidades de trabalho total adequados. Frequentemente, os aumentos podem ser observados também no período da recuperação após o exercício, de 5 a 30 minutos. Se as concentrações de repouso estão elevadas (p. ex., > 450 nmol/ℓ), então as respostas do exercício agudo irão requerer um estímulo maior. É interessante acentuar que, embora o cortisol tenha sido implicado representando um possível papel na detecção de treinamento excessivo em atletas, ele não se mostrou um marcador bastante preditivo, já que sua elevação acima de 1 já indica estado de treinamento excessivo.[21] Quase todos os exercícios podem resultar em aumento do cortisol pelas razões óbvias de ajudar o corpo a conservar seus estoques limitados de glicogênio, reduzindo a magnitude da resposta inflamatória por causa do dano ao tecido muscular. Em resposta a protocolos de exercícios extremos, caracterizados por períodos curtos de repouso e alta intensidade, os valores de cortisol aumentam no sangue muito além de 1.000 nmol/ℓ e aumentam nas concentrações sanguíneas de lactato em mais de 14 mmol/ℓ. Assim, esse exercício é extremamente estressante. Se a concentração de repouso do cortisol não retorna às faixas normais sob algumas circunstâncias, o cortisol pode diminuir a capacidade de recuperação do indivíduo. Daí a importância de dias de recuperação total nos programas de treinamento físico.

Mineralocorticoides

A aldosterona é um hormônio esteroide produzido na *zona glomerulosa* do córtex da glândula suprarrenal. Trata-se de um dos mineralocorticoides mais importantes, que são um grupo que ajuda a regular o equilíbrio de água e eletrólitos (p. ex., sódio e potássio) no sangue.[55] Para fazer isso, esses hormônios atuam nos túbulos e nos ductos coletores no rim. A angiotensina II, mas também o ACTH e as concentrações de potássio locais estimulam a secreção de aldosterona. Ela sinaliza o rim para reter sódio e secretar potássio, realizando um dos seus papéis hormonais mais importantes. Juntas, essas mudanças nas concentrações de eletrólitos promovem aumento na retenção de água e, assim, maior volume de sangue e maior pressão. A aldosterona também influencia o equilíbrio acidobásico pela estimulação da secreção de íons H^+ pelas células intercalares nos ductos coletores dos rins, ajudando a regular as concentrações de bicarbonato e, assim, o equilíbrio acidobásico. Ela também age na neuro-hipófise e ajuda a estimular a liberação de arginina vasopressina (também conhecida como hormônio antidiurético), que faz com que o rim retenha água. É interessante ressaltar que a aldosterona contribui para apenas 2% da reabsorção do sódio que seria encontrado normalmente no sangue.

Papéis do exercício, respostas e adaptações

A aldosterona desempenha um importante papel na regulação de fluidos e eletrólitos com o estresse do exercício. As respostas ao exercício estão relacionadas com a intensidade, apresentando menores concentrações no exercício de baixa intensidade.[57] Com o treinamento, o indivíduo melhora sua capacidade de desempenho a intensidades maiores e, consequentemente, os níveis de aldosterona[59] em intensidades máximas de exercício após o treinamento são maiores do que nas intensidades máximas de exercício antes do treinamento. Com o aumento de demandas fisiológicas e o exercício mais intenso, há uma solicitação regulatória maior de água e de eletrólitos e, assim, a intensidade e o volume do exercício são sinais-chave para a liberação de aldosterona. Com o exercício de resistência, a resposta da aldosterona é diferente, como um protocolo de alta intensidade que não pode impactar as concentrações de aldosterona uma vez que não é apresentado nenhum desafio ao equilíbrio de fluidos e de eletrólitos do corpo. O tipo de protocolo de exercício de resistência realizado está relacionado às demandas dos desafios aos fluidos e eletrólitos e, assim, dita as respostas da aldosterona.[35,61] Dessa maneira, conforme as intensidades metabólicas aumentam por causa dos volumes maiores de trabalho total, como nos protocolos de fisiculturismo ou protocolos de repouso curto, a aldosterona pode não aumentar.[32,40]

Hormônios pancreáticos

O pâncreas está localizado na porção superior do abdome, próximo ao intestino delgado. Ele desempenha um importante papel em muitas funções fisiológicas, desde as propriedades anabólicas da insulina, a sua regulação dos níveis de glicose no sangue, para os processos de doenças, como o diabetes. Ele secreta o suco pancreático, o qual contém as enzimas digestivas que ajudam a neutralizar os ácidos estomacais que chegam do estômago para o intestino delgado e que ajudam no processo de clivagem de proteínas, carboidratos e gorduras no trato digestório.

O pâncreas secreta os hormônios insulina, glucagon e somatostatina. As ilhotas de Langerhans são células pancreáticas especializadas que secretam glucagon e insulina. O glucagon ajuda a aumentar a glicose sanguínea quando ela começa a cair, enquanto a insulina faz com que as células captem glicose quando seus níveis estão altos. Os diferentes tipos celulares do pâncreas têm papéis diferentes na produção dos conteúdos secretórios, da seguinte maneira:

- As células beta secretam insulina para diminuir as concentrações sanguíneas de glicose quando elas estão elevadas; essas células compõem cerca de 60 a 80% das células das ilhotas no pâncreas adulto
- As células alfa secretam glucagon, que causa aumento nas concentrações sanguíneas de glicose quando elas estão baixas; essas células compõem cerca de 15 a 20% do pâncreas
- As células delta secretam somatostatina, que inibe a liberação endócrina de insulina e glucagon; essas células compõem cerca de 5 a 10% das células no pâncreas
- As células PP secretam polipeptídios pancreáticos que inibem a liberação dos sucos pancreáticos; essas células formam cerca de 1% das células no pâncreas.

O mecanismo clássico de retroalimentação endócrina é a interação da insulina com o glucagon, que, juntos, controlam as concentrações sanguíneas de glicose (Figura 8.21).

Diabetes e síndrome metabólica

Quando uma pessoa tem diabetes, seu corpo ou não produz insulina ou tem dificuldade em utilizá-la. O diabetes é caracterizado pela hiperglicemia (concentrações de glicose sanguínea elevada) causada pelas baixas concentrações de insulina ou pela "resistência insulínica", em que a insulina está impedida de desempenhar suas ações normais na célula. As células beta têm problemas em produzir insulina suficiente para reduzir as concentrações sanguíneas de glicose, que é a causa por trás da doença. Existem três tipos de diabetes: tipo 1, tipo 2 e diabetes gestacional, sendo que o último ocorre tipicamente durante a gravidez. Cada tipo de diabetes pode ter complicações graves para a saúde se não for tratado. O tipo 1 é normalmente encontrado em crianças e em adultos jovens e, por isso, é chamado de diabetes juvenil. Nesse tipo, as células beta pancreáticas não produzem a quantidade necessária de insulina. O diabetes tipo 2 é caracterizado pela resistência à insulina, a fim de desempenhar seus papéis nas células-alvo, como no músculo, impedindo a captação e o armazenamento de glicose do sangue; assim, as células não respondem ao hormônio e a seu efeito. As células beta também não funcionam eficazmente no diabetes tipo 2. Os diabetes tipo 1 e o tipo 2 são incuráveis, mas podem ser tratados com um programa abrangente. O diabetes tipo 1 deve ser tratado e controlado com injeções de insulina, junto com intervenções dietéticas e no estilo de vida. O diabetes tipo 2 pode ser controlado com uma combinação de mudanças no estilo de vida, exercícios e tratamento dietético, e, muitas vezes, com o tratamento insulínico.

Com a resistência insulínica como resultado das altas concentrações de glicose e de insulina, uma pessoa pode desenvolver a síndrome metabólica e o diabetes tipo 2. A síndrome metabólica é o agrupamento de vários distúrbios clínicos que podem influenciar o risco do indivíduo para doenças cardiovasculares e diabetes (p. ex., pressão arterial elevada; altas concentrações de certos lipídios, como os triglicerídios e LDL; altas concentrações de insulina; gordura abdominal; sobrepeso; gordura corporal elevada). O exercício e a dieta são dois dos fatores principais usados para tratar a síndrome metabólica (Boxe 8.7).

Papéis do exercício, respostas e adaptações

Geralmente, observa-se diminuição das concentrações de insulina sanguínea com o exercício. Com a diminuição da insulina, o fígado também é estimulado a liberar glicose na circulação sanguínea devido à quebra do glicogênio hepático (forma armazenada da glicose). Assim, a manutenção das concentrações sanguíneas de glicose, uma das variáveis sanguíneas mais finamente reguladas, é alcançada. Com a resposta ao exercício agudo, se uma pessoa ingere carboidrato, ou carboidrato e proteína antes e após o exercício, a insulina pode aumentar, mostrando o impacto das calorias e do carboidrato nas concentrações sanguíneas de insulina.[48] Também deve ser lembrado que a insulina pode desempenhar um papel potente na síntese de proteínas, que é estimulada pela ingestão de nutrientes.

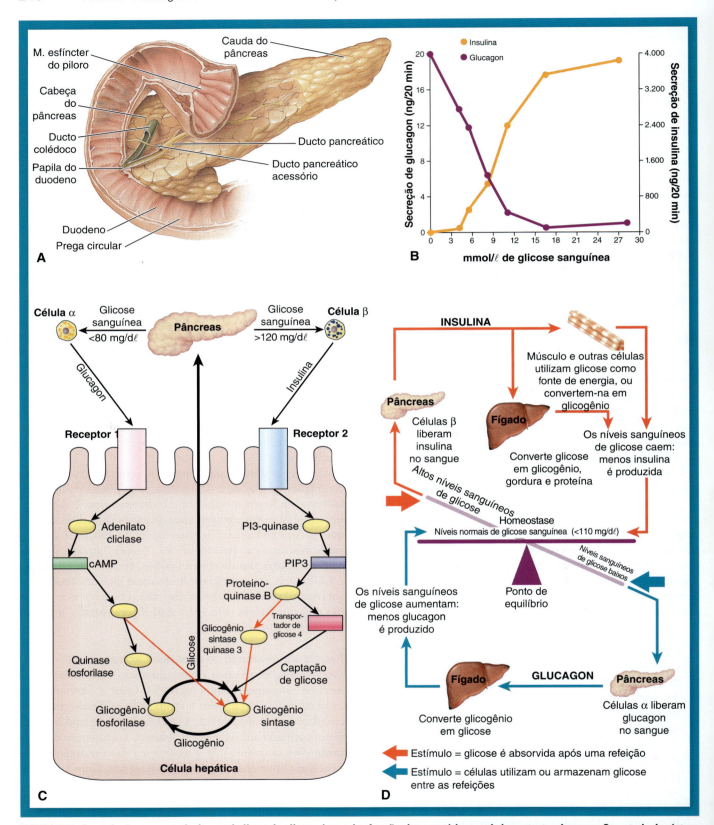

FIGURA 8.21 A regulação e o controle do metabolismo da glicose é uma das funções homeostáticas mais importantes do corpo. O controle da síntese de glucagon e de insulina e sua liberação em resposta ao exercício correspondem às demandas do exercício. **A.** Pâncreas (imagem fornecida por Anatomical Chart Co.). **B.** Secreção de glucagon e de insulina. **C.** Respostas de glucagon e de insulina à glicose sanguínea. **D.** Ações de glucagon e insulina para manter as concentrações sanguíneas de glicose.

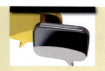

Boxe 8.7 Visão do especialista
Síndrome metabólica

JEFF S. VOLEK, PhD, RD

Professor
Department of Human Sciences
The Ohio State University
Columbus, OH

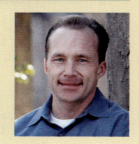

A síndrome metabólica (SMet; também conhecida como síndrome de resistência à insulina) representa um grupo de marcadores que predispõem à obesidade, ao diabetes e à doença cardiovascular. A definição e os motivos da SMet têm sido discutidos, mas a maioria dos pesquisadores concorda que a hiperinsulinemia/resistência insulínica são características comuns. Além disso, a diminuição de vários efeitos desencadeados pela sinalização da insulina fornece um mecanismo plausível para as características da SMet. O significado clínico da SMet é que a resistência insulínica é um estado pré-diabético que indica um risco oculto para doença cardiovascular e mortalidade precoce. O conceito continua sendo uma importante, mas um tanto controversa característica da prática diagnóstica, embora não haja uma estratégia de tratamento amplamente aceita. Nós sugerimos recentemente que os marcadores biológicos que são utilizados tradicionalmente para definir a SMet sejam precisamente aqueles que são melhorados com a restrição dietética aos carboidratos. Esses marcadores incluem a obesidade (elevação do peso corporal, índice de massa corporal [IMC] e/ou circunferência da cintura), altos níveis de glicose e insulina, redução de lipoproteínas de alta densidade ligadas ao colesterol (HDL-C) e triglicerídios (TG) elevados. Essa descoberta, por sua vez, sugere que, de alguma maneira, a redução dietética de carboidratos é uma abordagem inicial razoável para o tratamento da síndrome.

Evidências de estudos iniciais apontam para uma mudança de paradigma no nosso entendimento sobre dietas de baixo carboidrato. A glicose é o principal estímulo para a secreção pancreática de insulina. Os diversos efeitos da insulina apontam para seus efeitos geralmente anabólicos. Esses efeitos incluem o estímulo para a captação periférica de glicose pelo recrutamento dos receptores GLUT4; pela inibição da glicogenólise, da gliconeogênese e da lipólise; e pelo estímulo do armazenamento de glicogênio e da síntese proteica. A razão das estratégias baseadas em restrição de carboidratos é que a ingestão reduzida de glicose dietética leva ao controle melhor da insulina e a melhor regulação desse estado anabólico. Mais especificamente, o princípio da restrição de carboidratos é que, mantendo os níveis de insulina baixos, o metabolismo é enviesado para a oxidação lipídica em vez de ser armazenado. O corolário seria que a hiperinsulinemia continuada pode predispor a um estado em que a gordura dietética é armazenada em vez de oxidada e em que os efeitos aterogênicos da gordura, principalmente da gordura saturada, são manifestados mais prontamente. A lipogênese (síntese de ácidos graxos) é inibida significativamente em uma dieta de pouco carboidrato, o que deveria permitir melhor administração pós-absortiva da gordura dietética, reduzindo seus efeitos adversos no metabolismo das lipoproteínas e em outros processos aterogênicos.

No tratamento da SMet e do diabetes a restrição aos carboidratos é uma abordagem óbvia e intuitiva. Sabe-se que a redução experimental dos carboidratos dietéticos geralmente fornece melhor controle glicêmico, maior redução da hemoglobina A1c e uma redução mais confiável na medicação do que as dietas de baixa gordura, e não requer perda de peso para seu benefício.[1] A barreira para a implementação das estratégias de baixo carboidrato no tratamento da SMet em pacientes diabéticos tem sido tradicionalmente o risco para doença cardiovascular (DCV). A principal preocupação é que o carboidrato removido da dieta seria substituído pela gordura dietética, possivelmente gordura saturada, com um risco para DCV presumivelmente maior. Em contraste latente a essa ideia, trabalhos recentes demonstraram que a redução dos carboidratos dietéticos leva a melhoras significativas nos marcadores de DCV, mesmo na ausência de perda de peso.

Historicamente, a restrição de carboidratos é vista como um método de perda de peso e tem estado sob suspeita por causa das preocupações em relação ao colesterol ligado a lipoproteínas de baixa densidade (LDL-C) e ao risco de doença cardíaca. A redução dos carboidratos dietéticos é bem conhecida por melhorar a dislipidemia aterogênica, ou seja, aumentar o HDL-C e reduzir os TG plasmáticos. Por outro lado, o colesterol total e o LDL-C estão geralmente mais baixos em dietas de baixa gordura. Essa relação entre os fatores de risco do LDL-C *versus* a dislipidemia agora é complicada pelo reconhecimento de que a capacidade aterogênica do LDL-C é fortemente dependente do tamanho da partícula, e o tamanho da partícula, por sua vez, se correlaciona fortemente com os carboidratos dietéticos. Adicionalmente, outros marcadores, como as apolipoproteínas, podem ser preditores mais precisos do que os níveis das espécies de colesterol; a razão apoB/apoA-1, em particular, foi proposta como a mais precisa. Também existe a questão da espécie de ácido graxo, principalmente a gordura saturada, porque a ingestão dietética de gordura normalmente aumenta quando os carboidratos estão restritos e isso levantou preocupações sobre os potenciais efeitos nocivos no metabolismo das lipoproteínas e no risco cardiovascular.

Diversos estudos avaliaram os efeitos das dietas com muito baixo carboidrato sobre biomarcadores padrão e novos de risco cardíaco. O quadro que emerge desse trabalho recente é que a restrição de carboidratos tem muitas vantagens sobre as dietas com pouca gordura na diminuição da adiposidade, na melhora do controle glicêmico e na sensibilidade à insulina, e na indução de respostas favoráveis sobre os TG, HDL-C e a razão colesterol total/HDL-C. Além desses marcadores de SMet, dietas com baixo carboidrato têm respostas mais favoráveis aos indicadores alternativos de dislipidemia aterogênica e risco cardiovascular: lipidemia pós-prandial, apo B, apo A-1, razão apo B/apo A-1, distribuição das partículas de LDL, adipocinas, marcadores inflamatórios e função vascular pós-absortiva e pós-prandial. Foi mostrado em estudo recente que, apesar da ingestão de gordura saturada dietética 3 vezes maior, uma dieta com baixo carboidrato apresentou redução consistente nos ácidos graxos saturados circulantes comparada com a dieta de baixa gordura. A diminuição dos ácidos graxos circulantes na dieta de baixo carboidrato se deve à maior oxidação da gordura saturada, tanto da dieta quanto da lipólise endógena, além da redução da lipogênese *de novo*.

Em resumo, a restrição aos carboidratos é geralmente eficiente em melhorar aqueles marcadores fisiológicos associados à síndrome metabólica: alta glicose e insulina no jejum e, particularmente, dislipidemia aterogênica caracterizada pelos valores elevados de TG e reduzidos de HDL. Os efeitos são presumivelmente atribuídos à melhor regulação da glicose plasmática e dos níveis de insulina e melhora da hiperinsulinemia/ resistência insulínica, que são características fundamentais da SMet. A persistência da epidemia de obesidade, diabetes e SMet sugere que devem ser procuradas alternativas às recomendações da dieta de baixa gordura, com a qual a epidemia é coincidente. A revisão apresentada aqui sugere que, considerada como uma nova luz, a restrição de carboidratos, como uma prescrição geral para a saúde independentemente da redução de peso, é uma alternativa sensata.

Referência

1. Arora SK, McFarlane SI. The case for low carbohydrate diets in diabetes management. *Nutr Metab (Lond)*. 2005;2:16.

Com o treinamento, os tecidos-alvo se tornam mais sensíveis aos efeitos da insulina e a resistência à insulina é reduzida. Uma variedade de mecanismos moleculares foi proposta para explicar esses efeitos.[88] Também foi mostrado que o exercício crônico de alta intensidade apresenta mais benefícios permanentes para as ações da insulina quando comparado com o exercício de baixa a moderada intensidade, mesmo em adultos mais velhos.[13,53] O treinamento de baixa intensidade demonstra efeitos de treinamento menos estáveis. A melhora na captação de glicose pelo músculo pode estar relacionada com adaptações hemodinâmicas, aumento do conteúdo celular das proteínas dos componentes de sinalização e das moléculas necessárias para o transporte e o metabolismo da glicose.[20] A insulina também tem uma influência significativa no anabolismo proteico pelos sinais modulados pelos carboidratos. Foi mostrado que o treinamento de força melhora a função muscular, bem como a sensibilidade à insulina em todo o corpo, mesmo em indivíduos com diabetes tipo 2.[8,66]

Em uma revisão clássica sobre os efeitos da insulina, Ho, Locazar e Goodyear[28] concluíram o seguinte:

- Tanto o exercício quanto a insulina estimulam o aumento do transporte de glicose, o metabolismo de glicogênio e a síntese de proteínas e ajudam a promover aumentos em médio prazo do tamanho muscular
- Esses efeitos são mediados por ambos os tipos de vias de sinalização, as comuns e as novas
- Os efeitos aditivos do exercício e da insulina na regulação do metabolismo intermediário e das respostas adaptativas tem um amplo impacto tanto na saúde quanto na doença
- Enquanto o treinamento físico pode resultar em melhoras no desempenho, o treinamento crônico também pode prevenir ou reverter as deficiências metabólicas observadas em condições como o diabetes tipo 2.

Glândula tireoide

Como visto anteriormente, a glândula tireoide secreta os hormônios tireoidianos (tiroxina, ou T3; e tri-iodotironina, ou T4), que são cofatores vitais para uma grande quantidade de reações bioquímicas no corpo que mediam a função fisiológica. O iodeto é necessário para a síntese desses hormônios. Para obter a quantidade de iodeto necessária na dieta, ele está disponível em multivitamínicos e, mais comumente, é adicionado ao sal de mesa. Os hormônios tireoidianos desempenham um papel no aumento da taxa metabólica basal, e são importantes para reações de síntese proteica, aumentando os efeitos da epinefrina no nível dos receptores beta-adrenérgicos e desempenhando funções vitais para o crescimento e o desenvolvimento das células humanas. O T3 desempenha papel importante ajudando a desencadear as mudanças na função cardiovascular, como o aumento de débito cardíaco e da frequência respiratória. Seu papel no metabolismo é exemplificado pelas pessoas que são "hipotireóideas", ou seja, aquelas cuja glândula tireoide não produz hormônios tireoidianos suficientes. O metabolismo é alentecido significativamente nessas pessoas, e é observado ganho indevido de peso, entre outros muitos sintomas.

Papéis do exercício, respostas e adaptações

As respostas induzidas pelo exercício agudo em T3 e T4 muitas vezes não são consistentes, uma vez que alguns experimentos não observaram mudanças em relação ao repouso induzidas pelo exercício,[30,76] enquanto outros observaram concentrações sanguíneas aumentadas dos hormônios tireoidianos com intensidades de exercício aeróbio maiores do que 70% do consumo máximo de oxigênio.[10,11] As razões para essas diferenças podem ser por causa de muitas características experimentais exclusivas. Entretanto, observou-se que, durante o exercício de resistência, nenhuma mudança significativa ocorreu na circulação das concentrações de hormônios tireoidianos.[31]

As muitas discrepâncias entre os estudos foram apontadas por Krotkiewski *et al.*,[49] os quais disseram que "a falta de concordância entre os trabalhos prévios é devida provavelmente às diferenças metodológicas, já que esses métodos são mais ou menos sensíveis à interferência dos ácidos graxos e dos hormônios tireoidianos, modificando diferentemente durante o trabalho agudo, antes e depois do treinamento físico. A duração do estudo também pode ser importante, sendo 3 meses muito pouco para alcançar o equilíbrio da homeostasia da tireoide".

Além disso, a concentração plasmática pode não ser representativa da captação e do uso dos hormônios nos biocompartimentos que estão envolvidos nas reações metabólicas e bioquímicas sofridas pelos hormônios tireoidianos.

Hormônio paratireoidiano

O hormônio paratireoidiano (PTH), ou paratormônio, é secretado pelas glândulas paratireoides, que estão localizadas na superfície da glândula tireoide. Esse hormônio estimula o aumento das concentrações de cálcio no sangue. De maneira oposta, a calcitonina (um hormônio produzido pelas células parafoliculares da glândula tireoide) age para diminuir a concentração de cálcio. O PTH influencia basicamente três regiões-alvo para aumentar o cálcio circulante: (1) o osso, onde estimula a liberação de cálcio; (2) o rim, onde ele aumenta a reabsorção ativa de cálcio; e (3) os intestinos, onde ele aumenta absorção de cálcio ao elevar a produção de vitamina D e regular positivamente as enzimas-chave nesse processo. O PTH é regulado por um sistema de retroalimentação negativa em que concentrações de cálcio aumentadas resultam em diminuição da produção do hormônio.

A renovação óssea é importante para o processo de remodelamento do osso. Esse processo envolve a reabsorção, que é a destruição normal do osso pelos osteoclastos e a liberação do cálcio para o sangue. O PTH estimula indiretamente os osteoclastos, já que eles não têm receptores, influenciando os precursores dos osteoclastos. O PTH se liga aos osteoblastos, as células responsáveis por produzir o osso. Esse processo é importante para o reparo de ossos danificados por estresse e lesões do dia a dia. Adicionalmente, o modelamento ósseo é um processo vital, que requer o exercício para manter ou aumentar a densidade mineral óssea.

Papéis do exercício, respostas e adaptações

Com o exercício de maior intensidade, ocorrerão aumentos nas concentrações sanguíneas de PTH.[6] Acreditava-se que isso seria por causa da diminuição de cálcio no sangue e do impacto sobre o remodelamento ósseo. Também foi observado que mesmo o exercício moderado a longo prazo parece aumentar o PTH, mas com relativamente poucas mudanças nas concentrações de cálcio, tornando incertos seus efeitos a longo prazo no osso.[1] Sugere-se que o exercício pesado de resistência seja um tipo eficiente de exercício para fortalecer os ossos porque ele afeta o PTH e a homeostasia óssea.[74] Essas intervenções são importantes para o combate ao enfraquecimento ósseo pelo envelhecimento e a osteoporose, bem como para prevenir a deterioração óssea grave com o voo espacial e a exposição à microgravidade (Boxe 8.8).

IMPACTO DA COMPETIÇÃO NAS RESPOSTAS ENDÓCRINAS

Pense sobre a excitação fisiológica que ocorre em atletas antes do início de um jogo ou de uma partida importante. As glândulas endócrinas estão bastante envolvidas com esse fenômeno de excitação, mais notavelmente a epinefrina.[29] O fenômeno de luta ou fuga pode ter um componente psicológico importante, especialmente quando o atleta sabe que está por vir uma competição importante.[19] Em um torneio da Copa Davis, foram encontradas concentrações de epinefrina drasticamente maiores do que aquelas do treinamento. Assim, os atletas têm de lidar com a resposta "luta ou fuga" de um ambiente competitivo que é bastante diferente do treino. *Coaches* e atletas tentaram estimular a então chamada "sensação de jogo" com a exposição dos atletas ao treinamento em condições semelhantes àquelas da competição. Aqui é onde a experiência é importante, porque uma vez que ocorre uma queda dramática da epinefrina, é difícil voltar para o "limite"[19] (Boxe 8.9).

A competição pode causar tanto a ansiedade quanto a excitação por causa da incerteza em relação ao resultado. Aumentos de catecolaminas, incluindo a epinefrina, levam a um efeito adrenérgico corporal total que também aumenta outros hormônios, como a testosterona – que foi relacionada com a agressividade em homens – bem como o cortisol.

Aumentos em muitos dos hormônios são importantes para mobilizar os substratos energéticos às demandas físicas subsequentes. Além disso, aumentos do fluxo sanguíneo, débito

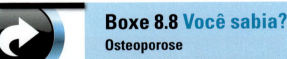

Boxe 8.8 Você sabia?
Osteoporose

A osteoporose é uma doença em que a densidade mineral óssea está reduzida, levando a um risco maior de fraturas. A osteoporose é chamada frequentemente de "doença silenciosa" porque seus sintomas não são aparentes até que o indivíduo quebre de fato um osso. A gravidade da doença se torna evidente quando um osso quebrado leva a deficiência, dor e perda da independência. Cerca de 99% do cálcio corporal está armazenado nos ossos. Dessa maneira, os papéis que o paratormônio e a calcitonina desempenham na manutenção dos níveis circulantes de cálcio influenciam o remodelamento ósseo, a densidade óssea e, em última análise, o risco de possivelmente desenvolver osteoporose, se a densidade óssea for reduzida. O paratormônio aumenta o cálcio na circulação sanguínea ao aumentar a liberação do cálcio do osso, a reabsorção de cálcio pelos rins e a absorção de cálcio pelo intestino. Por outro lado, a calcitonina diminui os níveis sanguíneos de cálcio ao estimular o armazenamento no osso e aumentar a excreção de cálcio pelos rins. A homeostasia desses dois hormônios, com funções opostas na manutenção do cálcio no osso e na densidade óssea, desempenha assim um papel no possível desenvolvimento de osteoporose. Para minimizar o risco de desenvolver a doença, é recomendado que as pessoas consumam uma dieta com quantidades de cálcio adequadas, além de proteína, fósforo, vitamina D e vitamina K; que mantenham um peso corporal saudável; e que sejam realizados exercícios de com pesos.

Boxe 8.9 Aplicação da pesquisa
Excitação, fuga-fuga-fuga e desempenho

Em situações de estresse psicológico ou fisiológico iminente, o corpo responde elevando seus sistemas fisiológicos para estarem prontos para luta ou fuga na expectativa de sobrevivência. Ao longo de um extenso período evolutivo, os seres humanos desenvolveram tais respostas de sobrevivência. Essas respostas podem, algumas vezes, funcionar bem, mas também podem ultrapassar as necessidades para realizar uma determinada tarefa ou atividade. A excitação adrenérgica é mediada pelo sistema nervoso simpático e resulta no estímulo do sistema nervoso na liberação de hormônios; principalmente, catecolaminas. No centro dessa resposta estão o estímulo neural da medula da glândula suprarrenal e sua secreção de epinefrina (também conhecida como *adrenalina*) como parte da resposta adrenérgica. A resultante elevação da frequência cardíaca, pressão arterial e efeitos no córtex motor podem ser negativos se a modulação da resposta não for controlada. O treinamento parece ser um fator essencial no condicionamento dessa resposta adrenérgica.

O treinamento físico parece modular o tempo e a magnitude desse efeito. Ocorrem elevações significativas nas concentrações de repouso da epinefrina antes do exercício, em mulheres não treinadas em repouso, 24 horas antes de um protocolo de exercício de ciclo padrão de 30 minutos em 80% do máximo.[4] No entanto, em mulheres treinadas em *endurance*, essa resposta aguda ocorre somente nos primeiros minutos antes do exercício, permitindo ao corpo se preparar para as demandas físicas do exercício. A antecipação ou medo de um estresse físico difícil pode resultar em estresse psicológico que desencadeia a resposta adrenérgica muito antes do necessário para preparar o corpo para o exercício. Assim, uma progressão gradual na intensidade do exercício ao longo do tempo, permitindo que ocorram adaptações iniciais, irá reduzir o medo e as elevações prematuras de epinefrina.

As elevações adrenérgicas agudas na epinefrina parecem vitais para otimizar a força e a produção da potência ao realizar um protocolo de exercício de resistência de alta demanda.[1,3] A experiência de treinamento com um treino parece ajudar a otimizar os ajustes fisiológicos antes e durante o treino, com manutenção de maiores concentrações de epinefrina durante o treino, permitindo um alto nível de produção de força para continuar sem uma redução dramática ao longo do protocolo de exercício.[1] Isso parece ocorrer devido à otimização dos receptores B-2 no músculo, levando a um aprimoramento da liberação e ligação de Ca^{++} para aumentar a contração do músculo.[2] As elevações fisiológicas e de excitação são uma parte importante dos ajustes normais necessários antes de um desafio difícil. Porém, uma resposta adrenérgica exagerada e/ou estendida pode ser contraproducente, tanto de forma aguda quanto cronicamente para um desempenho físico ótimo, principalmente quando as capacidades esportivas requerem habilidades motoras finas ou esforço físico máximo. A prática e a exposição anterior às condições do local da competição e às demandas de um esporte são essenciais como parte do programa de treinamento para otimizar a resposta adrenérgica.

Referências
1. French DN, Kraemer WJ, Volek JS, et al. Anticipatory responses of catecholamines on muscle force production. *J Appl Physiol*. 2007 Jan;102(1):94–102.
2. Fry AC, Schilling BK, Weiss LW, Chiu, LZ. beta2-Adrenergic receptor downregulation and performance decrements during high-intensity resistance exercise overtraining. *J Appl Physiol*. 2006 Dec;101(6):1664–1672.
3. Kraemer WJ, Patton JF, Knuttgen HG, et al. Effects of high-intensity cycle exercise on sympathoadrenal-medullary response patterns. *J Appl Physiol*. 1991 Jan;70(1):8–14.
4. Triplett-McBride NT, Mastro AM, McBride JM, et al. Plasma proenkephalin peptide F and human B cell responses to exercise stress in fit and unfit women. *Peptides*. 1998;19(4):731–738.

---

cardíaco, pressão arterial e a prontidão para as contrações musculares (p. ex., mais epinefrina ligada aos receptores beta$_2$-adrenérgicos no retículo sarcoplasmático para aumentar a saída de Ca^{++}) são parte do processo preparatório antes do exercício ou da competição. Quanto mais intensas as demandas físicas ou a dor do exercício ou da competição (p. ex., uma luta, uma corrida de 400 m), maiores os ajustes preparatórios que podem ocorrer entre 24 horas e 15 minutos antes do evento ou da atividade. Indivíduos não treinados que não estão acostumados ao exercício veem as concentrações de epinefrina aumentar horas antes, mesmo quando a intensidade do exercício for leve a moderada.[79] Além disso, Tharion et al.[78] demonstraram que trabalhos de treinamento com pesos em intervalos curtos com cargas de 10 RM produzem ansiedade e agressividade maiores antes do trabalho. Tudo isso faz parte do processo de excitação que *coaches*, *personal trainers* e cientistas devem reconhecer e saber lidar.

Revisão rápida

- O sistema endócrino está envolvido com a excitação antes da competição
- As elevações de catecolaminas levam a um efeito adrenérgico corporal total
- Aumentos hormonais são importantes para o processo preparatório antes do exercício ou da competição
- Quanto mais intensas as demandas físicas, maiores os ajustes preparatórios.

ESTUDO DE CASO

Cenário clínico

Você é um *coach* de beisebol em uma universidade importante e tem trabalhado com a equipe por 4 anos. Você está impressionado com dois dos seus melhores jogadores que realmente têm potencial para a profissão. Certo dia, sentado na cadeira de seu escritório, você estava pensando nas carreiras de cada jogador. Como os principais recrutadores estão vindo na próxima semana, você está reunindo as estatísticas dos jogadores, incluindo alguns resultados sobre suas forças e seus condicionamentos. John fez um progresso marcante em relação a sua carreira no ensino médio, tanto em força quanto em potência, mas foi notavelmente menos do que fez Barton, que nos últimos 2 anos teve um ganho de peso de 9 quilos e uma ascensão na média da sua batida e na produção de *home runs*. Ele nunca apresentou um teste de laboratório positivo para qualquer medicamento durante sua carreira, e é um atleta bastante dedicado na sala de musculação. Com toda a controvérsia sobre o uso de substâncias anabolizantes, os observadores estão imaginando se isso seria um problema ou se é um crescimento normal. Pensando nos seus estudos quando graduando do último ano, você quer dar mais uma olhada em algumas questões.

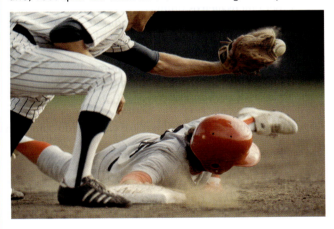

Questões
1. Esse tipo de crescimento é possível para um jogador de beisebol universitário?
2. O que ele poderia estar tomando que não seja detectável no *doping*?
3. Isso se deve à nutrição sólida e ao treinamento profundo?
4. Os observadores querem saber se ele está tomando alguma substância, já que assim seria melhor escolher seu colega de time. O que você pensa?

Opções
Como reflexo, esse grande ganho de peso não deveria requerer também algum ganho de altura? Você lembra que os níveis crescentes de testosterona e de estradiol regulam positivamente o hipotálamo e a hipófise de modo transiente para produzir mais GH/IGF-I, que estimulam o crescimento abrupto característico da adolescência. Mas, após alguns anos, esses hormônios sexuais fazem com que as epífises dos ossos longos se fundam e o crescimento linear chegue ao fim. Barton, de fato, cresceu alguns centímetros durante os últimos 2 anos e desenvolveu barba. Além disso, vários atletas têm tomado o suplemento creatina. Esses fatores levam você a concluir que ele sofreu um crescimento abrupto tardio, que ajudou no seu aumento de tamanho corporal. Além disso, a dedicação de Barton na sala de musculação leva você a concluir que ele provavelmente não está utilizando nenhuma ajuda ergogênica ilegal.

Cenário clínico
Você é o técnico de tênis de uma escola de ensino médio e o especialista em força e condicionamento da escola lhe pediu para escolher a hora que você quer treinar seus atletas para o programa de férias.

Questões
1. Existe um período ótimo do dia para treinar os diferentes elementos da prática de tênis para as atividades de força e de condicionamento? Se sim, por quê?
2. Que período do dia você decidiu escolher para treinar?

Opções
Você se lembra do seu entendimento básico dos ciclos circadianos e que muitos hormônios têm ciclos circadianos que afetam a magnitude de suas respostas ao exercício durante períodos diferentes do dia. Alguns hormônios começam mais baixos pela manhã e alcançam o pico mais tarde durante o dia ou à noite. Entretanto, você se lembra de que nenhum estudo demonstrou haver um período do dia para treinar a menos que o ciclo sono/vigília afete a qualidade do treinamento. Contudo, há indícios de que o desempenho alcance seu pico à tarde ou no início da noite. O seu treinamento está marcado para o final da tarde, que é quando o desempenho pode alcançar seu pico e não deve ser afetado pelo ciclo sono/vigília. Portanto, você decide que o horário está marcado em um bom período do dia.

Cenário clínico
Como um *personal trainer*, você acabou de completar um ciclo de treinamento de resistência com seu cliente. Ele agora, por diversão, quer participar de um concurso amador de fisiculturismo livre de medicamentos em 3 meses, na academia da cidade. Você trabalha com ele há 2 anos e sua força é bastante boa e seu tamanho muscular, por causa dos exercícios mais pesados, está tão bom quanto pode ficar, do seu ponto de vista. Entretanto, a fim de satisfazer as demandas para definição muscular, você sabe que o programa dele deve ser alterado para aperfeiçoá-las enquanto retém seu tamanho muscular. Obviamente, essa competição é livre de medicamentos, assim, você se pergunta se pode criar um protocolo de treinamento de resistência que estimulará a redução de gordura subcutânea e irá melhorar a definição muscular.

Questões
1. Que tipo de protocolo e exercício poderia ser esse e como a dieta poderia interagir com esse tipo de programa?
2. Que outras considerações você deveria fazer nesse processo de tentar alcançar a definição muscular para essa competição de fisiculturismo?

(Continua)

4. Bender T, Nagy G, Barna I, et al. The effect of physical therapy on beta-endorphin levels. Eur J Appl Physiol. 2007;100:371–382.
5. Boecker H, Sprenger T, Spilker ME, et al. The runner's high: opioidergic mechanisms in the human brain. Cereb Cortex. 2008;18(11):2523–2531.
6. Bouassida A, Zalleg D, Zaouali Ajina M, et al. Parathyroid hormone concentrations during and after two periods of high intensity exercise with and without an intervening recovery period. Eur J Appl Physiol. 2003;88:339–344.
7. Brabant G, Schwieger S, Knoeller R, et al. Hypothalamic-pituitary-thyroid axis in moderate and intense exercise. Horm Metab Res. 2005;37:559–562.
8. Brooks N, Layne JE, Gordon PL, et al. Strength training improves muscle quality and insulin sensitivity in Hispanic older adults with type 2 diabetes. Int J Med Sci. 2007;4:19–27.
9. Bunt JC, Bahr JM, Bemben DA. Comparison of estradiol and testosterone levels during and immediately following prolonged exercise in moderately active and trained males and females. Endocr Res. 1987;13:157–172.
10. Ciloglu F, Peker I, Pehlivan A, et al. Exercise intensity and its effects on thyroid hormones. Neuro Endocrinol Lett. 2005;26:830–834.
11. Deligiannis A, Karamouzis M, Kouidi E, et al. Plasma TSH, T3, T4 and cortisol responses to swimming at varying water temperatures. Br J Sports Med. 1993;27:247–250.
12. di Cagno A, Battaglia C, Giombini A, et al. Time of day—effects on motor coordination and reactive strength in elite athletes and untrained adolescents. J Sports Sci Med. 2013;12(1):182–189.
13. DiPietro L, Dziura J, Yeckel CW, et al. Exercise and improved insulin sensitivity in older women: evidence of the enduring benefits of higher intensity training. J Appl Physiol. 2006;100:142–149.
14. Eliakim A, Nemet D, Cooper DM. Exercise, training and the GH-IGF-I axis. In: Kraemer WJ, Rogol AD, Committee IO, eds. The Endocrine System in Sports and Exercise. Oxford: Blackwell Publishing, 2005:165–179.
15. Farrell PA, Gates WK, Maksud MG, et al. Increases in plasma beta-endorphin/beta-lipotropin immunoreactivity after treadmill running in humans. J Appl Physiol. 1982;52:1245–1249.
16. Fontana L, Klein S, Holloszy JO, et al. Effect of long-term calorie restriction with adequate protein and micronutrients on thyroid hormones. J Clin Endocrinol Metab. 2006;91:3232–3235.
17. Fournier PE, Stalder J, Mermillod B, et al. Effects of a 110 kilometers ultra-marathon race on plasma hormone levels. Int J Sports Med. 1997;18:252–256.
18. Franca SC, Barros Neto TL, Agresta MC, et al. Divergent responses of serum testosterone and cortisol in athlete men after a marathon race. Arq Bras Endocrinol Metabol. 2006;50:1082–1087.
19. French DN, Kraemer WJ, Volek JS, et al. Anticipatory responses of catecholamines on muscle force production. J Appl Physiol. 2007;102:94–102.
20. Frosig C, Rose AJ, Treebak JT, et al. Effects of endurance exercise training on insulin signaling in human skeletal muscle: interactions at the level of phosphatidylinositol 3-kinase, Akt, and AS160. Diabetes. 2007;56:2093–2102.
21. Fry AC, Kraemer WJ. Resistance exercise overtraining and overreaching. Neuroendocrine responses. Sports Med. 1997;23:106–129.
22. Galvao DA, Nosaka K, Taaffe DR, et al. Resistance training and reduction of treatment side effects in prostate cancer patients. Med Sci Sports Exerc. 2006;38:2045–2052.
23. Goldspink G, Yang SY, Hameed M, et al. The role of MGF and other IGF-I splice variants in muscle maintenance and hypertrophy. In: Kraemer WJ, Rogol AD, Committee IO, eds. The Endocrine System in Sports and Exercise. Oxford: Blackwell Publishing, 2005:180–193.
24. Gotshalk LA, Loebel CC, Nindl BC, et al. Hormonal responses of multiset versus single-set heavy-resistance exercise protocols. Can J Appl Physiol. 1997;22:244–255.
25. Gravholt CH, Holck P, Nyholm B, et al. No seasonal variation of insulin sensitivity and glucose effectiveness in men. Metabolism. 2000;49:32–38.
26. Gregory SM, Spiering BA, Alemany JA, et al. Exercise-induced insulin-like growth factor I system concentrations after training in women. Med Sci Sports Exerc. 2013;45(3):420–428.
27. Henderson J. Ernest Starling and 'hormones': an historical commentary. J Endocrinol. 2005;184:5–10.
28. Ho RC, Lacazar O, Goodyear LJ. Exercise regulation of insulin action in skeletal muscle. In: Kraemer WJ, Rogol AD, Committee IO, eds. The Endocrine System in Sports and Exercise. Oxford: Blackwell Publishing, 2005:388–425.
29. Hoffman JR. Endocrinology of sport competition. In: Kraemer WJ, Rogol AD, Committee IO, eds. The Endocrine System in Sports and Exercise. Oxford: Blackwell Publishing, 2005:600–612.
30. Huanga WS, Yua MD, Leed MS, et al. Effect of treadmill exercise on circulating thyroid hormone measurements. Med Princ Pract. 2004;13:15–19.
31. Jamurtas AZ, Koutedakis Y, Paschalis V, et al. The effects of a single bout of exercise on resting energy expenditure and respiratory exchange ratio. Eur J Appl Physiol. 2004;92:393–398.
32. Jurimae T, Karelson K, Smirnova T, et al. The effect of a single-circuit weight-training session on the blood biochemistry of untrained university students. Eur J Appl Physiol Occup Physiol. 1990;61:344–348.
33. Keizer H, Janssen GM, Menheere P, et al. Changes in basal plasma testosterone, cortisol, and dehydroepiandrosterone sulfate in previously untrained males and females preparing for a marathon. Int J Sports Med. 1989;10(suppl 3):S139–S145.
34. Keizer HA, Beckers E, de Haan J, et al. Exercise-induced changes in the percentage of free testosterone and estradiol in trained and untrained women. Int J Sports Med. 1987;8(suppl 3):151–153.
35. Kenefick RW, Maresh CM, Armstrong LE, et al. Rehydration with fluid of varying tonicities: effects on fluid regulatory hormones and exercise performance in the heat. J Appl Physiol. 2007;102:1899–1905.
36. Kline CE, Durstine JL, Davis JM, et al. Circadian variation in swim performance. J Appl Physiol. 2007;102:641–649.
37. Kraemer RR, Blair S, Kraemer GR, et al. Effects of treadmill running on plasma beta-endorphin, corticotropin, and cortisol levels in male and female 10 K runners. Eur J Appl Physiol Occup Physiol. 1989;58:845–851.
38. Kraemer RR, Dzewaltowski DA, Blair MS, et al. Mood alteration from treadmill running and its relationship to beta-endorphin, corticotropin, and growth hormone. J Sports Med Phys Fitness. 1990;30:241–246.
39. Kraemer WJ, Dziados JE, Marchitelli LJ, et al. Effects of different heavy-resistance exercise protocols on plasma beta-endorphin concentrations. J Appl Physiol. 1993;74:450–459.
40. Kraemer WJ, Fleck SJ, Maresh CM, et al. Acute hormonal responses to a single bout of heavy resistance exercise in trained power lifters and untrained men. Can J Appl Physiol. 1999;24:524–537.
41. Kraemer WJ, Fragala MS, Watson G, et al. Hormonal responses to a 160-km race across frozen Alaska. Br J Sports Med. 2008;42:116–120, discussion 120.
42. Kraemer WJ, Hakkinen K, Newton RU, et al. Acute hormonal responses to heavy resistance exercise in younger and older men. Eur J Appl Physiol Occup Physiol. 1998;77:206–211.
43. Kraemer WJ, Hakkinen K, Newton RU, et al. Effects of heavy-resistance training on hormonal response patterns in younger vs. older men. J Appl Physiol. 1999;87:982–992.
44. Kraemer WJ, Noble B, Culver B, et al. Changes in plasma proenkephalin peptide F and catecholamine levels during graded exercise in men. Proc Natl Acad Sci USA. 1985;82:6349–6351.
45. Kraemer WJ, Patton JF, Gordon SE, et al. Compatibility of high-intensity strength and endurance training on hormonal and skeletal muscle adaptations. J Appl Physiol. 1995;78:976–989.

ESTUDO DE CASO

Cenário clínico

Você é um *coach* de beisebol em uma universidade importante e tem trabalhado com a equipe por 4 anos. Você está impressionado com dois dos seus melhores jogadores que realmente têm potencial para a profissão. Certo dia, sentado na cadeira de seu escritório, você estava pensando nas carreiras de cada jogador. Como os principais recrutadores estão vindo na próxima semana, você está reunindo as estatísticas dos jogadores, incluindo alguns resultados sobre suas forças e seus condicionamentos. John fez um progresso marcante em relação a sua carreira no ensino médio, tanto em força quanto em potência, mas foi notavelmente menos do que fez Barton, que nos últimos 2 anos teve um ganho de peso de 9 quilos e uma ascensão na média da sua batida e na produção de *home runs*. Ele nunca apresentou um teste de laboratório positivo para qualquer medicamento durante sua carreira, e é um atleta bastante dedicado na sala de musculação. Com toda a controvérsia sobre o uso de substâncias anabolizantes, os observadores estão imaginando se isso seria um problema ou se é um crescimento normal. Pensando nos seus estudos quando graduando do último ano, você quer dar mais uma olhada em algumas questões.

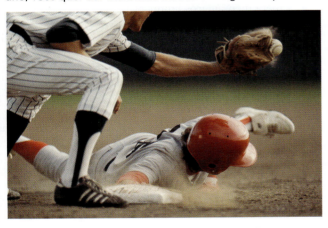

Questões
1. Esse tipo de crescimento é possível para um jogador de beisebol universitário?
2. O que ele poderia estar tomando que não seja detectável no *doping*?
3. Isso se deve à nutrição sólida e ao treinamento profundo?
4. Os observadores querem saber se ele está tomando alguma substância, já que assim seria melhor escolher seu colega de time. O que você pensa?

Opções

Como reflexo, esse grande ganho de peso não deveria requerer também algum ganho de altura? Você lembra que os níveis crescentes de testosterona e de estradiol regulam positivamente o hipotálamo e a hipófise de modo transiente para produzir mais GH/IGF-I, que estimulam o crescimento abrupto característico da adolescência. Mas, após alguns anos, esses hormônios sexuais fazem com que as epífises dos ossos longos se fundam e o crescimento linear chegue ao fim. Barton, de fato, cresceu alguns centímetros durante os últimos 2 anos e desenvolveu barba. Além disso, vários atletas têm tomado o suplemento creatina. Esses fatores levam você a concluir que ele sofreu um crescimento abrupto tardio, que ajudou no seu aumento de tamanho corporal. Além disso, a dedicação de Barton na sala de musculação leva você a concluir que ele provavelmente não está utilizando nenhuma ajuda ergogênica ilegal.

Cenário clínico

Você é o técnico de tênis de uma escola de ensino médio e o especialista em força e condicionamento da escola lhe pediu para escolher a hora que você quer treinar seus atletas para o programa de férias.

Questões
1. Existe um período ótimo do dia para treinar os diferentes elementos da prática de tênis para as atividades de força e de condicionamento? Se sim, por quê?
2. Que período do dia você decidiu escolher para treinar?

Opções

Você se lembra do seu entendimento básico dos ciclos circadianos e que muitos hormônios têm ciclos circadianos que afetam a magnitude de suas respostas ao exercício durante períodos diferentes do dia. Alguns hormônios começam mais baixos pela manhã e alcançam o pico mais tarde durante o dia ou à noite. Entretanto, você se lembra de que nenhum estudo demonstrou haver um período do dia para treinar a menos que o ciclo sono/vigília afete a qualidade do treinamento. Contudo, há indícios de que o desempenho alcance seu pico à tarde ou no início da noite. O seu treinamento está marcado para o final da tarde, que é quando o desempenho pode alcançar seu pico e não deve ser afetado pelo ciclo sono/vigília. Portanto, você decide que o horário está marcado em um bom período do dia.

Cenário clínico

Como um *personal trainer*, você acabou de completar um ciclo de treinamento de resistência com seu cliente. Ele agora, por diversão, quer participar de um concurso amador de fisiculturismo livre de medicamentos em 3 meses, na academia da cidade. Você trabalha com ele há 2 anos e sua força é bastante boa e seu tamanho muscular, por causa dos exercícios mais pesados, está tão bom quanto pode ficar, do seu ponto de vista. Entretanto, a fim de satisfazer as demandas para definição muscular, você sabe que o programa dele deve ser alterado para aperfeiçoá-las enquanto retém seu tamanho muscular. Obviamente, essa competição é livre de medicamentos, assim, você se pergunta se pode criar um protocolo de treinamento de resistência que estimulará a redução de gordura subcutânea e irá melhorar a definição muscular.

Questões
1. Que tipo de protocolo e exercício poderia ser esse e como a dieta poderia interagir com esse tipo de programa?
2. Que outras considerações você deveria fazer nesse processo de tentar alcançar a definição muscular para essa competição de fisiculturismo?

(Continua)

ESTUDO DE CASO (continuação)

Opções

Você se lembra de que, com o treinamento intenso, há concentrações maiores de muitos hormônios anabólicos, como o hormônio do crescimento. São esses hormônios que, junto com uma taxa metabólica maior, podem estimular a maior utilização da gordura no metabolismo comparada com as resistências maiores e seus tempos necessários de intervalo maiores entre as séries. Você decide fazer com que seu cliente realize um programa de intensidade moderada, com grande volume (sessões múltiplas de cerca de 10 repetições). Esse programa de exercícios, com uma dieta de restrição calórica moderada, o ajudará a alcançar a aparência muscular que está procurando.

Resumo do capítulo

O sistema endócrino é um dos sistemas mais importantes do corpo, mediando quase toda a função fisiológica. Com o estresse do exercício agudo e do treinamento físico crônico, o sistema endócrino envia informações de sinalização importantes para manter a homeostasia e satisfazer as demandas do estresse do exercício e da recuperação. Assim, entender alguns desses aspectos básicos do sistema endócrino é vital para o entendimento da especificidade do estresse do exercício agudo e das adaptações crônicas aos vários tipos de treinamentos.

Questões de revisão

Preencha as lacunas

1. O hormônio do crescimento é sintetizado e secretado pelas células chamadas de _____ na adeno-hipófise.
2. _____ é a precursora da β-endorfina e de vários outros peptídios bioativos secretados pela adeno-hipófise.
3. Os hormônios esteroides são todos derivados do _____ e têm o mesmo anel e sistema de numeração atômica de _____.
4. Durante o parto, a liberação do hormônio _____ é disparada pela estimulação cervical e vaginal do feto em uma alça de retroalimentação positiva para estimular a musculatura uterina lisa a contrair mais e mais vigorosamente, à medida que o parto avança, terminando com o nascimento do bebê.
5. Durante o exercício, o estímulo mecânico da ativação muscular e da produção de força causam a liberação autócrina de _____ e da isoforma de IGF, chamada de _____, pelas fibras musculares.

Múltipla escolha

1. Qual das sentenças seguintes é verdadeira sobre a explicação da magnitude da resposta do hormônio do crescimento ao exercício?

    a. Maior resposta ocorre quando mais massa muscular é recrutada
    b. Maior resposta ocorre mais durante as ações musculares excêntricas do que nas concêntricas
    c. Maior resposta ocorre mais em protocolos de série única do que de séries múltiplas
    d. Maiores elevações agudas ocorrem com força individual menor
    e. Maior resposta ocorre quando menos quantidade de trabalho total é realizada

2. O sistema endócrino:

    a. Libera mensageiros químicos para a circulação sanguínea para distribuição pelo corpo
    b. Libera hormônios que alteram as atividades metabólicas de muitos tecidos e órgãos diferentes
    c. Produz efeitos que podem durar horas, dias ou até mais
    d. Pode alterar a atividade gênica das células
    e. Todas as opções anteriores

3. Qual dos seguintes hormônios não é classificado como uma amina?

    a. Epinefrina
    b. Melatonina
    c. Tiroxina (T4)
    d. Norepinefrina
    e. Glucagon

4. Consumir uma refeição de 4 barras de doce de tamanho grande e 1 refrigerante de cola grande poderia fazer com que qual hormônio fosse secretado em maiores níveis?

    a. Insulina
    b. Epinefrina
    c. Glucagon
    d. Cortisol
    e. Ocitocina

5. Qual dos seguintes fatores influencia a duração e a intensidade das mensagens dos hormônios para o DNA?

    a. A meia-vida do hormônio
    b. A disponibilidade do receptor
    c. Os elementos de degradação no ambiente fisiológico
    d. Enzimas
    e. Todas as opções anteriores

Verdadeiro ou falso

1. Em uma alça de retroalimentação positiva, a formação do produto pode retroalimentar as estruturas primárias para diminuir a quantidade de secreção.
2. Os receptores de hormônios peptídicos contam com sistemas de segundos mensageiros para mediar seus sinais até o DNA.
3. A glândula tireoide produz um hormônio que aumenta os níveis séricos de cálcio.
4. Os glicocorticoides aumentam os níveis de glicose circulante.
5. Os hormônios esteroides podem exercer suas ações pelas interações diretas com os elementos regulatórios do DNA.

Questão objetiva

Descreva o que controla a liberação de hormônios pela adeno-hipófise.

Faça a correspondência

1. Correlacione o hormônio com a sua descrição correta

Amina	Derivado do colesterol, exerce sua ação por interações diretas com os elementos regulatórios do DNA
Esteroide	Composto de aminoácidos, envia sinais indiretamente para o DNA por interações com os receptores da membrana plasmática e por mecanismos de segundos sinalizadores moleculares
Peptídio	Modificações de aminoácidos

2. Correlacione o tipo de liberação hormonal com sua definição correta.

Parácrina	Produção hormonal e secreção pelas glândulas na circulação sanguínea para agir nos *tecidos-alvo*
Autócrina	Secreção hormonal por uma célula que age nas *células adjacentes*
Endócrina	Secreção hormonal por uma célula que age nos receptores da superfície da *mesma célula*

Pensamento crítico

1. Descreva a "pulsatilidade" hormonal. Qual é a vantagem dessa ação?
2. Descreva a secreção autócrina do fator de crescimento semelhante à insulina pelo músculo.

Termos-chave

Amenorreia: ausência do período menstrual em mulheres.
Anabólico: construção metabólica.
Androgênico: [que] pertence às características sexuais secundárias masculinas.
Catabólico: [que] pertence à clivagem metabólica.
Córtex da glândula suprarrenal: camada exterior do tecido da glândula suprarrenal; secreta hormônios esteroides, incluindo cortisol, aldosterona e pequenas quantidades de andrógenos.
Dismenorreia: períodos menstruais dolorosos.
Fator de crescimento mecânico (MGF): variantes do fator de crescimento semelhante à insulina (IGF-I) liberadas pelo músculo por causa do estresse mecânico.
Função autócrina: [relação] com uma substância secretada por uma célula que age nos receptores da superfície da mesma célula.
Função endócrina: produção e secreção de mensageiros químicos pelas glândulas que são distribuídos no corpo pela circulação sanguínea para agirem em tecidos-alvo.
Função parácrina: [que] pertence à substância secretada por uma célula e que age nas células adjacentes.
Glândula: grupo de células ou massa celular organizada que funciona como um órgão secretando substâncias químicas.
Hormônio: substância química liberada por uma glândula no sangue para interagir com uma célula e promover uma resposta específica.
Hormônios inibidores: hormônios que funcionam bloqueando a liberação de outros hormônios.
Hormônios liberadores: hormônios cuja função é promover a liberação de outros hormônios.
Meia-vida: quantidade de tempo que leva para a concentração hormonal no sangue cair para a metade de seu valor de pico.
Menorragia: sangramento menstrual prolongado.
Menstruação: liberação periódica de sangue, secreções e restos teciduais pelo útero, que ocorre em mulheres não grávidas em intervalos aproximadamente mensais.
Neuroendócrino: [que] pertence à interação das secreções hormonais com a atividade nervosa.
Plasma: porção fluida do sangue que consiste em água e em seus constituintes dissolvidos (proteínas, eletrólitos, açúcares, lipídios, derivados metabólicos, aminoácidos, hormônios e vitaminas).
Receptor: proteína celular que recebe estímulos na superfície da célula ou no interior celular que tem afinidade por um agente químico específico (como um hormônio) para disparar uma resposta fisiológica.
Retroalimentação negativa: sistema em que a formação do produto inibe mais formação desse produto.
Retroalimentação positiva: sistema em que a formação do produto aumenta ainda mais a formação do produto.
Somatotrofos: células localizadas na adeno-hipófise que secretam hormônio do crescimento (GH).
Soro: porção fluida do sangue após a remoção dos fatores de coagulação (fibrinogênio, pró-trombina) pela formação do coágulo.
Tensão pré-menstrual (TPM): sintomas que ocorrem entre 7 e 14 dias antes do período menstrual.

REFERÊNCIAS BIBLIOGRÁFICAS

1. Barry DW, Kohrt WM. Acute effects of 2 hours of moderate-intensity cycling on serum parathyroid hormone and calcium. *Calcif Tissue Int.* 2007;80:359–365.
2. Baxter RC. Insulin-like growth factor (IGF)-binding proteins: interactions with IGFs and intrinsic bioactivities. *Am J Physiol Endocrinol Metab.* 2000;278:E967–E976.
3. Bayliss WM, Starling EH. The mechanism of pancreatic secretion. *J Physiol.* 1902;28:325–353.

4. Bender T, Nagy G, Barna I, et al. The effect of physical therapy on beta-endorphin levels. Eur J Appl Physiol. 2007;100:371–382.
5. Boecker H, Sprenger T, Spilker ME, et al. The runner's high: opioidergic mechanisms in the human brain. Cereb Cortex. 2008;18(11):2523–2531.
6. Bouassida A, Zalleg D, Zaouali Ajina M, et al. Parathyroid hormone concentrations during and after two periods of high intensity exercise with and without an intervening recovery period. Eur J Appl Physiol. 2003;88:339–344.
7. Brabant G, Schwieger S, Knoeller R, et al. Hypothalamic-pituitary-thyroid axis in moderate and intense exercise. Horm Metab Res. 2005;37:559–562.
8. Brooks N, Layne JE, Gordon PL, et al. Strength training improves muscle quality and insulin sensitivity in Hispanic older adults with type 2 diabetes. Int J Med Sci. 2007;4:19–27.
9. Bunt JC, Bahr JM, Bemben DA. Comparison of estradiol and testosterone levels during and immediately following prolonged exercise in moderately active and trained males and females. Endocr Res. 1987;13:157–172.
10. Ciloglu F, Peker I, Pehlivan A, et al. Exercise intensity and its effects on thyroid hormones. Neuro Endocrinol Lett. 2005;26:830–834.
11. Deligiannis A, Karamouzis M, Kouidi E, et al. Plasma TSH, T3, T4 and cortisol responses to swimming at varying water temperatures. Br J Sports Med. 1993;27:247–250.
12. di Cagno A, Battaglia C, Giombini A, et al. Time of day—effects on motor coordination and reactive strength in elite athletes and untrained adolescents. J Sports Sci Med. 2013;12(1):182–189.
13. DiPietro L, Dziura J, Yeckel CW, et al. Exercise and improved insulin sensitivity in older women: evidence of the enduring benefits of higher intensity training. J Appl Physiol. 2006;100:142–149.
14. Eliakim A, Nemet D, Cooper DM. Exercise, training and the GH-IGF-I axis. In: Kraemer WJ, Rogol AD, Committee IO, eds. The Endocrine System in Sports and Exercise. Oxford: Blackwell Publishing, 2005:165–179.
15. Farrell PA, Gates WK, Maksud MG, et al. Increases in plasma beta-endorphin/beta-lipotropin immunoreactivity after treadmill running in humans. J Appl Physiol. 1982;52:1245–1249.
16. Fontana L, Klein S, Holloszy JO, et al. Effect of long-term calorie restriction with adequate protein and micronutrients on thyroid hormones. J Clin Endocrinol Metab. 2006;91:3232–3235.
17. Fournier PE, Stalder J, Mermillod B, et al. Effects of a 110 kilometers ultra-marathon race on plasma hormone levels. Int J Sports Med. 1997;18:252–256.
18. Franca SC, Barros Neto TL, Agresta MC, et al. Divergent responses of serum testosterone and cortisol in athlete men after a marathon race. Arq Bras Endocrinol Metabol. 2006;50:1082–1087.
19. French DN, Kraemer WJ, Volek JS, et al. Anticipatory responses of catecholamines on muscle force production. J Appl Physiol. 2007;102:94–102.
20. Frosig C, Rose AJ, Treebak JT, et al. Effects of endurance exercise training on insulin signaling in human skeletal muscle: interactions at the level of phosphatidylinositol 3-kinase, Akt, and AS160. Diabetes. 2007;56:2093–2102.
21. Fry AC, Kraemer WJ. Resistance exercise overtraining and overreaching. Neuroendocrine responses. Sports Med. 1997;23:106–129.
22. Galvao DA, Nosaka K, Taaffe DR, et al. Resistance training and reduction of treatment side effects in prostate cancer patients. Med Sci Sports Exerc. 2006;38:2045–2052.
23. Goldspink G, Yang SY, Hameed M, et al. The role of MGF and other IGF-I splice variants in muscle maintenance and hypertrophy. In: Kraemer WJ, Rogol AD, Committee IO, eds. The Endocrine System in Sports and Exercise. Oxford: Blackwell Publishing, 2005:180–193.
24. Gotshalk LA, Loebel CC, Nindl BC, et al. Hormonal responses of multiset versus single-set heavy-resistance exercise protocols. Can J Appl Physiol. 1997;22:244–255.
25. Gravholt CH, Holck P, Nyholm B, et al. No seasonal variation of insulin sensitivity and glucose effectiveness in men. Metabolism. 2000;49:32–38.
26. Gregory SM, Spiering BA, Alemany JA, et al. Exercise-induced insulin-like growth factor I system concentrations after training in women. Med Sci Sports Exerc. 2013;45(3):420–428.
27. Henderson J. Ernest Starling and 'hormones': an historical commentary. J Endocrinol. 2005;184:5–10.
28. Ho RC, Lacazar O, Goodyear LJ. Exercise regulation of insulin action in skeletal muscle. In: Kraemer WJ, Rogol AD, Committee IO, eds. The Endocrine System in Sports and Exercise. Oxford: Blackwell Publishing, 2005:388–425.
29. Hoffman JR. Endocrinology of sport competition. In: Kraemer WJ, Rogol AD, Committee IO, eds. The Endocrine System in Sports and Exercise. Oxford: Blackwell Publishing, 2005:600–612.
30. Huanga WS, Yua MD, Leed MS, et al. Effect of treadmill exercise on circulating thyroid hormone measurements. Med Princ Pract. 2004;13:15–19.
31. Jamurtas AZ, Koutedakis Y, Paschalis V, et al. The effects of a single bout of exercise on resting energy expenditure and respiratory exchange ratio. Eur J Appl Physiol. 2004;92:393–398.
32. Jurimae T, Karelson K, Smirnova T, et al. The effect of a single-circuit weight-training session on the blood biochemistry of untrained university students. Eur J Appl Physiol Occup Physiol. 1990;61:344–348.
33. Keizer H, Janssen GM, Menheere P, et al. Changes in basal plasma testosterone, cortisol, and dehydroepiandrosterone sulfate in previously untrained males and females preparing for a marathon. Int J Sports Med. 1989;10(suppl 3):S139–S145.
34. Keizer HA, Beckers E, de Haan J, et al. Exercise-induced changes in the percentage of free testosterone and estradiol in trained and untrained women. Int J Sports Med. 1987;8(suppl 3):151–153.
35. Kenefick RW, Maresh CM, Armstrong LE, et al. Rehydration with fluid of varying tonicities: effects on fluid regulatory hormones and exercise performance in the heat. J Appl Physiol. 2007;102:1899–1905.
36. Kline CE, Durstine JL, Davis JM, et al. Circadian variation in swim performance. J Appl Physiol. 2007;102:641–649.
37. Kraemer RR, Blair S, Kraemer GR, et al. Effects of treadmill running on plasma beta-endorphin, corticotropin, and cortisol levels in male and female 10K runners. Eur J Appl Physiol Occup Physiol. 1989;58:845–851.
38. Kraemer RR, Dzewaltowski DA, Blair MS, et al. Mood alteration from treadmill running and its relationship to beta-endorphin, corticotropin, and growth hormone. J Sports Med Phys Fitness. 1990;30:241–246.
39. Kraemer WJ, Dziados JE, Marchitelli LJ, et al. Effects of different heavy-resistance exercise protocols on plasma beta-endorphin concentrations. J Appl Physiol. 1993;74:450–459.
40. Kraemer WJ, Fleck SJ, Maresh CM, et al. Acute hormonal responses to a single bout of heavy resistance exercise in trained power lifters and untrained men. Can J Appl Physiol. 1999;24:524–537.
41. Kraemer WJ, Fragala MS, Watson G, et al. Hormonal responses to a 160-km race across frozen Alaska. Br J Sports Med. 2008;42:116–120, discussion 120.
42. Kraemer WJ, Hakkinen K, Newton RU, et al. Acute hormonal responses to heavy resistance exercise in younger and older men. Eur J Appl Physiol Occup Physiol. 1998;77:206–211.
43. Kraemer WJ, Hakkinen K, Newton RU, et al. Effects of heavy-resistance training on hormonal response patterns in younger vs. older men. J Appl Physiol. 1999;87:982–992.
44. Kraemer WJ, Noble B, Culver B, et al. Changes in plasma proenkephalin peptide F and catecholamine levels during graded exercise in men. Proc Natl Acad Sci USA. 1985;82:6349–6351.
45. Kraemer WJ, Patton JF, Gordon SE, et al. Compatibility of high-intensity strength and endurance training on hormonal and skeletal muscle adaptations. J Appl Physiol. 1995;78:976–989.

46. Kraemer WJ, Patton JF, Knuttgen HG, et al. Hypothalamic-pituitary-adrenal responses to short-duration high-intensity cycle exercise. *J Appl Physiol.* 1989;66:161–166.
47. Kraemer WJ, Ratamess NA. Hormonal responses and adaptations to resistance exercise and training. *Sports Med.* 2005;35:339–361.
48. Kraemer WJ, Volek JS, Bush JA, et al. Hormonal responses to consecutive days of heavy-resistance exercise with or without nutritional supplementation. *J Appl Physiol.* 1998;85:1544–1555.
49. Krotkiewski M, Sjostrom L, Sullivan L, et al. The effect of acute and chronic exercise on thyroid hormones in obesity. *Acta Med Scand.* 1984;216:269–275.
50. Kvorning T, Andersen M, Brixen K, et al. Suppression of endogenous testosterone production attenuates the response to strength training: a randomized, placebo-controlled, and blinded intervention study. *Am J Physiol Endocrinol Metab.* 2006;291:E1325–E1332.
51. Kvorning T, Christensen LL, Madsen K, et al. Mechanical muscle function and lean body mass during supervised strength training and testosterone therapy in aging men with low-normal testosterone levels. *J Am Geriatr Soc.* 2013;61(6):957–962.
52. Lambert GM. Short review: exercise and the premenstrual syndrome. *J Strength Cond Res.* 1988;2:16–19.
53. Lippi G, Montagnana M, Salvagno GL, et al. Glycaemic control in athletes. *Int J Sports Med.* 2008;29:7–10.
54. Loucks AB. Influence of energy availability on luteinizing hormone pulsatility and menstrual cyclicity. In: Kraemer WJ, Rogol AD, Committee IO, eds. *The Endocrine System in Sports and Exercise.* Oxford: Blackwell Publishing, 2005:232–249.
55. Luger A, Deuster PA, Debolt JE, et al. Acute exercise stimulates the renin–angiotensin–aldosterone axis: adaptive changes in runners. *Horm Res.* 1988;30:5–9.
56. Machelska H. Targeting of opioid-producing leukocytes for pain control. *Neuropeptides.* 2007;41:285–293.
57. Maresh CM, Gabaree-Boulant CL, Armstrong LE, et al. Effect of hydration status on thirst, drinking, and related hormonal responses during low-intensity exercise in the heat. *J Appl Physiol.* 2004;97:39–44.
58. Maresh CM, Sokmen B, Kraemer WJ, et al. Pituitary-adrenal responses to arm versus leg exercise in untrained man. *Eur J Appl Physiol.* 2006;97:471–477.
59. Maresh CM, Wang BC, Goetz KL. Plasma vasopressin, renin activity, and aldosterone responses to maximal exercise in active college females. *Eur J Appl Physiol Occup Physiol.* 1985;54:398–403.
60. Marx JO, Ratamess NA, Nindl BC, et al. Low-volume circuit versus high-volume periodized resistance training in women. *Med Sci Sports Exerc.* 2001;33:635–643.
61. Montain SJ, Laird JE, Latzka WA, et al. Aldosterone and vasopressin responses in the heat: hydration level and exercise intensity effects. *Med Sci Sports Exerc.* 1997;29:661–668.
62. Moore CA, Fry AC. Nonfunctional overreaching during off-season training for skill position players in collegiate American football. *J Strength Cond Res.* 2007;21:793–800.
63. Nindl BC, Hymer WC, Deaver DR, et al. Growth hormone pulsatility profile characteristics following acute heavy resistance exercise. *J Appl Physiol.* 2001;91:163–172.
64. Nindl BC, Kraemer WJ, Marx JO, et al. Overnight responses of the circulating IGF-I system after acute, heavy-resistance exercise. *J Appl Physiol.* 2001;90:1319–1326.
65. Nindl BC, Urso ML, Pierce JR, et al. IGF-I measurement across blood, interstitial fluid, and muscle biocompartments following explosive, high-power exercise. *Am J Physiol Regul Integr Comp Physiol.* 2012;303(10):R1080–R1089.
66. Pereira LO, Lancha AH Jr. Effect of insulin and contraction up on glucose transport in skeletal muscle. *Prog Biophys Mol Biol.* 2004;84:1–27.
67. Plasqui G, Kester AD, Westerterp KR. Seasonal variation in sleeping metabolic rate, thyroid activity, and leptin. *Am J Physiol Endocrinol Metab.* 2003;285:E338–E343.
68. Pritzlaff CJ, Wideman L, Weltman JY, et al. Impact of acute exercise intensity on pulsatile growth hormone release in men. *J Appl Physiol.* 1999;87:498–504.
69. Redman LM, Loucks AB. Menstrual disorders in athletes. *Sports Med.* 2005;35:747–755.
70. Rogol AD, Kraemer WJ. Introduction. In: Kraemer WJ, Rogol AD, Committee IO, eds. *The Endocrine System in Sports and Exercise.* Oxford: Blackwell Publishing, 2005:1–7.
71. Rogol AD, Weltman A, Weltman JY, et al. Durability of the reproductive axis in eumenorrheic women during 1 yr of endurance training. *J Appl Physiol.* 1992;72:1571–1580.
72. Ronsen O, Holm K, Staff H, et al. No effect of seasonal variation in training load on immuno-endocrine responses to acute exhaustive exercise. *Scand J Med Sci Sports.* 2001;11:141–148.
73. Rubin MR, Kraemer WJ, Maresh CM, et al. High-affinity growth hormone binding protein and acute heavy resistance exercise. *Med Sci Sports Exerc.* 2005;37:395–403.
74. Shackelford LC, LeBlanc AD, Driscoll TB, et al. Resistance exercise as a countermeasure to disuse-induced bone loss. *J Appl Physiol.* 2004;97:119–129.
75. Sherlock M, Toogood AA. Aging and the growth hormone/insulin-like growth factor-I axis. *Pituitary.* 2007;10:189–203.
76. Smallridge RC, Whorton NE, Burman KD, et al. Effects of exercise and physical fitness on the pituitary–thyroid axis and on prolactin secretion in male runners. *Metabolism.* 1985;34:949–954.
77. Svartberg J, Jorde R, Sundsfjord J, et al. Seasonal variation of testosterone and waist to hip ratio in men: the Tromso study. *J Clin Endocrinol Metab.* 2003;88:3099–3104.
78. Tharion WJ, Rausch TM, Harman EA, et al. Effects of different resistance exercise protocols on mood states. *J Appl Sport Sci Res.* 1991;5:60–65.
79. Triplett-McBride NT, Mastro AM, McBride JM, et al. Plasma proenkephalin peptide F and human B cell responses to exercise stress in fit and unfit women. *Peptides.* 1998;19:731–738.
80. Tuckow AP, Rarick KR, Kraemer WJ, et al. Nocturnal growth hormone secretory dynamics are altered after resistance exercise: deconvolution analysis of 12-hour immunofunctional and immunoreactive isoforms. *Am J Physiol Regul Integr Comp Physiol.* 2006;291:R1749–R1755.
81. Uusitalo AL, Huttunen P, Hanin Y, et al. Hormonal responses to endurance training and overtraining in female athletes. *Clin J Sport Med.* 1998;8:178–186.
82. Valdemarsson S, Andersson D, Bengtsson A, et al. Gamma 2-MSH increases during graded exercise in healthy subjects: comparison with plasma catecholamines, neuropeptides, aldosterone and renin activity. *Clin Physiol.* 1990;10:321–327.
83. Vingren JL, Kraemer WJ, Ratamess NA, et al. Testosterone physiology in resistance exercise and training: the up-stream regulatory element. *Sports Med.* 2010;40(12):1037–1053.
84. Webb ML, Wallace JP, Hamill C, et al. Serum testosterone concentration during two hours of moderate intensity treadmill running in trained men and women. *Endocr Res.* 1984;10: 27–38.
85. West DJ, Cook CJ, Beaven M, et al. The influence of the time of day on core temperature and lower body power output in elite rugby union sevens players. *J Strength Cond Res.* 2013 Oct 21. [Epub ahead of print]
86. Wideman L, Consitt L, Patrie J, et al. The impact of sex and exercise duration on growth hormone secretion. *J Appl Physiol.* 2006;101:1641–1647.
87. Williams NI, DeSouza MJ. Energy balance and exercise-associated menstrual cycle disturbances: practical and clinical considerations. In: Kraemer WJ, Rogol AD, Committee IO, eds. *The Endocrine System in Sports and Exercise.* Oxford: Blackwell Publishing, 2005:261–278.
88. Wojtaszewski JF, Richter EA. Effects of acute exercise and training on insulin action and sensitivity: focus on molecular mechanisms in muscle. *Essays Biochem.* 2006;42:31–46.

89. Zanker C, Hind K. The effect of energy balance on endocrine function and bone health in youth. *Med Sport Sci*. 2007;51:81–101.

LEITURA SUGERIDA

Kraemer WJ, Rogol AD, eds. *The Endocrine System in Sports and Exercise*. Malden, MA: Blackwell Publishing Inc., 2005. *The Encyclopaedia of Sports Medicine*.

Kraemer WJ, Dunn-Lewis C, Comstock BA, *et al*. Growth hormone, exercise, and athletic performance: A continued evolution of complexity. *Curr Sports Med Rep*. 2010;9:242–252.

REFERÊNCIAS CLÁSSICAS

Bayliss WM, Starling EH. The mechanism of pancreatic secretion. *J Physiol*. 1902;28:325–353.

Selye H. Further thoughts on "stress without distress." *Med Times*. 1976;104(11):124–144.

Selye H. Forty years of stress research: principal remaining problems and misconceptions. *Can Med Assoc J*. 1976;115(1):53–56.

Selye H. Stress and distress. *Compr Ther*. 1975;1(8):9–13.

Selye H. Implications of stress concept. *NY State J Med*. 1975;75(12):2139–2145.

Selye H. Confusion and controversy in the stress field. *J Human Stress*. 1975;1(2):37–44.

Selye H. The evolution of the stress concept. *Am Sci*. 1973;61(6):692–699.

Selye H, The Harry G. Armstrong lecture. Stress and aerospace medicine. *Aerosp Med*. 1973;44(2):190–193.

Selye H, Fortier C. Adaptive reactions to stress. *Res Publ Assoc Res Nerv Ment Dis*. 1949;29:3–18.

Uusitalo AL, Huttunen P, Hanin Y, *et al*. Hormonal responses to endurance training and overtraining in female athletes. *Clin J Sport Med*. 1998;8(3):178–186.

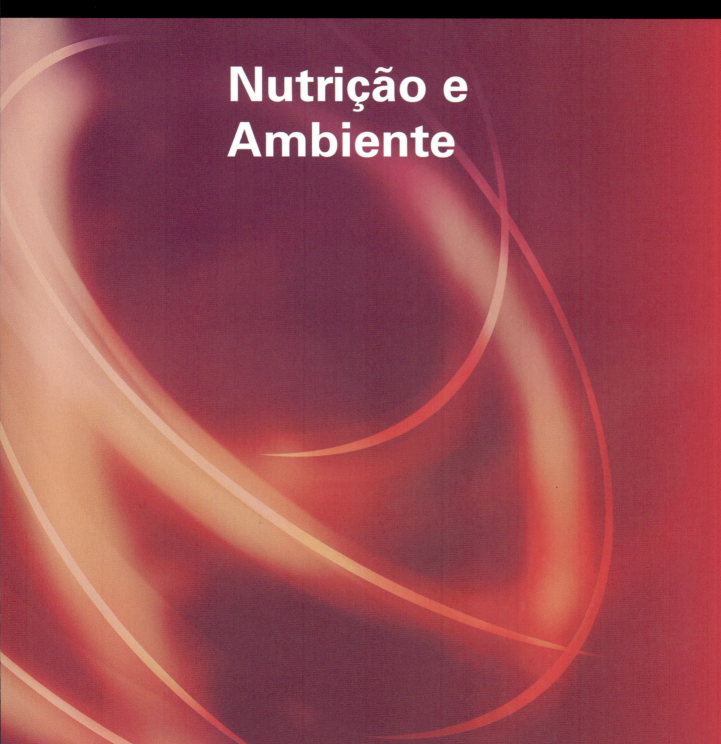
PARTE 3
Nutrição e Ambiente

Capítulo 9

Suporte Nutricional para o Exercício

Após a leitura deste capítulo, você deve ser capaz de:

- Definir e distinguir os três macronutrientes
- Explicar o papel dos macronutrientes nas funções corporais e no metabolismo dos substratos
- Identificar e contrastar as recomendações nutricionais da American Dietetic Association para atletas
- Explicar o índice glicêmico dos alimentos
- Descrever o processo e o objetivo da sobrecarga de carboidratos
- Discutir o propósito das bebidas esportivas
- Analisar a composição e as consequências metabólicas das dietas com baixa ingestão de carboidratos
- Descrever as estratégias de suplementação de carboidratos e proteínas para os atletas de *endurance* e força
- Diferenciar os tipos de triglicerídios e especificar seus papéis nos riscos de doenças
- Discutir o papel das dietas ricas em gordura no desempenho esportivo
- Compreender e explicar a função das vitaminas e dos minerais no metabolismo do substrato
- Explicar as consequências da deficiência de vitaminas ou minerais
- Descrever a composição e o objetivo das refeições antes e depois das competições

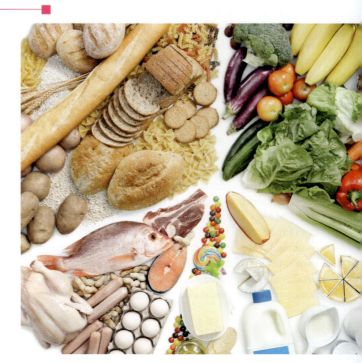

Há alguns meses, várias mulheres foram treinadas para a corrida de 5 km Susan G. Komen Race for the Cure que divulga e arrecada fundos para a luta contra o câncer de mama. Cada uma das mulheres seguiu orientações básicas do American College of Sports Medicine no que se refere à prescrição de exercícios, e estão muito motivadas para correr o mais rápido que puderem e tentar definir um recorde pessoal para essa corrida. Na tentativa de melhorar todos os aspectos de sua preparação para a corrida, uma das mulheres disse que consumir muito carboidrato iria ajudá-las a fazer a melhor corrida possível. Outra mulher no grupo não tinha certeza de se essa era uma boa ideia depois de verificar essa informação com o departamento de fisiologia do exercício da universidade. Ela contou ao grupo o que aprendeu: devido à curta distância da corrida, o carboidrato adicional armazenado, conhecido como *glicogênio*, não seria de fato necessário mesmo se fossem buscar seu recorde pessoal para 5 km. Além disso, com cada grama de glicogênio são armazenadas até 5 gramas de água, criando um ganho de peso significativo que pode não ser benéfico. Assim, ela incentivou o grupo a focar no que já estavam fazendo, além de seguirem um programa consistente de nutrição. Ao fazerem isso, elas garantiram que as calorias necessárias seriam consumidas a fim de atender às demandas de seu programa de condicionamento total na pista e na sala de musculação, sem usar qualquer tipo de dieta com sobrecarga de carboidrato para essa corrida. Após a corrida, recuperando-se alegremente por terem atingido seu recorde pessoal para a distância de 5 km, todas agradeceram a ela por pesquisar sobre o que era necessário ao se realizar uma corrida.

Aprendendo o básico sobre nutrição e como um atleta ou praticante de atividade física pode se beneficiar da compreensão de como carboidratos, lipídios, proteínas, vitaminas e minerais são usados durante e depois das sessões de treinamento diferentes ou competições, uma abordagem mais científica pode ser utilizada para determinar a necessidade de dietas e alterações benéficas na alimentação.

Neste capítulo, serão exploradas as estratégias na dieta acerca do consumo de carboidratos, gorduras, proteínas, vitaminas e minerais para melhorar o desempenho físico.

MACRONUTRIENTES

O corpo humano apresenta uma grande necessidade de carboidratos, proteínas e lipídios; portanto, estes são chamados de **macronutrientes**. Todos os três são orgânicos por natureza, o que significa dizer que são substâncias com base de carbono. Os três macronutrientes contêm moléculas de carbono, hidrogênio e oxigênio, e, além disso, a proteína também tem moléculas de nitrogênio. Todos os macronutrientes podem ser usados no metabolismo para produzir energia utilizada na forma de trifosfato de adenosina (ATP; ver Capítulos 2 e 3). No entanto, o número de quilocalorias – uma medida de energia potencial – por grama de substrato é diferente entre os macronutrientes: o carboidrato e a proteína, cada um, produzem 4 kcal/g e a gordura 9 kcal/g. Por isso, o fato de conterem energia que pode ser convertida em ATP por meio das vias metabólicas aeróbias e anaeróbias é uma razão dessa necessidade de consumo relativamente elevada dos macronutrientes. Lembre-se de que o ATP é a única forma de energia que pode ser usada de maneira direta pelo corpo em todas as suas funções, inclusive na contração muscular. Em particular, os carboidratos e os lipídios são importantes para o metabolismo, uma vez que são responsáveis por boa parte do ATP produzido durante o metabolismo. Sob condições normais, pouca proteína é usada na produção de ATP; entretanto, isso pode mudar em situações específicas. Por exemplo, o uso de proteína no metabolismo aumenta quando se consome dieta rica em proteínas ou quando a ingestão de calorias totais não satisfaz as necessidades energéticas do corpo (dieta ou fome). Nesses casos, a proteína que compõe o tecido corporal, como os músculos esqueléticos, é degradada, e os aminoácidos resultantes são utilizados para sintetizar ATP via metabolismo aeróbio.

Além de servir como substrato metabólico, todos os três macronutrientes são essenciais para o desenvolvimento tecidual corporal, inclusive do músculo estriado esquelético. Nesse contexto, os carboidratos são fundamentais por duas razões. Primeiro porque são a fonte primária de energia durante a atividade de alta intensidade, como o exercício resistido (levantamento de peso), que é um potente estimulante do crescimento do tecido muscular. Segundo porque o consumo adequado de carboidratos na dieta permite que as proteínas ingeridas sejam usadas no crescimento muscular. O músculo esquelético, como a maioria dos tecidos do corpo, é composto de muita proteína na forma de aminoácidos. Por isso, é preciso consumir aminoácidos para sintetizar e reparar o músculo esquelético.

Embora, normalmente, seja recomendada uma ingestão limitada por questões de saúde, como prevenção de doença cardiovascular, os lipídios são elementos fundamentais na nossa dieta diária por muitas razões. Por exemplo, os lipídios são essenciais para manter o ambiente hormonal necessário para a síntese proteica e a função reprodutiva. Além disso, eles são componentes importantes das membranas de todas as células no corpo. A **ingestão adequada (IA)** de todos os três macronutrientes é indispensável para o crescimento normal do corpo humano, para a manutenção da função corporal regular e para as adaptações ao treinamento físico, como aumento da massa muscular decorrente do treinamento resistido ou manutenção e reparo de massa muscular em virtude do treinamento aeróbio. Nas seções seguintes, será explorada com mais detalhes a função dos macronutrientes para melhorar potencialmente o desempenho físico.

Revisão rápida

- Os três macronutrientes são o carboidrato, o lipídio e a proteína
- Todos os macronutrientes são necessários para a ampla organização das funções corporais
- Todos os três macronutrientes podem ser usados como substratos metabólicos, porém, em geral, pouca proteína é usada na produção do ATP.

Carboidrato

Embora a American Dietetic Association recomende que 45 a 65% da ingestão calórica diária total seja composta de carboidratos, da perspectiva prática, o menor valor dessa variação, 45 a 50%, parece ser mais prudente, a não ser que o indivíduo seja um corredor de *endurance* e precise de um maior consumo quando o volume de treinamento é alto. O consumo elevado de carboidratos de alto índice glicêmico interfere nas ingestões necessárias de proteína e gordura, e os carboidratos de alto índice glicêmico promovem a deposição de gordura no corpo devido à função da insulina, que inibe as enzimas lipolíticas que degradam a gordura.[1] A Food and Drug Administration (FDA) estima que 130 g por dia de carboidratos sejam a quantidade mínima média de glicose metabolizada pelo encéfalo, que tem uma grande preferência por esse substrato de energia.[32] Em virtude dessa necessidade, juntamente com o fato de os carboidratos serem usados por muitos outros tecidos do corpo, o valor diário nos rótulos dos alimentos desses macronutrientes é de 300 g por dia. Muitos alimentos ricos em carboidratos, como frutas e vegetais, também apresentam percentual relativamente baixo de gordura e alto de fibra. Tanto a baixa ingestão de gordura quanto a alta ingestão de fibras são associadas a benefícios gerais para a saúde, como diminuição do risco de alguns tipos de câncer, da obesidade e da doença cardiovascular. No entanto, em termos de desempenho físico, talvez o aspecto mais importante da ingestão de carboidratos seja atender às necessidades energéticas para a atividade.

Durante eventos aeróbios, como a maratona, o carboidrato é o substrato metabólico preferido por diversos fatores.[14,103] A velocidade na qual as quilocalorias são convertidas em ATP utilizado pelos músculos é quase 2 vezes maior com os carboidratos do que lipídios e proteínas. Isso quer dizer que a utilização de carboidratos possibilita ao atleta correr, pedalar ou nadar em ritmo sustentável mais rápido. Outra vantagem da utilização dos carboidratos como substrato de energia é que, por unidade de oxigênio consumido pelo corpo, aproximadamente 6% mais ATP é produzido quando se metabolizam carboidratos em comparação com os lipídios. Assim, ao depender dos carboidratos como principal substrato de energia durante o exercício aeróbio, ocorre uso mais eficiente do oxigênio consumido pelos músculos em exercício (Boxe 9.1). Na transição do repouso para a atividade, a utilização de carboidratos como substrato metabólico aumenta e a de gordura diminui até certa intensidade de exercício, cerca de 60% do $\dot{V}O_{2\,máx.}$ para o não treinado, e o carboidrato se torna o principal substrato de energia (ver "Interações de substratos", no Capítulo 3).

O uso seletivo dos carboidratos como substrato metabólico durante o exercício prolongado resulta em depleção de glicogênio hepático, já que o fígado tenta manter os níveis de glicose sanguínea e evita a depleção de glicogênio nos músculos em exercício. Por exemplo, 1 hora de exercício de *endurance* de alta intensidade reduz o glicogênio hepático em cerca de 55%. No entanto, 2 horas de atividade extrema esgota quase que completamente o glicogênio tanto do fígado quanto do músculo. Isso é muito importante, pois a depleção de glicogênio está ligada à fadiga. Sabemos, por meio de uma análise quantitativa, que em corridas de longa distância, mais do que dois quintos dos corredores participantes vivenciaram uma depleção das reservas de carboidrato que limitou seu desempenho, e muitos desistiram da corrida (1 a 2% dos que começaram).[86] Assim, abordagens individualizadas para melhorar os armazenamentos de carboidrato de um corredor parecem ser uma abordagem ótima para intervenção na dieta.[86] Atletas de *endurance* denominam de fenômeno de exaustão o ponto na corrida em que ocorre a depleção de glicogênio. Nesse momento, o ritmo no qual a atividade é realizada precisa ser reduzido. Embora o(s) mecanismo(s) fisiológico(s) que relaciona(m) a depleção de glicogênio com a fadiga não seja(m) completamente conhecido(s), diversos fatores podem estar envolvidos:

- A velocidade mais lenta da transferência de energia das quilocalorias em ATP com o lipídio em comparação com o carboidrato, o que requer que o ritmo da atividade diminua
- O uso de glicose sanguínea para a função ideal do sistema nervoso central; isso é prioridade em relação às necessidades dos músculos em trabalho
- O aumento da dependência das fibras musculares do tipo II com a intensificação do exercício; essas fibras produzem mais ácido láctico do que as fibras do tipo I.

Assim, ainda que não esteja totalmente claro por que a depleção de glicogênio resulta em fadiga durante o evento de *endurance*, está evidente que a depleção de glicogênio está

Boxe 9.1 Aplicação da pesquisa
Não é só o músculo que precisa de carboidrato

O carboidrato como um macronutriente tem um papel importante no desempenho físico, especialmente quando o conteúdo de glicogênio no fígado e no músculo é necessário para atender às demandas de energia do estresse do exercício. A menos que a cetona seja adaptada devido às dietas com pouco carboidrato, a glicose desempenha um papel principal no funcionamento do cérebro e do sistema nervoso. A glicose também é o combustível principal para os glóbulos brancos. Os carboidratos são a maneira mais eficiente de se obter energia durante o exercício e, conforme aumenta a intensidade, cada vez mais energia é derivada do glicogênio intramuscular e da glicose sanguínea. O exercício de *endurance* e exercícios anaeróbios de alto volume e alta intensidade, encontrados em alguns esportes e em alguns treinos de musculação, dependem dos carboidratos para ter a energia apropriada à manutenção da qualidade do esforço muscular e do desempenho. No entanto, há uma reserva limitada de carboidrato armazenado na forma de glicogênio e, portanto, a reposição é necessária seja por meio da dieta ou suplementação quando essa reserva é significativamente reduzida.

relacionada com a fadiga e capacidades de desempenho reduzidas em eventos do tipo *endurance* de longa duração.

O metabolismo do carboidrato também é importante como fonte de energia durante o exercício anaeróbio. Apenas o carboidrato na forma de glicose sanguínea ou glicogênio muscular pode ser usado pela glicólise para produzir ATP e ácido láctico; os lipídios não podem ser usados como substrato para o metabolismo anaeróbio (ver "Glicólise", no Capítulo 2). Pesquisas revelam que, conforme a intensidade do exercício aumenta, o mesmo acontece com seu uso e depleção dos estoques de glicogênio. O glicogênio muscular cai cerca de 72% durante as séries de *sprint* de 1 minuto de ciclismo em resistência igual a 140% daquela usada no consumo de oxigênio máximo.[63] O exercício resistido, devido à natureza anaeróbia, também é bastante dependente da glicólise e promove a depleção de glicogênio dos músculos que estão em trabalho. Isso é especialmente verdade ao realizar, pelo menos, um número moderadamente elevado de repetições e após realizar múltiplas séries com resistência submáxima.[64,90] Em geral, as reduções do glicogênio são de 30 a 40% após o exercício resistido, com diminuição especialmente aparente nas fibras musculares de tipo II.[113] Pesquisa determinou com clareza que o metabolismo do carboidrato, e portanto a ingestão de carboidratos, é importante para a realização dos protocolos de treinamento, tanto aeróbio quanto anaeróbio de intensidade e duração mais alta (p. ex., treinamento intervalado); entretanto, para a realização do treinamento resistido típico, o qual também é uma atividade anaeróbia, isso é menos importante. Nas próximas seções, discutimos diferentes estratégias dietéticas com objetivo de aumentar a disponibilidade do carboidrato para o metabolismo.

Dietas de alta ingestão de carboidratos

Em virtude da dependência do carboidrato como substrato de energia para a realização de quase todos os tipos de atividade física, tem-se recomendado que os atletas consumam dietas que contenham os carboidratos suficientes.[1] Para a maioria dos atletas, durante o treinamento, a ingestão diária recomendada de carboidratos deve ser de pelo menos 50% das calorias totais consumidas.[1] No entanto, as necessidades de carboidratos podem ser maiores para alguns atletas. Por exemplo, recomenda-se que durante grandes volumes de treinamento a ingestão de carboidratos seja elevada – de 55 a 60% das calorias totais consumidas – pelos fisiculturistas e outros atletas de força.[58] Observe que esse valor está dentro da variação de 45 a 65% das calorias totais normalmente recomendadas, e que a ingestão de carboidratos dos atletas de *endurance* pode alcançar o valor máximo dessa variação devido ao alto gasto energético com o treinamento.[114] Para todos os atletas, a ingestão insuficiente de carboidratos pode resultar em incapacidade de manutenção da intensidade e do volume de treinamento; redução da massa muscular e adaptações fisiológicas inadequadas ao treinamento.[1,40,58]

A ingestão de carboidratos está correlacionada com o conteúdo de glicogênio muscular. Assim, as dietas que oferecem carboidratos suficientes mantêm o conteúdo muscular

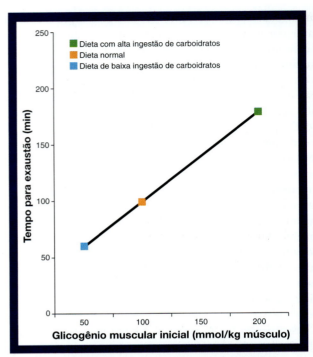

FIGURA 9.1 Existe correlação entre ingestão de carboidratos, conteúdo de glicogênio muscular e desempenho de *endurance*. Conforme a ingestão de carboidratos aumenta, o mesmo ocorre com o glicogênio muscular e o tempo para exaustão na intensidade submáxima do exercício. (Dados de Astrand PO. Diet and athletic performance. *Federation Proceed.* 1967; 26:1772-1777.)

de glicogênio de modo que a fadiga possa ser postergada o máximo possível durante a atividade (Figura 9.1). Isso vale para esportes aeróbios, anaeróbios e intermitentes (basquetebol, voleibol e futebol). Entretanto, talvez seja mais aparente nas atividades de *endurance*. Estudos de 1939,[18] bem como alguns realizados depois disso,[5,37] mostraram que o tempo para exaustão é maior quando são ingeridas dietas ricas em carboidratos. Em um estudo, por exemplo, um grupo de pessoas seguiu determinada dieta na qual cerca de 22% das calorias totais provinham do carboidrato e outro grupo seguiu dieta que fornecia 52% das calorias na forma de carboidrato. Após 3 dias dessa ingestão dietética, o tempo para exaustão no ciclismo a 68% do pico de consumo de oxigênio foi, para ambas as dietas, de cerca de 65 minutos.[37] No entanto, após período de repouso de 15 minutos, a exaustão na 2ª série de trabalho na mesma carga de trabalho foi de 9,5 e 65 minutos para os grupos da dieta de baixa e alta ingestão de carboidratos, respectivamente. Interessante observar que a importância da ingestão e suplementação de carboidratos para capacidades de desempenho de *endurance* de longa duração ou com repetição parece não estar relacionada aos efeitos ergogênicos da proteína.[71] Devido à dependência do carboidrato como combustível metabólico nas atividades aeróbias e anaeróbias, o atleta precisa ingerir o bastante de carboidratos em sua dieta. Ainda que os carboidratos possam ser simples ou complexos na forma, a dependência dominante do atleta deve ser dos carboidratos complexos na dieta regular, pois os carboidratos complexos requerem bastante tempo para digestão, o que significa dizer que ocorre liberação lenta e regular de monossacarídios na corrente sanguínea (todos os carboidratos são convertidos em glicose ou galactose antes de serem liberados no sangue), evitando, desse modo, a resposta aguda da insulina. Em consequência, no repouso, os carboidratos complexos (grãos, vegetais etc.) são mais propensos à armazenagem no corpo na forma de glicogênio, o qual pode ser usado em outro momento durante o exercício. Em contraste, os carboidratos simples (p. ex., bala, refrigerante etc.) requerem pouquíssima digestão e, por isso, a glicose é liberada com muita rapidez e, em abundância, na circulação sanguínea. Esse pico na glicose sanguínea desencadeia uma ampla resposta da insulina e, com isso, no repouso, mais glicose é convertida e armazenada na forma de gordura corporal. Claramente, todos os atletas e pessoas com consciência saudável devem fazer um esforço e se certificar de que geralmente os carboidratos consumidos sejam complexos, e não simples. Alguns podem começar a pensar sobre os carboidratos em um panorama geral, usando as informações no Boxe 9.1. Na próxima seção, serão explorados os efeitos dos alimentos que promovem a liberação de glicose rápida e lenta no sangue.

Índice glicêmico

O **índice glicêmico** é uma medida relativa do aumento da concentração de glicose sanguínea no período de 2 horas após a ingestão de um alimento contendo 50 g de carboidrato. Depois disso, esse nível é comparado com os alimentos padrão que contêm carboidrato – em geral, pão branco ou glicose –, os quais elevam os níveis da glicose sanguínea com bastante rapidez. O índice glicêmico padrão é 100. Se um alimento eleva as concentrações sanguíneas de glicose em 45% tanto quanto o padrão, considera-se o índice glicêmico de 45. Para atletas, alimentos de alto índice glicêmico (70 ou mais) oferecem várias vantagens potenciais em comparação aos alimentos de índice glicêmico moderado (56 a 69) ou baixo (55 ou menos), pois elevam rapidamente a glicose sanguínea. O índice glicêmico de alguns alimentos comuns está na Tabela 9.1. Se as concentrações de glicose sanguínea aumentam com rapidez, a glicose pode ser usada como substrato metabólico rapidamente durante o exercício. Além disso, se as concentrações de glicose sanguínea se elevam de maneira rápida, a glicose sanguínea pode ser usada para aumentar as concentrações esgotadas de glicogênio muscular e hepático de maneira veloz, ajudando a recuperação entre as séries repetidas de exercício.

Alimentos com índice glicêmico moderado a alto podem elevar o glicogênio muscular com mais velocidade do que os alimentos com baixo índice glicêmico.[117] Esse efeito pode ser valioso quando séries sucessivas de exercício são muito próximas. Entretanto, se as séries de exercício ou sessões de treinamento são separadas por longos períodos, como 24 horas, os alimentos tanto de alto quanto de baixo índice glicêmico promoverão o retorno do glicogênio muscular ao nível normal, quando carboidratos suficientes forem ingeridos.

Surpreendentemente, mesmo que os alimentos de alto índice glicêmico elevem a glicose do sangue com rapidez e resultem no reabastecimento mais ágil do glicogênio muscular

Tabela 9.1 Índice glicêmico dos alimentos.

Alimento	Índice glicêmico (relativo à glicose)
Alimentos de índice glicêmico alto (70 ou mais)	
Glicose	100
Barras de fruta processada de morango	90
Bolachas de arroz tufado	82
Bala tipo Delicado®	78
Batata assada recheada	78
Flocos de milho	77
Pão branco	77
Waffles	76
Biscoitos de água e sal	74
Bisnaga branca	72
Alimentos de índice glicêmico moderado (56 a 69)	
Cereal Special K®	69
Coquetel de suco de *cranberry*	68
Sorvete de chocolate	68
Arroz branco, cozido	64
Coca-cola®	63
Chips de milho	63
Batata-doce	61
Milho-doce	60
Abacaxi, cru	59
Suco de laranja	57
Alimentos de índice glicêmico baixo (55 ou menos)	
Mingau de aveia	54
Banana, amarela	51
Feijão cozido	48
Macarrão instantâneo	46
Cereal All-Brand®	42
Pão de centeio	41
Suco de maçã, não adoçado	40
Feijão-roxinho	28
Iogurte com redução de gordura	27
Leite integral	27

Dados de Foster-Powell K, Holt SHA, Brand-Miller JC. International table of glycemic index and glycemic load values: 2002. A*m J Clin Nutr*. 2002;76:5-56.

após o exercício, as pesquisas não confirmam benefícios no desempenho de *endurance* com a ingestão de alimentos de alto índice glicêmico. Por exemplo, o desempenho durante uma prova de ciclismo contrarrelógio de 64 km não diferiu entre aqueles que consumiram suplementos de alto índice glicêmico e aqueles que ingeriram suplementos de baixo índice glicêmico durante o evento.

Além do mais, as pesquisas conduzidas até hoje acerca do efeito do índice glicêmico das refeições antes das competições (30 minutos a 3 horas antes da atividade) sobre o desempenho de *endurance* produziram resultados ambíguos.[26,55,102,106,120]

Em geral, no entanto, parece que a ingestão de uma mistura de carboidratos com índice glicêmico moderado pode ter efeito mais positivo do que as refeições com índice glicêmico alto ou baixo, o que pode ser explicado, em parte, pelos efeitos do índice glicêmico durante um evento de *endurance* longo. Por exemplo, um alimento de alto índice glicêmico pode causar dependência maior do metabolismo do carboidrato durante as primeiras 2 horas da atividade, o que ocasiona disponibilidade menor de carboidrato e, portanto, maior dependência do metabolismo do lipídio após 2 horas de atividade.[26] O resultado geral é a queda no desempenho em eventos de *endurance* de longa duração. Assim, para *endurance* de longa duração, o consumo de uma refeição com alto índice glicêmico antes do evento pode, de fato, produzir o efeito oposto ao desejado. A melhor abordagem é a ingestão de uma refeição com carboidratos de índice glicêmico moderado antes da competição, já que fornecerá os carboidratos adequados para sustentar o desempenho de *endurance* (diferentemente da refeição de baixo índice glicêmico) sem elevar muito a glicose sanguínea de modo a desencadear a ampla resposta da insulina e a consequente hipoglicemia reativa. Os efeitos do índice glicêmico sobre o desempenho requerem mais estudos, porém os benefícios das estratégias dietéticas para aumentar o conteúdo de glicogênio muscular promovendo a melhora no desempenho de *endurance* estão bem estabelecidos e explorados na próxima seção. De maneira interessante, foi demonstrado que o índice glicêmico apresenta uma variação diurna na resposta para ingestão de alimento.[34] Em outras palavras, o mesmo alimento ingerido pela manhã, resultando em determinado valor de índice glicêmico, será mais elevado se for ingerido à noite. Portanto, os alimentos com baixos índices glicêmicos apresentam um controle mais bem-sucedido da glicose sanguínea quando ingeridos pela manhã do que quando ingeridos à noite. Ou seja, ainda não foi determinado como a resposta da glicose e o índice glicêmico afetam as alterações na dieta antes de competições à noite.

Sobrecarga de carboidrato

A depleção das reservas de glicogênio muscular ocorre de maneira previsível nos últimos estágios da atividade de *endurance*, provocando fadiga. Em virtude disso, estratégias na dieta e no treinamento foram desenvolvidas para aumentar os estoques de glicogênio muscular e hepático, as quais foram chamadas de **sobrecarga de carboidrato**. A sobrecarga de carboidrato resulta de estudos realizados no final da década de 1960,[3] os quais demonstraram que diversos dias de dieta de baixa ingestão de carboidratos esgotam o glicogênio muscular e reduzem o desempenho no ciclismo de *endurance* em comparação com a dieta com consumo moderado de carboidratos.[3] Com a ingestão subsequente de dieta rica em carboidratos durante vários dias, os estoques de glicogênio ficam supercompensados e o tempo para exaustão do ciclismo, aumentado. Hoje em dia, sabe-se bem que a sobrecarga de carboidrato é capaz de quase dobrar (150 a 200 mmol/kg por peso líquido) o valor normal em repouso do glicogênio muscular (aproximadamente 90 mmol/kg por peso líquido).[14,20]

A maioria dos estudos também indica que a sobrecarga de carboidrato pode melhorar o desempenho geral nas atividades de *endurance*.[14,21,45] Embora a meia maratona[14] e a corrida de 21 km[98] possam ser muito curtas para obter benefícios da sobrecarga de carboidrato, os desempenhos durante a corrida *cross-country* de 30 km, corrida de 30 km na esteira e corrida de 25 km na esteira são bem melhores após a sobrecarga de carboidrato. É difícil prever o quanto a depleção de glicogênio possa estar relacionada ao tamanho absoluto do músculo e ao número de unidades motoras utilizadas em uma atividade do tipo *endurance* que irão limitar o tempo e a distância quando ocorrer a depleção de glicogênio.[86] Além disso, constatou-se que a sobrecarga de carboidrato é efetiva em indivíduos treinados e não treinados.[14,21] Tipicamente, quando o desempenho de *endurance* é aprimorado, a sobrecarga de carboidrato não possibilita capacidade de aumentar o ritmo máximo de corrida, mas permite manter esse ritmo por um período mais longo, resultando em um ritmo mais rápido na proximidade do fim do evento, como nos últimos 5 km de uma corrida de 30 km.

O método original ou clássico da sobrecarga de carboidrato consiste em várias fases:

1. Um dia de exercício de *endurance* longo e vigoroso para esgotar os estoques de glicogênio muscular
2. Três dias de dieta rica em gordura/proteína (baixa de carboidrato) com continuação do treinamento para esgotar mais ou manter a depleção dos estoques de glicogênio muscular
3. Dieta rica em carboidratos (90% de carboidrato das calorias totais) com pouco ou nenhum treinamento por 3 dias.

Esse método clássico de sobrecarga de carboidrato oferece algumas desvantagens para o atleta de *endurance*. Por exemplo, requer 7 dias para atingir a supercompensação do glicogênio, o que pode interferir na preparação para o evento competitivo por vir. Além disso, alguns atletas toleram muito mal a dieta de alta ingestão de gorduras/proteínas e carboidratos do método de sobrecarga de carboidrato. Para aliviar alguns desses problemas práticos e ainda ter o efeito de supercompensação do glicogênio, foram desenvolvidas estratégias modificadas de treinamento e dieta para esse método.

Um desses planos modificados[20,97,99] revelou elevação dos níveis de glicogênio muscular até um grau similar àquele do método clássico da sobrecarga de carboidrato. O plano modificado (Plano modificado 1; Tabela 9.2) não inclui a fase da alta ingestão de gorduras/proteínas e de baixo consumo de carboidratos do plano clássico. No entanto, esse plano modificado ainda requer vários dias para ser completado e, portanto, pode interferir no treinamento.

Outra estratégia modificada da sobrecarga de carboidrato não inclui a fase destinada à imensa depleção do glicogênio muscular.[98] Com essa estratégia, o tempo de treinamento é gradualmente reduzido de 90 para 20 minutos ao longo de 5 dias, seguido por 1 dia de repouso (Plano modificado 2; Tabela 9.2). Além disso, durante os três primeiros dias, a dieta consiste em 50% de carboidratos e, nos últimos 3 dias, a dieta é composta por 70% de carboidratos, o que gera conteúdo

Tabela 9.2 Tipos de sobrecarga de carboidrato.

Dias antes do evento	Intensidade do treinamento	Duração do treinamento	Ingestão de carboidratos
Plano modificado 1			
6	Moderada (70% do $\dot{V}O_{2máx.}$)	90 minutos	Dieta normal (5 g/kg massa corporal)
4 a 5	Moderada (70% do $\dot{V}O_{2máx.}$)	40 minutos	Dieta normal (5 g/kg massa corporal)
2–3	Moderada (70% do $\dot{V}O_{2máx.}$)	20 minutos	Rica em carboidratos (10 g/kg massa corporal)
1	Repouso	0 minuto	Rica em carboidratos (10 g/kg massa corporal)
Plano modificado 2			
6	Moderada (73% do $\dot{V}O_{2máx.}$)	90 minutos	Dieta normal (5 g/kg massa corporal)
5	Moderada (73% do $\dot{V}O_{2máx.}$)	40 minutos	Dieta normal (5 g/kg massa corporal)
4	Moderada (73% do $\dot{V}O_{2máx.}$)	40 minutos	Dieta normal (5 g/kg massa corporal)
3	Moderada (73% do $\dot{V}O_{2máx.}$)	20 minutos	Rica em carboidratos (7,7 g/kg massa corporal)
2	Moderada (73% do $\dot{V}O_{2máx.}$)	20 minutos	Rica em carboidratos (7,7 g/kg massa corporal)
1	Repouso	0 minuto	Rica em carboidratos (7,7 g/kg massa corporal)
Plano modificado 3 (Sobrecarga rápida de carboidratos)			
2	Ciclismo a 130% do $\dot{V}O_{2máx.}$	150 segundos seguidos de *sprint* de explosão máxima de 30 segundos	Dieta normal (6,67 g/kg massa corporal)
1	Repouso	0 minuto	Rica em carboidratos (12,2 g/kg massa corporal magra)

de glicogênio muscular duas vezes mais elevado que aquele observado sob condições normais e mais ou menos o mesmo que aquele produzido pelas estratégias mais rigorosas da sobrecarga de carboidrato.

Além da atividade aeróbia, o glicogênio muscular é usado como combustível metabólico durante o exercício anaeróbio. Portanto, a atividade anaeróbia pode servir como substituto efetivo do exercício aeróbio nos protocolos de sobrecarga de glicogênio descritos anteriormente (Plano modificado 3; Tabela 9.2). De fato, a pesquisa vem demonstrando que pedalar 150 segundos em intensidade equivalente a 130% do consumo de oxigênio máximo seguido por um *sprint* de explosão máxima de 30 segundos de ciclismo efetivamente leva à depleção do glicogênio muscular mostrada no exercício aeróbio durante as fases iniciais das estratégias de sobrecarga de glicogênio.[31] Durante o período de 24 horas após a atividade anaeróbia de ciclismo, a ingestão de carboidratos é grande, produzindo quase o dobro do conteúdo de glicogênio muscular (109 a 198 mmol/kg por peso líquido). Esse aumento é similar àquele observado quando o exercício aeróbio é usado inicialmente para esgotar as reservas de glicogênio muscular.

Também foi demonstrado que a estratégia do repouso acoplado apenas à alta ingestão de carboidratos consegue, de fato, promover a supercompensação do glicogênio muscular. Atletas de *endurance* do sexo masculino bem treinados que repousaram por 3 dias e ingeriram muitos carboidratos (10 g/kg massa corporal/dia) demonstraram quase o dobro da concentração de glicogênio muscular.[15] O interessante é que o glicogênio muscular após o 1º dia já havia quase dobrado (90 a 180 mmol/kg por peso líquido) e nos 2 dias restantes permaneceu estável, apesar da continuação da alta ingestão de carboidratos. Isso indica que nos atletas de *endurance* treinados, nenhuma estratégia exclusiva de sobrecarga de carboidrato é necessária e que, com a ingestão adequada de carboidratos, as concentrações de glicogênio muscular são maximizadas em 36 a 48 horas e, até mesmo, em 24 horas. A dificuldade surge ao se tentar ingerir muitos alimentos elevados em carboidratos. As escolhas se tornam muito importantes visto que alimentos com muito carboidrato (como massa, pão e batata) em abundância podem causar problemas digestivos; assim, muitos utilizam bebidas à base de carboidratos durante a fase de grande ingestão de carboidratos na dieta. No entanto, independentemente do protocolo adotado de sobrecarga de carboidrato, recomenda-se evitar grande ingestão de frutose devido ao seu possível impacto negativo no funcionamento fisiológico do corpo, incluindo mais espécies reativas de oxigênio, radicais livres, mais respostas de resistência à insulina hepática e disfunção celular.[62]

Embora esteja bem documentado que a sobrecarga de carboidrato pode melhorar de maneira significativa o desempenho de *endurance* em eventos que duram mais de 1 hora, os estudos não conseguiram constatar que essa manipulação dietética consiga melhorar com eficácia o desempenho anaeróbio.[40] Isso indica que o glicogênio muscular não limita o desempenho nesse tipo de atividade e que outros fatores, como o aumento da acidez, restringem o desempenho em atividades de grande potência e curta duração. Em geral, apenas aqueles atletas que realizam eventos específicos, isto é, atividades de *endurance* muito rigorosas com pelo menos 1 hora de duração ou que estão localizadas no seu recrutamento muscular (p. ex., extensões de joelho com muitas repetições) com um grande

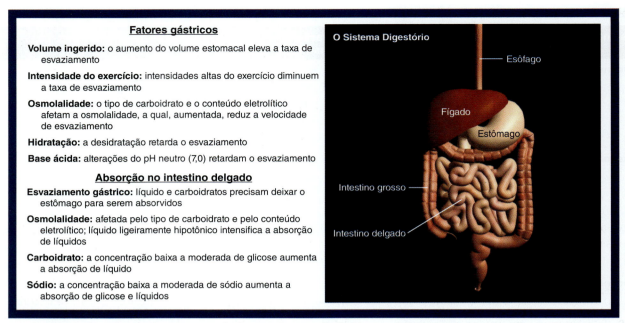

FIGURA 9.2 Diversos fatores afetam o esvaziamento gástrico e a absorção de líquidos e carboidratos pelo intestino delgado. As bebidas esportivas com carboidratos e eletrólitos foram formuladas na tentativa de aumentar tanto a absorção de carboidratos quanto de líquido pelo intestino delgado. (LifeART image copyright © 2010 Lippincott Williams & Wilkins. Todos os direitos reservados.)

número de contrações musculares, se beneficiam da sobrecarga de glicogênio muscular. Atletas de eventos de *endurance* de duração mais curta, bem como aqueles que dependem, sobretudo, do metabolismo anaeróbio durante as atividades esportivas, não se favorecem das estratégias de sobrecarga de carboidrato, devendo apenas manter a dieta normal, com 45 a 50% do total de quilocalorias consumido todos os dias proveniente dos carboidratos. No entanto, descobriu-se que a sobrecarga de carboidrato é útil para outros esportes de longa duração, como *squash*[85,118] e treinamento de resistência com grande volume, justificando, assim, a sobrecarga de carboidrato em esportes ou atividades em que o recrutamento da unidade motora muscular é de longa duração ou de repetição. Como a ingestão de carboidratos pode ser usada para melhorar o desempenho continua a ser tema das pesquisas atuais.

Bebidas esportivas com carboidratos e eletrólitos

As bebidas esportivas que contêm carboidratos e eletrólitos foram elaboradas para melhorar o desempenho físico, fornecendo uma fonte exógena de glicose e possibilitando a economia do glicogênio muscular e hepático. Além disso, essas bebidas pretendem repor os eletrólitos perdidos no suor, os quais são necessários para a adequada função nervosa, muscular e cardíaca, e restituição da água perdida na transpiração, evitando a desidratação. A efetividade das bebidas esportivas depende da velocidade em que passam pelo estômago (esvaziamento gástrico) e pelo intestino delgado, onde a absorção de água, carboidratos e eletrólitos ocorre (Figura 9.2). As bebidas esportivas foram especificamente formuladas na tentativa de aumentar a taxa de absorção de carboidratos e líquidos. Essa formulação é importante, pois com as altas intensidades de exercício e desidratação, o esvaziamento gástrico diminui, prejudicando a chegada da bebida ao intestino delgado. O conteúdo de eletrólitos e carboidratos das bebidas esportivas e o efeito sobre a absorção de carboidratos e líquidos serão explorados nas próximas seções.

Composição do carboidrato das bebidas esportivas

O carboidrato é o principal componente das bebidas esportivas por ser o substrato fundamental do metabolismo (*i. e.*, produção de ATP) durante o exercício. O tipo e a concentração do carboidrato são os dois fatores principais a serem considerados ao determinar a composição adequada dessas bebidas de reposição. Esses dois fatores afetam a **osmolalidade** das bebidas esportivas ou a razão dos solutos em relação ao líquido. Uma vez que a água "segue o soluto", a solução com osmolalidade inferior à do tecido corporal (hipotônica) faz com que a água se desloque para dentro das células do corpo, enquanto a solução com osmolalidade maior que a do tecido corporal (hipertônica) promove a saída da água das células do corpo. Assim, a tonicidade é obviamente um fator importante a ser considerado ao formular bebidas esportivas. Sódio, potássio e carboidrato não são as únicas substâncias que afetam a osmolalidade de uma bebida esportiva, pois cada ingrediente que é osmoticamente ativo afeta a osmolalidade e o esvaziamento gástrico dos fluidos.[53] Os suplementos, incluindo as bebidas esportivas à base de carboidrato, estão se tornando mais complexos em sua formulação, e é importante considerar a osmolalidade quando se tenta obter um determinado efeito com o suplemento em um período de tempo específico (p. ex., pré-exercício, imediatamente após o exercício). Se a osmolalidade das bebidas esportivas for muito alta,

Boxe 9.2 Perguntas frequentes dos estudantes
Como é possível determinar a concentração de carboidratos de uma bebida esportiva?

Para determinar a porcentagem de carboidratos de uma bebida esportiva, divida o conteúdo em gramas de carboidrato pelo volume de líquido em mililitros e multiplique por 100. Por exemplo, se 60 g de carboidratos estão contidos em 1 ℓ (1.000 mℓ) da bebida, a concentração de carboidrato é de 6%.

---

diminui a absorção de líquidos, o que pode minimizar os efeitos da hidratação das bebidas esportivas. A osmolalidade de uma solução depende do número de moléculas de soluto, e não do seu tamanho. Logo, o mesmo número de moléculas de carboidratos grandes ou complexas (ver Capítulo 2) cria a mesma osmolalidade que a molécula pequena ou simples de carboidrato. Entretanto, a molécula grande de carboidrato eleva o conteúdo total de carboidrato das bebidas esportivas e, se absorvida pelo intestino delgado, aumenta a disponibilidade de carboidrato total para o metabolismo.

Os diferentes carboidratos são absorvidos pelo intestino delgado por mecanismos distintos. Por exemplo, a glicose é absorvida por transporte ativo, enquanto a frutose é por difusão facilitada pelas células do intestino delgado. Desse modo, a inclusão de mais de um tipo de carboidrato pode auxiliar a absorção total de carboidratos.[6] É preciso lembrar, no entanto, que grande parte dos carboidratos simples é convertida pelo fígado em glicose, pois a glicose é o substrato predominante do metabolismo (ver Capítulo 3). As formas mais comuns de carboidratos, como glicose, sacarose, frutose e polímeros de glicose (moléculas de cadeias curtas de glicose), são eficazes na manutenção da concentração sanguínea de glicose e na melhora do desempenho de *endurance*.[1,21] No entanto, as evidências são inconclusivas e contraditórias com relação às vantagens e desvantagens dos vários tipos de carboidratos. A frutose aumenta o estresse inflamatório das células, o que também impacta a disfunção hepática, podendo os efeitos inflamatórios crônicos aumentar o risco de doença cardiovascular. A Organização Mundial da Saúde recomenda que a dieta do indivíduo não inclua uma ingestão calórica superior a 10% de açúcar adicionado; no entanto, parece claro que muitos indivíduos, bem como atletas, podem ultrapassar esse número devido à ingestão de bebidas que contenham xarope de milho elevado em frutose, que é o principal adoçante das bebidas[89] e um carboidrato em muitas bebidas esportivas.

Os polímeros de glicose, ou **maltodextrinas**, elevam o conteúdo de carboidratos das bebidas esportivas sem aumentar muito a osmolalidade, e deixam as bebidas mais gostosas, o que estimula o consumo. No entanto, a substituição dos polímeros de glicose por glicose livre não interfere na resposta da glicose sanguínea ou no desempenho no exercício.[1] Da mesma maneira, o uso de vários tipos de açúcares simples (sacarose, frutose e glicose) na bebida esportiva não afeta significativamente a resposta da glicose sanguínea ou o desempenho do exercício de *endurance*. Entretanto, a combinação de glicose e frutose em quantidades iguais intensifica efetivamente a oxidação de carboidrato exógeno,[1] enquanto a frutose isolada é menos oxidada durante o exercício do que a glicose ou os polímeros de glicose.[66] Por isso, a maioria das bebidas esportivas contém uma combinação de glicose, sacarose e polímeros de glicose, além de xarope de milho com bastante frutose. Essa composição permite que elas se favoreçam do possível efeito dos vários tipos de carboidratos sobre a taxa de absorção, que tenham sabor mais gostoso para estimular o consumo e que minimizem o efeito negativo da osmolalidade sobre as taxas de absorção de líquido no sangue.

A concentração de carboidrato nas bebidas esportivas afeta não apenas a osmolalidade, mas também a quantidade de carboidrato disponível para absorção, e, com isso, sua utilização como substrato metabólico (Boxe 9.2). Concentrações elevadas de carboidratos retardam o esvaziamento gástrico, ou a absorção de líquido, porém aumentam o conteúdo total de carboidratos absorvidos. Além disso, se a concentração de carboidratos for elevada o suficiente (mais de 8 a 10%), a osmolalidade será alta o bastante para causar secreção de água das paredes do interior do intestino (Figura 9.3), exacerbando potencialmente a desidratação.[66] Altas concentrações de carboidratos podem gerar também problemas gastrintestinais.

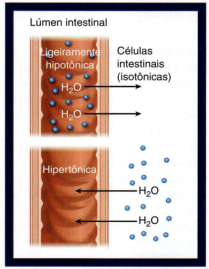

FIGURA 9.3 A quantidade de líquido absorvida pelo intestino delgado depende, em parte, da osmolalidade do líquido. O líquido ligeiramente hipotônico ajuda a absorção de líquidos, ao passo que o líquido hipertônico pode, de fato, resultar em entrada de líquido no lúmen intestinal.

A ingestão de cerca de 1 g de carboidrato por quilograma de massa corporal por hora é suficiente para melhorar o exercício prolongado.[74] Para um corredor de maratona de 55 kg, isso significa a ingestão média de cerca de 0,68 ℓ ou 680 mℓ/h de bebida esportiva que contenha 8% de carboidratos. Essa quantidade pode ser possível para alguns, mas não para outros, já que a maioria das pessoas bebe apenas 250 a 450 mℓ/h. A ingestão de algum carboidrato, mesmo que não seja a quantidade máxima necessária durante a atividade, promove a melhora do desempenho por meio do fornecimento de carboidratos exógenos, poupando, desse modo, as reservas de glicogênio hepático e muscular. Além de determinado limite, no entanto, a ingestão adicional de carboidratos não continua a intensificar a taxa de oxidação de carboidratos exógenos[1] e soluções diluídas de carboidratos (1,6% de carboidrato) se mostraram tão efetivas quanto as soluções mais concentradas de carboidratos em algumas situações.[67] Entretanto, grande parte das bebidas esportivas comerciais contém 6 a 8% de carboidratos. Essa concentração é baixa o suficiente para evitar a inibição da absorção de líquidos, porém alta o bastante para incrementar o desempenho de *endurance*, com proporção do consumo da bebida tolerável por muitas pessoas durante a atividade.

Eletrólitos nas bebidas esportivas

Os eletrólitos são formados quando sais minerais, como cloreto de sódio (NaCl), se dissolvem na água (ver Capítulo 10). Os eletrólitos são adicionados às bebidas esportivas pelas seguintes razões:

- Promoção da sustentação do estímulo para beber, o que leva à ingestão voluntária de líquidos
- Manutenção do volume plasmático, o que ajuda a manter o débito cardíaco durante o exercício
- Conservação dos volumes extracelulares de líquido
- Redução do risco de hiponatremia
- Diminuição do débito urinário.[1,22,74]

Todos esses fatores estão relacionados. Com a sustentação do estímulo para beber (o mecanismo da sede é influenciado pela tonicidade), ingere-se volume maior de bebida esportiva, o que aumenta o esvaziamento gástrico. Se a bebida esportiva não contiver eletrólitos, a ingestão de grandes volumes da bebida diminui a concentração de sódio no plasma, ocasionando aumento do débito urinário e redução do volume plasmático. Os eletrólitos nas bebidas esportivas também podem ajudar a minimizar as chances de diminuição da concentração de sódio no sangue, o que pode resultar em uma situação grave e potencialmente fatal (hiponatremia; ver Capítulo 10).

Uma redução da concentração de sódio do sangue pode ocorrer devido à ingestão de grandes volumes de líquido contendo pouco ou nenhum sódio, ou em decorrência da perda de sódio no suor ou, ainda, em consequência de algum outro mecanismo como diarreia. A concentração mais baixa de sódio no sangue pode acontecer em eventos de *endurance* de duração muito longa (3 a 4 horas) em que ocorre sudorese excessiva. A causa da diminuição da concentração de sódio sanguíneo em atletas de *endurance* é controversa, contudo, pelo menos entre atletas de *endurance* sem experiência, é mais provável que seja resultante da ingestão excessiva de água do que da desidratação.[78,79]

A adição de eletrólitos à bebida esportiva, similar à de carboidratos, aumenta a osmolalidade dessas bebidas e, com isso, pode afetar o esvaziamento gástrico. O sódio, além de ajudar a manter o volume plasmático e de líquido extracelular e diminuir o débito urinário, também é necessário para a absorção de carboidratos e ajuda na captação de água pelo intestino delgado.[1,22,101] A glicose e o sódio são cotransportados pela parede do intestino delgado, e a absorção dessas moléculas estimula a captação passiva de água decorrente da ação osmótica.[36,59] As bebidas esportivas também contêm potássio, o principal cátion no espaço intracelular, na mesma concentração encontrada no plasma e no suor, pois acredita-se que a inclusão de potássio promova a hidratação. No entanto, há poucas evidências que respaldem a inclusão do potássio nas bebidas esportivas.[1,87] O magnésio também compõe as bebidas esportivas, pois supõe-se que concentrações mais baixas de magnésio, o que ocorre com o exercício, possam contribuir para as cãibras induzidas pelo exercício, suposição essa não substanciada pela ciência.[1] Devido aos potenciais benefícios da adição de sódio às bebidas esportivas, recomenda-se que pelo menos 20 mmol/ℓ (460 a 500 mg/ℓ) e não mais que 50 mmol/ℓ (1.150 mg/ℓ) desse elemento sejam adicionados.

Quando as bebidas esportivas são apropriadas?

As bebidas esportivas que contêm carboidratos e eletrólitos são, em geral, associadas às atividades de *endurance* ou atividades intermitentes de longa duração, como basquetebol, rúgbi, tênis, corrida de aventura e futebol. Estudos revelaram melhora das habilidades do basquete com o consumo das bebidas esportivas em comparação com o placebo de água,[27] e melhoria do desempenho com o consumo de bebida esportiva nas atividades intermitentes.[123] Esses achados indicam que a hidratação adequada, junto com o consumo de carboidratos e eletrólitos, pode aprimorar o desempenho nesses tipos de atividades.

Embora as diretrizes para a ingestão de bebidas esportivas tenham sido desenvolvidas para atividades intermitentes e de longa duração, elas precisam ser ajustadas para indivíduos e circunstâncias particulares.[17,22,25] Por exemplo, um maratonista de elite completa uma maratona em 2 horas e 10 minutos no clima ameno. Nesse caso, a ingestão de 0,5 ℓ/h de líquido não evita o grau de desidratação que reduz o desempenho de *endurance* (mais de 2% de redução de peso corporal).[17] No entanto, no clima frio, a ingestão do mesmo volume é suficiente para evitar esse nível de desidratação. No clima frio, a ingestão de 0,5 ℓ/h mantém a hidratação em corredores com massa corporal de 70 a 90 kg, porém naqueles com peso menor que isso (p. ex., 50 kg), essa proporção de ingestão de líquido promove ganho de peso corporal.[17] As diretrizes recomendam a ingestão frequente de líquido durante a atividade a fim de

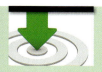

Boxe 9.3 Aplicação da pesquisa

Diretrizes para a reposição hídrica durante a atividade de longa duração

- Ingira a quantidade de líquido adequada durante 12 a 24 horas antes do exercício
- Consuma 500 mℓ de líquido aproximadamente 2 horas antes do exercício
- Durante o exercício, beba 600 a 1.200 mℓ/h, 150 a 300 mℓ a cada 15 a 20 minutos
- Após a atividade, beba líquido suficiente para repor o peso da água perdida durante a atividade
- Os líquidos devem ser mais frios que a temperatura ambiente (15 a 22°C)
- Os líquidos devem ser servidos em recipientes que permitam fácil ingestão e interrupção mínima da atividade
- Os líquidos podem ser aromatizados para aumentar a palatabilidade e estimular o consumo.

manter o volume gástrico alto, já que isso resulta em aumento do esvaziamento gástrico. Entretanto, as velocidades de esvaziamento gástrico variam entre os indivíduos e alguns deles podem apresentar problemas gastrintestinais quando bebem o volume recomendado do líquido.[18] Portanto, as diretrizes devem ser usadas para desenvolver planos de hidratação com base individual e para atividades particulares. Os planos devem ser testados em competições simuladas ou no treinamento antes de serem utilizados durante a competição de fato, a fim de comprovar que o indivíduo tolera o plano sem manifestar sintomas adversos.

O Boxe 9.3 apresenta as diretrizes para o consumo de bebidas esportivas com carboidratos e eletrólitos. Essas diretrizes são aplicáveis em eventos de atividade contínua ou intermitente de longa duração de mais de 1 hora. Entretanto, o melhor desempenho foi mostrado com o consumo de carboidratos e eletrólitos em eventos curtos, como 45 minutos.[74]

A duração e as condições ambientais do evento devem ser levadas em consideração no momento da escolha do líquido que será consumido durante a prática do exercício (ver Boxe 9.4). As diretrizes incluem recomendações para o consumo de líquido antes, durante e após o treinamento ou a competição. Elas foram elaboradas para retardar a desidratação e a depleção de glicogênio durante a atividade e promover a reidratação e a ressíntese de glicogênio muscular após a atividade. Podem não ser necessárias para evitar a desidratação completa durante a atividade de *endurance*, já que os primeiros lugares dos eventos de *endurance* com frequência chegam com desidratação de 8 a 10%.[78] No entanto, esse nível de desidratação pode ser mais preocupante para os atletas recreativos, os quais não o toleram bem. Por fim, recomenda-se que o consumo de líquido não ocasione ganho de peso corporal durante a atividade. Também é importante lembrar que a manutenção dos volumes de plasma e líquido extracelulares é essencial

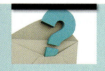

Boxe 9.4 Perguntas frequentes dos estudantes

Que líquido devo ingerir quando vou fazer minha corrida diária de 6 km durante os dias quentes e úmidos de verão?

Existem muitas bebidas esportivas disponíveis que contêm várias concentrações de carboidratos e eletrólitos com intenção de fornecer energia (carboidrato) e repor os eletrólitos perdidos no suor. Entretanto, nas condições descritas na pergunta, apenas água seria o melhor líquido a ser consumido durante a prática do exercício. Uma vez que a depleção das reservas de glicogênio corporal (carboidrato) não é evidente nas atividades de *endurance* de menos de 1 hora, não há necessidade de suprir o corpo com carboidratos em uma corrida de 6 km, a qual, em geral, dura menos de 1 hora. Além disso, a perda de eletrólitos sofrida durante a corrida de 6 km é desprezível e não resulta em qualquer distúrbio fisiológico. Por outro lado, ao se exercitar em condições quentes e úmidas, mesmo que por 30 a 45 minutos, o desafio termorregulador ao corpo pode ser considerável. Por quê? Porque em temperaturas ambientes elevadas, o gradiente de temperatura entre o corpo e o ar é minimizado de modo que há menos potencial para o corpo perder calor para a periferia. Acima disso, o ar úmido torna o mecanismo de sudorese ineficiente, pois o suor apenas consegue ajudar a resfriar o corpo quando evapora no ar. A alta umidade diminui a capacidade evaporativa e de resfriamento do suor. Em consequência disso, o corpo sua ainda mais nas condições úmidas na tentativa de resfriar o corpo. De acordo com isso, a principal preocupação ao se exercitar por menos de 1 hora em condições úmidas e quentes é com a reposição de água corporal que evita a desidratação e o superaquecimento. A melhor e mais rápida maneira de restituir a água corporal é consumir água comum. Não se adiciona nada à água na forma de carboidratos e eletrólitos, pois vai atuar retardando a captação de água do trato gastrintestinal para a circulação sanguínea. Assim, se a duração da sessão de exercício for inferior a 1 hora e, particularmente, se o exercício for realizado em ambiente quente e úmido, o melhor líquido para reposição durante o exercício é a água.

Revisão rápida

- O carboidrato é o principal substrato metabólico tanto para as atividades aeróbias quanto anaeróbias
- As dietas que obtêm pelo menos 50% das calorias totais dos carboidratos são recomendadas para atletas de *endurance* devido ao aumento do tempo de exaustão durante esse tipo de atividade
- Embora alimentos de alto índice glicêmico elevem a concentração de glicose no sangue mais rapidamente do que os de baixo índice glicêmico, a ingestão de alimentos de alto índice glicêmico antes do exercício não parece ajudar o desempenho de *endurance*
- A sobrecarga de carboidratos pode melhorar o desempenho de *endurance*, possibilitando ritmo mais rápido nos últimos estágios em eventos de *endurance* de longa duração
- As estratégias de sobrecarga de carboidratos são eficazes no aumento do conteúdo de glicogênio muscular. Entretanto, nos atletas bem treinados de *endurance*, o repouso e a ingestão de carboidratos suficientes também promovem a supercompensação do conteúdo de glicogênio muscular
- A sobrecarga de carboidratos não melhora o desempenho nas atividades de curta duração e de alta intensidade
- As bebidas esportivas à base de carboidratos podem otimizar o desempenho de alguns esportes de longa duração e alta intensidade e ajudar na melhoria de qualidade do treinamento em treinos de resistência de grande volume
- A maioria das bebidas esportivas contém diversos e diferentes tipos de carboidratos. As vantagens dessa abordagem incluem aumento da taxa de absorção, melhora do sabor para estimular o consumo e minimização do efeito negativo do aumento da osmolalidade na absorção de água
- Eletrólitos são adicionados às bebidas esportivas para: promover a sustentação do estímulo para beber, o que promove a ingestão voluntária de líquidos; conservar o volume plasmático, o que ajuda a manter o débito cardíaco durante o exercício; manter os volumes extracelulares de líquido; reduzir o risco de hiponatremia e diminuir o débito urinário
- As bebidas esportivas com carboidratos podem ser ingeridas antes, durante e depois da atividade de *endurance*. Elas mantêm a hidratação e o suprimento de carboidratos exógenos para o metabolismo durante a atividade, bem como ajudam na reidratação e ressíntese do glicogênio muscular após a atividade.

para a recuperação. Isso é especialmente válido quando atividade árdua é realizada em múltiplas sessões do treinamento por dia e em dias sucessivos.

O uso de bebidas esportivas contendo carboidratos e eletrólitos, sobretudo aquelas ricas em carboidrato, precisa ser considerado com cuidado em indivíduos que se exercitam e tentam diminuir a gordura corporal. O conteúdo calórico da bebida esportiva precisa ser incluído no consumo calórico diário desses indivíduos. Embora poucas pesquisas estejam disponíveis a respeito do uso de bebidas esportivas contendo carboidratos e eletrólitos nas atividades anaeróbias, como treinamento de peso, sabe-se que a ingestão durante e após as sessões de treinamento resistido resulta em ressíntese de glicogênio muscular mais intensa e mais rápida após o exercício.[38,39,80] A suplementação de carboidratos antes e durante o treinamento resistido[39,41] melhora o desempenho no treinamento resistido (*i. e.*, a quantidade total de repetições possíveis em resistência específica). Além disso, recomenda-se que aqueles que praticam treinamento resistido e que estão envolvidos em programas que incluem grandes volumes de treinamento com peso devem usar suplementação de carboidrato. Essa suplementação, a qual pode ser na forma de bebida esportiva antes, durante e depois das sessões de treinamento, maximiza a síntese de glicogênio muscular e melhora o desempenho no treinamento resistido.[40] A capacidade de recuperação do treinamento com peso e a manutenção dos grandes volumes de treinamento pode, por fim, resultar em aumento da síntese proteica e, portanto, ganhos maiores de massa muscular ao longo do tempo.

Proteína

As proteínas compreendem cerca de 22% da massa de músculo esquelético. Boa parte do músculo é composta de água e o restante de proteína, glicogênio, gordura, vitaminas e minerais. Além disso, as proteínas na forma de aminoácidos são necessárias para a síntese de quase todos os tecidos do corpo. Da perspectiva prática, a ingestão proteica por atletas e praticantes de atividade física deve atingir o valor mais alto da variação das recomendações da American Dietetic Association, de 10 a 35% da ingestão calórica total, a fim de permitir a sinalização proteica adequada para a síntese proteica, a qual é essencial para reparar e recuperar o músculo esquelético e o tecido conjuntivo do estresse ocasionado pelo treinamento. A **ingestão dietética recomendada (IDR)** de um nutriente é estabelecida quando há evidências científicas suficientes que indiquem a quantidade diária média necessária para atender às necessidades de quase todos os adultos saudáveis (98%). A IDR de proteínas é de 0,8 g/kg para adultos saudáveis. A maioria das dietas ocidentais consegue, com facilidade, atender às IDR; de fato, de modo geral, muitos indivíduos consomem muito mais proteínas do que sugere a IDR. A questão de atletas requererem ou não ingestão proteica maior do que a recomendada pela IDR tem sido objeto de considerável debate. Alguns especialistas[108,109,113] sugerem que os atletas precisam de mais proteína (1,2 a 2 g/kg massa corporal/dia), ao passo que outros argumentam que a IDR é suficiente para os atletas, possibilitando boas adaptações ao treinamento. Também acredita-se que seja importante maior ingestão de proteínas quando os aumentos iniciais no tamanho do músculo são maiores nos primeiros meses ou no primeiro ano

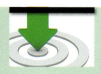

Boxe 9.5 Aplicação da pesquisa
Aumento da taxa de oxidação de aminoácidos | Efeito sobre a energia aeróbia durante o exercício prolongado

O exercício prolongado não eleva a taxa de oxidação de BCCA (aminoácidos de cadeia ramificada) pelo músculo esquelético. O ciclo de Krebs é um sistema enzimático pelo qual os macronutrientes precisam passar durante o metabolismo aeróbio (ver Capítulo 3). A intensificação do metabolismo aeróbio de BCCA pode diminuir a concentração de alguns intermediários do ciclo de Krebs e, assim, prejudicar o metabolismo aeróbio durante o exercício prolongado. Durante uma série de 90 minutos de exercício de intensidade moderada, os intermediários do ciclo de Krebs triplicam nos primeiros minutos do exercício. No entanto, após 60 e 90 minutos de exercício, as concentrações dos intermediários do ciclo de Krebs não diferem das concentrações em repouso. Mesmo que os intermediários do ciclo de Krebs sofram queda inicial, a captação de oxigênio e a concentração de fosfocreatina (um indicador da respiração mitocondrial) não demonstram alterações importantes. Esse achado indica que o metabolismo de BCCA não afeta de maneira considerável a produção de energia aeróbia durante o exercício prolongado.

Leitura adicional

Gibala MJ, Gonzalez-Alonso J, Saltin B. Disassociation between tricarboxylic acid cycle pool size and aerobic energy provision during prolonged exercise in humans. *J Appl Physiol*. 2002;545:705–713.

---

de um programa de treinamento de resistência. Depois disso, a manutenção da massa muscular com treinamento pode mostrar uma necessidade reduzida de ingestão de proteínas, a qual ainda está acima dos requisitos normais da IDR e ajuda a explicar a ampla recomendação para ingestão de proteína. Com as demandas para recuperação e reparo tecidual decorrente do treinamento intenso e gasto calórico, parece prudente aumentar a ingestão de proteínas, especialmente porque os aminoácidos são fundamentais para o estímulo da síntese proteica.

A ingestão proteica pode ser alta em atletas devido à intensificação do metabolismo das proteínas durante a atividade e à intenção de manter ou aumentar a massa muscular durante o treinamento. Embora o metabolismo de proteína para obter energia na forma de ATP normalmente seja mínimo, alguns aminoácidos são metabolizados por via aeróbia (ver Capítulo 3). Além disso, o metabolismo aeróbio dos aminoácidos pode não reduzir a energia total disponível da via metabólica aeróbia (Boxe 9.5).

Embora alguns estudos confirmem o metabolismo acentuado da proteína durante a atividade de *endurance*, algumas dessas pesquisas mediram o metabolismo proteico após o jejum noturno, o que não representa as práticas dietéticas dos atletas de *endurance*.[35] Geralmente, atletas de *endurance* ingerem carboidratos antes, durante e depois do treinamento, o que pode atenuar a necessidade do metabolismo proteico. Durante 6 horas de exercício aeróbio contínuo e de intensidade moderada, o *turnover* proteico corporal total não foi maior em comparação com o repouso.[56] No entanto, contesta-se que muitos eventos de *endurance* sejam realizados em intensidades acima das consideradas moderadas, o que pode resultar em aumento do metabolismo proteico. Embora mais estudos sejam necessários para esclarecer por completo as necessidades proteicas dos atletas de *endurance*, hoje em dia, recomenda-se que a ingestão de proteínas dos atletas de *endurance* seja de 1,2 a 1,4 g/kg massa corporal/dia durante o treinamento, valores mais altos que da IDR. No entanto, devido às necessidades calóricas maiores dos atletas de *endurance*, essa ingestão mais acentuada de proteínas pode ser conseguida com dietas contendo a mesma concentração de proteínas: de 10 a 15% da ingestão calórica total (Boxe 9.6). O momento adequado da ingestão proteica com relação à sessão de treinamento e competição é uma questão importante sobre a ingestão de proteínas com demandas dos macronutrientes carboidrato e proteína.

O **balanço nitrogenado** é uma técnica de avaliação das necessidades proteicas que mede a quantidade de proteína ou nitrogênio ingerido em relação à quantidade de nitrogênio excretada. Lembre-se de que, diferentemente dos outros macronutrientes (lipídios, carboidratos), os aminoácidos que compõem as proteínas também incluem nitrogênio e, desse modo, é possível calcular o consumo e o uso de proteínas por meio do rastreamento da ingestão de nitrogênio e excreção pelo corpo. O **balanço nitrogenado positivo** ocorre quando mais nitrogênio é ingerido do que excretado, indicando que o nitrogênio está sendo retido no corpo e que os aminoácidos estão sendo usados na síntese de tecido corporal. O **balanço nitrogenado negativo** ocorre quando mais nitrogênio é excretado do que ingerido, o que quer dizer que aminoácidos estão sendo usados no metabolismo. O balanço nitrogenado positivo indica mais síntese do que degradação de tecido corporal, ou estado anabólico do corpo. Por outro lado, o balanço nitrogenado negativo sugere mobilização de aminoácidos do tecido corporal, ou estado catabólico do corpo.

Os estudos sobre balanço nitrogenado apontam que, durante o treinamento resistido e nos atletas que fazem treinamento resistido, a ingestão de proteína de 1,0 a 1,7 g/kg massa corporal/dia resulta em balanço nitrogenado positivo, denotando aumento líquido na síntese proteica muscular,[1,7,58,109,113] o que originou as recomendações de ingestão de 1,4 g/kg massa corporal/dia de proteína ou entre 1,0 e 1,7 g/kg massa corporal/dia pelos atletas que realizam treinos de força. Ademais, recomenda-se que as proteínas contabilizem 25 a

Boxe 9.6 Aplicação da pesquisa
Cálculo das calorias de carboidrato, proteína e gordura

O cálculo da quantidade de calorias de uma dieta e do percentual de calorias de cada macronutriente quando as quantidades de carboidrato, proteína e gordura na dieta são conhecidas é relativamente simples. Com o metabolismo, obtemos 4 kcal por grama (17 kJ/g) de carboidrato, 4 kcal por grama (17 kJ/g) de proteína e 9 kcal por grama (37 kJ/g) de gordura. A seguir, demonstramos como calcular a quantidade de calorias da dieta e o percentual calórico de cada macronutriente:

- 90 g de proteínas × 4 kcal/g = 360 kcal
- 300 g de carboidrato × 4 kcal/g = 1.200 kcal
- 60 g de gordura × 9 = 540 kcal
- Total kcal = 360 kcal + 1.200 kcal + 540 kcal
- Total kcal = 2.100 kcal
- Percentual de kcal de um macronutriente = total kcal/kcal dos macronutrientes
- Percentual de kcal de proteína = 360 kcal/2.100 kcal
- Percentual de kcal de proteína = 0,17 = 17%
- Percentual de kcal de carboidrato = 1.200 kcal/2.100 kcal = 0,57 = 57%
- Percentual de kcal de gordura = 540 kcal/2.100 kcal = 0,26 = 26%

Observe que se a quantidade total de calorias na dieta aumenta e o percentual de calorias de cada macronutriente é constante, a quantidade total de cada macronutriente cresce. Por exemplo, a manutenção de 17% das calorias totais provenientes da proteínas e a elevação do consumo calórico total para 2.500 kcal resultam na seguinte quantidade total em gramas de ingestão proteica:

- kcal da proteína = 2.500 kcal × 0,17
- kcal de proteína = 425 kcal de proteína
- Gramas de proteína = 425 kcal/4 kcal/g
- Gramas de proteína = 106 g

35% da quantidade total de calorias consumidas pelos atletas de força.

Interessantemente, os estudos sobre balanço nitrogenado também indicaram que atletas de treinamento de força novatos demonstram necessidade de proteínas de cerca de 1,3 a 1,5 g/kg massa corporal/dia e que aqueles que praticam musculação há anos requerem 1,0 a 1,2 g/kg massa corporal/dia de proteínas. De maneira similar para atletas de *endurance*, se a ingestão das calorias totais cresce, a porcentagem das calorias totais ingeridas oriundas das proteínas pode ser menor e continuar alcançando a ingestão proteica recomendada em g/kg massa corporal/dia. Não é surpresa que os atletas envolvidos em esportes que exigem a combinação de capacidades de *endurance* e força também precisem de ingestão mais alta de proteína em comparação à IDR.[7] Em termos práticos, atletas em construção muscular (como levantadores de peso) precisam ingerir mais proteínas do que quando estão apenas em manutenção da massa muscular. Contrariamente, alguns atletas de *endurance* com grandes volumes de treinamento e alto gasto energético e degradação tecidual precisam conservar a ingestão mais elevada de proteínas para manter os processos de reparo a cada dia. Assim, embora mais pesquisas sobre as demandas proteicas daqueles submetidos ao treinamento intenso sejam necessárias, as evidências até hoje sugerem que as necessidades proteicas dos atletas são muito mais elevadas do que a IDR, mesmo para os atletas veteranos. Além disso, foi documentado recentemente que soldados das Forças Armadas podem se beneficiar de maior ingestão de proteínas (1,2 a 1,8 g/kg massa corporal/dia) além da recomendada pela IDR de 0,8 g/kg massa corporal/dia, devido às demandas físicas, incluindo um alto nível de treinamento de *endurance*.[30, 92]

Dietas com alta ingestão de proteína

Sem as evidências científicas adequadas e o conhecimento dos tipos de dietas ricas em proteínas, além do medo de reduzir os carboidratos na dieta, os nutricionistas com experiência clínica normalmente não recomendam dietas de alta ingestão proteica devido à associação evidenciada com o risco mais elevado de desenvolvimento de doença cardíaca, alguns tipos de câncer, perda óssea adulta (osteoporose), doença renal e dificuldades de controle do peso.[121] No entanto, fontes de proteína animal tendem a ser ricas em gorduras saturadas e fica difícil a separação dos efeitos da gordura e da proteína animal da dieta. No estudo que tentou fazer isso, a proteína de soja substituiu a proteína animal e os resultados mostraram reduções dos níveis do colesterol total no sangue, especialmente nos indivíduos cujos níveis iniciais de colesterol sanguíneo total eram elevados.[121]

Um fator que dificulta a interpretação dos efeitos da dieta rica em proteínas é que geralmente não existe uma definição aceita das dietas de alta ingestão proteica e baixa ingestão de carboidratos. Por exemplo, as dietas populares de redução de peso são caracterizadas pela baixa quantidade de carboidratos (Atkins), de gorduras (Vigilantes do peso), com teor ultrabaixo de gorduras (Ornish) e proteína moderada (Zona).[114-117] Embora não exista nenhuma definição formal das dietas de ingestão muito baixa de carboidratos, a quantidade de carboidratos fica em torno de 50 g/dia, ou menos que 10% das calorias totais.[114,115] Em geral, isso resulta em ingestão de aproximadamente de 60 a 65% das calorias totais provenientes das gorduras e 20 a 25% das proteínas. Assim, a dieta com muito pouco carboidrato pode também ser caracterizada como de alta ingestão de gordura e de alta ou moderada ingestão de proteína, já que o valor de 20 a 25% das calorias totais oriundas das proteínas está na variação média das recomendações típicas (20 a 35% das calorias totais provenientes das proteínas).

Além dos efeitos potencialmente contraditórios das gorduras saturadas associados às fontes animais de proteínas da dieta, os proponentes das dietas de alta ingestão proteica acreditam que exista um período de adaptação de várias semanas antes que as respostas positivas a essas dietas ocorram (se ocorrerem). Esse período de adaptação pode influenciar as conclusões tiradas de estudos que investigaram os efeitos das dietas com alta ingestão de proteínas. Por exemplo, com 1 semana de dieta rica em proteína (1,2 g/kg/dia), o tempo de *endurance* na esteira até a exaustão a 75% do consumo máximo de oxigênio diminuiu.[83] Entretanto, o tempo de *endurance* até a exaustão após 6 semanas em dieta aumentou de maneira considerável, mesmo que os sujeitos tenham carregado mochilas com o equivalente ao peso perdido com a dieta rica em proteína. Acredita-se que o tempo maior para chegar à exaustão em 6 semanas, mas não em 1 semana, da dieta de alta ingestão de proteínas tenha sido decorrente da ausência das adaptações metabólicas à dieta na 1ª semana.

A degradação incompleta de lipídios, resultando em formação de **corpos cetônicos**, os quais são moléculas que apresentam um C=O, ou grupo carbonila, entre dois carbonos é uma adaptação metabólica às dietas ricas em proteínas que requer várias semanas. Durante períodos de baixa disponibilidade de carboidratos, como durante a dieta de alta ingestão proteica, os corpos cetônicos fornecem substrato metabólico alternativo para ser usado no lugar da glicose. Uma maneira de formar corpos cetônicos é por meio da degradação de acetilCoA (ver Capítulo 3), conforme descrito na Figura 9.4. Quando a produção de corpos cetônicos excede a sua utilização, o equilíbrio acidobásico do sangue fica comprometido porque alguns corpos cetônicos, chamados **cetoácidos**, contêm um grupo ácido (COOH). O aumento dos corpos cetônicos no sangue e na urina é chamado de **cetose**, a qual é usada em alguns estudos como indicador da adesão à dieta de alta ingestão proteica. Além disso, a cetose suprime o apetite, o que constitui uma característica da dieta de alta ingestão de proteína que ajuda na redução do peso. As concentrações dos corpos cetônicos nas dietas ricas em proteína, entretanto, não estão na variação observada nas condições perigosas da cetose diabética. Porém, mais uma vez, as adaptações fisiológicas necessárias para que os músculos em trabalho consigam efetivamente usar os corpos cetônicos na produção de ATP levam tempo, e durante esse período o desempenho no exercício pode sofrer impactos negativos causados pela dieta de alta ingestão proteica. As dietas ricas em proteínas mostraram certa melhora no desempenho e benefícios positivos para a saúde, como redução do peso e melhora do perfil lipídico sanguíneo. No entanto, há necessidade de mais pesquisas para esclarecer os possíveis benefícios de uma dieta com alto teor proteico e seu futuro uso tendo em vista sua relação com a redução do peso e o combate à obesidade, a qual continua sendo epidêmica apesar do aumento da ingestão de carboidratos e da redução do consumo de gorduras ao longo dos últimos 30 anos.[114]

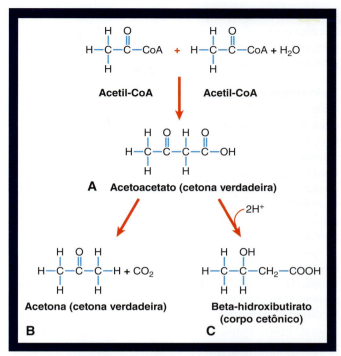

FIGURA 9.4 Método de formação dos corpos cetônicos. Uma cetona, por definição, apresenta um grupo C=O entre dois carbonos. **A.** Condensação de dois acetil-CoA produz 1 cetona, acetoacetato. **B.** O acetoacetato pode perder 1 molécula de dióxido de carbono, formando outra cetona. **C.** O acetoacetato pode ter dois hidrogênios adicionados a ele, formando 1 corpo cetônico. O acetoacetato e a acetona são cetonas verdadeiras, enquanto o beta-hidroxibutirato, não; porém é chamado de corpo cetônico, pois é formado durante a cetose.

Suplementação de proteína antes, durante e depois do treinamento

A suplementação de proteína na forma de barras ou bebidas esportivas pode ser valiosa não apenas para os indivíduos que praticam o treinamento resistido, como também para aqueles que realizam treinamento de *endurance*. Os funcionários militares também podem se beneficiar de uma ingestão maior de proteínas (1,2 a 1,8 g/kg massa corporal/dia) que a recomendada pela IDR (0,8 g/kg massa corporal/dia) devido às demandas físicas, incluindo treinamento de *endurance* com grande volume.[30, 92] A maior ingestão de proteínas é especialmente necessária para atletas com grandes volumes de treinamento de alta intensidade, pois apresentam demandas proteicas maiores que os indivíduos sedentários (ver seção "Proteína"). A suplementação proteica normalmente está associada ao treinamento de resistência, mas, quando o treinamento de *endurance* se intensifica, a proteína é necessária para manter a massa magra, pois os aminoácidos são metabolizados durante o exercício de *endurance*. Em geral, os atletas de *endurance* não desejam o crescimento da massa magra; no entanto, a redução de massa magra eventualmente afeta o desempenho de *endurance*. Além disso, grandes volumes de treinamento de *endurance*, sobretudo de corrida, podem ocasionar danos para o tecido muscular, havendo a necessidade da ingestão adequada de proteínas para reparar o tecido danificado. Em contraste, na maioria das vezes, o treinamento resistido pretende aumentar a massa magra, o que requer ingestão proteica mais acentuada. Nas próximas seções, serão explorados os possíveis benefícios dos suplementos proteicos durante o treinamento de *endurance* e resistência.

Treinamento resistido e suplementação proteica

A ingestão e a infusão de aminoácidos com ou sem carboidratos estimulam a síntese proteica após o exercício de resistência.[16,113] O consumo de proteína imediatamente antes[107] ou nas primeiras 3 horas após o exercício[8,35,87] exacerba a síntese proteica. Essa síntese proteica mais acentuada parece estar relacionada não apenas ao maior suprimento de aminoácidos, mas também ao ambiente anabólico mais favorável decorrente das alterações induzidas pelo exercício nas concentrações hormonais, como a elevação da insulina sanguínea e do hormônio do crescimento.[46,113]

Ainda que a ingestão proteica e de carboidratos antes e imediatamente depois da sessão de treinamento resistido intensifique a síntese proteica, diversos estudos que utilizaram o mesmo suplemento (6 g de aminoácidos essenciais e 35 g de sacarose) indicaram que a suplementação realizada pouco antes do exercício maximiza a síntese proteica.[87,107] O conceito de *nutrient timing* (ou seja, o momento ideal para se ingerir determinado nutriente) para a proteína ganhou importância, pois pode ser que tudo que se precise para maximizar a síntese proteica muscular seja a ingestão adequada de proteínas e calorias.[95] São necessários mais estudos com maior controle da ingestão proteica para melhor definir os benefícios para o momento ideal de ingestão proteica, antes e depois de um treino.[2] A síntese proteica mais acentuada com a suplementação antes do exercício pode estar relacionada com o maior fluxo sanguíneo durante o exercício, o que aumenta a disponibilidade de aminoácidos para a síntese proteica do músculo em exercício.[108,113,124] Uma explicação alternativa diz que a síntese proteica é estimulada tanto pelo exercício quanto pela resposta mais exacerbada da insulina (insulina estimula a captação tanto de carboidratos quanto de aminoácido pelos tecidos) quando o suplemento proteico e de carboidratos é fornecido antes do exercício, e que a síntese proteica acentuada continua após o exercício. Tem-se relatado que a suplementação proteica após o exercício, em particular logo após a sessão de treinamento resistido, é capaz de acentuar a síntese proteica muscular.[29] Supostamente, o consumo adicional de proteínas durante o período no qual os músculos estão reparando o tecido danificado pelo exercício de levantamento de peso intenso promove ganhos de massa muscular. Foi constatado que esse efeito reparador da proteína é valioso, sobretudo durante longos períodos (*i. e.*, vários meses) de treinamento de alta intensidade, quando o desempenho sofre em virtude do dano tecidual cumulativo e excessivo.[88]

Os achados da pesquisa apresentados anteriormente sugerem que existe uma janela relativamente grande de oportunidades que se estende desde o início do exercício resistido até várias horas depois, durante a qual a suplementação proteica pode intensificar as atividades anabólicas dentro do tecido muscular. Entretanto, independentemente do momento, quando os suplementos de proteína são ingeridos em relação às sessões de treinamento resistido, o crescimento da massa muscular parece levar algum tempo. Uma pesquisa determinou que 4 semanas de treinamento resistido combinado à suplementação proteica não conseguiram estimular ganhos de massa muscular.[60] Porém, em outro estudo, o programa de treinamento resistido de 4 semanas combinado com a suplementação proteica obteve sucesso no objetivo de estimular aumentos significativos na massa muscular de todo o corpo.[12] O Boxe 9.7 oferece mais informações a respeito da suplementação proteica associada ao treinamento resistido.

Boxe 9.7 Visão do especialista
Suplementação para aumentar a síntese proteica muscular após a sessão de treinamento resistido

JOHN L. IVY, PhD, FACSM

Teresa Lozano Long Endowed Chair
Emeritus
The University of Texas
Austin, TX

Após o treinamento resistido, o músculo ativo apresenta as reservas de glicogênio esgotadas e está em estado catabólico (*i. e.*, a degradação de proteína excede a síntese). Esse estado tem início durante o exercício em decorrência da elevação dos hormônios catabólicos, como cortisol, e da diminuição dos hormônios anabólicos, como a insulina. A consequência disso é o aumento da degradação e do dano muscular que continua após o término do exercício, mesmo que algo seja feito para reverter esse desequilíbrio no metabolismo da proteína. O consumo das concentrações e dos tipos apropriados de macronutrientes, bem como o momento adequado desse consumo, é capaz de limitar a condição catabólica induzida pelo exercício resistido e aumentar o potencial anabólico do estímulo do exercício resistido.

A elevação do nível dos aminoácidos essenciais no sangue promove a síntese proteica, particularmente após o exercício. Também foi constatado que a insulina provoca a síntese proteica muscular na presença de níveis suficientes de aminoácidos, mas também reduz a degradação da proteína. Foi evidenciado que a elevação simultânea dos níveis de insulina e aminoácidos exerce um efeito aditivo sobre a síntese proteica e reduz a degradação muscular, aumentando, assim, o acréscimo de proteína.[1,2]

Para elevar os níveis de aminoácidos e insulina, um suplemento ou uma refeição contendo proteínas e carboidratos pode ser bastante eficaz. A combinação de proteína e carboidrato exerce um efeito sinergista sobre a secreção de insulina. O carboidrato ou a mistura de carboidratos deve ser prontamente digerível e ter alto índice glicêmico, ocasionando a resposta acentuada da insulina. A proteína deve conter todos os vinte aminoácidos e ter alta concentração de aminoácidos essenciais. A proteína do soro do leite apresenta perfil proteico bastante efetivo. Boirie et al.[3] constataram que a síntese proteica subiu 68% com a suplementação de soro do leite e 32% com o suplemento de caseína. A resposta anabólica, no entanto, foi mais duradoura com a caseína. Recentemente, relatou-se que a suplementação com soro, soja e caseína após o exercício resultou em maior resposta da síntese proteica em comparação com o uso isolado de soro;[4] portanto, para um efeito anabólico máximo, pode ser válido considerar a suplementação com uma mistura de proteínas após o exercício.

O momento adequado da suplementação de proteínas e carboidratos é fundamental. O exercício eleva o potencial anabólico do músculo, mas, com o tempo, essa sensibilidade mais alta para a ativação de macronutrientes diminui. Por exemplo, Levenhagen et al.[5] relataram que a síntese proteica quase triplicou quando a suplementação ocorreu logo após o exercício. Após 3 horas, não foi constatado aumento da síntese proteica. Em vários estudos com treinamento físico resistido de controle rigoroso,[2,6-9] descobriu-se que os ganhos na massa muscular, a área transversal da fibra muscular e a força cresceram de 40% para 120%, de 50% para 300% e de 30% para 100%, respectivamente, quando ocorreu a suplementação no treino versus a suplementação em um período anterior ou posterior do dia.

O consumo de um suplemento de carboidratos ou de proteínas durante e imediatamente após o exercício reduzirá a degradação proteica e limitará o dano muscular. Cockburn et al.[10] descobriram que a suplementação com carboidrato/proteína imediatamente e 2 horas após o exercício, em oposição ao placebo não nutritivo ou carboidrato, reduziu significativamente os marcadores sanguíneos de dano muscular e otimizou a taxa de recuperação durante um período de recuperação de 4 horas.

A quantidade de proteínas e carboidratos a ser consumida também é importante. Se a suplementação ocorrer apenas após o exercício, recomenda-se a concentração de carboidratos que promova a elevação considerável dos níveis de insulina plasmática e que seja suficiente para restaurar substancialmente o glicogênio muscular. Essa quantidade fica entre 0,7 e 0,8 g de carboidratos por quilo de peso corporal. A porção de proteínas consumida deve fornecer cerca de 6,0 a 8,0 g de aminoácidos essenciais, o que pode ser conseguido com 25 a 30 g de proteínas. O suplemento com duas partes de carboidratos e uma parte de proteínas (p. ex., 2 g de glicose e 1 g de soro do leite) funciona muito bem. Se a suplementação ocorrer antes e depois do exercício, os carboidratos e as proteínas no suplemento podem ser divididas em porções iguais.

Em resumo, para promover o aumento da síntese líquida de proteínas após o treinamento resistido, é importante suplementar imediatamente após o exercício com carboidratos e proteínas. A suplementação durante o exercício também pode ser benéfica, já que parece reduzir o dano ao tecido muscular durante e após o exercício e acelera a recuperação. Recomenda-se a ingestão de carboidratos simples com alto índice glicêmico. Descobriu-se que a proteína de soro de leite é a mais eficaz. No entanto, pode ser vantajoso usar uma mistura de proteínas, como a do soro do leite e a caseína. Os suplementos que contêm duas partes de carboidrato e uma parte de proteína são recomendados para o treinamento resistido.

Referências

1. Miller SL, Tipton KD, Chinkes DL, et al. Independent and combined effects of amino acids and glucose after resistance exercise. Med Sci Sports Exerc. 2003;35:449–455.
2. Bird SP, Tarpenning KM, Marino E. Independent and combined effects of liquid carbohydrate/essential amino acid ingestion on hormonal and muscular adaptations following resistance training in untrained men. Eur J Appl Physiol. 2006;97:225–238.
3. Boirie Y, Dangin M, Gachon P, et al. Slow and fast dietary proteins differently modulate postprandial protein accretion. Proc Nat Acad Sci (U S A). 1997;94:14930–14935.
4. Reidy PT, Walker DK, Dickinson JM, et al. Protein blend ingestion following resistance exercise promotes human muscle protein synthesis. J Nutr. 2013;143:410-416.
5. Levenhagen DK, Gresham JD, Carlson MG, et al. Postexercise nutrient intake timing in humans is critical to recovery of leg glucose and protein homeostasis. Am J Physiol. 2001;280: E982–E993.
6. Cribb PJ, Hayes A. Effects of supplement timing and resistance exercise on skeletal muscle hypertrophy. Med Sci Sports Exerc. 2006;38:1918–1925.
7. Esmarck B, Andersen JL, Olsen S, et al. Timing of postexercise protein intake is important for muscle hypertrophy with resistance training in elderly humans. J Physiol. 2001;535:301–311.
8. Hulmi JJ, Kovanen V, Selänne H, et al. Acute and long-term effects of resistance exercise with or without protein ingestion on muscle hypertrophy and gene expression. Amino Acids. 2009;37:297–308.
9. Willoughby DS, Stout JR, Wilborn CD. Effects of resistance training and protein plus amino acid supplementation on muscle anabolism, mass and strength. Amino Acids. 2007;32:467–477.
10. Cockburn E, Stevenson E, Hayes PR, et al. Effect of milk-based carbohydrate-protein supplement timing on the attenuation of exercise-induced muscle damage. Appl Physiol Nutr Metab. 2010;35:270–277.

Observou-se a suplementação com proteína de soro de leite em homens e mulheres não treinados para aumentos significativos na massa magra ao realizar um programa de treinamento de resistência periódico por 9 meses em comparação com a suplementação de proteína de soja e um placebo de carboidrato.[116] A proteína de soro é um subproduto da transformação do queijo, e a proteína de soja é a isolada da soja. A ingestão de proteína de soro, soja e grupos de carboidratos, incluindo o suplemento, foi de 1,4, 1,4 e 1,1 g/kg massa corporal, respectivamente. Foram expressas preocupações em relação à possibilidade de aumento nos estrógenos nos homens, o que levaria a uma redução na capacidade de desenvolvimento muscular com o uso de proteína de soja como um suplemento proteico principal. No entanto, demonstrou-se que não ocorreu qualquer aumento nas concentrações sanguíneas de estradiol com a suplementação de soja (20 g por dia) em 14 dias ao

Boxe 9.8 Mais a explorar
Por que o HMB está sendo usado como suplemento?

Outros ingredientes estão sendo adicionados aos suplementos populares, como a proteína de soro de leite para auxiliar na recuperação e no remodelamento tecidual. Um suplemento popular que agora faz parte de muitas formulações é um composto chamado de ácido beta-hidroxibetametilbutírico (HMB) ou metibutarato-beta-hidroxibeta, que é um metabólito da leucina, um aminoácido ramificado. O HMB surgiu pela primeira vez no início dos anos 1990 e seu efeito tem sido pesquisado desde então. Supõe-se que ajude a aumentar a massa muscular, o que pode levar a aumento de força, e também esteja relacionado a melhor recuperação do exercício. Os mecanismos pelos quais o HMB resulta em maior massa muscular e força incluem o efeito positivo da leucina na via de sinalização mTOR para síntese proteica, resultando em redução da degradação proteica devido ao exercício e elevação da força do sarcolema, que resiste ao dano muscular do estresse do exercício. Há interesse contínuo no composto e você pode explorar mais os efeitos do HMB por meio da lista de leituras a seguir.

Leituras adicionais

Baptista IL, Silva WJ, Artioli GG, et al. Leucine and HMB differentially modulate proteasome system in skeletal muscle under different sarcopenic conditions. *PLoS One*. 2013;8(10):e76752.

Fitschen PJ, Wilson GJ, Wilson JM, et al. Efficacy of β-hydroxy-β-methylbutyrate supplementation in elderly and clinical populations. *Nutrition*. 2013;29(1):29–36.

Gonzalez AM, Fragala MS, Jajtner AR, et al. Effects of β-hydroxy-β-methylbutyrate free acid and cold water immersion on expression of CR3 and MIP-1β following resistance exercise. *Am J Physiol Regul Integr Comp Physiol*. 2014;306(7):R483–R489.

Kraemer WJ, Hatfield DL, Volek JS, et al. Effects of amino acids supplement on physiological adaptations to resistance training. *Med Sci Sports Exerc*. 2009;41(5):1111–1121.

Molfino A, Gioia G, Rossi Fanelli F, et al. Beta-hydroxy-beta-methylbutyrate supplementation in health and disease: a systematic review of randomized trials. *Amino Acids*. 2013;45(6):1273–1292.

Nissen S, Sharp R, Ray M, et al. Effect of leucine metabolite beta-hydroxy-beta-methylbutyrate on muscle metabolism during resistance-exercise training. *J Appl Physiol (1985)*. 1996;81(5):2095–2104.

Portal S, Eliakim A, Nemet D, et al. Effect of HMB supplementation on body composition, fitness, hormonal profile and muscle damage indices. *J Pediatr Endocrinol Metab*. 2010;23(7):641–650.

Willems ME, Sallis CW, Haskell JA. Effects of multi-ingredient supplementation on resistance training in young males. *J Hum Kinet*. 2012;33:91–101.

Wilson JM, Lowery RP, Joy JM, et al. The effects of 12 weeks of beta-hydroxy-beta-methylbutyrate free acid supplementation on muscle mass, strength, and power in resistance-trained individuals: a randomized, double-blind, placebo-controlled study. *Eur J Appl Physiol*. 2014;114(6):1217–1227.

---

mesmo tempo que se realizavam exercícios de resistência, mas a resposta da testosterona ao exercício foi reduzida com a suplementação da proteína de soja.[57] Ao avaliar a suplementação de proteína de soro (24 g) *versus* de caseína (24 g) em jogadores de basquete altamente treinados ao longo de um período de 8 semanas de treinamento de resistência, nenhuma diferença em força, composição corporal, potência e agilidade foi observada entre as formas de suplementação de proteína.[122] O nível de treinamento, o grau de desenvolvimento muscular já alcançado e a duração do programa de treinamento de resistência podem todos influenciar a eficácia de um suplemento de proteína e as diferenças entre vários tipos de suplementação proteica. Ver Boxe 9.8 para explorar por que os ingredientes que não são proteínas estão sendo incluídos nos suplementos proteicos.

Treinamento de endurance e suplementação de proteínas

De modo geral, os atletas de *endurance* não se preocupam em aumentar a massa magra. No entanto, eles se importam com a recuperação entre as sessões de treinamento e após as competições, bem como com possíveis melhorias no desempenho aeróbio. A recuperação envolve não apenas a manutenção dos níveis musculares de glicogênio, mas também a conservação da massa magra e a prevenção da dor resultante do dano muscular. Foi constatado que a ingestão de suplementos de proteínas e carboidratos após o exercício, em oposição aos compostos apenas de carboidrato, acentua a ressíntese de glicogênio.[48] Isso indica que a ingestão de proteínas pode influenciar a síntese de glicogênio no músculo após o exercício de *endurance*. De fato, as pesquisas apontam que a ingestão de carboidratos e proteínas após o exercício exacerba a resposta da insulina em comparação com o consumo apenas de carboidrato,[6,49,111] acentuando a captação de carboidratos pelo tecido muscular. Uma vez que o dano muscular induzido pelo exercício pode produzir não apenas dor, como também o comprometimento do desempenho, os pesquisadores estudaram se a composição de um suplemento consumido durante os períodos de intenso treinamento poderia atenuar ou até mesmo eliminar o dano muscular. Dois grupos de cientistas relataram que, em comparação com o suplemento composto apenas de carboidratos, o suplemento contendo a combinação de proteína e carboidrato foi mais eficaz não somente no estímulo à síntese proteica muscular,[61] como também na redução da dor e do dano muscular.[72,93] Fica claro que os atletas de *endurance*, como os de força, podem se beneficiar do consumo de suplemento proteicos.

Tipos de aminoácidos nos suplementos

A composição de aminoácidos do suplemento proteico é uma importante consideração para o atleta. Os aminoácidos podem ser classificados como essenciais – aqueles que não são produzidos pelo corpo e por isso precisam ser consumidos – ou não essenciais, os quais o corpo consegue produzir (ver Capítulo 2). Depois disso, os aminoácidos podem ser categorizados como de cadeia ramificada ou de cadeia não

Tabela 9.3 Tipos de aminoácidos.

Essencial	Não essencial
Fenilalanina	Ácido glutâmico
Histidina	Alanina
Isoleucina (BCCA)	Arginina
Leucina (BCCA)	Asparagina
Lisina	Ácido aspártico
Metionina	Cisteína
Treonina	Glutamina
Triptofano	Glicina
Valina (BCCA)	Prolina
	Serina
	Tirosina

BCCA, aminoácidos de cadeia ramificada (do inglês, *branched-chain amino acid*).

ramificada (Tabela 9.3). Os aminoácidos essenciais parecem ser estimulantes primários da síntese proteica muscular, com pouca contribuição dos aminoácidos não essenciais.[8,113,124] Além da função de substrato para a oxidação e, com isso, produção de ATP, os aminoácidos de cadeia ramificada (BCCA), em particular a leucina, são os aminoácidos que mais estimulam a síntese proteica muscular esquelética.[54] Sendo assim, a inclusão dos aminoácidos essenciais e BCCA no suplemento proteico é importante, sobretudo quando o objetivo da suplementação é aumentar ou manter a massa magra.

Tipos de suplementos de proteína

Há vários tipos de proteínas nos suplementos e, em alguns, eles são usados combinados. É necessário tomar cuidado com qualquer suplemento, incluindo os suplementos de proteína, para determinar se o produto é de alta qualidade e livre de substâncias proibidas, o que é importante para atletas que são submetidos ao exame *antidoping*.[70] Aminoácidos livres, aminoácidos isolados e aminoácidos ramificados podem fornecer um aumento na concentração sanguínea de aminoácidos, prontamente disponível para uso pelos tecidos, normalmente músculos esqueléticos, quando a recuperação e o remodelamento são necessários devido a efeitos do exercício. Os aminoácidos isolados são produzidos separando os componentes de uma proteína, como o soro; isso resulta em uma fonte de aminoácidos que pode ser 90% proteína, ou seja, lactose, colesterol e sem gordura. O soro, a soja e a caseína são fontes populares de proteínas nos suplementos. A proteína do soro, que é um subproduto da transformação do queijo, tem ganhado mais popularidade. Isso se deve ao fato de, potencialmente, apresentar mais atividades biológicas (p. ex., anti-inflamatória), é elevada em leucina, é absorvida rapidamente e resulta em um rápido aumento na concentração de aminoácidos no sangue e em um aumento mais acentuado na síntese proteica muscular do que a proteína da soja. A proteína da soja, que é isolada da soja, também é usada em suplementos de proteínas. Aumenta a concentração de aminoácidos no sangue mais lentamente do que a proteína do soro, mas mantém

> ### Revisão rápida
> - O valor mais alto dentro da variação das porcentagens de 25 a 35% da ingestão de proteínas permite o reparo mais desejável do músculo e do tecido conjuntivo
> - As necessidades proteicas dos atletas podem ser elevadas devido ao metabolismo mais intenso de proteínas durante a atividade e a necessidade de manter ou aumentar a massa de músculo esquelético
> - As demandas de proteínas recomendadas para atletas de *endurance* (1,2 a 1,4 g/kg massa corporal/dia) e de força (1,4 g/kg massa corporal/dia ou mais) são mais altas que as da IDR (0,8 g/kg massa corporal/dia), porém o atleta consegue atendê-las consumindo mais calorias
> - Existe uma janela relativamente larga de oportunidades que começa pouco antes da sessão de treinamento resistido e termina algumas horas depois do exercício, durante as quais a suplementação pode acentuar a síntese proteica. No entanto, estudos sobre treinamento a longo prazo são necessários para substanciar se a suplementação aumenta a massa magra
> - Os suplementos que contêm a combinação de carboidratos e proteínas podem ajudar na recuperação das atividades de *endurance* e na manutenção da massa muscular desses atletas
> - A inclusão de BCCA e aminoácidos essenciais no suplemento proteico é importante, pois esses aminoácidos simulam a síntese proteica.

a concentração de aminoácidos no sangue depois que o efeito da ingestão da proteína do soro já atingiu seu ápice. A proteína de caseína representa mais de 80% das proteínas no leite da vaca. Quando ingerida, a caseína resulta em um aumento lento da concentração de aminoácidos no sangue que dura várias horas, tornando-a uma escolha de proteína para quem deseja manter a disponibilidade de aminoácidos no sangue. Manter as concentrações de aminoácidos por longos períodos de tempo pode ser importante durante a recuperação do exercício. A linha do tempo das concentrações de aminoácidos após ingestão das proteínas de soro, de soja e de caseína é representada na Figura 9.5. Usar todos os três tipos de proteínas tornou-se comum para aumentar o período de tempo em que os aminoácidos estão disponíveis no sangue para recuperação e remodelamento do tecido.[90]

Triglicerídios

Os triglicerídios são membros comuns da grande família de macronutrientes conhecida como lipídios ou gorduras. São os triglicerídios, e não os ácidos graxos ou o colesterol, os membros mais abundantes da família dos lipídios encontrados na circulação sanguínea. Os triglicerídios são compostos de 1 glicerol, ao qual 3 ácidos graxos estão ligados (ver Capítulo 2). Por representarem uma fonte valiosa de

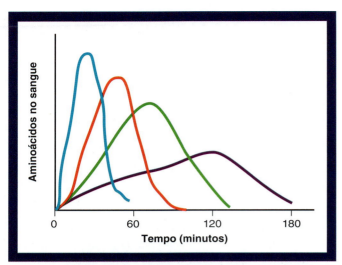

FIGURA 9.5 Combinar as proteínas agora é comum para aumentar o tempo no qual os aminoácidos estão elevados no sangue de maneira que estejam disponíveis para a recuperação e remodelamento do tecido. Um modelo de conjunto de curvas hipotéticas de 0 a 180 minutos é apresentado com base na taxa em que os aminoácidos aparecem no sangue a partir da ingestão de diferentes formas de suplementos proteicos de aminoácidos livres e isolados de proteína (linha azul), proteína de soro (linha vermelha), proteína de soja (linha verde) e proteína de caseína (linha roxa).

energia potencial, os triglicerídios circulantes são capturados da circulação sanguínea e armazenados nas células de gordura bem como em outros tecidos, como o muscular. A enzima **lipase** está localizada nas células de gordura e nas fibras musculares, e sua função é hidrolisar ou remover os ácidos graxos do glicerol, resultando em ácidos graxos "livres". São esses ácidos graxos livres que atuam como principal substrato utilizado no metabolismo em repouso e durante o exercício de baixa intensidade. Existem diversos tipos de ácidos graxos (ver Capítulo 2) e a diferença entre eles está no fato de seus átomos de carbono estarem ou não ligados à quantidade máxima possível de átomos de hidrogênio. Se os átomos de carbono estiverem ligados ao número máximo de átomos de hidrogênio, o ácido graxo é considerado "saturado". Se menos que a quantidade máxima de hidrogênio estiver ligada aos átomos de carbono, trata-se de um ácido graxo insaturado. Os ácidos graxos saturados são geralmente associados a risco mais elevado de várias doenças do que os ácidos graxos insaturados. Nas próximas seções serão discutidos os riscos para a saúde relacionados com os vários tipos de ácidos graxos.

Grau de saturação do ácido graxo e risco de doença

As dietas de alta ingestão de gordura, seja saturada ou insaturada, podem promover ganho de peso, pois a gordura contém grandes quantidades de quilocalorias por grama (9 kcal/g). Mesmo o ganho de peso moderado ocasiona a elevação da pressão arterial e outros fatores de risco cardiovasculares. No entanto, as gorduras saturadas, as quais são encontradas em grande parte nas fontes animais, são especialmente preocupantes, uma vez que contribuem para o aumento do risco de doença cardiovascular e alguns tipos de câncer.[121] Desse modo, devido ao baixo conteúdo de gorduras saturadas, recomenda-se, em geral, a inclusão na dieta de fontes de proteína animal magra, como frango e peixe.

O ácido graxo monoinsaturado contém uma ligação dupla entre as moléculas de carbono, enquanto o ácido graxo poli-insaturado contém mais de uma. Azeite de oliva, óleo de canola, óleos de amendoim e de abacate são fontes boas de gorduras monoinsaturadas; frutas oleaginosas, sementes e óleos vegetais como de girassol, sésamo e milho, são boas fontes de ácidos graxos poli-insaturados. A substituição de gorduras saturadas na dieta por gorduras monoinsaturadas e poli-insaturadas reduz o colesterol sanguíneo total, reduz a pressão arterial e diminui os fatores de coagulação,[100,104] atenuando o risco cardiovascular total.

A inclusão de altos níveis de gorduras saturadas na dieta aumenta o risco de alguns tipos de câncer, ao passo que o consumo de níveis elevados de gorduras monoinsaturadas e poli-insaturadas diminui esse risco. No entanto, é difícil separar o efeito dos ácidos graxos saturados – os quais são encontrados na carne vermelha – do consumo da carne vermelha apenas. Além disso, alguns estudos mostraram correlação positiva entre o consumo calórico total e alguns tipos de câncer.[100] Em algumas pesquisas, o consumo maior de calorias totais foi, em grande parte, decorrente da ingestão mais acentuada de ácidos graxos saturados e carne vermelha, tornando difícil a distinção de quais fatores contribuem para o aumento do risco de câncer. Todavia, a ingestão de gordura saturada tem sido associada ao risco mais elevado de câncer de colo, mama e próstata.[100] De modo contrário, a ingestão mais alta de gorduras monoinsaturadas e poli-insaturadas geralmente reduz o risco desses tipos de câncer.

Em virtude dessa associação da alta ingestão de gordura, em particular de gordura saturada, com o aumento do risco de várias doenças, a FDA recomenda que seja limitado o consumo das gorduras totais e das saturadas. As gorduras totais não devem exceder 65 g por dia, ou 30% das calorias totais ingeridas; enquanto a gordura saturada não deve ultrapassar 20 g por dia, ou 10% das calorias totais consumidas. A ingestão de gordura pode, entretanto, ser tão baixa a ponto de causar consequências fisiológicas negativas. As dietas com baixa ingestão de gordura e aquelas que substituem as gorduras saturadas por poli-insaturadas mostraram que diminuem os níveis de testosterona de repouso em 13 a 20%.[113] Lembre-se de que, assim como o hormônio esteroide, a testosterona é sintetizada a partir de um precursor lipídico. O fato de a testosterona ser um potente estimulante da síntese proteica muscular fez com que alguns especialistas recomendassem que os atletas de treinamento de força consumissem níveis moderados de gordura, 15 a 20% das calorias totais, incluindo algumas gorduras saturadas. Com o uso crescente de dietas com pouco carboidrato, cresce a oportunidade de explorar o tema do efeito das dietas com pouco carboidrato para o desempenho e para a saúde (ver Boxe 9.9).

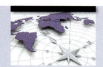

Boxe 9.9 Mais a explorar
Efeitos das dietas com pouco carboidrato

Depois do livro e das pesquisas do Dr. Robert Atkins, cresceu a popularidade do uso de dietas com pouco carboidrato. Os efeitos das dietas com pouco carboidrato são controversos, e tem sido cada vez maior o número de pesquisas sobre o tema. Foi demonstrado anteriormente no que se refere aos estudos sobre emagrecimento que, devido a uma dieta com pouco carboidrato e ao efeito da dieta no desempenho físico, não foi fornecido tempo suficiente para a transição das enzimas, que permite ao corpo adaptar-se à cetona, o que levaria em torno de 6 semanas. Estudos iniciais de curto prazo sobre dietas com pouco carboidrato, analisando o desempenho sob condições sem adaptação à cetona, demonstraram déficits no desempenho quando a ingestão de carboidrato foi reduzida. Estudos mais recentes indicaram que a tolerância à ingestão de carboidrato varia de pessoa para pessoa, bem como no que se refere ao que é chamado de dieta com pouco carboidrato, que normalmente varia de 0 a 75 gramas de carboidratos por dia com algumas dietas estando abaixo de 15 gramas. Embora a elevação da cetona seja uma preocupação, a elevação da cetona devido às dietas com pouco carboidrato é muito menor do que aquela mostrada com a cetoacidose diabética. A redução de marcadores de inflamação no sangue (p. ex., proteína C reativa) com dietas de pouco carboidrato é um benefício saudável para muitas populações de pacientes, incluindo epilepsia, obesidade, diabetes e lesão cerebral traumática. Atletas de *ultraendurance* também estão usando a abordagem da dieta com pouco carboidrato para reduzir a dependência nos glicogênios intramuscular e hepático a fim de diminuir a fadiga. Normalmente confundidas com as dietas elevadas em proteínas, as dietas com pouco carboidrato têm como foco o tipo de gordura e a ingestão que são fundamentais para uma dieta em que porcentagens quase normais de proteínas somam quase 30% das calorias totais. A lista de referências a seguir pode ser usada a fim de explorar mais sobre o uso e os efeitos das dietas com pouco carboidrato.

Leituras adicionais

Al-Sarraj T, Saadi H, Volek JS, et al. Carbohydrate restriction favorably alters lipoprotein metabolism in Emirati subjects classified with the metabolic syndrome. *Nutr Metab Cardiovasc Dis*. 2010;20(10):720–726.

Ballard KD, Quann EE, Kupchak BR, et al. Dietary carbohydrate restriction improves insulin sensitivity, blood pressure, microvascular function, and cellular adhesion markers in individuals taking statins. *Nutr Res*. 2013;33(11):905–912.

Feinman RD, Volek JS. Carbohydrate restriction as the default treatment for type 2 diabetes and metabolic syndrome. *Scand Cardiovasc J*. 2008;42(4):256–263.

Forsythe CE, Phinney SD, Feinman RD, et al. Limited effect of dietary saturated fat on plasma saturated fat in the context of a low carbohydrate diet. *Lipids*. 2010;45(10):947–962.

Leite JO, DeOgburn R, Ratliff JC, et al. Low-carbohydrate diet disrupts the association between insulin resistance and weight gain. *Metabolism*. 2009;58(8):1116–1122.

Lima-Silva AE, Pires FO, Bertuzzi R, et al. Effects of a low- or a high-carbohydrate diet on performance, energy system contribution, and metabolic responses during supramaximal exercise. *Appl Physiol Nutr Metab*. 2013;38(9):928–934.

Paoli A, Rubini A, Volek JS, et al. Beyond weight loss: a review of the therapeutic uses of very-low-carbohydrate (ketogenic) diets. *Eur J Clin Nutr*. 2013;67(8):789–796.

Raman A, Macdermid PW, Mündel T, et al. The effects of carbohydrate loading 48 hours prior to a simulated squash match. *Int J Sport Nutr Exerc Metab*. 2014;24(2):157–165.

Volek JS, Fernandez ML, Feinman RD, et al. Dietary carbohydrate restriction induces a unique metabolic state positively affecting atherogenic dyslipidemia, fatty acid partitioning, and metabolic syndrome. *Prog Lipid Res*. 2008;47(5):307–318

Volek JS, Phinney SD, Forsythe CE, et al. Carbohydrate restriction has a more favorable impact on the metabolic syndrome than a low fat diet. *Lipids*. 2009;44(4):297–309.

Westman EC, Feinman RD, Mavropoulos JC, et al. Low-carbohydrate nutrition and metabolism. *Am J Clin Nutr*. 2007;86(2):276–284.

Ácidos graxos ômega-3 e ômega-6

Os ácidos graxos ômega-3 e ômega-6 são poli-insaturados, denominados assim por conta da posição da 1ª ligação dupla entre os átomos de carbono do carbono ômega (Figura 9.6). Nenhum desses ácidos graxos é produzido pelo corpo humano e, por isso, precisam ser consumidos pelas fontes alimentares ricas nesses elementos como óleos vegetais (p. ex., de girassol, soja) e peixe (especialmente salmão e truta). O consumo dietético de ômega-3 e ômega-6 está associado a benefícios para a saúde, em particular a diminuição do risco cardiovascular e do risco de alguns tipos de câncer.[100,121] A melhora da saúde cardiovascular ocorre com a redução da pressão arterial, de coágulos sanguíneos e dos batimentos cardíacos irregulares (arritmias), sobretudo nas pessoas que apresentam condições preexistentes.[50,73,76] Além disso, os ácidos graxos ômega-3 mostraram, pelo menos, uma fraca associação com a diminuição do risco de câncer de mama e de colo.[47] Entretanto, alguns especialistas consideram mínima e inconclusiva a relação entre ingestão dietética de ácidos ômega e redução do risco de doença cardiovascular e tipos específicos de câncer.

Dietas de alta ingestão de gordura e capacidade de endurance

A principal razão para a crença de que a dieta rica em lipídios afete de maneira positiva o desempenho de *endurance* é o efeito de preservação do glicogênio, possibilitado pela dependência maior dos lipídios na produção de ATP. Isso resulta em retardo da depleção de glicogênio e melhora do desempenho de *endurance*.

Porém, na realidade, as dietas ricas em gorduras já mostraram efeitos positivos e negativos, bem como nenhum efeito sobre as medidas do desempenho de *endurance*.[42,45,83] Nos estudos a curto prazo, nos quais a ingestão elevada de lipídios persiste por menos de 6 dias, parece que a ingestão de

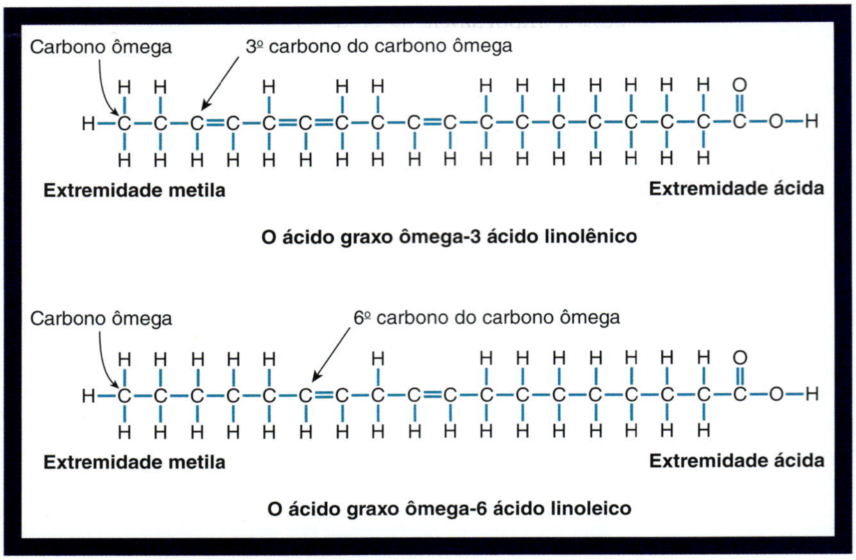

FIGURA 9.6 Os ácidos graxos ômega-3 e ômega-6 são assim chamados devido à localização da 1ª ligação dupla entre os carbonos no ácido graxo. Os ácidos graxos ômega-3 e ômega-6 apresentam a 1ª ligação dupla entre carbonos no 3º e no 6º átomo de carbono do carbono ômega, respectivamente. O carbono ômega é o 1º carbono do ácido graxo que começa da extremidade metila do ácido graxo.

gorduras acima do normal (*i. e.*, 55 a 85% do consumo calórico diário total) exerce um impacto negativo não apenas sobre o desempenho de *endurance*, como também do exercício de alta intensidade (mais que 95% do consumo de oxigênio máximo).[42] Esses estudos revelam diminuição das medidas de desempenho que variam de 10 a 30% em comparação à dieta rica em carboidratos.[68] Estudos de duração mais longa, em que a ingestão elevada de lipídios dura mais de 7 dias, mostraram resultados mistos.[43] Mais especificamente, enquanto o desempenho de *endurance* melhora durante o exercício de intensidade moderada (menos de 80% de $\dot{V}O_{2\,máx.}$), o desempenho durante o exercício de alta intensidade (mais de 80% da $\dot{V}O_{2\,máx.}$) apresenta reduções após o consumo da dieta rica em lipídios. Uma estratégia dietética sugerida por alguns seria a de ingerir uma dieta com alto teor de gordura antes da competição a fim de intensificar o metabolismo de gordura e, depois disso, consumir uma dieta rica em carboidratos nos dias imediatamente anteriores à competição de *endurance*. Os objetivos dessa estratégia dietética são acentuar o metabolismo de gordura durante o exercício e, com isso, poupar o glicogênio muscular; bem como elevar o conteúdo de glicogênio muscular. Supostamente, essas duas adaptações melhoram o desempenho de *endurance*. As experiências revelam que esse tipo de estratégia dietética resulta em aumento significativo do metabolismo do lipídio em comparação com a dieta rica em carboidratos nos ciclistas bem treinados durante o exercício a 70% do consumo máximo de oxigênio.[13] No entanto, nenhuma diferença significativa entre as dietas foi observada no desempenho da prova contrarrelógio simulada, indicando que a estratégia não traz benefícios para o desempenho. Se uma dieta elevada em gorduras aumentar o desempenho de *endurance*, esse regime alimentar seria mais benéfico em eventos *ultraendurance* durante os quais a intensidade do exercício é inferior do que em eventos de *endurance* mais tradicionais, como ao correr uma maratona.

> ### Revisão rápida
>
> - A ingestão de gorduras saturadas está relacionada com o aumento do risco de doenças cardiovasculares e de câncer de colo, mama e próstata, ao passo que a ingestão maior de gorduras monoinsaturadas e poli-insaturadas reduz esses riscos de doenças
> - Os ácidos graxos ômega-3 e ômega-6 estão associados a benefícios para a saúde como diminuição do risco cardiovascular e de alguns tipos de câncer. Entretanto, essa associação pode ser fraca, o que justifica a realização de mais pesquisas antes que se chegue a uma conclusão
> - Teoricamente, dietas com alto teor de gordura devem melhorar o desempenho de *endurance*, acentuando o metabolismo de gordura e poupando o glicogênio muscular. Embora essa estratégia dietética intensifique o metabolismo lipídico, parece que não melhora o desempenho de *endurance*.

MICRONUTRIENTES

Os macronutrientes são necessários para o corpo em quantidades relativamente grandes. Os *micronutrientes*, ao contrário, são necessários ao corpo em pequenas quantidades (miligramas ou microgramas por dia). Vitaminas e minerais são considerados micronutrientes. Porém, o fato de serem encontrados em pequenas quantidades no corpo não quer dizer que não sejam importantes para a manutenção da vida, da saúde e do bom desempenho físico. As próximas seções abordam os micronutrientes atrelados com mais frequência ao desempenho físico.

Vitaminas

Vitaminas são substâncias orgânicas (*i. e.*, contêm carbono) que facilitam as reações enzimáticas. Não são indispensáveis para causar a reação, nem são destruídas nas reações metabólicas, porém são necessárias para muitas reações enzimáticas que ocorrem em suas devidas proporções. Em virtude da sua função nas reações enzimáticas essenciais, as vitaminas são referidas como "cofatores" nessas reações. As deficiências vitamínicas, as quais podem ter consequências bastante graves, atestam sua importância. Por exemplo, a falta crônica de vitamina C, a qual é necessária para a integridade dos vasos sanguíneos e para o metabolismo ósseo, resulta em escorbuto, cujos sintomas incluem sangramento das gengivas; fragilidade dos capilares debaixo da pele, ocasionando hemorragias pontuais; síntese inadequada de colágeno, gerando mais hemorragia; denervação muscular, inclusive do músculo cardíaco; perda dos dentes; e pele seca, de coloração amarronzada e escamosa. Os sintomas de escorbuto relacionados com o metabolismo ósseo incluem o desenvolvimento de osteoporose, malformação óssea e fraturas. Tudo isso pode potencialmente ocasionar anemia e infecções, e até mesmo morte súbita causada pela forte hemorragia interna. A variedade e a gravidade dos sintomas associados à deficiência de vitamina C indicam que a quantidade adequada desse micronutriente é importante para muitas funções corporais e essencial para a manutenção da vida.

Assim como os macronutrientes, algumas vitaminas têm IDR. Outras apresentam IA, que é a quantidade média de um nutriente consumido por indivíduos saudáveis, estabelecida quando existem evidências insuficientes para determinar a IDR. O **limite de ingestão máxima tolerável (UL)** também é determinado para as vitaminas como a quantidade de nutriente que parece segura para a maioria dos indivíduos saudáveis. A ingestão acima do UL pode gerar sintomas tóxicos e aumento dos riscos para a saúde. As vitaminas podem ser divididas em dois grandes subtipos: lipossolúveis e hidrossolúveis.

Vitaminas lipossolúveis e hidrossolúveis

As **vitaminas lipossolúveis** podem ser dissolvidas em gordura. As vitaminas A, D, E e K são as principais vitaminas lipossolúveis. Por serem solúveis em gordura, é possível armazená-las em grandes quantidades na gordura do nosso corpo. As deficiências de vitaminas lipossolúveis são raras, pois quando a ingestão dietética de uma dessas vitaminas é inadequada, o corpo pode contar com as próprias reservas de vitaminas lipossolúveis presentes no tecido adiposo. Embora isso seja uma característica positiva das vitaminas lipossolúveis, a possibilidade de quantidades excessivas dessas vitaminas serem armazenadas no corpo, desenvolvendo toxicidade, é uma desvantagem. Recentemente, os índices de deficiência de vitamina D cresceram devido à nutrição inadequada e ao aumento do uso apropriado de bloqueadores solares (os quais são importantes para a prevenção de câncer de pele, porém bloqueiam os efeitos positivos do sol para a síntese de vitamina D), o que enfatiza a importância da dieta e dos suplementos para tratar deficiências vitamínicas.

As **vitaminas hidrossolúveis** podem ser dissolvidas em água e englobam as vitaminas B e C. Niacina, ácido fólico, ácido pantotênico e biotina são consideradas vitaminas B. Boa parte das vitaminas B funciona no metabolismo energético. Por exemplo, a niacina é parte da nicotinamida adenina dinucleotídio (NAD), a qual atua na transferência de energia do ciclo de Krebs para a cadeia transportadora de elétrons (ver Capítulo 3). A vitamina C é necessária para manter o desenvolvimento normal do osso, da cartilagem e do tecido conjuntivo. Devido à solubilidade em água, os excessos dessas vitaminas são excretados na urina, o que torna difícil o desenvolvimento de sintomas de toxicidade. Por outro lado, em virtude da baixa capacidade de reserva das vitaminas hidrossolúveis no corpo, elas devem ser ingeridas regularmente. A Tabela 9.4 apresenta as fontes dietéticas de vitaminas hidrossolúveis e lipossolúveis, suas principais funções e os sintomas ocasionados pela deficiência e toxicidade.

Devido às muitas funções fisiológicas das quais as vitaminas participam, foi cogitado que megadoses de algumas vitaminas melhorariam o desempenho físico e a saúde. A maioria das evidências, no entanto, indica que a suplementação vitamínica não beneficia a saúde e o desempenho físico a não ser em caso de deficiência de uma vitamina em particular. Acredita-se que especialmente as vitaminas E, C e B melhorem o desempenho físico. Nas próximas seções, será examinado o possível papel das vitaminas na melhoria da saúde e do desempenho físico.

Vitamina C

Devido à função imunológica e antioxidante da vitamina C, a pessoa com deficiência dessa vitamina pode sofrer consequências na saúde e no desempenho físico. Alguns atletas de *endurance* que consomem quantidades inadequadas de vitamina C, de fato, demonstram aumento do risco de infecções no trato respiratório superior, sobretudo nas primeiras horas após uma série de atividades de *endurance*. A suplementação diária com 500 a 1.500 mg de vitamina C pode ser benéfica na redução das infecções do trato respiratório superior desses atletas; contudo, as evidências não são conclusivas.[43,81,82]

O papel da vitamina C na possível melhora do desempenho físico está relacionado com a sua função antioxidante. Radicais livres são produzidos pelo metabolismo. Logo, os exercícios acentuam a produção de radicais livres, cujo aumento pode estar relacionado com a fadiga, podendo até mesmo contribuir para a lesão muscular induzida pelo exercício. O estresse oxidativo decorrente dos radicais livres é combatido de duas maneiras principais: pela capacidade antioxidante endógena e pelos antioxidantes exógenos não enzimáticos, como as vitaminas C e E. O treinamento físico pode acentuar a capacidade antioxidante endógena normal.[96] No entanto, a ingestão aguda imediatamente antes da série de exercícios ou a ingestão crônica diária de vitamina C parece não aumentar as capacidades aeróbias e anaeróbias[69] ou melhorar de maneira consistente o desempenho no exercício.[11,110]

Tabela 9.4 Vitaminas: resumo de funções, sintomas da deficiência e fontes alimentares.

Vitamina	Fontes alimentares	Funções principais	Sintomas da deficiência	IDR ou IA (adulto por dia)	Sintomas de toxicidade ou ingestão acima do UL
Lipossolúveis					
Vitamina A	Laticínios, fígado, cenoura, ovo, vegetais folhosos verdes	Visão; promove resistência à infecção bacteriana; crescimento de ossos, dentes e pele; antioxidante	Cegueira noturna, ressecamento da córnea, manchas acinzentadas nos olhos, cegueira e comprometimento da imunidade	IDR Homens: 900 µg; mulheres: 700 µg	Redução da densidade óssea; anormalidades hepáticas; defeitos ao nascimento
Vitamina D	A exposição à luz solar promove sua síntese; laticínios fortificados, cereais fortificados, gema do ovo, peixes gordurosos	Promove a absorção de cálcio e fósforo e a mineralização óssea	Raquitismo em crianças; osteomalacia em adultos	IA: 5 µg	Elevação do cálcio sanguíneo; calcificação de tecidos moles; micção frequente
Vitamina E	Vegetais folhosos verdes, germe de trigo, fígado, gema de ovo, oleaginosas, óleos poli-insaturados de plantas	Antioxidante; regulação das reações de oxidação; estabilização das membranas celulares	Hemólise; dano nervoso	IDR: 15 mg	Fraqueza muscular, fadiga, náuseas, cefaleia, inibição do metabolismo da vitamina K
Vitamina K	Síntese bacteriana no trato digestivo; vegetais folhosos verdes, fígado, leite	Síntese de proteínas, em particular proteínas da coagulação sanguínea; ajuda no metabolismo ósseo	Hemorragias	IA Homens: 120 µg; mulheres: 90 µg	Nenhum conhecido
Hidrossolúveis					
Vitamina B_1 (Tiamina)	Grãos integrais ou enriquecidos, fortificados e seus produtos; carne suína	Coenzimas usadas no metabolismo	Hipertrofia cardíaca, insuficiência cardíaca; fraqueza, confusão, irritabilidade, memória recente ruim, redução de peso	IDR Homens: 1,2 mg; mulheres: 1,1 mg	Nenhum conhecido
Vitamina B_2 (Riboflavina)	Laticínios, grãos integrais ou enriquecidos, fígado	Coenzimas usadas no metabolismo	Sensibilidade à luz, hiperemia da córnea, dor de garganta, rachaduras nos cantos da boca, lesões de pele	IDR Homens: 1,3 mg; mulheres: 1,1 mg	Nenhum conhecido
Niacina	Leite, ovos, todos os alimentos que contêm proteínas; cereais e pães integrais ou enriquecidos	Componente das coenzimas usadas no metabolismo (nicotinamida adenina dinucleotídio)	Dor abdominal, vômitos, diarreia, depressão, fadiga, perda de memória; língua avermelhada, brilhosa e inflamada	IDR Homens: 16 mg; mulheres: 14 mg (unidades são equivalentes a niacina: 1 mg de niacina ou 60 mg de triptofano)	Micção dolorosa; coceiras e erupções cutâneas; visão turva, dano hepático, comprometimento da tolerância à glicose
Vitamina B_6	Carnes, peixes, aves, legumes, frutas não cítricas, cereais fortificados, soja	Coenzimas do metabolismo dos aminoácidos e ácidos graxos; auxilia na produção de hemácias	Dermatite, depressão, confusão, convulsões, anemia microcítica	IDR: 1,3 mg	Fadiga, irritabilidade, cefaleias, dano nervoso, fraqueza muscular
Ácido fólico (folato)	Cereais e grãos fortificados, legumes, vegetais folhosos verdes, fígado	Coenzimas da síntese de DNA	Anemia macrocítica; língua avermelhada e lisa; fadiga, cefaleia, irritabilidade	IDR: 400 µg	Mascaramento dos sintomas de deficiência de vitamina B_{12}
Vitamina B_{12}	Carnes, peixes, aves, queijos, ovos, leite, cereais fortificados	Coenzimas usadas na síntese de células novas e formação de folato; manutenção das células nervosas	Anemia, prejuízo da função dos nervos periféricos, fadiga	IDR: 2,4 µg	Nenhum conhecido

(Continua)

Tabela 9.4 Vitaminas: resumo de funções, sintomas da deficiência e fontes alimentares. (*Continuação*)

Vitamina	Fontes alimentares	Funções principais	Sintomas da deficiência	IDR ou IA (adulto por dia)	Sintomas de toxicidade ou ingestão acima do UL
Ácido pantotênico	Vísceras, abacate, grãos integrais, cogumelos	Coenzimas usadas no metabolismo	Náuseas, cólicas estomacais, vômitos, fadiga, irritabilidade, insônia, apatia, hipoglicemia, aumento da sensibilidade à insulina	IA: 5 µg	Nenhum conhecido
Biotina	Grãos integrais, soja, vísceras, peixes	Coenzimas usadas no metabolismo da energia; metabolismo dos aminoácidos, síntese de gordura, síntese de glicogênio	Letargia alucinações, depressão, parestesia nos braços e nas pernas, exantemas avermelhados ao redor dos olhos, do nariz e da boca	IA: 30 µg	Nenhum conhecido
Vitamina C (ácido ascórbico)	Frutas cítricas, vegetais folhosos verde-escuros, morango, tomate, batata, mamão, manga	Síntese de colágeno; antioxidante; metabolismo dos aminoácidos; auxilia na absorção de ferro; função imune	Anemia microcítica, sintomas de escorbuto, hemorragias pontuais, dor articular, perda dos dentes, prejuízo da função imune	IDR Homens: 90 mg; mulheres: 75 mg	Náuseas, diarreia, cólicas abdominais, insônia, fogachos, erupções cutâneas, cálculos renais

RDA, ingestão dietética recomendada; IA, ingestão adequada; UL, limite superior tolerável de ingestão.

As propriedades antioxidantes da vitamina C reduzem a dor muscular de início tardio (DMIT), ou o dolorimento muscular que se apresenta em cerca de 2 dias após a sessão de treinamento. Se a suplementação diminui a DMIT, para isso pode exigir altas doses (3 g/dia).[51] Entretanto, em doses tão elevadas, existem evidências de que a suplementação pode também promover dano celular.[10] Em geral, a suplementação com vitamina C não parece justificada, já que a deficiência desse micronutriente é uma ocorrência infrequente e a conclusão da pesquisa mostra que a suplementação não melhora o desempenho aeróbio e anaeróbio, podendo até mesmo ocasionar dano celular.

Vitamina E
Assim como a vitamina C, a vitamina E é um antioxidante. Algumas pesquisas indicaram que o treinamento físico pode aumentar os estoques de vitamina E no músculo esquelético, porém isso constitui um achado inconsistente.[48] De modo similar, ao mesmo tempo que pesquisas têm mostrado que a suplementação de vitamina E resulta em diminuição do dano no músculo e na membrana, presumidamente em decorrência do aumento das capacidades antioxidantes, entretanto essas reduções não foram mostradas com consistência.[110] Da perspectiva do desempenho, o achado mais importante é que mesmo que a suplementação de vitamina E consiga, possivelmente, diminuir o dano muscular, ela não melhora de maneira considerável o desempenho aeróbio, anaeróbio e de força máxima.[12,72,111]

Vitaminas B
As vitaminas B têm funções essenciais de coenzimas no metabolismo e, por isso, podem afetar o desempenho físico. Embora alguns estudos tenham revelado efeitos sobre o metabolismo, como intensificação do metabolismo do carboidrato e diminuição das concentrações sanguíneas de lactato durante a atividade, isso não se traduz em melhora do desempenho físico.[110] A suplementação de vitaminas B não melhora o desempenho aeróbio, anaeróbio e de força máxima.[11,110]

Em geral, a literatura mostra que, em caso de deficiência, a suplementação vitamínica pode ajudar a saúde geral e melhorar o desempenho físico. No entanto, se não houver deficiência, essa suplementação, mesmo em megadoses (acima da IDR, da IA ou do UL), não melhora o desempenho físico. Nas próximas seções, será examinado o potencial efeito dos minerais sobre o desempenho físico.

Minerais

Os minerais são substâncias inorgânicas, o que quer dizer que não contêm ligações entre carbonos ou ligações entre carbono e hidrogênio. Os 22 minerais encontrados no corpo contabilizam apenas 4% da massa corporal, porém estão envolvidos em inúmeras reações químicas e outras funções corporais (Tabela 9.5). Os minerais são necessários para contração muscular, transmissão nervosa, síntese proteica, regulação dos compartimentos líquidos do corpo, metabolismo, formação de hormônios e muitas outras funções corporais. Eles são classificados como macrominerais (principais) e microminerais. Os **macrominerais** existem no corpo em quantidades de aproximadamente 35 a 1.050 g, dependendo do mineral e do tamanho do corpo. Eles incluem fósforo, magnésio, enxofre, sódio, potássio, cálcio e cloro. Os microminerais (traços) são encontrados no corpo apenas em quantidades inferiores a

Tabela 9.5 Minerais resumo de funções, sintomas da deficiência e fontes alimentares.

Mineral	Fontes alimentares	Funções principais	Sintomas da deficiência	IDR ou IA (adulto por dia)	Sintomas de toxicidade ou ingestão acima do UL
Macrominerais					
Cálcio	Derivados do leite, tofu, peixes pequenos com espinha, legumes	Mineralização dos ossos e dentes; contração muscular; transmissão do impulso nervoso; coagulação sanguínea	Osteoporose nos adultos; crescimento anormal dos ossos em crianças	IA: 1.000 mg	Risco de cálculos renais, disfunção renal, dificuldades de absorção de outros minerais
Fósforo	Carnes, peixes, aves, leite	Mineralização de ossos e dentes; importante íon do fluido intracelular; equilíbrio acidobásico; fosfolipídios nas membranas celulares; parte dos componentes metabólicos	Dor óssea; fraqueza muscular	IDR: 700 mg	Calcificação de tecido não esquelético; cálculos renais, problemas renais
Magnésio	Oleaginosas, grãos integrais, legumes, frutos do mar, vegetais verde-escuros	Mineralização óssea, manutenção da dentição, contração muscular, transmissão do impulso nervoso, função imune adequada	Fraqueza muscular; confusão; prejuízo da função cardíaca	IDR Homens: 400 mg; mulheres: 310 mg	De fontes não alimentares: diarreia, desidratação
Enxofre	Carnes, peixes, aves, leite, oleaginosas e ovos	Integrante dos aminoácidos que contêm enxofre da proteína, componente da insulina, parte de algumas vitaminas B (biotina, tiamina)	Nenhum conhecido	Nenhum	A toxicidade ocorre apenas se aminoácidos contendo enxofre forem consumidos em excesso; nos animais, prejudica o crescimento normal
Sódio	Sal de mesa, molho *shoyo*, alimentos processados	Principal íon do líquido extracelular, manutenção dos compartimentos hídricos, transmissão de impulso nervoso	Cãibras musculares, redução do apetite, apatia mental	IA: 1.500 mg	Edema, hipertensão
Potássio	Carnes, leite, frutas, vegetais, legumes, grãos	Principal íon do líquido intracelular; manutenção dos compartimentos hídricos; transmissão de impulso nervoso; contração muscular	Fraqueza muscular, paralisia, confusão	IA: 4.700 mg	Fraqueza muscular, vômitos, frequência cardíaca baixa aparente na insuficiência renal
Cloro	Sal de mesa, molho *shoyo*, alimentos processados	Importante íon do líquido extracelular, manutenção dos compartimentos hídricos, integrante do ácido clorídrico do estômago	Adultos sob condições normais: nenhum; convulsões em crianças	IA: 2.300 mg	Vômitos, ligado à hipertensão arterial em indivíduos suscetíveis quando combinado com sódio
Minerais-traço					
Ferro	Carne vermelha, peixes, aves, crustáceos, frutas secas, legumes, ovos	Componente da hemoglobina e mioglobina; auxilia na função imune	Anemia; baixa concentração sanguínea de ferro; valores baixos de hemoglobina; comprometimento da função imune	IDR Homens: 8 mg; mulheres: 18 mg (19 a 50 anos), 8 mg (> 51 anos)	Problemas gastrintestinais; nas crianças que consomem suplementos de ferro, a sobrecarga resulta em náuseas, vômitos, diarreia, taquicardia, tonturas, choque e confusão

(Continua)

Tabela 9.5 Minerais: resumo de funções, sintomas da deficiência e fontes alimentares. (*Continuação*)

Mineral	Fontes alimentares	Funções principais	Sintomas da deficiência	IDR ou IA (adulto por dia)	Sintomas de toxicidade ou ingestão acima do UL
Iodo	Sal iodado, frutos do mar, pão, laticínios	Componente dos hormônios da tireoide que regulam o crescimento, o desenvolvimento e a taxa metabólica	Glândula tireoide hipoativa, bócio; a deficiência na gravidez causa deficiência mental e física no feto	IDR: 150 µg	Bócio; glândula tireoide hipoativa
Flúor	Água fluorada, pasta de dente, frutos do mar	Necessário para a formação dos ossos e dos dentes; torna os dentes resistentes à cárie	Aumento do risco de cáries dentárias	IA Homens: 3,8 mg; mulheres: 3,1 mg	Pintas e descoloração dos dentes
Zinco	Carne vermelha, crustáceos, grãos integrais	Componente de muitas enzimas; envolvido no DNA e nas proteínas; reações imunes; sensação do paladar; cicatrização de feridas; reprodução; desenvolvimento normal do feto	Atraso do crescimento e do desenvolvimento sexual; comprometimento da função imune; queda de cabelo, do apetite e do paladar	IDR Homens: 11 mg; mulheres: 8 mg	Deficiência de ferro e cobre; comprometimento da imunidade; HDL baixo
Selênio	Frutos do mar, carnes, grãos integrais, vegetais	Auxilia no sistema antioxidante; necessário para a regulação do hormônio da tireoide	Predispõe à fibrose do tecido cardíaco; dor muscular, fraqueza muscular	IDR: 55 µg	Quebra e queda de cabelo e unhas; fadiga, irritabilidade, distúrbios do sistema nervoso
Cobre	Frutos do mar, oleaginosas, grãos integrais, legumes	Necessário para absorção e uso do ferro e formação de hemoglobina; componente de enzimas	Anemia; contagem de leucócitos baixa; anormalidades ósseas	IDR: 900 µg	Distúrbios do sistema nervoso; dano hepático
Manganês	Oleaginosas, grãos integrais, chás, vegetais folhosos	Cofator de várias enzimas, inclusive enzimas do metabolismo do carboidrato	Rara em humanos	IA Homens: 2,3 mg; mulheres: 1,8 mg	Distúrbios do sistema nervoso
Molibdênio	Legumes, cereais, vísceras	Cofator de algumas enzimas	Nenhum conhecido	IDR: 45 µg	Nenhum conhecido

IDR, ingestão dietética recomendada; IA, ingestão adequada; UL, limite de ingestão máxima tolerável.

poucos gramas e englobam ferro, flúor, iodo, zinco, selênio, cobre, cromo, manganês e molibdênio.

Assim como com as vitaminas, a maioria das pesquisas indica que a suplementação mineral acima da recomendada não exerce efeitos sobre o desempenho físico,[11,69,110] mesmo sendo necessária para muitos processos fisiológicos. No entanto, as deficiências podem prejudicar a saúde como um todo e o desempenho aeróbio, anaeróbio e de força máxima. Embora grande parte dos atletas, devido à alta ingestão energética, consuma quantidades suficientes de minerais, alguns, cujo esporte envolva categorias de peso e aspectos estéticos que enfatizem o peso corporal mínimo (como dança e ginástica), podem apresentar deficiência de minerais.[69]

Já estamos familiarizados com o motivo pelo qual os minerais sódio, cloro, potássio e magnésio estão incluídos nas bebidas esportivas (ver "Eletrólitos nas bebidas esportivas", anteriormente). A função dos minerais na manutenção do equilíbrio hídrico entre os compartimentos será discutida no Capítulo 11. Nas próximas várias seções, serão examinadas as funções do micromineral ferro e do macromineral cálcio.

Ferro

O ferro é um componente de muitas enzimas e proteínas no corpo humano. No entanto, as atividades do ferro no transporte de oxigênio e no metabolismo são provavelmente suas funções fisiológicas mais reconhecidas. O ferro é um integrante dos citocromos, os quais são parte da cadeia transportadora de elétrons (ver Capítulo 3), um sistema enzimático importante do metabolismo aeróbio. É também um componente das moléculas de hemoglobina e mioglobina que transportam oxigênio no sangue e nas fibras musculares, respectivamente. Boa parte do ferro do corpo (80%) está contida na hemoglobina e na mioglobina e o restante está armazenado no fígado, no baço e na medula óssea na forma de hemossiderina e ferritina. Esses estoques de ferro são usados na manutenção dos níveis normais de hemoglobina e mioglobina durante os períodos de ingestão inadequada de ferro. As hemácias apresentam vida média de cerca de 120 dias, pois não têm núcleo, os quais foram removidos nas últimas etapas de sua produção na medula óssea. Portanto, as hemácias não são capazes de reparar o dano sofrido conforme vão percorrendo o sistema vascular. O ferro das hemácias que chegam ao final da vida e aquele proveniente do alimento ingerido são transportados pela glicoproteína plasmática de ligação de ferro – transferrina – para os tecidos que precisam de ferro, em particular o fígado, o baço e a medula óssea. Essa reciclagem de ferro das hemácias que atingem o final da vida minimiza a redução de ferro.

Ferro heme, ou aquele encontrado na hemoglobina e mioglobina da carne, é a forma de ferro mais eficientemente absorvida.[5] Legumes, cereais e pães enriquecidos com ferro são fontes boas de ferro não heme. A baixa absorção de ferro das fontes não heme coloca os indivíduos em risco de deficiência de ferro, como os vegetarianos que minimizam a ingestão de produtos animais. A deficiência de ferro é provavelmente a deficiência mineral mais comum, e resulta em diminuição do transporte de oxigênio, das capacidades de transporte de elétrons, da síntese proteica e de neurotransmissores.[4] Atletas, em particular do sexo feminino,[23,119] podem ser mais suscetíveis à deficiência de ferro do que os indivíduos sedentários. Devido às funções do ferro no metabolismo aeróbio e outras funções corporais essenciais, a deficiência de ferro pode reduzir o desempenho físico.

A IDR de ferro para um adulto do sexo masculino é de 8 mg/dia e do sexo feminino durante os anos férteis de 18 mg/dia. O valor mais elevado para as mulheres é fundamental para repor as perdas que ocorrem durante a menstruação normal. Na verdade, tanto antes quanto depois dos anos férteis, as necessidades femininas de ingestão de ferro não diferem daquelas do homem de mesma idade. Em média, o homem adulto ingere aproximadamente 17 mg/dia de ferro, o que está acima da IDR, enquanto as mulheres adultas ingerem 12 mg/dia, o que está abaixo da IDR.[121] Em grande parte, isso é decorrente da ingestão calórica mais elevada dos homens em comparação com as mulheres. Uma vez que a dieta americana média contém cerca de 6 mg de ferro para cada 1.000 kcal, quanto mais alta a ingestão de calorias, maior a de ferro.

A anemia é uma condição médica na qual a concentração de hemoglobina é menor que a normal: menos de 12 g/dℓ e 13 g/dℓ em mulheres e homens, respectivamente. A anemia pode ser causada por uma grande perda de sangue consequente à hemorragia. No entanto, a ingestão insuficiente de ferro constitui a causa mais frequente de anemia em crianças, adolescentes e mulheres em idade fértil.[19,84] A gravidez pode ocasionar deficiência de ferro moderada, resultando em anemia devido às demandas mais altas de ferro tanto da mãe quanto do feto em desenvolvimento. No indivíduo com deficiência de ferro (anêmico) a queda nas reservas de ferro é indicada pela redução de ferro ligado à transferrina no sangue e pelos baixos níveis de ferritina no fígado, no baço e na medula óssea.

Na maioria dos estudos, mas não em todos, a suplementação de ferro nos indivíduos anêmicos ou com deficiência de ferro implicou aumento das capacidades aeróbias, bem como da hemoglobina e ferritina sérica.[11,110] A suplementação de ferro também pode beneficiar a força, conforme indicado pelas evidências de que mulheres jovens não anêmicas, mas com deficiência de ferro, que receberam suplementação de ferro por 6 semanas, demonstraram taxa menor de fadiga durante as contrações isométricas voluntárias máximas dos extensores do joelho em comparação com aquelas que receberam placebo.[9] A suplementação de ferro tem sido recomendada para atletas com deficiência de ferro, sobretudo quando há anemia, e para mulheres não anêmicas com baixas reservas de ferro sérico, denunciadas pelos baixos níveis séricos de ferritina.[11,77] A suplementação de ferro nos indivíduos não anêmicos pode elevar os estoques de ferro, sem a melhora concomitante do desempenho aeróbio.[11] A suplementação, quando realizada, não deve ser feita acima do UL de ferro (45 mg/d). A absorção de ferro é intensificada pela presença de vitamina C. Sendo assim, para maximizar a absorção de ferro não heme, deve-se consumir, também, carne, frutas e vegetais ricos em vitamina C.

A anemia decorrente da deficiência de ferro não deve ser confundida com a anemia do esporte (ver "Volume plasmático", no Capítulo 6; e Boxe 6.7 "Causas de anemia"). A anemia do esporte é caracterizada pela concentração temporariamente baixa de hemoglobina em virtude do aumento do volume plasmático induzido pelo treinamento durante os estágios iniciais do programa de treinamento aeróbio. A capacidade total de transportar oxigênio do atleta com anemia do esporte não é menor, pois não há alteração na contagem total de hemácias. A concentração de hemoglobina no sangue é menor porque o volume plasmático cresce sem alteração da quantidade total de hemácias. E mesmo que a anemia do esporte esteja presente, ocorrem adaptações que permitem a melhora das capacidades aeróbias e o retorno ao normal da concentração de hemoglobina em algumas semanas. Enquanto a anemia com deficiência de ferro se beneficia da suplementação de ferro, a suplementação de ferro de um atleta com anemia do esporte não é necessária.[121]

Cálcio

O macromineral cálcio é o mineral mais abundante no corpo humano. É necessário para a contração muscular e cardíaca e para o desenvolvimento normal dos dentes. Uma vez que 99% do cálcio do corpo está nos ossos, eles atuam como reserva, e o cálcio será obtido dos ossos de acordo com as necessidades do organismo. Por exemplo, quando o nível de cálcio sanguíneo cai, as células ósseas (osteoclastos) degradam osso, liberando cálcio no sangue (estimulado pelo paratormônio secretado da glândula paratireoide; ver Capítulo 8). Enquanto isso, a reabsorção realizada pelos rins e a absorção pelo intestino se acentuam, resultando, também, em elevação dos níveis de cálcio sanguíneo. Quando os níveis de cálcio no sangue estão altos, o oposto ocorre (estimulado pela calcitonina secretada pela glândula tireoide).

A densidade óssea diminuída a ponto de aumentar o risco de fraturas é chamada de **osteoporose**. Atletas abaixo do peso, em especial mulheres, muitas vezes revelam ingestão de cálcio menor que a recomendada.⁶⁹ Ainda que isso possa ser um fator associado à baixa densidade mineral óssea em atletas, ou "osteoporose atlética", não há estudos prospectivos a respeito do efeito da suplementação de cálcio e da prevenção da baixa densidade mineral óssea em atletas.⁶⁹ É mais provável que a osteoporose atlética esteja mais relacionada com as alterações nos hormônios plasmáticos que afetam o metabolismo ósseo do que à baixa ingestão de cálcio.⁶⁹

Em geral, o pico da massa esquelética ocorre por volta dos 30 anos de idade. Após os 40 anos, a massa óssea começa a cair cerca de 1% ao ano. Em torno dos 60 anos, a massa óssea está menor a ponto de aumentar o risco de fraturas. As mulheres – sobretudo as mais velhas – normalmente estão sob risco mais elevado de osteoporose, e cerca de 50% das mulheres idosas sofrem desse problema. No entanto, 1 a cada 8 homens após os 50 anos de idade também está sob risco de fraturas osteoporóticas. A redução de massa óssea, resultando em osteoporose, é decorrente de vários fatores, inclusive de ingestão inadequada de cálcio, baixos níveis de estrogênio nas mulheres em fase pós-menopausa e falta de atividade física, uma vez que estimula um aumento da densidade mineral óssea.

O cálcio é mais abundantemente encontrado no leite e nos laticínios. Os indivíduos que optam por não ingerir esses alimentos, ou que são intolerantes à lactose, podem apresentar deficiência de cálcio. Se isso ocorrer quando o sistema esquelético está em crescimento, os ossos não atingem a massa nem a densidade máxima, aumentando a possibilidade expressar baixa massa e densidade óssea em um momento posterior da vida. Se a ingestão de cálcio for baixa nos outros períodos da vida, a massa óssea também diminui conforme o cálcio vai sendo mobilizado do sistema esquelético para manter os níveis sanguíneos de cálcio.

A redução dos níveis de estrogênio com o envelhecimento da mulher está associada ao aumento do risco de osteoporose. A suplementação de cálcio com ou sem terapia de estrogênio mostrou que retarda a redução de massa mineral óssea nas mulheres em fase pós-menopausa.¹¹,⁷⁵ Os exercícios de sustentação de peso durante o crescimento podem incrementar a densidade mineral óssea e os exercícios com peso nos indivíduos jovens, de meia-idade e idosos podem aumentar a densidade mineral óssea e minimizar a redução com o envelhecimento.¹¹,⁴⁴,⁵²,⁶⁵,¹¹² Entretanto, foi demonstrado que os exercícios de sustentação de peso não afetam a densidade mineral óssea de maneira uniforme em todas as partes do corpo, o que pode estar relacionado com a função dos ossos (os ossos que suportam mais estresse e tensão durante a atividade demonstram aumento mais acentuado da densidade mineral óssea), bem como às diferenças de volume e intensidade das atividades necessárias para promover as alterações na densidade mineral óssea nos locais distintos do sistema esquelético. Por exemplo, o treinamento resistido nas mulheres em fase pré-menopausa aumenta a densidade mineral óssea na coluna lombar, mas não no colo do fêmur,⁶⁵ mesmo que essas áreas sejam expostas ao estresse e à tensão durante os exercícios de peso. As recomendações para evitar a osteoporose incluem a ingestão suficiente de cálcio e a prática de exercício quando jovem com objetivo de maximizar a massa esquelética, bem como a prática de exercícios ao longo da vida para minimizar a redução de massa esquelética. O ideal é que o cálcio seja ingerido como parte da dieta normal, porém a suplementação também pode ser usada.

O teor mineral e vitamínico dos alimentos é afetado pelo cozimento e processamento. Isso é importante ao se considerar o teor mineral e vitamínico em uma dieta e ao evitar deficiências de minerais e vitaminas (ver Boxe 9.10). Na seção a seguir, exploraremos a importância das refeições antes de competições.

> **Revisão rápida**
>
> - As vitaminas lipossolúveis – A, D, E e K – podem ser armazenadas no tecido adiposo e liberadas das reservas quando a dieta for deficiente, tornando difícil o desenvolvimento dos sintomas da deficiência
> - As vitaminas hidrossolúveis apresentam diversas funções nos processos metabólicos e são eliminadas do corpo na urina quando não são necessárias, tornando difícil o desenvolvimento de toxicidade
> - A vitamina C é um antioxidante e, como tal, pode reduzir lesões e dores resultantes da atividade física. Entretanto, a suplementação não parece ter justificativa, já que a deficiência de vitamina C não é uma ocorrência frequente. A maioria das evidências indica que a suplementação não melhora o desempenho aeróbio e anaeróbio e que a suplementação em doses elevadas pode, na verdade, ocasionar dano celular
> - A vitamina E é antioxidante e a suplementação possivelmente diminui o dano muscular. No entanto, a suplementação não melhora de maneira considerável o desempenho aeróbio, anaeróbio e de força máxima
> - As vitaminas B funcionam como coenzimas no metabolismo, porém a suplementação não afeta o desempenho aeróbio, anaeróbio e de força máxima
> - Os macrominerais existem no corpo em quantidades entre 35 e 1.050 g, enquanto os microminerais são encontrados apenas em quantidades inferiores a poucos gramas
> - Boa parte do ferro do corpo é encontrada nas moléculas de hemoglobina e mioglobina, as quais transportam oxigênio no sangue e nas fibras musculares, respectivamente
> - Indivíduos com anemia por deficiência de ferro se beneficiam da suplementação; contudo, a suplementação nos indivíduos não anêmicos não melhora o desempenho físico
> - A deficiência de cálcio pode contribuir para a osteoporose. Desse modo, as recomendações para combatê-la incluem ingestão suficiente de cálcio, bem como a prática de exercício ao longo da vida para minimizar a redução de massa esquelética com o envelhecimento.

Boxe 9.10 Você sabia?
O preparo dos alimentos é fundamental na manutenção dos nutrientes

Você sabia que secar, congelar, cozinhar e aquecer podem reduzir a quantidade de nutrientes em um alimento? Os nutrientes também podem ser reduzidos no processo de cozimento, como ao ferver os legumes. Frutas desidratadas também podem conter uma quantidade reduzida de vitaminas. Por exemplo, a fruta desidrata pode conter até 80% menor teor de vitamina C.

No entanto, a perda de importantes nutrientes, vitaminas e minerais depende de muitos fatores diferentes, desde o tipo de alimento, temperatura e tempo de cozimento. Para mais detalhes, consulte a última publicação da *Tabela dos Fatores de Retenção de Nutrientes do Departamento de Agricultura dos EUA* (http://www.ars.usda.gov/Main/docs.htm?docid=9448).

REFEIÇÕES E COMPETIÇÃO

O objetivo da refeição antes da competição é melhorar o desempenho; a refeição após a competição visa ajudar na recuperação de modo que o desempenho no treinamento ou na competição sucessiva (como em torneios, em que a competição ocorre em dias sucessivos) possa ser maximizado. Em geral, as refeições antes das competições ajudam a maximizar a disponibilidade de carboidrato para uso durante o metabolismo na competição que está por vir. As refeições após a competição geralmente objetivam repor os estoques de glicogênio muscular e hepático de modo que fiquem disponíveis para o metabolismo na série de trabalho a seguir. Portanto, as refeições antes e depois da competição são compostas por carboidratos de fácil digestão.

Refeições antes da competição

Existem evidências convincentes de que a composição e o momento oportuno das refeições antes da competição podem influenciar o desempenho de *endurance*.[1,69] Por exemplo, ciclistas de *endurance* que se alimentaram com 100 g de carboidratos 3 horas antes de praticar o exercício até a exaustão a 70% do pico de consumo de oxigênio pedalaram por 136 minutos em comparação com 109 minutos daqueles que não se alimentaram antes da competição.[94] Contudo, quando refeições ricas em carboidratos foram consumidas apenas 30 a 45 minutos antes do exercício a 70 a 80% do $\dot{V}O_{2\,máx.}$, o desempenho caiu até 19%.[24,33] Esse desempenho reduzido pode ser mais bem explicado pelas pesquisas que revelaram que a ingestão de carboidratos pouco antes do início do exercício pode, de fato, diminuir a glicose plasmática durante os primeiros 30 a 40 minutos de exercício.[24] Esses baixos níveis de glicose sanguínea logo no início de um evento prolongado podem ser atribuídos à elevação da insulina sérica em resposta à refeição rica em carboidratos consumida pouco antes do exercício.[1] Observa-se também diminuição do metabolismo do ácido graxo livre nos minutos iniciais da prática do exercício. Ambos os fatores podem aumentar o glicogênio muscular e o metabolismo de carboidratos totais durante os primeiros 30 a 40 minutos do exercício. Esse tipo de resposta à refeição antes do exercício não é a resposta metabólica desejada, pois reduz o tempo total para exaustão. Deve-se observar, entretanto, que nem todos os indivíduos apresentam queda da glicose sanguínea durante os primeiros minutos do exercício quando uma refeição rica em carboidrato é consumida perto do começo do exercício. A variabilidade da resposta da glicose sanguínea no início do exercício indica que os indivíduos devem testar todos os planos de refeições antes das competições importantes a fim de se certificar de que o momento do consumo da refeição antes da competição seja apropriado para eles, individualmente.

Alguns dados indicam que a ingestão de carboidratos de baixo índice glicêmico antes do exercício promove a liberação lenta de glicose para o metabolismo, mantendo por mais tempo os níveis da glicose sanguínea.[69] Embora essa resposta pareça benéfica para o desempenho de *endurance*, as pesquisas não mostraram que essas refeições de baixo índice glicêmico antes da competição resultem em melhora do desempenho de *endurance*.[1,69]

As refeições adequadas antes das competições, quando acompanhadas pela ingestão de nutrientes durante o exercício de longa duração e nutrição adequada durante o treinamento, podem melhorar o desempenho em qualquer tipo de evento atlético. A seguir, as diretrizes para as refeições antes das competições:

- A refeição não deve deixar o atleta com fome nem deixar alimento não digerido no estômago no início da competição
- A refeição deve ter pouca gordura e poucas fibras para aumentar o esvaziamento gástrico e minimizar os distúrbios gastrintestinais
- A refeição deve conter cerca de 200 a 300 g de carboidratos
- A refeição consumida 3 a 4 horas antes do exercício deve ser um suplemento ou um alimento sólido de fácil digestão
- Se a refeição for consumida 1 hora antes do exercício, ela deve ser líquida, a fim de maximizar o esvaziamento gástrico
- Todo plano de refeição para ser consumida antes da competição deve ser testado antes de ser usado em uma competição importante.

Essas diretrizes gerais precisam ser customizadas para satisfazer as necessidades individuais do atleta ou do esporte. As refeições anteriores às competições podem ajudar o desempenho, enquanto as consumidas depois, assunto da próxima seção, podem ser úteis no auxílio à recuperação de modo que o desempenho na próxima série de exercício do treinamento ou da competição seja maximizado.

Refeições após as competições

As refeições após a competição merecem consideração, especialmente quando as competições consistem em atividades em dias sucessivos ou em várias séries de atividades realizadas no mesmo dia, como acontece em torneios e classificatórias de atletismo. Embora aqui estejamos considerando as refeições "após a competição", em alguns casos, essas refeições também se adaptam para depois dos treinamentos. Por exemplo, um triatleta que pratica natação de manhã e corrida à tarde se alimentará após a sessão da manhã e/ou antes da sessão da tarde.

Conforme discutido anteriormente (ver seção "Treinamento resistido e suplementação proteica"), o momento da ingestão dos nutrientes após a atividade pode exercer impactos sobre o desfecho. A ingestão de carboidrato imediatamente após o exercício e em intervalos de 2 horas por 6 horas resulta em concentrações mais elevadas de glicogênio muscular do que quando a ingestão é postergada para 2 horas após o final do exercício.[1] As taxas mais altas de síntese de glicogênio ocorrem quando 0,4 g de carboidrato/kg massa corporal é ingerido a cada 15 minutos por 4 horas depois do exercício.[1] Entretanto, essa prática pode levar à ingestão calórica maior do que o gasto, sendo mais apropriada quando as séries competitivas são separadas apenas por intervalos breves. Se o atleta tem mais de 24 horas entre as séries de exercício intenso, o momento do consumo nutricional é menos importante porque os estoques de carboidrato serão repostos com a dieta normal ao longo desse período.

Alimentos de alto índice glicêmico produzem concentrações mais elevadas de glicogênio muscular 24 horas depois do exercício em comparação aos alimentos de baixo índice glicêmico.[32] No entanto, o consumo de alimentos de alto índice glicêmico para acentuar a síntese de glicogênio precisa ser considerado no contexto da dieta total, podendo ser apropriado apenas durante a competição – em oposição ao treinamento – quando a maximização rápida dos estoques de glicogênio é essencial para o desempenho.[1] A inclusão de proteína na refeição após o exercício não impede e pode ajudar a síntese de glicogênio. Também fornece aminoácidos necessários para o reparo muscular e promove um perfil hormonal mais anabólico,[1] o que pode ser útil para a conservação da massa muscular durante o treinamento a longo prazo.

Considerando o que foi dito, eis as seguintes diretrizes para as refeições após a competição:

- Se os estoques de carboidratos precisam ser repostos com rapidez, 0,4 g de carboidrato/kg massa corporal deve ser ingerido a cada 15 minutos por 4 horas após o exercício
- Se as reservas de carboidratos precisam ser repostas com menos velocidade, a ingestão de carboidratos precisa começar imediatamente após o exercício e persistir por 6 horas em intervalos de 2 horas
- Embora a adição de proteínas à refeição após a competição não impeça e possa ajudar a reposição das reservas de carboidratos, ela também supre os aminoácidos necessários e cria um ambiente mais anabólico indispensável para o reparo de proteína muscular.

Revisão rápida

- As refeições antes e depois da competição geralmente incluem carboidratos de fácil digestão
- As refeições antes da competição podem melhorar o desempenho de *endurance*. No entanto, o fato de a refeição ser composta de alimentos de alto ou baixo índice glicêmico parece ter pouco efeito sobre o desempenho
- As refeições após a competição promovem o crescimento das reservas de glicogênio. Em geral, a ingestão de carboidratos deve começar imediatamente após o exercício e se estender por várias horas após o exercício.

ESTUDO DE CASO

Cenário clínico

O *coach* de condicionamento e força de uma universidade está desapontado com a falta de crescimento muscular e ganho de força de um atleta de arremesso de peso do 1º ano da equipe de atletismo. Os outros atletas de força da equipe demonstram ganhos muito mais impressionantes do que esse jovem atleta, apesar do fato de que todos os atletas de força da equipe (arremesso de martelo, lançamento de dardo, arremesso de peso) recebem o mesmo programa de treinamento resistido e são cuidadosamente supervisionados pelo preparador durante as sessões de musculação. O preparador percebe com facilidade que o atleta de arremesso de peso demonstra, pelo menos, a mesma dedicação e o mesmo esforço na sala de musculação em relação aos companheiros de equipe. O preparador conversa com o jovem na tentativa de encontrar o problema. O atleta relata que dorme bem à noite, que não está sob estresse e nem apresenta lesões que poderiam atrapalhar seus esforços na sala de musculação. Ainda perplexo quanto à causa da falta de progresso do atleta, o treinador pede a ele que faça um registro de tudo aquilo que come para levar na semana seguinte. Quando o atleta volta com o registro alimentar, o treinador percebe que sua dieta é muito parecida com a vegetariana, com baixas quantidades de proteínas, sobretudo as completas, encontradas nas carnes. O que o *coach* deve fazer?

(Continua)

ESTUDO DE CASO (continuação)

Opções
Em primeiro lugar, o preparador precisa instruir o atleta de que é vital o consumo das quantidades adequadas de proteínas a fim de que os músculos possam responder de maneira apropriada ao programa de treinamento de força. O *coach* pergunta ao atleta se ele fez a opção consciente de ser vegetariano ou se simplesmente vem fazendo escolhas de baixa proteína de maneira não intencional na dieta. O atleta responde que decidiu se tornar vegetariano, mas que, ao mesmo tempo que evita comer carne, consome ovos e laticínios, como queijos. O preparador diz que essas fontes são ricas nas proteínas completas as quais o corpo utiliza para construir tecido muscular, e que devem integrar uma porção maior da ingestão dietética. Ele explica que as proteínas também podem ser encontradas em produtos de origem não animal, porém essas proteínas são consideradas incompletas, uma vez que não contêm o complemento total dos aminoácidos essenciais que precisam ser obtidos das fontes dietéticas, pois o corpo não é capaz de produzi-los. Por isso, é importante ingerir fontes complementares de proteínas vegetais (diferentes legumes, produtos de soja), as quais, quando combinadas, fornecem ao corpo todos os aminoácidos essenciais. Depois disso, o preparador marca uma consulta com o especialista em nutrição da universidade para que o atleta possa aprender que tipos de vegetais, frutas oleaginosas e outros alimentos de origem não animal devem ser ingeridos juntos em uma única refeição para suprir o corpo do atleta com todos os aminoácidos essenciais. O preparador está confiante de que com esses ajustes na dieta, o jovem atleta de arremesso de peso conseguirá suprir o corpo não apenas com a quantidade correta como também com os tipos certos de proteínas que permitem que os músculos respondam ao treinamento resistido com os mesmos incrementos em massa e força mostrados pelos outros atletas da equipe.

Cenário clínico
A nova treinadora de *cross-country* da escola local percebe, a partir de seus treinamentos para maratonas, a importância da nutrição adequada para o desempenho durante os eventos de *endurance*. Em particular, ela chegou a sentir o impacto que a sobrecarga de carboidratos teve sobre o seu desempenho nas maratonas recentes. Em seu procedimento, ela une redução gradativa das distâncias de treinamento à dieta composta por 70 a 75% da ingestão calórica total de carboidratos. Ela constatou que ter utilizado essa estratégia durante alguns dias antes da maratona melhorou o modo como se sentiu durante a corrida, bem como o seu desempenho. Na tentativa de oferecer a seus corredores de *cross-country* todos os benefícios durante os campeonatos estaduais que estavam por vir, ela fez com que os atletas se submetessem a essa estratégia de sobrecarga de glicogênio alguns dias antes do evento. No dia do campeonato, entretanto, a treinadora e os atletas ficaram desapontados quando os tempos não mostraram melhora; em alguns casos, pioraram em relação aos tempos da temporada de competição regular.

Opções
A treinadora encontra a explicação para o baixo desempenho da equipe no livro-texto de fisiologia do exercício usado pelo departamento de cinesiologia da universidade estadual local. Nele, ela constata que a sobrecarga de glicogênio pode, de fato, melhorar o desempenho de *endurance*, porém é mais efetiva nos eventos de mais de 1 hora de duração ou de 25 km de distância, pelo menos. Durante esses tipos de evento, é provável que os músculos em exercício demonstrem depleção de glicogênio, o que força o corredor a reduzir o ritmo no final da corrida. No entanto, eventos de *cross-country* escolares percorrem distâncias muito mais curtas, talvez de apenas 5 km. Nessas distâncias, o corredor de *cross-country* não apresenta perigo de depleção de glicogênio, desde que os carboidratos compreendam cerca de 50% da dieta normal. Na verdade, o governo federal norte-americano recomenda o consumo dessa quantidade de carboidratos todos os dias por todos os adultos saudáveis. Além disso, o desempenho aquém do esperado de alguns corredores de *cross-country* nos campeonatos estaduais pode ser atribuído ao procedimento de sobrecarga de glicogênio ao qual foram submetidos. Isso porque para cada grama de glicogênio armazenado no músculo, 2,6 g de água também são estocados no músculo. Logo, quando os atletas submetem-se à sobrecarga de glicogênio, muitas vezes eles se sentem lentos ou estufados. Visto que nem o excesso de água nem de glicogênio é necessário durante o evento de *endurance* curto como esse de *cross-country*, a utilização da estratégia de sobrecarga de glicogênio na preparação é insensata e pode ser contraproducente.

Resumo do capítulo

A nutrição é importante tanto para a saúde geral quanto para o bom desempenho físico. Macronutrientes, carboidratos, gorduras e proteínas são necessários para uma ampla variedade de funções corporais e uma delas é o papel de substrato no metabolismo. O carboidrato é o substrato metabólico predominante durante a atividade física e as dietas que não fornecem carboidratos suficientes podem ocasionar reduções no desempenho físico. Em razão da importância dos carboidratos como substrato, estratégias da dieta e do treinamento referidas como sobrecarga de carboidratos podem ser usadas para aumentar a concentração de glicogênio muscular, o que resulta em melhora do desempenho aeróbio, mas não do anaeróbio. Os regimes de sobrecarga de carboidratos podem não ser essenciais em atletas de *endurance* altamente treinados, pois vários dias de repouso e ingestão adequada de carboidratos na dieta normal do atleta também possibilitam a elevação das concentrações de glicogênio muscular. O carboidrato na forma de bebidas esportivas pode ser consumido antes, durante e depois da atividade. Essas práticas podem melhorar o desempenho, ajudando a manter o volume plasmático e o fornecimento de carboidratos exógenos que atuam como combustível metabólico.

As demandas proteicas dos atletas são maiores que a ingestão dietética recomendada, a qual representa as necessidades de um indivíduo sedentário. As demandas proteicas dos atletas são elevadas devido ao uso de proteína como combustível metabólico durante a atividade e como fonte de aminoácidos para a síntese proteica muscular. Entretanto, essas necessidades podem ser atendidas pela ingestão da dieta normal com o consumo mais acentuado de calorias na maioria dos atletas. Dietas com muito pouco carboidrato geralmente levam à ingestão mais alta de gordura, o que justifica a associação desses tipos de dieta ao aumento dos riscos para a saúde, embora mais pesquisas sejam necessárias para esclarecer seus efeitos sobre a saúde. A suplementação proteica antes e depois da sessão de treinamento resistido estimula a intensificação da síntese proteica muscular, porém o efeito dessa suplementação sobre os ganhos de massa muscular a longo prazo requer mais pesquisas. A suplementação de proteínas e carboidratos antes e depois do treinamento de *endurance* pode ajudar na manutenção da massa muscular e na recuperação do exercício em atletas de *endurance* quando comparada à suplementação apenas de carboidratos. Os efeitos sobre o desempenho, no entanto, são inconclusivos.

A ingestão de gordura saturada é associada ao aumento dos riscos para a saúde, enquanto a ingestão mais acentuada de ácidos graxos monoinsaturados, poli-insaturados, ômega-3 e ômega-6 está relacionada com a diminuição do risco de doença cardiovascular e de vários tipos de câncer. Da perspectiva do desempenho, embora as dietas ricas em gordura intensifiquem o metabolismo do lipídio, elas não melhoram o desempenho de *endurance*.

Muitas vezes, a água é um nutriente negligenciado que é importante para muitas funções fisiológicas, sendo a desidratação uma causa do declínio no desempenho aeróbio e anaeróbio (ver Capítulo 10). A suplementação de vitaminas lipossolúveis e hidrossolúveis não melhora o desempenho a menos que o indivíduo apresente deficiência da vitamina antes da suplementação. A suplementação com o macromineral ferro é valiosa para melhorar o desempenho apenas se o indivíduo for anêmico, e a suplementação de cálcio é válida para combater a osteoporose.

As refeições consumidas antes e depois de competições, as quais geralmente incluem carboidratos de fácil digestão, são questões importantes a serem consideradas na dieta dos atletas. Refeições antes das competições podem ajudar no desempenho de *endurance* aumentando a disponibilidade dos carboidratos exógenos para uso como substrato. Refeições depois das competições são importantes para elevar as reservas de glicogênio para uso na série de exercícios a seguir e para reparar as proteínas musculares danificadas. Essas práticas dietéticas são necessárias para a manutenção tanto da saúde quanto do bom desempenho físico.

Questões de revisão

Preencha as lacunas

1. Alimentos de alto índice glicêmico (70 ou mais) elevam a glicose sanguínea_____, em comparação com os alimentos de índice glicêmico moderado (56 a 69) ou baixo (55 ou menos).

2. _____ retenção de nitrogênio indica anabolismo, enquanto balanço de nitrogênio _____ quer dizer mobilização de aminoácidos do tecido corporal e catabolismo.

3. Aminoácidos essenciais, especificamente_____,parecem ser estimulantes primários da síntese proteica muscular, com pouca contribuição dos aminoácidos não essenciais.

4. Quando existem evidências insuficientes para determinar a IDR de um nutriente, a_____é usada, a qual constitui a quantidade média de um nutriente consumida por indivíduos saudáveis.

5. Cerca de 80% do ferro do corpo está contido em _____ e _____. O restante do ferro do corpo (20%) é armazenado em _____, _____ e _____ na forma de hemossiderina e ferritina.

Múltipla escolha

1. A ingestão insuficiente de carboidratos pelo atleta pode resultar em:

    a. Capacidade de manutenção da intensidade do treinamento
    b. Capacidade de manutenção do volume do treinamento
    c. Ganho de massa muscular
    d. Adaptações fisiológicas ao treinamento não ideais
    e. Melhor adaptação ao treinamento

2. Qual é a porcentagem de carboidrato em 1 ℓ de bebida esportiva contendo 25 g de frutose e 50 g de glicose?

    a. 7,5%
    b. 2,5%
    c. 25%
    d. 50%
    e. 5,0%

3. Qual das seguintes alternativas *não* é uma conduta sugerida para a refeição antes da competição?

    a. A refeição não deve deixar o atleta com fome
    b. A refeição não deve deixar alimento não digerido no estômago ao início da competição
    c. A refeição deve ter pouca gordura e pouca fibra para aumentar o esvaziamento gástrico e minimizar os problemas gastrintestinais
    d. A refeição deve ser feita antes de uma competição importante mesmo que não tenha sido testada antes
    e. Se uma refeição for consumida 1 hora antes do exercício, ela deve ser líquida para maximizar o esvaziamento gástrico

4. Qual das seguintes estratégias revelou-se a mais rápida na reposição das reservas de carboidrato?

   a. 0,4 g de carboidrato/kg massa corporal a cada 15 minutos por 4 horas após o exercício
   b. 20 g de carboidrato a cada 15 minutos por 4 horas após o exercício
   c. 15 g de carboidrato/kg massa corporal a cada 0,4 minuto por 4 horas após o exercício
   d. 0,4 g de carboidrato/kg massa corporal a cada 15 minutos por 4 dias após o exercício
   e. 4 g de carboidrato/kg massa corporal a cada 15 minutos por 4 horas após o exercício

5. O balanço de nitrogênio positivo indica:

   a. Ingestão de proteína menor que a utilização
   b. Ingestão e utilização de proteína iguais
   c. Excreção de proteína maior que a ingestão
   d. Ingestão e excreção de proteína iguais
   e. Ingestão de proteína maior que a excreção

Verdadeiro ou falso

1. A glicose é absorvida por transporte ativo pelas células do intestino delgado.
2. A inclusão de proteína nas refeições após o exercício não atrapalha ou ajuda a síntese de glicogênio, contudo pode fornecer aminoácidos necessários para o reparo muscular e possibilitar um perfil hormonal mais anabólico.
3. É possível que a ingestão de gordura seja muito baixa.
4. Os minerais são substâncias orgânicas (contêm ligações entre os carbonos ou entre carbono e hidrogênio).
5. A anemia decorrente da deficiência de ferro é muitas vezes confundida com a anemia do esporte, uma concentração temporariamente baixa de hemoglobina por conta do aumento induzido pelo exercício do volume plasmático durante os estágios iniciais de um programa de treinamento aeróbio.

Questões objetivas

1. Explique a razão pela qual o tempo para exaustão na esteira após 1 semana de dieta rica em proteína ou de baixa ingestão de carboidrato não melhorou, enquanto o tempo para exaustão aumentou significativamente após 6 semanas de dieta com alta ingestão de proteína e baixa de carboidrato.
2. Por que os atletas requererem quantidade de proteína mais elevada que a IDR?
3. Descreva a diferença entre ácidos graxos saturados e insaturados.

Pensamento crítico

1. Explique como a ingestão de proteína e carboidrato imediatamente antes ou em 3 horas após o exercício pode acentuar a síntese proteica e ajudar na recuperação.
2. Por que muitas bebidas esportivas contêm mais de um tipo de carboidrato?

Termos-chave

Ácido graxo ômega-3: ácido graxo poli-insaturado que apresenta a 1ª ligação dupla na 3ª posição da terminação do grupo metila (CH_3) de um ácido graxo.

Ácido graxo ômega-6: ácido graxo poli-insaturado que apresenta a ligação dupla na 6ª posição da terminação do grupo metila (CH_3) de um ácido graxo.

Anemia: condição médica na qual a concentração de hemoglobina está abaixo do normal.

Balanço nitrogenado: razão da quantidade de proteína ou nitrogênio ingerida em relação à quantidade de nitrogênio excretada.

Balanço nitrogenado negativo: balanço de nitrogênio que indica utilização de aminoácidos no metabolismo, pois o nitrogênio excretado é maior que o ingerido, o que quer dizer redução proteica geral pelo corpo.

Balanço nitrogenado positivo: o balanço de nitrogênio que indica utilização de aminoácidos na síntese de tecido corporal, pois o nitrogênio ingerido é maior que o excretado, o que quer dizer condição de síntese proteica geral no corpo.

Cetoácidos: corpos cetônicos que contém um grupo ácido (COOH).

Cetose: aumento dos corpos cetônicos no sangue e na urina.

Corpos cetônicos: moléculas formadas a partir da degradação incompleta de lipídios que apresentam uma C=O entre dois carbonos.

Índice glicêmico: medida relativa da elevação da concentração de glicose sanguínea no período de 2 horas após a ingestão de um alimento contendo 50 g de carboidrato em comparação com um alimento contendo carboidrato padrão – em geral, pão branco e glicose – que aumenta os níveis de glicose sanguínea muito rapidamente.

Ingestão adequada (IA): quantidade média de um nutriente consumida por indivíduos saudáveis, usada quando existem evidências insuficientes para estabelecer a IDR.

Ingestão dietética recomendada (IDR): diretrizes dietéticas de um nutriente, estabelecidas quando há evidências científicas suficientes indicando a quantidade diária média necessária para atender às necessidades de 98% dos adultos saudáveis.

Limite de ingestão máxima tolerável (UL): quantidade média de um nutriente consumido por indivíduos saudáveis que é estabelecida quando não há evidências suficientes para determinar a IDR.

Lipase: enzima que remove os ácidos graxos da molécula glicerol de um triglicerídio.

Macromineral: mineral que existe no corpo em grandes quantidades (aproximadamente 35 a 1.050 g, dependendo do mineral e do tamanho do corpo).

Macronutrientes: compreendem os nutrientes carboidrato, proteína e gordura, os quais são necessários para o corpo em grandes quantidades.

Maltodextrinas: carboidrato composto de polímeros de glicose.

Micromineral: mineral encontrado no corpo em pequenas quantidades (poucos gramas).

Micronutrientes: nutrientes, como as vitaminas e os minerais, necessários para o corpo em pequenas quantidades (miligramas ou microgramas por dia).

Osmolalidade: medida da proporção de soluto e líquido de uma solução.

Osteoporose: diminuição da densidade óssea a ponto de aumentar o risco de fraturas.

Sobrecarga de carboidrato: estratégia da dieta e do treinamento que visa aumentar os estoques de glicogênio hepático e muscular.

Transferrina: glicoproteína plasmática de ligação de ferro que transporta ferro no sangue.

Vitaminas hidrossolúveis: vitaminas solúveis em água que, por isso, podem ser excretadas em grandes quantidades na urina, tornando difícil o desenvolvimento de sintomas tóxicos.

Vitaminas lipossolúveis: vitaminas A, D, E e K que podem ser armazenadas no tecido adiposo.

REFERÊNCIAS BIBLIOGRÁFICAS

1. American College of Sports Medicine, American Dietetic Association, and Dietitians of Canada. Joint Position Statement: nutrition and athletic performance. American College of Sports Medicine, American Dietetic Association, and Dietitians of Canada. *Med Sci Sports Exerc.* 2000;32:2130–2145.
2. Aragon AA, Schoenfeld BJ. Nutrient timing revisited: is there a post-exercise anabolic window? *J Int Soc Sports Nutr.* 2013;10(1):5.
3. Alborg G, Bergstrom J, Brohult J. Human muscle glycogen content capacity for prolonged exercise after different diets. *Forsvarsmedicin.* 1967;3:85–99.
4. Beard J, Tobin B. Iron status and exercise. *Am J Clin Nutr.* 2000;72:594S–597S.
5. Bergstrom J, Hermansen L, Hultman E, et al. Diet, muscle glycogen and physical performance. *Acta Physiol Scand.* 1967;71:140–150.
6. Betts JA, Stevenson E, Williams C, et al. Recovery of endurance running capacity: effect of carbohydrate–protein mixtures. *Int J Sport Nutr Exerc Metab.* 2005;15:590–609.
7. Boisseau N, Vermorel M, Rance M, et al. Protein requirements in male adolescent soccer players. *Eur J Appl Physiol.* 2007;100:27–33.
8. Borsheim E, Tipton KD, Wolf SE, et al. Essential amino acids and muscle protein recovery from resistance exercise. *Am J Physiol Endocrinol Metab.* 2002;283:E648–E657.
9. Brutsaert TD, Hernandez-Cordero S, Rivera J, et al. Iron supplementation improves progressive fatigue resistance during dynamic knee extensor exercise in iron-depleted, nonanemic women. *Am J Clin Nutr.* 2003;77:441–448.
10. Bryant RJ, Ryder J, Martino P, et al. Effects of vitamin E and C supplementation either alone or in combination on exercise-induced lipid peroxidation in trained cyclists. *J Strength Cond Res.* 2003;17:792–800.
11. Bucci L. *Nutrition in Exercise and Sport.* Boca Raton, FL: CRC Press, 1989.
12. Burke DG, Chilibeck PD, Davidson KS, et al. The effect of whey protein supplementation with and without creatine monohydrate combined with resistance training on lean tissue mass and muscle strength. *Int J Sport Nutr Exerc Metab.* 2001;11:349–364.
13. Burke LM, Angus DJ, Cox GR, et al. Effect of fat adaptation and carbohydrate restoration on metabolism and performance during prolonged cycling. *J Appl Physiol.* 2000;89:2413–2421.
14. Burke LM. Nutrition strategies for the marathon: fuel for training and racing. *Sports Med.* 2007;37:344–347.
15. Bussau VA, Fairchild TJ, Rao A, et al. Carbohydrate loading in human muscle: an improved 1 day protocol. *Eur J Appl Physiol.* 2002;87:290–295.
16. Carroll CC, Fluckey JD, Williams RH, et al. Human soleus and vastus lateralis muscle protein metabolism with an amino acid infusion. *Am J Physiol Endocrinol Metab.* 2005;288:E479–E485.
17. Cheuvront SN, Montain SJ, Sawka MN. Fluid replacement and performance during the marathon. *Sports Med.* 2007;37:353–357.
18. Christensen E, Hansen O. Arbeitsfahigkeit und ehrnahrung. *Skand Arch Physiol.* 1939;81:160–175.
19. Clarkson PM, Haymes EM. Exercise and mineral status of athletes: calcium, magnesium, phosphorus, and iron. *Med Sci Sports Exerc.* 1995;27:831–843.
20. Coleman E. Carbohydrate and exercise. In: *Sports Nutrition: A Guide for the Professional Working with Active People.* Chicago, IL: The American Dietetic Association, 2000.
21. Convertino VA, Armstrong LE, Coyle EF, et al. American College of Sports Medicine position stand. Exercise and fluid replacement. *Med Sci Sports Exerc.* 1996;28:i–ix.
22. Cook JD. The effect of endurance training on iron metabolism. *Semin Hematol.* 1994;31:146–154.
23. Costill DL, Coyle E, Dalsky G, et al. Effects of elevated plasma FFA and insulin on muscle glycogen usage during exercise. *J Appl Physiol.* 1977;43:695–699.
24. Coyle EF. Fluid and fuel intake during exercise. *J Sports Sci.* 2004;22:39–55.
25. DeMarco HM, Sucher KP, Cisar CJ, et al. Pre-exercise carbohydrate meals: application of glycemic index. *Med Sci Sports Exerc.* 1999;31:164–170.
26. Dougherty KA, Baker LB, Chow M, et al. Two percent dehydration impairs and six percent carbohydrate drink improves boys basketball skills. *Med Sci Sports Exerc.* 2006;38:1650–1658.
27. Earnest CP, Lancaster SL, Rasmussen CJ, et al. Low vs. high glycemic index carbohydrate gel ingestion during simulated 64-km cycling time trial performance. *J Strength Cond Res.* 2004;18:466–472.
28. Esmarck B, Andersen JL, Olsen S, et al. Timing of postexercise protein intake is important for muscle hypertrophy with resistance training in elderly humans. *J Physiol.* 2001;535:301–311.
29. Fairchild TJ, Fletcher S, Steele P, et al. Rapid carbohydrate loading after a short bout of near maximal-intensity exercise. *Med Sci Sports Exerc.* 2002;34:980–986.
30. Ferrando AA. Increased protein intake in military special operations. *J Nutr.* 2013;143(11):1852S–1856S.
31. Foster C, Costill DL, Fink WJ. Effects of preexercise feedings on endurance performance. *Med Sci Sports.* 1979;11:1–5.
32. Foster-Powell K, Holt SHA, Brand-Miller JC. International table of glycemic index and glycemic load values: 2002. *Am J Clin Nutr.* 2002;76:5–56.
33. Gibala MJ. Nutritional supplementation and resistance exercise: what is the evidence for enhanced skeletal muscle hypertrophy? *Can J Appl Physiol.* 2000;25:524–535.
34. Gibbs M, Harrington D, Starkey S, et al. Diurnal postprandial responses to low and high glycaemic index mixed meals. *Clin Nutr.* 2014;33(5):889–894.
35. Gisolfi CV, Summers RD, Schedl HP, et al. Effect of sodium concentration in a carbohydrate-electrolyte solution on intestinal absorption. *Med Sci Sports Exerc.* 1995;27:1414–1420.
36. Green HJ, Ball-Burnett M, Jones S, et al. Mechanical and metabolic responses with exercise and dietary carbohydrate manipulation. *Med Sci Sports Exerc.* 2007;39:139–148.
37. Haff G, Stone M, Warren B, et al. The effect of carbohydrate supplementation on multiple sessions and bouts of resistance exercise. *J Strength Cond Res.* 1999;13:111–117.
38. Haff GG, Koch AJ, Potteiger JA, et al. Carbohydrate supplementation attenuates muscle glycogen loss during acute bouts of resistance exercise. *Int J Sport Nutr Exerc Metab.* 2000;10:326–339.
39. Haff GG, Lehmkuhl MJ, McCoy LB, et al. Carbohydrate supplementation and resistance training. *J Strength Cond Res.* 2003;17:187–196.
40. Hatfield DL, Kraemer WJ, Volek JS, et al. The effects of carbohydrate loading on repetitive jump squat power performance. *J Strength Cond Res.* 2006;20:167–171.
41. Helge JW. Adaptation to a fat-rich diet: effects on endurance performance in humans. *Sports Med.* 2000;30:347–357.
42. Hemila H. Vitamin C and common cold incidence: a review of studies with subjects under heavy physical stress. *Int J Sports Med.* 1996;17:379–383.
43. Hogstrom M, Nordstrom A, Alfredson H, et al. Current physical activity is related to bone mineral density in males but not in females. *Int J Sports Med.* 2007;28:431–436.

44. Hragraves M, Hawley J, Jeukendrup A. Pre-exercise carbohydrate and fat ingestion: effects on metabolism and performance. *J Sports Sci.* 2004;22:31–38.
45. Hulmi JJ, Volek JS, Selanne H, et al. Protein ingestion prior to strength exercise affects blood hormones and metabolism. *Med Sci Sports Exerc.* 2005;37:1990–1997.
46. Ip C. Controversial issues of dietary fat and experimental mammary carcinogenesis. *Prev Med.* 1993;22:728–737.
47. Ivy JL, Goforth HW Jr, Damon BM, et al. Early postexercise muscle glycogen recovery is enhanced with a carbohydrate–protein supplement. *J Appl Physiol.* 2002;93:1337–1344.
48. Jackson MJ. Exercise and oxygen radical production in muscle. In: Packer CK, Hanninen PL, eds. *Exercise and Oxygen Toxicity.* Amsterdam, The Netherlands: Elsevier, 1994:49–57.
49. Jentjens RL, van Loon LJ, Mann CH, et al. Addition of protein and amino acids to carbohydrates does not enhance postexercise muscle glycogen synthesis. *J Appl Physiol.* 2001;91:839–846.
50. Jones PJ, Lau VW. Effect of n-3 polyunsaturated fatty acids on risk reduction of sudden death. *Nutr Rev.* 2002;60:407–409.
51. Kaminsky M, Boal R. An effect of ascorbic acid on delayed-onset muscle soreness. *Pain.* 1992;50(3):317–321.
52. Kato T, Terashima T, Yamashita T, et al. Effect of low-repetition jump training on bone mineral density in young women. *J Appl Physiol.* 2006;100:839–843.
53. Kim C, Okabe T, Sakurai M, et al. Gastric emptying of a carbohydrate-electrolyte solution in healthy volunteers depends on osmotically active particles. *J Nippon Med Sch.* 2013;80(5):342–349.
54. Kimball SR, Farrell PA, Jefferson LS. Invited review: role of insulin in translational control of protein synthesis in skeletal muscle by amino acids or exercise. *J Appl Physiol.* 2002;93:1168–1180.
55. Kirwin J, O'Gorman D, Evans W. A moderate glycemic before endurance exercise can enhance performance. *J Appl Physiol.* 1998;84:53–59.
56. Koopman R, Pannemans DL, Jeukendrup AE, et al. Combined ingestion of protein and carbohydrate improves protein balance during ultra-endurance exercise. *Am J Physiol Endocrinol Metab.* 2004;287:E712–E720.
57. Kraemer WJ, Solomon-Hill G, Volk BM, et al. The effects of soy and whey protein supplementation on acute hormonal responses to resistance exercise in men. *J Am Coll Nutr.* 2013;32(1):66–74.
58. Lambert CP, Frank LL, Evans WJ. Macronutrient considerations for the sport of bodybuilding. *Sports Med.* 2004;34:317–327.
59. Leiper JB. Intestinal water absorption—implications for the formulation of rehydration solutions. *Int J Sports Med.* 1998;19(suppl 2):S129–S132.
60. Lemon PW, Tarnopolsky MA, MacDougall JD, et al. Protein requirements and muscle mass/strength changes during intensive training in novice bodybuilders. *J Appl Physiol.* 1992;73:767–775.
61. Levenhagen DK, Carr C, Carlson MG, et al. Postexercise protein intake enhances whole-body and leg protein accretion in humans. *Med Sci Sports Exerc.* 2002;34:828–837.
62. Lustig RH. Fructose: it's "alcohol without the buzz." *Adv Nutr.* 2013;4(2):226–235.
63. MacDougall JD, Ward GR, Sutton JR. Muscle glycogen repletion after high-intensity intermittent exercise. *J Appl Physiol.* 1977;42:129–132.
64. MacDougall JD, Ray S, Sale DG, et al. Muscle substrate utilization and lactate production. *Can J Appl Physiol.* 1999;24:209–215.
65. Martyn-St James M, Carroll S. Progressive high-intensity resistance training and bone mineral density changes among premenopausal women: evidence of discordant site-specific skeletal effects. *Sports Med.* 2006;36:683–704.
66. Massicotte D, Peronnet F, Brisson G, et al. Oxidation of a glucose polymer during exercise: comparison with glucose and fructose. *J Appl Physiol.* 1989;66:179–183.
67. Maughan RJ, Bethell LR, Leiper JB. Effects of ingested fluids on exercise capacity and on cardiovascular and metabolic responses to prolonged exercise in man. *Exp Physiol.* 1996;81:847–859.
68. Maughan RJ, Greenhaff PL, Leiper JB, et al. Diet composition and the performance of high-intensity exercise. *J Sports Sci.* 1997;15:265–275.
69. Maughn R, Burke L, Coyle E, eds. *Food, Nutrition and Sports Performance. II. The International Olympic Committee Consensus on Sports Nutrition.* London: Rutledge, 2004.
70. Maughan RJ. Quality assurance issues in the use of dietary supplements, with special reference to protein supplements. *J Nutr.* 2013;143(11):1843S–1847S.
71. McLellan TM, Pasiakos SM, Lieberman HR. Effects of protein in combination with carbohydrate supplements on acute or repeat endurance exercise performance: a systematic review. *Sports Med.* 2014;33(5):889–894.
72. Millard-Stafford M, Warren GL, Thomas LM, et al. Recovery from run training: efficacy of a carbohydrate–protein beverage? *Int J Sport Nutr Exerc Metab.* 2005;15:610–624.
73. Morris MC, Sacks F, Rosner B. Does fish oil lower blood pressure? A meta-analysis of controlled trials. *Circulation.* 1993;88:523–533.
74. Murray B. The role of salt and glucose replacement drinks in the marathon. *Sports Med.* 2007;37:358–360.
75. Nachtigall LE, Nachtigall RH, Nachtigall RD, et al. Estrogen replacement therapy. I: A 10-year prospective study in the relationship to osteoporosis. *Obstet Gynecol.* 1979;53:277–281.
76. Nestel PJ. Fish oil and cardiovascular disease: lipids and arterial function. *Am J Clin Nutr.* 2000;71:228S–231S.
77. Nielsen P, Nachtigall D. Iron supplementation in athletes. Current recommendations. *Sports Med.* 1998;26(4):207–216.
78. Noakes T, Speedy D. The aetiology of exercise-associated hyponatremia is established and is not mythical. *Br J Sports Med.* 2007;41:111–113.
79. Noakes TD. Sports drinks: prevention of "voluntary dehydration" and development of exercise-associated hyponatremia. *Med Sci Sports Exerc.* 2006;38:193; author reply 194.
80. Pascoe DD, Costill DL, Fink WJ, et al. Glycogen resynthesis in skeletal muscle following resistive exercise. *Med Sci Sports Exerc.* 1993;25:349–354.
81. Peters EM, Goetzsche JM, Grobbelaar B, et al. Vitamin C supplementation reduces the incidence of postrace symptoms of upper-respiratory-tract infection in ultramarathon runners. *Am J Clin Nutr.* 1993;57:170–174.
82. Peters EM, Anderson R, Theron AJ. Attenuation of increase in circulating cortisol and enhancement of the acute phase protein response in vitamin C-supplemented ultramarathoners. *Int J Sports Med.* 2001;22:120–126.
83. Phinney SD. Ketogenic diets and physical performance. *Nutr Metab (Lond).* 2004;1:2.
84. Rajaram S, Weaver CM, Lyle RM, et al. Effects of long-term moderate exercise on iron status in young women. *Med Sci Sports Exerc.* 1995;27:1105–1110.
85. Raman A, Macdermid PW, Mündel T, et al. The effects of carbohydrate loading 48 hours prior to a simulated squash match. *Int J Sport Nutr Exerc Metab.* 2014;24(2):157–165.
86. Rapoport BI. Metabolic factors limiting performance in marathon runners. *PLoS Comput Biol.* 2010;6(10):e1000960.
87. Rasmussen BB, Tipton KD, Miller SL, et al. An oral essential amino acid–carbohydrate supplement enhances muscle protein anabolism after resistance exercise. *J Appl Physiol.* 2000;88:386–392.
88. Ratamess NA, Kraemer WJ, Volek JS, et al. The effects of amino acid supplementation on muscular performance during resistance training overreaching. *J Strength Cond Res.* 2003;17:250–258.
89. Rebollo A, Roglans N, Alegret M, Laguna JC. Way back for fructose and liver metabolism: bench side to molecular insights. *World J Gastroenterol.* 2012 Dec 7;18(45):6552–6559.
90. Reidy PT, Walker DK, Dickinson JM, et al. Protein blend ingestion following resistance exercise promotes human muscle protein synthesis. *J Nutr.* 2013;143(4):410–416.

91. Robergs RA, Pearson DR, Costill DL, et al. Muscle glycogenolysis during differing intensities of weight-resistance exercise. *J Appl Physiol*. 1991;70:1700–1706.
92. Rodriguez NR. Training table to the battlefield: protein recommendations for warfighters. *J Nutr*. 2013;143(11):1834S–1837S.
93. Saunders MJ, Kane MD, Todd MK. Effects of a carbohydrate–protein beverage on cycling endurance and muscle damage. *Med Sci Sports Exerc*. 2004;36:1233–1238.
94. Schabort EJ, Bosch AN, Weltan SM, et al. The effect of a preexercise meal on time to fatigue during prolonged cycling exercise. *Med Sci Sports Exerc*. 1999;31:464–471.
95. Schoenfeld BJ, Aragon AA. Krieger JW. The effect of protein timing on muscle strength and hypertrophy: a meta-analysis. *J Int Soc Sports Nutr*. 2013;10:53.
96. Sen CK. Oxidants and antioxidants in exercise. *J Appl Physiol*. 1995;79:675–686.
97. Sherman W. Carbohydrates, muscle glycogen, and muscle glycogen super compensation. In: Williams M, ed. *Ergogenic Aids in Sports*. Champaign, IL: Human Kinetics, 1983:3–26.
98. Sherman WM, Costill DL, Fink WJ, et al. Effect of exercise-diet manipulation on muscle glycogen and its subsequent utilization during performance. *Int J Sports Med*. 1981;2:114–118.
99. Sherman WM, Costill DL, Fink WJ, et al. Effect of a 42.2-km footrace and subsequent rest or exercise on muscle glycogen and enzymes. *J Appl Physiol*. 1983;55:1219–1224.
100. Shils M, Olson J, Shike M, et al. *Modern Nutrition in Health and Disease*. Lippincott Williams & Williams. Baltimore, MD, 1999.
101. Shirreffs SM, Armstrong LE, Cheuvront SN. Fluid and electrolyte needs for preparation and recovery from training and competition. *J Sports Sci*. 2004;22:57–63.
102. Sparks MJ, Selig SS, Febbraio MA. Pre-exercise carbohydrate ingestion: Effect of the glycemic index on endurance exercise performance. *Med Sci Sports Exerc*. 1998;30:844–849.
103. Spriet LL. Regulation of substrate use during the marathon. *Sports Med*. 2007;37:332–336.
104. Strak A, Madar Z. Olive oil as a functional food: epidemiology and nutritional approaches. *Nutr Rev*. 2002;60:170–176.
105. Swaka M, Noakes Y. Does dehydration impair exercise performance? *Med Sci Sports Exerc*. 2007;39:1209–1220.
106. Thomas DE, Brotherhood JR, Brand JC. Carbohydrate feeding before exercise: effect of glycemic index. *Int J Sports Med*. 1991;12:180–186.
107. Tipton KD, Rasmussen BB, Miller SL, et al. Timing of amino acid–carbohydrate ingestion alters anabolic response of muscle to resistance exercise. *Am J Physiol Endocrinol Metab*. 2001;281:E197–E206.
108. Tipton KD, Wolfe RR. Protein and amino acids for athletes. *J Sports Sci*. 2004;22:65–79.
109. Tranopolsky M. Protein Metabolism, Strength, and Endurance Activities. In: Lamb DL, Murry R, eds. *The Metabolic Basis of Performance and Exercise*. Carmel, IN: Cooper Publishing, 1999:125–157.
110. Van Gammeren D. Vitamins and minerals. In: Antonio J, Kalman D, Stout J, Greenwood M. Willoughby D, Haff GG, eds. *Essentials of Sports Nutrition and Supplements*. Totowa, NJ: Humana Press, 2008.
111. van Loon LJ, Saris WH, Verhagen H, et al. Plasma insulin responses after ingestion of different amino acid or protein mixtures with carbohydrate. *Am J Clin Nutr*. 2000;72:96–105.
112. Vincente-Rodriguez G. How does exercise of the bone development during growth? *Sports Med*. 2006;36:561–569.
113. Volek JS. Influence of nutrition on responses to resistance training. *Med Sci Sports Exerc*. 2004;36:689–696.
114. Volek JS, Phinney SD, Forsythe CE, et al. Carbohydrate restriction has a more favorable impact on the metabolic syndrome than a low fat diet. *Lipids*. 2009;44(4):297–309.
115. Volek JS, Sharman MJ, Forsythe CE. Modification of lipoproteins by very low-carbohydrate diets. *J Nutr*. 2005;135:1339–1342.
116. Volek JS, Volk BM, Gómez AL, et al. Whey protein supplementation during resistance training augments lean body mass. *J Am Coll Nutr*. 2013; 32(2):122–135.
117. Walton P, Rhodes EC. Glycaemic index and optimal performance. *Sports Med*. 1997;23:164–172.
118. Wax B, Kavazis AN, Brown SP. Effects of supplemental carbohydrate ingestion during superimposed electromyostimulation exercise in elite weightlifters. *J. Strength Cond Res*. 2013;27(11):3084–3090.
119. Weaver CM, Rajaram S. Exercise and iron status. *J Nutr*. 1992;122:782–787.
120. Wee SL, Williams C, Gray S, et al. Influence of high and low glycemic index meals on endurance running capacity. *Med Sci Sports Exerc*. 1999;31:393–399.
121. Whitney E, Rolfes S. *Understanding Nutrition*. 10th ed. Belmont, CA: Thompson Wadsworth, 2005.
122. Wilborn CD, Taylor LW, Outlaw J, et al. The effects of pre- and post-exercise whey vs. casein protein consumption on body composition and performance measures in collegiate female athletes. *J Sports Sci Med*. 2013;12(1):74–79.
123. Winnick JJ, Davis JM, Welsh RS, et al. Carbohydrate feedings during team sport exercise preserve physical and CNS function. *Med Sci Sports Exerc*. 2005;37:306–315.
124. Wolfe RR. Effects of amino acid intake on anabolic processes. *Can J Appl Physiol*. 2001;26(Suppl):S220–S227.

LEITURA SUGERIDA

Al-Sarraj T, Saadi H, Calle MC, et al. Carbohydrate restriction, as a first-line dietary intervention, effectively reduces biomarkers of metabolic syndrome in emirati adults. *J Nutr*. 2009;139(9):1667–1676.

Costill DL. Carbohydrate for athletic training and performance. *Bol Asoc Med P R*. 1991;83(8):350–353.

Costill DL, Hargreaves M. Carbohydrate nutrition and fatigue. *Sports Med*. 1992;13(2):86–92.

Hatfield DL, Kraemer WJ, Volek JS, et al. The effects of carbohydrate loading on repetitive jump squat power performance. *J Strength Cond Res*. 2006;20(1):167–171.

Kraemer WJ, Volek JS, Bush JA, et al. Hormonal responses to consecutive days of heavy-resistance exercise with or without nutritional supplementation. *J Appl Physiol*. 1998;85(4):1544–1555.

Rapoport BI. Metabolic factors limiting performance in marathon runners. *PLoS Comput Biol*. 2010 Oct 21;6(10):e1000960.

Sallinen J, Pakarinen A, Fogelholm M, et al. Dietary intake, serum hormones, muscle mass and strength during strength training in 49–73-year-old men. *Int J Sports Med*. 2007;28(12):1070–1076.

Volek JS, Forsythe CE, Kraemer WJ. Nutritional aspects of women strength athletes. *Br J Sports Med*. 2006;40(9):742–748.

Volek JS, Kraemer WJ, Bush JA, et al. Testosterone and cortisol in relationship to dietary nutrients and resistance exercise. *J Appl Physiol*. 1997;82(1):49–54.

Volek JS, Phinney SD, Forsythe CE, et al. Carbohydrate restriction has a more favorable impact on the metabolic syndrome than a low fat diet. *Lipids*. 2009;44(4):297–309.

Volek JS, Sharman MJ, Love DM, et al. Body composition and hormonal responses to a carbohydrate-restricted diet. *Metabolism*. 2002;51(7):864–870.

Volek JS, Vanheest JL, Forsythe CE. Diet and exercise for weight loss: A review of current issues. *Sports Med*. 2005;35(1):1–9.

Westman EC, Feinman RD, Mavropoulos JC, et al. Low-carbohydrate nutrition and metabolism. *Am J Clin Nutr*. 2007;86(2):276–284.

Wood RJ, Fernandez ML, Sharman MJ, et al. Effects of a carbohydrate-restricted diet with and without supplemental soluble fiber on plasma low-density lipoprotein cholesterol and other clinical markers of cardiovascular risk. *Metabolism*. 2007;56(1):58–67.

Wood RJ, Volek JS, Liu Y, et al. Carbohydrate restriction alters lipoprotein metabolism by modifying VLDL, LDL, and HDL subfraction distribution and size in overweight men. *J Nutr*. 2006;136(2):384–389.

REFERÊNCIAS CLÁSSICAS

Brozek J, Keys A. Body measurements and the evaluation of human nutrition. *Nutr Rev*. 1956;14(10):289–291.

Costill DL, Coté R, Miller E, *et al*. Water and electrolyte replacement during repeated days of work in the heat. *Aviat Space Environ Med*. 1975;46(6):795–800.

Costill DL, Sherman WM, Fink WJ, *et al*. The role of dietary carbohydrates in muscle glycogen resynthesis after strenuous running. *Am J Clin Nutr*. 1981;34(9):1831–1836.

Keys A. Energy requirements of adults. *J Am Med Assoc*. 1950;142(5):333–338.

Kirwan JP, Costill DL, Mitchell JB, *et al*. Carbohydrate balance in competitive runners during successive days of intense training. *J Appl Physiol*. 1988;65(6):2601–2606.

Neufer PD, Costill DL, Flynn MG, *et al*. Improvements in exercise performance: effects of carbohydrate feedings and diet. *J Appl Physiol*. 1987;62(3):983–988.

Sherman WM, Costill DL, Fink WJ, *et al*. Effect of exercise-diet manipulation on muscle glycogen and its subsequent utilization during performance. *Int J Sports Med*. 1981;2(2):114–118.

Sherman WM, Plyley MJ, Sharp RL, *et al*. Muscle glycogen storage and its relationship with water. *Int J Sports Med*. 1982;3(1):22–24.

Capítulo 10

Demandas Hidreletrolíticas no Exercício

Após a leitura deste capítulo, você deve ser capaz de:

- Identificar as funções anatômicas e fisiológicas dos líquidos e eletrólitos no corpo
- Descrever os efeitos do excesso e da deficiência de líquidos e eletrólitos no corpo e explicar como evitar essas situações
- Descrever as práticas de consumo ideal de líquidos e eletrólitos com o objetivo de melhorar o desempenho físico
- Explicar o que são eletrólitos, quais funções desempenham e exemplificar os processos fisiológicos pelos quais eles funcionam
- Expor como a atividade física provavelmente afeta o equilíbrio e a função eletrolítica
- Explicitar como ocorre a desidratação, os sistemas fisiológicos acometidos por ela e os fatores que afetam a taxa e a magnitude da desidratação
- Reconhecer as estratégias ideais de avaliação do equilíbrio hidreletrolítico
- Descrever a hiponatremia, como ocorre e seus prováveis efeitos colaterais
- Criar um plano de hidratação, explicar por que esses planos são importantes e identificar os componentes necessários de um plano de hidratação completo

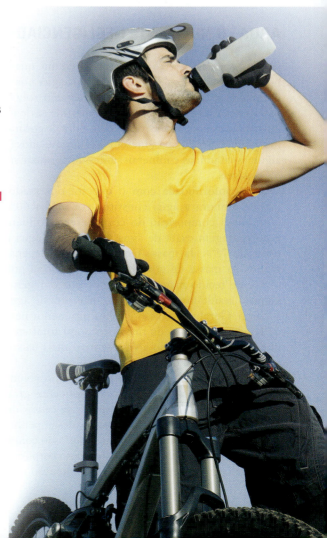

Na Maratona de Boston de 1982, Alberto Salazar derrotou por pouco Dick Beardsley em um *sprint* até a linha de chegada. Quase imediatamente após cruzar a linha de chegada, Salazar sofreu um colapso e foi levado ao departamento médico, onde lhe administraram 6 ℓ por via intravenosa de água para repor a água perdida no suor profuso ao longo de toda a corrida de 42 km. Para manter o ritmo que acreditava ser necessário para vencer a competição, Salazar não ingeriu líquidos durante os últimos 13 km da corrida. Essa decisão de não ingerir líquido, em conjunto com a elevadíssima taxa de sudorese, o deixou perigosamente desidratado ao final do que ficou conhecido como "duelo sob o sol".

Na verdade, essa anormal elevação da taxa de sudorese de Salazar (cerca de 3 ℓ/h) causou-lhe outros episódios de desidratação grave em outras corridas de distância que o fizeram se aproximar da morte (inclusive, um padre chegou a ler os ritos de passagem para ele) em mais de uma ocasião. Esses incidentes evidenciam possíveis problemas de saúde graves causados pela desidratação durante o desempenho desportivo.

A água e os eletrólitos são essenciais para a manutenção da vida. A água representa cerca de 60% da massa corporal do adulto, o que a torna a substância mais abundante no corpo humano. Eletrólitos, como sódio e cloreto, são fundamentais para muitas funções corporais, além de criarem a força necessária para manter a água nos compartimentos celular e extracelular e para movimentá-la de um lado para outro da membrana das células entre os compartimentos intracelular e extracelular do corpo. A **desidratação**, ou perda de água corporal, pode acarretar declínio dos desempenhos aeróbio e anaeróbio. Da mesma maneira, a diminuição do conteúdo de eletrólitos também pode prejudicar o desempenho físico. Por isso, manter a hidratação e os eletrólitos no corpo é necessário não apenas para o funcionamento normal do corpo, mas também para o desempenho físico ideal. Neste capítulo, exploramos os aspectos da manutenção da hidratação e dos eletrólitos no corpo.

ÁGUA | O NUTRIENTE NEGLIGENCIADO

A água é mais importante para a vida do que qualquer outro nutriente. As pessoas precisam de mais água por dia do que de qualquer outro nutriente, e conseguem sobreviver apenas alguns dias sem ela. Em contrapartida, a deficiência dos outros nutrientes, inclusive de carboidrato, gordura e proteína, pode levar semanas, meses e até mesmo anos (no caso de algumas vitaminas e minerais) antes de produzir sinais/sintomas visíveis.

Em conformidade com o que foi observado anteriormente, embora a água constitua em média 60% do peso corporal, a composição do corpo exerce influências sobre a porcentagem exata de água no corpo. A água representa cerca de 75% da massa tecidual magra e apenas 25% ou menos da massa de gordura. Desse modo, a porcentagem maior de tecido magro e a menor porcentagem de tecido adiposo resultam em proporção mais alta de água em todo o corpo. Geralmente, isso implica um menor percentual de água na composição da massa corporal total em mulheres, obesos e idosos devido ao percentual mais baixo de tecido magro e mais alto de tecido adiposo.

Da perspectiva do desempenho físico, o volume de água adequado no corpo é vital. Mesmo pequenos graus de desidratação ou perda hídrica são capazes de causar declínios no desempenho físico. Por exemplo, o desempenho de *endurance*[10,36] e as habilidades de basquetebol[13] são comprometidos com a redução de até mesmo 2% do peso corporal em decorrência de perda hídrica. Assim, a manutenção da hidratação

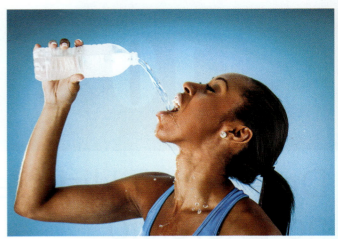

FIGURA 10.1 Ingestão de água e exercício. Beber água antes, durante e depois do exercício físico é importante para manter a hidratação e repor os líquidos perdidos. No entanto, é preciso ter cuidado para não ingerir água demais, pois isso pode levar à hipervolemia, uma condição clínica grave caracterizada por volume excessivo de líquido no sangue, com consequente diluição dos eletrólitos. As corridas de maior duração, muitas vezes, podem fazer com que as pessoas bebam muita água. É importante repor os líquidos perdidos. (Ver referência 34.)

normal e a prevenção de desidratação significativa são considerações importantes para a manutenção do desempenho físico ideal (Figura 10.1).

Importância da água no corpo

Como a água compõe uma alta porcentagem da massa corporal total, pode-se deduzir que atue em muitas funções importantes no corpo, o que de fato acontece. A água é o líquido no qual ocorre o processo da vida. Algumas funções da água no corpo são bastante óbvias, enquanto outras não o são. A seguir, algumas delas:

- Forma a parte líquida do sangue que transporta nutrientes, escórias metabólicas, oxigênio e células imunes pelo corpo
- Participa de muitas reações metabólicas (Capítulo 2)
- Atua como solvente para proteínas, glicose, vitaminas, minerais e muitas outras moléculas pequenas, permitindo que participem das reações metabólicas
- Constitui a parte líquida do suor, o qual é necessário para a manutenção da temperatura corporal normal em ambientes quentes
- Leva o calor das partes internas do corpo para a superfície da pele, o que é imprescindível para a conservação da temperatura corporal normal
- É o componente principal do lubrificante das articulações
- É o constituinte mais importante do líquido cerebrospinal e do humor vítreo
- Durante a gravidez, é o principal componente do líquido amniótico no útero

Visto que a água exerce tantas funções importantes no corpo, é essencial manter o **equilíbrio hídrico** adequado, o qual constitui o equilíbrio entre o aporte e a perda de água.

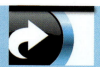

Boxe 10.1 Você sabia?
A ingestão de água recomendada está relacionada com a atividade metabólica

Devido à relação entre perda hídrica e atividade física, a ingestão recomendada de água baseia-se no gasto energético.[26] Assim, a ingestão adequada (IA) de água pode ser calculada se o gasto energético total for conhecido.

Ingestão adequada de água

Para adultos: 1,0 a 1,5 mililitro de água por quilocaloria gasta.
Para atletas: 1,5 mililitro de água por quilocaloria gasta (4,2 a 6,3 mililitros por quilojoule gasto).

Isso resulta na seguinte recomendação de ingestão total de água para um atleta que metaboliza 3.500 quilocalorias por dia:

3.500 quilocalorias × (1 a 1,5 mℓ de água) = 3.500 a 5.250 mL (ou 3,5 a 5,25 litros) de ingestão total diária de todas as fontes (alimentos* e líquidos).

Ou converta litros em quartos:†

1 ℓ = 1,06 quarto
3,5 a 5,25 ℓ × 1,06 quarto/ℓ = 3,71 a 5,565 quartos

*Lembre-se de computar a provável contribuição de aproximadamente 20% das fontes sanguíneas.
†1 quarto = 1,10122094272 ℓ.

Equilíbrio hídrico

A água é levada para o interior do corpo na forma não apenas líquida, como no leite, sucos de fruta e água propriamente dita, mas também nos alimentos. Por exemplo, alimentos como camarão, banana, milho e batata contêm entre 70 e 79% de água. Outros alimentos contêm porcentagens menores. A pizza, por exemplo, tem 40 a 49% de água, enquanto os biscoitos e cereais apresentam valores entre 1 e 9%. Outra fonte de pequenos volumes de água surge das reações metabólicas, a chamada **água metabólica** (Capítulo 3). A determinação do volume de água que deve ser ingerido todos os dias é difícil, pois pode variar de maneira drástica de acordo com o exercício físico realizado, com a composição corporal, com a temperatura e a umidade do ambiente. No entanto, devido à associação da perda hídrica com a atividade física, os especialistas recomendam que a ingestão esteja correlacionada com o gasto energético diário (Boxe 10.1).

O corpo perde aproximadamente 2,5 litros por dia. Grande parte dessa perda ocorre pela **urina**, que elimina escórias metabólicas e outros tipos de escórias (Tabela 10.1). Um volume significativo de água também é perdido na forma de suor; pelas **fezes**, resíduos sólidos excretados pelo sistema digestório; e pelo que é chamado de **perda hídrica insensível** (i. e., a água evaporada do sistema respiratório e a água que continuamente se difunde para a superfície da pele mesmo quando a pessoa não está suando). Com o exercício, a maior parte da perda hídrica é causada pelo suor, cujo objetivo é resfriar o corpo.

Para manter a hidratação normal, a ingestão hídrica total precisa corresponder à perda hídrica total. Se a ingestão de água for maior que a perda, a micção se intensifica a fim de conservar a hidratação normal. Logo, para manter o nível de hidratação normal, ou a **euidratação**, a ingestão de água deve ser igual à perda (no Boxe 10.4, consulte a determinação do estado de hidratação). Conhecer a taxa de sudorese de uma pessoa também fornece informações práticas importantes sobre o volume de água que ela precisa beber (Boxe 10.2). Nem todas as taxas de sudorese dos indivíduos são as mesmas, portanto, cada pessoa precisa calcular a sua própria (as taxas de sudorese normais durante o exercício variam de 0,8 a 1,4 litro/h). Se a ingestão hídrica não for igual à perda, ocorre a **hipo-hidratação**, ou perda de água, que resulta em desidratação, o que pode causar declínio do desempenho físico,

Tabela 10.1 Perda hídrica *versus* ingestão hídrica típica.

Perda hídrica	Mililitros	Ingestão	Mililitros
Urina	500 a 1.400	Líquidos	500 a 1.500
Suor	400 a 900 (com exercício)	Alimentos	700 a 1.000
Fezes	150	Água metabólica	200 a 300
Perspiração insensível	350		
Total por dia	1.400 a 2.800	Total por dia	1.400 a 2.800

Revisão rápida

- A água é um nutriente essencial para muitas funções corporais
- A água representa cerca de 60% da massa corporal de um adulto
- A desidratação (até mesmo 2% da perda de massa corporal total) pode comprometer o desempenho físico
- A manutenção da euidratação depende da conservação do equilíbrio hídrico, no qual a ingestão hídrica é igual à perda
- É importante conhecer a taxa de sudorese para determinar a quantidade de água que o indivíduo precisa ingerir durante e depois de uma atividade.

Boxe 10.2 Aplicação da pesquisa
Cálculo da perda de suor

- Pese-se sem roupas antes do exercício (1 g = 1 mℓ)
- Pratique seus exercícios usuais (p. ex., corrida ou pedalada de 30 minutos)
- Registre a quantidade de líquido que você ingeriu em mililitros
- Após o exercício, pese-se sem roupas após secar o suor.

Para calcular sua taxa de sudorese, faça os seguintes cálculos:

Taxa de sudorese (mℓ/h) = (peso corporal pré-exercício [g] + ingestão de líquidos [mℓ]) – (peso corporal pós-exercício) horas em que você se exercitou.

Usando esse cálculo, é possível saber quanto de líquido o indivíduo precisa ingerir durante e depois do exercício. Lembre-se de que as condições ambientais, a intensidade do exercício e o nível de hidratação antes do exercício influenciam a perda de suor. Conhecer a taxa de sudorese também ajuda a não ingerir líquido em excesso.

Aplicação do conhecimento

Sandy pesa 57 kg, sai para correr por 1 hora e bebe 360 mℓ de água. Após o trabalho, ela pesa 54,5 kg. Qual é a sua taxa de sudorese? Sua ingestão hídrica foi suficiente para compensar a perda? Quanto de água ela precisaria beber após a prática do exercício?

---

problemas de saúde e até mesmo a morte caso a desidratação seja grave. Nas seções seguintes, exploramos os vários fatores relacionados com o movimento de água no corpo e a manutenção da *euidratação*, definida como a manutenção da água corporal normal.

ELETRÓLITOS

As substâncias dissolvidas na água do corpo estão intimamente ligadas à manutenção da hidratação e ao controle do movimento hídrico no corpo. A distribuição da água não é uniforme entre os tecidos corporais, e para conservá-la nos tecidos onde é necessária e controlar o movimento hídrico para esses tecidos, as células precisam ter a capacidade de regular o movimento dos eletrólitos. O que é um eletrólito? Quando um sal mineral, como o cloreto de sódio (NaCl), se dissolve em água, ele se dissocia em moléculas carregadas, que são chamadas de **íons**. No caso do NaCl, o resultado é um íon Na^+ com carga elétrica positiva e um Cl^- com carga negativa. Os íons de carga positiva são chamados de **cátions** e os de carga negativa são denominados **ânions**. A água pura não apresenta boa condução de corrente elétrica, mas, se houver íons dissolvidos nela, a eletricidade é conduzida com facilidade. Assim, os sais minerais que se dissolvem em água e produzem íons são chamados de **eletrólitos**. Em virtude de suas cargas elétricas, os eletrólitos são essenciais para o funcionamento adequado dos tecidos excitáveis, como os neurônios e as fibras musculares.

As membranas celulares são seletivamente permeáveis, o que quer dizer que a membrana permite a passagem de algumas moléculas, mas não de outras, e controla o movimento dessas moléculas. Alguns eletrólitos, como sódio (Na^+), cálcio (Ca^{2+}) e cloreto (Cl^-), são predominantemente encontrados fora das células, enquanto outros, como magnésio (Mg^{2+}) e potássio (K^+), são predominantemente encontrados dentro das células.

Os eletrólitos são importantes no corpo também porque criam a força para manter a água onde é necessária e para movimentá-la de um lado da membrana para o outro. Moléculas de água (H_2O) apresentam carga elétrica global de 0. Entretanto, o oxigênio da molécula de água revela carga discretamente negativa, enquanto os hidrogênios apresentam carga levemente positiva. Cátions e ânions apresentam carga elétrica e, devido à natureza polar das moléculas de água, ambos atraem grupos de moléculas de água para o seu redor. Se as concentrações de eletrólitos, proteínas e outras substâncias em um dos lados da membrana celular permeável à água estiverem elevadas, a água passará pela membrana para o lado de concentração mais alta. Esse movimento da água continuará até chegar à igualdade de concentração das substâncias nos dois lados da membrana (Figura 10.2). A força criada para arrastar a água pela membrana nessa situação é chamada de **pressão osmótica**. As células não controlam o movimento da água de maneira direta, mas sim indiretamente, regulando o movimento eletrolítico para dentro e para fora das células, uma vez que a água acompanha os eletrólitos. Um mecanismo bem conhecido pelo qual as células regulam o movimento de eletrólitos é a bomba de sódio e potássio nas membranas celulares dos neurônios (ver Capítulo 5).

Equilíbrio eletrolítico

A concentração eletrolítica precisa permanecer relativamente constante dentro das células e entre elas para que a função normal dos tecidos corporais seja mantida. Por isso, a manutenção das concentrações intracelular e extracelular de eletrólitos para função corporal ótima ou **equilíbrio eletrolítico** corporal precisa ser controlada. O equilíbrio eletrolítico é controlado basicamente pelos rins e pelo sistema digestório. Se o conteúdo de sódio no corpo for baixo, os rins o conservam, reabsorvendo-o e diluindo a urina. Além disso, na medida em que sódio é reabsorvido, potássio é excretado. Essa função dos rins é regulada por mecanismos hormonais, como a produção de **aldosterona** pelas glândulas suprarrenais, que

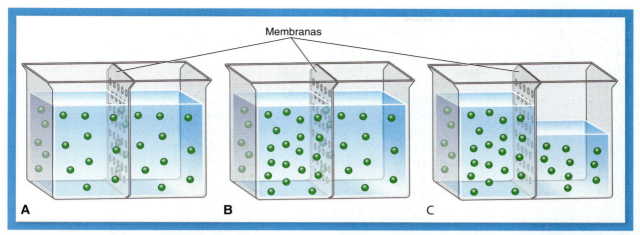

FIGURA 10.2 Eletrólitos e pressão osmótica. A. Se uma membrana permeável à água separa dois volumes de água com concentrações iguais de eletrólitos, a tendência é de que a água não se desloque de um lado para outro. **B**. Se mais eletrólitos forem adicionados a um lado da membrana, a concentração de eletrólitos ficará maior em um dos lados da membrana. **C**. Se a membrana for permeável à água, a água conseguirá atravessar a membrana nos dois sentidos. Entretanto, a água tende a atravessar para o lado de concentração mais alta de eletrólitos até que as concentrações de eletrólitos nos dois lados da membrana se igualem. Pressão osmótica é o potencial de pressão necessário para evitar o movimento de água pela membrana em direção ao lado com maior concentração de eletrólitos.

estimula a reabsorção de sódio de volta para a circulação sanguínea (Capítulo 8). Desse modo, se a concentração de sódio corporal for baixa, as glândulas suprarrenais produzem mais aldosterona, o que resulta em conservação de sódio.

Os sucos digestivos no sistema digestório contêm minerais. (Lembre-se de que os sais minerais se dissolvem em água, formando eletrólitos.) Esses minerais, bem como os do líquido ingerido, são absorvidos para a circulação sanguínea pelo intestino delgado para atender às necessidades do corpo. Se a concentração de um determinado mineral no corpo estiver baixa, mais desse mineral é absorvido pelo intestino delgado. Mais uma vez, o equilíbrio eletrolítico, que constitui a quantidade de eletrólitos perdidos e ganhos pelo corpo, é normalmente mantido em equilíbrio pelo sistema digestório e pelos rins. Com o exercício, o aumento do volume de suor contendo eletrólitos exige uma combinação de maior conservação pelos rins e maior absorção pelo intestino delgado de eletrólitos para garantir a manutenção do equilíbrio eletrolítico. Quando a capacidade do corpo de manter o equilíbrio é sobrepujada, é provável que disfunções e lesões graves ocorram, com possibilidade de morte em casos extremos. Na maioria dos casos, complementando a impressionante capacidade do corpo de conservar o equilíbrio eletrolítico, os ajustes preventivos na dieta são suficientes para minimizar os riscos dos desequilíbrios eletrolíticos.

Conteúdo eletrolítico do suor

O suor é um líquido **hipotônico**, o que quer dizer que apresenta pressão osmótica menor que a do sangue. O termo **isotônico** designa que uma substância tem pressão osmótica igual à do sangue, enquanto **hipertônico** quer dizer que um meio apresenta pressão osmótica mais elevada que a do sangue. O suor é hipotônico e, portanto, tem concentração de eletrólitos inferior à do sangue, mas contém alguns eletrólitos. Quando as taxas de sudorese são extremamente altas, como ocorre durante atividade intensa em ambiente quente e úmido, até 3 a 4 kg/h de peso corporal ou 3 a 4 litros/h de suor podem ser perdidos por algumas pessoas.[24] A aclimatação ao calor inclui adaptações como taxa de sudorese mais alta, aparecimento mais precoce da sudorese, aumento do volume plasmático de repouso e redução do teor eletrolítico do suor.[22,30] Embora o volume de suor possa aumentar com a aclimatação, menos eletrólitos são perdidos por volume de suor para ajudar a manter o equilíbrio eletrolítico, mas alguns eletrólitos o são. Para manter o equilíbrio eletrolítico, conforme descrito anteriormente, o sistema digestório e os rins são altamente capazes de conservar os eletrólitos a fim de evitar a ocorrência dos desequilíbrios eletrolíticos.

Normalmente, a sudorese não implica necessidade de ingestão adicional de sais (os alimentos que comemos normalmente são ricos em sal). Além disso, as taxas de sudorese são tipicamente inferiores a 1,5 litro/h, o que resulta em perda hidreletrolítica menor do que os valores extremos relatados com a atividade intensa em ambientes quentes e úmidos. Se séries sucessivas de exercícios de longa duração, como o treinamento para triatlo ou maratona, forem realizadas em ambiente quente, pode-se ingerir sais adicionais na forma de alimentos levemente salgados ou líquidos que contenham eletrólitos, inclusive várias bebidas esportivas. No entanto, na maioria das vezes, a perda de eletrólitos pela sudorese pode ser compensada com a conservação dos eletrólitos pelo sistema digestório e pelos rins. A manutenção das concentrações minerais plasmáticas normais nos atletas que competem na corrida de motociclismo de 20 dias em ambientes quentes e úmidos sem ingestão de suplementos minerais é um exemplo do nível de eficiência dos órgãos que retêm eletrólitos e dos processos corporais.[14]

Conteúdo eletrolítico da urina

Conforme já descrito, ao longo do tempo o conteúdo urinário de eletrólitos varia a fim de garantir o equilíbrio eletrolítico. Durante o exercício, há uma correlação linear negativa entre intensidade do exercício expressa em percentual de consumo de oxigênio máximo e excreção de sódio na urina.[24] Assim, conforme a intensidade do exercício aumenta, a excreção de sódio diminui de modo que a excreção máxima de sódio é de apenas 10 a 20% do valor de repouso. A redução da excreção de sódio decorre de dois fatores importantes. Um deles é que menos sódio é excretado por litro de urina. O outro é que o débito urinário aumenta do valor de repouso (1 mℓ/min) para o de exercício leve (25% do $\dot{V}O_{2máx.}$, 1,2 mℓ/min), porém, depois disso, diminui ao longo do exercício moderado (40% do $\dot{V}O_{2máx.}$, 0,75 mℓ/min) e pesado (80% do $\dot{V}O_{2máx.}$, 0,3 a 0,5 mℓ/min). Durante o exercício intenso e moderado, menos urina total é produzida e as concentrações eletrolíticas são menores na urina que é produzida. Consequentemente, as reservas de eletrólitos do corpo são conservadas.

Mecanismo da sede

Sede é o desejo consciente de ingerir líquido que está envolvido na manutenção da hidratação e do equilíbrio hídrico. O estímulo à ingestão de líquidos é controlado por várias áreas do hipotálamo que captam a osmolalidade do plasma. Essas áreas também recebem informações a respeito da concentração de sódio extracelular do encéfalo e do líquido cerebrospinal e sobre o volume de líquido extracelular, além, possivelmente, dos receptores periféricos que percebem a osmolalidade.[24] Quando há perda de água corporal, a concentração de substâncias dissolvidas no sangue e em outros líquidos corporais aumenta, estimulando o mecanismo da sede que produz o estímulo à ingestão de líquidos. À medida que líquido é ingerido, a concentração das substâncias dissolvidas volta ao normal e o estímulo diminui. Um dos primeiros sinais de desidratação parcial é a sensação de "boca seca", que estimula a ingestão hídrica.[24]

Quando o mecanismo da sede é ativado ou existe um estímulo à ingestão hídrica, a desidratação parcial já ocorreu. A hidratação dos seres humanos é considerada lenta, o que quer dizer que o mecanismo da sede não promove a restauração do equilíbrio hídrico rapidamente. O volume total da ingestão líquida em um período de 3 horas de reidratação após o exercício, em geral, repõe apenas 60 a 70% do líquido perdido.[24] Além disso, parte do líquido ingerido após o exercício será eliminada na forma de urina. Esses fatores indicam que mais líquido precisa ser consumido do que a quantidade solicitada pelo mecanismo da sede para que a manutenção do equilíbrio hídrico a longo prazo seja possível. Além disso, como a resposta de sede é lenta e é desencadeada apenas após a ocorrência da desidratação parcial, é prudente a ingestão de líquidos antes de o atleta iniciar a sessão de exercícios e durante a mesma.

Revisão rápida

- Os eletrólitos criam a pressão osmótica que mantém a água onde é necessária e promove a passagem de água de um lado da membrana para o outro
- O movimento da água para dentro e para fora das células é regulado pelo controle do movimento dos eletrólitos através das membranas celulares
- O equilíbrio eletrolítico é mantido em equilíbrio pelo sistema digestório e pelos rins
- Os eletrólitos perdidos no suor são predominantemente sódio e potássio
- O conteúdo de eletrólitos da urina varia para ajudar a conservar o equilíbrio eletrolítico e diminui conforme a intensidade do exercício aumenta de leve a pesado
- Quando o mecanismo da sede humana é ativado, já ocorreu desidratação parcial.

FISIOLOGIA DA DESIDRATAÇÃO DURANTE O EXERCÍCIO

Agora que entendemos a importância da água e dos eletrólitos para o funcionamento do corpo, podemos considerar os efeitos fisiológicos da desidratação. Em primeiro lugar, vamos revisar como acontece a desidratação. Durante o exercício, a desidratação mais frequentemente é consequência da perda de água pelo suor. A sudorese é o mecanismo corporal de dissipação de calor derivado da maior taxa metabólica observada durante a prática do exercício. A efetividade da sudorese no resfriamento do corpo depende da umidade relativa do ar, sendo mais efetiva em ambientes mais secos, por evaporar mais rapidamente, removendo, desse modo, o calor do corpo. A perda hídrica ocasionada pela sudorese decorre não apenas das glândulas sudoríferas, mas também dos compartimentos intra e extracelulares, inclusive do plasma, bem como do tecido muscular, da pele, dos órgãos internos e até mesmo dos ossos, com pouca água proveniente do encéfalo e do fígado.[31] Em seguida, vamos considerar como a desidratação acarreta o declínio dos desempenhos aeróbio e anaeróbio, explorar alguns exemplos de desidratação em esportes específicos e reconhecer fatores que aumentam a suscetibilidade à desidratação.

Desidratação acarreta declínio do desempenho

A desidratação pode resultar em diminuição do desempenho das atividades aeróbias e anaeróbias. No entanto, os níveis de desidratação necessários para causar impacto sobre o desempenho aeróbio e anaeróbio são distintos. As diferenças nas respostas fisiológicas às atividades aeróbias e anaeróbias, juntamente com os fatores ambientais, ajudam a explicar essa diferença.

Efeito da desidratação sobre a capacidade aeróbia

A desidratação pode comprometer as capacidades aeróbias. Os praticantes de atletismo que desidratam até 2% da massa corporal total revelam declínios no desempenho nas corridas de 5.000 e 10.000 metros de cerca de 5% e 3%, respectivamente,[2] enquanto os corredores de *endurance* com desidratação de até 1,6% da massa corporal total apresentaram tempos significativamente inferiores no segundo e terceiro dos três quilômetros da corrida separados por 1 minuto de 42 segundos (3,3 %) e 52 segundos (3,9%), respectivamente.[25] Em outro estudo, remadores com desidratação de 5% da massa corporal total mostram aumento de 22 segundos nos tempos necessários para completar uma corrida de 2.000 metros.[7] Esses declínios no desempenho fazem diferença na hora de ganhar ou perder a competição e ressaltam a necessidade de manter a euidratação dos atletas para que eles alcancem as capacidades ideais de *endurance*.

O desempenho e as capacidades aeróbias dependem da manutenção do débito cardíaco para que oxigênio suficiente seja fornecido e as escórias metabólicas sejam removidas dos tecidos metabolicamente ativos. Além disso, é preciso que o calor seja dissipado e o uso correto dos substratos metabólicos seja mantido para que as capacidades aeróbias sejam as ideais. Durante a atividade física, a sudorese aumenta a uma proporção que depende, em parte, do ambiente no qual a atividade é realizada. Por exemplo, em ambientes quentes e úmidos, a taxa de sudorese da maioria das pessoas durante a atividade física pode ser tão alta quanto 2 litros por hora.[32,34] Ademais, a taxa de sudorese pode variar muito nas diferentes atividades, mas continuar sendo suficiente para induzir à desidratação. Por exemplo, as taxas de sudorese são de aproximadamente 0,79 litro por hora durante o polo aquático, porém são de até 2,37 litros por hora no *squash* competitivo.[32] Portanto, a desidratação não é uma preocupação apenas de atletas como maratonistas e ciclistas de estrada que competem no que tipicamente é considerado atividade aeróbia, mas também de todos os envolvidos na ampla variedade de atividades que depende do metabolismo aeróbio e das capacidades aeróbias para o desempenho.

Com a desidratação o volume plasmático diminui, ocasionando redução do volume sistólico e aumento da frequência cardíaca na tentativa de manter o débito cardíaco (débito cardíaco = frequência cardíaca × volume sistólico). Por exemplo, em média, durante um evento de *endurance*, a frequência cardíaca aumenta 3 a 5 batimentos por minutos por cada 1% de perda de massa corporal devido à desidratação,[8] mas pode chegar a 6 batimentos por minuto para cada 1% de perda da massa corporal.[9] A desidratação também promove o aumento da resistência vascular sistêmica decorrente da vasoconstrição. Com o progresso da desidratação, o débito cardíaco e a pressão arterial média podem cair.[8,34,35] Quando combinados com a desidratação, esses fatores elevam o estresse cardiovascular, ou o trabalho que o coração precisa realizar para bombear o débito cardíaco suficiente em uma dada carga de trabalho particular, como determinado ritmo de corrida durante uma maratona. Em resumo, na medida em que o nível de desidratação cresce, o mesmo acontece com o estresse cardiovascular.

Outro fator que afeta as capacidades aeróbias com a desidratação é o aumento da temperatura corporal ou **hipertermia**.[5,8,16,23,34] Com a desidratação, o fluxo de sangue para a pele diminui e a taxa de sudorese cai, ambos reduzindo a capacidade de dissipação de calor,[5,8,11] resultando, por fim, em hipertermia. Em consequência das funções intrinsecamente conectadas dos sistemas circulatório e termorregulador do corpo, é provável que a hipertermia e a desidratação exerçam efeitos negativos na função fisiológica e no desempenho.[16,35]

A alteração da função metabólica é outra consequência da desidratação, conforme indica o aumento da dependência do carboidrato na forma de glicogênio muscular como substrato metabólico e a elevação dos níveis de lactato sanguíneo em uma carga de trabalho específica.[5,8,34] As concentrações sanguíneas de glicose podem não ser afetadas ou apenas discretamente reduzidas quando se está desidratado.[5] Esses fatores podem acarretar declínio das capacidades de *endurance* devido à fadiga resultante da depleção de glicogênio e do aumento da acidez (Capítulo 3).

Há, ainda, outros fatores que podem ocasionar o declínio do desempenho de *endurance* quando o indivíduo está desidratado. As escalas de percepção do esforço (EPE) aumentam quando a mesma carga de trabalho é realizada em situação de desidratação.[8] A função cognitiva também é perturbada pela desidratação.[5,8,34] O aumento da percepção de esforço e a diminuição da função cognitiva podem reduzir o desempenho de *endurance*, atenuando a motivação ao exercício e afetando as decisões durante a competição, como as estratégias de corrida.

Todos os fatores supramencionados interagem e contribuem para o declínio da capacidade aeróbia ou do desempenho de *endurance* quando o indivíduo está desidratado, e maior é o comprometimento da capacidade aeróbia conforme a desidratação aumenta (Figura 10.3). Em geral, a literatura mostra que a desidratação superior a 2%[34-36] ou 3%[8] da massa corporal diminui a capacidade aeróbia e de potência aeróbia no ambiente úmido, ameno a quente. No entanto, nem todas as conclusões das pesquisas sobre essa questão são uniformes, e podem ser observadas respostas individuais. Por exemplo, ultramaratonistas por lazer durante uma corrida de 100 km perderam, em média, 2,6% da massa corporal total e concluíram a corrida em 12 horas e 14 minutos. Vale a pena mencionar que os corredores mais rápidos perderam muito mais massa corporal e beberam muito mais líquido durante a corrida.[29] Além disso, a desidratação parece ter um menor impacto no desempenho aeróbio em um ambiente frio, como pode ser observado no *ski cross-country*, no qual uma perda de 3% da massa corporal exerce pequeno impacto sobre o desempenho do exercício aeróbio.[34] Esses achados sugerem que esse é o impacto negativo exercido pela desidratação sobre a termorregulação que é essencial na modificação do desempenho do exercício.

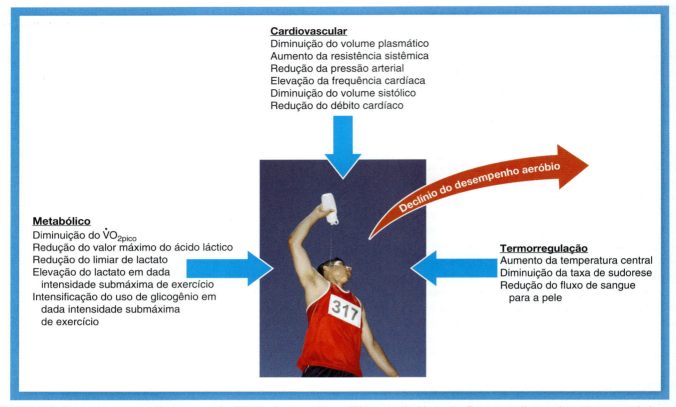

FIGURA 10.3 Muitos fatores contribuem para o declínio do desempenho aeróbio com a desidratação. Fatores cardiovasculares, termorreguladores e metabólicos contribuem para a diminuição das capacidades de desempenho com a desidratação. Esses fatores podem agir de maneira independente ou coletiva para a redução no desempenho.

Efeito da desidratação na capacidade anaeróbia

Relatos sobre o efeito da desidratação sobre os níveis de força máxima e as capacidades de desempenho anaeróbio são inconsistentes; alguns estudos mostram reduções significativas e outros não revelam alterações importantes.[5,31,33,37,40] Chegou-se à conclusão de que reduções significativas de força não são aparentes quando a desidratação promove menos de 5% de redução da massa corporal total, e a desidratação que ocasiona mais de 5% de redução de massa corporal total resulta em decrementos de força significativos.[8,31] Também foi relatado que a desidratação em uma faixa de 3 a 4% da massa corporal resulta em redução da força em aproximadamente 2% e da potência em aproximadamente 3%.[19] Declínios na resistência muscular, como a capacidade de manter a força de preensão, são visíveis com a desidratação de 3 a 4% da massa corporal total.[8,40] O desempenho anaeróbio durante os esforços máximos de 30 segundos (teste de ciclismo de Wingate) não revela declínio significativo após a desidratação de 5% do peso corporal.[31] No entanto, desempenhos *endurance* de alta intensidade em atividades que duram de 30 a menos de 120 segundos sofrem reduções no desempenho de aproximadamente 10%.[19] Portanto, parece que as capacidades de força e anaeróbia são menos afetadas pela desidratação do que a capacidade aeróbia. Há, no entanto, um padrão de maior chance de redução do desempenho anaeróbio com graus maiores de desidratação e de variabilidade na redução do desempenho dependente do teste ou tarefa utilizado para medir a força, a potência e a perda da capacidade de alta intensidade (ou seja, ação isométrica, ação concêntrica, grupo muscular).

Inúmeros fatores podem explicar por que, em comparação com o desempenho aeróbio, as reduções de força e da capacidade anaeróbia relacionadas com a desidratação são inconsistentes. Primeiro, pode-se esperar que a diminuição do volume plasmático e, com isso, do débito cardíaco, resultante da desidratação afete negativamente o desempenho aeróbio, mas não o anaeróbio e de força, nos quais o aporte de oxigênio ao músculo ativo não é tão fundamental. Segundo, os decrementos da capacidade anaeróbia são mais prováveis quando o exercício e a exposição ao calor são usados para induzir à desidratação em oposição à restrição hídrica apenas.[33] Em terceiro lugar, é mais provável que os declínios do desempenho de força relacionados com a desidratação ocorram com as tarefas da região superior do corpo do que com as tarefas da região inferior.[33,37]

Embora o efeito da desidratação sobre o desempenho anaeróbio e de força máxima possa ser menos consistentemente mostrado em comparação com os efeitos sobre o desempenho aeróbio, os decrementos anaeróbios mostrados pelos atletas competitivos são importantes e podem dificultar o desempenho durante a competição. Além disso, atividades praticadas em ambientes quentes e úmidos justificam as precauções extras ao se considerarem os riscos combinados da desidratação e da hipertermia.

Exemplos de desidratação no esporte

A manutenção da euidratação é importante para o desempenho ideal de quase todos os tipos de atividade física. Isso inclui não apenas os eventos externos, em que grande umidade e calor afetam a taxa de sudorese, mas também as atividades e esportes realizados em ginásios quentes. Para minimizar a chance de desidratação em qualquer tipo de ambiente, volumes adequados de líquido precisam ser ingeridos durante a competição, principalmente se for mais longa do que 4 horas, bem como entre e durante as sessões de treinamento, principalmente se for realizada mais de uma sessão por dia, que conduzem à competição. Os líquidos consumidos devem conter eletrólitos (sódio e potássio) para ajudar a manter o equilíbrio hídrico entre os compartimentos intra e extracelular.[39] Em virtude das perdas obrigatórias na urina, o consumo de líquido após o treinamento precisa ser superior ao volume de suor perdido.[39] Recomenda-se, também, que 400 a 600 mililitros de água sejam ingeridos 2 horas antes do evento para que os rins tenham tempo de regular o volume de água corporal total antes do início da atividade.[11] Garantir a euidratação durante o treinamento, antes e durante a competição ajuda na produção do melhor desempenho possível em quase todos os tipos de atividade física extrema. Nos seguintes exemplos, exploramos as considerações sobre hidratação específica a um esporte em particular. Embora essas considerações sejam específicas ao exemplo, os conceitos também são aplicáveis a outros esportes e atividades. Todos os planos de hidratação devem ser individualizados para atender às demandas das atividades e dos indivíduos e devem ser tentados no treinamento anterior à competição principal.

Maratona

As capacidades de *endurance* em qualquer evento como uma maratona (42 km) são negativamente afetadas já pela pequena desidratação de 2% do peso corporal total. O objetivo principal da ingestão hídrica durante o evento é evitar a desidratação, sendo a reposição dos eletrólitos uma preocupação importante, porém secundária.

A massa corporal, a taxa de transpiração e as condições ambientais afetam a quantidade da ingestão líquida necessária para evitar a desidratação superior a 2% da massa corporal total. A consideração da massa corporal é especialmente importante para os corredores recreativos, cujas massas corporais podem variar bastante. Por exemplo, durante a maratona de 4 horas em condições de 28°C e 30% de umidade relativa do ar, um corredor de 50 kg com uma taxa de transpiração de 0,575 litro por hora que ingere 0,5 ℓ/h perderia em água corporal o equivalente a 0,6% da massa corporal total.[10] Entretanto, um corredor de 90 kg com uma taxa de transpiração de 1,15 ℓ/h que consome o mesmo volume de líquido tem perda hídrica equivalente a 2,9% da massa corporal total.

Se a maratona fosse realizada em condições ambientais de 14°C e 70% de umidade relativa do ar e a ingestão de líquido permanecesse como de 0,5 litro, o corredor mais leve ganharia massa corporal (2,6%), enquanto o mais pesado (−0,6%) não alcançaria 2% de perda de peso corporal total.

Tanto a ingestão de líquido programada (em pontos específicos na corrida) quanto aquela feita à vontade podem ser usadas na tentativa de manter a hidratação durante um evento. Muitos maratonistas, quando ingerem líquido à vontade, no entanto, não ingerem os volumes suficientes para evitar a perda hídrica de mais de 2% da massa corporal total.[10] Tanto a ingestão de líquido programada (água e bebidas esportivas podem ser intragáveis quando não se sente sede) como a ingestão voluntária (quando se sente sede é porque algum grau de desidratação já ocorreu) apresentam limitações quando aplicadas à ampla variedade das capacidades do corredor, às condições ambientais, taxa de transpiração e massa corporal, o que ressalta a necessidade de um plano de hidratação individualizado a ser posto em ação durante a competição, bem como do treinamento, desde que seja testado antes do evento principal.[10]

Luta livre

A luta livre é um esporte com categorias de peso que requer força e potência das regiões superior e inferior do corpo. Os lutadores normalmente perdem 5 a 6% da massa corporal total para se encaixar na classe. Para perder essa quantidade de peso, eles utilizam a combinação de restrição calórica e hídrica. Então, qualquer queda no desempenho pode ser decorrente de um desses fatores, ou da combinação deles. Lutadores mostraram decrementos no desempenho anaeróbio e de força após a hipo-hidratação de 5 a 6% do peso corporal.[17,20,45,46] Foi mostrado, ainda, que esse nível de hipo-hidratação não afeta as medidas agudas (ou seja, do mesmo dia) de desempenho específicas da luta livre.[38,41]

Embora os encontros isolados de lutadores sejam contestados na luta livre, todos os eventos importantes de luta ocorrem na forma de torneios, como as conferências regionais, os campeonatos nacionais e os Jogos Olímpicos. Assim, a resposta fisiológica expressa nos torneios é importante para o desempenho de um lutador. Após perder 6% da massa corporal total ao longo de 1 semana antes de um torneio simulado de 2 dias, os lutadores colegiados (National Collegiate Athletic Association Division I) mostraram decrementos em alguns testes, mas não em todos, relacionados com as habilidades de luta livre.[20] Os lutadores mostraram diminuições importantes na força de preensão e do "abraço de urso" (abraço de um extensômetro acolchoado usando uma empunhadura similar à derrubada na luta livre) antes de cada disputa em comparação com a medida basal realizada antes da semana na qual a perda de peso ocorreu (Figura 10.4). A força de preensão e do "abraço de urso" também se mostrou cada vez menor com o avanço do torneio simulado da 1ª à 5ª disputa. Entretanto, as medidas de força do quadril e da coluna, do tempo de movimento e do tempo gasto na transição da posição ajoelhada tradicional para a posição de pé não foram significativamente

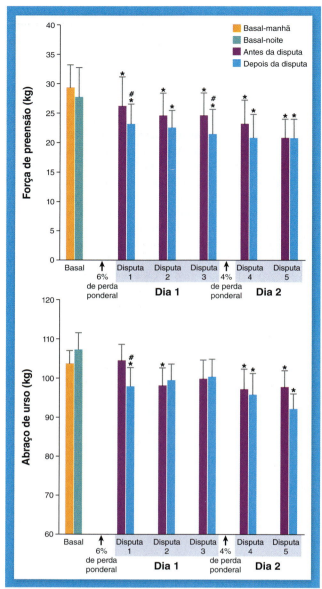

FIGURA 10.4 Após a perda ponderal, as medidas de força diminuem nos lutadores durante um torneio simulado. O torneio simulado consistiu em três combates no primeiro dia e em duas disputas no segundo dia de competição. As medidas basais foram obtidas antes da redução de 6% da massa corporal total durante a semana anterior ao torneio. *Diferença significativa das duas medidas basais (manhã e noite); #Diferença significativa dos valores correspondentes antes do confronto. (Adaptada de Kraemer et al.[20])

diferentes antes das cinco disputas em comparação com os valores basais. Houve, entretanto, alterações nessas medidas após os confrontos quando foram comparadas com as realizadas antes das disputas no torneio simulado. Em geral, durante o torneio simulado, diminuições importantes em algumas, mas não em todas, medidas fisiológicas foram mostradas. Essas reduções são consequência do efeito combinado da redução do peso, da desidratação e do molde da competição em torneio e provavelmente afetam a capacidade do lutador de manter o desempenho físico ao longo do torneio.

Esportes coletivos com bola | Basquetebol e futebol

A desidratação pode afetar o desempenho em esportes coletivos com bola praticados tanto *indoor* quanto *outdoor*. A queda das capacidades aeróbias pode diminuir o desempenho nos últimos estágios de uma disputa, o declínio das capacidades anaeróbias pode prejudicar a habilidade de *sprint* e a redução da força ou da potência pode atrapalhar a habilidade de saltar, aspectos importantes para o desempenho em esportes coletivos praticados com bola.

A desidratação também promove declínio do desempenho em atividades e habilidades específicas inerentes aos esportes coletivos com bola. No basquetebol, a desidratação dos jogadores equivalente a 2% da massa corporal total durante a sessão de 2 horas reduz de maneira significativa o percentual de arremessos combinados (de três pontos, lance livre) em 8%, a capacidade de repetição do *sprint* (corrida por toda a extensão da quadra) em 2%, e a habilidade de movimentação lateral em 5% em relação ao estado de euidratação mantido com ingestão de água.[13] O uso de bebidas esportivas com carboidrato e eletrólitos com o objetivo de manter a euidratação, no entanto, melhorou essas capacidades de maneira substancial em relação ao estado de euidratação mantido com água. A deterioração das habilidades no basquetebol, como treinamento de arremessos e arremessos realizados no jogo simulado, e da capacidade de movimentação lateral é progressiva com a acentuação da desidratação de 1 a 4% do peso corporal total.[4] Embora nenhuma redução significativa na porcentagem de arremessos ou porcentagem de arremesso livre na primeira metade de um jogo simulado tenha sido mostrada com desidratação igual a 1,9% da massa corporal total, a porcentagem de arremessos livres diminuiu em 8% na segunda metade do jogo simulado.[18] Como as capacidades aeróbias, o limiar de deterioração das habilidades do basquetebol parece ser da perda hídrica equivalente a 2% de perda da massa corporal total.[4]

Durante uma partida de futebol, os jogadores fazem *sprints* repetidos intercalados com curtos períodos de repouso. Esse tipo de exercício é imitado pelo teste Yo-Yo de recuperação intermitente, o qual consiste em corridas de 20 metros de velocidade crescente e constante, intercaladas por períodos de repouso de 10 segundos. Esse teste reproduz a quantidade de corridas de alta intensidade realizadas no jogo competitivo de futebol[21] e é diferente entre os jogadores de várias habilidades.[26] O desempenho no teste Yo-Yo de recuperação intermitente dos jogadores de futebol é cerca de 15% pior após a desidratação, equivalente a 1,5 a 2% da massa corporal total. Esses achados indicam que o desempenho no futebol cai com a desidratação.[15] A prevenção da desidratação nos esportes coletivos com bola ajuda a manter não apenas as capacidades gerais aeróbias e anaeróbias, mas também o desempenho das habilidades específicas do esporte.

Suscetibilidade à desidratação

Vários fatores predispõem os indivíduos ou grupos de pessoas à desidratação. Alguns deles são similares aos fatores predisponentes individuais a dificuldades termorreguladoras

(Capítulo 11). Fatores ambientais, como alta temperatura e umidade, que promovem taxas elevadas de sudorese, aumentam a chance de desidratação. Esses fatores são especialmente preocupantes em eventos de longa duração, como as maratonas, ou quando o treinamento ou a atividade física ocorrem em dias consecutivos[6] ou mais de 1 vez/dia, como 2 ou 3 sessões diárias praticadas no início de muitas temporadas esportivas. Atletas de esportes como judô, boxe, luta livre e levantamento de peso, os quais se desidratam parcialmente para se encaixar em determinada categoria de peso, também são suscetíveis a dificuldades com desidratação (Figura 10.5).[8,28,42,46] Os equipamentos de proteção usados em alguns esportes (como futebol americano, hóquei no gelo) podem interferir na perda de calor e, com isso, intensificar as taxas de sudorese, colocando os participantes em risco mais alto de desidratação.[6] Em alguns esportes (p. ex., futebol americano), os fatores mencionados anteriormente, como equipamento de proteção, uniforme de cor escura, alta temperatura e umidade podem interagir entre si, resultando em uma suscetibilidade muito alta à desidratação.

Fora do domínio esportivo, as pesquisas indicam que as doenças com manifestações de febre e diarreia aumentam a probabilidade de que surjam dificuldades relativas à desidratação durante a atividade.[6] Além disso, os indivíduos mais velhos podem ser mais suscetíveis à desidratação em função de diversos fatores.[6,34] A sensibilidade à sede diante de uma dada perda hídrica extracelular é atenuada com o envelhecimento, logo, ingere-se menos líquido. Os adultos mais velhos também demonstram menor capacidade de manter o volume plasmático adequado e a osmolalidade durante o exercício e a restauração da homeostase hídrica corporal após a privação de água é mais lenta. Ainda que, em geral, os indivíduos mais velhos sejam adequadamente hidratados, os fatores citados anteriormente os predispõem à desidratação durante o exercício, bem como quando expostos a ambientes quentes e úmidos. Quando um ou mais dos fatores predisponentes à desidratação já citados está presente, é imperativo avaliar o estado de hidratação e desenvolver de um plano de hidratação apropriado.

> ### Revisão rápida
>
> - A desidratação durante a atividade é, em parte, decorrente do aumento do metabolismo em relação ao repouso, que resulta em sudorese para dissipar calor
> - Os declínios no desempenho aeróbio ocasionados pela perda hídrica estão relacionados com o aumento do estresse cardiovascular e com a hipertermia
> - As explicações fisiológicas para os declínios no desempenho anaeróbio que acompanham a perda hídrica são inconsistentes e incertas
> - A desidratação pode piorar o desempenho em praticamente todas as atividades, desde a maratona ao levantamento de peso olímpico, bem como naqueles que demandam capacidades aeróbias e anaeróbias, como a luta livre e os esportes coletivos praticados com bola
> - A suscetibilidade à desidratação é maior diante de altas temperaturas e umidade, múltiplas sessões de treinamento por dia, participação em esportes com categorias de peso e naqueles que envolvem o julgamento subjetivo da imagem corporal, equipamentos de proteção que reduzem a perda de calor, uniformes de cor escura e diminuição da sensibilidade à sede ocasionada pelo envelhecimento.

MÉTODOS DE AVALIAÇÃO DA HIDRATAÇÃO

Devido aos potenciais efeitos negativos da desidratação sobre o desempenho atlético e a saúde, é importante conhecer o estado da hidratação. Os métodos de campo mais comuns de

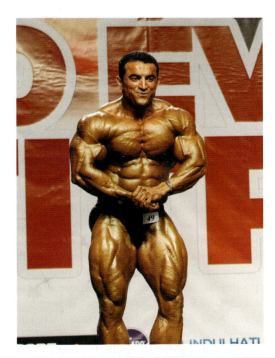

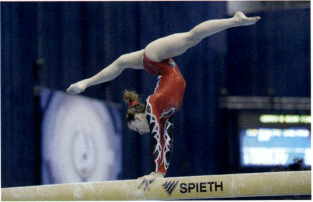

FIGURA 10.5 Esportes de massa corporal. Os praticantes de esportes que usam categorias de peso corporal ou julgamento da imagem corporal como parte das condições competitivas estão suscetíveis a desidratação e doenças, além de diminuição do potencial de desempenho.

monitoramento do estado da hidratação de atletas e entusiastas esportivos envolvem a avaliação do peso corporal ou da cor da urina. Embora ambas as metodologias tenham limitações, elas proporcionam maneiras fáceis e não invasivas de monitoramento da hidratação.[28] Métodos laboratoriais de determinação da hidratação incluem volume urinário, **densidade específica da urina** (a densidade da urina em comparação com a densidade da água); osmolalidade do plasma (a concentração de substâncias no plasma) e **osmolalidade urinária** (a concentração de substâncias na urina). Esses métodos de avaliação também podem ser usados para monitorar a hidratação de atletas, porém demandam treinamento e equipamentos apropriados.

Métodos de campo de avaliação da hidratação

A manutenção da massa corporal em mais ou menos 1% do seu valor basal indica estado de euidratação.[8,28] Os valores basais referem-se à determinação acurada da massa corporal em um estado de euidratação. Muitos atletas começam uma sessão de treinamento em um estado parcialmente desidratado, usando então a massa corporal antes do exercício obtida antes de uma sessão de treinamento visto que a massa corporal indicando euidratação não é acurada. As reduções do peso corporal superiores a 1% do peso corporal basal indicam acentuação da desidratação (Tabela 10.2). Para determinar com exatidão a massa corporal basal, pelo menos três medidas consecutivas da massa corporal realizadas com a pessoa despida de manhã cedo devem ser feitas após o indivíduo urinar e ingerir alimentos e líquidos à vontade na noite anterior. Entretanto, as mulheres podem precisar de mais de três medidas, uma vez que a fase do ciclo menstrual influencia o peso corporal.[32,34] Por exemplo, durante a fase lútea do ciclo menstrual (ver no Capítulo 8, "Estrogênios e ciclo menstrual"), a água total do corpo e, consequentemente, a massa corporal, pode aumentar até 2 quilos.[32,34] A massa corporal pós-exercício deve ser determinada sem roupa ou com um mínimo de roupas após a remoção de todo o suor. A perda percentual de massa corporal é calculada por meio da seguinte equação: massa corporal pré-exercício – massa corporal pós-exercício/massa corporal pré-exercício × 100. A perda da massa corporal durante

Tabela 10.2 Estado da hidratação: índices de massa corporal e cor da urina.

Hidratação	% de alteração de massa corporal	Cor da urina
Bem hidratado	± 1	1 ou 2
Desidratação mínima	– 1 a – 3	3 ou 4
Desidratação significativa	– 3 a – 5	5 ou 6
Desidratação grave	Superior a – 5	Superior a 6

Adaptada de Casa et al.[8]

a atividade também pode ser usada para calcular o volume de líquido que precisa ser ingerido para que o corpo retorne à massa de antes do exercício (Boxe 10.3). As mudanças nos hábitos alimentares, vômitos, micção e defecação, que afetam o peso corporal total, constituem as limitações desse método de cálculo do estado da hidratação.

A cor da urina também pode ser usada para fornecer indicações gerais sobre o estado da hidratação (Tabela 10.2 e, para o gráfico colorido, consulte Casa et al.[8]). A urina clara indica hidratação adequada, enquanto a cor cada vez mais escura revela aumento da desidratação.[3] A utilização da cor da urina na determinação do estado da hidratação apresenta várias limitações. O consumo de alguns suplementos, como polivitamínicos, especialmente aqueles com altas doses de vitaminas hidrossolúveis, pode resultar em escurecimento da urina. O consumo de líquido após uma sessão de exercícios responsável pela desidratação parcial resulta em intensificação da produção urinária muito antes do restabelecimento da hidratação. Quando a cor da urina é usada para ajudar a determinar o estado de hidratação, recomenda-se que a primeira amostra de urina produzida pela manhã ou que amostras de urina no estado de euidratação (reidratação) após o exercício sejam usadas na avaliação. A massa corporal total e a cor da urina têm precisão limitada para determinar o estado de hidratação. Entretanto, quando usadas em conjunto, oferecem valiosas informações a respeito do estado de hidratação.[32,34]

Boxe 10.3 Perguntas frequentes dos estudantes
Como é calculado o volume de líquido que precisa ser ingerido após o exercício?

Durante a atividade física, 2 quilogramas do peso corporal total são perdidos. Isso indica a perda ponderal em água de 2 quilogramas, excluindo a reposição hídrica durante a atividade. Que quantidade de líquido precisa ser ingerida antes da sessão seguinte de atividade física a fim de manter a hidratação?

2 kg = 2.000 g = 2.000 mℓ = 2 litros de líquido

(no sistema métrico 1 g = 1 mℓ)

1 copo = 0,24 ℓ

2 ℓ/0,24 copo = 8,3 copos = 2,1 quarto

Parte desse líquido ingerido entre as séries de exercício é eliminada na forma de urina, logo, precisa ser ingerido um volume maior do que o calculado. O líquido deve ser consumido em pequenos volumes, começando imediatamente após o exercício.

> **Revisão rápida**
>
> - Os métodos laboratoriais de avaliação da hidratação são mais precisos do que os métodos de avaliação de campo, porém não são acessíveis ou práticos em muitas situações
> - Os métodos de campo de avaliação da hidratação de redução da massa corporal durante a atividade e da cor da urina podem fornecer informações valiosas a respeito do estado de hidratação
> - Os métodos laboratoriais de avaliação da hidratação mais comuns são osmolalidade e densidade específica da urina.

Métodos laboratoriais de avaliação da hidratação

Os métodos de diluição que determinam a água corporal total por meio da medida da osmolalidade do plasma são as maneiras mais acuradas, válidas e sensíveis de calcular o estado da hidratação.[32,34] Entretanto, não são práticos na maioria das situações. O volume urinário (a micção deve ser frequente e ter volume normal) pode ser usado como indicador geral do estado da hidratação, contudo é um pouco subjetivo e pode ser confundido pela ingestão de líquidos e outros fatores.[28,32,34] A densidade e a osmolalidade urinárias são os melhores indicadores do estado da hidratação. Essas medidas são quantificáveis e as mais usadas quando locais e pessoas qualificadas estão disponíveis para determinar o estado de hidratação (Boxe 10.4).[8,34]

HIPONATREMIA

Embora a ingestão insuficiente de água e outros líquidos possa resultar em desidratação, consumir muita água também é prejudicial. **Hiponatremia**, também chamada de "intoxicação hídrica", consiste em concentração sanguínea de sódio baixa (117 a 128 mmol/ℓ), tipicamente consequente à ingestão excessiva de água. Essa condição produz desequilíbrio osmótico, o que promove o movimento de líquido para o encéfalo, causando edema cerebral. O edema pode causar desorientação, confusão, fraqueza generalizada, crises epilépticas do tipo grande mal, coma e possivelmente morte.[11,12,25,34] Alguns especialistas apontam que a causa da baixa concentração de sódio no sangue seja a ingestão de grandes volumes de líquido com baixo conteúdo de sódio ao longo de várias horas (geralmente mais de 4 horas), o que pode ser exacerbado pela perda de sódio no suor.[12] Essa teoria da hiponatremia é o motivo pelo qual o sódio é incluído nas bebidas de reidratação, como as bebidas esportivas,[11] para minimizar a possibilidade de hiponatremia.[25] No entanto, outros especialistas apontam que a hiponatremia seja resultante da mobilização insuficiente das reservas de sódio no corpo em resposta à ingestão demasiada de grandes volumes hídricos ou movimento insuficiente das reservas de sódio no sangue em espaços intracelulares, o que reduz a concentração sanguínea assim como a osmolalidade sanguínea.[27] Esses especialistas sugerem que a hiponatremia pode ser evitada pela não ingestão de volumes exagerados de líquido durante o exercício.[27] Por outro lado, a hiponatremia pode ocasionar a perda demasiada de Na$^+$ (sódio) no suor. Por fim, é bastante provável que a baixa concentração de sódio no sangue decorrente do consumo excessivo de água exerça

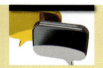

Boxe 10.4 Visão do especialista
Avaliação do estado de hidratação

LAWRENCE E. ARMSTRONG, PhD, FACSM

Professor, Human Performance Laboratory
Department of Kinesiology
University of Connecticut
Storrs, CT

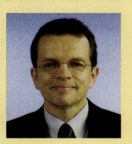

A boa saúde, a digestão, o metabolismo e o desempenho físico ideal requerem que se evite a desidratação. Por exemplo, a redução de 3 a 4% do peso corporal diminui a força e a potência muscular em cerca de 2% e 3%, respectivamente.[3] O mesmo nível de desidratação reduz o desempenho em atividades de *endurance* de alta intensidade (p. ex., corrida de distância) em aproximadamente 10%.

Como ganhos e perdas hídricas ocorrem de maneira contínua e a rede dos compartimentos hídricos corporais (p. ex., líquido intracelular ou extracelular, sangue circulante) é complexa, uma única medida é incapaz de representar com eficácia o estado da hidratação em todas as situações. Durante os períodos de treinamento ou competição, quando os compartimentos hídricos mudam continuamente, uma única medida dos líquidos corporais não é suficiente para fornecer informações válidas sobre a água corporal total e concentração dos líquidos corporais.[1]

Quando se deseja avaliar o estado de hidratação durante o treinamento físico ou as atividades diárias, a melhor abordagem envolve a comparação das informações produzidas por dois ou mais índices de hidratação. Os parágrafos seguintes descrevem cinco técnicas simples e baratas que podemos usar.

1. **Diferença de peso corporal.** A alteração do peso corporal é um método eficaz de avaliar a hidratação, sendo especialmente apropriado para medir a hidratação que ocorre ao longo de poucas horas. De maneira muito simples, a

redução do peso corporal é igual à perda hídrica (com correção do peso da ingestão alimentar e líquida, das perdas urinárias, fecais e da sudorese).

No cenário atlético, é preciso obter o peso corporal basal. Surpreendentemente, poucos indivíduos conhecem esse número tão importante. Um modo simples de descobrir o peso corporal basal é medi-lo em 5 ou 6 manhãs consecutivas após a evacuação, porém antes da alimentação. Quando três medidas se encontram na variação de 1 kg de cada uma em manhãs diferentes, o valor médio representa o peso corporal exato.

A urina é concentrada e o volume urinário é baixo quando o corpo está desidratado e conservando água. Quando há excesso temporário de água, a urina é diluída e abundante. Essas alterações nas características da urina fornecem três opções de avaliação do estado de hidratação.

2. **Volume urinário de 24 horas.** Colete toda a urina produzida ao longo do dia em um recipiente plástico limpo. Uma mulher saudável produz 1,13 litro de urina por dia, enquanto o homem sadio excreta 1,36 litro por dia. As crianças entre 10 e 14 anos de idade produzem proporcionalmente menos urina por dia, assim como os adultos com mais de 90 anos.
3. **Densidade urinária.** Coloque algumas gotas de urina na plataforma de um refratômetro portátil e aponte para uma fonte de luz. Esse dispositivo mede a densidade (massa por volume) da amostra de urina em relação à densidade da água. Todo líquido mais denso que a água revela densidade específica maior que 1,000. Nos estados de desidratação, a densidade específica da urina excede 1,030, porém, quando se consome água em excesso, os valores variam de 1,001 a 1,012. As amostras de urina normal variam de 1,013 a 1,029 nos adultos saudáveis.
4. **Cor da urina.** A cor da urina permite uma estimativa útil do estado de hidratação durante as atividades cotidianas. A leitura visual "amarelo-pálido" ou "cor de palha" indica que se encontra na faixa de 1% do peso corporal basal (ver item 1 neste boxe). Cores mais escuras (como amarelo-escuro, bronze) representam níveis crescentes de desidratação.[2]
5. **Sede.** A tensão fisiológica (i. e., temperatura corporal e frequência cardíaca muito mais elevadas) aumenta quando se perde apenas 1 ou 2% de peso corporal. Da mesma maneira, quando estamos com "um pouco de sede", ou com "sede moderada", estamos levemente desidratados em 1 ou 2% do peso corporal. Entretanto, é importante perceber que outros fatores podem influenciar a sede, inclusive o paladar, o volume e o conteúdo do líquido. Embora a sede ofereça uma estimativa do grau da desidratação, ela serve mais para nos lembrar de ingerir mais líquido.

A melhor abordagem

Durante as atividades diárias, quando os compartimentos hídricos estão constantemente flutuando (devido ao consumo nas refeições, às perdas urinárias e à sudorese), uma única técnica não fornece informações válidas sobre desidratação. A melhor abordagem envolve comparação das informações de dois ou mais dos índices de hidratação mencionados anteriormente. Quando métodos diferentes concordam, podemos confiar nas informações naquele momento. Se os resultados não concordarem, é sábio ingerir mais líquido e repetir as medidas após algumas horas. Mas lembre-se de não ingerir líquidos em demasia. O consumo excessivo de líquidos pode ocasionar doenças e até mesmo a morte em casos extremos.

Referências

1. Armstrong LE. Assessing hydration status: The elusive gold standard. *J Am Coll Nutr*. 2007;26(5):575S–584S.
2. Armstrong LE, Herrera Soto JA, Hacker FT, et al. Urinary indices during dehydration, exercise, and rehydration. *Int J Sport Nutr Exerc Metab*. 1998;8:345–355.
3. Judelson DA, Maresh CM, Anderson JM, et al. Hydration and muscular performance. Does fluid balance affect strength, power and high-intensity endurance? *Sports Med (New Zealand)*. 2007;37:907–921.

> ### Revisão rápida
>
> - A hiponatremia é a baixa concentração sanguínea de sódio, que resulta em movimento de líquido para o encéfalo, causando edema cerebral e desorientação, confusão, fraqueza generalizada, crises epilépticas do tipo grande mal, coma e, possivelmente, morte
> - A hiponatremia pode ser ocasionada por ingestão de volumes hídricos excessivos com baixo conteúdo de sódio, mobilização insuficiente das reservas de sódio em resposta à ingestão de grandes volumes de líquido ou o movimento inadequado das reservas de sódio no sangue para o compartimento intracelular, o que reduz a concentração sanguínea de sódio e a osmolalidade sanguínea.

efeitos semelhantes à baixa concentração sanguínea de sódio resultante de sudorese profusa e da perda de sódio concomitante. Quando competem em maratonas e ultramaratonas, as mulheres correm risco mais elevado de desenvolvimento de hiponatremia do que os homens.[1] Diversos possíveis fatores, psicológicos e fisiológicos, podem explicar o risco mais alto nas mulheres, porém a causa exata ainda não foi claramente explicada.[32,34] Seja qual for a causa específica da hiponatremia, sua ocorrência pode ser maior em atletas de *ultraendurance* que competem no calor, o que enfatiza a necessidade de planos de hidratação individualizados.[44]

MANUTENÇÃO DA HIDRATAÇÃO

A conservação da hidratação é importante para a manutenção do desempenho físico e depende não apenas da hidratação durante a atividade, mas também da ingestão de líquidos antes e depois da atividade, de modo que a redução do volume total de água corporal não ocorra conforme as séries sucessivas de exercício são realizadas. Em virtude dos muitos fatores que podem afetar a hidratação e a ingestão de líquidos, recomenda-se a elaboração de planos individualizados de hidratação a fim de evitar a perda de massa corporal superior a 2% durante a atividade.[34] Muitos fatores podem participar desse plano de hidratação individual, como a pressão que alguns atletas sofrem para "fazer peso" com o objetivo de competir em uma categoria de peso específica, o aumento da suscetibilidade à desidratação com base nas experiências passadas com isso e o estabelecimento das oportunidades de reidratação antes, durante e depois da atividade para ingestão hídrica. Diretrizes de hidratação foram desenvolvidas e podem servir de ponto de partida para a elaboração do plano de hidratação individualizado.

Diretrizes de hidratação

As diretrizes de hidratação foram desenvolvidas por profissionais preocupados com a manutenção do estado de hidratação saudável durante a atividade física. Os dois grupos de diretrizes ilustrados na Tabela 10.3 realmente apresentam alguma variabilidade com relação ao volume e ao momento da ingestão hídrica. No entanto, eles são congruentes nas principais questões de que o líquido deve ser ingerido antes, durante e depois da atividade; e mais líquido do que foi perdido (conforme calculado por alterações na massa corporal) precisa ser ingerido após a atividade para possibilitar o desempenho durante repetidos períodos de atividade. A elaboração de diretrizes universais é difícil, pois as taxas de sudorese são influenciadas por muitos fatores, inclusive diferenças nas taxas de sudorese individuais mesmo durante o mesmo tipo de atividade, distinções entre as taxas de sudorese específicas aos diferentes tipos de atividades (p. ex., correr uma maratona *versus* jogar futebol), tipo de roupa usada, estado do treinamento e condições ambientais como temperatura, umidade e vento.[8,34] Desse modo, as diretrizes devem ser vistas como um ponto de partida no desenvolvimento de planos individualizados e customizados de hidratação para determinada atividade.[8,34] Considera-se a necessidade de planos de hidratação individualizados ao se observar a ampla variação nas taxas de transpiração durante a atividade mostrada por alguns atletas e a taxa muito alta de até 4 ℓ/h de um maratonista de calibre internacional.

Os dois grupos de diretrizes estão de acordo quanto à questão de que todos os indivíduos devem começar a atividade no estado de euidratação e que devem tentar mantê-lo durante a atividade, enquanto recomendam a reidratação efetiva após a conclusão da atividade. Concordam, também, em outros aspectos importantes da conservação da hidratação. Primeiro, o líquido deve ser palatável, gelado (10°C a 15°C[8] ou de 15°C a 21°C[34]) e conter eletrólitos. Entretanto, para muitos atletas e atividades, alimentos ligeiramente salgados são suficientes para sustentar o equilíbrio hidreletrolítico apropriado. Embora a quantidade de líquido que deve ser consumida durante a atividade seja afetada pelo tipo de atividade realizada e pelas condições ambientais presentes, os líquidos devem estar prontamente disponíveis aos atletas durante todos os tipos de atividades em todas as condições climáticas.

Desenvolvimento do plano de hidratação

Os planos de hidratação individualizados devem ser desenvolvidos para manter a euidratação durante o treinamento e a competição. Conforme já explicitado anteriormente, os passos que podem ser dados em direção à conservação da hidratação envolvem ingestão hídrica antes, durante e depois do treinamento ou da competição (Boxe 10.5). As etapas apresentadas usam apenas massa corporal e cor da urina como indicadores do estado de hidratação, pois essas são medidas disponíveis na maioria das situações. Medidas laboratoriais mais sensíveis do estado da hidratação podem ser incorporadas ao plano de hidratação individualizado quando disponíveis. Os passos

Revisão rápida

- Em virtude dos muitos fatores que afetam a desidratação, planos de hidratação individualizados devem ser desenvolvidos
- As diretrizes de hidratação promovem a ingestão adequada de líquido antes, durante e depois da atividade física
- Após a atividade física, mais líquido deve ser ingerido do que o indicado pelo cálculo da massa corporal perdida durante a atividade
- Planos de hidratação individualizados devem incluir testes de campo do estado da hidratação que podem englobar testes laboratoriais do estado da hidratação e devem ser usados para manter a euidratação durante o treinamento e a competição.

Tabela 10.3 Diretrizes para o consumo de líquidos.

American College of Sports Medicine	National Athletic Trainers Association
Antes do exercício: 4 horas antes do evento, beba lentamente cerca de 5 a 7 mℓ/kg; se não houver produção de urina ou a urina for escura, 2 horas antes do evento, consuma cerca de 3 a 5ℓ/h	Antes do exercício: 2 a 3 horas antes do evento, beba aproximadamente 500 a 600 mℓ, 10 a 20 minutos antes do evento, consuma 200 a 300 mℓ
Durante o exercício: planos customizados são melhores; um bom ponto de partida é ingerir 0,4 a 0,8 ℓ/h durante o exercício extremo	Durante o exercício: beba 200 a 300 mℓ a cada 10 a 20 minutos
Após o exercício: se o tempo permitir, refeições e lanches normais com água suficiente restaurarão a euidratação; reidratação agressiva: beba cerca de 1,5 litro de líquido para cada quilograma de peso corporal perdido	Após o exercício: idealmente, em 2 horas, consuma líquido suficiente para repor o peso corporal perdido; reidratação rápida: ingira 25 a 50% mais líquido do que o suor perdido para compensar a perda urinária durante a reidratação

Boxe 10.5 Perguntas frequentes dos estudantes
Quais são os passos práticos que ajudam a manter a euidratação?

1. Determine a massa corporal pré-exercício exata usando, pelo menos, três medidas da massa corporal realizadas sem roupa após urinar e ingerir alimentos e líquidos à vontade.
2. Ao determinar a massa corporal pré-exercício, verifique o estado da hidratação usando a cor urinária (Tabela 10.2).
3. Se a cor da urina não indicar euidratação, não utilize essa medida da massa corporal antes do exercício no cálculo da média da massa corporal pré-exercício.
4. Utilize as diretrizes de hidratação antes, durante e depois do exercício (Tabela 10.3) para conservar a hidratação durante o treinamento e a competição.
5. Defina a massa corporal pós-atividade sem roupas após secar todo o suor.
6. Calcule o percentual de redução da massa corporal usando a seguinte equação: massa corporal pré-exercício – massa corporal pós-exercício/massa corporal pré-exercício × 100.
7. Ajuste a ingestão hídrica antes, durante e depois da atividade para apresentar percentual de perda de massa corporal em séries consecutivas de atividade de menos de 1%.
8. Verifique a euidratação usando a massa corporal e a cor da urina antes das sessões consecutivas de exercício.
9. Acerte a ingestão hídrica antes, durante e depois da atividade para manter a massa corporal em 1% da massa corporal média antes do exercício e a cor da urina na variação que indica euidratação.

---

fornecidos aqui devem servir apenas como ponto de partida no desenvolvimento dos planos de hidratação individualizados. Depois disso, os planos precisam ser modificados de acordo com os muitos fatores que podem afetar a hidratação e com as oportunidades de ingestão de líquidos durante o exercício e os eventos esportivos. É possível que o plano de hidratação precise ser modificado conforme se aproxima a temporada de treinamento e de competição. Por exemplo, pode ser necessário intensificar a ingestão hídrica antes, durante e depois da atividade de acordo com a progressão da temporada do início da primavera até o final do verão, pois o calor e a umidade gradualmente aumentam com o avanço da temporada.

ESTUDO DE CASO

Cenário clínico

Você mora em Minnesota e está treinando para a maratona de Atlanta no meio do verão. O clima no norte de Minessota, onde você mora e treina, geralmente é mais frio e menos úmido que em Atlanta. Como não está adaptado ao ambiente quente e úmido, você apresenta uma concentração de sódio mais elevada (40 a 100 mmol/ℓ) no suor do que atletas aclimatizados ao ambiente quente e úmido (5 a 30 mmol/ℓ). Como você não está acostumado com o clima de Atlanta, onde será realizada a maratona, uma potencial perda mais acentuada de sódio no suor pode colocá-lo em risco mais alto de desenvolver hiponatremia.

Questões

Que fatores lhe colocam em risco de hiponatremia?
Que adaptação no treinamento você pode fazer para se preparar para a maratona?
Deve aumentar a ingestão de líquidos ao treinar e competir em clima mais quente e mais úmido do que está acostumado?

Opções

Para reduzir a perda de sódio no suor, você pode treinar em ambiente mais quente e mais úmido por um período de 2 semanas antes da maratona para promover aclimatização ao calor, o que deve resultar em diminuição da perda de sódio no suor.

Pode ser que você acredite que é preciso ingerir grandes volumes de líquido para competir na maratona de Atlanta. Vale lembrar que, em comparação com os atletas que não apresentam hiponatremia, aqueles que manifestam seus sintomas demonstram perda apenas moderada de peso corporal, o que, por sua vez, pode ser atribuído à ingestão de grandes volumes de líquido hipotônico durante o exercício. Por exemplo, os atletas que parecem ter hiponatremia no triatlo *iron man* reduzem em 2,5 kg a massa corporal durante o evento em comparação à redução da massa corporal de 2,9 kg dos atletas que não pareceram ter hiponatremia. Além disso, um dos atletas que sofreu hiponatremia bebeu 16 litros de líquido durante a corrida e aumentou em 2,5 kg a massa corporal total.[43] Assim, embora exista a necessidade de ingerir líquidos durante a competição, é preciso ter cuidado para não consumir líquido com baixo conteúdo de sódio em excesso, pois isso pode adicionar risco de hiponatremia. Essas medidas devem minimizar a chance de desenvolvimento de hiponatremia.

Cenário clínico

Você é o treinador de um time de futebol americano universitário. É agosto e a equipe está ficando pronta para começar

(Continua)

ESTUDO DE CASO (continuação)

as práticas da pré-temporada, as quais incluem duas sessões por dia. O tempo quente de agosto, sobretudo no sul dos EUA onde fica localizada a escola, é uma preocupação nesses dias vigorosos da pré-temporada, pois pode-se esperar que os jogadores suem profusamente. Você sabe que a desidratação limita o desempenho dos atletas e, mais seriamente, ameaça a saúde e o bem-estar. O que você pode fazer contra a desidratação?

Opções

Em primeiro lugar, você precisa estar ciente de que o mecanismo da sede é ineficiente, especialmente em condições quentes e úmidas. Os jogadores sentirão a urgência de ingerir líquidos apenas após apresentarem algum grau de desidratação. Além disso, mesmo quando começarem a beber, os atletas não conseguirão repor os líquidos da mesma maneira rápida com que perderam na sudorese profusa. Depois disso, há um tempo de defasagem entre o consumo hídrico e sua real absorção para a circulação sanguínea pelo sistema digestório. Assim, é importante que os jogadores bebam líquidos antes de prática começar, mesmo que não sintam vontade. Intervalos regulares durante a prática precisam ser feitos para permitir que os líquidos repositores sejam consumidos e você deve se certificar de que todos os jogadores ingeriram líquidos. Os líquidos devem ser mantidos gelados, uma vez que isso aumenta a palatabilidade e a proporção na qual são levados à circulação sanguínea. A ingestão de água durante a prática deve ser obrigatória, e não vista como sinal de fraqueza. Após a prática, os jogadores devem continuar a ingerir líquidos de reposição, considerando-se que precisam ingerir 125 a 150% mais líquido do que o perdido conforme calculado pela massa corporal perdida. Para assegurar a hidratação adequada dos jogadores, você não deve permitir que os jogadores deixem o vestiário até demonstrarem que estão normalmente hidratados, o que pode ser verificado com facilidade solicitando-se aos jogadores amostras de urina. A cor da urina pode ser comparada a uma tabela de cores para determinar se os jogadores se encontram em euidratação (a urina deve ter cor clara). Apenas após essa confirmação, os jogadores devem ser liberados a deixar o ginásio.

Resumo do capítulo

Líquidos, inclusive água, e eletrólitos são necessários para muitas funções corporais. A água é a substância mais abundante no corpo, representando 60% da massa corporal de um adulto, e uma pessoa não sobrevive nem mesmo alguns dias sem ingeri-la o suficiente. O equilíbrio hídrico para manter a euidratação depende da reposição da água eliminada no suor, nas fezes, urina e transpiração insensível.

As células e os líquidos corporais contêm eletrólitos, os quais são substâncias que se dissociam em água para produzir íons carregados. Os eletrólitos são necessários para a realização de muitas funções do corpo, mas também são importantes porque as células regulam o movimento hídrico por meio do controle do movimento de eletrólitos por suas membranas. Além disso, a pressão osmótica criada pelos eletrólitos retém a água nas células e nos espaços extracelulares. Os eletrólitos são perdidos no suor e na urina, porém o equilíbrio eletrolítico é mantido pelo aumento ou diminuição, conforme a necessidade da absorção de eletrólitos pelo sistema digestório e pelo conteúdo eletrolítico da urina.

O mecanismo da sede é ativado perante a perda de água corporal, contudo, no momento em que é ativado, uma desidratação parcial (aproximadamente 2%) já ocorreu. Adicionalmente, o mecanismo da sede nos seres humanos não resulta em rápida restauração da euidratação. Desse modo, para recuperar a euidratação, mais líquido do que o indicado pelo mecanismo de sede precisa ser ingerido.

Uma pequena perda hídrica de 2% da massa corporal total é capaz de reduzir as capacidades aeróbias devido ao aumento da frequência cardíaca e à diminuição do volume plasmático, volume sistólico e débito cardíaco, os quais acentuam o estresse cardiovascular. Com a perda hídrica suficiente, as capacidades aeróbias também diminuem em decorrência da hipertermia.

O efeito da desidratação sobre as capacidades anaeróbias, como de força, potência e *sprint*, é menos consistente do que a redução das capacidades aeróbias. Entretanto, as capacidades anaeróbias sofrem declínio com perdas hídricas iguais a 3 a 5% da massa corporal total. A desidratação não diminui apenas o desempenho aeróbio e anaeróbio, mas também o desempenho em atividades que dependem do metabolismo aeróbio e anaeróbio, como a luta livre e os esportes coletivos praticados com bola.

Embora os exames laboratoriais, como osmolalidade e densidade da urina, sejam mais acurados do que os de campo na determinação do estado da hidratação, esses testes não estão disponíveis em muitas situações. Assim, na maioria das ocasiões são utilizados os testes de campo de redução da massa corporal durante a atividade e da cor urinária para avaliar o estado da hidratação.

A hiponatremia, ou baixa concentração sanguínea de sódio, resulta em edema cerebral e pode ocorrer durante a atividade física a longo prazo, como a ultramaratona. A hiponatremia pode ser potencialmente fatal e, ainda que sua causa não seja clara, é possível que decorra da ingestão de grandes volumes de líquidos de baixo conteúdo de sódio durante a atividade. Vários fatores, como ambientes quentes e úmidos, equipamentos e roupas de proteção que reduzem a perda de calor, participação em esportes com categorias de peso e diminuição do funcionamento do mecanismo da sede decorrente do envelhecimento, aumentam a suscetibilidade à desidratação. Quando existem fatores que acentuam a suscetibilidade à desidratação, é preciso prestar especial atenção à manutenção da hidratação por meio da ingestão hídrica adequada.

Durante todas as atividades e esportes, as diretrizes de hidratação desenvolvidas para estimular a ingestão hídrica antes, durante e depois da atividade devem ser seguidas para ajudar a manter a euidratação. As diretrizes de hidratação são mais bem aplicadas no contexto de um plano individualizado e customizado de hidratação. Embora muitas vezes seja negligenciada, a água é um nutriente essencial e a ingestão hídrica adequada, que evita a desidratação, é necessária para o desempenho físico ideal.

Questões de revisão

Preencha as lacunas

1. A euidratação é possível quando a ingestão hídrica é _____ à perda de água.
2. A pressão osmótica causada pelos _____ conserva a água nos espaços intracelular e extracelular conforme necessário para funcionamento normal e para atravessar as membranas celulares quando necessário.
3. Três fatores principais que contribuem para o risco de desidratação incluem _____, _____ e _____.
4. Ao determinar o estado da hidratação, em comparação com as avaliações laboratoriais da hidratação, as avaliações _____ são menos acuradas.
5. A hiponatremia é caracterizada pela perda de _____ sanguíneo até um nível inferior a 117 a 128 mmol/ℓ.

Assinale a alternativa correta

1. Qual dos seguintes eletrólitos é tipicamente encontrado como cátion no corpo humano?
   a. Cloreto
   b. Potássio
   c. Iodo
   d. Flúor

2. A hiponatremia é caracterizada pela deficiência de:
   a. magnésio
   b. potássio
   c. cálcio
   d. sódio

3. Os declínios dos desempenhos físico e cognitivo começam a ocorrer quando a desidratação se encontra em nível:
   a. > 5%
   b. 2%
   c. 7 a 10%
   d. < 1%

4. Quando a sede surge durante a atividade física,
   a. a pessoa ainda está em estado de euidratação.
   b. a atividade deve ser suspensa.
   c. a sede é um componente natural de todo esforço físico; nada precisa ser feito.
   d. a pessoa já se encontra parcialmente desidratada.

5. As diretrizes de hidratação determinam
   a. ingestão hídrica adequada antes, durante e depois da atividade.
   b. os melhores tipos de líquidos hidratantes para serem consumidos.
   c. as melhores fontes de água.
   d. os melhores tipos de atividade para evitar a desidratação.

Verdadeiro ou falso

1. É melhor consumir o máximo de eletrólitos possível antes de uma série de esforços físicos do que arriscar deficiências das concentrações eletrolíticas.
2. Em oposição aos eletrólitos supridos pela dieta saudável normal, eletrólitos adicionais precisam ser consumidos para manter a hidratação adequada e o equilíbrio eletrolítico em atletas e entusiastas.
3. Esportes com predomínio anaeróbio não promovem a desidratação, e os atletas não precisam estar hidratados para obter ótimos desempenhos.
4. Atletas mais velhos correm risco mais elevado de desidratação do que atletas jovens.
5. A desidratação é afetada por umidade, vento, idade, vestimenta e atividade específica.

Questões objetivas

1. O que causa as variações do teor eletrolítico da urina?
2. O que ocasiona a desidratação relacionada com a atividade?
3. Que fatores contribuem para a desidratação relacionada com a atividade?
4. O que causa a hiponatremia e quais são seus efeitos colaterais imediatos?
5. Como é possível que 68% do peso corporal de um homem de 90 kg sejam constituídos por água e apenas 59% do peso de outro homem de 90 kg sejam compreendidos por água?

Termos-chave

Água metabólica: água produzida durante o metabolismo normal.
Aldosterona: hormônio secretado pelas glândulas suprarrenais responsável pela conservação das concentrações de sódio no corpo.
Ânion: molécula que apresenta carga elétrica negativa.
Cátion: molécula que apresenta carga elétrica positiva.
Densidade específica da urina: densidade da urina comparada à densidade da água.

Desidratação: perda de água corporal.
Eletrólito: substância que se dissocia em água, produzindo moléculas com carga elétrica.
Equilíbrio eletrolítico: manutenção das concentrações eletrolíticas intracelular e extracelular para o funcionamento ideal do corpo.
Equilíbrio hídrico: manutenção da hidratação normal por meio da ingestão do máximo de água possível.
Euidratação: refere-se à hidratação corporal normal ou ao conteúdo hídrico normal do corpo.
Fezes: resíduos sólidos excretados pelo sistema digestório.
Hipertermia: temperatura corporal acima da temperatura de repouso.
Hipertônico: líquido cuja pressão osmótica é superior à sanguínea.
Hipo-hidratação: conteúdo de água do corpo ou hidratação corporal abaixo do normal.
Hiponatremia: condição caracterizada por níveis plasmáticos de sódio inferiores a 135 mmol/ℓ, podendo resultar em edema cerebral e, até mesmo, morte.
Hipotônico: líquido cuja pressão osmótica é inferior à sanguínea.
Íon: molécula que apresenta carga elétrica.
Isotônico: líquido cuja pressão osmótica é igual à sanguínea.
Osmolalidade urinária: concentração de substâncias contida em um determinado volume de urina.
Perda hídrica insensível: perda despercebida de água das vias respiratórias durante a respiração e pela evaporação na pele na ausência de sudorese.
Pressão osmótica: força criada pela concentração maior de substâncias osmoticamente ativas (eletrólitos, glicose, proteínas e outras substâncias) em um lado da membrana que arrasta a água através da membrana em direção ao lado com concentração maior de substâncias.
Sede: desejo consciente de ingerir líquidos.
Urina: substância líquida excretada para livrar o corpo das escórias metabólicas e manter as concentrações hidreletrolíticas corporais adequadas.

REFERÊNCIAS BIBLIOGRÁFICAS

1. Almond C, Shin AY, Fortescue EB, et al. Hyponatremia among runners in the Boston Marathon. *N Engl J Med.* 2005;352: 1550–1556.
2. Armstrong LE, Costill DL, Fink WJ. Influence of diuretic-induced dehydration on competitive running performance. *Med Sci Sports Exerc.* 1985;17:456–461.
3. Armstrong LE, Maresh CM, Castellani JW, et al. Urinary indices of hydration status. *Int J Sport Nutr.* 1994;4:265–279.
4. Baker LB, Dougherty KA, Chow M, et al. Progressive dehydration causes a progressive decline in basketball skill performance. *Med Sci Sports Exerc.* 2007;39:1114–1123.
5. Barr SI. Effects of dehydration on exercise performance. *Can J Appl Physiol.* 1999;24:164–172.
6. Binkley HM, Beckett J, Casa DJ, et al. National Athletic Trainers' Association position statement: exertional heat illnesses. *J Athl Train.* 2002;37:329–343.
7. Burge CM, Carey MF, Payne WR. Rowing performance, fluid balance, and metabolic function following dehydration and rehydration. *Med Sci Sports Exerc.* 1993;25:1358–1364.
8. Casa DJ, Armstrong LE, Hillman SK, et al. National Athletic Trainers' Association position statement: fluid replacement for athletes. *J Athl Train.* 2000;35:212–224.
9. Casa DJ, Stearns RL, Lopez RM, et al. Influence of hydration on physiological function and performance during trail running in the heat. *J Athl Train.* 2010;45:147–156.
10. Cheuvront SN, Montain SJ, Sawka MN. Fluid replacement and performance during the marathon. *Sports Med.* 2007;37:353–357.
11. Convertino V, Armstrong LE, Coyle EF, et al. ACSM position stand: exercise and fluid replacement. *Med Sci Sports Exerc.* 1996;28:i–ix.
12. Coyle EF. Fluid and fuel intake during exercise. *J Sports Sci.* 2004;22:39–55.
13. Dougherty KA, Baker LB, Chow M, et al. Two percent dehydration impairs and six percent carbohydrate drink improves boys basketball skills. *Med Sci Sports Exerc.* 2006;38:1650–1658.
14. Dressendorler R, Wade CE, Keen CL, et al. Plasma mineral levels in marathon runners during a 20-day road race. *Phys Sportsmed.* 1982;10:113–118.
15. Edwards AM, Mann ME, Marfell-Jones MJ, et al. Influence of moderate dehydration on soccer performance: physiological responses to 45 min of outdoor match-play and the immediate subsequent performance of sport-specific and mental concentration tests. *Br J Sports Med.* 2007;41:385–391.
16. Gonzalez-Alonso J, Mora-Rodriguez R, Below PR, et al. Dehydration markedly impairs cardiovascular function in hyperthermic endurance athletes during exercise. *J Appl Physiol.* 1997;82:1229–1236.
17. Hickner RC, Horswill CA, Welker JM, et al. Test development for the study of physical performance in wrestlers following weight loss. *Int J Sports Med.* 1991;12:557–562.
18. Hoffman JR, Stavsky H, Falk B. The effect of water restriction on anaerobic power and vertical jumping height in basketball players. *Int J Sports Med.* 1995;16:214–218.
19. Judelson DA, Maresh CM, Anderson JM, et al. Hydration and muscular performance. Does fluid balance affect strength, power and high-intensity endurance? *Sports Med.* 2007;37:901–921.
20. Kraemer WJ, Fry AC, Rubin MR, et al. Physiological and performance responses to tournament wrestling. *Med Sci Sports Exerc.* 2001;33:1367–1378.
21. Krustrup P, Mohr M, Amstrup T, et al. The yo-yo intermittent recovery test: physiological response, reliability, and validity. *Med Sci Sports Exerc.* 2003;35:697–705.
22. Locke M. The cellular stress response to exercise: role of stress proteins. *Exerc Sport Sci Rev.* 1997;25:105–136.
23. Lopez RM, Casa DJ, Jensen KA, et al. Examining the influence of hydration status on physiological responses and running speed during trail running in the heat with controlled exercise intensity. *J Strength Cond Res.* 2011;26:2944–2954.
24. Mack G. The body fluid and hemopoietic systems. In: Tipton, CM, Sawka M, Tate CA, eds. *ACSM's Advanced Exercise Physiology*. Philadelphia, PA: Lippincott Williams & Wilkins, 2006:501–519.
25. Maughn R, Burke LM, Coyle EF, eds. *Food, Nutrition and Sports Performance II. The International Olympic Committee Consensus on Sports Nutrition*. London: Routledge, 2004.
26. Mohr M, Krustrup P, Bangsbo J. Match performance of high-standard soccer players with special reference to development of fatigue. *J Sports Sci.* 2003;21:519–528.
27. Noakes TD. Drinking guidelines for exercise: what evidence is there that athletes should drink "as much as tolerable," "to replace the weight lost during exercise" or "ad libitum"? *J Sports Sci.* 2007;25:781–796.
28. Oppliger RA, Bartok C. Hydration testing of athletes. *Sports Med.* 2002;32:959–971.
29. Rust CA, Knechtle B, Knechtle P, et al. Body mass change and ultramarathon performance: a decrease in body mass is associated with an increased running speed in male 100-km ultramarathoners. *J Strength Cond Res.* 2012;26:1505–1516.
30. Sato F, Owen M, Matthes R, et al. Functional and morphological changes in the eccrine sweat gland with heat acclimation. *J Appl Physiol.* 1990;69:232–236.
31. Sawka M, Montain SJ, Latzka WA. Body fluid balance during exercise-heat exposure. In: Buskirk ER, Puhl S, eds. *Fluid Balance in Exercise and Sport*. Boca Raton, FL: CRC Press, 1996:139–157.

32. Sawka M, Burke LM, Eicher ER, et al. Exercise and fluid replacement. *Med Sci Sports Exerc*. 2007;39:377–390.
33. Sawka M, Pandolf KB. Effects of body water loss on physiological function and exercise performance. In: Gisolfi C, Lamb DR, eds. *Perspectives in Exercise Science and Sports Medicine*. Carmel, IN: Brown and Benchmark, 1990:1–38.
34. Sawka MN, Burke LM, Eichner ER, et al. American College of Sports Medicine position stand. Exercise and fluid replacement. *Med Sci Sports Exerc*. 2007;39:377–390.
35. Sawka MN, Coyle EF. Influence of body water and blood volume on thermoregulation and exercise performance in the heat. *Exerc Sport Sci Rev*. 1999;27:167–218.
36. Sawka MN, Noakes TD. Does dehydration impair exercise performance? *Med Sci Sports Exerc*. 2007;39:1209–1217.
37. Schoffstall JE, Branch JD, Leutholtz BC, et al. Effects of dehydration and rehydration on the one-repetition maximum bench press of weight-trained males. *J Strength Cond Res*. 2001;15:102–108.
38. Serfass R, Strull GA, Ewing JL. The effect the rapid weight loss and attempted rehydration on strength endurance of the hand gripping muscles in college wrestlers. *Res Q Exerc Sport*. 1984;55:46–52.
39. Shirreffs SM, Armstrong LE, Cheuvront SN. Fluid and electrolyte needs for preparation and recovery from training and competition. *J Sports Sci*. 2004;22:57–63.
40. Silva AM, Fields DA, Heymsfeld SB, et al. Relationship between changes in total-body water and fluid distribution with maximal forearm strength in collegiate judo athletes. *J Strength Cond Res*. 2011;25(9):2488–2495.
41. Singer R, Weiss SA. Effects of weight reduction on selected anthropometric, physical, performance measures of wrestlers. *Res Q*. 1968;39:369–371.
42. Smith MS, Dyson R, Hale T, et al. The effects in humans of rapid loss of body mass on a boxing-related task. *Eur J Appl Physiol*. 2000;83:34–39.
43. Speedy DB, Faris JG, Hamlin M, et al. Hyponatremia and weight changes in an ultradistance triathlon. *Clin J Sport Med*. 1997;7:180–184.
44. Speedy DB, Noakes TD, Rogers IR, et al. Hyponatremia in ultradistance triathletes. *Med Sci Sports Exerc*. 1999;31:809–815.
45. Webster S, Rutt R, Weltman A. Physiological effects of a weight loss regimen practiced by college wrestlers. *Med Sci Sports Exerc*. 1990;22:229–234.
46. Wenos D, Amato HK. Weight cycling alters muscular strength and endurance, ratings of perceived exertion, and total body water in college wrestlers. *Percept Motor Skills*. 1998;87:975–978.

LEITURA SUGERIDA

Armstrong LE. Assessing hydration status: the elusive gold standard. *J Am Coll Nutr*. 2007;26(5):575S–584S.

Armstrong LE, Epstein Y. Fluid–electrolyte balance during labor and exercise: concepts and misconceptions. *Int J Sport Nutr*. 1999;9(1):1–12.

Armstrong LE, Maresh CM, Castellani JW, et al. Urinary indices of hydration status. *Int J Sport Nutr*. 1994;4(3):265–279.

Armstrong LE. *Performing in Extreme Environments*. Champaign, IL: Human Kinetics Publishers, 2000.

Armstrong LE, Curtis WC, Hubbard RW, et al. Symptomatic hyponatremia during prolonged exercise in heat. *Med Sci Sports Exerc*. 1993;25(5):543–549.

Armstrong LE, Soto JA, Hacker FT Jr, et al. Urinary indices during dehydration, exercise, and rehydration. *Int J Sport Nutr*. 1998;8(4):345–355.

Armstrong LE, Szlyk PC, De Luca JP, et al. Fluid–electrolyte losses in uniforms during prolonged exercise at 30 degrees C. *Aviat Space Environ Med*. 1992;63(5):351–355.

Binkley HM, Beckett J, Casa DJ, et al. National Athletic Trainers' Association position statement: exertion heat illness. *J Athl Train*. 2002;37:329–343.

Casa DL, Armstrong LE, Hillman SK, et al. National Athletic Trainers Association position statement: fluid replacement for athletes. *J Athl Train*. 2000;35:212–224.

Corvertino VA, Armstrong LE, Coyle EF, et al. ACSM position stand: exercise and fluid replacement. *Med Sci Sports Exerc*. 1996;28(10):i–ix.

Dougherty KA, Baker LB, Chow M, et al. Two percent dehydration impairs and six percent carbohydrate drink improves boys basketball skills. *Med Sci Sports Exerc*. 2006;38:1650–1658.

Dougherty KA, Baker LB, Chow M, et al. Progressive dehydration causes a progressive decline in basketball skill performance. *Med Sci Sports Exerc*. 2007;39:1114–1123.

Judelson DA, Maresh CM, Anderson JM, et al. Hydration and muscular performance. Does fluid balance affect strength, power and high-intensity endurance? *Sports Med*. 2007;37:901–921.

Kraemer WJ, Fry AC, Rubin MR, et al. Physiological and performance responses to tournament wrestling. *Med Sci Sports Exerc*. 2001;33:1367–1378.

Oppliger RA, Bartok C. Hydration testing of athletes. *Sports Med*. 2002;32:959–971.

Sawka MN, Burke LM, Eicher ER, et al. Exercise and fluid replacement. *Med Sci Sports Exerc*. 2007;39:377–390.

Speedy DB, Noakes TD, Rogers IR, et al. Hyponatremia in ultraendurance triathletes. *Med Sci Sports Exerc*. 1999;31:809–821.

REFERÊNCIAS CLÁSSICAS

Costill DL. Sweating: its composition and effects on body fluids. *Ann N Y Acad Sci*. 1977;301:160–174.

Costill DL, Fink WJ. Plasma volume changes following exercise and thermal dehydration. *J Appl Physiol*. 1974;37(4):521–525.

Dill DB, Costill DL. Calculation of percentage changes in volumes of blood, plasma, and red cells in dehydration. *J Appl Physiol*. 1974;37(2):247–248.

Dill DB, Hall FG, Van Beaumont W. Sweat chloride concentration: sweat rate, metabolic rate, skin temperature, and age. *J Appl Physiol*. 1966;21(1):99–106.

Dill DB, Horvath SM, Van Beaumont W, et al. Sweat electrolytes in desert walks. *J Appl Physiol*. 1967;23(5):746–751.

Gisolfi CV, Summers RW, Lambert GP, et al. Effect of beverage osmolality on intestinal fluid absorption during exercise. *J Appl Physiol*. 1998;85(5):1941–1948.

Kenney WL, Anderson RK. Responses of older and younger women to exercise in dry and humid heat without fluid replacement. *Med Sci Sports Exerc*. 1988;20(2):155–160.

Capítulo 11

Desafios Ambientais e Desempenho Físico

Após a leitura deste capítulo, você deve ser capaz de:

- Explicar a base do estresse da altitude e reconhecer os desafios, as respostas e os fatores do esforço influenciados pelas altas altitudes
- Descrever a natureza da doença da altitude e as estratégias incorporadas ao treinamento na altitude
- Explicar a base fisiológica e o propósito da termorregulação
- Identificar os mecanismos de perda de calor
- Descrever as diferentes formas de afecções ocasionadas pelo calor, reconhecendo os mecanismos pelos quais ocorrem, os efeitos sobre o corpo e os fatores/mecanismos que afetam e alteram sua ocorrência
- Explicar as considerações termorreguladoras do desempenho no calor tanto para os esforços anaeróbios quanto de *endurance*
- Reconhecer e descrever os principais fatores de prevenção das afecções causadas pelo calor e dos declínios da capacidade de desempenho relacionados com a termorregulação
- Expor a base fisiológica do estresse causado pelo frio e o modo como as temperaturas frias afetam a capacidade de esforço
- Identificar os meios de adaptação ao clima frio e as estratégias de sobrevivência em situações perigosas

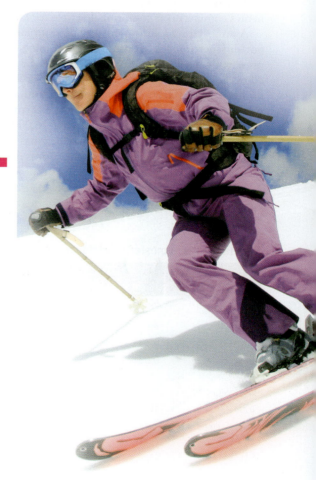

As condições ambientais exercem uma das maiores influências sobre a fisiologia do corpo com os extremos sendo uma ameaça à sobrevivência. De fato, os elementos ambientais desempenham importante função nas respostas e nas adaptações corporais ao exercício. No atletismo, podem causar impactos dramáticos e diferentes no desempenho. Por exemplo, quando a 2.200 m de altitude, o tempo necessário para terminar uma corrida de 10 km pode ser 2 minutos maior; ainda na mesma altitude, os tempos da corrida de 400 m são minimamente afetados ou, até mesmo, um pouco melhorados. De fato, os recordes mundiais dos 400 m foram estabelecidos em competições realizadas na altitude. O treinamento e a progressão do treinamento físico sob diferentes condições ambientais ajudam a compensar parte do estresse fisiológico e dos déficits no desempenho. A compreensão dos desafios enfrentados sob várias condições ambientais é essencial para entender como se deve preparar o corpo adequadamente para essas demandas fisiológicas.

O AMBIENTE

Para compreender o impacto fisiológico do ambiente em nosso corpo e em seu desempenho, primeiramente é preciso compreender os princípios do sistema ambiental; também conhecido como *atmosfera*. De uma perspectiva simplista, o ponto inicial comum ou a base fundamental de nossa existência terrestre é conhecido como **condições atmosféricas ao nível do mar**. As variáveis climáticas aplicáveis usadas para definir as condições atmosféricas consistem em **pressão barométrica** ou **atmosférica**, **temperatura do ar** e **saturação do ar** ou **umidade relativa**. Juntas essas variáveis descrevem o estado geral do ambiente e dependem de sua localização na Terra (ou seja, latitude e longitude) e altitude combinadas com as condições ambientais atuais. A condição atmosférica padrão é definida como uma pressão barométrica (**normobárica**) ao nível do mar de 760 milímetros de mercúrio (mmHg) (ou 1.013,2 milibares [mb]; 14 libras por polegada quadrada [psi]; 29,92 polegadas Hg); e como uma temperatura do ar de 15°C para condições ambientais. Essas condições ambientais padrão podem ser quantificadas mais detalhadamente pelos componentes comuns no ar conforme descritos na Tabela 11.1.

A atmosfera da Terra pode ser descrita em mais detalhes por divisões (ou seja, zonas físicas e fisiológicas). Como representado na Figura 11.1, as **zonas físicas da atmosfera** começam na **troposfera** e continuam em ordem de ascensão da superfície da Terra ao longo da tropopausa, **estratosfera**, **estratopausa**, **mesosfera**, **mesopausa** e **termosfera**. Da superfície da Terra até aproximadamente 26.000 a 48.000 pés, considera-se troposfera; há uma variância nas regiões de altitude devido ao local na Terra. As zonas físicas da atmosfera são mais finas nos Polos Norte e Sul e mais espessas no Equador. A troposfera contém a maior parte dos padrões climáticos e aproximadamente 80% da massa atmosférica. A tropopausa é

Tabela 11.1 A atmosfera padrão da Terra.

Gás	% de atmosfera	Pressão parcial do gás (mmHg)
Nitrogênio	78,084	593,44
Oxigênio	20,948	159,20
Argônio	0,934	7,10
Dióxido de carbono	0,031	0,24
Outros gases	0,003	0,02
Total	100,00	760,00

Ar seco e limpo, à temperatura de 15°C, ano nível do mar, média dos valores a cada 15° entre 15° e 75° N; segundo U.S. Standard Atmosphere, 1962.

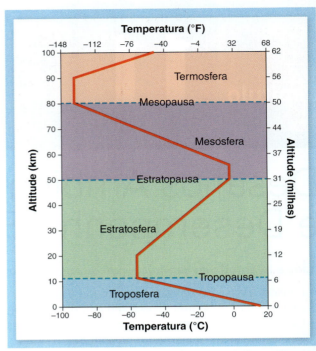

FIGURA 11.1 As zonas físicas e a alteração vertical na temperatura atmosférica global média. Variações na forma como a temperatura muda com a altura indicam que a atmosfera é composta de um número de camadas diferentes. Essas variações ocorrem devido a alterações nas características químicas e físicas da atmosfera com a altitude.

a transição entre a troposfera e a estratosfera e é a área em que a maioria das companhias aéreas comerciais mantém a altitude do cruzeiro, permitindo maior eficiência da máquina. A estratosfera estende-se do limite da tropopausa à altitude mais elevada de aproximadamente 164.000 pés; 99% da massa de ar atmosférica está na troposfera até a estratosfera.

Como objetivo deste livro, essas são as regiões principais da atmosfera que abordaremos, visto que é a área predominante na qual os seres humanos trabalham, vivem e ganham a vida. Não é tão óbvio o fato de que, conforme a altitude aumenta (ou seja, ascendendo longe da superfície da Terra), ocorrem alterações naturais nas condições atmosféricas normais. Por exemplo, a pressão barométrica é reduzida de maneira curvilínea conforme aumenta em altitude (**hipobárica**); conforme representado na Figura 11.2, e, em uma altitude de 18.000 pés (5.486 metros), há aproximadamente 50% das moléculas formando a atmosfera por volume de unidade; assim, a pressão do ar e a densidade são reduzidas quase pela metade. Em oposição, pode-se vivenciar a hiperbária quando ocorre um aumento na pressão barométrica ou atmosférica em uma câmara **hiperbárica** ou em um mergulho quando ocorre um aumento na **pressão hidrostática**. Por exemplo, em um mergulho 33 pés (10 metros) abaixo da superfície da água ao nível do mar, a pressão aumenta em 1 atmosfera padrão ou em 760 mmHg. Interessante observar que a temperatura do ar segue um padrão semelhante de pressão barométrica; ou seja, conforme essa aumenta, a temperatura ambiente do ar diminui aproximadamente 2°C (3,5°F) a cada 1.000 pés

Tabela 11.2 Divisões fisiológicas da atmosfera.[a]

Divisão	Altitude e pressão[b]	Problemas	Soluções
Zona fisiológica	0 a 10.000 pés 0 a 3.048 m 760 a 523 mmHg	Contração/expansão do gás retido durante mudanças na pressão resulta em obstrução da orelha média ou seios; falta de ar, tontura, dor de cabeça ou náuseas em indivíduos não climatizados ou com o exercício	Redução no desempenho ou aclimatização a longo prazo
Zona deficiente fisiologicamente	10.000 a 50.000 pés 3.048 a 15.240 m 523 a 87 mmHg	Contração/expansão do gás retido durante mudanças na pressão resulta em obstrução da orelha média ou seios; falta de ar, tontura, dor de cabeça ou náuseas em indivíduos não climatizados ou com o exercício	O oxigênio complementar permite um bom desempenho em cerca de 35.000 pés com capacidade progressivamente menor
Zona equivalente do espaço	Acima de 50.000 pés > 15.240 m < 87 mmHg	A sobrevivência requer PBA[c] assistida ou, acima de cerca de 63.000 pés, adaptação de pressão total e aporte de 100% de O_2 para abastecimento de, pelo menos 140 mmHg	Cabine pressurizada ou adaptação de pressão com 100% de O_2

[a] Livreto sobre Fisiologia Operacional e Espaço Aéreo, Relatório Especial AFRL-SA-WP-SR-2011-0003, Laboratório de Pesquisa da Aeronáutica, 711ª Ala de Desempenho Humano, Escola USAF de Medicina do Espaço Aéreo, aprovado para divulgação pública – 30 de agosto de 2011.
[b] Refere-se à pressão ambiente ou barométrica.
[c] Refere-se à respiração de pressão positiva para altitude.

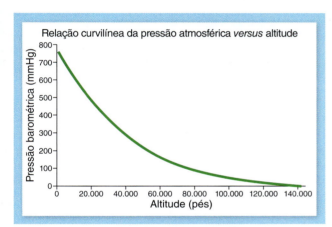

FIGURA 11.2 Pressão atmosférica *versus* altitude. Conforme aumenta a altitude a pressão barométrica diminui.

Conforme mencionado no Capítulo 7, que abordou o sistema respiratório, as leis dos gases fornecem detalhes em relação à implicação fisiológica que o ambiente tem nos seres humanos. Um exemplo aplicado desse princípio científico é mostrado nas atividades que necessitam de ajustes fisiológicos para a altitude (p. ex., alpinismo, paraquedismo, aviação, astronautas) e estão incluídas no Relatório Especial de Pesquisa da Força Aérea da Aeronáutica Norte-Americana nº AFRL-SA-WP-SR-2011-0003 em uma tabela com as *divisões fisiológicas da atmosfera* (Tabela 11.2). Sendo assim, o corpo humano não é insensível às perturbações do ambiente físico e isso deve ser levado em consideração ao analisar o desempenho humano nessas condições atmosféricas extremas.

(**gradiente térmico** denominado) acima da superfície da Terra até 35.000 pés (10.668 metros). Por outro lado, o aumento na pressão devido à hiperbárica aumentará a temperatura do ar ambiente. A umidade relativa, a última maior variável ambiental a se considerar, é amplamente influenciada pelos padrões ambientais e altera a pressão barométrica na mesma altitude. Dois bons exemplos podem ser uma tempestade tropical havaiana com grande conteúdo de água no ar, o que aumentaria a pressão barométrica, quando comparada às condições de seca extrema do deserto de Mojave durante o verão.

A fim de compreender a relação entre o ambiente físico (ou seja, pressão barométrica, temperatura do ar e umidade relativa) e seu efeito na função fisiológica do corpo, é necessário ter um conhecimento prático das leis dos gases. Os primeiros pesquisadores forneceram explicações teóricas do ambiente físico com os seguintes princípios científicos: **lei de Dalton** (A), **lei de Boyle** (B), **lei de Charles** (C) e **lei de Henry** (ver Capítulo 7), que afirmam que a quantidade de um gás em uma solução varia diretamente com a pressão parcial do gás na solução.

Revisão rápida

- As variáveis importantes que se combinam para determinar as condições atmosféricas são pressão atmosférica (barométrica), temperatura do ar e saturação do ar (umidade)
- A atmosfera da Terra pode ser dividida em quatro zonas. Da mais próxima à mais distante da superfície da Terra, elas são a troposfera, a estratosfera, a mesosfera e a termosfera
- Conforme se progride para uma altitude maior, as condições de hipoxia (menor disponibilidade de oxigênio) e condições hipobáricas (pressão atmosférica menor) causarão estresse fisiológico
- Independentemente da altitude, a porcentagem de oxigênio no ar atmosférico é 20,9%, mas a pressão barométrica inferior de maiores altitudes resulta em um número total inferior de moléculas de oxigênio presentes em um determinado volume de ar.

Boxe 11.1 Perguntas frequentes dos estudantes
Os atletas de endurance de escolas e universidades localizadas em altitudes têm vantagem quando competem contra atletas de escolas ao nível do mar?

Após morar e treinar em altitudes superiores a 1.524 m por muitos anos, atletas de *endurance* de universidades como University of New Mexico (1.490 m), Colorado State University (1.519 m) e da Academia de Força Aérea dos EUA (USAFA) (2.212 m) são submetidos às adaptações fisiológicas como aumento do volume de eritrócitos no sangue, da densidade capilar e da densidade das mitocôndrias das fibras musculares. Em dois estudos de Brother *et al.* (2007 & 2010), cadetes em altitude moderada (AM) e ao nível do mar (NM) foram acompanhados por até 2,5 anos, monitorando seus resultados de exame físico e variáveis hematológicas. Os resultados dos estudos foram que os cadetes em AM mostraram à USAFA, em suas pontuações do exame físico anaeróbio e aeróbio, que estavam significativamente mais bem aclimatizados e apresentavam mais hemoglobina (Hb). Ao longo do tempo, a aclimatização hematológica do cadete ao NM começou a alcançar os níveis do cadete AM em aproximadamente 7 meses, mas precisou de 15 a 17 meses para uma aclimatização à AM completa. Essas adaptações não apenas intensificam o fornecimento de oxigênio aos músculos em atividade, mas também aumentam a capacidade das fibras musculares de produzir ATP por meio do metabolismo aeróbio. Por conseguinte, o atleta será capaz de depender em grau maior do metabolismo aeróbio para fornecer o ATP necessário para sustentar um dado ritmo, minimizando, assim, o metabolismo anaeróbio e os efeitos fatigantes da elevação da acidez. Portanto, sim, as adaptações fisiológicas pelas quais os atletas de *endurance* de escolas localizadas na altitude passam são benéficas quando eles competem ao nível do mar. Isso não necessariamente quer dizer que irão ganhar, uma vez que o treinamento, a motivação e o talento natural são de grande importância para o desempenho atlético.

Leituras adicionais
Brothers, MD, Wilber RL, Byrnes WC. Physical fitness and hematological changes during acclimatization to moderate altitude: a retrospective study. *High Alt Med Biol.* 2007;8:213–224.
Brothers MD, Doan BK, Zupan MF, *et al.* Hematological and physiological adaptations following 46 weeks of moderate-altitude residence. *High Alt Med Biol.* 2010;11(3):199–208.

Os maiores desafios ambientais que um atleta enfrenta são altitude (tanto acima como abaixo do nível do mar) e estresses térmicos (calor e frio). Cada estresse ambiental cria uma demanda específica nos sistemas fisiológicos do corpo e, sob cada uma dessas condições, o desempenho pode ser impactado negativamente. Além disso, cada uma dessas condições pode causar lesão grave e até mesmo morte se o corpo não estiver apropriadamente preparado para tais exposições. O exercício apenas aumenta as demandas homeostáticas sob essas condições ambientais, acentuando, consequentemente, o estresse fisiológico. Roupas e treinamento apropriados, bem como o uso de estratégias nutricionais e de aclimação/aclimatização para enfrentar esses desafios ambientais, são vitais para o desempenho, saúde e bem-estar.

ESTRESSE DA ALTITUDE

As tentativas bem e malsucedidas de escalar o Monte Everest vêm demonstrando, há anos, os desafios e as imposições das altas altitudes. Do mesmo modo, jornalistas esportivos que cobrem os jogos profissionais de futebol americano e beisebol hospedados em Denver, CO, reportam os efeitos consideráveis que a altitude exerce sobre os atletas na altitude de 1.609 m de Denver. Sendo assim, quais são as imposições das diferentes altitudes? Qual a intensidade dos efeitos negativos no desempenho físico a 1.609 m? As diferentes equipes se encontram em vantagem ou desvantagem sob certas condições de altitude?

Com relação à capacidade aeróbia, estudos revelam declínios no desempenho físico já em altitudes de 700 m (2.300 pés), os quais são mais evidenciados na altitude próxima a 1.524 m (5.000 pés). Contudo, parece que existe um limiar de cerca de 2.200 m (7.217 pés), no qual os efeitos da altitude sobre o desempenho se tornam mais pronunciados. Especificamente, os prejuízos mais dramáticos no consumo de oxigênio e desempenho de *endurance* começam a ocorrer nessa altura (Boxe 11.1). Com a elevação da altitude, os impactos negativos no metabolismo oxidativo continuam a crescer de maneira curvilínea. É interessante notar que a maioria das competições atléticas é disputada em altitude moderada, com alguns esportes de inverno e alpinismo de "alta altitude" ocorrendo em altitudes superiores a 2.743 m ou 9.000 pés (Figura 11.3).

Hipoxia e outros desafios da altitude

Ao discutir o tópico da hipoxia, deve-se compreender que há quatro tipos diferentes de hipoxia: **hipêmica**, **estagnante**, **histotóxica** e **hipóxica**, e cada tipo tem seus próprios efeitos específicos do tecido (Tabela 11.3). O problema fundamental da alta altitude é a diminuição associada da pressão barométrica, que causa hipoxia. O peso do ar é definido pela pressão barométrica, a qual sofre mudanças em decorrência das condições ambientais, sobretudo da altitude. A **hipoxia**, ou o comprometimento do fornecimento de oxigênio aos tecidos-alvo, é uma importante causa dos muitos efeitos deletérios da altitude, sendo ocasionada pela redução da **pressão parcial** de oxigênio devido a uma redução na pressão barométrica. Por ser o oxigênio tão importante para a função fisiológica, muitos, inclusive atletas e jornalistas esportivos, acreditam que a falta de oxigênio na altitude é responsável

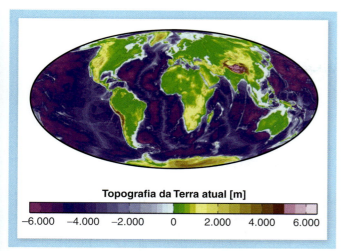

FIGURA 11.3 Mapa mundial com diferentes altitudes ao redor do globo. Muitos eventos atléticos e recreativos ocorrem ao redor do globo em áreas de altitudes moderada a elevada a cerca de 2.000 metros e superior.

por todos os problemas. Entretanto, isso não é verdade! A porcentagem de oxigênio (20,93%) no ar, bem como dos outros gases (CO_2, 0,03% e nitrogênio, 79,04%), é a mesma, independentemente da altitude na atmosfera terrestre. O que varia é a pressão exercida sobre as moléculas de cada gás. Quanto mais elevada a altitude, menor a pressão barométrica (mmHg), a qual desempenha grande papel na capacidade do corpo de captar oxigênio para os tecidos. A tensão do oxigênio, ou pressão parcial do oxigênio (P_{O_2}), é calculada com a multiplicação da pressão barométrica pela porcentagem de oxigênio no ar (ver Capítulo 7). Isso quer dizer que a tensão de oxigênio vai diminuindo com a elevação da altitude. É possível entender facilmente que a pressão barométrica de 760 mmHg ao nível do mar pode criar uma pressão parcial muito mais alta do que a pressão barométrica de 596 mmHg da Cidade do México, onde os Jogos Olímpicos de 1968 foram disputados (ver Boxe 11.2).

Tabela 11.3 Os quatro níveis físicos e fisiológicos de hipoxia.

4 Princípios básicos do transporte de O_2[a]	4 Tipos básicos de hipoxia[b]
Ventilação: transporte de O_2 do ar livre para os alvéolos dos pulmões.	**Hipóxica:** é definida por uma deficiência na oxigenação alveolar e pode ser causada por equilíbrio inadequado da ventilação/perfusão ou por uma redução da pressão parcial do oxigênio inspirado (também conhecida como **hipoxia de altitude**)
Difusão sanguínea: difusão de O_2 dos alvéolos dos pulmões para o sangue capilar pulmonar.	**Hipêmica:** é redução na capacidade carreadora de oxigênio do sangue e pode ser causada por anemia ou envenenamento por monóxido de carbono (CO). (**Observação:** o CO tem 200 vezes mais afinidade de ligação com a Hb do que o O_2.)
Perfusão: transporte de O_2 dos pulmões para o músculo no sistema cardiovascular.	**Estagnante:** uma mudança sistêmica ou regional no fluxo sanguíneo (ou seja, cessação do aporte ou acúmulo de sangue) para uma área do corpo e pode ser causada por parada cardíaca, doença vascular periférica ou forças de aceleração (forças G).
Difusão tecidual: difusão de O_2 do leito capilar do tecido muscular para as mitocôndrias.	**Histotóxica:** a incapacidade da célula de usar oxigênio para o metabolismo (p. ex., inibição do citocromo oxidase; parte do sistema de transporte de elétrons mitocondrial) e pode ser causada por envenenamento por cianeto, CO e álcool.

[a] 4 Princípios básicos do transporte de O_2: Wagner PD. The physiological basis of reduced Vo_2max in Operation Everest II. *High Alt Med Biol.* 11:209–215, 2010.
[b] 4 Tipos básicos de hipoxia: Davis JR, Johnson R, Stepanek J, *et al. Fundamentals of Aerospace Medicine, 4th ed.* Philadelphia, PA: Lippincott Williams & Wilkins, 2008.

Boxe 11.2 Você sabia?
Olimpíadas de Verão de 1968

Acreditava-se que o então chamado "ar fino" da Cidade do México, a 2.240 m de altitude, ajudaria os atletas a quebrar recordes em todas as corridas do atletismo masculino e feminino até 1.500 m nos Jogos Olímpicos de Verão de 1968. Acreditava-se também que exerceria influência no salto de 8,9 m que rendeu a medalha de ouro ao atleta norte-americano de salto em distância Bob Beamon, o qual bateu a marca mundial existente em quase 6,1 cm. Outros desempenhos incríveis de americanos incluíram o recorde de Al Oerter no quarto título consecutivo no lançamento do disco, as três medalhas de ouro individuais na natação de Debbie Meyer, o salto em altura vencedor do inovador Dick Fosbury, com o seu "*flop*" de costas, e Wyomia Tyus, a primeira mulher a ganhar medalhas de ouro consecutivas nos 100 m.

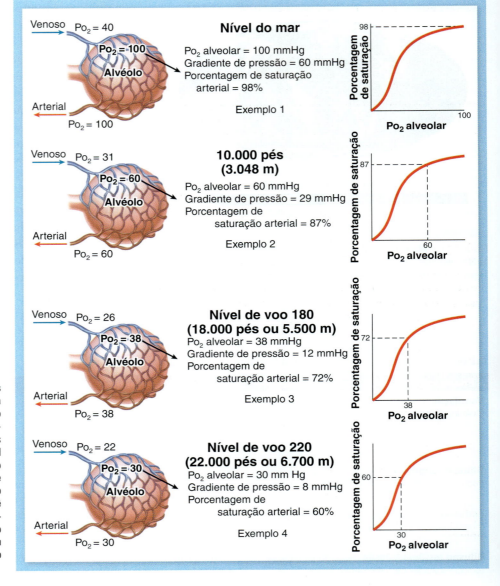

FIGURA 11.4 Efeito da altitude sobre as variáveis respiratórias no nível do mar e a 10.000 pés (3.048 m) e ao voar em um avião em dois níveis de voo. A altitude da pressão (pressão barométrica expressa em pés dividido por 100) é então referida como "nível de voo". Nos EUA, o nível de voo é usado como uma altitude de transição acima de 18.000 pés (5.500 m) e é chamado de espaço superior. Quando o altímetro em um avião lê 18.000 pés (5.550 m) na definição de pressão padrão, diz-se que a aeronave está no "nível de voo 180" e, quando o altímetro em um avião lê 22.000 pés (6.700 m), o nível do voo é 220.

O aumento da altitude causa grande estresse ao corpo, na maioria das vezes diretamente na capacidade de captação de oxigênio para os tecidos corporais. Desse modo, a pressão barométrica menor na altitude cria um **ambiente hipobárico** e a Po_2 menor reduz a efetividade do transporte gasoso da difusão pulmonar de oxigênio dos pulmões para o sangue e, em seguida, nos tecidos alvo do corpo. Essa quantidade menor de oxigênio para os tecidos do corpo cria o que chamamos de *efeito hipóxico* (Figura 11.4).

Além da hipoxia, a elevação da altitude é associada a outros desafios ambientais. É evidente, em muitas fotografias de alpinistas que alcançaram o topo de alguns dos picos mais altos no mundo, que o frio também tem relação com a ascensão à altitude. No momento em que se chega ao pico do Monte Everest, a temperatura pode ser de –44,4°C. O ar frio apresenta nível de vapor d'água menor do que o ar mais aquecido, o que aumenta a capacidade evaporativa da transpiração, e o gradiente de perda hídrica do corpo para o ambiente exerce influências de desidratação.

Essa maior perda evaporativa de umidade do corpo é intensificada durante o exercício físico devido ao aumento da ventilação ocasionada pelo esforço físico (lembre-se de que vapor de água é expirado durante a respiração). Esses fatores que promovem a desidratação são exacerbados com a elevação da altitude. Isso quer dizer que é preciso monitorar o estado da hidratação e a ingestão hídrica quando se mora e se exercita na altitude.

Por fim, a radiação solar é maior com a elevação da altitude porque as ondas eletromagnéticas do Sol percorrem distância mais curta e ocorre o adelgaçamento da atmosfera. O Sol emite vários tipos de radiação ultravioleta: ultravioleta A (UVA), ultravioleta B (UVB) e ultravioleta C (UVC). A radiação UVC é absorvida pela camada de ozônio da atmosfera. Assim, apenas as radiações UVA e UVB atingem a superfície da Terra e bloqueadores solares vendidos comercialmente fazem a proteção contra ambos. Embora a exposição ao UVB seja benéfica, pois induz a produção de vitamina D na pele, o excesso dessa radiação ocasiona dano direto ao DNA e queimadura solar, além de algumas formas de câncer de pele.

Respostas fisiológicas à altitude

O primeiro evento que chamou a atenção para a altitude no esporte e exercício foram os Jogos Olímpicos de Verão de 1968, realizados na Cidade do México, localizada a 2.240 m de altitude. Atletas de todo o mundo foram competir na altitude pela primeira vez em uma competição mundial. Muitos cientistas debateram qual seria a altitude limiar para efeitos dramáticos, especialmente em relação aos valores de consumo de oxigênio máximo. Atletas, treinadores, cientistas e médicos ponderaram quais impactos ocorreriam e em quais eventos. Com a queda da pressão parcial de oxigênio, os eventos de *endurance* foram a preocupação imediata, considerando-se que o ambiente por si só adicionaria segundos, quando não minutos, aos tempos das corridas. Seria possível a aclimatização a esse ambiente? E o que os atletas esperariam quando chegassem ao local da competição? Quanto tempo seria preciso permanecer na altitude antes da competição para promover a aclimatização? A doença da altitude seria possível nessa altitude moderada? Direcionadas aos Jogos Olímpicos de Verão de 1968, essas e muitas outras questões assombraram e desafiaram todos os envolvidos.

Conforme subimos a uma altitude, mesmo que moderada, muitos ajustes fisiológicos iniciais ocorrem no corpo para tentar manter a homeostase. Elevações na frequência cardíaca de repouso, pressão arterial e catecolaminas são sinais do estresse ocasionado pela altitude. O corpo é confrontado com o desafio da hipoxia e da necessidade de captar oxigênio para os tecidos corporais.

Ventilação pulmonar

Durante o exercício na altitude, a **ventilação pulmonar** ($\dot{V}_E$) se intensifica em resposta à necessidade de saturação arterial mais alta de oxigênio no sangue. A ventilação de repouso não aumenta até cerca de 3.048 m (Figura 11.5). Para compensar a redução da P_{O_2}, a ventilação pulmonar muda em reação ao estresse ocasionado pela altitude. Sob condições de repouso, geralmente ocorre aumento do volume corrente ou da profundidade da respiração, em vez de aceleração da frequência respiratória. Com o exercício, o volume e a frequência podem aumentar para facilitar a maior disponibilidade de oxigênio. Entretanto, no exercício máximo, a ventilação na altitude é similar à do nível do mar. É evidente que existe um limite máximo da ventilação pulmonar durante o exercício de intensidade máxima, independentemente de ser praticado ao nível do mar ou na altitude. Na altitude, entretanto, o corpo torna-se mais alcalino, pois a aceleração da respiração promove a remoção mais acentuada de CO_2 (e ácido carbônico), resultando em valor do pH sanguíneo acima de 7,4. Com o tempo, os rins ajudam a restaurar o controle homeostático, acentuando a excreção de bicarbonato (um tampão ácido), o que ocasiona a permanência de mais ácidos no sangue para ajudar a neutralizar as substâncias alcalinas, trazendo o sangue de volta à variação normal de pH de 7,3 a 7,4. Na altitude, as respostas na ventilação pulmonar às

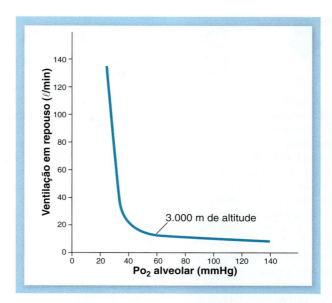

FIGURA 11.5 Repostas da ventilação pulmonar em repouso às concentrações de P_{O_2} alveolar no sangue. A ventilação em repouso não aumenta até que sejam alcançados cerca de 3.000 metros.

várias elevações podem diferir notavelmente em consequência das adaptações crônicas. Residentes de muito tempo na alta altitude elevada apresentam menos sintomas e poucas mudanças na ventilação em comparação com aqueles que moram ao nível do mar.[21,29,47,54] As alterações ventilatórias e diferenças entre os indivíduos também parecem ser estimuladas pelas respostas das catecolaminas a uma dada altitude, visto que a resposta de "luta ou fuga" inclui maior ventilação.

Consumo de oxigênio

Sabe-se bem que o consumo máximo de oxigênio diminui com a elevação da altitude e que o desempenho de *endurance* sofre de maneira proporcional. Contudo, a questão importante relacionada à altitude em que esses declínios são observados primeiro ainda não foi respondida com clareza. Com os muitos fatores diferentes, como aclimatização à altitude, nível de treinamento e demandas dos testes, existe um alto grau de variabilidade. Todavia, as evidências na maior parte das vezes mostram que os declínios começam a cerca de 2.200 m, com decrementos estimados de 2 a 15% no consumo máximo de oxigênio. O alto grau de variação revela que muitos fatores contribuem para a perda de potência aeróbia decorrente da hipoxia.

Metabólitos, hemoglobina e hematócrito

Dentre as alterações mais notáveis promovidas pela exposição à altitude, citamos o aumento nas concentrações de hemoglobina e hematócrito no sangue. Na situação aguda, isso ocorre devido a desidratação e consequente diminuição do volume plasmático sanguíneo. No entanto, com a exposição crônica, em menos de 3 semanas a produção de hemácias pela medula óssea cresce e é responsável pelas elevações de hemoglobina e hematócrito integrantes do processo de aclimatização (Boxe 11.3). Com a exposição aguda à altitude,

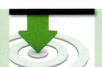

Boxe 11.3 Aplicação da pesquisa
Há uma alternativa para o doping sanguíneo?

O *doping* sanguíneo tem sido assunto de vários escândalos nos esportes de *endurance*. No meio do Tour de France de 2007, o ciclista profissional Alexander Vinokourov apresentou teste positivo para transfusão de sangue. Testes subsequentes o levaram à aposentadoria precoce em dezembro de 2007. A aposentadoria desse atleta ocorreu em meio a um mar de controvérsias em torno da prova de 2007, que incluem múltiplos testes positivos de *doping* sanguíneo e uso de eritropoetina (EPO) por ciclistas como Iban Mayo Diez.

O *doping* sanguíneo originalmente se refere à prática de infusão de eritrócitos no corpo. Alguns atletas usam o sangue de outras pessoas com essa finalidade, enquanto outros removem suas próprias hemácias, esperam o corpo recuperar os níveis naturais e, depois disso, reinjetam as células removidas antes da competição. Esse processo aumenta temporariamente o número de hemácias para valores acima dos naturais.

Um método mais novo de *doping* envolve a EPO, um hormônio glicoproteico que atua nos precursores na medula óssea estimulando a produção de hemácias. A EPO é produzida pelos rins, no córtex renal, em resposta aos baixos níveis de oxigênio no sangue. Alguns atletas injetam EPO sintética com o objetivo de estimular a produção de hemácias. O uso de EPO pode elevar a proporção de hemácias no sangue (níveis de hematócrito) por 2 ou 3 meses.

O objetivo do *doping* sanguíneo é aumentar o número de eritrócitos ricos em ferro no sangue. A elevação da concentração de hemácias aumenta a capacidade de transporte de oxigênio do sangue, a potência aeróbia e a capacidade do sistema de respiração aeróbia de fornecer energia. Níveis elevados de hemácias tornam o sangue mais eficiente no manejo dos resíduos (melhora da capacidade tampão), acentuam a captação máxima de transporte de oxigênio ($\dot{V}O_{2máx.}$) e aprimoram a capacidade do corpo de regular a temperatura (termorregulação) ante o crescimento paralelo do volume sanguíneo total. Já que o *doping* sanguíneo auxilia o tamponamento do ácido láctico, ele também é útil na recuperação do desempenho aeróbio esportivo.

O *doping*, no entanto, também envolve riscos, os quais incluem aumento da viscosidade do sangue além do normal. Quando a viscosidade é exagerada, a circulação torna-se difícil e sobrecarrega o coração, o que pode causar diminuição da disponibilidade de oxigênio e do $\dot{V}O_{2máx.}$; morte súbita decorrente da frequência cardíaca inadequada, em geral durante o sono; produção de anticorpos contra a EPO, que reduz a produção de hemácias; formação de coágulos sanguíneos, infarto cardíaco e acidente vascular encefálico; ou insuficiência renal. Suspeita-se de que o *doping* seja a causa da morte de vários atletas de elite nos últimos anos, os quais, sob outros aspectos, se mostravam saudáveis.

O *doping* sanguíneo também envolve um processo inconveniente, a remoção e subsequente reinfusão das hemácias que promove a diminuição temporária da $\dot{V}O_{2máx.}$ decorrente do efeito anêmico causado pela remoção das hemácias. Se um atleta não programa a infusão de maneira correta, ele pode permanecer em estado de anemia ou constatar que as hemácias não estão mais operacionais. O momento adequado do processo requer planejamento cuidadoso e, muitas vezes, equipamentos sofisticados. O *doping* também exerce efeitos transitórios e, por isso, deve ser programado para perto do evento ou deve ser feito em base contínua, exacerbando os riscos para a saúde. Seus efeitos sobre os atletas anaeróbios são mínimos e os custos e procedimentos permitem seu uso prático apenas entre os atletas de *endurance* de elite. O *doping* sanguíneo de todos os tipos é detectável por exames cada vez mais sofisticados.

Embora o *doping* sanguíneo moderno envolva riscos significativos tanto para a saúde quanto para a carreira do atleta, quando detectado, tem uma origem razoavelmente humilde que oferece opções de treinamento muito mais seguras e éticas: o treinamento na altitude.

Nas maiores altitudes, a pressão parcial de oxigênio é menor, disponibilizando menos oxigênio para cada incursão respiratória. Durante a aclimatização, o corpo percebe a redução da concentração de oxigênio no sangue, estimulando a liberação de EPO. O número de vasos sanguíneos pequenos (capilares) cresce para ajudar a distribuir o oxigênio. As fibras musculares também se adaptam de modo a permitir o aprimoramento do desempenho, incluindo a extração de oxigênio mais acentuada.

Os alpinistas se submetem à aclimatização quando param em acampamentos ao subir uma montanha alta, como o Monte Everest. Esses períodos de espera possibilitam aos alpinistas evitar a doença da altitude e a possível morte consequente à ascensão muito rápida. Foi postulado que os atletas que se expõem a cenários de aclimatização menos drásticos podem obter os mesmos efeitos dos alpinistas, melhorando, desse modo, o desempenho.

Quando o treinamento na altitude é planejado, as mesmas preocupações que afligem os alpinistas são levadas em consideração. A simples exposição do atleta a altitudes excessivamente altas pode causar detrimentos substanciais no desempenho. Em altitudes elevadas, os atletas não conseguem atingir a intensidade típica do exercício, levando ao declínio do condicionamento. A altitude excessiva causa a doença da altitude e sobrecarrega a respiração, retardando o progresso do treinamento. A musculatura também começa a degradar, sobretudo além de 5.400 m, e as desvantagens do treinamento nessas altitudes contrabalanceiam significativamente os benefícios. No entanto, quando níveis sensíveis de altitude e técnicas apropriadas de treinamento são usados, essas questões não são preocupantes.

Embora os resultados das pesquisas iniciais em treinamento na altitude sejam diversos, estudos recentes que incluíram altitudes menores mostraram-se promissores. Com base nessa pesquisa, sugere-se que os atletas residam na altitude mais alta (em um estudo, 2.500 m) e, ao mesmo tempo, treinem na altitude mais baixa (1.500 m). O treinamento na altitude mais baixa permite aos atletas sustentar determinado nível de esforço que não é possível em altitudes mais elevadas. Com isso, evita-se o efeito de destreinamento do baixo treinamento na altitude mais alta. Esse estilo "more no alto e treine no baixo" aumenta o volume de massa de hemácias em cerca de 10%, o que é comparável aos efeitos da infusão direta de eritrócitos.

O treinamento na altitude naturalmente aumenta a contagem de hemácias a um nível seguro e comparável ao *doping* sanguíneo, ao mesmo tempo que evita as complicações, as preocupações com a saúde e as possíveis respostas sanguíneas anormais associadas aos métodos mais drásticos de *doping*. Adequadamente realizado, o treinamento na altitude oferece uma alternativa segura e prática de *doping* sanguíneo, a qual se traduz em melhoras no desempenho dos atletas de *endurance*.

Leituras adicionais

Associated Press. Kazakh cyclist Alexandre Vinokourov reportedly retiring after receiving doping ban. *USA Today*. December 7, 2007.
Boyer SJ. Weight loss and changes in body composition at high altitude. *J Appl Physiol*. 1984;57:1580–1585.
Cazzola M. Further concerns about the medical risks of blood doping. *Haematologica*. 2002;87:232.
Hackett PH. High-altitude illness. *N Engl J Med*. 2001;345:107–114.
Holden M. Doping news update. *Cycling Post*. January 20, 2008.
Jelkmann W. Erythropoietin: structure, control of production, and function. *Physiol Rev*. 1992;72:449–489.
Jones M. Blood doping—a literature review. *Br J Sports Med*. 1989;23:84–88.
Levine BD, Stray-Gundersen J. "Living high-training low": effect of moderate-altitude acclimatization with low-altitude training on performance. *J Appl Physiol*. 1997;83:102–112.
Noakes TD. Tainted glory-doping and athletic performance. *N Engl J Med*. 2004;351:847–849.
Smith SL. Blood boosting. *Br J Sports Med*. 2004;38:99–101.
Terrados N. Effects of training at simulated altitude on performance and muscle metabolic capacity in competitive road cyclists. *Eur J Appl Physiol*. 1988;57:203–209.
Unal M. Gene doping in sports. *Sports Med*. 2004;34:357–362.

ocorre, também, dependência maior do metabolismo do carboidrato, produzindo concentrações mais elevadas de lactato sanguíneo. A principal explicação para isso é a resposta mais acentuada das catecolaminas à altitude, mais especificamente da epinefrina, a qual promove o uso de glicogênio no metabolismo. Nas altitudes moderadas, entretanto, as pessoas aclimatizadas dependem mais do metabolismo do lipídio durante o exercício de intensidade submáxima do que as não aclimatizadas.[42]

É importante lembrar que a magnitude das respostas é proporcional à altitude a que se está exposto (*i. e.*, altitude moderada a alta ou praticar exercícios no Olympic Training Center em Colorado Springs, CO, em comparação com o topo do Pike's Peak, CO). As respostas básicas e agudas à hipoxia da altitude são as seguintes:

- A frequência cardíaca e a ventilação se intensificam em resposta à P_{O_2} menor percebida pelos quimiorreceptores
- A difusão pulmonar é mantida
- O transporte de oxigênio é reduzido devido à saturação mais baixa de hemoglobina com o oxigênio
- O volume corrente ventilatório aumenta em repouso e a frequência respiratória é acelerada com a atividade e altitudes mais elevadas
- A intensificação da respiração reduz a P_{CO_2} sanguínea e aumenta o pH do sangue para acima de 7,4
- Esse aumento do pH resulta em alcalose respiratória, o que faz com que a curva de saturação da oxi-hemoglobina desvie para a esquerda e ajude a manter a ventilação nos limites toleráveis
- O desvio da curva de saturação da oxi-hemoglobina para a esquerda permite que maior volume de oxigênio se ligue à hemoglobina para ajudar a compensar a P_{O_2} baixa
- Inicialmente, o aumento da frequência cardíaca compensa a diminuição do volume sistólico e há maior dependência da glicólise anaeróbia em cargas submáximas de trabalho
- Em comparação com o nível do mar, o exercício submáximo na altitude evoca frequência cardíaca e volume sistólico menores, produzindo decrementos no débito cardíaco e consumo de oxigênio, o que, por sua vez, prejudica o desempenho nos eventos de *endurance*.

Respostas do desempenho

Nem todas as altitudes ameaçam de maneira similar o desempenho físico. Até mesmo um passo no alto do Monte Everest (8.850 m) é dramaticamente diferente de correr uma corrida *cross-country* em Laramie, WY, a 2.195 m. Mais uma vez, isso decorre das grandes diferenças de P_{O_2}. De fato, a maioria das competições atléticas ocorre em altitudes moderadas e os desafios impostos por essa altitude são uma realidade para muitos atletas e equipes todos os anos. Em geral, apenas alpinistas, esquiadores e entusiastas de *snowboard* se deparam com altitudes mais elevadas.

Desempenho físico de curta duração

Muitos recordes mundiais e olímpicos foram estabelecidos nos Jogos Olímpicos da Cidade do México em 1968 em *sprints* e saltos, bem como na natação até 800 m. De pronto, criou-se o mito de que o "ar fino" (um termo popular que se refere à baixa pressão parcial de oxigênio do ar com a elevação da altitude) oferece vantagens às atividades aeróbias, desde a rebatida no beisebol ao *sprint*. Se um esporte ou atividade não depende do metabolismo aeróbio, os efeitos da altitude são mínimos. Entretanto, se a pessoa sentir enjoo ou se sentir "intimidada" ou "estimulada" só de pensar no local da competição, o desempenho pode ser afetado. Pense nisso: jogadores de beisebol mal conseguem esperar para rebater no Coors Field, em Denver, e os *kickers* da NFL mal conseguem esperar para dar seus chutes no estádio do Denver Broncos, INVESCO Field at Mile High, devido às vantagens conhecidas da altitude. Contrariamente, os jogadores requerem torpedos de oxigênio e se queixam de problemas quando atuam em altitudes de 1.609 m. Assim, embora o "ar fino" possa exercer alguma influência, a preparação, o foco e outros fatores

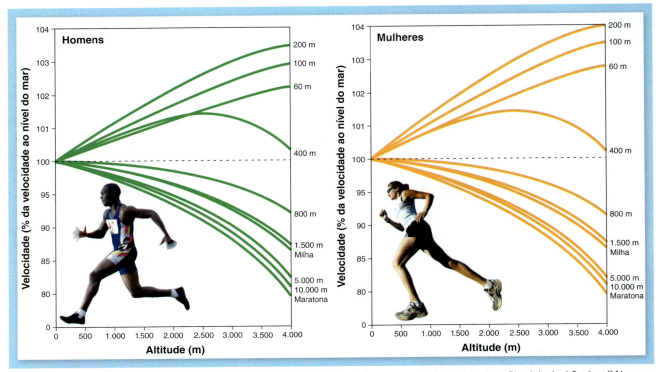

FIGURA 11.6 Desempenhos na corrida previstos em diferentes altitudes. (Adaptada com permissão da American Physiological Society.[49] Nos eventos de corrida, com o aumento da distância da corrida, os efeitos negativos da altitude sobre a velocidade são maiores. No entanto, nos *sprints* curtos, é possível observar desempenhos melhores na altitude.)

psicológicos também podem contribuir para os desempenhos físicos de curta duração. Além disso, muitas pistas de atletismo e piscinas estão situadas em altitudes similares à da Cidade do México em locais de competições escolares, universitárias e profissionais, e nenhum dos recordes estabelecidos nesses eventos é limitado a esses locais. Muitos esportes anaeróbios e de potência que envolvem corrida, saltos e arremessos permitem repouso adequado entre os esforços, o que resulta em pequena dependência do sistema aeróbio. Nesses eventos, os efeitos negativos sobre o desempenho são minimizados.

Desempenho físico de longa duração

Peronnet *et al.*[49] mostraram que, quando se compete na altitude de cerca de 400 m, a velocidade é dramaticamente reduzida nos eventos de corrida que destacam a resistência cardiovascular. Sendo assim, muitos treinadores entenderam que a altitude é um problema para os eventos de longa distância e para aqueles que dependem do metabolismo aeróbio. Grande parte da capacidade de transporte de oxigênio é aprimorada pela exposição à altitude (p. ex., a concentração de hemoglobina aumenta). Esse fato permitiu o desenvolvimento de conceitos de treinamento na altitude para atletas de *endurance* como o "more no alto e treine no baixo", de maneira que as adaptações conseguidas com a residência na altitude elevada fornecem vantagens para o desempenho ao nível do mar.[57,58] A Figura 11.6 mostra os efeitos teóricos da altitude sobre os desempenhos na corrida.

Revisão rápida

- A pressão parcial de oxigênio reduzida do ar na altitude causa impactos no desempenho
- A diminuição da pressão parcial de oxigênio reduz a capacidade do oxigênio de chegar aos tecidos corporais
- A exposição à altitude resulta em vários ajustes fisiológicos na tentativa de manter a homeostase
- Durante o exercício na altitude, tanto o volume ventilatório quanto a frequência podem aumentar para facilitar a maior disponibilidade de oxigênio
- Na altitude, há diminuição do consumo máximo de oxigênio, débito cardíaco, frequência cardíaca máxima e volume sistólico
- A exposição à altitude promove a elevação da concentração de hemoglobina e hematócrito no sangue
- Os desempenhos físicos de curta duração não são prejudicados e podem se beneficiar da altitude devido ao "ar fino"
- Os desempenhos físicos de longa duração, especificamente os que dependem do metabolismo aeróbio, são prejudicados pela altitude.

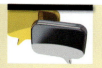

Boxe 11.4 Visão do especialista
Mal agudo da montanha

CARL M. MARESH, PhD, FACSM
Professor and Chair
Department of Human Sciences
The Ohio State University
Columbus, OH

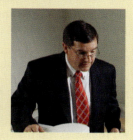

Dos vários tipos de afecções ocasionadas pela altitude, o mal agudo da montanha (MAM) é o mais comum. O MAM persiste por 2 a 7 dias e compreende uma coleção de sintomas bem reconhecidos que pode afetar qualquer um que viaje rapidamente de áreas mais baixas para mais elevadas (sobretudo acima de 2.500 m). Os sintomas mais reconhecidos são cefaleia, náuseas, fraqueza, perda de apetite e respiração superficial ao esforço. O surgimento dos sintomas pode ocorrer em minutos ou horas (geralmente 6 a 24 horas) após a chegada, e a incidência e gravidade dependem da altitude e da velocidade com que se viaja para a altitude. Interessantemente, a suscetibilidade da pessoa ao MAM não pode ser prevista pelas medidas obtidas nas baixas altitudes, porém a história prévia de MAM é o melhor fator de previsão de futuras ocorrências. Meu interesse no MAM começou quando me mudei de Pittsburgh, PA, para Laramie, WY, como estudante de graduação. Eu também era corredor de distância na época e pensava que a mudança da baixa altitude para 2.200 m beneficiaria meu treinamento e desempenho.

Era óbvio que os não nativos que viajavam para Laramie apresentavam os efeitos dessa altitude moderada na forma de MAM. Durante os meses de verão, por exemplo, era muito comum que as pessoas que passavam por Laramie pela estrada interestadual parassem na emergência do hospital local com sintomas de cefaleia, fraqueza e dificuldade respiratória. Um verão, após correr a Pike's Peak Marathon, passei vários dias no pico trabalhando com pesquisadores da divisão de altitude do U.S. Army Research Institute of Environmental Medicine. Esse projeto envolvia nativos de baixas altitudes que viajavam ao longo da noite de Massachusetts até o topo do Pico Pike, CO (4.300 m). Os sintomas de MAM ocorriam com muita rapidez nesse grupo e permaneciam graves durante as primeiras 48 a 72 horas. Inquestionavelmente, a cefaleia, muitas vezes acompanhada de vômitos, era o sintoma mais forte, e quase todos os indivíduos relataram profundas dificuldades para dormir.

Dentre outras experiências, essas observações ajudaram a concentrar minha atenção em um dos assuntos da minha tese de doutorado, o primeiro estudo que comparava a sintomatologia do MAM em nativos de baixa altitude (NB) e nativos de altitude (2.200 m) moderada (NM) rapidamente levados à altitude mais elevada (4.300 m em câmara hipobárica). Os dois grupos de indivíduos começaram a relatar os sintomas de MAM 6 horas após a descompressão, porém os NB descreveram cefaleia, náuseas e vômitos muito mais graves. O pico dos sintomas ocorreu durante as primeiras 24 horas nos NM, contudo continuaram bastante profundos ao longo do segundo dia de descompressão nos NB. Todos os NM relataram ausência de sintomas na manhã do terceiro dia, quando a avaliação física foi realizada, mas todos os NB ainda apresentavam cefaleias naquela manhã. Um dos nativos de baixa altitude, em particular, sofreu de cefaleia e vômitos tão fortes que foi incapaz de fazer o teste. Ele relatou completa ausência dos sintomas 2 horas depois de deixar a câmara.

Obviamente, é a redução da pressão parcial de oxigênio que desencadeia os mecanismos da ventilação, vasoconstrição e retenção de líquido que contribuem para o paradigma do MAM. Se não melhorar, edema pulmonar da alta altitude e ECGA podem se desenvolver concomitantemente ao MAM, os quais constituem condições potencialmente fatais. Para as pessoas que vão para altitudes elevadas, o processo de ascensão estagiada com objetivo de promover a aclimatização à altitude e minimizar o esforço físico são os melhores métodos de redução da suscetibilidade ao MAM. Na ausência de aclimatização, a profilaxia com acetazolamida, um inibidor da anidrase carbônica, pode ser bastante efetiva na redução dos sintomas de MAM, porém sabe-se que prejudica o desempenho físico. As referências a seguir fornecem mais informações sobre os assuntos aqui apresentados.

Leituras sugeridas

Maresh CM, Kraemer WJ, Noble BJ, et al. Exercise responses after short- and long-term residence at 2,200 meters. *Aviat Space Environ Med*. 1988;59:335–339.

Maresh CM, Kraemer WJ, Judelson DA, et al. The effects of high altitude and water deprivation on AVP release in man. *Am J Physiol Endocrinol Metab*. 2004;286:E20–E24.

Maresh CM, Noble BJ, Robertson KL, et al. Aldosterone, cortisol and electrolyte responses to hypobaric hypoxia in moderate-altitude natives. *Aviat Space Environ Med*. 1985;56:1078–1084.

Muza SR, Fulco CS, Cymerman A. *Altitude Acclimatization Guide*. USARIEM Technical Report No. TN04–05. Natick, MA: Thermal and Mountain Medicine Division, U.S. Army Research Institute of Environmental Medicine, 2004.

Preparação para a competição na altitude

Além da publicidade, competir ou se divertir na altitude moderada a alta requer, sim, alguma preparação para minimizar quaisquer efeitos negativos. Em geral, isso significa que é preciso obter determinado nível de aclimatização à altitude na qual a competição ou recreação irá acontecer. Para altitudes moderadas, as estratégias típicas envolvem chegada ao local uma semana antes do evento ou subir, competir e, em seguida, ir embora logo após a competição a fim de minimizar a exposição à altitude e não permitir que os efeitos colaterais negativos da altitude se manifestem. Para altitudes mais altas, a tática de permitir a aclimatização gradativa à altitude moderada tem sido usada com sucesso.

Doença da altitude

A doença da altitude, causada pela redução da P_{O_2}, é mais comum em altitudes mais elevadas do que em baixas, e é uma condição patológica que muitas vezes requer atenção

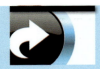

Boxe 11.5 Você sabia?
Sinais e sintomas da doença da altitude

Sinais e sintomas gerais

- Falta de apetite
- Náuseas
- Vômitos
- Fraqueza excessiva
- Tonturas
- Vertigens
- Insônia
- Parestesias
- Dispneia ao esforço
- Pulso rápido persistente
- Sonolência
- Malestar generalizado
- Edema periférico (edema das mãos, pés e face)

Sintomas que indicam doença da altitude potencialmente fatal

- Edema pulmonar (líquido nos pulmões)
- Tosse seca persistente
- Febre
- Dispneia mesmo em repouso
- Edema cerebral (inchaço do encéfalo)
- Cefaleia que não responde aos remédios
- Problemas motores com a deambulação
- Exacerbação dos vômitos
- Perda gradativa da consciência

---

médica. A doença da altitude aguda, também conhecida como **mal agudo das montanhas (MAM)**, é especialmente preocupante, pois pode causar edema pulmonar (Boxe 11.4). Além disso, pode progredir para edema cerebral das grandes altitudes (ECGA), que é ainda mais potencialmente fatal e requer atenção médica imediata. O tratamento inclui repouso e remoção da altitude (Boxe 11.5). A desidratação também pode levar ao diagnóstico errado de doença da altitude, e a ingestão hídrica é um fator vital no auxílio ao ajuste adequado à altitude. Muitas vezes, o fármaco acetazolamida tem sido efetivo na prevenção da maioria dos efeitos colaterais.

Aclimatização/aclimação

Tanto a aclimatização (exposição ao ambiente natural), possibilitada pela residência em Colorado Springs, CO, quanto a aclimação (exposição ao ambiente artificial), permitida pela câmara hipobárica, conseguem produzir benefícios de curto e longo prazos (Boxe 11.6). A aclimatização/aclimação

Boxe 11.6 Você sabia?
Câmaras de hipoxia

As câmaras de hipoxia (A) são fontes de muitas controvérsias no que diz respeito a se constituem um auxílio ergogênico legal aos atletas, uma vez que alteram a concentração de oxigênio do ar, simulando a altitude por meio da criação de um ambiente hipóxico. Diferentemente do que ocorre na altitude, não há alteração na pressão barométrica, a qual pode ser apenas criada com o uso de câmaras hipobáricas (B).

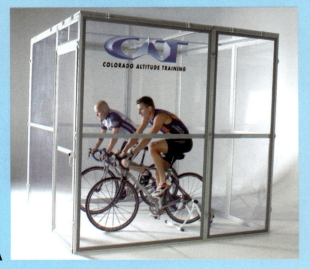

A

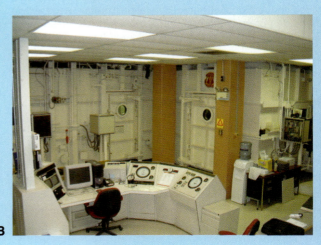

B

a curto prazo é caracterizada pela exposição à altitude de menos de um ano. Sabemos que mesmo em períodos mais curtos, de 3 a 6 semanas, alterações importantes podem ocorrer e, com isso, os atletas tiram vantagem dessas alterações na preparação para as competições de *endurance*. A aclimatização/aclimação a longo prazo tipicamente se refere às pessoas que moraram em altitudes por mais de um ano. No entanto, a taxa e a eficiência com que a aclimatização à alta altitude ocorre não são universais. De um lado, colocamos as pessoas nascidas em altitudes moderadas a altas, onde moraram a vida toda (ver Boxe 11.7). Por terem sido expostas à hipoxia durante os anos de crescimento e formação, essas pessoas passam pelas adaptações fisiológicas adequadas de maneira permanente. Do outro lado, estão aquelas que chegaram à altitude já na fase adulta, após o crescimento e desenvolvimento normais. Os sistemas fisiológicos dessas pessoas revelam menos plasticidade, tornando mais difícil para os adultos se adaptarem total e

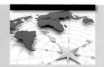

Boxe 11.7 Mais a explorar
Do genótipo ao fenótipo da hipoxia de altitude?

O interesse pela fisiologia de altitude cresce cada vez mais, principalmente ao se considerar a visão panorâmica científica de suas origens, como a expedição Silver Hut, para a genotipagem de habitantes do planalto *versus* da planície na exploração de adaptações induzidas por hipoxia à altitude. Em uma das primeiras expedições de montanhismo documentadas, Operação de Expedição ao Everest em 1954, Sir John Hunt observou ironicamente que, além da organização das operações semelhantes às militares e uma boa liderança e motivação, a outra razão subjacente para o sucesso da expedição foi o *equipamento de oxigênio*. A perspectiva comum das observações de Sir Hunt é essencial para os pilares dos esforços científicos da pesquisa da fisiologia de altitude; leia com atenção o parágrafo a seguir e veja se consegue perceber a afirmação importante em suas observações.

"Além da liderança e do trabalho de equipe, outro fator que contribuiu amplamente para as conquistas da expedição de 1953: o papel desempenhado pelo equipamento de oxigênio. Sir John Hunt baseou seu plano em sua confiança no oxigênio e é mais do que duvidoso que, sem ele, o sucesso teria sido alcançando. Apenas a dificuldade enfrentada nos últimos 400 pés já representaria um desafio em uma tentativa sem oxigênio. Também é importante observar que, seja graças ao uso de oxigênio ou à eficiência das botas e roupas fornecidas naquele ano, mas provavelmente aos dois, não houve sequer um caso de queimadura pelo frio. No entanto, houve algumas questões intrigantes relacionadas ao uso de oxigênio. *A exaustão dos participantes decorrente de uma escalada alta e, depois de acabá-la, essa parecer ser maior do que em expedições anteriores; o aporte de oxigênio não melhorou, aparentemente, o desempenho dos carregadores em altitudes extremas, como poderia ter sido antecipado.* Em 1953, apenas três sherpas estavam em boa forma e desejavam ir além do desfiladeiro ao Sul a 26.000 pés; e em 1933 oito dos carregadores de Ruttledge sem oxigênio carregaram carga a 27.400 pés e declararam desejar ir ainda mais alto no mesmo dia."

A operação Everest foi um estímulo para o projeto seguinte, a Expedição de montanhismo e científica ao Himalaia de 1960-1961 (também conhecida como Expedição Silver Hut), cujo objetivo científico específico era estudar os aspectos fisiológicos da aclimatização em habitantes humanos das planícies. O cientista-chefe, Dr. Griffith Pugh, definiu como as duas prioridades principais: o estudo do efeito da altitude em indivíduos aclimatizados em exercício, e o efeito da hipoxia de altitude em todas as etapas no sistema de transporte de oxigênio do corpo – da atmosfera, pelos pulmões, ao sangue arterial e, então, para os tecidos. Com base em nosso conhecimento científico e recursos tecnológicos, retrospectivamente, essas conquistas podem parecer pequenas, mas em 2010 o mecanismo de hipoxia de altitude ainda era de debate significativo.

A conclusão do Projeto Genoma Humano de 2003 forneceu à comunidade científica uma ferramenta inestimável relacionada ao conhecimento genético fundacional da biologia humana, criando um grande potencial de pesquisa para a elucidação dos mecanismos fisiológico-fenotípicos de um indivíduo. De importância fundamental, o reconhecimento de que, em cada dois indivíduos quaisquer, 99,9% de seu DNA é idêntico, mas a herança de 22.000 a 25.000 genes de codificação da proteína nos forneceu individualidade fenotípica e permitiu aos cientistas focar mais seus esforços de pesquisa além do escopo do desempenho humano em condições hipóxicas extremas para incluir estados da doença de hipoxemia (p. ex., doença pulmonar, doença cardíaca congênita, doença vascular, derrames tromboembólicos, anemia). No entanto, antes que os avanços na otimização do desempenho humano ou medicina personalizada possam ocorrer no domínio da hipoxia, é necessária uma compreensão fundamental de seu genoma.

A fim de dar credibilidade à observação empírica de que há diferenças óbvias entre habitantes de planície e habitantes de planalto, descobertas científicas recentes identificaram a importância de determinados genes (ou seja, EPAS1, EGLN1), e a relevância de sua expressão dos fatores indutores de hipoxia (HIF) 2☐ e HIF-1 nos habitantes dos planaltos tibetanos quando comparados aos habitantes Han da planície chinesa, em suporte às adaptações crônicas (aproximadamente 3.000 por ano) de seres humanos às exposições de hipoxia de alta altitude. É esse fenótipo de alta altitude que age para limitar o efeito da hipoxia ambiental por meio da associação do genótipo EPAS1 com a hemoglobina, o que sugere uma resposta hematopoética limitada à hipoxia; uma adaptação crônica benéfica. Esses achados genéticos levaram à investigação científica sobre os efeitos de uma exposição aguda à altitude em exercício em relação a funções do sistema nervoso, controle metabólico da bioenergética muscular, adaptações musculares esqueléticas, plasticidade proteômica muscular e alterações de propriedade contrátil e o impacto da altitude no treinamento de *endurance*. Ao se considerar tudo isso, não restam muitas dúvidas de que as complexidades integradas e as redundâncias das vias fisiológicas e genéticas permitem múltiplas estratégias com o objetivo final de uma adaptação bem-sucedida do ser humano.

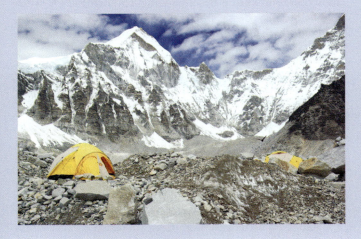

Leitura adicional

Amann M, Kayser B. Nervous system function during exercise in hypoxia. *High Alt Med Biol*. 2009;10:149–164.

Calbet JL, Lundby C. Air to muscle O_2 delivery during exercise at altitude. *High Alt Med Biol*. 2009;10:123–134.

Cerretelli P, Marzorati M, Marconi C. Muscle bioenergetics and metabolic control at altitude. *High Alt Med Biol*. 2009;10:165–174.

Flueck M. Plasticity of the muscle proteome to exercise at altitude. *High Alt Med Biol*. 2009;10:183–193.

Grocott M, Montgomery H. Genetophysiology: using genetic strategies to explore hypoxic adaptation. *High Alt Med Biol*. 2008;9:123–129.

MacInnis MJ, Rupert JL. 'ome on the range: altitude adaptation, positive selection, and Tibetan genomics. *High Alt Med Biol*. 2011;12:133–139.

Milledge JS. The Silver Hut Expedition, 1960–1961. *High Alt Med Biol*. 2010;11:93–101.

Mizuno M, Savard GK, Areskog NH, et al. Skeletal muscle adaptations to prolonged exposure to extreme altitude: a role of physical activity? *High Alt Med Biol*. 2008;9:311–317.

Norton EF. Operation Everest: review the ascent of Everest by John Hunt. *Geog J*. 1954;120(1):82–83.

Perrey S, Rupp T. Altitude-induced changes in muscle contractile properties. *High Alt Med Biol*. 2009;10:175–182.

Saunders PU, Pyne DB, Gore C. Endurance training at altitude. *High Alt Med Biol*. 2009;10:135–148.

Wagner PD. The physiological basis of reduced VO2max in Operation Everest II. *High Alt Med Biol*. 2010;11:209–215.

rapidamente às condições hipóxicas e hipobáricas da residência na altitude.

A seguir, apresentamos as mudanças que podem ser observadas na aclimatização/aclimação de curto e longo prazos. No entanto, devemos lembrar que algumas variáveis, ao mesmo tempo que se aperfeiçoam de maneira gradual para enfrentar as imposições da alta altitude, nunca irão funcionar de modo tão impressionante quanto ao nível do mar. Por exemplo, embora os declínios induzidos pela altitude no consumo máximo de oxigênio e no desempenho de *endurance* de longa duração sejam atenuados de maneira gradativa em resultado à aclimatização/aclimação, essas variáveis ainda serão piores quando comparadas ao desempenho ao nível do mar. Além disso, as mudanças sofridas pelo corpo são altamente dependentes da altitude, e a altitude moderada perturba as estruturas e funções corporais muito menos do que a alta altitude. Por exemplo, 6 semanas de exposição à altitude elevada reduzem o tamanho e a função muscular, efeitos que não são observados na altitude moderada.

Efeitos a curto prazo (3 a 6 semanas)

- Intensificação da ventilação pulmonar em repouso e em exercício em comparação com o nível do mar
- Maior liberação de eritropoetina (EPO) pelos rins, o que estimula a produção de eritrócitos a valores acima daqueles ao nível do mar
- Elevação da concentração de hemoglobina em comparação com os valores ao nível do mar
- Aumento do hematócrito em comparação com os valores ao nível do mar
- Crescimento do volume plasmático em comparação com os valores iniciais sobre a exposição à altitude, ainda que não igual aos valores ao nível do mar.

Efeitos a longo prazo (≥ 3 meses)

- Aumento da densidade mitocondrial em comparação com os valores ao nível do mar
- Aumento da densidade capilar em comparação com os valores ao nível do mar
- Melhora da capacidade de difusão pulmonar em relação aos valores iniciais da exposição à altitude, ainda que não iguais aos valores ao nível do mar
- Elevação das enzimas mitocondriais em comparação com os valores ao nível do mar
- Aumento do número/densidade de citocromos e enzimas do ciclo de Krebs e da cadeia de transporte de elétrons, levando a um aumento da capacidade da cadeia de transporte de elétrons
- Aumento do débito cardíaco em repouso em relação aos valores iniciais da exposição à altitude, para valores semelhantes ao nível do mar
- Aumento do débito cardíaco com o exercício máximo em relação aos valores iniciais da exposição à altitude, mas não iguais aos valores ao nível do mar.

Foi estabelecido que a aclimatização ou aclimação à altitude permite o aprimoramento do desempenho na altitude. Entretanto, controvérsias recentes têm questionado a vantagem obtida pelos indivíduos nativos da altitude elevada, onde viveram por toda a vida. Brutsaert[10] diz:

"uma revisão da literatura sugere que nativos indígenas da alta altitude (AA) apresentam consumo máximo de oxigênio médio ($\dot{V}_{O_{2máx}}$) mais elevado na hipoxia e decremento menor do $\dot{V}_{O_{2máx}}$ com a acentuação da hipoxia. No momento, não há informações suficientes para concluir que os nativos AA apresentem maior economia do trabalho ou capacidade de *endurance* maior, embora para a primeira opção vários estudos indiquem que esse pode ser o caso dos tibetanos."

Desse modo, parece que a aclimatização à altitude é a base para atender às demandas da exposição e das competições na altitude. Entretanto, mesmo com essas adaptações fisiológicas, os desempenhos de *endurance* são comprometidos nas condições hipóxicas da moderada ou elevada altitude.

Teoria do "more no alto e treine no baixo"

Dados os efeitos da altitude discutidos anteriormente, alguns propuseram a teoria conhecida como *more no alto e treine no baixo*. Seguindo essa abordagem, a pessoa reside na altitude elevada para ganhar os benefícios da hipoxia, estimulando as concentrações de hematócrito e hemoglobina para ajudar no transporte de oxigênio, porém, depois, pratica os trabalhos físicos nas altitudes mais baixas para estimular as capacidades cardiovasculares em níveis máximos e manter a qualidade dos exercícios.[1,48,57] Desse modo, tira-se vantagem dos dois mundos.

Da teoria à prática

Muitos treinadores e atletas aplicam essa teoria de várias maneiras. Por exemplo, foi mostrado que a exposição intermitente de 7 dias à altitude de 4.300 m com repouso e treinamento pode melhorar o desempenho na prova de ciclismo contrarrelógio e promover alterações fisiológicas similares às adaptações mais crônicas à mesma altitude.[7] Também foi observado que os nativos de altitudes moderadas apresentam vantagem fisiológica em relação aos nativos das baixas altitudes com relação ao exercício máximo na altitude elevada.[42,43] Isso indica que morar na altitude moderada por muito tempo confere vantagem fisiológica diante das imposições das altitudes mais elevadas.[42,43]

Algumas equipes chegam 18 a 24 horas antes da competição, permitindo o desenvolvimento de parte das alterações fisiológicas iniciais em resposta à altitude. Conforme já observado, outro método usado por atletas que competem em altitudes moderadas é chegar para a competição no mesmo dia, competir e ir embora. Muitas equipes de futebol americano que jogam contra a University of Wyoming treinam na baixa altitude e viajam na manhã do dia do jogo, jogam e vão embora para limitar os impactos da exposição à altitude moderada. Nessas circunstâncias, de acordo com o descrito previamente, a P_{O_2} reduzida não deve causar grandes impactos nesse jogo de futebol americano, o qual enfatiza as atividades anaeróbias e de potência, porém os sintomas e o psicológico também podem influenciar. Portanto, a teoria do "more no alto e treine no baixo" pode ainda ser parte de uma estratégia geral para as competições de futebol americano. Até mesmo corredores de *cross-country* provenientes de locais situados ao nível do mar usam essas duas abordagens devido à incapacidade de permanecer por longos períodos na altitude moderada antes da competição. Sua eficácia ainda não foi claramente comprovada, porém pode ser considerada uma abordagem prática para a competição na altitude moderada.

Embora a Agência Mundial Antidoping não tenha banido o uso de câmaras de hipoxia, existem muitas controvérsias e muito interesse na sua utilização, similares aos do **doping sanguíneo**.[40] Ainda assim, não está claro que dose deve ser usada para evocar as respostas desejadas.[38,39,41,57] Dados iniciais mostraram que o uso dessas câmaras não influencia o desempenho físico ao nível do mar, porém mais estudos são necessários.[31]

Revisão rápida

- Os atletas se preparam para competir na altitude com estratégias que visam algum grau de aclimatização ou aclimação
- A doença da altitude é uma condição perigosa causada pela redução da P_{O_2} que pode levar ao ECGA
- A teoria do "more no alto e treine no baixo" oferece vantagens oxidativas da altitude sem atrapalhar a intensidade do treinamento
- Alguns atletas de competição não tentam a aclimatização à altitude de nenhum jeito. Em vez disso, eles chegam para a competição no mesmo dia, competem e vão embora.

Aplicações práticas

É essencial, quando se avaliam os desafios ambientais, que o quadro total seja considerado. Conforme observamos anteriormente, podemos estar em altitude elevada e sofrer de desidratação sem qualquer demanda física ou de calor. Ou estar em um ambiente frio e, mesmo assim, sofrer de exaustão ocasionada pelo calor devido às muitas camadas de roupa. Portanto, é necessário reconhecer os muitos diferentes estressores ambientais e os exercícios específicos a serem realizados ao desenvolver as séries de exercícios e as estratégias de competição ou treinamento.

ESTRESSE OCASIONADO PELO CALOR

O desafio do estresse ocasionado pelo calor, ou **hipertermia**, está no fato de que o corpo precisa dissipar o calor considerável produzido pelos músculos que trabalham durante o exercício. Isso se fundamenta no fato de que os seres humanos são apenas 25 a 27% eficientes na conversão da energia contida nos substratos alimentares em energia utilizável na forma de adenosina trifosfato (ATP) para suprir os músculos em atividade, sendo o restante (cerca de 75%) liberado na forma de calor. A incapacidade de dissipar esse excesso de energia em forma de calor pelos vários mecanismos homeotérmicos pode criar problemas de **termorregulação**, ou capacidade do corpo de manter a temperatura interna constante (ver Boxe 11.8).

Condições ambientais de grande calor e umidade apenas tornam essa tentativa de dissipar o calor produzido metabolicamente em um desafio ainda mais dramático. Basicamente,

Boxe 11.8 Você sabia?
Sudorese | Sem camisa versus com camisa

Muitas vezes, quando a pessoa se exercita no calor, a tentação óbvia é de tirar a camisa e se exercitar com a máxima exposição de pele. Embora a princípio isso possa fazer sentido, devemos pensar mais sobre o assunto. O suor tem mais valor quando se encontra na superfície do corpo, passando pelo fenômeno de resfriamento evaporativo que ajuda a esfriar o corpo. Esse efeito de resfriamento causa impactos no fluxo de sangue para a pele, onde é resfriado e mandado de volta ao centro do corpo para auxiliar também no resfriamento interno. Se as gotas de suor caem da superfície da pele antes que passem pelos processos evaporativos, reduzimos o principal efeito de resfriamento para o corpo. Isso é especialmente verdade para o exercício intenso ou em condições de grande calor, nas quais as taxas de sudorese são elevadas. Vestir uma camiseta branca ou camisas especiais feitas de microfibra (p. ex., camisetas fabricadas pela Under Armour e CoolMax), que permitem a retenção adequada de suor na pele para o resfriamento evaporativo, é mais benéfico. Além disso, a exposição às ondas eletromagnéticas UV da pele sem protetor solar também pode ocasionar câncer de pele.

as altas temperaturas e a umidade elevada podem bloquear a dissipação de calor do corpo, acentuando, desse modo, o estresse causado pelo calor apresentado pelo atleta. A prática de exercício intenso no calor pode elevar com rapidez a temperatura corporal central normal, que é próxima de 37°C, a níveis perigosamente elevados de 41°C, promovendo as graves afecções causadas pelo calor[1] (ver Boxe 11.9). Portanto, é importante entender esse fator ambiental de estresse para evitar as afecções causadas pelo calor e otimizar o desempenho no calor.[1,28]

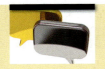

Boxe 11.9 Visão do especialista
Intermação induzida pelo calor

DOUGLAS J. CASA, PhD, ATC, FACSM

Professor
Human Performance Laboratory
Department of Kinesiology
University of Connecticut
Storrs, CT

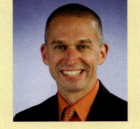

A intermação induzida pelo calor ou intermação induzida pelo exercício (IIE) é uma condição potencialmente fatal, que ocorre com mais frequência quando os atletas praticam exercícios intensos sob condições de calor. Ao longo dos anos em que venho tratando atletas com IIE, conduzindo pesquisas relacionadas e revisando documentos legais relativos a casos dessa condição, encontrei muita consistência nas causas do problema e erros comuns de reconhecimento e tratamento.

Quando a IIE se manifesta no cenário prático, diversos fatores estão comumente presentes, inclusive os seguintes:

1. Quase sempre ocorre nos três primeiros dias de treinamento
2. Muitas vezes, o atleta trabalha em intensidade além da sua capacidade "normal"
3. Em geral, o atleta está usando roupas além de *short* e camiseta apenas
4. A tendência é de que o atleta não esteja muito bem condicionado
5. A sessão de condicionamento/treinamento não foi planejada com cuidado em termos de intervalos de repouso, duração e necessidades de hidratação
6. O programa do atleta não foi gradativo quanto ao volume e duração do treinamento, uso de equipamentos e assim por diante (muitos estados utilizam esses programas para esportes escolares e a NCAA, para o futebol americano)
7. O atleta não foi submetido à aclimatização ou o foi apenas de maneira parcial
8. Não raro, o atleta tenta impressionar os técnicos, colegas de equipe, pais e a si próprio
9. Muitas vezes, a equipe médica não está presente
10. Política e procedimentos com falhas relacionadas com a IIE
11. O conhecimento dos treinadores, pais e atletas é desatualizado ou não existe.

Quando a IIE ocorre na corrida de estrada/triatlo, muitas vezes tem algumas características comuns, como:

1. O atleta tenta alcançar uma meta (p. ex., qualificar-se para a Maratona de Boston, melhor individual) e se esforça nos últimos quilômetros
2. O atleta não se programa de maneira apropriada para o clima, seja com roupas excessivas para o clima frio ou inadequadamente aclimatizado para a competição em clima quente
3. Às vezes, o atleta apresenta doença que causa febre baixa antes do começo da corrida
4. O atleta recebeu, no final, o acompanhamento no ritmo feito por uma pessoa descansada, que não participou do evento todo
5. O atleta não tem uma estratégia de hidratação bem ensaiada.

Quando o problema é o reconhecimento e tratamento da IIE, com frequência reduz-se a duas questões. A primeira é a falta da avaliação rápida e precisa da temperatura central do corpo e da função da parte central do sistema nervoso. A segunda é a demora no resfriamento intenso em que o atleta é agressivamente resfriado. Fora do laboratório, a avaliação da temperatura retal é a única maneira de avaliar com precisão a temperatura do corpo. A demora na verificação da temperatura exata ou o uso de um modo de avaliação de temperatura inválido para atletas que praticam exercícios intensos no calor têm consequências fatais. O processo de resfriamento do atleta com IIE precisa começar o mais rápido possível. Os problemas surgem quando o resfriamento é tardio (devido à falta de reconhecimento ou de preparação adequada relacionadas à existência das modalidades de resfriamento no local) ou o modo de resfriamento empregado oferece taxas de resfriamento menores (p. ex., bolsas de gelo nas artérias periféricas). A imersão em água gelada e a aplicação alternada de toalhas molhadas/com gelo em todo o corpo do paciente possibilitam boas taxas de resfriamento e podem maximizar as chances de sobrevida.

Leitura adicional
Casa DJ, Anderson JM, Armstrong LE, et al. Survival strategy: acute treatment of exertional heat stroke. *J Strength Cond Res*. 2006;20(3):462.

Termorregulação

Se o corpo precisa responder fisiologicamente para manter a temperatura central desejada, ele deve ser capaz de perceber as alterações de temperatura. Os receptores que detectam aumentos ou diminuições de temperatura se encontram tanto na periferia quanto no hipotálamo.[18] Os receptores periféricos estão localizados na pele e debaixo dela, e também na cavidade peritoneal (abdominal). Na parte central do sistema nervoso, além do hipotálamo, existem receptores situados no tronco encefálico e na medula espinal[9] (Figura 11.7). Assim como atua em muitas funções fisiológicas, o hipotálamo desempenha papel central na integração e regulação da temperatura corporal a 37°C, controlando as respostas pelo corpo. Em outras palavras, o hipotálamo pode operar como "termostato", enviando sinais para elevar ou reduzir a temperatura por meio de inúmeros mecanismos a seu comando (Figura 11.8). Quando a temperatura corporal sobe, os sinais dos receptores termossensíveis e da temperatura do sangue são detectados pelo hipotálamo, resultando em diversas e distintas respostas fisiológicas que variam do aumento da frequência cardíaca e do débito cardíaco a acentuação da vasodilatação e aumento das taxas de sudorese.

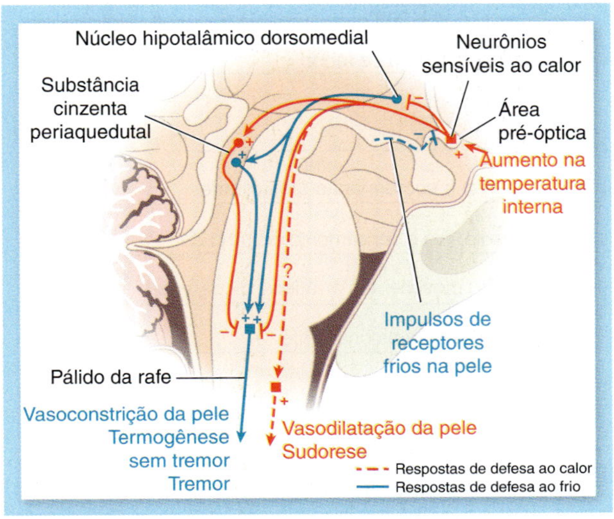

Os fatores que determinam o estresse termorregulador que o ambiente impõe ao corpo são temperatura, umidade relativa e velocidade do vento. A umidade relativa consiste no percentual de vapor de água contido no ar. Por exemplo, a umidade relativa do ar de 30% indica que o ar contém apenas 30% da umidade que é capaz de sustentar; a umidade relativa do ar de 90% significa que apenas mais 10% de umidade podem ser absorvidos pelo ar que nos rodeia. A umidade relativa do ar de 30% com temperatura de 32,2°C indica risco baixo a moderado no **índice de estresse causado pelo calor**, enquanto a umidade relativa de 90% na mesma temperatura de ar ambiente aponta alto risco. No primeiro caso, é seguro manter a prática esportiva, porém no último a prática deve ser adiada para outra hora (ver Estudo de caso adiante neste capítulo). A velocidade do vento contribui para o efeito do resfriamento convectivo no corpo e pode reduzir, até certo grau, o índice de estresse causado pelo calor. De uma perspectiva biológica, a capacidade do corpo humano de manter a constância da temperatura corporal nos inclui em um grupo de animais avançados chamados **homeotermos**; outros incluídos nessa categoria são aves e mamíferos, mas não anfíbios, peixes ou répteis. A capacidade homeotérmica, que é a capacidade de funcionar relativamente independente do ambiente devido à manutenção do ponto de regulação da temperatura do corpo, permitiu-nos sobreviver em ambientes extremos. Efeitos fisiológicos diferentes são observados em temperaturas diferentes (Figura 11.9).

Mecanismos de perda de calor

O corpo apresenta quatro mecanismos básicos que ajudam a manter a temperatura central adequada e a promover a perda de calor:

- Convecção
- Condução
- Radiação
- Evaporação.

FIGURA 11.7 Regulação por *feedback* negativo da área *pré-óptica* hipotalâmica anterior. Diversos mecanismos de *feedback* estão envolvidos na regulação da temperatura do corpo.

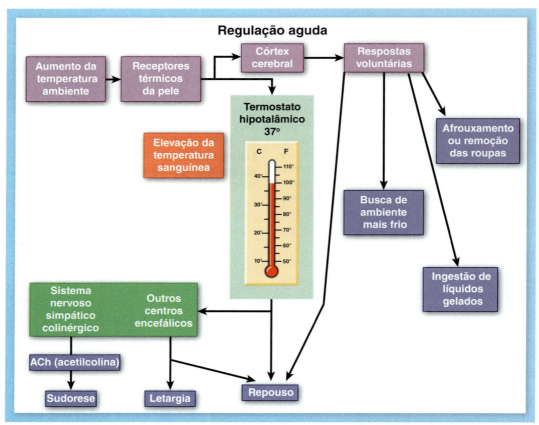

FIGURA 11.8 A integração das informações é vital para o hipotálamo regular e controlar a temperatura central. Os mecanismos de entrada e saída são monitorados para ajudar a regular a temperatura central. As informações da temperatura sanguínea mais alta e dos receptores termossensíveis fornecem sinais ao hipotálamo para promover vasodilatação na pele e sudorese.

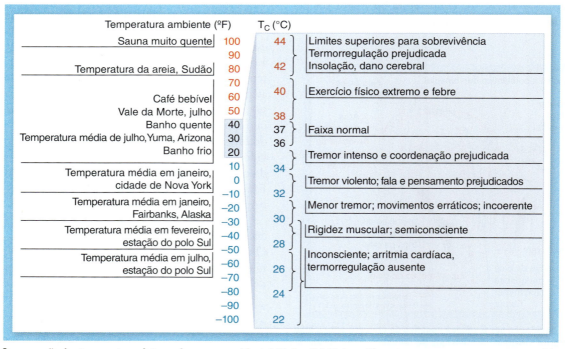

FIGURA 11.9 Comparação das temperaturas interna do corpo e ambiental. Efeitos fisiológicos diferentes ocorrem em temperaturas ambientes distintas.

Convecção

Na **convecção**, o ar impelido na superfície da pele remove o ar aquecido pelo corpo, substituindo-o por ar mais frio. Pense o quão diferente você se sentiria saindo para correr em um dia quente de verão com vento soprando a 1,6 km/h em comparação com 16 km/h. Essa também é a base dos efeitos do resfriamento promovidos pelos ventiladores. O ambiente artificial (ventiladores) ou natural (brisa) pode efetivamente ajudar o corpo a perder calor por convecção. Mesmo durante ondas de calor, é possível reduzir o risco de morte com o uso adequado de ventiladores (i. e., direcionado para o corpo com a pele exposta) a fim de promover em casa o resfriamento convectivo.[8] A perda de calor com o resfriamento convectivo depende da velocidade e da temperatura do ar. É óbvio que substituir a camada de ar da superfície do corpo com fluxo de ar quente não é tão eficaz quanto com o fluxo de ar mais frio, o que pode ser facilmente entendido quando tomamos como exemplo um ventilador que sopra ar quente em comparação com um aparelho de ar condicionado que envia ar frio para o corpo à sua frente. Interessantemente, a água também pode ter um elemento de perda de calor convectiva conforme percorre a pele. A velocidade da água em movimento e sua temperatura causam impactos sobre a efetividade convectiva para a perda de calor. Manter a temperatura adequada do corpo durante atividades de nado depende amplamente da perda convectiva de calor conforme a água passa pelo corpo. E, fora do mundo dos esportes, vários tipos de cobertura para a cabeça e roupa de resfriamento pela água foram experimentados em aplicações industriais, militares e espaciais e se mostraram efetivos.[50,59]

Condução

A **condução** ocorre quando há contato físico entre duas superfícies, sendo a direção do fluxo de calor do objeto mais quente para o mais frio. Pelo exemplo supracitado, um atleta superaquecido sentando em uma banheira de água fria promoverá a condução do calor da pele mais quente para a água mais fria. Contrariamente, o uso de banheira de água quente no tratamento terapêutico do joelho promove o fluxo de calor da água para as partes imersas do corpo. Devido às propriedades condutoras, imergir a pessoa em banheira de água fria reduz a temperatura do corpo mais rápido e efetivamente do que permanecer de pé no ar frio se a água e o ar estiverem na mesma temperatura. Além disso, a extensão da área de superfície em contato com o objeto influencia a taxa de perda (para o objeto frio) ou ganho (do objeto frio para o quente) de calor. Isto é, quando a temperatura central está elevada, mergulhar o indivíduo em banheira de gelo promoverá maior efeito de resfriamento do que a aplicação de bolsas de gelo em partes corporais específicas.

Radiação

A **radiação** envolve moléculas que estão constantemente se movimentando e liberando calor na forma de ondas eletromagnéticas. No ambiente normal de temperatura de 23,9°C, a radiação é responsável por cerca de 67% da perda total de calor, enquanto no ambiente quente de 35°C apenas o valor aproximado de 4% da perda total de calor pelo corpo é decorrente da radiação. Quando o calor circunjacente é mais alto do que a temperatura do corpo, de fato, o corpo pode ganhar calor. Um fluxo maior de calor radiante é liberado se o ambiente for mais frio. A energia na forma de calor radiante é absorvida de diferentes fontes, sobretudo da luz solar direta, refletida e outras fontes de energia na forma de calor que não o corpo, como um radiador ou sauna. Assim, uma partida de tênis do Australian Open em dia ensolarado, quente e úmido apresenta um conjunto exigente de condições que produzem muito estresse causado pelo calor. A energia radiante do sol na altitude é maior do que ao nível do mar, pois os raios de sol não são filtrados tão bem pela atmosfera e isso resulta em aumento da intensidade da luz, promovendo efeitos mais dramáticos em períodos de tempo mais curtos (p. ex., queimaduras solares).

Evaporação

A **evaporação** ocorre quando a água localizada na superfície da pele corporal e nas vias respiratórias passa para o estado gasoso (vaporização), absorvendo calor e resfriando o corpo. Esse tipo de evaporação ocorre de maneira regular (a água constantemente se difunde do corpo na superfície da pele e por meio da respiração perdemos calor de modo contínuo pelo trato respiratório), contudo, como não temos consciência desse processo, é chamado de *evaporação insensível*. Quando existe uma carga de calor superior à usual sobre o corpo, como durante a prática de exercícios, o mecanismo de sudorese é desencadeado. A sudorese é uma forma especializada de perda de calor evaporativa que envolve a secreção de solução diluída de sal das glândulas sudoríferas encontradas em vários locais pelo corpo. Essas glândulas secretam essa solução hipotônica na pele sob estimulação do sistema nervoso simpático. Algumas vezes é possível observar, por exemplo, as palmas das mãos suadas em resposta à ansiedade (associado com o estímulo do ramo simpático do sistema nervoso autônomo), o que não deve ser confundido com a sudorese em reação aos desafios térmicos. A evaporação térmica e o resfriamento do corpo ocorrem quando o sinal de calor estimula as glândulas sudoríferas a secretarem suor, o qual pode ter a composição alterada dependendo da aclimatização ao calor, do clima, da dieta e de fatores genéticos.[45]

Visto que o corpo é quente, algumas moléculas de água/suor na camada superficial apresentam energia cinética maior do que as outras moléculas de água/suor que não absorveram tanto calor corporal. Essas moléculas de rápida movimentação vaporizam, pois têm energia cinética suficiente para que a água seja convertida do estado líquido para o gasoso. Isso deixa na pele aquelas moléculas de água/suor de energia cinética menor, fazendo com que o suor fique com temperatura mais baixa e resultando em resfriamento evaporativo da pele ao mesmo tempo que permite o escape do calor. Com a continuidade do exercício e a produção de calor, esse ciclo de sudorese da cinética molecular se repete várias vezes, permitindo que o corpo se beneficie do resfriamento evaporativo. No processo, perde-se água e o corpo pode se tornar gravemente

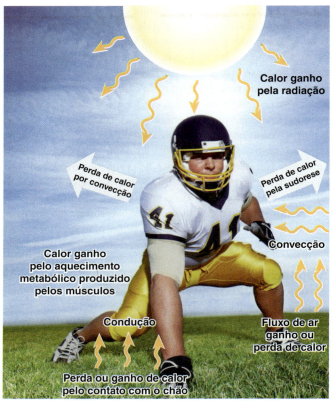

FIGURA 11.10 Métodos de perda e ganho de calor. O calor produzido pelo corpo durante os exercícios é dramático devido às contrações musculares e à baixa eficiência do corpo humano em usar toda a energia. O calor é ganho a partir da condução do contato com o chão, convecção e radiação. A perda de calor é imperativa para manter a função fisiológica normal e é auxiliada pela convecção da vasodilatação periférica do sangue e da sudorese para aumentar o resfriamento evaporativo.

desidratado, uma vez que 1 ou 2 ℓ/h (e em casos extremos, 4) de suor podem ser eliminados durante o exercício intenso sob condições de calor e umidade. Com a combinação dos processos evaporativos passivos e ativos, pode haver perda hídrica significativa, o que ressalta a importância da hidratação adequada durante o exercício para evitar a hipo-hidratação e a hipertermia (Capítulo 10).[51]

Equilíbrio entre perda e ganho de calor

O desafio que o corpo enfrenta no estresse ocasionado pelo calor ou exercício praticado em ambiente quente é a necessidade de manter o equilíbrio adequado entre ganho e perda de calor (Figura 11.10). Para conservar a temperatura central dentro dos limites aceitáveis, precisa ser estabelecido um equilíbrio muito preciso. Se esse equilíbrio não for atingido, pode ocorrer hipertermia sem controle, possivelmente levando à morte. De um lado da escala, encontram-se os fatores que promovem o ganho de calor, inclusive intensidade e duração do exercício, intensidade de ativação muscular, influências hormonais, efeitos térmicos dos alimentos, condições ambientais, estado da hidratação, roupas e taxa metabólica basal. Do outro lado estão os mecanismos de perda de calor já descritos anteriormente, além dos métodos de resfriamento extrínsecos e dos protocolos de hidratação. A integração desses muitos fatores determina se o corpo é capaz de manter a temperatura central nos limites fisiológicos toleráveis sem produzir qualquer sintoma adverso ou afecção ocasionada pelo calor.

Respostas metabólicas e circulatórias ao estresse ocasionado pelo calor

As respostas circulatórias ao calor constituem outro conjunto de importantes mecanismos relacionados com os ajustes fisiológicos diante dos desafios do calor. Mesmo sob condições de repouso, o calor aumenta a frequência e o débito cardíaco e redireciona o fluxo circulatório. Essencialmente, com o débito cardíaco elevado, o corpo redistribui parte do fluxo sanguíneo para a periferia, incluindo a pele, de modo que o calor possa ser dissipado e o sangue, resfriado. Permanecer sentado ou praticar exercício no calor resulta em aparência de pele avermelhada devido ao aumento do fluxo de sangue para a periferia. Isso, em conjunto com a acentuação da sudorese, marca a tentativa do corpo de dissipar calor.

Influência da composição corporal e do nível de condicionamento físico

A composição corporal pode influenciar significativamente a suscetibilidade ao estresse ocasionado pelo calor. A produção de calor pelo exercício tem relação com a massa corporal ou volume do indivíduo, enquanto a dissipação do calor é determinada pela área de superfície corporal. A relação do volume do corpo (produzindo calor) com a área de superfície corporal (dissipando calor) é menos favorável em um homem de linha ofensiva da National Football League (NFL) de 1,98 m de altura e 163,6 kg, em comparação com um *defensive back* de 1,83 m de altura e 81,8 kg. Porcentagens elevadas de gordura corporal são ainda piores para o homem de linha, pois o efeito isolante da gordura faz a perda de calor mais difícil. O condicionamento físico da pessoa também é importante quando nos referimos à tolerância ao ambiente quente. No ambiente quente, a redistribuição de sangue do centro para os tecidos periféricos e tecidos musculares é necessária para ajudar a dissipar o calor. Isso significa que o sangue que seria tipicamente direcionado para a musculatura durante o exercício agora é enviado para a periferia logo debaixo da pele para permitir o escape do calor. Se calor suficiente não for dissipado, é possível que sobrevenha hipertermia (aumento da temperatura central do corpo). Além disso, se muito sangue for enviado para longe do centro, ficará difícil para o corpo realizar a atividade física intensa devido à diminuição do fluxo sanguíneo. Portanto, o equilíbrio entre a porcentagem do débito cardíaco enviado à periferia para dissipar calor e aquele necessário aos órgãos centrais e à musculatura é muito delicado. Sendo assim, quando há a prática de exercício intenso, esse equilíbrio entre as duas funções fisiológicas fica em desacordo. Indivíduos que apresentam consumo máximo de oxigênio mais alto terão capacidades de débito cardíaco maiores e, quando combinadas com menos gordura corporal e razão favorável entre área de superfície cutânea e massa corporal, a vantagem da prática do exercício no calor será visível. Além disso, aqueles que estiverem fisicamente aptos irão ver a resposta da sudorese estimulada em elevações leves de temperatura em comparação com indivíduos não aptos. Resumindo, o mecanismo da sudorese torna-se mais sensível a aumentos na temperatura do corpo.

> ### Revisão rápida
>
> - Os termorreceptores percebem a temperatura corporal e alertam o hipotálamo para que responda e mantenha a temperatura interna constante
> - Temperatura ambiente, umidade relativa e velocidade do vento influenciam a temperatura central do corpo
> - A convecção dissipa calor quando o ar se movimenta sobre a superfície do corpo
> - Condução é a transferência de calor do objeto mais quente para o mais frio
> - Radiação é a perda de calor na forma de ondas eletromagnéticas
> - A evaporação promove perda de calor quando água ou suor é vaporizado ou convertido para o estado gasoso
> - Os pulmões dissipam calor por meio da perspiração insensível
> - O aumento do fluxo sanguíneo para a periferia permite a dissipação de calor
> - O condicionamento físico melhora as capacidades de dissipação de calor.

Afecções ocasionadas pelo calor

Com o início do exercício, calor é produzido e o desafio do corpo é manter a temperatura central apesar da carga maior de calor. Em temperaturas ambientes mais elevadas, esse desafio é ainda mais difícil, pois existe um gradiente de temperatura menor entre o corpo e o ambiente. Por consequência, o potencial de afecções ocasionadas pelo calor aumenta. Entender e reconhecer as formas básicas das afecções causadas pelo calor é vital para otimizar a segurança ao se exercitar.[1,2]

Cãibras do calor

As **cãibras do calor** induzidas pelo exercício são cãibras musculares que ocorrem quando a pessoa é exposta ao calor, resultantes muitas vezes de desidratação, déficit de sódio por todo o corpo e fadiga neuromuscular (Figura 11.11). Quando assistimos vários esportes pela televisão, observamos muitos jogadores de futebol, futebol americano, rúgbi e lacrosse se curvarem e segurarem a coxa ou panturrilha com visível expressão de dor e os preparadores físicos tentando alongar o músculo afetado. Com frequência, essas cãibras são produzidas pelo exercício intenso e são caracterizadas por contrações musculares involuntárias muito dolorosas. Entretanto, as cãibras musculares podem ocorrer até mesmo em repouso após a prática de exercícios ou de uma série de exercícios. Uma combinação de fatores contribui para as cãibras causadas pelo calor, inclusive desidratação, desequilíbrios eletrolíticos e/ou fadiga neuromuscular de práticas múltiplas. O termo "cãibras

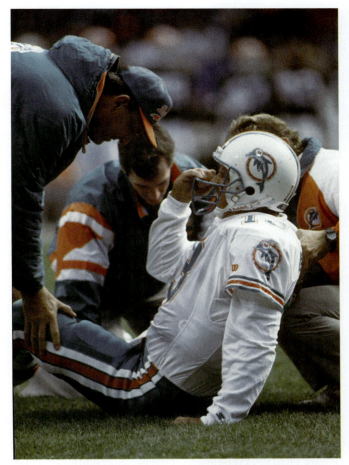

FIGURA 11.11 Cãibras do calor. As cãibras causadas pelo calor são muito comuns em esportes e atividades recreativas que envolvem exercício intenso no calor com outros desafios associados, e são decorrentes de desidratação e perdas eletrolíticas. As cãibras do calor são contrações involuntárias da musculatura e muito dolorosas; são tratadas com repouso e resfriamento, ingestão de líquidos e eletrólitos, alongamento leve e massagem suave do grupo muscular afetado e consulta médica quando não passam em 1 hora.

do calor" pode ser inadequado, pois muitas vezes se desenvolvem quando a temperatura central se encontra na variação normal. Interessantemente, foi constatado que as cãibras do calor são a forma mais comum de afecção ocasionada pelo calor nas três primeiras semanas de treinamento em dois turnos ao dia em ambientes quentes no futebol americano.[17]

Síncope

Quando um atleta ou qualquer indivíduo permanece sentado ou de pé por muito tempo no calor, ou quando acaba de completar uma atividade em ambiente quente, a **síncope** do calor, ou desmaio, pode ocorrer. As tonturas ou vertigens no calor podem ser causadas por excessiva dilatação periférica, acúmulo de sangue nos membros inferiores reduzindo o retorno venoso, desidratação, redução do débito cardíaco e, possivelmente, isquemia cerebral.[1,12] Essa afecção causada pelo calor é mais frequente em indivíduos que não passaram por aclimação ou aclimatização ao ambiente quente.

Exaustão causada pelo calor

A **exaustão causada pelo calor** durante a prática do exercício pode resultar de múltiplos fatores diferentes, inclusive sudorese profusa, desidratação, perda de sódio e depleção de energia. Tipicamente, ocorre em ambientes quentes e úmidos, o que torna o diagnóstico difícil para muitos preparadores físicos. Os sinais e sintomas são palidez, cãibras musculares persistentes, fraqueza, desmaio, tonturas, cefaleia, hiperventilação, náuseas, diarreia e perda aguda do estímulo para se alimentar, diminuição do débito urinário e da temperatura corporal central, a qual varia, em geral, de 36°C a 40°C.[1,11,19] Devemos observar que a exaustão ocasionada pelo exercício é difícil de ser distinguida do colapso induzido pelo calor (intermação). Quando há dúvidas, o tratamento de resfriamento da intermação deve ser realizado, pois as potenciais consequências para a saúde, as quais incluem a morte, são mais graves nos casos de intermação do que de exaustão causada pelo calor.

Intermação induzida por exercício

A intermação induzida por exercício (IIE) é uma emergência médica genuína, contudo, muitas vezes é confundida com a exaustão causada pelo calor. Se não for tratada com rapidez, pode levar à morte.[11] Com o exercício intenso e de longa duração, a produção de calor do corpo ou a incapacidade de eliminação de calor pode sobrecarregar o sistema termorregulador, ocasionando a intermação. A morte decorrente da IIE é uma tragédia consequente à inação, já que é possível tratá-la com eficácia se as ações apropriadas forem tomadas imediatamente (Figura 11.12). Na intermação, a temperatura central em geral está elevada a mais de 40°C, causando dano celular aos órgãos e tecidos, inclusive ao centro termorregulador no hipotálamo. Com isso, os mecanismos de eliminação de calor são inativados na intermação, o que permite mais aumentos na temperatura central (a morte pode ocorrer em temperaturas centrais elevadas em torno de 43°C). Embora muitos métodos de mensuração da temperatura central estejam disponíveis, os mais precisos são aqueles que medem a temperatura retal.[13] As alterações fisiológicas que acontecem com a intermação incluem aumento da acidose láctica, excesso de potássio no sangue, insuficiência renal aguda, rabdomiólise (destruição do tecido muscular promovendo o aparecimento, no sangue, de mioglobina e outras proteínas normalmente encontradas no músculo), distúrbios de sangramento e outras condições médicas. Essas alterações, quando combinadas, podem ocasionar a morte. Os sinais e sintomas de intermação são aceleração da frequência cardíaca (taquicardia), hipotensão, sudorese (embora a pele possa estar seca no momento do colapso), hiperventilação, alteração do estado mental, diarreia, convulsões e coma. O tratamento deve se concentrar no rápido resfriamento do corpo, pois, quanto mais longa a demora no tratamento da IIE, maior a possibilidade de morte (Figura 11.13).

Fatores que influenciam as afecções ocasionadas pelo calor

O nível de condicionamento e a idade afetam a suscetibilidade às afecções e respostas desencadeadas pelo calor e pela umidade.[1,34] O gênero, no entanto, parece ter efeito mínimo,[35] e, portanto, não é um fator quando avaliações são feitas por tamanho corporal, nível de condicionamento, gordura corporal e nível de aclimatização.[34,36] Isso é verdade, apesar do fato de que a sudorese é desencadeada por uma temperatura central mais alta nas mulheres do que nos homens, resultando em retardo da resposta da sudorese entre as mulheres que se exercitam.

Nível de condicionamento

Por ser um fator de risco modificável, o nível de condicionamento deve ser cuidadosamente considerado antes de nos dedicarmos a uma atividade sob calor ambiental extremo. O condicionamento cardiovascular, em particular, deve ser o foco principal do programa de condicionamento com objetivo de melhorar a resposta do indivíduo ao calor e reduzir o potencial de afecções causadas pelo calor.[1]

Idade

Com o envelhecimento, a função cardiovascular sofre declínios.[14,30] O treinamento pode ajudar a retardá-lo, porém não é capaz de eliminar os efeitos do envelhecimento. A diminuição do débito cardíaco relacionada com o envelhecimento desempenha papel fundamental na redução da capacidade da pessoa com mais idade de lidar com o estresse causado pelo calor. As pessoas mais velhas não conseguem responder ao calor com a mesma elevação de débito cardíaco dos indivíduos mais jovens. Por isso, o desafio de simultaneamente fornecer sangue suficiente aos músculos em atividade e à periferia para facilitar a perda de calor é maior para as pessoas mais velhas do que para as jovens. O bom é que, assim como os indivíduos jovens, as pessoas mais velhas são capazes de sofrer aclimatização ao calor, de maneira que é possível melhorar a capacidade de se exercitar sob condições ambientais desfavoráveis.

Desempenho no calor

A preparação para o desempenho no calor é uma preocupação de muitos treinadores e atletas, especialmente quando não tiveram a chance de se aclimatizar aos estresses ambientais. Conforme apontado anteriormente, o condicionamento

---

Revisão rápida

- Cãibras, síncope, exaustão e intermação ocasionadas pelo calor são condições consequentes à exposição às altas temperaturas
- A intermação é uma emergência médica que precisa ser tratada imediatamente com água fria visto que é a mais perigosa, pois pode ser fatal, especialmente se for confundida com a exaustão causada pelo calor e o tratamento demorar
- As medidas da temperatura central são o único diagnóstico apurado de intermação
- Idade e nível de condicionamento físico afetam a suscetibilidade às afecções causadas pelo calor.

Journal of Strength and Conditioning Research, 2006, 20(3), 462
© 2006 National Strength & Conditioning Association

ESTRATÉGIA DE SOBREVIVÊNCIA: TRATAMENTO AGUDO DA INTERMAÇÃO INDUZIDA POR EXERCÍCIO

DOUGLAS J. CASA,[1] JEFFREY M. ANDERSON,[1] LAWRENCE E. ARMSTRONG[1] E CARL M. MARESH[1]

Human Performance Laboratory, Department of Kinesiology, Neag School of Education, University of Connecticut, Storrs, Connecticut 06269.

Quando os atletas praticam exercícios intensos no calor, o risco de intermação induzida por exercício (IIE) é uma presença constante. Embora todos os esforços possíveis devam ser feitos para minimizar o risco de IIE (*i. e.*, aclimatização dos atletas antes de começar as práticas 2 vezes/dia, otimização do condicionamento do atleta, programação dos treinos nas horas mais frias do dia, manutenção da boa hidratação, modificação dos programas de treinamento com base nas condições ambientais, aplicação apropriada das razões trabalho/repouso, aumento gradativo da quantidade de equipamentos e itens do uniforme, aumento progressivo da duração e intensidade das práticas etc.), nem as melhores equipes médicas e atléticas proativas conseguem evitar todos os casos de IIE. Com o início dos treinamentos esportivos em dois turnos por dia em agosto, as instituições patrocinadoras e todos os profissionais de saúde precisam se certificar de que todas as precauções adequadas foram empregadas de modo que, em caso de IIE, seja possível evitar uma tragédia.

A estratégia depende da pronta avaliação e do rápido atendimento da IIE. A avaliação envolve dois componentes-chave: a) identificação da disfunção da parte central do sistema nervoso (SNC) e b) determinação rápida e precisa da temperatura central do corpo. Os sinais de disfunção do SNC incluem comportamento irracional, alteração da consciência, convulsões, coma, tonturas, irritabilidade, instabilidade emocional, histeria, apatia, mau humor, marcha cambaleante, confusão, desorientação e delírio. Temperaturas superiores a 40,6°C (105°F) no momento do colapso indicam possibilidade de IIE. A rápida realização de ambas as partes da avaliação é fundamental, pois o atleta pode mostrar breves intervalos de lucidez (10 a 15 min), durante os quais pode estar consciente, coerente e falante, porém, provavelmente, revela-se mal-humorado, e o treinador ou preparador físico que conhece bem o atleta é capaz de reconhecer que algo está errado. A avaliação da temperatura precisa ser medida pelo reto. Pesquisas recentes mostraram com clareza que, quando os atletas realizavam exercícios intensos no calor, as medidas da temperatura axilar, oral, timpânica e temporal não foram válidas, pois são influenciadas por hiperventilação, ingestão de líquidos orais, alterações de temperatura da pele, sudorese e outros fatores mitigantes. Portanto, esses outros métodos não refletem com precisão a temperatura central. A temperatura exata torna-se ainda mais importante quando o atleta tem intervalos de lucidez, pois o momento do tratamento crítico pode se perder. Se um atleta com suspeita de IIE apresenta temperatura central superior a 40,6°C e/ou a disfunção do SNC for evidente, o resfriamento de todo o corpo precisa começar de imediato.

No tratamento da IIE, a máxima "resfrie primeiro, transporte depois" deve orientar o cuidado imediato se uma equipe médica apropriada estiver no local (*i. e.*, médico da equipe ou preparador físico). Além de chamar a ambulância quando a IIE é identificada, a equipe médica deve ter um plano de emergência no local para resfriar o atleta até que a temperatura retal atinja 39°C (na ausência de qualquer outra questão emergencial) antes que seja transportado para as instalações médicas mais próximas. Mesmo que a equipe médica não esteja presente, recomendamos o resfriamento até a chegada da ambulância, pois o rápido resfriamento é a chave para a sobrevivência nos casos de IIE.

Embora o atleta deva ser resfriado por qualquer meio disponível, a imersão em água gelada (IAG) revelou as melhores taxas de resfriamento. A IAG pode ser facilmente conseguida com uma banheira de água fria em um centro de treinamento ou com uma banheira de plástico resistente localizada próximo ao local de treinamento. (Um lençol de cama ou toalha por baixo das axilas do atleta segurada por um assistente posicionado por trás do atleta não permite que o paciente afunde). Na sombra, a banheira deve ser cheia até a metade e 3 ou 4 *coolers* de gelo devem estar próximos para reduzir a temperatura da água com rapidez, conforme a necessidade. A temperatura da água deve ser mantida entre 7°C e 14°C. Com exceção da cabeça, o máximo de corpo possível deve ficar imerso. A água deve circular durante o resfriamento e a temperatura retal do atleta deve ser monitorada durante o processo. Assim que a temperatura chegar a 39°C, o atleta pode ser removido da água. Colegas de equipe ou outros auxiliares ajudam a levantar o paciente com IIE para fora da banheira. Se a avaliação ininterrupta da temperatura retal não for possível durante a IAG, recomendamos a avaliação da temperatura retal inicial e uma reavaliação após 10 min de IAG. A taxa de resfriamento com a IAG é de cerca de 2°C/min^{-1} e, quando se sabe a temperatura retal inicial e a duração do resfriamento, é possível ter uma ideia das alterações da temperatura central. Embora a IAG seja claramente o melhor método de resfriamento, se uma banheira não estiver disponível, outros métodos podem ser utilizados, como: aplicar toalhas molhadas e geladas sobre o corpo, substituindo-as com frequência por outras toalhas molhadas e geladas; espirrar água gelada no corpo e direcionar ventiladores para o atleta; colocar o atleta em banho frio; e cobri-lo com gelo.

Acreditamos que a sobrevivência seja otimizada (e quase garantida) quando a avaliação precisa e a IAG são imediatamente implementadas. Pode ser necessário que procedimentos e políticas institucionais sejam modificados com relação à IIE para refletir essas recomendações, e os detalhes devem ser discutidos e praticados antes que um incidente ocorra. A IIE é um risco consistente para os atletas que se exercitam em ambientes quentes; o risco de morte decorrente de IIE não precisa existir.

FONTES ADICIONAIS

BINKLEY, H.M., J. BECKETT, D.J. CASA, D. KLEINER, AND P. PLUMMER. National Athletic Trainers Association position statement: Exertional heat illnesses. *J. Athl. Train.* 37:329–343. 2002.

CASA, D.J., AND L.E. ARMSTRONG. Exertional heatstroke: A medical emergency. In: *Exertional Heat Illnesses*, L.E. Armstrong (ed.). Champaign, IL: Human Kinetics, 2003. pp. 29–56, 230–234.

CASA, D.J., L.E. ARMSTRONG, M.S. GANIO, AND S.W. YEARGIN. Exertional heat stroke in cometitive athletes. *Curr. Sports Med. Rep.* 4:309–317. 2005.

FIGURA 11.12 Tratamento da intermação. (Reimpressa com permissão de National Strength and Conditioning Association, Colorado Springs, CO, USA. Casa DJ, Anderson JM, Armstrong LE, *et al.* Survival strategy: acute treatment of exertional heat stroke. *J Strength Cond Res.* 2006;20(3):462.)

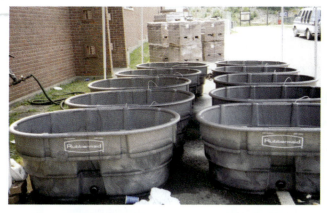

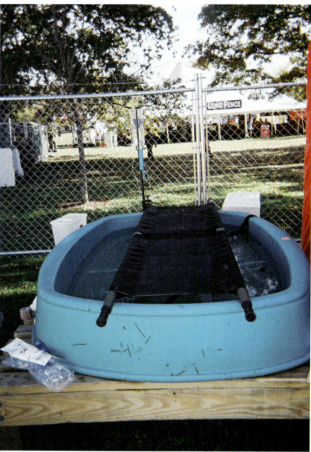

FIGURA 11.13 Banheiras são usadas no tratamento da intermação. Os atrasos no tratamento da intermação em virtude dos diagnósticos equivocados de exaustão do calor, por exemplo, podem ser fatais. O tratamento rápido da intermação é vital para a sobrevivência. Uma banheira de água fria ou com gelo é o método mais efetivo e deve estar disponível em todos os locais de competição e recreação onde as afecções causadas pelo calor constituam um problema em potencial.

cardiovascular é vital para limitar os efeitos negativos do calor, ainda que o estresse e as afecções ocasionadas pelo calor possam ocorrer mesmo no atleta mais bem condicionado se as precauções não forem tomadas e os sinais de alerta não forem percebidos.[1,11]

Desempenho de endurance

O desempenho ideal nas atividades de *endurance* em ambientes quentes requer aclimatização prévia, hidratação adequada e condicionamento físico. Em um estudo interessante realizado por McCann e Adams,[44] o desempenho de *endurance* no calor foi consistentemente constatado menor, conforme previsto pela **temperatura global de bulbo úmido (WBGT)** de acordo com as diretrizes da National Collegiate Athletic Association. Relações lineares importantes do ponto de vista estatístico entre os eventos de corrida com obstáculos de 3.000 m e 10.000 m foram observadas (*i. e.*, à medida que o calor aumentava, os tempos se tornavam mais lentos), bem como quando os resultados de 1.500 m, 3.000 m, 5.000 m e 10.000 m foram associados e avaliados. Entretanto, houve exceções individuais e a relação linear entre a WBGT e o desempenho na corrida de distância não foi observada em todos os eventos de corrida. O mais importante foi que a adesão às diretrizes da WBGT obteve sucesso na proteção contra as afecções ocasionadas pelo calor durante as competições, independentemente do desempenho.

Desempenho anaeróbio

Embora poucos eventos atléticos sejam completamente dependentes do metabolismo anaeróbio, muitas atividades de curta duração do tipo *sprint* dependem fortemente do ATP produzido pela via anaeróbia. Contudo, mesmo nesses eventos de *sprint*, a contribuição do ATP produzido por via anaeróbia enfraquece de maneira gradativa com o prolongamento da duração do evento. A exposição limitada ao calor durante desempenhos anaeróbios mais curtos, como as corridas de 100 m a 800 m, pode não impedir o desempenho, porém, em eventos mais longos, como a corrida de 1.500 m, as temperaturas ambientais elevadas, de fato, comprometem o desempenho. Assim, o impacto da exposição ao calor sobre qualquer desempenho anaeróbio está relacionado tanto com a duração do evento quanto com a extensão de tempo na qual o atleta é exposto ao calor. Os atletas que praticam sessões de condicionamento com exposição constante ao calor e esforços repetidos de alta intensidade sofrem os mesmos decrementos em velocidade com o calor que os atletas dos eventos de *endurance*. Além disso, a suscetibilidade às afecções causadas pelo calor também está presente. Desse modo, durante a competição, métodos de resfriamento, hidratação e exposição limitada ao calor formam a base para o sucesso nos desempenhos anaeróbios.

Força

Assim como a função anaeróbia, os efeitos prejudiciais do calor sobre o desempenho de força dependem da extensão da exposição ao calor e da duração do trabalho. Judelson *et al.*[33] observaram que 2 a 5% de hipo-hidratação resultante da exposição ao calor reduziu a força, potência e resistência muscular em cerca de 2%, 3% e 10%, respectivamente. Esses achados demonstraram que o grau de hipo-hidratação com frequência apresentado durante o exercício em temperaturas elevadas prejudica significativamente a capacidade funcional muscular. Esse efeito torna-se pior com o aumento dos esforços, dos volumes de treinamento e do tempo gasto no calor.

Revisão rápida

- A capacidade de realizar atividades em ambiente quente é um desafio multivariável que envolve a necessidade de aclimatização prévia, hidratação adequada e condicionamento físico
- O calor prejudica o desempenho aeróbio
- O impacto do clima quente sobre o desempenho anaeróbio está relacionado com o tempo de exposição ao calor, duração do evento e nível de hidratação do atleta
- O desempenho de *endurance* de alta intensidade, potência e força no calor depende do tempo de exposição e do estado de hidratação.

Estratégias de prevenção

Para evitar declínios no desempenho provocados pelo calor, os atletas devem usar estratégias de prevenção apropriadas, as quais incluem aclimação e aclimatização ao longo do tempo e hidratação adequada antes do exercício.

Aclimação/Aclimatização

A adaptação fisiológica induzida artificialmente a um dado ambiente é chamada de **aclimação**. Por exemplo, elevar a temperatura do ginásio onde treina a equipe de futebol americano na University of Minnesota em dezembro para preparar os atletas para um jogo em Miami promove a aclimatação dos jogadores ao calor. Contrariamente, o treino dos mesmos jogadores no ambiente externo quente natural na University of Mississippi resulta na **aclimatização** necessária para o jogo em Miami. A "aclimação" ocorre no ambiente artificial e a "aclimatização", no ambiente natural.

Curso temporal das adaptações

A aclimatização ou aclimação ao calor é um processo em que diferentes sistemas fisiológicos se adaptam em taxas variadas. Além disso, é um processo transitório e, portanto, a pessoa aclimatizada pode perder a aclimatização se evitar o calor por 2 semanas e meia a 1 mês.[3,27] Por exemplo, um corredor pode estar aclimatizado ao correr no calor e na umidade de Wisconsin nos meses de verão, mas teria que passar por nova aclimatização ou aclimação para a corrida de 10 km no calor e umidade de março da Tailândia. A aclimatização ao calor normalmente ocorre em 14 dias.[3] Adiante, discutimos alguns dos principais ajustes relativos à aclimatização ao calor.

As primeiras adaptações ocorrem entre o 1º e o 5º dia, envolvendo melhora da regulação e do controle do sistema circulatório. Isso inclui expansão do volume plasmático, redução da frequência cardíaca em uma taxa de trabalho específica e aprimoramento da divisão autonômica do sistema nervoso para ajudar a redistribuir o fluxo sanguíneo para os leitos capilares na musculatura ativa.

Entre o 5º e o 8º dia, a regulação crucial da temperatura do corpo está melhor, o que é vital para protegê-lo parcialmente contra a hipertermia letal. Respostas diferentes podem ocorrer, dependendo do tipo de ambiente no qual teve lugar o procedimento de aclimatização: quente e úmido ou quente e seco. As adaptações incluem aumento da taxa de sudorese, início da sudorese em elevações menores de temperatura corporal e adaptações das glândulas sudoríferas (suor mais diluído), de acordo com o ambiente.

No intervalo entre o 3º e o 9º dia, a conservação de cloreto de sódio (NaCl) ocorre durante a aclimatização ao calor. As perdas de NaCl no suor e na urina diminuem, o que possibilita a manutenção do volume extracelular de líquido.

Por volta do 14º dia, a maioria das alterações está completa, incluindo:

- Diminuição da temperatura central no início da sudorese
- Aumento da eliminação de calor por meio de radiação e convecção (fluxo de sangue para a pele)
- Elevação do volume plasmático
- Redução da frequência cardíaca em carga de trabalho específica
- Diminuição da temperatura central do corpo
- Redução da temperatura da pele
- Queda no consumo de oxigênio em uma dada carga de trabalho
- Melhora da economia ao exercício (quantidade de exercício realizado por unidade de oxigênio consumida).

Hidratação

A sudorese contribui para o resfriamento evaporativo do corpo, o qual promove a perda de calor. Entretanto, também colabora para a desidratação conforme o corpo vai perdendo água. Muitos atletas rondam o estado de hipo-hidratação, pois o consumo de água não é o ideal. Fisiologicamente, isso os deixa mais suscetíveis ao estresse ocasionado pelo calor, pois a já pequena perda de massa corporal de 1% resulta em elevação da temperatura central durante o exercício.[52] Psicologicamente, a desidratação leve sem hipertermia (1,36 e 1,59%, respectivamente) causa mau humor, aumenta a percepção de dificuldade da tarefa, diminui a concentração e causa sintomas de dor de cabeça em mulheres, e em homens leva a mudanças adversas na vigilância e memória operacional,

Revisão rápida

- A aclimatização é o processo pelo qual o corpo humano se adapta às mudanças naturais do clima
- A aclimação usa clima artificialmente simulado para promover adaptações
- A aclimatização ao calor pode levar 14 dias e durar cerca de 17 dias
- A sudorese contribui para a desidratação conforme o corpo perde água.

além de aumentar a tensão/ansiedade e a fadiga.[4,26] Portanto, a hidratação antes do exercício é importante para as respostas ideais às demandas fisiológicas, em especial no ambiente quente. Casa et al.[12] forneceram diretrizes abrangentes para as técnicas e práticas de hidratação adequadas importantes para eliminar ou amenizar os desafios de se exercitar em ambientes quentes (ver também Capítulo 9 e Boxe 9.2).

ESTRESSE OCASIONADO PELO FRIO

Na outra ponta do espectro da temperatura, os atletas também enfrentam os desafios fisiológicos decorrentes da prática do exercício em ambientes frios. Esqui em descida livre e *cross-country*, *snowboard*, *backpacking*, trenó motorizado, *snowshoeing* e patinação no gelo são algumas das atividades *outdoor* mais populares praticadas no frio. À medida que a temperatura externa cai, vários mecanismos termorreguladores fisiológicos se dedicam a conservar a temperatura corporal interna. Embora os mecanismos fisiológicos possam começar os processos de ajuste para ajudar a manter o corpo aquecido, proteções e roupas apropriadas são, na maioria das vezes, necessárias para enfrentar os desafios das baixas temperaturas. As roupas são um fator de proteção vital quando se compete ou se diverte no clima frio. A exposição ao frio de partes do corpo sem proteção ou inadequadamente protegidas pode exercer efeitos prejudiciais sobre o desempenho muito antes que a lesão causada pelo frio seja uma ameaça (Boxe 11.10).

Paradoxalmente, em virtude da produção de calor metabólico e do uso de muitas camadas de roupas de proteção muito eficazes, é possível que afecções ocasionadas pelo calor ocorram no ambiente frio. As roupas de proteção podem criar um microclima muito diferente para o corpo.

Termorregulação fisiológica no frio

As respostas fisiológicas aos desafios da exposição ao frio envolvem muitos mecanismos diferentes. Os receptores de frio do corpo monitoram a alteração e a taxa de diminuição da temperatura e sinalizam para que uma variedade de ações distintas se manifeste. Encontram-se menos receptores de frio do que de calor, e estes estão localizados na pele, órgãos abdominais e medula espinal.

O corpo inicia sua defesa pelo calor corporal por meio de alguns ajustes cardiovasculares, começando pela vasoconstrição de vasos sanguíneos na pele tipicamente usados para dissipar calor. A sudorese também é inativada para impedir a perda de calor evaporativa. Os receptores enviam sinais ao termostato do corpo, o hipotálamo, para estimular a liberação de hormônio liberador de tireotropina, o qual, por sua vez, estimula a glândula tireoide a liberar T3 e T4, que regulam o metabolismo, resultando em produção de calor. Além disso, sinais integrados do hipotálamo estimulam o córtex motor a ativar o tremor dos músculos esqueléticos para produzir calor.

Além do mais, o sistema nervoso simpático estimula a medula das glândulas suprarrenais a secretar epinefrina, a fim de intensificar o metabolismo, e norepinefrina para acentuar a vasoconstrição dos vasos sanguíneos periféricos. Outra mudança é a piloereção (estimulação simpática dos folículos capilares ocasionando a ereção dos pelos), que fornece isolamento; entretanto, essa adaptação é mais efetiva em animais do que em seres humanos. Por fim, o fluxo de sangue para o sistema muscular esquelético também diminui, a não ser que respostas comportamentais voluntárias aumentem a atividade muscular para produzir calor. Outras respostas comportamentais ao frio são o encolhimento do corpo para preservar o calor central, reduzindo a área da superfície do corpo exposta ao ar, buscar abrigo ou fontes de calor (p. ex., fazer fogo), comer ou vestir mais camadas de roupas. A Figura 11.14 oferece uma visão geral das principais respostas fisiológicas ao frio. Além disso, é possível ver pela **isoterma**, na Figura 11.14B, como as flutuações na temperatura corporal estão relacionadas com a proteção dos órgãos centrais do corpo e a parte central do sistema nervoso, o que é vital para a sobrevivência.

Boxe 11.10 Perguntas frequentes dos estudantes
Como posso me aclimatizar ao frio?

Em todos os treinos e jogos realizados até agora durante o ano, meu time de hóquei escolar do Maine vem utilizando uma arena de gelo *indoor*, onde a temperatura é mantida apenas moderadamente fria, isto é, 10° a 13°C. Contudo, em 4 semanas, vamos competir em um torneio a ser realizado em uma arena *outdoor* à noite, quando se espera que a temperatura ambiente atinja −12° a −9°C. Existe alguma coisa que eu possa fazer para tentar adaptar meu corpo ao frio em preparação para esse evento *outdoor* de hóquei?

Parece que, diferentemente das temperaturas elevadas, o corpo é submetido a poucas adaptações fisiológicas quando exposto a baixas temperaturas. Ainda assim, as temperaturas frias podem causar impactos negativos no desempenho atlético, em especial durante os fortes esforços de *sprint*, como aqueles que ocorrem durante o hóquei no gelo. A melhor coisa a ser feita para manter o desempenho ideal durante a exposição ao frio é proteger o corpo usando roupas apropriadas e buscando abrigos mais quentes sempre que possível. Logo, vestir roupas térmicas e entrar em "abrigos aquecidos" nos intervalos do jogo é a melhor maneira de lidar com o frio, melhor que tentar se adaptar a ele. Ao mesmo tempo, deve-se também ter cuidado com o uso de roupas excessivas, que pode resultar em superaquecimento, em particular conforme o jogo vai avançando e entre os jogadores muito ativos, cuja atividade muscular intensa produz muito calor e o excesso precisa ser dissipado.

A exposição ao frio pode acontecer em inúmeras situações, mesmo quando se está bem agasalhado (Figura 11.15). A **hipotermia** é uma condição em que a temperatura corporal diminui a ponto de prejudicar ou impossibilitar a função fisiológica normal. Lembre-se de que a temperatura central normal dos seres humanos gira em torno de 37°C.

A hipotermia foi descrita em três estágios diferentes durante os quais os sistemas fisiológicos do corpo são desafiados

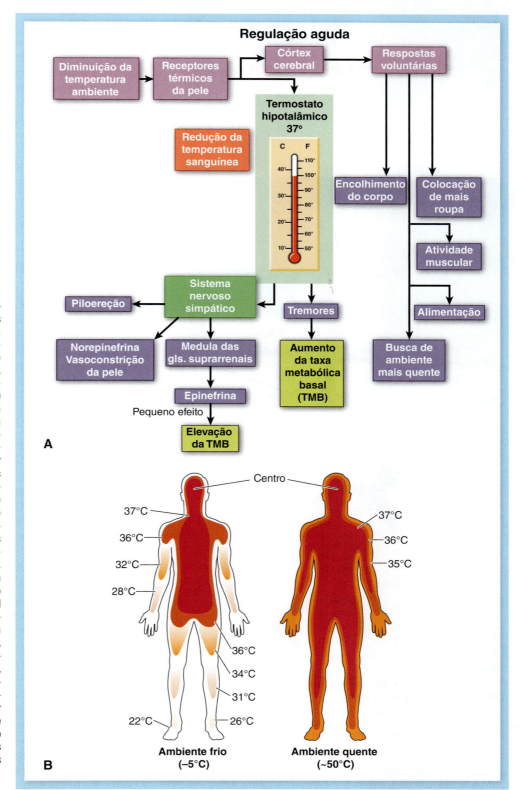

FIGURA 11.14 Mecanismos relacionados com as respostas fisiológicas ao estresse ocasionado pelo frio. **A.** A queda de temperatura é primeiramente percebida pelos receptores de frio no corpo, os quais, por sua vez, enviam sinais ao hipotálamo. O hipotálamo integra e envia sinais para: (1) córtex motor e sistema nervoso para intensificar os tremores do sistema muscular esquelético; (2) sistema nervoso simpático para causar vasoconstrição dos vasos cutâneos e estimular a medula das glândulas suprarrenais a secretar catecolaminas; e (3) adeno-hipófise para estimular a liberação de hormônio da tireoide e glicocorticoide com o objetivo de acentuar a produção de energia metabólica. Todas essas ações ajudam o corpo a intensificar a produção de calor interno. **B.** As camadas de tecidos alteram sua temperatura, conforme mostrado no mapa da temperatura corporal representada por uma isoterma corporal, em diferentes temperaturas. Na medida em que a temperatura sobe, os tecidos corporais diminuem a temperatura do centro para a periferia, onde, sob condições frias, as temperaturas corporais se elevam da periferia para o centro a fim de preservar os órgãos vitais e a função da parte central do sistema nervoso. Esse é o motivo pelo qual tecidos periféricos como a pele são mais sensíveis às lesões causadas pelo frio.

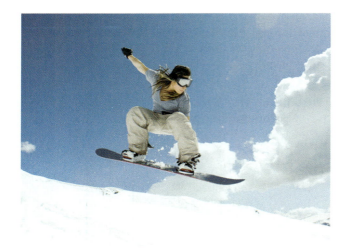

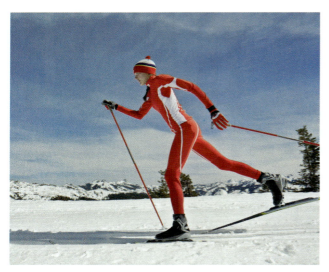

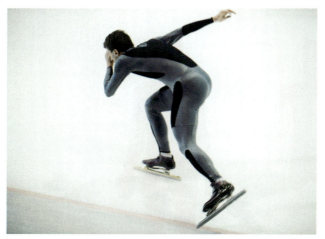

FIGURA 11.15 Ambientes frios comuns no esporte. Inúmeras condições ambientais distintas podem promover a exposição ao frio de diferentes formas nas competições esportivas e recreativas. Logo, estratégias para lidar com a exposição ao frio precisam ser postas em prática para fornecer respaldo aos mecanismos fisiológicos do próprio corpo.

a conservar a temperatura central normal. O estágio 1 ocorre quando a temperatura cai 1° ou 2°C abaixo do regular e representa o desafio inicial à função corporal, incluindo perda da capacidade motora complexa e respiração rápida e superficial. O estágio 2 se apresenta quando a temperatura corporal usual diminui 2 a 4°C abaixo da normalidade e a função neuromuscular é afetada pela diminuição das velocidades de condução nervosa e pelas restrições de fluxo sanguíneo. O estágio 3 se desenvolve quando a temperatura do corpo cai para abaixo de 32°C e os sistemas fisiológicos começam a ser inativados de maneira dramática, como as funções metabólica e nervosa central, ocorrem anomalias cardíacas (como taquicardia), falências orgânicas e, eventualmente, morte cerebral. Sendo assim, a hipotermia é a principal ameaça à sobrevivência, e o declínio fisiológico em comparação com a gravidade hipotérmica é representado na Figura 11.16.

Em temperaturas inferiores a 29,4°C, o corpo se resfria mais rapidamente porque o sistema de regulação da temperatura natural mediado pelo hipotálamo falha em atender de maneira efetiva às demandas do estresse causado pelo frio do ambiente. É interessante ressaltar que já existiram casos improváveis em que pessoas sobreviveram às quedas de temperatura a 13,9° a 15,6°C e pararam de respirar.

Respostas do desempenho ao frio

Da perspectiva prática, muito antes dessas quedas de temperatura potencialmente dramáticas, as pessoas apresentam declínio da função neuromuscular apenas com a exposição à umidade e ao frio normal em esportes competitivos e recreativos. Howard et al.[32] demonstraram que, quando homens imergiam as coxas em água gelada a 12°C por 45 minutos, eram observadas reduções no pico de torque isocinético, trabalho total e potência, indicando que a velocidade de condução nervosa de unidades motoras de limiar alto sofria retardo. Em um estudo, a prática de atividades de aquecimento mitigou essas perdas quando foram realizadas imediatamente após a imersão em água gelada.[20] Desse modo, a realização de atividade física durante a exposição ao frio pode ser efetiva na limitação dos declínios na função neuromuscular induzidos pelo frio.

Interessantemente, o pré-resfriamento tem sido usado para aprimorar o desempenho esportivo antes da competição em ambientes quentes. Essa estratégia foi utilizada por maratonistas norte-americanos na maratona dos Jogos Olímpicos de Atenas, e esses atletas conseguiram otimizar seus desempenhos com o pré-resfriamento e a utilização dos primeiros 10 km como aquecimento nas condições quentes da corrida. Tudo isso parece mais efetivo nos exercícios submáximos, nos quais a duração do evento e das enzimas anaeróbias não são fatores limitantes.[22]

Produção de força

A produção de força muscular pode sofrer os impactos da exposição corporal a ambientes frios. Foram observadas alterações no padrão de ativação dos músculos quadríceps femorais, mesmo quando esses músculos eram resfriados com gelo por apenas três minutos.[37] Além disso, a queda na produção de força da musculatura periférica ocorre sem qualquer efeito do resfriamento na temperatura central do

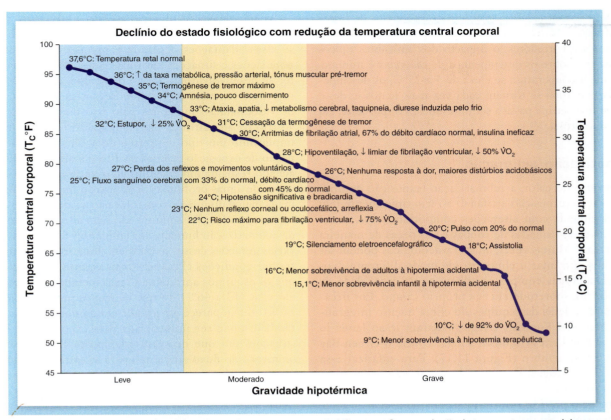

FIGURA 11.16 Declínio do estado fisiológico com redução da temperatura central do corpo. Com a redução da temperatura central do corpo em diferentes exposições ambientais, as capacidades fisiológicas corporais são desafiadas a compensar.

corpo.[14] Assim, a exposição da pele ao frio representa uma ameaça potencial à capacidade de desempenho neuromuscular. Tem-se observado que, quando as temperaturas ambientes são inferiores ou iguais a 10°C por pelo menos 40 minutos, perde-se muito calor e há redução na produção de força.[16] É interessante ressaltar que as ações musculares excêntricas podem, de fato, ser mais acentuadas nas temperaturas mais frias devido à rigidez adicional dos componentes dos elementos elásticos do músculo.[6] Apesar disso, quando um músculo é profundamente resfriado, a produção de força pode ser menor devido à demora dos impulsos elétricos conduzidos pelos neurônios motores associados.[56] A **velocidade de condução nervosa** é a velocidade na qual os impulsos nervosos (potenciais de ação) são levados ao longo dos axônios dos neurônios motores que ativam as fibras musculares. Quando a velocidade de condução nervosa é retardada, há comprometimento do "somatório" dos impulsos nervosos que chegam à superfície das fibras musculares e, com isso, diminui a produção de força dessas fibras; isso é especialmente verdade para as unidades motoras de contração rápida. Uma lesão grave prévia ocasionada pelo frio também pode causar impacto sobre a velocidade de condução nervosa, o que reflete o porquê de algumas pessoas serem mais sensíveis ao frio do que outras.[5]

Uma imersão aguda em água gelada (12°C por 15 minutos), imitando as exposições ambientais de fato encontradas pelos atletas, mostrou diminuição acentuada da potência, da frequência cardíaca na carga de trabalho específica e do tempo até o pico de potência em ciclistas altamente treinados.[53] Mesmo com a exposição muito breve às baixas temperaturas, a maioria dos desempenhos máximos é negativamente alterada em conjunto com os declínios concomitantes da função fisiológica.

Desempenho cardiovascular e de endurance

Ao contrário da função muscular, os consumos de oxigênio máximo e submáximo não são afetados pela exposição aguda às baixas temperaturas, a não ser que a temperatura central do corpo diminua, indicando sinal precoce de hipotermia. Interessantemente, nenhum efeito prejudicial no tecido pulmonar foi documentado com o exercício praticado em temperaturas tão baixas quanto −35°C.

Acreditava-se que a prática de exercício de *endurance* no clima frio seria capaz de exacerbar o potencial de **broncoconstrição induzida pelo exercício (BIE)** (*i. e.*, redução do diâmetro dos bronquíolos nos pulmões). A **broncoconstrição** caracteriza muitas condições asmáticas, e a BIE pode ser desencadeada pelo exercício de *endurance* em pessoas portadoras de asma induzida pelo exercício. Muitos julgavam que o ar frio que entra nos pulmões poderia causar efeito similar em todas as pessoas. Entretanto, ainda que as velocidades da corrida e os parâmetros fisiológicos sejam afetados com a prática do exercício de *endurance* no frio, apenas as pessoas que sabem que sofrem de BIE manifestam esse efeito de broncoconstrição.[55] Na realidade, devido às roupas usadas pelos esquiadores e corredores, o impacto dos ambientes típicos do clima frio sobre os desempenhos de *endurance* é mínimo. Conforme a temperatura se eleva de 5 a 25°C, os desempenhos na maratona se tornam cada vez mais lentos e, desse modo, a hipertermia passa a ser uma ameaça importante, em vez da hipotermia.[23,46]

Aclimatização/aclimação

Ao contrário do calor, a aclimatização (exposição natural) ou aclimação (exposição artificial) ao frio tipicamente tem sido relacionada com alterações comportamentais, como uso de diversas camadas de roupas e das peças de maneira apropriada.[48] Muitas vezes, ajustes psicológicos podem ser feitos para enfrentar o clima frio de modo diferente. Nos esportes, algumas equipes orgulham-se da capacidade de jogar no frio, sobretudo em seu próprio campo. Por décadas, muitos atletas das equipes de clima quente integrantes da National Football League odiaram ir ao lendário Lambeau Field em Wisconsin e jogar contra o Green Bay Packers em dezembro (Figura 11.17). Para enfatizar essa vantagem psicológica de que o clima frio não os incomodava, os jogadores do Packers saíam do vestiário para os aquecimentos pré-jogo vestindo apenas camisetas ou muito menos roupa do que seus oponentes, ao mesmo tempo que flocos de neve caíam sobre o estádio. Eles faziam isso para ressaltar a força do time e para "pressionar psicologicamente" ainda mais seus oponentes.

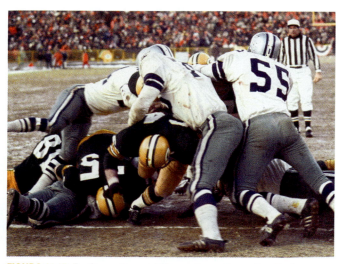

FIGURA 11.17 Em Green Bay, no Wisconsin, os Green Bay Packers e os Dallas Cowboys se enfrentaram pelo campeonato da National Football League (NFL) no que ficou conhecido como Ice Bowl. Este é um dos jogos mais famosos do campeonato de futebol americano já jogado, cuja temperatura do dia era de −26,1°C no Lambeau Field, em 1967. A capacidade dessa equipe de futebol americano de enfrentar os desafios da partida no frio e ganhar muitos jogos contribuiu para a fama do lendário Green Bay Packers e para sua vantagem em jogar no Lambeau Field, conhecido como *frozen tundra* na NFL.

As adaptações fisiológicas ao frio, entretanto, são menos óbvias do que as adaptações ao calor. Para determinar se essas adaptações ocorrem, é preciso considerar várias populações e situações nas quais esses mecanismos podem ter se desenvolvido ao longo do tempo. Montanhistas altamente treinados mostraram respostas mais acentuadas de vasodilatação induzidas pelo frio diante da exposição ao frio da alta altitude em comparação com os controles, implicando um tipo periférico de aclimatização à combinação de exposição crônica ao frio e à alta altitude.[24] Esse achado respalda um trabalho mais antigo em que um pescador de águas profundas demonstrou fluxo sanguíneo nas mãos maior do que os controles não aclimatizados quando expostos ao frio.[25] Esquimós são bem adequados ao estudo da aclimatização humana aos ambientes frios, uma vez que várias gerações desses nativos do clima frio tiveram de enfrentar condições climáticas mais rigorosas. Foi mostrado que os esquimós apresentam taxas metabólicas basais mais elevadas (12 a 46%) do que os não esquimós. A aclimatização ao frio parece ter grande componente genético, mas também pode ser influenciada pela exposição ao frio em situações em que ocorrem adaptações fisiológicas locais (aumento do fluxo sanguíneo para as extremidades) e tolerância psicológica.

Revisão rápida

- O corpo monitora o frio por meio de receptores de frio
- Vasoconstrição, tremores, redução da sudorese e estimulação das glândulas tireoide e suprarrenal ajudam o corpo a regular as quedas de temperatura
- A hipotermia é uma condição na qual a temperatura corporal cai até o ponto em que a função fisiológica normal é prejudicada ou impossível
- A exposição à umidade e ao frio promove a diminuição das velocidades de condução nervosa e subsequentes reduções no pico de torque isocinético, trabalho total e potência
- O pré-resfriamento pode ser uma técnica eficaz no aprimoramento do desempenho esportivo em climas quentes
- O desempenho cardiovascular e de *endurance* sofre os impactos das baixas temperaturas apenas se a temperatura central do corpo diminuir
- A aclimatização ao frio parece ter grande componente genético, mas pode ser influenciada pela exposição ao frio em situações em que ocorrem algumas adaptações fisiológicas locais e tolerância psicológica.

A preparação para a exposição ao clima frio precisa ser feita com roupas adequadas. O aquecimento pode ser vital se os atletas estiverem de pé ao redor da linha lateral esperando para jogar no ambiente frio. Embora o exercício possa ajudar a compensar as quedas da temperatura central, as áreas da superfície cutânea expostas promovem o resfriamento da musculatura subjacente. Isso ocasiona a diminuição da produção de força, que, por sua vez, influencia bastante as habilidades recreativas e esportivas, demonstrando, mais uma vez, que a proteção e o aquecimento são fundamentais para o sucesso do desempenho físico no ambiente frio (Boxe 11.11).

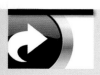

Boxe 11.11 Você sabia?
Exposição ao frio | Sobrevivência nas diferentes condições de baixas temperaturas

Se você mora em um lugar de temperaturas frias sazonais ou constantes, a prática de atividades nas condições de baixa temperatura merece atenção especial. Ao contrário do que diz a crença popular, a temperatura não é o único fator a ser considerado quando se determina as medidas de segurança a serem adotadas nas atividades realizadas no clima frio. Com efeito, outros fatores ambientais afetam fortemente a potencial gravidade da exposição ao frio. Quando lidamos com os riscos associados às baixas temperaturas, devemos considerar os efeitos das condições secas comparadas às úmidas, de vento (ou convecção) e individuais.

Condições secas versus úmidas

Quando o ambiente é frio e seco, o uso de roupas protetoras que isolam o corpo é eficaz. O isolamento funciona por meio da capacidade de evitar a perda de calor que irradia do corpo para a atmosfera. Uma vez que o calor e o ar são aprisionados, o ar próximo ao corpo quase se iguala às temperaturas corporais, evitando, desse modo, mais perda de calor e permitindo que a temperatura corporal permaneça estável.

Em comparação com o clima frio e seco, os ambientes frios com submersão ou exposição à água gelada podem, com muita rapidez, se tornar potencialmente fatais. O calor do corpo é perdido de maneira exponencialmente mais ligeira na água do que na terra devido à capacidade da água de absorver mais velozmente o calor irradiado pelo corpo e de fazer isso sem se igualar rapidamente à temperatura do corpo (diferente do ar). Como a temperatura da água não se equipara à do corpo de pronto, o corpo continua a perder calor na fútil tentativa de igualar as temperaturas internas e externas, baixando de maneira fatal e rápida a temperatura corporal.

O volume de água que precisa ser aquecido à temperatura corporal desempenha um importante papel na taxa de perda de calor. Por exemplo, menos calor corporal é dissipado para igualar a temperatura de uma garrafa de água à temperatura corporal do que a de um lago à temperatura do corpo. Nas condições em que o volume de água relativo é maior, nadar com vigor provavelmente promove a perda de calor com mais rapidez, sem a esperança de igualar temperaturas, o que coloca as vítimas submersas em risco muito mais rapidamente.

Embora a submersão possa ser improvável, é importante lembrar o efeito da água sobre a taxa de perda de calor (pense sobre como a perspiração é efetiva devido ao calor que a água pode absorver). Se a exposição à água em ambientes frios for prevista, a utilização de roupas que isolem a pele do ambiente externo é essencial. É inconcebível permitir que a água fique em contato com a pele exposta, resfriando-a de maneira contínua e, com isso, causando perda de calor excessiva.

Frio versus frio e vento

Como o ar ganha e perde de calor com facilidade para se igualar ao ambiente, o aumento da velocidade com a qual o ar passa pela pele acelera bastante a taxa de perda de calor. Quando as atividades são praticadas em ambientes frios com adição do fator vento é preciso ter cuidado dobrado, pois a perda de temperatura corporal (especialmente temperatura da pele) ocorre com mais rapidez, aumentando o risco de lesão (conforme mostrado no gráfico de arrefecimento do vento).

Em condições externas de frio e vento, use roupas resistentes ao vento. Materiais à prova d'água ou à base de poliéster vestidos por fora do material isolante são uma ótima escolha. Além disso, cubra todas as partes corporais expostas, sobretudo a cabeça, já que é um dos centros primários de perda de calor do corpo. A cabeça recebe grande fluxo sanguíneo superficial (ou calor) e, por isso, perde calor com facilidade e é especialmente propensa aos perigos do vento (ou perda de calor por convecção) devido a sua localização no corpo.

Idade, massa corporal e atividade no frio

O estado do indivíduo no ambiente frio tem função importante no efeito que esse ambiente exerce sobre a termorregulação. Pessoas mais velhas são menos tolerantes ao frio. Contrariamente, as mais jovens apresentam maior capacidade de resistência às lesões relacionadas com o frio. Embora os indivíduos jovens estejam propensos aos riscos oferecidos pelos climas mais quentes, enquanto os mais velhos preferem (tanto fisiológica quanto psicologicamente) temperaturas mais amenas, mas não quentes, ainda assim os idosos estão propensos à hipertermia.

Além disso, a quantidade e a composição da massa corporal também são importantes para a termorregulação. Algumas estruturas são capazes de fornecer isolamento térmico e outras atuam em funções primárias na produção de calor. Por exemplo, quanto maior a massa muscular esquelética, maior a produção de calor, o que provavelmente resulta em tolerância maior às temperaturas mais frias (a não ser que molhado!). A massa adiposa isola os órgãos vitais e evita a perda da temperatura corporal central; nos ambientes frios, isso dá ao indivíduo com mais massa gorda uma vantagem sobre os indivíduos mais magros.

A atividade no frio pode afetar de modo considerável a termorregulação de maneira potencialmente benéfica ou maléfica. É bastante provável que o deslocamento do fluxo sanguíneo para as extremidades e o aumento da taxa metabólica atuem nas funções protetoras contra as lesões ocasionadas pelo frio. Ao contrário, a perspiração causada pela atividade vigorosa acelera a taxa de perda de calor corporal, implicando risco substancial se não forem rapidamente providenciadas roupas apropriadas, medidas de secagem ou relocação em temperaturas mais amenas.

ESTUDO DE CASO

Níveis da WBGT para modificação ou cancelamento dos exercícios ou competição atlética para adultos saudáveis.[a,g]

WBGT[b]		Competição e atividade contínua	Treinamento e atividade não contínua	
°F	°C		Indivíduos não aclimatizados, não condicionados e de alto risco[c]	Indivíduos aclimatizados, condicionados e de baixo risco[c,d]
≤50,0	≤10,0	Geralmente segura; a intermação induzida pelo exercício (IIE) pode ocorrer associada a fatores individuais	Atividade normal	Atividade normal
50,1 a 65,0	10,1 a 18,3	Em geral segura; a IIE pode ocorrer	Atividade normal	Atividade normal
65,1 a 72,0	18,4 a 22,2	Risco de IIE e de outras afecções ocasionadas pelo calor começa a surgir; os indivíduos de alto risco devem ser monitorados ou não devem competir	Risco aumentado. Aumente a razão repouso/trabalho. Monitore a ingestão hídrica	Atividade normal
72,1 a 78,0	22,3 a 25,6	O risco para todos os competidores é maior	Risco moderado, aumente a razão repouso/trabalho e diminua a duração total da atividade	Atividade normal. Monitore a ingestão hídrica
78,1 a 82,0	25,7 a 27,8	O risco para indivíduos não condicionados e não aclimatizados é alto	Risco moderado a alto. Aumente a razão repouso/trabalho, diminua a intensidade e a duração total da atividade	Atividade normal. Monitore a ingestão hídrica
82,1 a 86,0	27,9 a 30,0	Nível de cancelamento devido ao risco de IIE	Alto risco.[e] Aumente a razão repouso/trabalho para 1:1, diminua a intensidade e a duração total da atividade. Limite exercícios intensos. Observe os indivíduos em risco com cuidado	Planeje exercício intenso ou prolongado com observação cuidadosa dos indivíduos
86,1 a 90,0	30,1 a 32,2		Risco muito elevado.[e] Cancele ou interrompa o treino ou a competição	Limite o exercício intenso e a exposição diária total ao calor e umidade; preste atenção aos primeiros sinais e sintomas
≥90,1	>32,3		Risco extremamente alto[e] Cancele o exercício	Cancele o exercício, o estresse[f] descompensado causado pelo calor existe para todos os atletas[g]

[a] Revista da referência (38)
[b] Temperatura global de bulbo úmido
[c] Vestindo *short*, camiseta, meias e tênis
[d] Aclimatado ao treinamento no calor por pelo menos 3 semanas
[e] Risco de IIE e exaustão por calor induzida pelo exercício
[f] A produção interna de calor excede a perda de calor e a temperatura central do corpo se eleva de maneira contínua sem limite
[g] As diferenças entre o clima local e o estado de aclimação individual ao calor podem permitir a atividade em níveis mais altos que os mostrados na tabela, porém os atletas e treinadores devem consultar a equipe médica e ter cautela ao exceder esses limites.

Armstrong LE *et al*. Position stand, American College of Sports Medicine: Exertional heat illness in training and competition. *Med Sci Sports Exerc*. 2007;39(3):556-572.

Os indicadores de estresse térmico permitem que se entenda de maneira clara o risco das afecções ocasionadas pelo calor decorrentes da combinação de umidade relativa e temperatura do ar. Tome decisões acerca dos estudos de caso a seguir sobre estresses ambientais de acordo com as informações apresentadas neste capítulo.

(Continua)

ESTUDO DE CASO (continuação)

Cenário clínico
Você é preparador físico da Hattiesburg High School em Hattiesburg, MS, e a equipe de futebol americano agendou um treino para o início de agosto às 10 horas da manhã no novo estádio. O time acaba de completar 1 semana de treinamento 1 vez/dia de *short* e capacete e agora está sendo encaminhado para os treinos *full pad*. Cuidadosamente, você verificou a umidade relativa e a temperatura e tentou estimar as mudanças que ocorreriam ao longo dos 90 minutos de treino; mediu as condições às 9 horas da manhã e constatou que a temperatura era de 29,4°C com umidade relativa do ar de 78%. Agora, você está se preparando para encontrar o técnico e discutir as precauções necessárias para o treino do dia.

Questões
- Quais serão as suas recomendações?
- Como vai manejar os interesses do técnico com as possíveis interrupções das práticas pré-planejadas do treinamento de verão até o primeiro jogo?
- O que mais você deve considerar para garantir a segurança de cada jogador?

Opções
Embora você possa esperar que os jogadores tenham passado por algumas adaptações fisiológicas ao calor durante a primeira semana de treinamento, a aclimatização ainda não estará completa em mais 1 semana. Além disso, os jogadores não treinaram com todos os equipamentos (o que prejudica a dissipação do calor corporal) durante a primeira semana e, portanto, as afecções ocasionadas pelo calor podem ser mais intensas hoje. Você deve se preocupar também com as condições ambientais desse dia. Às 9 horas da manhã, a temperatura já é de 29,4°C e a umidade é bastante alta. Essas condições limitam a efetividade da sudorese no resfriamento do corpo. Em primeiro lugar, certifique-se de que os atletas estão bem hidratados antes do treino, consumindo bebidas esportivas que contenham quantidades adequadas de eletrólitos. Durante o treinamento, os jogadores precisam ser monitorados com atenção e pausas para a ingestão de água devem ser feitas de maneira regular. Além disso, você deve dizer ao técnico que o treino deve ter 60 minutos e não 90, conforme o planejado. Explique a ele que isso será melhor não apenas para o desempenho, pois a concentração e a intensidade serão mais facilmente mantidas por 60 minutos, mas também para a segurança dos jogadores. Por fim, certifique-se de que os jogadores estejam consumindo quantidades adequadas de líquido após o término da sessão de treinamento a fim de promover a reidratação adequada.

Cenário clínico
Você é o *coach* de *cross-country* feminino da East High School em Cheyenne, WY. A data é 20 de agosto e você tem uma corrida de 8 km programada em ritmo de corrida para sua equipe 3 dias antes do primeiro amistoso da temporada. A temperatura é de 25,6°C com 39% de umidade relativa do ar. A velocidade do vento é de 20,9 km/h.

Questões
- Que preocupações você tem quanto ao treinamento e às condições ambientais existentes?
- Com que outros aspectos do treino você deve se preocupar em relação à sua equipe?

Opções
As condições climáticas do dia são bastante favoráveis e permitem a dissipação efetiva do calor produzido pelos músculos em atividade diante da temperatura moderada, baixa umidade e brisa fresca. O superaquecimento e a desidratação não são grandes preocupações hoje. No entanto, faltam apenas 3 dias para a primeira competição da equipe e a corrida de 8 km em ritmo de corrida pode ocasionar fadiga e dano muscular que causam impactos negativos sobre o desempenho no amistoso. O melhor é não exigir muito dos atletas a apenas 3 dias do evento; ritmo mais moderado seria mais adequado.

Cenário clínico
Você é preparador físico na University of Wisconsin em Madison, e está preparando a equipe para jogar uma partida fora da conferência contra a Arizona State University em Tempe, AZ, no fim de agosto. Os treinos começaram em agosto, quando o calor e a umidade em Wisconsin são bastante altos. O médico do time e o *coach* querem saber de você o que é necessário para preparar a equipe para o jogo, cuja temperatura pode chegar a 40°C.

Questões
- O que é necessário para proteger a equipe das afecções ocasionadas pelo calor?
- Que planos devem ser colocados em ação juntamente com a equipe médica esportiva para garantir o bom desempenho de maneira segura?
- Que regras governam a competição nesses extremos climáticos?
- Que outros fatores relacionados com o condicionamento físico você apontaria?

Opções
A melhor abordagem seria simular o mais próximo possível as condições encontradas em Tempe. Isso quer dizer necessidade de ambiente muito quente, porém seco. Como o ar em Wisconsin nessa época do ano pode ser úmido e a temperatura não vai se igualar à esperada em Tempe, seria melhor que os treinos fossem praticados em um ginásio onde o ar seja seco e a temperatura possa ser elevada para se equiparar às condições ambientais do Arizona. O treino nessas condições por 5 a 7 dias antes do jogo deve permitir a climatização adequada e a preparação fisiológica dos jogadores para os rigores da competição no clima

(Continua)

ESTUDO DE CASO (continuação)

quente e seco. Durante os treinos e no decorrer dos jogos, a equipe de treinamento deve estar atenta ao fato de que essas condições quentes e secas resultam em perda hídrica muito mais acentuada por meio da sudorese (a evaporação ocorre em taxa alta sob essas condições ambientais). Os jogadores, especialmente os homens de linha, devem ser monitorados com atenção quanto a sinais de desidratação, e todos os jogadores devem ser instruídos a ingerir água quando saírem do campo. Além disso, grandes ventiladores devem ser colocados ao longo dos bancos para ajudar a resfriar os jogadores durante o jogo.

Cenário clínico

Você é o *coach* de futebol da University of Virginia e viajou para Indiana University para um jogo. É fim de outono e sua equipe jogará à noite. Antes do jogo, você caminha pelo campo e observa que uma forte chuva está por vir. No momento, são 6 horas da tarde e a temperatura caiu de 7,8°C para 3,9°C nas últimas horas. Você retorna ao vestiário para as preparações finais antes da partida antes de voltar a campo para os exercícios de aquecimento antes do jogo.

Questões
- Que preparações você deveria ter feito antes da viagem?
- Quais são as implicações médico-esportivas?
- Que tipo de preparação dos jogadores antes do jogo pode ser importante?
- Quais são algumas das últimas preparações que você deve fazer para lidar com o frio crescente durante o jogo?

Opções

Você já esperava que essa partida em Indiana pudesse ser jogada sob condições mais frias do que as com que seus atletas da University of Virginia estão acostumados. Você se certificou de que eles levaram toda a rouparia para isolamento térmico necessária para o jogo. Enquanto ativos, os jogadores estariam aquecidos o suficiente, porém os reservas na linha lateral poderiam ficar com frio e aquecedores deveriam ser colocados ao longo dos bancos. Além disso, o goleiro, que pouco corre durante a partida, poderia querer usar roupas mais quentes do que o usual. Antes do jogo, os exercícios de aquecimento deveriam ser mais longos do que o normal nas condições mais moderadas da Virginia. E no intervalo da partida, seria sábio que todo o time entrasse para o vestiário aquecido em vez de permanecer em campo.

Cenário clínico

Como *coach* de futebol americano da San Diego State University, você leva sua equipe de San Diego para jogar na University of Wyoming, a qual se localiza em altitude moderada, porém tem o estádio em altitude mais elevada da Divisão I de Futebol Americano dos EUA, a 2.184 m.

Questões
- Que preparações você vai fazer para esse jogo, que ocorrerá na semana seguinte?
- Por que optou por essa estratégia?

Opções

Embora alguns treinadores possam chegar a Wyoming 18 a 24 horas antes da competição para dar aos atletas tempo suficiente para as respostas fisiológicas iniciais à altitude, isso não é necessário, pois os jogos de futebol americano têm duração curta o bastante para não sobrecarregar o sistema aeróbio de energia. Como o sistema de energia aeróbio não é sobrecarregado no jogo de futebol americano, as adaptações aeróbias à exposição à altitude provavelmente não afetarão o desempenho na altitude. Assim, no futebol americano, a melhor estratégia pode ser ficar e treinar na baixa altitude até a hora do jogo, seguir para o estádio em Wyoming pouco antes da partida, jogar (e vencer) e retornar para a altitude baixa imediatamente depois. Essa estratégia limita todos os impactos da exposição à altitude moderada.

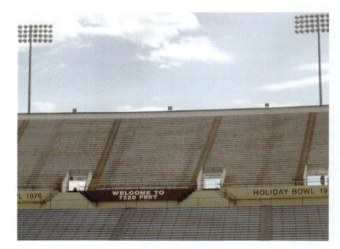

Resumo do capítulo

Condições ambientais como calor, frio e altitude afetam as respostas corporais e a capacidade de desempenho físico. O estresse fisiológico e os déficits no desempenho podem ser atenuados pelo treinamento e por estratégias de preparação.

A hipertermia é o superaquecimento do corpo humano. Tamanho do corpo, idade, condicionamento, temperatura, umidade e velocidade do vento influenciam a possibilidade de ser afetado pela hipertermia. Convecção, condução, radiação e evaporação ajudam a dissipar o excesso de calor do corpo. Cãibras, síncope, exaustão e intermação são condições que podem ser ocasionadas pela exposição ao calor. Dentre elas, a intermação é a mais perigosa, pois frequentemente é confundida com a exaustão causada pelo calor e esse engano pode levar à morte.

A capacidade de atuar em ambiente quente é um desafio multivariável que envolve a necessidade de aclimatização prévia, hidratação apropriada e condicionamento físico. A capacidade de alteração da fisiologia corporal em resposta aos desafios ambientais ajuda na aclimatização ao clima quente.

A hipotermia é uma condição em que a temperatura do corpo diminui a ponto de prejudicar ou impossibilitar a função fisiológica normal. Sua gravidade varia do estágio 1, no qual há diminuição da capacidade de realizar tarefas motoras, ao estágio 4, que pode levar à morte cerebral. A hipotermia pode reduzir o desempenho atlético, sobretudo a produção de força muscular.

A altitude elevada causa hipoxia consequente à diminuição da pressão barométrica. A altitude elevada influencia especialmente os eventos aeróbios. Várias estratégias para se adaptar a essas condições são praticadas por atletas ao se prepararem para competições na altitude.

Questões de revisão

Preencha as lacunas

1. _____ é a medida de água no ar. Quando elevada, afeta a temperatura corporal central _____ a necessidade de termorregulação.
2. _____ é uma variável ambiental que influencia a temperatura central. Quando mais alta, resfria o corpo por meio de _____.
3. Os seres humanos são apenas _____% eficientes na utilização de energia; os _____ % de excesso de energia são liberados na forma de calor.
4. A estratégia "more _____, treine _____" é praticada por alguns atletas com objetivo de ajudar na aclimatização à _____.
5. A aclimatização resulta da exposição ao ambiente _____, como residir em Colorado Springs, CO, enquanto a aclimação é consequente à exposição ao ambiente _____, como a câmara hipobárica.

Múltipla escolha

1. Durante a primeira semana de práticas no verão, seu atleta da Divisão 1 lhe aborda dizendo que está se sentindo tonto e com náuseas, e que gostaria de ficar no banco por dois tempos. Você observa que ele está um pouco pálido. Qual é seu próximo passo?

   a. Oferecer-lhe água, permitir que fique no banco por 1 ou 2 tempos e, depois disso, verificar com ele se tem condições de voltar ao treino.
   b. Medir-lhe a temperatura com um termômetro. Se não houver evidências de hipertermia, oferecer a ele uma bebida esportiva e dizer-lhe para voltar ao treino assim que possível.
   c. Imediatamente levá-lo para um local reservado e verificar sua temperatura retal. Se a temperatura estiver elevada aos níveis de intermação, colocá-lo em banho com água gelada e chamar o médico.
   d. Dizer a ele para tomar um banho gelado, ingerir uma bebida esportiva e voltar ao campo. Quando voltar, observar se ele ainda parece mal. Se parecer doente, verificar a temperatura para avaliar intermação.
   e. Deixá-lo sentado na linha lateral por um tempo, fazê-lo ingerir líquido e, se não mostrar sinais de desfalecimento após 1 hora, mandá-lo para casa.

2. É seu primeiro dia de treino e seu primeiro dia em ambiente externo desde o ano passado. O primeiro dia de primavera marca 36,7°C e alta umidade. Qual é a sua melhor opção?

   a. Desmarcar o treino.
   b. Aproveitar esse dia para treinar na academia.
   c. Orientar aquecimentos leves e dinâmicas suaves em ambiente externo para começar o processo de aclimatização ao calor.
   d. Terminar o treino conforme o usual, atento às afecções causadas pelo calor.

3. Quando o frio afeta o desempenho físico?

   a. O frio não afeta o desempenho de *endurance* a não ser que a temperatura central diminua, porém pode interferir na produção de força.
   b. O frio afeta o desempenho de *endurance*, mas não a produção de força.
   c. Se muitos jogadores forem mantidos no clima frio, os atletas não apresentarão dificuldades relacionadas com a temperatura.
   d. O corpo compensa com tremores e outros mecanismos, anulando, desse modo, qualquer potencial efeito.

4. Você é o técnico voluntário de um time de futebol da liga masculina adulta. Hoje é o segundo dia de treino coletivo e o clima está quente e úmido. Você decide que é seguro manter o treino externo, embora vá permitir que os jogadores entrem ao longo do treino. Que grupo de indivíduos se encontra sob risco mais elevado de afecção induzida pelo exercício praticado no calor?

a. Os indivíduos mais velhos
b. Os indivíduos com alta porcentagem de gordura corporal
c. Atletas novos
d. Todos

5. Qual das seguintes alternativas é o principal mecanismo de perda de calor corporal no exercício praticado no calor?

a. Convecção
b. Condução
c. Radiação
d. Ventilação
e. Evaporação

Verdadeiro ou falso

1. Na exposição aguda à altitude, parece que existe dependência maior do metabolismo do carboidrato, resultando em respostas do lactato mais acentuadas.
2. A porcentagem de oxigênio no ar da altitude é menor.
3. Os recordes olímpicos e mundiais foram estabelecidos nos Jogos Olímpicos da Cidade do México em 1968 nos *sprints* e saltos, bem como na natação até 800 m.
4. Há mais receptores de frio do que de calor no corpo humano.
5. A exposição limitada ao calor nos desempenhos *anaeróbios* pode não atrapalhar o desempenho e, em alguns casos, pode melhorar o desempenho devido à cinética da temperatura e enzimas anaeróbias.

Questões objetivas

1. Quais são alguns dos fatores que influenciam a regulação da temperatura corporal?
2. O que causa a aparência avermelhada da pele comum no exercício praticado no calor?
3. Como *coach*, você está conduzindo um treino no calor. Que aspectos do desempenho você espera que sejam prejudicados, quais você acredita que não serão afetados pelo calor e qual é o impacto previsto?
4. O que é diferente em altitudes mais elevadas e promove redução no desempenho?
5. Quais os riscos que podemos encontrar ao escalar uma montanha?

Termos-chave

Aclimação: adaptações ao clima induzidas de maneira artificial.
Aclimatização: processo de adaptação a um clima.
Ambiente hipobárico: ambiente caracterizado pela pressão reduzida da altitude.
Broncoconstrição: redução do diâmetro dos bronquíolos pulmonares.
Broncoconstrição induzida pelo exercício (BIE): redução do diâmetro dos bronquíolos pulmonares desencadeada no início da prática do exercício; a broncoconstrição caracteriza muitas condições asmáticas, e a BIE pode ser desencadeada pelo exercício de *endurance* em pessoas com asma induzida pelo exercício.
Cãibras do calor: cãibras musculares que ocorrem no calor, muitas vezes resultantes de desidratação, déficit de sódio no corpo todo e fadiga neuromuscular.
Condições atmosféricas ao nível do mar: condições do ambiente de pressão e temperatura padronizadas ao nível do mar.
Condução: transferência de calor entre dois objetos em contato um com o outro.
Convecção: mecanismo de resfriamento corporal no qual o ar passa pelo corpo ajudando na perda de calor corporal.
***Doping* sanguíneo:** aumento do número de hemácias por transfusão ou uso de eritropoetina (EPO) para acelerar a produção de hemácias.
Estratopausa (antigamente mesópica): o nível da atmosfera que é o limiar entre duas camadas, chamadas estratosfera e mesosfera.
Estratosfera: a camada da atmosfera da Terra acima da troposfera, estendendo-se cerca de 32 milhas (50 km) acima da superfície da Terra.
Evaporação: processo pelo qual os líquidos absorvem calor e o transformam em gás; quando o suor evapora do corpo ou ar úmido é liberado dos pulmões, o calor também é liberado do corpo.
Exaustão causada pelo calor: condição na qual a exposição à temperatura elevada causa palidez, cãibras musculares persistentes, fraqueza, desmaios, tonturas, cefaleia, hiperventilação, náuseas, anorexia, diarreia, diminuição do débito urinário e temperatura corporal central variando geralmente entre 36°C e 40°C.
Gradiente térmico: termo usado para descrever a redução na temperatura do ar conforme ascende na altitude.
Hiperbárica: um termo usado para descrever as pressões circundantes acima da pressão barométrica normal.
Hipertermia: aumento da temperatura corporal interna profunda acima do normal.
Hipobárica: um termo usado para descrever as pressões circundantes abaixo da pressão barométrica normal.
Hipotermia: condição na qual a temperatura do corpo reduz a ponto de prejudicar ou impossibilitar as funções fisiológicas normais.
Hipoxia: comprometimento do fornecimento de oxigênio aos tecidos-alvo.
Hipoxia estagnante: uma alteração sistêmica ou regional no fluxo sanguíneo.
Hipoxia hipêmica: redução da capacidade de transporte de oxigênio pelo sangue.
Hipoxia hipóxica: deficiência de oxigenação alveolar.
Hipoxia histotóxica: a incapacidade da célula de usar oxigênio para o metabolismo.
Homeotermos: um organismo que mantém sua temperatura corporal a um nível constante por meio de sua atividade metabólica.
Índice de estresse causado pelo calor: um índice que combina temperatura e umidade para determinar o estresse fisiológico que será vivenciado pelo corpo sob essas condições.
Intermação: condição na qual a exposição às altas temperaturas causa aumento da frequência cardíaca (taquicardia), hipotensão, sudorese (embora a pele possa estar seca no momento do colapso), hiperventilação, alteração do estado mental, diarreia, convulsões e coma; o único método preciso de determinação da intermação é pela medida da temperatura retal; essa condição requer atenção médica imediata.
Isoterma: tipo de linha de contorno ou delimitação superficial que conecta pontos de igual temperatura.
Lei de Boyle: "uma das leis dos gases que afirma que a pressão e o volume de um gás tem uma relação inversa quando a temperatura é mantida constante".

Lei de Charles: "uma lei que declara que o volume de um gás ideal em pressão constante é diretamente proporcional à temperatura absoluta".

Lei de Dalton: "a lei de que a pressão total exercida por uma mistura de gases é igual à soma das pressões parciais dos gases da mistura".

Lei de Henry: "em uma temperatura constante, o volume de um determinado gás que se dissolve em um determinado tipo e volume de líquido é diretamente proporcional à pressão parcial daquele gás em equilíbrio com aquele líquido".

Mal agudo da montanha (MAM): condição patológica causada pela exposição aguda à baixa pressão parcial de oxigênio nas altas altitudes.

Mesopausa: limite na atmosfera da Terra entre a mesosfera e a termosfera, em que a temperatura para de diminuir com o incremento da altura e começa a aumentar.

Mesosfera: a região da atmosfera da Terra acima da estratosfera e abaixo da termosfera, entre cerca de 30 e 50 milhas (50 e 80 km) de altitude.

Normobárica: um termo usado para descrever as pressões barométricas circundantes ao nível do mar.

Pressão barométrica ou atmosférica: pressão exercida pelo ar circunjacente.

Pressão hidrostática: a pressão exercida por um líquido em equilíbrio em um dado ponto no líquido, devido à força da gravidade.

Pressão parcial: tensão de um dado gás (como o oxigênio); é calculada pelo produto da pressão barométrica e porcentagem do referido gás no ar.

Rabdomiólise: destruição do tecido muscular que resulta em presença de mioglobina no sangue e outras proteínas musculares normalmente encontradas no músculo.

Radiação: perda de calor na forma de ondas eletromagnéticas.

Saturação do ar: ver *Umidade relativa*.

Síncope: desfalecimento em resposta à exposição ao calor, muitas vezes observada em pessoas não aclimatizadas ao tempo quente.

Temperatura do ar: temperatura atual do ar circundante.

Temperatura global de bulbo úmido (WBGT): temperatura combinada usada para estimar o efeito da temperatura, umidade e radiação solar sobre os seres humanos.

Termorregulação: processo de alteração dos processos fisiológicos em respostas aos estímulos para manter a temperatura corporal estável.

Termosfera: região da atmosfera superior em que a temperatura aumenta continuamente com a altitude, abrangendo essencialmente toda a atmosfera acima da mesosfera.

Troposfera: a região mais inferior da atmosfera, estendendo-se da superfície da Terra à altura de 3,7 a 6,2 milhas (6 a 10 km).

Umidade relativa: percentual de vapor d'água no ar.

Velocidade de condução nervosa: velocidade na qual os impulsos elétricos são conduzidos no neurônio motor.

Ventilação pulmonar: volume total de gás por minuto inspirado ou expirado.

Zonas físicas da atmosfera: uma camada de diferentes atmosferas que variam na temperatura que resulta da absorção de radiação solar, luz visível na superfície, radiação ultravioleta próxima na atmosfera média e radiação ultravioleta distante na atmosfera superior; começando na camada mais próxima à Terra, elas são chamados de tropopausa, estratosfera, estratopausa, mesosfera, mesopausa e termosfera.

REFERÊNCIAS BIBLIOGRÁFICAS

1. Armstrong LE, Casa DJ, Millard-Stafford M, et al. American College of Sports Medicine position stand. Exertional heat illness during training and competition. *Med Sci Sports Exerc.* 2007;39:556–572.
2. Armstrong LE, Epstein Y, Greenleaf JE, et al. American College of Sports Medicine position stand. Heat and cold illnesses during distance running. *Med Sci Sports Exerc.* 1996;28(12):i–x.
3. Armstrong LE, Maresh CM. The induction and decay of heat acclimatization in trained athletes. *Sports Med.* 1991;12:302–312.
4. Armstrong LE, Ganio MS, Casa DJ, et al. Mild dehydration affects mood in healthy young women. *J Nutr.* 2012;142:382–388.
5. Arvesen A, Wilson J, Rosen L. Nerve conduction velocity in human limbs with late sequelae after local cold injury. *Eur J Clin Invest.* 1996;26:443–450.
6. Asmussen E, Bonde-Petersen F, Jorgensen K. Mechano-elastic properties of human muscles at different temperatures. *Acta Physiol Scand.* 1976;96:83–93.
7. Beidleman BA, Muza SR, Fulco CS, et al. Seven intermittent exposures to altitude improves exercise performance at 4300 m. *Med Sci Sports Exerc.* 2008;40:141–148.
8. Bouchama A, Dehbi M, Mohamed G, et al. Prognostic factors in heat wave related deaths: a meta-analysis. *Arch Intern Med.* 2007;167:2170–2176.
9. Boulant J. Hypothalamic neurons regulating body temperature. In: Fregly MJ, Blatteis CM, eds. *Handbook of Physiology, Section 4: Environmental Physiology, Vol. I.* Bethesda, MD: American Physiological Society, 1996:105–126.
10. Brutsaert TD. Do high-altitude natives have enhanced exercise performance at altitude? *Appl Physiol Nutr Metab.* 2008;33:582–592.
11. Casa DJ, Armstrong LE, Ganio MS, et al. Exertional heat stroke in competitive athletes. *Curr Sports Med Rep.* 2005;4:309–317.
12. Casa DJ, Armstrong LE, Hillman SK, et al. National athletic trainers' association position statement: fluid replacement for athletes. *J Athl Train.* 2000;35:212–224.
13. Casa DJ, Becker SM, Ganio MS, et al. Validity of devices that assess body temperature during outdoor exercise in the heat. *J Athl Train.* 2007;42:333–342.
14. Cheung SS, Sleivert GG. Lowering of skin temperature decreases isokinetic maximal force production independent of core temperature. *Eur J Appl Physiol.* 2004;91:723–728.
15. Chodzko-Zajko WJ, Proctor DN, Fiatarone Singh MA, et al. American College of Sports Medicine position stand. Exercise and physical activity for older adults. *Med Sci Sports Exerc.* 1998;30:992–1008.
16. Comeau MJ, Potteiger JA, Brown LE. Effects of environmental cooling on force production in the quadriceps and hamstrings. *J Strength Cond Res.* 2003;17:279–284.
17. Cooper ER, Ferrara MS, Broglio SP. Exertional heat illness and environmental conditions during a single football season in the southeast. *J Athl Train.* 2006;41:332–336.
18. Cooper KE. Some historical perspectives on thermoregulation. *J Appl Physiol.* 2002;92:1717–1724.
19. Degroot DW, Kenney WL. Impaired defense of core temperature in aged humans during mild cold stress. *Am J Physiol Regul Integr Comp Physiol.* 2007;292:R103–R108.
20. Dixon PG, Kraemer WJ, Volek JS, et al. The impact of cold-water immersion on power production in the vertical jump and the benefits of a dynamic exercise warm-up. *J Strength Cond Res.* 2010;24(12):3313–3317
21. Dorrington KL, Talbot NP. Human pulmonary vascular responses to hypoxia and hypercapnia. *Pflugers Arch.* 2004;449:1–15.
22. Duffield R, Marino FE. Effects of pre-cooling procedures on intermittent-sprint exercise performance in warm conditions. *Eur J Appl Physiol.* 2007;100:727–735.
23. Ely MR, Cheuvront SN, Montain SJ. Neither cloud cover nor low solar loads are associated with fast marathon performance. *Med Sci Sports Exerc.* 2007;39:2029–2035.

24. Felicijan A, Golja P, Milcinski M, et al. Enhancement of cold-induced vasodilatation following acclimatization to altitude. *Eur J Appl Physiol*. 2008;104:201–206.
25. Frisancho AR. *Human Adaptation: A Functional Interpretation*. St Louis, MO: C.V. Mosby, 1979.
26. Ganio MS, Armstrong LE, Casa DJ, et al. Mild dehydration impairs cognitive performance and mood of men. *Br J Nutr*. 2011;106(10):1535–1543.
27. Gisolfi CV. Work-heat tolerance of distance runners. In: Milvy P, ed. *The Marathon: Physiological, Medical, Epidemiological, and Psychological Studies*. New York, NY: The New York Academy of Sciences, 1977:139–150.
28. Gonzalez-Alonso J, Crandall CG, Johnson JM. The cardiovascular challenge of exercising in the heat. *J Physiol*. 2007;586:45–53.
29. Grover RF, Reeves JT. Exercise performance of athletes at sea level and 3100 meters altitude. *Schweiz Z Sportmed*. 1966;14:130–148.
30. Hawkins S, Wiswell R. Rate and mechanism of maximal oxygen consumption decline with aging: implications for exercise training. *Sports Med*. 2003;33:877–888.
31. Hinckson EA, Hopkins WG, Edwards JS, et al. Sea level performance in runners using altitude tents: a field study. *J Sci Med Sport*. 2005;8:451–457.
32. Howard RL, Kraemer WJ, Stanley DC, et al. The effects of cold immersion on muscle strength. *J Strength Cond Res*. 1994;8(3):129–133.
33. Judelson DA, Maresh CM, Farrell MJ, et al. Effect of hydration state on strength, power, and resistance exercise performance. *Med Sci Sports Exerc*. 2007;39:1817–1824.
34. Kenney WL, Munce TA. Invited review: aging and human temperature regulation. *J Appl Physiol*. 2003;95:2598–2603.
35. Kenney WL, Zeman MJ. Psychrometric limits and critical evaporative coefficients for unacclimated men and women. *J Appl Physiol*. 2002;92:2256–2263.
36. Kenney WL. A review of comparative responses of men and women to heat stress. *Environ Res*. 1985;37:1–11.
37. Kinugasa R, Kuchiki K, Tono T, et al. Superficial cooling inhibits force loss in damaged muscle. *Int J Sports Med*. 2008;29(9):726–731.
38. Levine BD. Intermittent hypoxic training: fact and fancy. *High Alt Med Biol*. 2002;3(2):177–193.
39. Levine BD, Stray-Gundersen J. Point: positive effects of intermittent hypoxia (live high:train low) on exercise performance are mediated primarily by augmented red cell volume. *J Appl Physiol*. 2005;99:2053–2055.
40. Lippi G, Franchini M, Guidi GC. Prohibition of artificial hypoxic environments in sports: health risks rather than ethics. *Appl Physiol Nutr Metab*. 2007;32:1206–1207; discussion 1208–1209.
41. MacKenzie RWA, Watt PW, Maxwell NS. Acute normobaric hypoxia stimulates erythropoietin release. *High Alt Med Biol*. 2008;9:28–37.
42. Maresh CM, Kraemer WJ, Noble BJ, et al. Exercise responses after short- and long-term residence at 2,200 meters. *Aviat Space Environ Med*. 1988;59:335–339.
43. Maresh CM, Noble BJ, Robertson KL, et al. Maximal exercise during hypobaric hypoxia (447 Torr) in moderate-altitude natives. *Med Sci Sports Exerc*. 1983;15:360–365.
44. McCann DJ, Adams WC. Wet bulb globe temperature index and performance in competitive distance runners. *Med Sci Sports Exerc*. 1997;29:955–961.
45. Montain SJ, Cheuvront SN, Lukaski HC. Sweat mineral-element responses during 7 h of exercise-heat stress. *Int J Sport Nutr Exerc Metab*. 2007;17:574–582.
46. Montain SJ, Ely MR, Cheuvront SN. Marathon performance in thermally stressing conditions. *Sports Med*. 2007;37:320–323.
47. Noble BJ, Maresh CM. Acute exposure of college basketball players to moderate altitude: selected physiological responses. *Res Q*. 1979;50:668–678.
48. Patton J. The effects of acute cold exposure to exercise performance. *J Strength Cond Re*. 1988;2:72–78.
49. Peronnet F, Thibault G, Cousineau DL. A theoretical analysis of the effect of altitude on running performance. *J Appl Physiol*. 1991;70:399–404.
50. Rasch W, Cabanac M. Selective brain cooling is affected by wearing headgear during exercise. *J Appl Physiol*. 1993;74:1229–1233.
51. Sawka MN, Burke LM, Eichner ER, et al. American College of Sports Medicine position stand. Exercise and fluid replacement. *Med Sci Sports Exerc*. 2007;39:377–390.
52. Sawka MN. Physiological consequences of hypohydration: exercise performance and thermoregulation. *Med Sci Sports Exerc*. 1992;24:657–670.
53. Schniepp J, Campbell TS, Powell KL, et al. The effects of cold-water immersion on power output and heart rate in elite cyclists. *J Strength Cond Res*. 2002;16:561–566.
54. Schoene RB. Limits of respiration at high altitude. *Clin Chest Med*. 2005;26:405–414, vi.
55. Stensrud T, Berntsen S, Carlsen KH. Exercise capacity and exercise-induced bronchoconstriction (EIB) in a cold environment. *Respir Med*. 2007;101:1529–1536.
56. Swerup C. Determination of conduction velocity in A-delta and C fibres in humans from thermal thresholds. *Acta Physiol Scand*. 1995;153:81–82.
57. Wilber RL, Stray-Gundersen J, Levine BD. Effect of hypoxic "dose" on physiological responses and sea level performance. *Med Sci Sports Exerc*. 2007;39:1590–1599.
58. Wilber RL. Application of altitude/hypoxic training by elite athletes. *Med Sci Sports Exerc*. 2007;39:1610–1624.
59. Williamson R, Carbo J, Luna B, et al. A thermal physiological comparison of two HAZMAT protective ensembles with and without active convective cooling. *J Occup Environ Med*. 1999;41:453–463.

LEITURA SUGERIDA

Armstrong LE. *Exertional Heat Illness*. Champaign, IL: Human Kinetics, 2003.

Armstrong LE. *Performing in Extreme Environments*. Champaign, IL: Human Kinetics, 2000.

Armstrong LE, Epstein Y, Greenleaf JE, et al. American College of Sports Medicine position stand. Heat and cold illnesses during distance running. *Med Sci Sports Exerc*. 1996;28(12):i–x.

Armstrong LE, Maresh CM. Effects of training, environment, and host factors on the sweating response to exercise. *Int J Sports Med*. 1998;19(suppl 2):S103.

Bergh U. Human power at subnormal body temperatures. *Acta Physiol Scand Suppl*. 1980;478:1–39.

Fulco CS, Rock PB, Cymerman A. Improving athletic performance: is altitude residence or altitude training helpful? *Aviat Space Environ Med*. 2000;71:162–171.

Handbook of Aerospace and Operational Physiology, Special Report AFRL-SA-WP-SR-2011-0003, Air Force Research Laboratory, 711th Human Performance Wing, USAF School of Aerospace Medicine. Approved for Public Release - 30 Aug 2011.

Maresh CM, Noble BJ, Robertson KL, et al. Maximal exercise during hypobaric hypoxia (447 Torr) in moderate-altitude natives. *Med Sci Sports Exerc*. 1983;15:360.

Mazzeo RS. Physiological responses to exercise at altitude: an update. *Sports Med*. 2008;38:1–8.

Moore LG, Grover RF. Jack Reeves and his science. *Respir Physiol Neurobiol*. 2006;151(2/3):96–108.

Nielsen B. Heat acclimatization—mechanisms of adaptation to exercise in the heat. *Int J Sports Med*. 1998;19(suppl 2):S1534.

TBMED508. *Prevention and Management of Cold-weather Injuries*. Headquarters, Department of the Army, Headquarters, Department of the Army. Washington, DC: Headquarters, Department of the Army. 2005.

TBMED507 / AFPAM48-152(1). *Heat Stress Control and Heat Casualty Management*. Headquarters, Department of the Army and Air Force, Headquarters, Washington, DC. 2003.

TB MED 505, *Altitude Acclimatization and Illness Management*, September 2010

USARIEM Technical Note 04-05 / ADA 423388, *Altitude Acclimatization Guide*, April 2004

REFERÊNCIAS CLÁSSICAS

Adams WC, Bernauer EM, Dill DB, *et al*. Effects of equivalent sea level and altitude training on $\dot{V}O_{2max}$ and running performance. *J Appl Physiol*. 1975;39:262–266.

Dill DB, Kasch FW, Yousef MK, *et al*. Cardiovascular responses and temperature in relation to age. *Aust J Sports Med*. 1975;7:99–106.

Dill DB, Soholt LF, McLean DC, *et al*. Capacity of young males and females for running in desert heat. *Med Sci Sports*. 1977;9:137–142.

Faulkner JA, Daniels JT, Balke B. Effects of training at moderate altitude on physical performance capacity. *J Appl Physiol*. 1967;23(1):85–89.

Grover RF, Reeves JT. Exercise performance of athletes at sea level and 3100 meters altitude. *Med Thorac*. 1966;23(3):129–143.

Klausen K, Robinson S, Micahel ED, *et al*. Effect of high altitude on maximal working capacity. *J Appl Physiol*. 1966;21:1191–1194.

PARTE 4

Treinamento para Saúde e Desempenho Físico

Capítulo 12

Compreensão e Melhora da Composição Corporal

Após a leitura deste capítulo, você deve ser capaz de:

- Descrever a dimensão da crescente epidemia da obesidade e discutir por que esse é um problema de saúde
- Identificar a composição corporal e explicar seus componentes específicos
- Expor os métodos e a efetividade da pesagem hidrostática, das pregas cutâneas, da pletismografia por deslocamento de ar, da impedância bioelétrica e da absorciometria de raios X de dupla energia (DEXA)
- Analisar gordura essencial *versus* não essencial
- Descrever o balanço energético e as maneiras de manipulá-lo para influenciar o percentual de gordura corporal
- Explicar a interação de dieta, exercício e balanço energético
- Identificar os riscos da drástica perda ponderal em atletas e pessoas comuns de ambos os sexos

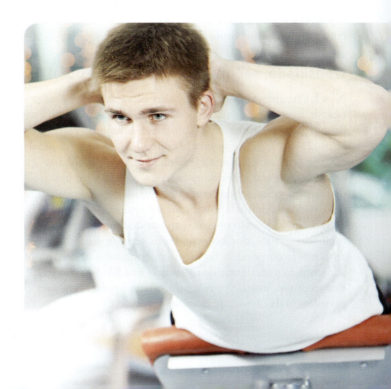

Existe um número enorme de norte-americanos tentando alterar a composição corporal por meio de dieta e exercício. Pessoas comuns buscam reduzir a massa corporal a fim de diminuir a gordura corporal por motivos relacionados com a saúde. Em geral, o objetivo dos entusiastas do exercício é aumentar a massa muscular e diminuir a gordura corporal devido aos benefícios associados na saúde, à melhora da imagem corporal e ao aprimoramento do desempenho físico. Muitos *coaches* e atletas preocupam-se com a composição corporal devido aos efeitos exercidos sobre o desempenho físico. Embora o tamanho do corpo afete o desempenho físico em muitos esportes, a maioria das medidas do tamanho corporal (como altura e comprimento do braço) não pode ser mudada. Por outro lado, a massa e a composição corporais respondem muito bem à reorientação alimentar e ao exercício. O propósito deste capítulo é fornecer a compreensão de como a composição corporal é determinada, os efeitos da dieta e do exercício sobre a composição corporal e a relação entre composição corporal e desempenho físico.

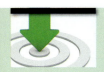

> **Boxe 12.1 Aplicação da pesquisa**
> **Correlações entre as medidas básicas da composição corporal**
>
> MCSG, MG e % de gordura são medidas inter-relacionadas da composição corporal. Todas essas medidas da composição corporal são facilmente calculadas se uma ou mais medidas forem conhecidas. Por exemplo, se
>
> MCT = 90 kg
> % de gordura = 15%
> MG = MCT × % de gordura
> MG = 90 kg × 0,15
> MG = 13,5 kg
>
> MCSG = MCT − MG
> MCSG = 90 kg − 13,5 kg
> MCSG = 76,5 kg
> Percentual de MCSG (% MCSG) = 100% − % de gordura
> % MCSG = 100% − 15%
> % MCSG = 85%
> % MCSG = MCSG/MCT × 100
> % MCSG = 76,5 kg/90 kg × 100
> % MCSG = 0,85% × 100
> % MCSG = 85%

VISÃO GERAL DA COMPOSIÇÃO CORPORAL

Em geral, a composição corporal se refere à quantidade absoluta de tecido adiposo e não adiposo no corpo, bem como à razão entre gordura e massa corporal total (MCT). **Massa gorda (MG)** é a massa total (ou quilogramas) de gordura no corpo, enquanto **massa corporal sem gordura (MCSG)** é a massa de todos os tecidos no corpo, exceto o adiposo. Algumas técnicas de determinação da composição corporal (absorciometria de raios X de dupla energia) utilizam o termo *massa magra total*, que é similar a *massa corporal sem gordura*. O **percentual de gordura corporal** ou **% de gordura** é a razão entre a massa corporal total (MCT) e a MG total (ou MG dividida pela MCT). O Boxe 12.1 ilustra as correlações entre MG, MCSG e MCT; e a Figura 12.1 mostra o modelo dos dois compartimentos da composição corporal. Nesta seção, vamos considerar a obesidade epidêmica atual nos EUA e como a composição corporal afeta a saúde e o desempenho físico. Vamos abordar também as medidas de tamanho corporal e o índice de massa corporal (IMC) e sua correlação com a composição corporal.

Obesidade, saúde e composição corporal

Nos EUA, apesar do maior foco na dieta saudável e na prática de exercícios, a obesidade atualmente se encontra em proporções epidêmicas.[27] O sobrepeso é definido como IMC entre 25 e 29,9 e a obesidade como IMC acima ou igual a 30 (ver "Índice de massa corporal", adiante). Estima-se que cerca de 300 mil indivíduos morram a cada ano, nos EUA, de doenças relacionadas com a obesidade.[2] Nesse país, cerca de 70% dos adultos apresentam sobrepeso ou obesidade, e mais do que 35% são obesos,[27] apesar do fato de que 45% das mulheres e 30% dos homens estão sempre tentando reduzir a massa corporal.[74] Também é alarmante a velocidade de aumento da prevalência da obesidade nos EUA (Figura 12.2). Por exemplo, em 1990, nenhum estado apresentava taxa de prevalência da obesidade igual ou superior a 15%, porém, em

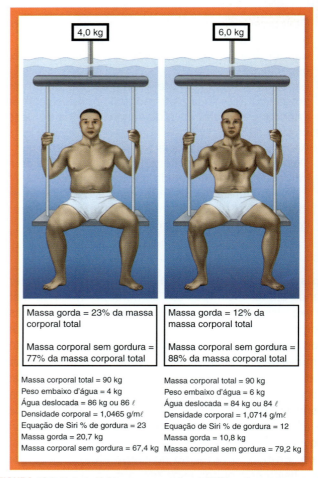

FIGURA 12.1 Dois indivíduos com a mesma MCT podem ter composições corporais distintas. As diferenças no % de gordura resultam em diferenças no peso embaixo d'água, na densidade corporal, na MG e na MCSG.

2010, nenhum estado revelou prevalência inferior a 20%, e 80% dos estados apresentaram taxa de prevalência igual ou maior que 25%, sendo que 12 deles revelaram valores iguais

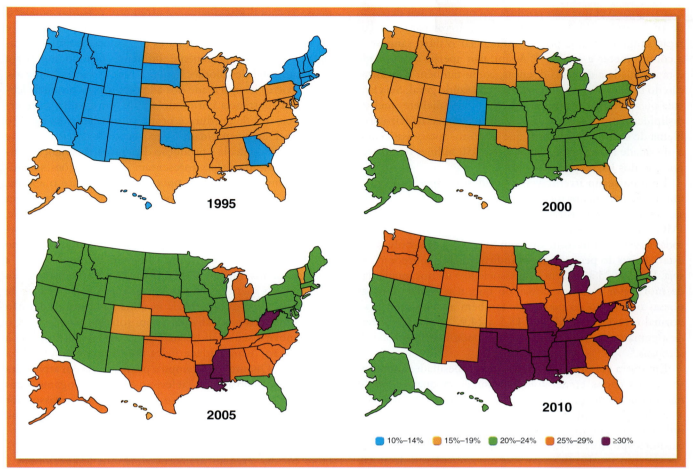

FIGURA 12.2 **A prevalência da obesidade nos EUA aumentou de maneira drástica no período de 1995 a 2010.** Em 1995 (*superior esquerda*), mais da metade dos estados apresentava taxas de prevalência ≥ 15%, porém nenhum estado mostrava taxas ≥ 20%. Em 2000 (*superior direita*), apenas 1 estado mostrou prevalência inferior a 15% (Colorado), quase metade dos estados revelou taxas ≥ 20% e nenhum estado apresentou ≥ 25%. Em 2005 (*inferior esquerda*), apenas 4 estados apresentaram taxas de prevalência < 20%, cerca de 33% dos estados mostraram taxas ≥ 25% e 3 estados ≥ 30%. Em 2010 (*inferior direita*), nenhum estado revelou taxa de prevalência < 20%, cerca de 80% dos estados mostraram taxa de prevalência ≥ 25% e doze estados ≥ 30%. (Retirada de www.cdc.gov/obesity/data/trends.html.)

ou superiores a 30%. Além disso, descobriu-se que nenhum estado nos EUA conseguiu atender às metas estabelecidas para diminuir a ocorrência de obesidade observada no programa Healthy People 2010 dos Centers for Disease Control and Prevention (CDC). E apesar das boas notícias recentes dos CDC indicando que, de 2003 a 2010, a prevalência da obesidade na infância diminuiu discretamente (de 15,2% para 14,9%), esses mesmos dados indicam que 17% das crianças com 6 a 11 anos de idade e 17,6% das crianças com 12 a 19 anos estão obesos.[14] Até mesmo os muito jovens são afetados pela epidemia da obesidade. Na verdade, hoje nos EUA, um em cada 8 pré-escolares são consideradas obesos.

As preocupações relacionadas com a obesidade na população em geral são amplamente decorrentes da associação dessa condição ao aumento da taxa de mortalidade e do risco de desenvolvimento de várias doenças, bem como de comprometimento do bem-estar psicológico.[13,29,30,45,50,61,65] A obesidade parece ser um fator primário de hipertensão, diabetes melito do tipo 2, artrite, gota e anormalidades menstruais.

Embora a força da associação da obesidade com várias doenças diferentes varie, a obesidade tem sido relacionada com as seguintes doenças:

- Doença cardiovascular
- Hipertensão arterial
- Aterosclerose
- Efeitos negativos no perfil lipídico do sangue
- Diabetes melito do tipo 2
- Apneia do sono (episódios de apneia durante o sono)
- Osteoartrite
- Complicações na gravidez e cirurgia
- Alguns tipos de câncer (uterino, renal, colorretal, esofágico)
- Doença da vesícula biliar.

A deposição de gordura na área abdominal, ou **obesidade central** (também chamada de *obesidade androide*), é considerada mais prejudicial do que a **obesidade periférica** (também denominada de *obesidade do tipo ginecoide*), ou deposição de gordura nas regiões glútea e das coxas.[77,96]

É mais provável que essa gordura abdominal e seu depósito de triglicerídios liberem ácidos graxos livres para a circulação sanguínea onde podem influenciar o fluxo sanguíneo e comprometer a saúde.[74,96] Assim, não apenas a obesidade está associada a diversas doenças, como também a localização do tecido adiposo no corpo afeta a saúde geral. Seja isolada ou associada a outras condições (como diabetes melito, dislipidemia), a epidemia da obesidade é um verdadeiro problema de saúde pública visto que os custos totais associados à obesidade atualmente são de quase 150 bilhões de dólares por ano nos EUA apenas.[15]

Embora sejam irrefutáveis as evidências que associam a obesidade com maior incidência de mortes por todas as causas, também foi mostrado que ser magro demais, ou seja, IMC < 18,5, está associado a maior incidência de morte por todas as causas. Em contraste com os perigos de ser obeso ou estar abaixo do peso, os dados indicam que o sobrepeso, ou seja, IMC de 25 a 30, tem sido associado a menor incidência de morte por todas as causas do que, não apenas pessoas obesas ou abaixo do peso, mas também aqueles com peso normal ou com um IMC de 18,5 a 24,9.[28] Essa descoberta de alguma forma surpreendente foi denominada *paradoxo da obesidade*.[4]

Em outra versão desse paradoxo da obesidade, apontou-se que os dados epidemiológicos sugerem que ser obeso não implica ameaça maior e, talvez, seja ainda menor para a saúde a longo prazo e para a incidência de morte se o indivíduo obeso apresentar um nível aceitável de aptidão cardiorrespiratória. Na verdade, já foi demonstrado que obesos com aptidão física correm um risco menor de morte do que pessoas com peso normal, mas aptidão cardiorrespiratória insatisfatória.[51] Isso tornou-se conhecido como *conceito apto × gordo*.

De maneira semelhante, a taxa de mortalidade dos indivíduos com síndrome metabólica pode ser explicada pelo fato de que eles apresentam baixos níveis de aptidão cardiorrespiratória. Ou seja, nos portadores de síndrome metabólica, o risco de morte prematura não é maior do que o de pessoas sem sintomatologia, presumindo-se que exista um nível moderado, aceitável, de aptidão no indivíduo.[45] De fato, os riscos associados a obesidade e/ou síndrome metabólica podem ser efetivamente neutralizados por um grau razoável de aptidão cardiorrespiratória.

Causas da obesidade

Não existe uma resposta simples para o fato de as pessoas apresentarem excesso de gordura corporal e para o número cada vez maior de indivíduos com essa condição. A causa fundamental é o consumo total de calorias superior ao seu gasto. No entanto, muitos fatores inter-relacionados estão envolvidos. A genética tem ligação com a obesidade. Por exemplo, pares de gêmeos monozigóticos (idênticos) mantidos em dietas controladas de 1.000 kcal/dia a mais que as calorias necessárias para manter a massa corporal (mais que a taxa metabólica de repouso [TMR]) durante 100 dias ganharam massa corporal semelhante.[8] Entretanto, o ganho ponderal real demonstrado pelos pares de gêmeos variou entre 4,3 e 13,3 kg, demonstrando que pares de gêmeos distintos adquiriram peso substancialmente diferente quando ingeriram o mesmo total de calorias. Embora rara em seres humanos, pode ocorrer incapacidade dos adipócitos para produzir leptina, uma substância hormônio-símile que sinaliza as reservas suficientes de gordura e promove o balanço energético negativo. Essa incapacidade é decorrente do defeito no gene *ob*, gene que controla a produção de leptina. As crianças portadoras desse distúrbio apresentam concentrações sanguíneas mínimas de leptina e pouco controle sobre o apetite, comendo muito mais que as outras crianças.[62] As alterações no controle do apetite aumentam a chance de obesidade. Por exemplo, a resposta da insulina à alimentação tem correlação com a diminuição do apetite nos indivíduos de peso normal.[29] Mas nos indivíduos obesos e com sobrepeso, a resposta da insulina ao alimento não tem correlação com a alteração no apetite.[29] Isso indica que os sinais normais de saciedade, como a resposta da insulina à alimentação, estão comprometidos nos indivíduos com sobrepeso ou obesos, o que remove a sensação normal de saciedade em resposta à alimentação. A inatividade física também contribui para a obesidade. Quanto mais tempo a pessoa passa em atividades sedentárias, como assistir à televisão e jogar videogame, mais propensa estará ao sobrepeso.[5,37] Comer em excesso, por qualquer motivo, é uma explicação para o ganho ponderal. O abuso alimentar poderia ter um viés cultural, devido a fatores econômicos e sociais ou hábitos alimentares ruins.[67,68,90] Hoje em dia, existem inúmeros alimentos hipercalóricos e ricos em gordura, prontamente disponíveis em *fast-foods*. Além disso, porções maiores ou "super" promovem a ingestão de mais quilocalorias.[71] Os tamanhos das porções de quase todos os alimentos e bebidas aumentaram de modo tremendo nas últimas décadas, sobretudo nos restaurantes de *fast-food*.[60] Logo, há vários fatores relacionados que contribuem para a epidemia de obesidade (Boxe 12.2).

Tratamento de obesidade

Uma reviravolta importante na batalha para reduzir a obesidade ocorreu em junho de 2013 quando a American Medical Association (AMA) anunciou em sua reunião anual que havia concluído que a obesidade passaria a ser classificada como doença. Antes dessa decisão tomada pela AMA, os médicos consideraram a obesidade uma condição ou uma comorbidade devido à sua correlação com outras doenças anteriormente citadas. Por causa dessa decisão da AMA, compreende-se que médicos do atendimento primário serão forçados a tratar a obesidade e, ao fazê-lo, precisarão explicar para os pacientes obesos as consequências para a saúde de sua doença.

No tratamento da obesidade, as intervenções tradicionais têm sido no sentido de estimular mais atividade física e reduzir a ingestão calórica. Vários estudos já demonstraram que a dieta isolada não é efetiva na promoção de perda ponderal a longo prazo.[55] Embora outros relatos sugiram que a

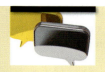

Boxe 12.2 Visão do especialista
Epidemia de obesidade

DISA L. HATFIELD, PhD
Department of Kinesiology
University of Rhode Island
Kingston, RI

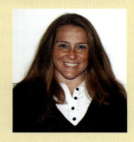

Nos EUA, os CDC (Centers for Disease Control) relatam que mais de um terço dos adultos estão obesos, definidos como tendo um índice de massa corporal (IMC) de 30 ou mais e mais de 50% de todos os adultos têm sobrepeso.[1] A epidemia da obesidade é muito dispendiosa: norte-americanos obesos gastam 1.400 dólares a mais por ano em cuidados médicos do que indivíduos com IMC saudável (definido como 18,5 a 24,9).[1] A American Medical Association agora considera a obesidade uma doença, mas ela ainda apresenta várias comorbidades associadas, como doença da artéria coronária (DAC); diabetes melito do tipo 2; cânceres; hipertensão arterial; dislipidemia; AVE; doenças do fígado e da vesícula biliar; apneia do sono e problemas respiratórios; osteoartrite e distúrbios ginecológicos.[1]

Dada a prevalência de sobrepeso e da obesidade, *coaches* e instrutores que trabalham com condicionamento e saúde estão se deparando cada vez mais com uma clientela obesa. Lamentavelmente, os CDC e a mídia promovem a obesidade como um problema de solução simples: comer menos/mais atividade física e emagrecimento. A realidade é que a perda ponderal é uma tarefa complexa que inclui fatores modificáveis (conseguir o equilíbrio entre a carreira e as obrigações familiares; ultrapassar obstáculos ambientais, como morar na zona rural sem transporte adequado; ter conhecimento para começar um programa de exercícios etc.) e não modificáveis (como genética, ter condições financeiras para comprar os equipamentos dos exercícios; associar-se a uma academia etc.). Além desses fatores relacionados ao estilo de vida, os obesos também têm que superar condições fisiológicas, como desequilíbrios hormonais que dificultam a perda ponderal apesar da prática de exercícios físicos e da diminuição do consumo de calorias. No entanto, mudanças nos fatores modificáveis podem ter uma influência mais forte no peso do que os fatores não modificáveis. Por exemplo, um estudo de revisão recente constatou que a atividade física exerce forte influência na herdabilidade dos traços relacionados à obesidade. A herdabilidade da massa gorda em gêmeos finlandeses foi de 90% em gêmeos que não eram fisicamente ativos, mas de apenas 20% nos gêmeos que o eram.[2]

Em seu mais recente consenso, o American College of Sports Medicine focalizou o período de tempo e o tipo de exercício para se manter saudável.[3] No entanto, o consenso também manteve a importância das estratégias comportamentais para superar fatores modificáveis na perda ponderal e a adesão à atividade física e sugere terapia comportamental como parte de uma programa de perda ponderal.

Existem diversas maneiras pelas quais *coaches, personal trainers* e profissionais de saúde/condicionamento podem oferecer modos positivos e úteis de promover a perda ponderal.

Oriente seus clientes quanto aos riscos da obesidade e benefícios da atividade física. Com frequência, o foco é a perda ponderal, quando, na verdade, apenas a intensificação das atividades físicas consegue reduzir os riscos, principalmente diabetes melito do tipo 2 e doença cardiovascular. Você pode também estabelecer metas razoáveis relacionadas com a atividade. A automotivação pode ser maior quando os objetivos são alcançados, o que resulta em atitude mais positiva para atingir as metas dietéticas adicionadas posteriormente ao programa.

Leve os obstáculos em consideração ao elaborar um plano. Tempo, obrigações familiares e dinheiro são as 3 principais barreiras à busca ativa das metas de perda ponderal. Você precisa estar atento aos empecilhos de cada um e ser criativo para encontrar maneiras de ultrapassar essas barreiras. Pedir simplesmente para a pessoa acordar mais cedo e fazer uma caminhada matinal não adianta. No entanto, estimular o parceiro ou amigo próximo de seu cliente a se exercitar com ele (estejam ou não com sobrepeso) aumenta a adesão à atividade física.

Ajude seus clientes a se tornarem autônomos no tocante aos hábitos alimentares, rotinas de exercícios e metas. Solicite aos clientes soluções para os problemas percebidos, em vez de dizer a eles o que devem fazer.

A obesidade é uma questão complexa e, às vezes, controversa. A ferramenta mais importante para você e seus clientes obesos é manter-se informado das consequências sociais, psicológicas e para a saúde e adotar ideias inovadoras para ultrapassar as barreiras ao estilo de vida saudável.

Recursos
The National Weight Control Registry. www.nwcr.ws
American Medical Association. Promoting Healthy Lifestyles Resources. www.ama-assn.org/ama/pub/physician-resources/public-health/promoting-healthy-lifestyles/obesity.page
American Academy of Pediatrics. www.Healthychildren.org
Obesity Society. www.Obesity.org
Shape Up America. www.Shapeup.org

Referências
1. Centers for Disease Control. *Overweight and Obesity*. http://www.cdc.gov/obesity/data/adult.html
2. Waalen J. The genetics of human obesity. *Transl Res.* May 23, 2014. [Epub ahead of print.]
3. Garber CE, Blissmer B, Deschenes MR, et al. American College of Sports Medicine position stand. Quantity and quality of exercise for developing and maintaining cardiorespiratory, musculoskeletal, and neuromotor fitness in apparently healthy adults: guidance for prescribing exercise. *Med Sci Sports Exerc.* 2011;43(7):1334–1359.

combinação de exercícios físicos com reeducação alimentar resulta em maior perda ponderal no caso de obesos, do que apenas a dieta, também descobriu-se que em ambas as abordagens a maioria das pessoas não conseguiu manter a perda ponderal.[19] E de maneira semelhante à indução original de perda ponderal, uma metanálise recente dos estudos que examinam a eficácia da dieta, atividade física ou combinação dessas duas intervenções na manutenção da perda ponderal significativa nos obesos produziu resultados decepcionantes. Após uma análise completa dos dados encontrados na literatura, os autores concluíram que nem o exercício, nem a suplementação alimentar, nem uma combinação dos dois efetivamente manteve a perda ponderal ocorrida por meio de dietas hipocalóricas ou muito hipocalóricas.[43]

Com nosso conhecimento crescente dos fatores biológicos que contribuem para a obesidade e da atuação de agentes endócrino-símiles no aparecimento da obesidade, fez-se algum progresso no desenvolvimento de agentes farmacêuticos que ajudariam no tratamento de obesidade. Na metanálise referida anteriormente que forneceu resultados decepcionantes em relação à capacidade do exercício e/ou dieta na manutenção da perda ponderal, revelou-se que em oposição à dieta e ao exercício, os medicamentos antiobesidade foram efetivos na manutenção da perda ponderal de pessoas que anteriormente eram obesas.

Nos casos graves e potencialmente fatais, ou seja, IMC ≥ 40 ou ≥ 35 associado a comorbidades graves, uma intervenção cada vez mais comum é a cirurgia bariátrica (ou de redução ponderal). Há várias formas de realizar essa cirurgia, mas, em todos os casos, ela é usada para diminuir o tamanho do estômago. A cirurgia bariátrica é um procedimento complicado e delicado e envolve riscos. Todavia, evidências recentes sugerem que, quando realizada por cirurgiões experientes e habilidosos, a incidência de mortalidade e morbidade da cirurgia bariátrica diminuiu significativamente nos últimos 20 anos.[16] Por exemplo, em um estado dos EUA, a taxa de óbito hospitalar associada com *bypass* gástrico, a forma mais comum de cirurgia bariátrica, caiu de 11% em 1996 para 1% em 2007.[17] Os dados também sugerem que, nos obesos mórbidos, a cirurgia bariátrica pode ser muito efetiva com resultados indicando que reduz o peso corporal em aproximadamente 50% 6 meses após a cirurgia e resolveu ou, pelo menos, melhorou o diabetes melito do tipo 2 em 90% daqueles que se submeteram à cirurgia. De maneira semelhante, descobriu-se que cerca de 80% desses mesmos pacientes atenuaram significativamente sua hipercolesterolemia e aproximadamente 90% resolveram ou melhoraram bastante o seu quadro de diabetes melito do tipo 2.[33] Embora efetiva e com uma taxa de mortalidade decrescente, não se pode negar que as taxas de complicação associadas à cirurgia bariátrica relatadas têm sido de até 23%, além de serem muito caras, com cada procedimento custando mais do que 40.000 dólaes.[16,17]

Desempenho físico e composição corporal

Como se pode supor, a composição corporal afeta de maneira significativa o desempenho físico. Por exemplo, um indivíduo com MG ou % de gordura mais altos, porém com a mesma MCSG de outro indivíduo, precisa carregar mais MCT nas suas atividades físicas, como corrida e saltos, resultando em declínio no desempenho. Da mesma maneira, a MG ou o % de gordura mais alto também diminui o consumo máximo de oxigênio relativo (mℓ/kg/min), pois o consumo absoluto de oxigênio (ℓ/min) é dividido pela MCT maior. Por outro lado, é possível sugerir que a MCSG maior seja uma vantagem nas medidas de força absoluta, como 1 repetição máxima (1 RM) de levantamento de peso no supino horizontal.

O aumento da gordura corporal tem mostrado correlações negativas com o desempenho em testes de condicionamento físico geral,[7,57] contudo, nenhuma relação entre composição corporal (exceto MCT) e desempenho físico foi mostrada.[81,82] Em parte, é possível explicar esses resultados inconsistentes entre composição corporal e desempenho físico pelo tipo de atividade física medida e pela variação da composição corporal (10 a 15% de gordura ou 10 a 25% de gordura) nas populações examinadas. O efeito desses fatores na relação entre composição corporal e desempenho físico é demonstrado pelos resultados de diversos estudos realizados com atletas.

A MCSG de levantadores de peso competitivos demonstra correlações significativas (r = 0,86 a 0,95) com o teste de 1 RM no levantamento em supino horizontal, agachamento e levantamento terra.[11] Jogadores de futebol americano universitário (% de gordura = 17,2 ± 5,4 [média ± DP]) mostram correlações consideráveis, porém fracas a moderadas, entre

Tabela 12.1 Correlações entre composição corporal e tarefas físicas em jogadores de futebol americano.

	Sprint de 9,1 m	*Sprint* de 36,5 m	Agilidade[a]	Salto vertical	Levantamento de peso em supino horizontal
MCT	0,59*	0,64*	0,50*	−0,41*	0,40*
% gordura	0,57*	0,70*	0,52*	−0,59*	−0,03
MG	0,63*	0,74*	0,55*	−0,58*	0,10
MCSG	0,35*	0,32*	0,28*	−0,10	0,56*

*Correlação significativa ($P ≤ 0,05$).
[a]*Pro agility run.*
MCT = massa corporal total; % de gordura = percentual de gordura corporal; MG = massa gorda; MCSG = massa corporal sem gordura.
Dados de Stempfle KJ, Katch FI, Petrie DE. Body composition relates poorly to performance tests in NCAA Division III football players. *J Strength Cond Res.* 2003;17:238–244.

Tabela 12.2 Correlações entre composição corporal e tarefas físicas em jogadores de futebol.

	Sprint de 9,1 m	*Sprint* de 36,5 m	Salto vertical	$\dot{V}o_{2máx.}$ estimado[a]
MCT	0,61*	0,53*	–0,48*	–0,50
% gordura	0,69*	0,61*	–0,55*	–0,65*
MG total	0,62*	0,60*	0,54*	–0,67*
% tecido magro	–0,60*	–0,61*	0,55*	–0,65*
Massa magra total	0,38	0,28	0,24	–0,11

*Correlação significativa ($P \leq 0,05$).
[a] $\dot{V}o_{2máx.}$ estimado usando o teste de Yo-Yo de *endurance* de 20 m.
MCT = massa corporal total; MG = massa gorda; % de gordura = percentual de gordura corporal.
Dados de Silvestre R, West C, Maresh CM, et al. Body composition and physical performance in men's soccer: a study of a National Collegiate Athletic Association Division I team. *J Strength Cond Res.* 2006;20:177–183.

a composição corporal e o desempenho físico (Tabela 12.1). Da mesma maneira, jogadores de futebol universitário (% de gordura = 13,9 ± 5,8) também revelam correlações fracas a moderadas entre composição corporal e desempenho físico (Tabela 12.2). Observe que as correlações variam de não significativas (MCSG e desempenho no salto vertical de jogadores de futebol, ou MG e capacidade de levantamento de peso em supino horizontal de jogadores de futebol americano) a significativas, porém moderadas (% de gordura e tempo de *sprint* de 36,5 m de jogadores de futebol americano, ou MG total e tempo de *sprint* de 9,1 m de jogadores de futebol). Portanto, a medida da composição corporal usada e a tarefa física exata tentada afetam a importância de uma correlação.

O percentual de gordura exerce pequeno efeito sobre o teste de 1 RM no levantamento de peso em supino horizontal porque, nessa tarefa física, a massa corporal adicional decorrente do aumento do % de gordura não precisa ser carregada nem deslocada durante a atividade. Entretanto, o % de gordura realmente apresenta correlações significativas com *sprint* curto e salto vertical. É importante observar que, para algumas tarefas, a MCT é positivamente correlacionada com o desempenho físico, indicando que o tamanho corporal total influencia o desempenho de algumas atividades.

Além disso, existe interação da MCT com as medidas da composição corporal. Por exemplo, se dois indivíduos apresentam o mesmo % de gordura, mas um deles tem MCT maior, aquele com MCT mais alta também terá MCSG maior. A pessoa com MCSG maior teria vantagem em algumas tarefas físicas, como 1 RM no levantamento de peso em supino horizontal. Ademais, outros fatores (tipo de fibra muscular, recrutamento neural) não considerados na composição corporal também podem influenciar a força da correlação entre composição corporal e tarefa física. Assim, qualquer correlação entre composição corporal e desempenho em tarefas físicas que impliquem movimento corporal depende da medida da composição corporal e da tarefa física examinada.[38,75,80]

Tamanho corporal versus composição corporal

Tanto o tamanho do corpo como a composição corporal influenciam potencialmente a capacidade de participação recreativa ou de obter sucesso em diferentes esportes e atividades (Figura 12.3). A composição corporal também afeta a saúde e o risco de desenvolvimento de várias doenças. Entretanto, composição e tamanho do corpo não têm a

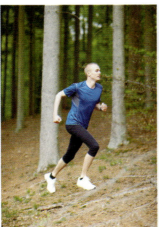
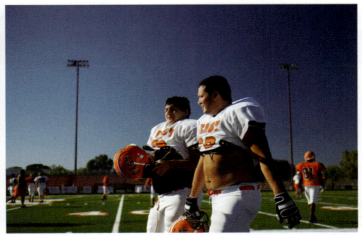
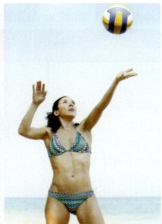

FIGURA 12.3 Diferenças de composição e tamanho corporais. Cada atleta apresenta composição e tamanho corporais singulares que são necessários para o desempenho ideal no esporte escolhido.

mesma medida. É possível que indivíduos tenham a mesma medida de tamanho corporal (como MCT) e composições corporais muito diferentes (como % de gordura).

Antropometria é a medida e o estudo do tamanho do corpo. O tamanho corporal tipicamente se refere à MCT e à altura ou estatura. A antropometria, no entanto, também engloba as medidas do tamanho do corpo como circunferências, largura de ossos e comprimento de membros. O tamanho corporal é importante para o sucesso em alguns esportes e atividades; por exemplo, é vantajoso para um jogador de basquete ser alto ou um atleta de arremesso de peso ter MCT alta.

As medidas do tamanho corporal são consideravelmente diferentes entre os atletas de esportes distintos e até mesmo entre atletas que atuam em posições diferentes dentro do mesmo esporte. Por exemplo, no basquete a MCT, a estatura e o comprimento dos braços são muito maiores nos pivôs do que nos alas, bem como nos alas do que nos armadores.[1] No remo, o tempo de 200 m tem forte correlação com várias medidas da circunferência do braço, do antebraço e do tórax.[85] Remadores de *sweep* simples apresentam MCT e estatura muito maiores que os de *skiff* duplo;[18] os remadores juniores que fazem as finais nos campeonatos mundiais são mais pesados, mais altos e, geralmente, apresentam comprimento dos membros e diâmetros ósseos maiores que os não finalistas.[9] Tudo isso indica que o tamanho do corpo exerce impactos sobre o desempenho em alguns esportes e atividades.

Índice de massa corporal

Uma medida frequentemente usada do tamanho corporal é o **índice de massa corporal** (**IMC**) ou a razão da massa corporal dividida pela altura ao quadrado. O IMC pode ser calculado pela seguinte equação:

$$\text{IMC (kg/m}^2) = \frac{\text{peso (kg)}}{\text{altura (m}^2)} \text{ ou } \frac{\text{peso (libras)} \times 703}{\text{altura (polegadas}^2)} \quad (1)$$

Tabela 12.3 Classificações do IMC.

Classificação	IMC (kg/m²)
Abaixo do peso	< 18,5
Normal	18,5–24,9
Sobrepeso	25,0–29,9
Obesidade, classe I	30,0–34,9
Obesidade, classe II	35,0–39,9
Obesidade, classe III	> 40,0

Dados de Expert Panel on the Identification, Evaluation, and Treatment of Overweight and Obesity in Adults. Executive summary of the clinical guidelines on the identification, evaluation, and treatment of overweight and obesity in adults. *Arch Intern Med.* 1998;158:1855–1867.

Se um indivíduo de 1,68 m (66 polegadas) de altura apresentar massa corporal de 61,8 kg (136 libras), o IMC é de 22, que está dentro da faixa da normalidade. A elevação do IMC acima da variação normal indica sobrepeso ou obesidade, enquanto o IMC abaixo da variação normal identifica aqueles abaixo do peso (Tabela 12.3). O uso do IMC como critério de mensuração da obesidade nos EUA tem crescido nas últimas décadas. De acordo com essa medida, 39% dos homens e 28% das mulheres foram classificados com sobrepeso (IMC = 25 a 29,9) e 31% dos homens e 33% das mulheres foram classificados como obesos (IMC ≥ 30) nos EUA em 2004.[64] Isso quer dizer que, usando o IMC como indicador, alarmantes 71% dos homens e 62% das mulheres estão com sobrepeso ou obesos.

O IMC é usado como indicador geral dos riscos para a saúde associados à obesidade, ao sobrepeso grave e ao % de gordura (Tabela 12.4). A acurácia com a qual o IMC estima o % de gordura fica entre 2,5 e 4% do % de gordura real. O IMC não considera de maneira direta a composição corporal. É bastante possível que uma pessoa ou um atleta qualquer tenha IMC que aponta sobrepeso ou obesidade, e ainda apresente % de gordura relativamente baixa.[63] Em atletas universitários dos sexos masculino (r = 0,53 a 0,70) e feminino (r = 0,58 a 0,90), as correlações entre o IMC e % de gordura

Tabela 12.4 Predição do IMC do percentual de gordura corporal e risco para a saúde.

IMC (kg/m²)	Risco para a saúde	20 a 39 anos	40 a 59 anos	60 a 79 anos
Homens				
< 18,5	Elevado	< 8%	< 11%	< 13%
18,6–24,9	Médio	8 a 19%	11 a 21%	13 a 24%
25,0–29,9	Elevado	20 a 24%	22 a 27%	25 a 29%
> 30,0	Alto	> 25%	> 28%	> 30%
Mulheres				
< 18,5	Elevado	< 21%	< 23%	< 24%
18,6–24,9	Médio	21 a 32%	23 a 33%	24 a 35%
25,0–29,9	Elevado	33 a 38%	34 a 39%	36 a 41%
> 30,0	Alto	> 39%	> 40%	> 42%

Reimpresso com permissão de Whaley MH, Brubaker PH, Otto RM, eds. *ACSM's Guidelines for Exercise Testing and Prescription.* 7th ed. Baltimore: Lippincott Williams & Wilkins; 2006:59.

são importantes. Entretanto, muitas vezes, essas correlações conduzem a classificações equivocadas de homens atletas com % normal de gordura e subpeso ou sobrepeso, enquanto as atletas com sobrepeso são classificadas na categoria de % de gordura normal.[63] Tudo isso porque o IMC não leva em conta a composição corporal. Pessoas idosas podem ter IMC baixo, porém, devido à redução de massa muscular (sarcopenia), apresentam % de gordura alto. Por outro lado, muitos indivíduos e atletas (por causa de genética ou anos de treinamento) apresentam MCSG mais alta que o normal em relação à MCT, o que causa aumento da massa corporal, mas baixo % de gordura. IMC elevados com % de gordura abaixo do normal são prevalentes em esportes em que o baixo % de gordura e a MCSG alta são desejáveis, como futebol americano, fisiculturismo e levantamento de peso. De fato, em um estudo realizado com uma equipe do National Football League, o Indianapolis Colts, os jogadores de todas as posições foram considerados como tendo sobrepeso ou como obesos de acordo com o IMC quando, na verdade, a variação de gordura nos jogadores de todas as posições oscilou de 6,3 a 18,5%, exceto nos homens da linha ofensiva, os quais apresentam 25%.[47] Desse modo, o IMC pode ser enganador. Em outros esportes, como maratona e ciclismo de estrada, os atletas de elite tendem a ter IMC baixos. Portanto, embora o IMC possa ser usado como indicador geral de obesidade, essa medida apresenta limitações quando aplicada a determinados grupos de atletas.

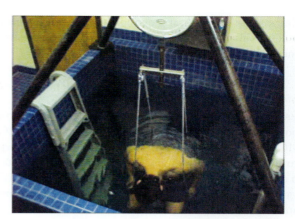

FIGURA 12.4 Durante a pesagem hidrostática, ou densitometria, a pessoa é completamente submersa na água. Conforme o % de gordura cresce, o volume corporal aumenta, resultando em deslocamento maior de água e, portanto, diminuição do peso debaixo d'água.

> ### Revisão rápida
>
> - As medidas básicas da composição corporal são % de gordura, MG e MCSG
> - A obesidade e os elevados níveis de % de gordura e MG são associados a várias doenças
> - A composição corporal tem relação com o desempenho físico; entretanto, a medida da composição corporal usada e a tarefa física avaliada influenciam a correlação entre composição corporal e desempenho
> - O tamanho específico do corpo e as medidas da antropometria têm relação com sucesso em determinados esportes
> - O IMC pode ser usado como indicador geral de sobrepeso ou obesidade
> - O IMC não é apropriado para determinar a composição corporal de atletas musculosos e magros.

DETERMINAÇÃO DA COMPOSIÇÃO CORPORAL

Os principais tecidos no corpo humano são músculo, osso, nervo, gordura e pele. Os tecidos são compostos por várias substâncias, inclusive proteínas, gorduras, carboidratos, minerais, água e outras substâncias. Em geral, no entanto, a determinação da composição corporal utiliza o modelo bicomponente, que inclui apenas MG e MCSG (Figura 12.1). Entender a relação entre densidade e composição corporal permite a compreensão dos principais conceitos e metodologias de determinação da composição do corpo.[36]

Densitometria

Densitometria é a determinação da composição corporal a partir da densidade do corpo. A **densidade corporal** é definida como MCT dividida pelo volume do corpo:

$$\text{Densidade corporal} = \text{MCT}/\text{volume corporal} \quad (2)$$

A densidade corporal pode ser calculada por várias metodologias diferentes. O método mais comum é a **pesagem hidrostática**, na qual a pessoa é totalmente imersa em água (Figura 12.4). É possível determinar a MCT com facilidade por meio de uma escala. Quando submersa em água, a pessoa é empurrada para a superfície por uma força equivalente ao peso do volume de água deslocado, fazendo com que o peso embaixo d'água seja inferior à MCT. Os tecidos corporais, bem como o ar nos pulmões e nos intestinos, deslocam água. Assim, o volume de água deslocado precisa ser corrigido por causa do ar existente no corpo. Pode-se medir ou estimar o volume de ar nos pulmões diretamente. Normalmente, ao fazer a pesagem hidrostática, o indivíduo é solicitado a expirar o máximo de ar possível. Dessa maneira, o ar que fica aprisionado nos pulmões após a expiração forçada constitui o volume pulmonar residual. O volume de ar retido nos intestinos é muito pequeno e pode ser ignorado ou estimado com um valor constante (100 mℓ).[76] Embora a densidade da água possa ser corrigida por meio de discretas alterações decorrentes de temperatura e seu conteúdo mineral, 1 kg de água tem o volume de 1 litro, ou densidade de 1 kg/ℓ ou 1 g/mℓ. Dessa maneira, o volume corporal (após a correção do ar no corpo) e a densidade da água são facilmente calculados como MCT menos peso embaixo d'água (Figura 12.1).

Então, é possível utilizar a densidade corporal na equação para determinar o % de gordura do corpo. A equação mais frequentemente usada é a equação de Siri:

$$\% \text{ de gordura} = (495/\text{densidade corporal}) - 450 \quad (3)$$

A densidade corporal varia de acordo com a composição do corpo. Essa variação é, em grande parte, decorrente da MG e da MCSG que compõem os diferentes percentuais do corpo. A gordura (ou o tecido adiposo) tem densidade inferior à da água e, portanto, flutua. A MCSG apresenta densidade maior que a da água e, por isso, afunda. Uma vez que a gordura é menos densa que a MCSG, se um indivíduo apresentar um percentual de gordura mais alto que outro de mesma massa corporal, aquele com % de gordura maior apresentará volume corporal maior e, portanto, peso embaixo d'água menor (Figura 12.1), resultando em densidade corporal mais baixa.

Se a densitometria for realizada corretamente e se as correções relativas ao ar no corpo e à densidade da água forem feitas, a densidade corporal resultante é bastante acurada. Entretanto, a densitometria realmente apresenta algumas limitações, as quais levam a erros de cálculo do % de gordura. Muitas pessoas têm problemas para expirar o máximo de ar possível ou para atingir o volume residual, o que faz com que pareçam ter % de gordura mais elevado. Outra limitação é o cálculo do % de gordura a partir da densidade corporal (equação de Siri ou similar). Essas equações pressupõem que a densidade da MG e MCSG são relativamente constantes em todas as pessoas. A densidade da MG (0,9007 g/mℓ) em vários locais no corpo é relativamente consistente em todos os indivíduos.[3] Por outro lado, a densidade da MCSG, embora mais ou menos constante (1,099 g/mℓ), mostra alguma variabilidade (1,072 a 1,114 g/mℓ) entre os indivíduos.[89] Para determinar a densidade da MCSG, várias pressuposições precisam ser feitas:

- A densidade de cada tecido que compõe a MCSG precisa ser conhecida e constante
- Os tecidos que compreendem a MCSG estão sempre no mesmo percentual constante da MCSG.

Essas pressuposições introduzem alguns erros na densidade da MCSG. Por exemplo, a densidade óssea é um componente da MCSG e, tipicamente, diminui com a idade, podendo aumentar com a atividade física. Isso quer dizer que não apenas a densidade óssea muda, como também o percentual de MCSG composto por osso também se altera. Apesar dessas limitações, a densitometria calcula a composição corporal com razoável acurácia.

Pregas cutâneas

As **pregas cutâneas** são um método de estimativa da composição corporal que envolve a mensuração da espessura da pele e da gordura subcutânea (Figura 12.5) em locais anatômicos específicos, por meio de compassos especializados (plicômetro, aidpômetro, paquímetro). As pregas cutâneas são úteis e um dos métodos mais usados na avaliação da composição corporal. A determinação de sua espessura é preditiva da composição corporal, uma vez que as alterações da espessura das pregas têm relação com alterações de composição corporal. Em geral, várias pregas cutâneas em diferentes pontos anatômicos são determinadas e usadas em uma equação para avaliar a densidade corporal (Boxe 12.3). Em seguida, a densidade corporal é usada em uma equação, tipicamente a equação de Siri, para calcular a porcentagem de gordura.

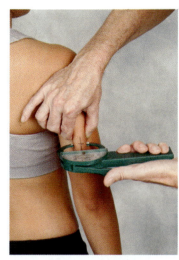

FIGURA 12.5 As pregas cutâneas são medidas em locais anatômicos específicos utilizando um plicômetro. Demonstração da determinação da prega cutânea tricipital. (Usada com permissão de Thompson WR, editor. *ACSM's Resources for the Personal Trainer*. 3rd ed. Baltimore: Lippincott Williams & Wilkins; 2010:286.)

A determinação das pregas cutâneas, quando realizada por um profissional experiente, treinado e qualificado é uma medida relativamente acurada da composição corporal. Entretanto, elas apresentam várias limitações. A maioria das equações de prega cutânea deriva da pesagem hidrostática como a medida correta da composição corporal. Dessa maneira, a composição corporal calculada pelas pregas cutâneas não pode ser mais acurada do que a pesagem hidrostática. As equações de avaliação apresentam alguns erros inerentes; assim, a composição corporal estimada pelas pregas cutâneas é, na realidade, menos precisa que a pesagem hidrostática. Embora equações das pregas cutâneas aplicáveis a uma ampla gama de indivíduos heterogêneos tenham sido desenvolvidas,[39,40] muitas delas são específicas para determinadas populações. Homens *versus* mulheres e indivíduos de idades distintas são exemplos claros de população específica. As equações generalizadas poderiam ser usadas para determinar a composição corporal de qualquer população; entretanto, para obter os resultados mais acurados acerca da composição corporal de uma população específica (como um grupo de atletas), as equações especialmente desenvolvidas para essa população devem ser usadas. Por exemplo, a equação elaborada especificamente para lutadores jovens (idade média de 11,3 anos) não revela diferenças importantes no % de gordura em comparação ao valor medido pela pesagem hidrostática. Entretanto, outras equações demonstram diferenças consideráveis dos valores da pesagem hidrostática.[35]

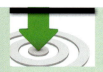

Boxe 12.3 Aplicação da pesquisa
Equações generalizadas das pregas cutâneas na previsão da densidade corporal em adultos saudáveis

As equações das pregas cutâneas utilizam tipicamente várias medidas para determinar a densidade corporal. A densidade corporal é usada em uma equação, como a equação de Siri, para analisar o % de gordura. As equações generalizadas são aplicáveis a uma ampla variedade de indivíduos heterogêneos, porém, para obter a avaliação mais acurada da composição corporal de uma população específica, a equação de prega cutânea desenvolvida para essa população específica deve ser usada. As equações mostradas são a de Jackson e Pollock (1978) e a de Jackson, Pollock e Ward (1980) para homens e mulheres, respectivamente. Essas equações apresentam erro padrão de estimativa de cerca de 3,6 e 3,9% de gordura para homens e mulheres, respectivamente.

Homens

Pregas cutâneas: tórax, abdome e coxa

Densidade corporal = 1,1125025 − (0,0013125 × soma das 3 pregas cutâneas) + (0,0000055 × soma das 3 pregas cutâneas^2) − (0,000244 × idade em anos)

Mulheres

Pregas cutâneas: coxa, suprailíaca, tríceps

Densidade corporal = 1,089733 − (0,0009245 × soma das 3 pregas cutâneas) + (0,0000025 × soma das 3 pregas cutâneas^2) − (0,0000979 × idade em anos)

Pletismografia baseada no deslocamento de ar

A **pletismografia baseada no deslocamento de ar** é uma técnica de densitometria empregada no cálculo da composição corporal por meio do deslocamento de ar (em vez de deslocamento de água, como usado na pesagem hidrostática) para determinar o volume do corpo. O equipamento consiste em uma câmara hermética fechada (Figura 12.6). O volume de ar na câmara vazia é conhecido. Quando a pessoa entra na câmara hermética, ela desloca o próprio volume em ar. O volume de ar remanescente na câmara é calculado (com a correção do volume de ar torácico). O volume corporal da pessoa constitui a diferença entre o volume de ar na câmara vazia e o volume de ar na câmara quando a pessoa está dentro dela. Uma vez conhecido o volume corporal, a densidade corporal e o % de gordura podem ser determinados por meio da utilização de equações semelhantes às usadas na pesagem hidrostática. A pletismografia por deslocamento de ar difere da pesagem hidrostática na maneira como o volume é determinado, porém apresenta as mesmas limitações da pesagem hidrostática de estimativa da densidade da MCSG na determinação da composição corporal.

A composição corporal calculada pela pletismografia por deslocamento de ar se correlaciona de maneira significativa (r = 0,96) com aquela determinada pela pesagem hidrostática.[20,21] A pletismografia baseada no deslocamento de ar e a pesagem hidrostática mostraram medidas similares da composição corporal em grupos de atletas, como lutadores,[21,84] e ambas são capazes de rastrear de maneira precisa as alterações na composição corporal decorrentes da perda ponderal moderada.[93] No entanto, a pletismografia baseada no deslocamento de ar também revelou superestimativa importante do % de gordura em atletas universitárias,[86] superestimativa da MG de mulheres com 30 anos de idade,[6] subestimativa da gordura corporal em homens de 30 anos[6] e subestimativa do % de gordura em homens e mulheres jovens (10 a 18 anos) em comparação à pesagem hidrostática.[54] Em geral, a pletismografia baseada no deslocamento de ar é relativamente acurada na determinação da composição corporal, contudo, existem diferenças (quando comparada à pesagem hidrostática) em populações específicas.

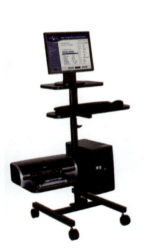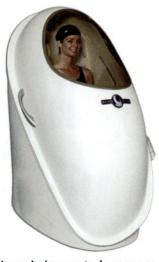

FIGURA 12.6 A pletismografia baseada no deslocamento de ar usa as diferenças de volume de ar em uma câmara selada para determinar o volume corporal. Uma vez determinado o volume do corpo, equações semelhantes às usadas na pesagem hidrostática são empregadas para calcular a densidade corporal e outras medidas de composição do corpo. (Foto fornecida como cortesia de COSMED USA, Inc.)

Impedância bioelétrica

A determinação da composição corporal por meio da **impedância bioelétrica** envolve a colocação de eletrodos em 2 ou mais locais no corpo (Figura 12.7) e a passagem de corrente elétrica indetectável entre eles. A MCSG contém mais água que o tecido adiposo, portanto a condução elétrica é maior e a impedância ou resistência à corrente elétrica é menor na

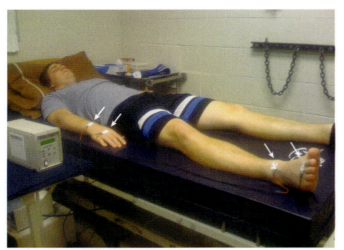

FIGURA 12.7 A impedância bioelétrica determina a composição corporal por meio da passagem de uma fraca corrente elétrica entre 2 eletrodos posicionados em **pontos específicos do corpo**. O equipamento ilustrado utiliza a colocação de eletrodos no punho e no tornozelo (as *setas* destacam os eletrodos).

MCSG do que no tecido adiposo. A condução elétrica tem correlação direta com a MCSG, enquanto a impedância é inversamente correlacionada. Por essas relações, MG, MCSG e água corporal total são calculadas.

Vários tipos de equipamentos de impedância bioelétrica, com uma ampla gama de custos, estão disponíveis, tornando as declarações generalizadas a respeito da confiabilidade e da acurácia difíceis. Nos adultos saudáveis, o % de gordura calculado pela impedância bioelétrica com eletrodos no tornozelo e no punho mostrou correlações importantes com o % de gordura medido pela pesagem hidrostática ($r = 0,857$) e pletismografia por deslocamento de ar ($r = 0,859$).[6] Também não foi constatada diferença significativa entre qualquer metodologia no % de gordura em homens e mulheres. Nos lutadores universitários, o % de gordura determinado pela impedância bioelétrica perna a perna revelou correlação importante ($r = 80$) com aquele previsto pela pesagem hidrostática, porém % de gordura substancialmente subestimado em comparação à pletismografia por deslocamento de ar.[21] Além disso, a impedância bioelétrica perna a perna subestimou consideravelmente o % de gordura em relação às pregas cutâneas, mas não da pletismografia por deslocamento de ar. Assim, a acurácia da impedância bioelétrica em parte depende da metodologia com a qual é comparada. Deve-se notar, também, que a impedância bioelétrica pode ser afetada pelo estado da hidratação, o que constitui uma importante consideração para atletas, os quais podem estar parcialmente desidratados em decorrência do treinamento ou da tentativa de se encaixar em certa categoria de competição por meio da desidratação. Além disso, alguns equipamentos apresentam equações específicas para determinadas populações, tornando esses instrumentos potencialmente mais confiáveis.

Absorciometria de raios X de dupla energia

A **absorciometria de raios X de dupla energia (DEXA)** utiliza feixes de raios X de baixa energia e *software* de computador para produzir imagens do corpo que podem ser usadas para determinar a composição corporal. A DEXA foi originalmente desenvolvida para calcular a densidade óssea, porém, hoje em dia, é empregada na determinação da composição corporal, inclusive a **composição corporal regional** ou de áreas específicas do corpo, como braços, pernas e tronco (Figura 12.8). A capacidade de calcular a composição regional do corpo é a principal vantagem dessa metodologia. Por exemplo, algumas pesquisam indicam que quando as mulheres praticam treinamento aeróbio (ciclismo, corrida) e o mesmo programa de resistência, o aumento da massa magra da região superior do corpo é maior que da região inferior.[21] A DEXA é bastante confiável na determinação da composição do corpo,[24] é sensível a pequenas alterações de composição corporal[36] e mostra correlações importantes ($r = 0,90$) com as medidas da pesagem hidrostática. Outra vantagem da DEXA é que pode fornecer uma avaliação de regiões específicas do corpo, além da medição do corpo todo.

Nas crianças, o % de gordura calculado pela DEXA subestima o % de gordura (2,9%) medido pela pletismografia baseada no deslocamento de ar, mas não é significativamente diferente dos valores da pesagem hidrostática e revela correlações importantes com as medidas determinadas por outras metodologias ($r = 0,94$ para pletismografia por deslocamento de ar, $r = 0,89$ para pesagem hidrostática).[54] No homem e na mulher em fase adulta, o % de gordura fornecido pela DEXA tem forte correlação ($r = 0,98$) com aquele determinado pela pletismografia por deslocamento de ar, sendo que ambas as metodologias detectam pequenas alterações na composição corporal decorrente da perda ponderal.[93] Entretanto, alterações no % de gordura ($r = 0,66$), na MG ($r = 0,86$) e na MCSG ($r = 0,34$) decorrentes da perda ponderal mostraram correlações menores entre as duas metodologias. Hoje em dia, a DEXA é considerada por muitos o método mais apurado,

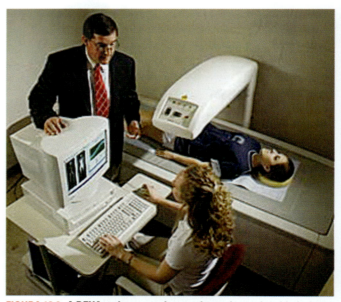

FIGURA 12.8 **A DEXA pode ser usada para determinar a densidade óssea e a composição corporal.** Uma vantagem importante da DEXA em comparação a outras metodologias de composição corporal é a capacidade de calcular a composição corporal regional e a densidade óssea.

sensível e confiável para determinar a composição corporal. A capacidade de calcular a composição corporal regional é a principal vantagem dessa metodologia. Além disso, a densidade óssea é também medida no mesmo exame.

Outras metodologias

As metodologias mencionadas anteriormente são as mais usadas pelos cientistas do exercício para determinar a composição corporal. Entretanto, muitas outras metodologias também podem ser usadas para a mesma finalidade. As medidas da água corporal total podem ser empregadas para calcular a composição corporal, pois o tecido magro apresenta conteúdo maior de água do que o tecido adiposo. Para estimar a água corporal total, é ingerida solução de água contendo uma concentração conhecida de um isótopo (^3H_2O ou ^2H_2O ou H_2O)[25] ou marcador. Após 4 horas, o marcador está diluído por igual em todos os compartimentos hídricos do corpo. Uma amostra da água do corpo é obtida (urina, sangue, saliva) e a concentração do marcador na amostra é verificada. A água corporal total é calculada pela determinação da água do corpo necessária para diluir o marcador até a concentração presente na amostra de água corporal. Em seguida, estima-se a gordura corporal por meio de análises regressivas, o que depende do conteúdo hídrico dos tecidos magros e adiposo.

A *ressonância magnética* (RM) utiliza ondas eletromagnéticas e tecnologia de computador para produzir cortes transversais do corpo (Figura 12.9). As ondas eletromagnéticas são absorvidas pelas moléculas de hidrogênio contidas nas moléculas de água, bem como nos tecidos. Após a absorção, as ondas eletromagnéticas são liberadas em determinadas frequências ou ressonam. A energia liberada é medida e pode ser usada para produzir imagens detalhadas dos tecidos do corpo. Depois disso, os cortes transversais do corpo podem ser utilizados para calcular as medidas da composição corporal.

Na ultrassonografia, ondas sonoras de alta frequência são transmitidas pelos tecidos do corpo (Figura 12.10). As ondas sonoras atravessam os diferentes tecidos em velocidades distintas e são refletidas em graus variáveis por diversos tecidos. O tempo que leva para atravessar os tecidos e o eco (ondas

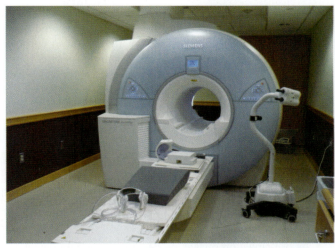

FIGURA 12.9 Ressonância magnética (RM). O equipamento de RM pode ser usado para avaliar muitas estruturas anatômicas diferentes, inclusive ossos, tendões e músculos. (Foto cortesia do Department of Diagnostic Imaging and Therapeutics in Radiology at the University of Connecticut's Health Center, Farmington, CT.).

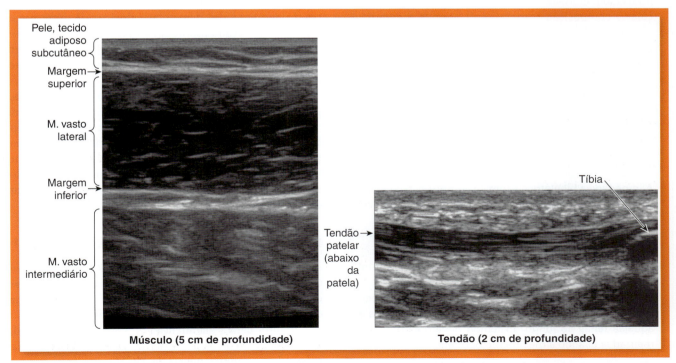

FIGURA 12.10 Ultrassonografia. A ultrassonografia pode ser usada para analisar a espessura de músculos e tendões.

sonoras refletidas) é usado para determinar a espessura de vários tecidos. A ultrassonografia pode ser usada para determinar o volume e a espessura tecidual em várias regiões do corpo, como braços e pernas.

As várias metodologias empregadas nos cálculos da composição corporal apresentam vantagens e desvantagens. Por exemplo, a determinação da espessura das pregas cutâneas é um método conveniente e barato, enquanto as medidas da DEXA são muito acuradas, porém caras. As correlações entre as diversas metodologias (e diferenças significativas entre as medidas da composição corporal das várias metodologias) indicam que se comparações da composição corporal forem feitas, a mesma metodologia deve ser utilizada. Por exemplo, se duas populações forem comparadas, a mesma metodologia deve ser empregada para determinar a composição corporal dessas duas populações. Além disso, se a composição corporal mudar com o tempo (como as alterações decorrentes de treinamento ou dieta), a mesma metodologia deve ser usada em todos os momentos na comparação.

Revisão rápida

- O modelo de dois componentes (MG e MCSG) é mais frequentemente usado na determinação da composição corporal
- As principais premissas da densitometria para calcular a composição corporal são as seguintes: (1) a densidade de cada tecido que compõe a MCSG é conhecida e constante; (2) os tecidos que constituem a MCSG estão sempre na mesma porcentagem constante de MCSG; (3) a densidade da MG é conhecida e constante
- A pesagem hidrostática utiliza a densitometria para calcular a composição corporal, pois permite a determinação do volume corporal, o qual pode ser empregado para medir a densidade corporal (MCT dividida pelo volume corporal)
- As equações das pregas cutâneas específicas para populações são mais acuradas do que as equações generalizadas
- A pletismografia baseada no deslocamento de ar é um método relativamente acurado que utiliza a determinação da densidade corporal para calcular a composição do corpo
- A impedância bioelétrica estima a composição corporal com base nas diferenças em resistência ou condutância dos impulsos elétricos nos tecidos magro e adiposo
- A DEXA é considerada o método mais acurado e sensível de determinação da composição corporal
- A DEXA possibilita determinar a composição corporal regional (braço, perna, tronco)
- Em virtude das diferenças nas medidas da composição corporal, as comparações entre populações distintas e aquelas feitas ao longo do tempo devem sempre ser realizadas usando a mesma metodologia.

MUDANÇAS NA COMPOSIÇÃO CORPORAL

Muitas pessoas desejam mudar a composição corporal e tentam fazer isso por meio de dieta e exercícios. Frequentemente, as pessoas querem diminuir a MG ou o % de gordura e aumentar a MCSG, pois essas mudanças são associadas a melhorias na saúde em geral e reduções do risco de muitas doenças. Por outro lado, o atleta deseja essas alterações de composição corporal, pois têm relação com a melhora do desempenho físico em muitos esportes e atividades. Tanto a dieta quanto o exercício são importantes para alcançar essas mudanças na composição corporal.

Composição corporal de atletas

A MG serve a vários propósitos fisiológicos fundamentais e é necessária à sobrevivência. Devido às diferenças específicas do sexo na distribuição de gordura (com muito mais gordura no tórax e áreas reprodutivas nas mulheres), as mulheres apresentam percentual muito mais alto de gordura corporal do que os homens de aptidão física e saúde em nível comparável. As estimativas da gordura corporal necessária para manter a função normal do corpo apresentam-se na variação de 3 a 5% para homens e 12 a 14% para mulheres.[34] Embora geralmente o menor índice de gordura corporal seja correlacionado com medidas melhores de saúde, um teor extremamente baixo de gordura no corpo se correlaciona com riscos mais altos para a saúde.

O desempenho em determinados esportes e atividades é aprimorado com a diminuição da gordura corporal. Mulheres atletas com os porcentuais mais baixos de gordura corporal tendem a ter entre 16 e 20%, enquanto homens atletas comparáveis apresentam 6 a 13% de gordura corporal. Essas baixas porcentagens tendem a ser decorrentes do aumento das demandas calóricas de determinados esportes, sobretudo esportes de *endurance* sustentado, e da necessidade de carregar o peso corporal por longos períodos (como durante a maratona ou durante saltos e piruetas da ginástica).

A variação saudável do percentual de gordura corporal para os não envolvidos em esportes competitivos normalmente é de 21 a 24% para as mulheres e de 14 a 17% para homens. O aumento da gordura corporal, dentro da variação de 25 e 31% para mulheres e de 18 a 25% para homens, resulta em risco mais alto de decrementos na saúde. Valores acima de 32% para mulheres e 25% para homens são considerados obesidade.

Dieta e mudanças na composição corporal

A ingestão suficiente de micronutrientes e macronutrientes é importante para a saúde em geral e para manter a saúde enquanto se faz dieta com objetivo de redução de massa corporal. Macronutrientes e micronutrientes também são importantes para a manutenção do volume e da intensidade do treinamento e para promover as adaptações desejadas pelos atletas, como aumento da MCSG. Portanto, conservar

Boxe 12.4 Você sabia?
O gasto energético em repouso depende de todos os tecidos que compreendem a MCSG

TMB ou gasto energético em repouso tem correlação com a MCSG total. Entretanto, essa correlação é dependente não apenas da massa muscular esquelética, como também de outros tecidos metabolicamente ativos que compreendem a MCSG. Em lutadores de sumô ($r = 0,93$) e universitários não treinados ($r = 0,72$), a correlação entre o gasto energético em repouso e a MCSG é significativa.[1] Os lutadores de sumô apresentam MCT (109 versus 62 kg) e MCSG (78 versus 53 kg) maiores, bem como gasto energético em repouso (2.286 versus 1.545 kcal/dia) e massas muscular esquelética, hepática, cardíaca e renal maiores que os dos estudantes. Todos esses tecidos são ativos do ponto de vista metabólico e contribuem para o dispêndio energético em repouso. Quando o consumo de energia em repouso foi expresso em relação à MCSG (gasto energético em repouso, kcal/MCSG total), não houve diferenças importantes entre os lutadores de sumô e os estudantes universitários (29,1 versus 29,2 kcal/dia/kg de MCSG). Isso indica que não apenas a massa muscular esquelética, mas todos os tecidos metabólicos ativos contribuem para a correlação entre o gasto energético de repouso e a MCSG total.

Referência
1. Midorikawa T, Masakatsu K, Beekley MD, et al. High REE in sumo wrestlers attributed to large organ-tissue mass. *Med Sci Sports Exerc.* 2007;39:688–693.

---

a dieta suficiente em micronutrientes e macronutrientes é fundamental para todos os indivíduos que desejam obter alterações na composição corporal. Além disso, algumas práticas dietéticas, como ingestão de proteínas e carboidratos antes e depois das sessões de treinamento, podem ajudar a promover o crescimento da MCSG. Essas questões foram discutidas nos Capítulos 9 e 10. Aqui, vamos nos concentrar no efeito da dieta sobre o balanço energético, nos erros comuns praticados nas dietas e nos efeitos da perda substancial de massa corporal.

Balanço energético

O **balanço energético** refere-se à razão entre aporte calórico e gasto calórico. Se o gasto calórico total for maior que o aporte ao longo do tempo, ocorrerá a redução de massa corporal. Se o gasto calórico for menor que o aporte das calorias totais, ocorrerá ganho de massa corporal. O gasto calórico total inclui a taxa metabólica basal (TMB) e as calorias gastas na atividade física. A TMB e a taxa metabólica de repouso (TMR), embora de definição discretamente diferente (ver Capítulo 3), serão usadas como sinônimos aqui. O gasto calórico durante a atividade física é um aspecto importante da função do exercício de promover alterações na composição corporal.

O papel das alterações até mesmo pequenas no balanço energético que causa mudanças na composição corporal fica aparente no seguinte exemplo. Se o gasto calórico total for maior que a ingestão total de calorias em 100 kcal/dia durante 1 ano inteiro, o gasto calórico será maior que a ingestão em 36.500 kcal. Supondo 3.500 kcal/0,45 kg, essa diferença no balanço energético resulta em redução da MG de cerca de 4,7 kg ao longo de um ano.

Quando a ingestão calórica é restrita, a TMR diminui e isso influencia o balanço energético. Nas populações sedentárias, a TMR representa cerca de 60 a 75% de todo o gasto calórico, pois a maioria das pessoas passa a maior parte do dia em TMR ou perto dela.[10,52,92] As mudanças na TMR podem afetar o dispêndio calórico total e, portanto, afetar a redução de MCT ou MG. A mudança na TMR pode chegar a 20% do valor antes da restrição calórica. Desse modo, a alteração da TMR decorrente da restrição calórica pode exercer efeito substancial ao longo do tempo. Essa diminuição da TMR decorrente da restrição calórica é tipicamente observada como um mecanismo de defesa do corpo para manter a massa corporal. De modo similar, quando a ingestão calórica aumenta após um período de restrição calórica, a TMR sobe, o que ajuda a evitar ganhos de massa corporal.

A TMB apresenta correlação positiva com a MCSG e a massa de vários tecidos que compreendem a MCSG (Boxe 12.4). As mulheres e crianças apresentam, tipicamente, MCSG menor em relação aos homens,[53,59,66] e esse é um dos motivos para as mulheres e as crianças apresentarem TMB menor. Entretanto, se a TMR for expressa em relação à massa corporal ou MCSG, não há diferenças em TMR/kg de MCT ou TMR/kg de MCSG.[53,59,91] Essa correlação é importante, pois, ao fazer dieta e não praticar exercício, uma fração significativa de redução da MCT provém da MCSG. Por exemplo, 31% da MCT eliminada vieram da MCSG de homens que perderam 9,1 kg durante 12 semanas de dieta.[48] A redução da MCSG consegue diminuir a TMR e, assim, afetar o balanço energético.

O balanço energético também participa na perda ponderal substancial inicial que ocorre quando a ingestão calórica cai de maneira significativa. Em muitas dietas, sobretudo aquelas de baixa ingestão de carboidratos, as reservas de glicogênio do corpo são depletadas durante a primeira semana de dieta. Isso resulta em perda ponderal relativamente importante, pois o glicogênio é armazenado com um volume substancial de água (2,6 g H_2O/g de carboidrato). Quando o glicogênio é usado no metabolismo, a água liberada acaba sendo excretada do corpo, ocasionando a perda ponderal substancial. Existem práticas dietéticas que ajudam a assegurar a redução de MG ao se fazer dieta, minimizando, desse modo, os efeitos da TMB no balanço energético.

Dieta e perda ponderal

Atualmente, há muitos norte-americanos adultos em dieta para reduzir a MG, indicando que as tentativas de reduzir a MG e manter a redução não são bem-sucedidas. Várias abordagens já foram usadas, como as dietas com baixa ingestão de gordura e carboidrato, sendo a do carboidrato mais bem-sucedida que a de baixa gordura na perda ponderal.[87,88] Independentemente da abordagem usada, no entanto, é importante assegurar a ingestão adequada de todos os micronutrientes e macronutrientes. Existem também outras diretrizes dietéticas que são úteis na tentativa de eliminar MG.

Beba água suficiente

A água, tanto a ingerida como parte integrante de alimentos (como em sopas) quanto a propriamente dita, aumenta a saciedade e ajuda a reduzir a ingestão de energia.[72] A água também é necessária para manter a hidratação normal frente à eliminação dos produtos residuais normais. Se água o bastante não for ingerida, a MCT pode diminuir, porém será em decorrência da perda hídrica, e não de MG.

Faça escolhas sensíveis em relação à gordura

Um pouco de gordura na dieta é necessário (ver Capítulo 9). No entanto, é possível fazer escolhas alimentares que minimizem a ingestão de gordura, como o consumo de leite semidesnatado ou desnatado em vez de leite integral. O efeito de saciedade da gordura é fraco, e, por isso, a ingestão de refeição rica em gordura muitas vezes resulta em consumo maior de calorias totais.[95] Como em todas as dietas saudáveis, quando em dieta para redução de MG, as gorduras saturadas e *trans* devem ser reduzidas devido à associação a aumento dos riscos para a saúde.

Minimize o aporte de calorias vazias

As calorias provenientes de alimentos de alto teor calórico, mas de baixo valor nutricional, são chamadas de **calorias vazias**. Quando o objetivo é reduzir MG e manter a dieta com macronutrientes e micronutrientes suficientes, evite as calorias vazias de açúcares, gorduras e álcool etílico. Bebidas alcoólicas, especialmente aquelas misturadas e cremosas, não apenas adicionam calorias à dieta, como também reduzem o desejo de manter a restrição calórica.

Não reduza as calorias muito drasticamente

Em geral, as dietas para perda ponderal fornecem 1.200 a 1.600 kcal/dia.[95] Uma recomendação prudente consiste em intensificar as atividades físicas e reduzir a ingestão calórica de modo que o déficit diário de 500 kcal seja conseguido, o que permite o consumo dos micronutrientes adequados e a minimização da redução de MCSG resultante da dieta. Se a ingestão de calorias for reduzida muito drasticamente, pode ocorrer transtorno da compulsão alimentar periódica, o que ocasiona aumento do consumo de calorias, em geral de calorias vazias.

Mantenha as porções pequenas

O tamanho das porções cresceu de modo gritante nos últimos anos, e os norte-americanos passaram a esperar por grandes porções em restaurantes e em casa. Porções grandes promovem maior ingestão calórica. Para reduzir o consumo de calorias, diminua o tamanho da porção ao mesmo tempo que conserva a ingestão adequada de nutrientes.

A utilização dessas diretrizes, bem como das diretrizes dietéticas da ingestão de macronutrientes, ajuda a conseguir a redução de MG ao mesmo tempo que minimiza a redução de MCSG ao fazer dieta. Outro aspecto da redução de MG é praticar atividades físicas a fim de acentuar o gasto calórico e minimizar a redução de MCSG.

Efeito do exercício sobre a composição corporal

A atividade física pode afetar a composição corporal de várias maneiras (Boxe 12.5). Se o gasto calórico decorrente da atividade física resultar em balanço energético negativo (ingestão calórica menor que o gasto), a MG vai diminuir com o tempo. A atividade física também pode promover aumento da MCSG. O percentual de gordura no corpo pode diminuir em decorrência da atividade física devido à redução da MG, crescimento da MCSG, ou uma combinação desses dois fatores. Conforme já discutido antes, por causa da relação entre MG e TMR, a atividade física que eleva a MCSG vai aumentar a TMR. Se a elevação da TMR causa balanço energético negativo, a MG vai diminuindo ao longo do tempo.

Todo tipo de atividade física aumenta o gasto calórico. Entretanto, a estimativa do consumo de calorias durante a tarefa física é problemática, pois depende de muitos fatores. A massa corporal influencia o dispêndio energético se precisar ser carregada ao longo da atividade (Boxe 12.6). Todas as variáveis relacionadas com volume e intensidade do treinamento de resistência ou aeróbio afetam o gasto calórico total. Por exemplo, no treinamento de resistência, o gasto energético mais alto durante uma sessão ocorre com o seguinte: exercícios de grande *versus* pequena massa muscular, mais séries totais de exercício, séries de 10 repetições máximas *versus* de 5 repetições máximas, períodos de repouso curtos (30 segundos) *versus* longos (2, 3 e 5 minutos), períodos de repouso no levantamento de 5 repetições máximas, mas não de 10 repetições máximas e a alta intensidade (80 a 90% de 1 RM) mais que a moderada (60 a 70% de 1 RM) e ambas as intensidades, alta e moderada, mais a que baixa (20 a 50% de 1 RM).[70] A velocidade do movimento durante o treinamento com peso vem mostrando resultados mistos, com as velocidades mais rápidas promovendo gasto energético maior que as velocidades mais baixas e vice-versa.[70,56] Em seguida, vamos nos concentrar no gasto energético das sessões típicas do treinamento aeróbio e com peso.

Gasto calórico do treinamento de resistência muscular e aeróbio

A comparação do gasto energético das sessões de treinamento aeróbio e de resistência muscular é difícil devido aos efeitos do volume e da intensidade do treino. Ademais, não apenas o gasto calórico durante o treinamento precisa ser determinado,

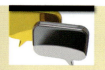

Boxe 12.5 Visão do especialista
Alteração da composição corporal promovida pelo exercício

N. TRAVIS TRIPLETT, PhD

Professor
Department of Health, Leisure, and
  Exercise Science
Appalachian State University
Boone, NC

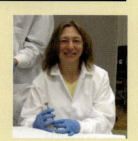

Um dos objetivos mais proeminentes da saúde e do condicionamento que exerce grande influência sobre as indústrias de suplementos nutricionais/condicionamento e nutrição é o desejo de alterar a composição corporal. O foco mais comum é a perda ponderal por meio da diminuição da gordura corporal como um todo, embora existam muitas pessoas que também desejam aumentar a massa muscular. Enquanto os especialistas reconhecem que isso é conseguido de maneira mais eficiente por meio da combinação de exercício e modificações na dieta,[1,2] existem muitas empresas e indivíduos que se concentram somente nos aspectos nutricionais das alterações da composição corporal, visto que as pessoas são, muitas vezes, mais propensas às mudanças dietéticas do que à prática de um programa de exercício regular. No entanto, o exercício é necessário não apenas para alcançar as alterações na composição do corpo desejadas como também para mantê-las.[3] Diferentes tipos de exercício físico podem resultar em mudanças distintas na composição corporal e é importante entender a base disso para que a seleção do exercício possa ser otimizada.

O exercício aeróbio é excelente para promover a redução de gordura corporal, pois as vias metabólicas envolvidas no fornecimento de energia para a atividade utilizam gordura e carboidrato como combustíveis primários. Ao examinar a composição corporal de indivíduos que praticam muitos exercícios aeróbios, como atletas de *endurance* de elite, é óbvio que essas pessoas tendem a ter baixos teores de gordura no corpo. No entanto, normalmente, não apresentam músculos grandes. Ao examinar os indivíduos que participam de treinos de resistência muscular, como atletas de levantamento de peso competitivo, halterofilistas e atletas de potência/força, enquanto alguns apresentam menos gordura corporal que outros, a característica mais comum é a grande quantidade de massa muscular. O exercício de resistência é, portanto, melhor para promover ganhos de massa muscular, embora a seleção do exercício e o programa como um todo causem impactos sobre o crescimento muscular.

Coaches e *personal trainers* precisam enfatizar para seus atletas e clientes que tanto o exercício quanto as mudanças na dieta são necessários para alterar a composição corporal. O ponto crucial é o balanço calórico: é difícil reduzir peso se mais calorias forem consumidas do que gastas. Da mesma maneira, é difícil aumentar peso (presumidamente massa magra) se o indivíduo não consumir calorias suficientes. Enquanto as modificações dietéticas são, sem dúvida, parte do grande quadro geral, o exercício físico aponta para o lado do gasto calórico da equação. Portanto, é muito importante:

Determine objetivos realistas e um cronograma para alcançar a composição corporal desejada. O profissional de aptidão física precisa conhecer os níveis normais de gordura corporal das pessoas em geral e dos atletas masculinos e femininos,[4] e em que consiste a quantidade saudável de redução ou aumento de peso em dado período de tempo. Por exemplo, não é realista para um cliente ou atleta reduzir 10 kg em 1 mês uma vez que a perda ponderal recomendada é de apenas 0,5 a 1 kg por semana.[5] Da mesma maneira, o aumento rápido de peso raramente resulta em aumento da massa magra. A recomendação atual é a mesma; apenas 0,5 a 1 kg por semana de aumento de peso.[5]

Escolha os exercícios que melhor se ajustem às metas. A maioria dos tipos de exercício aeróbio é ótima para promover a perda ponderal. Quanto mais músculos e articulações envolvidos no exercício, maior o gasto calórico, o que quer dizer que o gasto calórico nos exercícios de sustentação de peso é, com frequência, maior, porém o exercício precisa se adequar às limitações do cliente ou atleta. A intensificação do exercício aeróbio também promove gastos calóricos importantes, desde que a atividade possa ser mantida por tempo suficiente. Se o objetivo for também aumentar a massa muscular, os exercícios de resistência muscular precisam ser incorporados ou focados.

Utilize diversos modos de exercícios para otimizar os resultados. Uma vez que o treinamento de resistência muscular promove aumento da massa muscular, o metabolismo de repouso em geral se acelera, o que facilita a eliminação de gordura corporal. As variações desse tipo de exercício podem também ajudar a manter a motivação para o programa de exercícios.

A prática de exercícios deve ser tão importante quanto as mudanças dietéticas para alterar a composição corporal da pessoa. Assim que a pessoa começa a ver os resultados do programa abrangente, fica mais fácil manter o sucesso à medida que a rotina de exercícios e as mudanças na dieta se tornam um estilo de vida.

Referências
1. Heyward VH, Wagner DR. *Applied Body Composition Assessment*. 2nd ed. Champaign, IL: Human Kinetics, 2004.
2. Klem ML, Wing RR, McGuire MT, *et al*. A descriptive study of individuals successful at long-term maintenance of substantial weight loss. *Am J Clin Nutr*. 1997;66(2):239–246.
3. Kraemer WJ, Volek JS, Clark KL, *et al*. Influence of exercise training on physiological and performance changes with weight loss in men. *Med Sci Sports Exerc*. 1999;31(9):1320–1329.
4. Reimers K. Nutritional factors in health and performance. In: Baechle T, Earle R, eds. *Essentials of Strength Training and Conditioning*. 3rd ed. Champaign, IL: Human Kinetics, 2008:201–233.
5. Ross R, Freeman JA, Janssen I. Exercise alone is an effective strategy for reducing obesity and related comorbidities. *Exerc Sport Sci Rev*. 2000;28(4):165–170.

Boxe 12.6 Perguntas frequentes dos estudantes
Qual é o gasto calórico da caminhada ou corrida?

O gasto calórico da caminhada ou corrida cresce com o aumento da velocidade e de massa corporal, pois a massa corporal precisa ser transportada durante a atividade. A caminhada ou corrida em subidas ou descidas influencia o gasto calórico. É possível estimar o gasto calórico da caminhada ou corrida em terreno nivelado e a velocidade específica por meio da seguinte equação:

Gasto calórico (kcal) = massa corporal (kg) × gasto calórico/quilograma de massa em uma velocidade específica × tempo (minutos)

Gasto calórico por quilograma de massa corporal em uma velocidade específica:

Caminhada a 5,6 km/h = 0,077 kcal/kg
Caminhada a 7,2 km/h = 0,106 kcal/kg
Corrida a 8 km/h = 0,134 kcal/kg
Corrida a 9,6 km/h = 0,163 kcal/kg
Corrida a 12 km/h = 0,207 kcal/kg
Corrida a 14,5 km/h = 0,227 kcal/kg
Corrida a 16 km/h = 0,251 kcal/kg
Corrida a 17,7 km/h = 0,288 kcal/kg

Se um indivíduo apresentar MCT de 70 kg e correr 30 minutos em velocidade de 9,6 km/h, o gasto calórico estimado será:

Gasto calórico (kcal) = 70 kg × 0,163 kcal/kg × 30 minutos
Gasto calórico (kcal) = 342,3 kcal

Dados de gasto calórico obtidos de Ainsworth BE, Haskell WL, Leon AS et al. Compendium of physical activities: classification of energy cost of human physical activities. *Med Sci Sports Exerc.* 1993; 25:71-80.

---

como também o consumo de calorias imediatamente após a sessão de treinamento precisa ser determinado, conforme estimado a partir do excesso de consumo de oxigênio após o esforço (ver Capítulo 3); caso contrário, a gasto calórico total será subestimado. Estudos vêm estimando o dispêndio de calorias durante as sessões de treinamento típicas.

A comparação entre uma sessão de treinamento com peso de 60 minutos de duração (10 exercícios, 4 séries de 8 a 12 repetições), levantando 70 a 75% de 1 RM; e uma sessão de corrida de 60 minutos de duração a 70 a 75% do consumo de oxigênio máximo não demonstrou diferenças importantes no gasto energético em repouso na 10ª, 24ª e 48ª hora após o treino.[41] A corrida promoveu aumento considerável do gasto energético em repouso de 24 horas na 10ª (2.150 kcal) e 48ª hora (1.995 kcal), mas não na 24ª hora (1.914 kcal) em comparação com o repouso (1.862 kcal; ver Boxe 12.6). Entretanto, o treinamento com peso resultou em crescimento significativo do gasto energético em repouso de 24 horas na 10ª (2.124 kcal) e 24ª hora (2.081 kcal), mas não na 48ª hora (1.997 kcal) em comparação ao repouso (1.972 kcal). Nenhuma diferença significativa entre as duas sessões de treinamento no gasto energético em repouso foi mostrada. As duas sessões aceleraram o metabolismo da gordura sem diferenças importantes entre as sessões de treinamento em 24 horas. Esse achado indica que os treinos aeróbios e com peso de igual extensão e realizados na mesma intensidade ocasionam gasto energético e metabolismo de gordura equivalentes, embora se discuta se a comparação entre a corrida e o treinamento com peso a 70 a 75% da intensidade é justa.

A comparação entre uma sessão de treinamento de ciclismo e uma com peso também não mostrou diferenças importantes no gasto calórico.[58] Nessa comparação, entretanto, as durações das sessões não foram equivalentes. Noventa e cinco minutos de ciclismo a 70% do consumo de oxigênio máximo resultaram em consumo de 546 kcal durante a sessão e gasto energético em 24 horas de 2.787 kcal. O treino com peso por 70 minutos (10 exercícios, 3 séries de 10 repetições e uma 4ª série até falhar usando 70% de 1 RM) consumiu 448 kcal e gasto energético em 24 horas de 2.730 kcal. O dispêndio calórico no ciclismo foi significativamente maior que durante o treinamento com peso, porém os gastos energéticos em 24 horas não foram diferentes de maneira considerável.

O treinamento aeróbio e com peso acentuam o gasto calórico durante a atividade e elevam o dispêndio energético de repouso por até 24 a 48 horas após a sessão de treinamento. O treino com peso aumenta a MCSG com o tempo, portanto, pode oferecer a vantagem de intensificar a TMB devido à MCSG maior. Aumentos típicos de MCSG decorrentes do treinamento com peso são de cerca de 0,66 kg/semana.[25] É possível que exista um benefício na realização do treinamento com peso e do exercício aeróbio concomitantemente quando se está em dieta com o objetivo de alterar a composição corporal.[48] Nos homens que eliminaram 9,1 kg em 12 semanas com dieta e exercício aeróbio, apenas 78% da massa corporal perdida foi proveniente de MG, enquanto naqueles que reduziram a mesma e massa corporal com dieta, exercício aeróbio e de resistência muscular, 97% foram provenientes da MG. Desse modo, a combinação de dieta, treinamento aeróbio e de resistência muscular proporcionou maior redução da MG e menor de MCSG.

Redução localizada

A **redução localizada** faz referência à perda localizada de gordura subcutânea em uma região corporal ou grupo muscular mais acentuada que em outras partes do corpo, em resultado ao exercício da área ou do grupamento muscular em particular. Por exemplo, se exercícios abdominais promovem redução localizada, o resultado será diminuição mais acentuada de gordura na área abdominal do que nas outras partes do corpo. A maioria das evidências a respeito do assunto, no entanto, não respalda a redução localizada decorrente da prática do exercício de resistência nem em homens nem em mulheres.[46,69] Entretanto, o metabolismo de gordura no músculo adjacente ao local em exercício é maior em comparação ao músculo em repouso frente ao exercício aeróbio de 30 e 120 minutos de duração.[78] Isso indica que a redução localizada pode ocorrer. Contudo, a maior parte das evidências aponta que não ocorre redução localizada.

Apetite e exercícios físicos

Durante o treinamento físico de longa duração, com grande volume e alta intensidade, a ingestão de energia precisa aumentar. Se isso não ocorrer, a MCT e, por fim, a MCSG diminuiriam, ocasionando declínio do desempenho físico. Pode parecer que isso indica que o apetite aumenta frente ao treinamento físico, porém não é totalmente verdade. O efeito imediato da atividade física na maioria das pessoas é a redução do apetite após o exercício.[95] A atividade física e o controle do apetite envolvem muitos fatores. O hipotálamo é a área do encéfalo que primariamente controla o apetite e a **saciedade**, a sensação de satisfação que ocorre após a refeição e inibe a vontade de continuar comendo. A elevação das concentrações sanguíneas de catecolaminas e da temperatura corporal após o exercício pode reduzir o apetite. Temperaturas ambientais quentes e frias afetam a temperatura do corpo, e, com isso, reduzem ou exacerbam o apetite, respectivamente. O hormônio grelina, secretado principalmente pelo estômago em resposta à ingestão alimentar, estimula o apetite e promove o armazenamento de energia.[83] A leptina, uma proteína produzida pelas células adiposas quando a reserva de gordura é suficiente, atua como hormônio que suprime o apetite.[79] A resposta da insulina e da glicose sanguínea à ingestão de alimentos também afeta o apetite.[29] Embora o controle fisiológico do apetite não esteja ainda muito claro, parece que, na maioria dos indivíduos, a resposta à atividade física é a diminuição do apetite logo após a prática, e não aumento geral do apetite para compensar o gasto calórico maior decorrente da atividade física.

Redução sábia de massa corporal

A maior parte das pessoas que deseja perder peso, inclusive atletas, deseja que a redução provenha da MG, e não da MCSG, e intenta ser capaz de mantê-la uma vez alcançada. De modo geral, atingir esses dois objetivos quer dizer que a redução da MG precisa ocorrer devagar durante um período relativamente longo. Para maximizar a redução de MG e minimizar a de MCSG, a combinação de dieta e prática de exercícios deve ser usada para criar o déficit calórico necessário. Nem todas as pessoas respondem com a mesma redução de massa ao mesmo regime de dieta e exercício. Acreditava-se, antes, que as pessoas que não eliminavam massa corporal com regimes de dieta e exercício não seguiam o plano prescrito ou não eram "obedientes". Hoje está claro que, devido às diferenças individuais, como as de taxa metabólica e gasto calórico durante as atividades, alguns que seguem o mesmo regime de dieta e exercício que outros não conseguem reduzir tanta MCT quanto outros. Portanto, podemos concluir que existem os baixos responsivos e os altos responsivos ao mesmo programa de perda ponderal. Ter conhecimento disso vai ajudar aos baixos responsivos a não se desencorajarem e a continuar no programa de perda ponderal.

Para maximizar a redução de MG, a pessoa comum deve reduzir cerca de 0,45 a 0,90 kg/semana. Embora pareça lenta, se essa taxa permanecer ao longo de 1 ano, a pessoa pode reduzir de 23,6 a 47,3 kg! Eliminar massa corporal nessa velocidade ajuda a garantir a redução da MG, e não de MCSG. Lembre-se de que a redução de MCSG leva à lentidão da TMB, o que torna a redução de MG mais difícil e atrapalha o desempenho físico em muitos esportes e atividades. Exercícios, e não apenas dieta, devem ser usados na redução de MG, pois o exercício minimiza a redução de MCSG e eleva a oxidação de gordura.[32] Supondo que há 7.700 kcal/kg de gordura, para alcançar a redução de massa corporal de 0,45 a 0,901 kg/semana, é preciso atingir o déficit calórico diário de 500 a 1.000 kcal.

Recomenda-se o gasto energético durante a atividade física de 150 a 400 kcal/dia, o qual deve ser associado à dieta na busca pelo objetivo de alcançar o déficit calórico total de 500 a 1.000 kcal/dia.[94] O valor mais baixo dessa variação deve ser a meta de indivíduos antes sedentários, ao passo que o valor mais alto deve ser o objetivo das pessoas mais condicionadas e dos sedentários à medida que seu nível de condicionamento aumentar. Para manter a redução de massa corporal, recomenda-se o gasto calórico durante a atividade física de mais de 2.000 kcal/semana.[94] Uma característica das pessoas que obtêm sucesso na manutenção da redução do peso é a prática vigorosa de exercícios. Isso mostra que a necessidade do exercício não pode ser subestimada na promoção da redução de MG, manutenção de MCSG e conservação da redução da MCT uma vez alcançada.

Para muitas pessoas, os hábitos alimentares são, pelo menos em parte, responsáveis pelos ganhos de MG. Normalmente, a dieta de perda ponderal deve fornecer 1.200 a 1.600 kcal/dia.[95] A ingestão calórica dentro dessa variação ajuda a garantir o consumo suficiente de micro e macronutrientes. Por meio da prática de exercícios e da dieta alimentar, é possível atingir déficit calórico de 500 a 1.000 kcal/dia, o que, ao longo do tempo, resulta em eliminação substancial da MCT, sobretudo MG. Uma dúvida de muitas pessoas é: "Quanto devem pesar se, no momento, apresentam determinado % de gordura e desejo de reduzir massa corporal para chegar a um % de gordura menor?" O Boxe 12.7 responde a essa questão. É preciso lembrar que o cálculo não supõe a redução de MCSG, o que é difícil de ser conseguido em qualquer programa de dieta e exercício para redução do peso, embora tenha sido demonstrado que incluir o treinamento de resistência no programa minimiza a perda de MCSG.[48,49]

Percentual (%) de gordura médio

Devido ao efeito que exerce sobre o desempenho físico e à associação com vários riscos para a saúde, o % de gordura é do interesse tanto de atletas quanto de pessoas preocupadas

Boxe 12.7 Perguntas frequentes dos estudantes
Quanto eu pesaria com um % de gordura menor?

O cálculo para responder a essa pergunta é relativamente simples. Entretanto, supõe que a MCSG não mudará. Em qualquer programa de dieta e exercício para redução de MCT, alguma redução de MCSG ocorre. Assim, a suposição de que a MCSG não mudará introduz a erro nesse cálculo.

Nova massa corporal (kg) = MCSG atual/% de MCSG desejado na nova massa corporal
MCT atual = 88 kg

MCSG atual = 74,8 kg
% de gordura atual = 15
% de gordura desejado = 10
% de MCSG desejado na nova massa corporal = 100% – % de gordura desejado (100 – 10% = 90% = 0,90).
Nova massa corporal (kg) = 74,8 kg/0,90 = 83,1 kg
Redução de massa corporal (kg) = 88 kg – 83,1 kg = 4,9 kg

Logo, 4,9 kg precisam ser eliminados para alcançar o % de gordura desejado de 10%.

---

com a saúde e condicionamento geral. Normalmente, os atletas apresentam % de gordura menor que a média (Tabela 12.5) em comparação aos valores médios de cerca de 15 e 25% para homens e mulheres adultos saudáveis, respectivamente. No entanto, o % de gordura precisa ser mantido em perspectiva. Valores mínimos do % de gordura, de 5% para homens adultos e de 12 a 14% para mulheres adultas, provavelmente estão próximos dos limites inferiores da quantidade de gordura corporal necessária para manter a função metabólica e fisiológica normal.[34] Outros fatores que precisam ser considerados quando se trata de % de gordura incluem, conforme já discutido antes, o fato de que técnicas distintas de determinação da composição corporal produzem, sim, valores do % de gordura diferentes, e o fato de que, devido às diferenças individuais, nem todos os atletas conseguem o desempenho físico ideal com o % de gordura de atletas de elite. A composição corporal também pode variar de maneira substancial entre os atletas nas diferentes posições dentro do mesmo esporte. Por exemplo, os homens da linha ofensiva e os *running backs* da Division I American Football apresentam % de gordura de

Tabela 12.5 Percentual de gordura (média) de atletas.

Esporte	% de gordura	
	Homens	Mulheres
Basquete	13	15
Halterofilismo	5	9
Ciclismo (estrada)	9	15
Futebol americano	12	–
Ginástica	8	14
Judô	11	16
Remo	11	14
Esqui		
Alpino	10	18
Nórdico	8	14
Natação	9	16
Atletismo		
Corrida de distância	8	12
Sprint	8	13
Arremesso de peso	16	25
Vôlei	12	18

Dados selecionados de Callister R, Callister RJ, Fleck SJ, et al. Physiological and performance responses to overtraining in elite judo athletes. *Med Sci Sports Exerc.* 1990;22:816–824; De Gary A. *Genetic and Anthropological Studies of Olympic Athletes.* New York: Academic Press, 1974; Fleck SJ. Body composition of elite American athletes. *American J Sports Med.* 1983;11:398–403; Fleck SJ, Kraemer WJ. *Designing Resistance Training Programs.* 3rd ed. Champaign, IL: Human Kinetics, 2004.

Revisão rápida

- Estratégias que envolvem apenas dieta para redução de MG podem causar uma quantidade substancial de redução de MCSG, o que diminui a TMB
- Quando se faz dieta para redução de MG, as práticas saudáveis de reeducação alimentar devem ser seguidas e a ingestão calórica deve, normalmente, ser mantida entre 1.200 e 1.600 kcal/dia para garantir a ingestão adequada de macro e micronutrientes
- O exercício pode ajudar na redução da massa corporal devido ao aumento do gasto calórico ocasionado pelo exercício e pela aceleração da TMB
- O treinamento aeróbio ou com peso ajuda na redução de MG quando se está em dieta
- A maior redução de MG e a menor de MCSG podem ocorrer quando exercícios aeróbios e de resistência são praticados
- O exercício reduz o apetite imediatamente após a atividade, porém, em geral, aumenta o apetite para compensar o gasto calórico mais alto decorrente do exercício
- Para eliminar MG com sucesso e minimizar a redução de MCSG, a combinação de dieta e exercício deve ser usada para alcançar o déficit calórico de 500 a 1.000 kcal/dia

8,8% e 19,2 respectivamente. Assim, o % de gordura deve ser encarado como uma estimativa e apenas como um fator dentre outros que afetam a saúde e o desempenho físico.

PERDA PONDERAL DRÁSTICA

A perda ponderal drástica que ocorre com a dieta "radical" ou em atletas que estão tentando se encaixar em determinada categoria de peso exerce efeitos fisiológicos negativos. Os atletas de esportes com classe de peso, como lutadores e boxeadores, muitas vezes reduzem peso com rapidez para competir na classe mais baixa possível a fim de obter vantagens sobre o outro competidor. A redução rápida da massa corporal tem consequências sobre o desempenho e a saúde tanto em homens quanto em mulheres.

Desidratação

A redução rápida de peso decorrente de jejum ou restrições calóricas drásticas promove a diminuição rápida da massa corporal, porém essa redução é amplamente decorrente da desidratação. Conforme discutido antes, o glicogênio no corpo é armazenado com quantidades consideráveis de água (2,6 g H_2O/g carboidrato). Quando o glicogênio é usado no metabolismo, água é liberada e acaba sendo excretada do corpo. Isso ocasiona redução significativa de massa corporal, porém em razão, principalmente, da perda hídrica corporal. Quando as reservas de glicogênio estão reduzidas, não há disponibilidade para metabolismo aeróbio e anaeróbio para a competição por vir, o que é muito importante para atletas.

Os atletas que utilizam técnicas como restrição hídrica, saunas e prática de exercícios em roupas de borracha para atingir o peso de determinada categoria demonstram declínio do desempenho. A desidratação de 3 a 4% da MCT diminui consideravelmente as capacidades aeróbias (ver Capítulo 10). Embora os decrementos nas capacidades anaeróbias e de força ocorram com esse mesmo nível de desidratação, eles não são mostrados de maneira consistente com a desidratação rápida (ver Capítulo 10). Desse modo, a magnitude do declínio no desempenho decorrente da rápida desidratação depende, em parte, do esporte do atleta.

Tríade da mulher atleta

A **tríade da mulher atleta** refere-se à síndrome que consiste em três condições inter-relacionadas que afetam as atletas e as mulheres ativas: irregularidades no ciclo menstrual, osteoporose e transtornos alimentares (ver Capítulo 16). Todos esses fatores se relacionam com aspectos da composição corporal e da dieta. As irregularidades no ciclo menstrual de atletas têm correlação com o % de gordura baixo, porém as restrições calóricas na dieta podem ser as verdadeiras causas dessa condição.[12,42] As irregularidades do ciclo menstrual podem resultar em diminuição dos níveis de estrogênio.[42,73] O estrogênio acentua a proliferação de osteoblastos e inibe a reabsorção óssea. Desse modo, os níveis de estrogênio mais baixos promovem a redução da densidade mineral óssea. Além disso, os transtornos alimentares têm forte relação com irregularidades no ciclo menstrual. Portanto, os três fatores estão inter-relacionados.

Existem dois tipos principais de transtornos alimentares. A **anorexia nervosa** é um transtorno alimentar caracterizado por dieta determinada, muitas vezes acompanhada de compulsão pela prática de exercícios, resultando em manutenção da massa corporal baixa. A **bulimia nervosa** é caracterizada por compulsão alimentar acompanhada por algum tipo de comportamento compensatório, geralmente vômito. Esses dois tipos de transtornos alimentares são considerados transtornos psiquiátricos e mais prevalentes em mulheres (cerca de 0,7 a 2% da população), porém homens também podem ser afetados.[23,73] Alguns grupos de atletas são mais suscetíveis que outros aos transtornos alimentares,[12,31] os quais incluem:

- Aqueles que participam de esportes que têm categorias de peso: artes marciais, lutas e remo
- Atletas de esportes de pontuação subjetiva: dança, patinação, ginástica e mergulho
- Os praticantes de esportes de *endurance* nos quais o baixo peso corporal seja uma vantagem: corrida de distância, ciclismo e esqui *cross-country*
- Atletas de esportes cuja vestimenta marque o contorno do corpo: vôlei, natação, mergulho, corrida.

Revisão rápida

- A perda ponderal drástica pode resultar em desidratação, redução de MCSG e diminuição do desempenho aeróbio e anaeróbio
- Transtornos alimentares são mais prevalentes em mulheres do que em homens e em atletas que participam de esportes que envolvam classes de peso ou pontuação subjetiva
- Os fatores da tríade da mulher atleta (transtornos alimentares, irregularidades do ciclo menstrual e redução da densidade mineral óssea) estão inter-relacionados e podem ocasionar declínio do desempenho físico.

O perfeccionismo pode atuar nos transtornos alimentares na população em geral e nos atletas, mas ser atleta, para algumas pessoas, também pode ser um fator de proteção contra o desenvolvimento de transtornos alimentares.[31] Dependendo da função no esporte, entre 1 e 62% das atletas podem ser afetadas por um transtorno alimentar.[12] *Coaches* e atletas precisam estar atentos aos transtornos alimentares e à tríade da mulher atleta, pois resultam em redução do desempenho e aumento da chance de lesão. Para minimizar a chance de lesão e evitar declínios no desempenho, qualquer atleta com sinais de transtorno alimentar ou tríade da mulher atleta deve ser encaminhada ao médico para que possa receber o tratamento adequado.

ESTUDO DE CASO

Cenário clínico
Uma esquiadora de *cross-country* universitário realiza a DEXA anual para obtenção da análise da composição corporal. Um ano antes, Stephanie revelou percentual de gordura corporal de 16%, pesando 56,8 kg. Você termina o perfil de Stephanie no laboratório e fica surpreso após analisar os resultados da DEXA, pois, agora, com 45,5 kg de massa corporal, ela apresenta 9,5% de gordura e densidade mineral óssea menor que a avaliação do último ano. A atleta lhe informou que seu *coach* disse que ela estava muito gorda e que a perda ponderal melhoraria seu desempenho. Você pergunta à atleta o que anda comendo e ela responde que come bem, mas que cortou as calorias.

Questões
1. Para que esses sinais de alerta apontam?
2. Qual é o seu próximo passo?

Opções
Você observa a perda ponderal substancial, escuta que a atleta está cortando calorias e percebe que ela apresenta densidade mineral óssea drasticamente menor este ano. Você nota também que uma figura de autoridade afirmou a necessidade da redução do peso. Após pensar sobre o assunto, você percebe que isso vai além da sua alçada e que pode ser um sério transtorno alimentar ou um distúrbio clínico. Você a encaminha ao médico juntamente com suas observações, pois entende que a anorexia e a bulimia nervosa são condições graves que demandam intervenção de uma equipe de saúde e de psiquiatras.

Cenário clínico
Um homem atleta musculoso lhe aborda e diz que seu IMC de 26 indica que ele está com sobrepeso. O que você faz?

Opções
Em primeiro lugar, você explica que o IMC leva em conta apenas o peso e a altura do indivíduo. Ele não considera as diferenças de composição corporal, como MCSG e MG. A seguir, você explica que o IMC indica sobrepeso e, até mesmo, obesidade em muitos atletas devido à grande MCSG, o que aumenta a MCT relativa à altura, resultando em IMC alto. Para sanar as dúvidas do atleta, você faz uma análise da composição corporal por meio de pesagem hidrostática. Os resultados revelam que o atleta apresenta 10% de gordura, o que está abaixo da média de 15% para homens adultos. Você recomenda que o atleta não se preocupe com o IMC, pois a composição corporal indica que ele não está com sobrepeso e, de fato, que está bastante magro.

Resumo do capítulo

A composição corporal tem relação com a saúde e o desempenho físico, e a maioria dos indivíduos deseja diminuir o % de gordura e aumentar a MCSG. Esses dois fatores são responsivos à dieta e ao exercício e, portanto, podem ser mudados ao longo do tempo. Por outro lado, as medidas antropométricas, como altura e comprimento dos membros superiores e inferiores, ainda que relacionadas com o desempenho em vários esportes, não podem ser mudadas, exceto por meio do crescimento normal. Quando se tenta alterar a composição corporal, uma combinação de dieta e treinamento aeróbio e com peso deve ser usada para lentamente promover as mudanças na composição corporal de modo que a redução de MCSG seja minimizada e a de MG, maximizada. Normalmente, a perda ponderal rápida e drástica deve ser evitada porque resulta em desidratação, redução da MCSG e declínio do desempenho físico. Diversas técnicas de determinação da composição corporal foram mostradas sensíveis e confiáveis, porém os resultados de diferentes técnicas podem variar e, portanto, ao rastrear as alterações de composição corporal, a mesma técnica deve sempre ser usada. No próximo capítulo, voltaremos nossa atenção para o desenvolvimento de programas de treinamento de *endurance* e força e seus efeitos sobre a saúde e o desempenho, mais que sobre a composição corporal.

Questões de revisão

Preencha as lacunas

1. Um índice de massa corporal (IMC) de pelo menos _____ indica obesidade.
2. _____ é uma condição de saúde cada vez mais comum que ocorre quando pelo menos três das seguintes características são encontradas em uma pessoa: obesidade abdominal, hipertensão arterial, altos níveis sanguíneos de triglicerídios, baixos níveis sanguíneos de HDL, hiperglicemia.
3. _____ é proposto pelos especialistas como o método mais acurado de mensuração do percentual de gordura do corpo.
4. O déficit calórico total ideal por dia para a perda ponderal varia entre _____ e _____.
5. _____ ou o nível mínimo de energia necessário para o corpo permanecer vivo, pode diminuir se a ingestão calórica for _____ significativamente.

Múltipla escolha

1. A obesidade poderia ser, em parte, decorrente de:
   a. Genética da pessoa
   b. Balanço calórico positivo

c. Aumento do tamanho das porções
d. Inatividade física
e. Todas as opções anteriores

2. Qual das seguintes técnicas usadas para determinar a composição corporal não consegue detectar diretamente o teor de gordura corporal em todo o corpo?
    a. DEXA
    b. Pesagem embaixo d'água
    c. Plicômetros
    d. Qualquer dispositivo de impedância bioelétrica
    e. Pletismografia por deslocamento de ar

3. O % de gordura médio de homens e mulheres adultos é aproximadamente de
    a. 15 e 25%, respectivamente
    b. 5 e 10 a 15%, respectivamente
    c. 20% para os 2 sexos
    d. 8 e 18%, respectivamente
    e. Nenhuma das opções anteriores

4. Um jogador de futebol universitário disse que sua mãe lhe falou que ele está gordo, com base no IMC determinado por um documento de seguro local. O que você faz?
    a. Conversa com ele sobre os pontos fracos do IMC e sobre composição corporal
    b. Avalia a composição corporal do atleta com uma técnica válida antes de tomar qualquer decisão
    c. Diz a ele para fazer dieta e deixar a mãe feliz
    d. Ajuda a desenvolver um novo e melhor programa de treinamento para o atleta
    e. a e b

5. Qual das seguintes equações pode ser usada para calcular a MCSG?
    a. MCT × % MCSG
    b. MCSG × % de gordura
    c. % MCSG × % de gordura
    d. MCT × % de gordura
    e. MCT × MG

Verdadeiro ou falso

1. O treinamento de força é contraprodutivo na redução do percentual de gordura corporal.
2. Transtornos alimentares ocorrem basicamente em pessoas indisciplinadas.
3. Três por cento de desidratação podem resultar em declínio do desempenho físico.
4. O apetite pode ser reduzido por fatores como calor e exercício físico.
5. As faixas calóricas mínimas sugeridas foram estabelecidas, em parte, para garantir o consumo diário adequado de micronutrientes e macronutrientes.
6. A dieta como única intervenção para conseguir eliminar gordura promove redução do tecido magro.

Questões objetivas

1. Descreva brevemente os problemas da estratégia tradicional de perda ponderal pelo uso de dietas radicais. O que pode ser feito para compensar esses problemas?
2. Que tipo de protocolo de exercícios você prescreveria para alguém que deseja eliminar gordura ao redor da cintura?
3. Atletas de que esportes poderiam ser mais suscetíveis aos transtornos alimentares?
4. Quais são os 2 componentes da composição corporal e do que são compostos?
5. Por que a prevalência de obesidade nos EUA é preocupante?
6. Quais são algumas das vantagens e desvantagens de se submeter à cirurgia bariátrica para perder gordura corporal?

Pensamento crítico

1. Quais são as premissas das medidas das pregas cutâneas na determinação da composição corporal?
2. Que precauções devem ser tomadas quando se perde massa corporal para garantir que grande parte da perda ponderal seja proveniente de MG?

Termos-chave

Absorciometria de raios X de dupla energia (DEXA): uso de feixes de raios X de baixa energia e *software* de computador para produzir imagens do corpo que podem ser usadas para calcular a composição corporal.

Anorexia nervosa: transtorno alimentar caracterizado pela recusa em manter a massa corporal mínima normal, que, muitas vezes, é acompanhado da prática compulsiva de exercícios, resultando em manutenção da massa corporal baixa.

Antropometria: medida e estudo do tamanho do corpo, como estatura, massa corporal e comprimento do membro inferior.

Balanço energético: razão entre a ingestão e o gasto de calorias.

Bulimia nervosa: transtorno alimentar caracterizado por episódios de compulsão alimentar seguidos de um comportamento compensatório, como vômito.

Calorias vazias: calorias de alimentos de alto teor calórico e baixo valor nutricional.

Composição corporal regional: composição tecidual de áreas específicas do corpo, como braços, pernas e tronco.

Densidade corporal: massa corporal total dividida pelo volume do corpo.

Densitometria: determinação da composição corporal a partir da densidade do corpo.

Impedância bioelétrica: estimativa da composição corporal que envolve a colocação de eletrodos em dois ou mais pontos no corpo e a passagem de corrente elétrica indetectável entre eles.

Índice de massa corporal (IMC): massa corporal dividida pela altura ao quadrado.

Massa corporal sem gordura (MCSG): massa total de todos os tecidos do corpo, exceto o adiposo.

Massa gorda (MG): massa total de gordura no corpo.

Obesidade central (*obesidade androide*): deposição de gordura na área abdominal.

Obesidade periférica (*obesidade do tipo ginoide*): deposição de gordura nas regiões glútea e das coxas.

Percentual de gordura corporal (% de gordura): razão entre a massa corporal total e a massa gorda total.

Pesagem hidrostática: uma técnica de determinação da densidade corporal pela submersão total do corpo em água.

Pletismografia baseada no deslocamento de ar: técnica de densitometria que determina a composição corporal por meio do deslocamento de ar para calcular o volume do corpo.

Pregas cutâneas: método de estimar a composição corporal por meio da mensuração da espessura da pele e da gordura subcutânea em pontos anatômicos específicos por meio de um plicômetro especial.

Redução localizada: falso conceito de que gordura corporal pode ser predominantemente eliminada da área do corpo que está em atividade.

Saciedade: sensação de satisfação que ocorre após a refeição que inibe a vontade de continuar comendo.

Tríade da mulher atleta: síndrome que consiste em três condições inter-relacionadas que afeta atletas do sexo feminino e mulheres ativas, incluindo irregularidades menstruais, osteoporose e transtornos alimentares.

REFERÊNCIAS BIBLIOGRÁFICAS

1. Ackland TR, Schreiner AB, Kerr DA. Absolute size and proportionality characteristics of World Championship female basketball players. *J Sports Sci*. 1997;15:485–490.
2. Allison DB, Fontaine KR, Manson JE, et al. Annual deaths attributable to obesity in the United States. *JAm Med Assoc*. 1999;282:1530–1538.
3. Astrand PO. Diet and athletic performance. *Fed Proc*. 1967;26:1772–1777.
4. Banack HR, Kaufman JS. The obesity paradox: understanding the effect of obesity on mortality among individuals with cardiovascular disease. *Prev Med*. 2014;62:96–102.
5. Bankoski A, Harris TB, McClain JJ, et al. Sedentary activity associated with metabolic syndrome independent of physical activity. *Diabetes Care*. 2011;34:497–503.
6. Biaggi RR, Vollman MW, Nies MA, et al. Comparison of air-displacement plethysmography with hydrostatic weighing and bioelectrical impedance analysis for the assessment of body composition in healthy adults. *Am J Clin Nutr*. 1999;69:898–903.
7. Boileau RA, Lohman TG. The measurement of human physique and its effect on physical performance. *Orthop Clin North Am*. 1977;8:563–581.
8. Bouchard C, Tremblay A, Despres JP, et al. The response to long-term overfeeding in identical twins. *N Engl J Med*. 1990;322:1477–1482.
9. Bourgois J, Claessens AL, Vrjens J, et al. Anthropometric characteristics of elite male junior rowers. *Br J Sports Med*. 2000;34:213–217.
10. Bray GA. Effect of caloric restriction on energy expenditure in obese patients. *Lancet*. 1969;2:397–400.
11. Brechue WF, Takashi A. The role of FFM accumulation and skeletal muscle architecture and powerlifting performance. *Eur J Appl Physiol*. 2002;86:237–336.
12. Burnett M. Female athlete triad. *Clin Sports Med*. 2005;21:623–636.
13. Calle EE, Rodriguez C, Walker-Thurmond K, et al. Overweight, obesity, and mortality from cancer in a prospectively studied cohort of U.S. adults. *N Engl J Med*. 2003;348:1625–1638.
14. CDC. *Overweight and Obesity*. Atlanta, GA: CDC, 2010. Available at: www.cdc.gov/obesity.
15. CDC. *Adult Obesity Facts*. Atlanta, GA: CDC, 2014. Available at www.cdc.gov/obesity/data/adult.html
16. Chang SH, Stoll CR, Song J, et al. The effectiveness and risks of bariatric surgery: an updated systematic review and meta-analysis. *JAMA Surg*. 2014;149(3):275–287.
17. Cherala SS. Gastric bypass surgeries in New Hampshire, 1996–2007. *Prev Chronic Dis*. 2012;9:110089.
18. Classens AL, Bourgois J, Vrijens J. The relevance of kinanthropometry to rowing performance: the Hazewinkel anthropometric project. *Acta Kinesiologiae Univesitatis Tartuensis*. 2001;6:15S–21S.
19. Curioni CC, Lourenco PM. Long-term weight loss after diet and exercise: a systematic review. *Int J Obes*. 2005;29:1168–1174.
20. Dempster P, Aitkens S. A new air displacement method for the determination of human body composition. *Med Sci Sports Exerc*. 1995;27:1692–1697.
21. Dixon CB, Deitrick RW, Pierce JR, et al. Evaluation on the BOD POD and leg-to-leg bioelectrical impedance analysis for estimating percent body fat in National Collegiate Athletic Association Division III collegiate wrestlers. *J Strength Cond Res*. 2005;19:85–91.
22. Ervin RB. Prevalence of metabolic syndrome among adults 20 years of age and over, by sex, age, race and ethnicity, and body mass index: United States, 2003–2006. National Health Statistics Reports, CDC May 5, 2009.
23. Fairburn CG, Harrison PJ. Eating disorders. *Lancet*. 2003;361:407–416.
24. Figueroa-Colan R, Mayo MS, Treuth MS, et al. Reproducibility of dual-energy X-ray absorptiometry in prepubertal girls. *Obes Res*. 1998;6:262–267.
25. Fleck SJ, Kraemer WJ. *Designing Resistance Training Programs*. 3rd ed. Champaign, IL: Human Kinetics, 2004.
26. Fleck SJ, Mattie C, Martensen HC III. Effect of resistance and aerobic training on regional body composition in previously recreationally trained middle-aged women. *Appl Physiol Nutr Metab*. 2006;31:261–270.
27. Flegal KM, Carroll MD, Ogden CL, et al. Prevalence and trends in obesity among U.S. adults, 1999–2000. *J Am Med Assoc*. 2002;288:1723–1727.
28. Flegal KM, Kit BK, Orpana H, et al. Association of all-cause mortality with overweight and obesity using standard body mass index categories, a systematic review and meta-analysis. *JAMA*. 2013;309:71–82.
29. Flint A, Gregersen NT, Gluud LL, et al. Associations between postprandial insulin and blood glucose responses, appetite sensations and energy intake in normal weight and overweight individuals: a meta-analysis of test meal studies. *Br J Nutr*. 2007;98:17–25.
30. Fontain KR, Redden DT, Wang C, et al. Years of life lost due to obesity. *J Am Med Assoc*. 2003;289:187–193.
31. Fosberg LJ. The relationship between perfectionism, eating disorders and athletes: a review. *Minerva Pediatr*. 2006;58:525–536.
32. Fulton JE, McGuire MT, Casoersen CJ, et al. Interventions for weight loss and weight gain prevention among youth current issues. *Sports Med*. 2001;31:153–165.
33. Helmio M, Victorzon M, Ovaska J, et al. Comparison of short-term outcome of laparoscopic sleeve gastrectomy and gastric bypass in the treatment of morbid obesity: a prospective randomized controlled multicenter SLEEVEPASS study with 6-month follow-up. *Scan J Surg*. 2014;103(3):175–181.
34. Heyward VH, Wagner DR. *Applied Body Composition Assessment*. 2nd ed. Champaign, IL: Human Kinetics, 2004.
35. Housh TJ, Johnson GO, Housh DJ, et al. Estimation of body density in young wrestlers. *J Strength Cond Res*. 2000;14:477–482.
36. Houtkooper LB, Going SB, Sproul J, et al. Comparison of methods for assessing body composition changes over 1 year in postmenopausal women. *Am J Clin Nutr*. 2000;72:401–406.

37. Hu F. Television watching and other sedentary behaviors in relation to risk of obesity and type 2 diabetes mellitus in women. *J Am Med Assoc*. 2003;289:1785–1791.
38. Inacio M, Dipietro L, Visek AJ, et al. Influence of upper-body external loading on anaerobic exercise performance. *J Strength Cond Res*. 2011;25:896–902.
39. Jackson A, Pollock ML. Generalized equations for predicting body density of men. *Br J Nutr*. 1978;40:497–504.
40. Jackson AS, Pollock ML, Ward A. Generalized equations for predicting body density of women. *Med Sci Sports Exerc*. 1980;12:175–182.
41. Jamurtas AZ, Koutedakis Y, Paschalis V, et al. The effects of a single bout of exercise on resting energy expenditure and respiratory exchange ratio. *Eur J Appl Physiol*. 2004;92:393–398.
42. Jayasinghe Y, Grover SR, Zacharin M. Current concepts in bone and reproductive health in adolescents with anorexia nervosa. *Br J Obstet Gynaecol*. 2008;115:304–315.
43. Johansson K, Neovius M, Hemmingsson E. Effects of anti-obesity drugs, diet, and exercise on weight-loss maintenance after a very-low-calorie diet or low-calorie diet: a systematic review and meta-analysis of randomized controlled trials. *Am J Clin Nutr*. 2014;99:14–23.
44. Kannel WB, Cupples LA, Ramaswami R, et al. Regional obesity and risk of cardiovascular disease: the Framingham study. *J Clin Epidemiol*. 1991;44:183–190.
45. Katzmarzyk PT, Church TS, Janssen I, et al. Metabolic syndrome, obesity, and mortality: impact of cardiorespiratory fitness. *Diabetes Care*. 2005;28:391–397.
46. Kostek MA, Pescatello LS, Seip RL, et al. Subcutaneous fat alterations resulting from an upper-body resistance training program. *Med Sci Sports Exerc*. 2007;39:1177–1185.
47. Kraemer WJ, Torine JC, Silvestre R, et al. Body size and composition of National Football League players. *J Strength Cond Res*. 2005;19:485–489.
48. Kraemer WJ, Volek JS, Clark KL, et al. Influence of exercise training on physiological and performance changes with weight loss in men. *Med Sci Sports Exerc*. 1999;31:1320–1329.
49. Kraemer WJ, Volek JS, Clark KL, et al. Physiological adaptations to a weight-loss dietary regimen and exercise programs in women. *J Appl Physiol*. 1997;83:270–279.
50. Krauss RM, Winston M, Fletcher BJ, et al. Obesity: impact on cardiovascular disease. *Circulation*. 1998;980:1472–1476.
51. Lavie CJ, McAuley PA, Church TS, et al. Obesity and cardiovascular diseases—implications regarding fitness, fatness and severity in the obesity paradox. *J Am Coll Cardiol*. 2014;63(14):1345–1354.
52. Leibel RL, Rosenbaum M, Hirsch J. Changes in energy expenditure resulting from altered body weight. *N Engl J Med*. 1995;332:673–674.
53. Lemmer JT, Ivey FM, Ryan AS, et al. Effect of strength training on resting metabolic rate and physical activity: age and gender comparisons. *Med Sci Sports Exerc*. 2001;33:532–541.
54. Lockner DW, Heyward VH, Baumgartner RN, et al. Comparison of air-displacement plethysmography, hydrodensitometry, and dual X-ray absorptiometry for assessing body composition of children 10 to 18 years of age. *Ann NY Acad Sci*. 2000;904:72–78.
55. Mann T, Tomiyama J, Westling E, et al. Medicare's search for effective obesity treatments: diets are not the answer. *Am Psychol*. 2007;62:220–233.
56. Mazzetti S, Douglas M, Yocum A, et al. Effect of explosive versus slow contractions and exercise intensity on energy expenditure. *Med Sci Sports Exerc*. 2007;39:1291–1301.
57. McLeod WD, Hunter SC, Etchison B. Performance measurement and body fat in the high school athlete. *Am J Sports Med*. 1983;11:390–397.
58. Melanson EL, Sharp TA, Seagle HM, et al. Resistance and aerobic exercise have similar effects on 24-h nutrient oxidation. *Med Sci Sports Exerc*. 2002;34:1793–1800.
59. Midorikawa T, Masakatsu K, Beekley MD, et al. High REE in sumo wrestlers attributed to large organ-tissue mass. *Med Sci Sports Exerc*. 2007;39:688–693.
60. Nielsen S, Popkin BM. Patterns and trends in food portion sizes, 1977–1998. *J Am Med Assoc*. 2003;289:450–453.
61. NIH. *Clinical Guidelines on the Identification, Evaluation, and Treatment of Overweight and Obesity in Adults: The Evidence Report*. Bethesda, MD: National Institutes of Health, 1998:51S–209S.
62. O'Rahilly S, Farooqi IS, Yeo GS, et al. Minireview: human obesity—lessons from monogenic disorders. *Endocrinology*. 2003;144:3757–3764.
63. Ode JJ, Pivarnik JM, Reeves MJ, et al. Body mass index as a predictor of percent fat in college athletes and nonathletes. *Med Sci Sports Exerc*. 2007;39:403–409.
64. Ogden CL, Carrol MD, Curtin LR, et al. Prevalence of overweight and obesity in the United States, 1999–2004. *J Am Med Assoc*. 2006;295(13):1549–1555.
65. Pi-Sunyer FX. The obesity epidemic: pathophysiology and consequences of obesity. *Obes Res*. 2002;10:97S–104S.
66. Poehlman ET, Toth PA, Ades PA, et al. Gender differences in resting metabolic rate and noradrenaline kinetics in older individuals. *Eur J Clin Invest*. 1997;27:23–28.
67. Puhl R, Brownell KD. Bias, discrimination, and obesity. *Obes Res*. 2001;9:788–805.
68. Puhl RM, Brownell KD. Psychosocial origins of obesity stigma: toward changing a powerful and pervasive bias. *Obes Rev*. 2003;4:213–227.
69. Ramirez-Campillo R, Andrade DC, Campos-Jara C, et al. Regional fat changes induced by localized muscle endurance resistance training. *J Strength Cond Res*. 2013;27:2219–2224.
70. Ratamess NA, Falvo MJ, Mangine GT, et al. The effect of rest period length on metabolic responses to the bench press exercise. *Eur J Appl Physiol*. 2007;100:1–17.
71. Rolls B, Morris EL, Roe LS. Portion size of food affects energy intake in normal-weight and overweight men and women. *Am J Clin Nutr*. 2002;76:1207–1213.
72. Rolls BJ, Bell A, Thorwart ML. Water incorporated into a food but not served with a food decreases energy intake in lean women. *Am J Clin Nutr*. 1999;70 448–455.
73. Rome ES. Eating disorders. *Obstet Gynecol Clin*. 2003;30:353–377.
74. Serdula MK, Mokdad AH, Williamson DF, et al. Prevalence of attempting weight lost and strategies for controlling weight. *J Am Med Assoc*. 1999;282:1353–1358.
75. Silvestre R, West C, Maresh CM, et al. Body composition and physical performance in men's soccer: a study of a National Collegiate Athletic Association Division I team. *J Strength Cond Res*. 2006;20:177–183.
76. Siri WE. The gross composition of the body. *Adv Biol Med Physiol*. 1956;4:239–280.
77. Slyper AH. Low-density lipoprotein and atherosclerosis. Unraveling the connection. *J Am Med Assoc*. 1994;272:305–308.
78. Stallknecht B, Dela F, Helge JW. Are blood flow and lipolysis in subcutaneous adipose tissue influenced by contractions in adjacent muscles in humans? *Am J Physiol Endocrinol Metab*. 2007;292:E394–E399.
79. Stoving RK, Hangaard J, Hansen-Nord M, et al. A review of hormonal changes in anorexia nervosa. *J Psychiatr Res*. 1999;33:139–152.
80. Stuempfle KJ, Katch FI, Petrie DE. Body composition relates poorly to performance tests in NCAA Division III football players. *J Strength Cond Res*. 2003;17:238–244.
81. Tumilty D. Physiological characteristics of elite soccer players. *Sports Med*. 1993;16:80–96.
82. Ugarkovic D, Matavulj D, Kukolj M, et al. Standard anthropometric, body composition, and strength variables as predictors of jumping performance in elite junior athletes. *J Strength Cond Res*. 2002;16:227–230.
83. Ukkola O, Pöykkö S. Ghrelin, growth and obesity. *Ann Med*. 2002;34:102–108.
84. Utter AC, Goss FL, Swan PD, et al. Evaluation of air displacement for assessing body composition of collegiate rowers. *Med Sci Sports Exerc*. 2003;35:500–505.

85. van Someren KA, Plamer GS. Prediction of 200-m sprint kayaking performance. *Can J Appl Physiol*. 2003;28:505–517.
86. Vescovi JD, Hildebrandt L, Miller W, et al. Evaluation of the BOD POD for estimating percent fat in female college athletes. *J Strength Cond Res*. 2002;16:599–605.
87. Volek JS, Forsythe CE. The case for not restricting saturated fat on a low carbohydrate diet. *Nutr Metab (Lond)*. 2005;2:21.
88. Volek JS, Fernandez ML, Feinman RD, et al. Dietary carbohydrate restriction induces a unique metabolic state positively affecting atherogenic dyslipidemia, fatty acid partitioning, and metabolic syndrome. *Prog Lipid Res*. 2008;47:307–318.
89. Wang Z, Heshka S, Wang J, et al. Magnitude and variation of fat-free mass density: a cellular-level body composition modeling study. *Am J Physiol Endocrinol Metab*. 2003;284:E267–E273.
90. Wardle J, Cooke L. The impact of obesity on psychological well-being. *Best Pract Res*. 2005;19:421–440.
91. Weinsier RL, Schutz Y, Bracco D. Reexamination of the relationship of resting metabolic rate to fat-free mass and to the metabolically active components of fat-free mass humans. *Am J Clin Nutr*. 1992;55:790–794.
92. Weyer C, Walford RL, Harper IT, et al. Energy metabolism after 2 y of energy restriction: the biosphere 2 experiment. *Am J Clin Nutr*. 2000;72:946–953.
93. Weyers AM, Mazzetti SA, Love D, et al. Comparison of methods for assessing body composition changes during weight loss. *Med Sci Sports Exerc*. 2002;34:497–502.
94. Whaley MH, Brubaker PH, Otto RM, eds. *ACSM's Guidelines for Exercise Testing and Prescription*. 7th ed. Philadelphia, PA: Lippincott Williams & Wilkins, 2006.
95. Whitney E, Rolfes SR. *Understanding Nutrition*. 10th ed. Belmont, CA: Thomson/Wadsworth, 2005.
96. Wong SL, Katzmarzyk P, Nichaman MZ, et al. Cardiorespiratory fitness is associated with lower abdominal fat independent of body mass index. *Med Sci Sport Exerc*. 2004;36:286–291.

LEITURA SUGERIDA

Berkman ND, Lohr KN, Bulik C. Outcomes of eating disorders: a systematic review of the literature. *Int J Eat Disord*. 2007;40:293–309.

Burnett M. Female athlete triad. *Clin Sports Med*. 2005;21:623–636.
Fairburn CG, Harrison PJ. Eating disorders. *Lancet*. 2003;361:407–416.
Fulton JE, McGuire MT, Casoersen CJ, et al. Interventions for weight loss and weight gain prevention among youth current issues. *Sports Med*. 2001;31:153–165.
Heyward VH, Wagner DR. *Applied Body Composition Assessment*. 2nd ed. Champaign, IL: Human Kinetics, 2004.
Kannel WB, Cupples LA, Ramaswami R, et al. Regional obesity and risk of cardiovascular disease: the Framingham study. *J Clin Epidemiol*. 1991;44:183–190.
Kostek MA, Pescatello LS, Seip RL, et al. Subcutaneous fat alterations resulting from an upper-body resistance training program. *Med Sci Sports Exerc*. 2007;39:1177–1185.
Lemmer JT, Ivey FM, Ryan AS, et al. Effect of strength training on resting metabolic rate and physical activity: age and gender comparisons. *Med Sci Sports Exerc*. 2001;33:532–541.
Melanson EL, Sharp TA, Seagle HM, et al. Resistance and aerobic exercise have similar effects on 24-h nutrient oxidation. *Med Sci Sports Exerc*. 2002;34:1793–1800.
Serdula MK, Mokdad AH, Williamson DF, et al. Prevalence of attempting weight lost and strategies for controlling weight. *J Am Med Assoc*. 1999;282:1353–1358.
Wong SL, Katzmarzyk P, Nichaman MZ, et al. Cardiorespiratory fitness is associated with lower abdominal fat independent of body mass index. *Med Sci Sports Exerc*. 2004;36:286–291.

REFERÊNCIAS CLÁSSICAS

Brozek J. Physical activity and body composition. *Arh Hig Rada*. 1954;5(2):193–212.
Jackson A, Pollock ML. Generalized equations for predicting body density of men. *Br J Nutr*. 1978;40:497–504.
Jackson AS, Pollock ML, Ward A. Generalized equations for predicting body density of women. *Med Sci Sports Exerc*. 1980;12:175–182.
Katch F, Michael ED, Horvath SM. Estimation of body volume by underwater weighing: description of a simple method. *J Appl Physiol*. 1967;23(5):811–813.
Lohman TG. Biological variation in body composition. *J Anim Sci*. 1971;32(4):647–653.

Capítulo 13

Prescrição de Treinamento Aeróbio e de Força para Saúde e Desempenho Físico

Após a leitura deste capítulo, você deve ser capaz de:

- Discutir sobre os benefícios do treinamento para a saúde
- Explicar e diferenciar os tipos de doença cardiovascular
- Identificar os fatores de risco de doença da artéria coronária (DAC)
- Reconhecer quando é importante obter a autorização médica
- Explicar e aplicar as diretrizes do treinamento aeróbio para a promoção da saúde
- Explicar e aplicar as diretrizes do treinamento resistido para a promoção da saúde
- Elaborar uma sessão para treinamento de resistência e aeróbio
- Discutir os efeitos do destreinamento
- Empregar os princípios da periodização

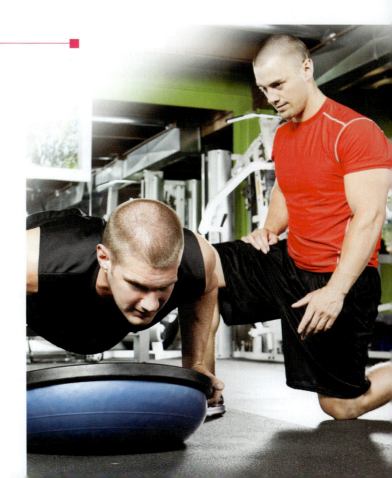

Os atletas treinam para aprimorar o desempenho em seus respectivos esportes. Muitas pessoas, entretanto, treinam não apenas para melhorar o desempenho físico, como também para obter os benefícios para a saúde associados à atividade física. Os **benefícios para o condicionamento físico** consistem em adaptações fisiológicas, como aumento do limiar do lactato, capacidade de salto vertical e força máxima, que potencialmente aumentam o desempenho no esporte ou na atividade. Os **benefícios para a saúde** constituem adaptações fisiológicas – como a diminuição da pressão arterial – que reduzem o risco de desenvolvimento de doença, como a doença cardiovascular. Algumas adaptações fisiológicas promovem benefícios para a saúde e para o condicionamento físico. O aumento do pico do consumo de oxigênio está associado não apenas aos benefícios para o condicionamento físico e melhora do desempenho em esportes de *endurance* como corrida de 800 e 1.500 metros,[42] como também aos benefícios para a saúde relacionados com a diminuição da mortalidade em geral.[14,50,64] A **intensidade do**

treinamento físico é a medida da dificuldade do exercício, enquanto o **volume de treinamento** é a medida da quantidade de trabalho ou exercício realizado. O treinamento físico necessário para promover benefícios para a saúde tem intensidade e volume menores que o necessário para produzir benefícios para a *performance* física. Este capítulo concentra-se nas diretrizes do treinamento aeróbio e resistido para a população em geral, com o objetivo de produzir benefícios para a saúde particularmente relacionados com a doença cardiovascular, bem como benefícios gerais para o condicionamento físico. Também é importante compreender que o treinamento para desempenho nos esportes pode não ser ideal para a saúde do indivíduo. A intensidade e o volume de treinamento necessários para desempenho no esporte pode resultar na suscetibilidade ao *overtraining*, lesões ou doença. Também serão considerados vários tópicos essenciais ao treinamento, inclusive autorização médica, estrutura de uma sessão de treinamento, destreinamento e periodização.

EXERCÍCIO E PREVENÇÃO DE DOENÇA CARDIOVASCULAR

Um dos maiores benefícios para a saúde ocasionados pela prática de exercícios, tanto para atletas quanto para a população em geral, é a prevenção de doença cardiovascular. Nesta seção, consideramos a prevalência de doença cardiovascular nos EUA, os tipos e os fatores de risco relacionados com a doença cardiovascular, inclusive sedentarismo.

Prevalência de doença cardiovascular

Na década de 1970, as doenças cardiovasculares eram as principais causas de morte, responsáveis por mais de 50% de todos os óbitos nos EUA. Em 2004, as doenças cardiovasculares ainda lideravam as causas de morte, no entanto, foram responsáveis por apenas 36,3% de todas as mortes. Mesmo assim, essa taxa se equipara à média de 1 morte a cada 37 segundos.[3] No entanto, a doença cardiovascular ainda é predominante. Em 2012, embora 61% dos adultos de 18 anos ou mais estivessem com uma saúde muito boa ou excelente, 11% dos adultos apresentavam cardiopatias, e 24% eram hipertensos.[13] A tendência a longo prazo de diminuição das mortes decorrentes de doença cardiovascular não tem relação com um fator em particular, mas, provavelmente, com algumas interações de vários fatores relacionados com a prevenção e o tratamento da doença cardiovascular:

- Modificações no estilo de vida como melhora da nutrição, suspensão do tabagismo e prática regular de exercícios que ajudam a evitar a doença cardiovascular
- Desenvolvimento de técnicas médicas que permitem um melhor e mais prematuro diagnóstico

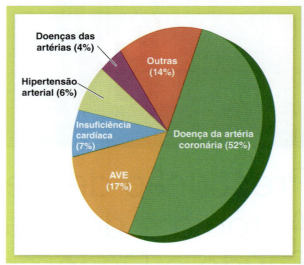

FIGURA 13.1 Análise do percentual de mortes nos EUA (2004) decorrentes de várias doenças cardiovasculares. DAC, AVE, insuficiência cardíaca, hipertensão, doenças das artérias e outras causas, como problemas congênitos do coração, são responsáveis por um número substancial de mortes nos EUA. Observe que a insuficiência cardíaca não é uma causa básica de morte. (De American Heart Association. *Heart Disease and Stroke Statistics* – 2010 Update. Disponível em http://www.americanheart.org/downloadable/heart/12626426574432010%20charts%20FINAL.ppt#482,2,Slide 9. Dados originais de CDC, National Center for Health Statistics.)

- Melhora do cuidado e do tratamento emergencial das vítimas de infarto do miocárdio e acidente vascular encefálico (AVE)
- Aprimoramento das técnicas médicas de tratamento (cirurgia de revascularização, angioplastia e *stents* farmacológicos)
- Evolução das medicações para tratamento a longo prazo.

Todos esses fatores resultaram na diminuição de mortes de vários tipos das doenças cardiovasculares.

Tipos de doença cardiovascular

Existem vários tipos de doença cardiovascular, sendo a doença da artéria coronária responsável por mais de 50% de todas as mortes associadas a problemas cardiovasculares (Figura 13.1). Aqui, o estudo se concentrará apenas na doença arterial coronariana (DAC), AVE, insuficiência cardíaca, hipertensão e doença arterial periférica (DAP), todas afetadas pelas escolhas do estilo de vida.

Doença da artéria coronária

As artérias coronárias suprem o tecido cardíaco com sangue. Se uma artéria coronária for bloqueada, o tecido cardíaco não recebe o oxigênio e os nutrientes necessários. Um bloqueio pequeno ou parcial de uma artéria coronária resulta em **isquemia**, ou insuficiente fornecimento de sangue para o tecido suprido pela artéria (Figura 13.2). A isquemia pode acontecer a qualquer momento, porém o tecido cardíaco é especialmente vulnerável durante atividade física ou momentos de estresse, quando as demandas de oxigênio para o coração são maiores. A isquemia pode produzir forte dor torácica, ou

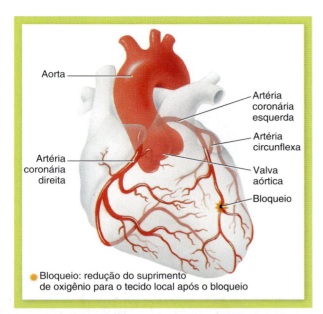

FIGURA 13.2 As artérias coronárias suprem o tecido cardíaco com oxigênio e nutrientes. O bloqueio de uma artéria coronária decorrente da aterosclerose resulta em isquemia do tecido cardíaco mesmo após ser restabelecido o suprimento pela artéria. (Adaptada de ilustração fornecida por Anatomical Chart Co.)

angina do peito. Se uma artéria coronária for gravemente ou totalmente bloqueada, a isquemia se torna séria o bastante para ocasionar o **infarto do miocárdio**, mais comumente conhecido como ataque cardíaco. Durante o infarto do miocárdio, a falta de sangue e oxigênio por alguns minutos leva à morte, ou necrose, das células do miocárdio. Dependendo da extensão da necrose das células do miocárdio (*i. e.*, morte celular), o resultado será incapacidade leve, moderada ou grave. Em casos menos graves de infarto do miocárdio, a pessoa afetada pode ficar sem saber que teve a isquemia do coração até semanas ou meses depois do ocorrido. Quanto mais longa a duração da isquemia, maior a necrose miocárdica. Essa é a razão pela qual é importante que a pessoa que sofreu infarto do miocárdio receba atenção médica o mais rápido possível.

A **doença arterial coronariana (DAC)** é um processo que causa eventual bloqueio e endurecimento das artérias que suprem o tecido cardíaco com sangue, conforme já discutido antes. O bloqueio é causado por **aterosclerose**: estreitamento progressivo de uma artéria decorrente da formação de placas de gordura na parede interior da artéria. A aterosclerose pode ocorrer em qualquer vaso sanguíneo, mas quando acomete a artéria coronária é chamada de DAC. Com a progressão do estreitamento, o mesmo acontece com a extensão da isquemia, resultando, eventualmente, em infarto do miocárdio. A aterosclerose e a **arteriosclerose**, ou espessamento e perda da elasticidade da parede da artéria, são o resultado da inflamação crônica de baixo grau das paredes dos vasos sanguíneos. Devido à inflamação, uma placa ou um aglomerado composto por células musculares da camada intermediária da parede arterial, lipídios do sangue e tecido conjuntivo se desenvolve no interior da parede arterial (Boxe 13.1). O acúmulo de placas leva ao estreitamento da artéria (aterosclerose) e arteriosclerose, pois a placa é menos elástica que o tecido da parede arterial normal. A presença de doença cardiovascular também aumenta a chance de um **trombo** ou coágulo sanguíneo bloquear de maneira parcial ou completa uma artéria.

AVE

Acidente vascular encefálico (AVE) é a falta de suprimento sanguíneo para uma porção do encéfalo é a causa principal de invalidez nos EUA.[7] Similar ao infarto do miocárdio, o AVE promove a necrose do tecido cerebral. A parte do encéfalo danificada determina os sintomas resultantes. O AVE pode afetar os sentidos, a memória recente e antiga e os padrões da fala. A paralisia de um lado do corpo também é um sintoma comum de AVE.

O AVE *isquêmico*, similar à isquemia cardíaca, resulta em falta de fornecimento de sangue para uma área em particular do encéfalo devido ao bloqueio em algum vaso sanguíneo. O AVE isquêmico pode ser consequência de trombose cerebral (um trombo, ou coágulo, desenvolve-se em um vaso do encéfalo). Um local comum de desenvolvimento de trombo é onde a aterosclerose se desenvolveu. A embolia cerebral é o resultado de glóbulos de gordura, um pequeno pedaço de tecido ou um coágulo de sangue que se soltou de outra região do corpo, o qual é transportado pelo sangue até o encéfalo, bloqueando, eventualmente, o vaso sanguíneo cerebral.

A interrupção de fluxo sanguíneo também pode causar ruptura de um vaso sanguíneo, o que é chamado de AVE *hemorrágico*. Quando uma *artéria* cerebral se rompe, denomina-se *hemorragia cerebral*. Se um vaso sanguíneo na superfície do encéfalo sofre ruptura, denomina-se *hemorragia subaracnoide*. As hemorragias não apenas interrompem o fluxo de sangue para a área do encéfalo suprida pelo vaso, como também levam ao acúmulo de sangue na cavidade craniana, ocasionando elevação da pressão que, por sua vez, pode danificar ainda mais o tecido encefálico. Fatores de predisposição à hemorragia são hipertensão (aumento da pressão arterial) e dano aterosclerótico que cria um ponto fraco na parede do vaso sanguíneo.

Insuficiência cardíaca

Insuficiência cardíaca é o comprometimento da capacidade dos ventrículos de se contrair a ponto de produzir débito cardíaco insuficiente para atender às necessidades de oxigênio do corpo. A insuficiência cardíaca aguda pode ser consequência de um infarto do miocárdio causado por substância tóxica, droga ou bloqueio de artéria coronária. A insuficiência cardíaca crônica é o comprometimento da função cardíaca decorrente dos efeitos a longo prazo de fatores como hipertensão, pequenas isquemias cardíacas múltiplas ou infecção viral.

O aumento do volume de sangue decorrente da retenção líquida pelos rins é uma resposta frente à diminuição gradativa do débito cardíaco ocasionada pela insuficiência cardíaca crônica. Com a insuficiência cardíaca moderada, o aumento do volume sanguíneo possibilita a manutenção do débito cardíaco normal, contudo à custa de pressão arterial mais

Boxe 13.1 Você sabia?
Desenvolvimento de placa

O desenvolvimento de placa resultando em aterosclerose e arteriosclerose é causado por uma infecção crônica de baixo grau das paredes arteriais.[1] Esse processo começa com os monócitos, um tipo de leucócito, que se fixa na área entre as células endoteliais que revestem o interior da parede arterial. Os monócitos se diferenciam em macrófagos, os quais são capazes de destruir enzimaticamente o material celular. Os macrófagos englobam o LDLC oxidado e, devagar, se tornam células espumosas debaixo do revestimento endotelial, formando faixas de gordura.[2] As células da musculatura lisa da camada do meio da parede arterial também vão gradativamente se acumulando debaixo da parede endotelial. Muitas vezes, as células endoteliais se desprendem da parede arterial, expondo o tecido conjuntivo subjacente. As plaquetas são atraídas para o tecido da parede arterial exposto e o LDL-C é depositado na placa.

À medida que a placa vai se formando, o interior do vaso vai se tornando cada vez mais estreito. A placa apresenta uma capa fibrosa, a qual pode ajudar a formar os aglomerados de placa estáveis ou propensos à ruptura. As placas propensas à ruptura apresentam fina capa fibrosa, muitas células espumosas e baixa densidade de células de músculo liso. Se a placa se romper, enzimas proteolíticas serão liberadas, degradando a estrutura celular e produzindo trombo ou coágulo sanguíneo. O trombo, quando grande o suficiente, pode bloquear a artéria. Assim, a formação da placa causa aterosclerose (estreitamento da artéria) e arteriosclerose (endurecimento da artéria, pois a placa é menos elástica que a parede arterial saudável), aumentando a chance de desenvolvimento de trombo.

Referências
1. Romero FI, Khamashta MA, Hughe GRV. Lipoprotein(a) oxidation and autoantibodies: a new path in atherothrombosis. *Lupus*. 2000;9:206–209.
2. Ross R. Atherosclerosis—an inflammatory disease. *N Eng J Med*. 1999;340:115–126.

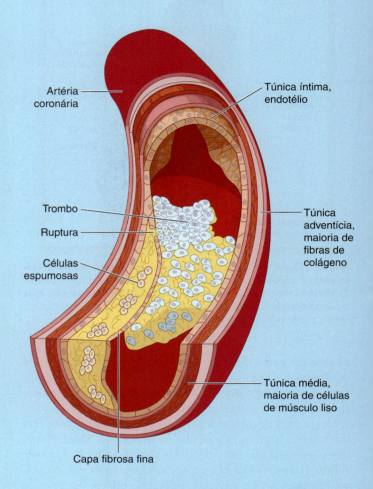

elevada, o que intensifica a quantidade de trabalho que os ventrículos devem realizar para conservar o débito cardíaco. O aumento do trabalho dos ventrículos promove a hipertrofia ventricular (ver Capítulo 6). A pressão arterial mais elevada resulta também em acúmulo de líquido ou edema. O edema pode ocorrer nos tornozelos e nas pernas ou nos pulmões, o qual é referido como edema pulmonar. Quando não tratada de maneira apropriada, a insuficiência cardíaca crônica agrava-se cada vez mais. Mesmo com a hipertrofia ventricular e o aumento do volume de sangue, eventualmente, os ventrículos não conseguem desenvolver força suficiente para manter o débito cardíaco.

Hipertensão

Aproximadamente 76 milhões de americanos apresentam **hipertensão** ou pressão arterial elevada em repouso.[72] É definida como a pressão arterial sistólica e diastólica em repouso igual ou acima de 140 e 90 mmHg, respectivamente, ou como a necessidade de tomar medicamentos anti-hipertensivos. Com uma pressão arterial elevada, o trabalho do coração para bombear sangue pelo corpo se intensifica, resultando em maior demanda de oxigênio do tecido cardíaco. A hipertensão crônica também aumenta a tensão sobre as artérias e arteríolas. Com uma pressão arterial mais elevada, há um risco maior não apenas de insuficiência cardíaca, como também de aterosclerose e, também, de doença vascular periférica e insuficiência renal. Sendo assim, não é surpreendente que a hipertensão seja um fator importante para a saúde cardiovascular. Foram desenvolvidas diretrizes para definição de hipertensão em adultos. Como se podia esperar, à proporção que a pressão arterial de repouso se eleva, o mesmo ocorre com a classificação da gravidade da hipertensão (Tabela 13.1).

Tabela 13.1 Classificação da pressão arterial do adulto em repouso.

Classificação	Pressão sistólica (mmHg)	Pressão diastólica (mmHg)
Normal	< 120	< 80
Pré-hipertensão	120 a 139	80 a 89
Hipertensão de estágio 1	140 a 159	90 a 99
Hipertensão de estágio 2	≥ 160	≥ 100

Reimpressa com permissão de Seventh Report of the Joint National Committee on Prevention, Detection, Evaluation, and Treatment of High Blood Pressure. *Hypertension*. 2003; 42:12061252.

Em parte, a pressão arterial de repouso depende do tamanho do corpo. Portanto, crianças e adolescentes jovens normalmente apresentam pressão arterial mais baixa que os adultos. Além disso, cerca de 65 a 75% dos casos de hipertensão em homens e mulheres, respectivamente, são decorrentes de sobrepeso ou obesidade.[33] A hipertensão afeta muitas pessoas. Em geral, 1 a cada 3 adultos norte-americanos é hipertenso, porém a hipertensão e a doença cardíaca são mais prevalentes em determinados segmentos da população norte-americana. Afro-americanos demonstram incidência mais alta de hipertensão que os descendentes de mexicanos e caucasianos.[3] Consequentemente, os afro-americanos apresentam incidência mais elevada de mortes decorrentes de doença cardíaca, AVE fatais, não fatais e doença renal em fase terminal.

Apesar da prevalência e das consequências graves da hipertensão, suas causas não são muito bem entendidas. Aproximadamente 90% dos casos de hipertensão são definidos como essenciais ou idiopáticos, o que quer dizer que a causa exata não é conhecida.[17] Apesar disso, entretanto, existem fatores de risco conhecidos associados à hipertensão:[3]

- Sedentarismo
- Sobrepeso e obesidade
- Hereditariedade, inclusive ancestralidade racial
- Sexo masculino
- Avanço da idade
- Sensibilidade ao sódio
- Uso de derivados do tabaco
- Consumo excessivo de álcool
- Estresse psicológico
- Diabetes
- Utilização de contraceptivos orais
- Gravidez.

Doença arterial periférica

A **doença arterial periférica (DAP)** consiste na presença de aterosclerose na circulação periférica, resultando em uma redução do fluxo sanguíneo na área afetada. A prevalência de DAP aumenta com a idade[75] e os dados mostram que aqueles com DAP apresentam 6,6 vezes mais chance de morrer de doença cardiovascular do que aqueles que não apresentam DAP.[75] O desenvolvimento e os fatores de risco de DAP são similares aos da DAC. A claudicação intermitente – dor muscular que ocorre durante o exercício – é um sintoma primário de DAP e um fator de risco para DAC. As panturrilhas são logo afetadas, porém toda a perna e as nádegas também podem ser acometidas. A DAP causa dor em um ou ambos os membros inferiores ao deambular, porém, normalmente diminui e, em geral, desaparece com o repouso. Algumas pessoas com DAP se tornam tão descondicionadas que ficam confinadas em casa, e em casos graves, a isquemia ocorre até mesmo em repouso, o que requer cirurgia e, dependendo da gravidade, amputação.[2] Pelo fato de os mecanismos do desenvolvimento aterosclerótico na periferia, inclusive nos membros inferiores, serem os mesmos da DAC, não é surpreendente que os fatores de risco para ambos sejam similares. O tratamento inclui um programa de exercícios, medicação e, em casos graves, cirurgia de revascularização periférica se o exercício e a medicação não adiantarem.[18,38] Tanto o treinamento de resistência como o aeróbio são normalmente prescritos como parte do programa de exercícios para o tratamento de DAP.[2]

Revisão rápida

- As doenças cardiovasculares são a principal causa de morte nos EUA
- A aterosclerose e a arteriosclerose dos vasos coronários podem resultar em resposta isquêmica, infarto do miocárdio, AVE ou DAP
- A hipertensão é um fator de contribuição para aterosclerose e arteriosclerose.

DAC | Fatores de risco

Os **fatores de risco primários ou principais** são aqueles fortemente associados à DAC. A American Heart Association (www.americanheart.org) classifica os principais fatores de risco em 2 categorias: aqueles que podem ser afetados por mudanças no estilo de vida e aqueles sobre os quais não temos controle. Os fatores de risco principais incontroláveis são avanço da idade, sexo masculino e hereditariedade. O avanço da idade é um fator de risco, pois leva anos ou até mesmo décadas para que a DAC se desenvolva a certa gravidade em que os sintomas se tornam aparentes. Assim, cerca de 82% das pessoas que morrem de DAC apresentam 65 anos de idade ou mais. Ser homem é um fator de risco, pois em geral os homens apresentam risco mais elevado de infarto do miocárdio que as mulheres e são acometidos em momento mais cedo na vida. Isso vale mesmo após a mulher entrar na fase da menopausa, quando a taxa de morte decorrente de doenças do coração aumenta para elas, mas ainda continua menor que a dos homens. Se há história de DAC, infarto do miocárdio ou AVE na família, o risco de desenvolvimento das mesmas doenças é maior; logo, a hereditariedade é um fator de risco. A hereditariedade também é um fator de risco pois, como já discutido anteriormente, algumas raças demonstram risco mais elevado de doença cardíaca e hipertensão que outras. Os fatores de risco controláveis principais associados ao comportamento indesejável são:

- Tabagismo
- Perfil lipídico sanguíneo ruim
- Hipertensão
- Obesidade e sobrepeso
- Diabetes melito
- Sedentarismo.

Outros fatores controláveis que contribuem para o aumento do risco de DAC incluem estresse psicológico e consumo de álcool, bem como dieta e nutrição. O estresse psicológico pode ser um fator contribuinte para o risco de DAC, pois pode afetar outros fatores de risco. Pessoas sob estresse podem reagir exageradamente (resultando em aumento de peso), começar a fumar ou fumar mais (se já for tabagista). Embora o consumo moderado de álcool de 1 *drink* (1 *drink* = 120 mℓ de vinho ou 350 mℓ de cerveja) por dia para mulheres ou 2 *drinks* por dia para homens possa reduzir o risco cardiovascular, a ingestão excessiva de álcool eleva a pressão arterial e o nível dos triglicerídios sanguíneos e contribui para a insuficiência cardíaca. A dieta com pouca gordura saturada, não excessiva em calorias totais e que supre todos os micro e macronutrientes essenciais ajuda a reduzir o risco de DAC. Embora os fatores mencionados (como estresse, consumo de álcool em excesso, dieta desequilibrada) contribuam para o risco de DAC, eles não são considerados fatores de risco primários. Na seção seguinte, serão tratados os fatores de risco principais que podem ser diretamente afetados pela atividade física.

Perfil lipídico sanguíneo

Os lipídios, inclusive colesterol e triglicerídios, são insolúveis no sangue. Para torná-los solúveis no sangue de modo que possam ser transportados por todo o corpo, os lipídios são agrupados com proteína. **Lipoproteína** refere-se aos grupos de proteínas e lipídios encontrados no sangue. O **colesterol ligado à lipoproteína de baixa densidade (LDL-C)** é produzido pelo fígado para transportar colesterol e triglicerídios para os tecidos do corpo para que sejam utilizados. O fígado também produz o **colesterol ligado à lipoproteína de alta densidade (HDL-C)**, porém o propósito do HDL-C é transportar lipídios das células do corpo de volta ao fígado. LDL-C e HDL-C, como os próprios nomes sugerem, apresentam densidades diferentes. A proteína é mais densa que o lipídio. O LDL-C tem densidade mais baixa que o HDL-C, pois contém níveis mais altos de colesterol e triglicerídios e menos proteína que o HDL-C. A molécula de colesterol ou o tipo de colesterol não difere entre o LDL-C e HDL-C.

A **dislipidemia** é um volume anormal de lipídios no sangue. Em países desenvolvidos, a dislipidemia normalmente refere-se a níveis perigosamente altos de lipídios no sangue ou hiperlipidemia. A elevação do colesterol sanguíneo, o aumento do LDL-C e a diminuição do HDL-C estão associados ao risco mais elevado de DAC (Tabela 13.2). As altas concentrações de colesterol e LDL-C estão relacionadas com desenvolvimento de aterosclerose, pois estão envolvidos na formação de placas, sendo depositados nelas. O HDL-C, entretanto, não tende a se acumular nas placas, portanto, altos níveis de HDL-C não têm ligação com o desenvolvimento de aterosclerose. A lipoproteína de densidade muito baixa (VLDL-C) também é produzida pelo fígado e relacionada com aumento do risco cardiovascular.

Tabela 13.2 Nível do risco de DAC decorrente de fatores de risco selecionados.

Fator de risco	Baixo risco	Algum risco	Risco sério
Perfil lipídico sanguíneo			
Colesterol total (mg/dℓ)	< 200	200 a 239	≥ 240
LDL-C (mg/dℓ)	< 130	130 a 159	≥ 160
HDL-C (mg/dℓ)	≥ 60	40 a 59	< 40
Triglicerídios (mg/dℓ)	< 150	150 a 199	≥ 200
Hipertensão de repouso			
Pressão sistólica (mmHg)	< 120	120 a 139	≥ 140
Pressão diastólica (mmHg)	< 80	80 a 89	≥ 90
Sobrepeso e obesidade (IMC [kg/m²])	< 25	25 a 29,9	≥ 30
Glicose plasmática em jejum (mg/dℓ)	< 100	100 a 125	≥ 126
Atividade física (min/dia; moderada a vigorosa na maioria dos dias da semana)	30 a 60	15 a 29	< 15

Reimpressa com permissão da American Heart Association 2008 (www.americanheart.org).

A relação entre o colesterol total e o HDL-C (colesterol total/HDL-C) também é usada como indicador de risco cardiovascular. A razão baixa é indicativa de risco cardiovascular menor e pode ser um achado da diminuição do colesterol total, do aumento do HDL-C ou de ambos. A razão entre o colesterol total e o HDL-C de 3 ou menos indica baixo risco, enquanto a de 5 ou mais aponta alto risco. Desse modo, não apenas os valores do colesterol e HDL-C, como também suas relações indicam aumento do risco de DAC.

Hipertensão

A hipertensão de repouso aumenta o trabalho e as necessidades de oxigênio do coração conforme ejeta sangue na circulação periférica. A hipertensão também está associada ao desenvolvimento de aterosclerose e, consequentemente, de DAC. A hipertensão não apenas aumenta as necessidades de oxigênio do coração em repouso, como também resulta em elevação da pressão arterial e das necessidades cardíacas de oxigênio durante o exercício. Além disso, também está associada à DAC, o que diminui o fornecimento de oxigênio para o tecido cardíaco. Todos esses fatores propiciam o infarto do miocárdio. Portanto, a hipertensão tem relação com diversos fatores que acentuam o risco cardiovascular. Devido a todos os fatores mencionados, conforme aumenta a pressão arterial em repouso, também aumenta o risco de desenvolver doença cardiovascular (Tabela 13.2).

Obesidade e sobrepeso

Nos EUA, em 2012, 35% dos adultos estavam com sobrepeso e 28% estavam obesos.[13] O excesso de gordura corporal (ver Capítulo 12) resultando em obesidade ou sobrepeso aumenta o risco de infarto do miocárdio e AVE mesmo que outros fatores de risco não estejam presentes. A massa corporal maior, decorrente do excesso de gordura no corpo, acentua o trabalho cardíaco, eleva a pressão arterial e o nível de colesterol, reduz o HDL-C e torna o desenvolvimento de diabetes melito mais provável. Desse modo, a obesidade e o sobrepeso afetam outros fatores de risco importantes, aumentando o risco cardiovascular como um todo e o desenvolvimento de DAC. Em geral, a obesidade (IMC ≥ 30 kg/m²) e o sobrepeso (IMC 25,0-29,9 kg/m²) podem ser definidos pelo índice de massa corporal (IMC). No entanto, o IMC não leva em consideração a composição corporal; assim, em muitos indivíduos, o valor do IMC e a avaliação direta da gordura corporal podem produzir resultados diferentes, como a presença da obesidade ou estar com sobrepeso (ver Capítulo 12).

Diabetes melito

Nos EUA, em 2012, 9% dos adultos estavam diabéticos.[13] O diabetes aumenta o risco de desenvolvimento de DAC e o risco de infarto do miocárdio ou AVE, mesmo que os níveis de glicose sanguínea estejam controlados por dieta, exercício ou medicamentos. Se o nível da glicose no sangue não está controlado, o risco cardiovascular é ainda maior. Isso faz com que pelo menos 65% das pessoas portadoras de diabetes morram de algum tipo de doença cardíaca ou vascular.

Há vários tipos de diabetes melito. Noventa por cento dos casos são do Tipo 2 e 5 a 10% dos casos são do Tipo 1.[4] O Tipo 1 resulta no mau funcionamento do pâncreas em produzir insulina. O Tipo 2 é o resultado da resistência à insulina pelo músculo esquelético, fígado e tecido adiposo em combinação com uma produção de insulina insuficiente pelo pâncreas. Uma característica comum do Tipo 2 é a gordura em excesso na parte superior do corpo. O **pré-diabetes** é caracterizado por níveis de glicose no sangue mais elevados do que o normal em resposta à ingestão de carboidrato e/ou glicose elevada no sangue (100 a 125 mg/dℓ) em um estado de jejum.[6] Essa condição resulta em maior risco de desenvolver o diabetes melito Tipo 2. O diabetes gestacional refere-se ao desenvolvimento de diabetes durante a gravidez e é discutido no Capítulo 16. Todos os tipos de diabetes melito aumentam o risco de desenvolver doença cardiovascular. O American College of Sports Medicine recomenda que tanto o treinamento aeróbio como o de resistência com pouco peso sejam realizados para ajudar no controle do diabetes. Tanto o treinamento aeróbio[1,47] como o de resistência[25,79] podem aumentar a sensibilidade à insulina e reduzir os níveis de glicose no sangue em jejum. Assim, ambos os tipos de treinamento foram recomendados por especialistas da saúde para ajudar no controle dos níveis de glicose no sangue.

Sedentarismo

O sedentarismo é um importante fator de risco de DAC. A atividade física, por outro lado, diminui o risco de DAC, pois promove muitas adaptações fisiológicas positivas que controlam o surgimento e/ou a gravidade da DAC. Muitas adaptações fisiológicas no sistema circulatório e nos músculos esqueléticos, como resultado do treinamento físico, já foram discutidas nos capítulos anteriores. Aqui vamos nos concentrar nas adaptações que afetam os principais fatores de risco de DAC. Tanto o treinamento aeróbio quanto o de força não apenas reduzem o risco de desenvolver DAC, como também o risco cardiovascular total. Homens que correm 1 hora por semana, ou que levantam peso 30 minutos ou mais por semana, ou que remam por 1 hora ou mais semanalmente demonstram redução geral do risco cardiovascular de 42, 23 e 18%, respectivamente.[76]

Tanto o treinamento aeróbio quanto o resistido influenciam de maneira positiva o perfil lipídico sanguíneo. A adaptação mais comum no lipídio sanguíneo decorrente do treinamento aeróbio (ocorrendo em cerca de 40% dos estudos realizados sobre treinamento) é a elevação de 4,6% no nível de HDL-C. Com menos frequência, ocorrem quedas aproximadas de 5% do nível do LDL-C, de 3,7% dos triglicerídios e 1% (sem importância estatística) do colesterol total.[53] Alterações positivas no perfil lipídico sanguíneo ocorrem em virtude de alguns, mas não de todos, programas de treinamento com peso.[26,66,70] Por exemplo, durante 14 semanas de treinamento resistido, mulheres de 27 anos de idade demonstraram quedas consideráveis no nível de colesterol total de 9%, no de LDL-C de 14% e na relação entre o colesterol total e o HDL-C de 14%, porém nenhuma mudança significativa no HDL-C nem nos níveis de triglicerídios.⁶⁶ As alterações no perfil lipídico sanguíneo podem ser mais aparentes quando o treinamento é acompanhado por orientação dietética que tem como objetivo a diminuição da gordura total e da gordura saturada e o aumento da ingestão de gordura insaturada. As razões para as alterações inconsistentes no perfil lipídico sanguíneo decorrentes do treinamento incluem as medidas iniciais do lipídio sanguíneo (se estão normais no início do treinamento, as adaptações positivas podem ser menos evidentes), duração, intensidade e volume do programa de treinamento. Mesmo que as mudanças no perfil lipídico sanguíneo não ocorram com todos os programas de treinamento resistido e aeróbio, aceita-se que ambos os tipos de programa sejam potencialmente capazes de causar impactos positivos sobre o perfil lipídico e, assim, reduzir o risco de DAC.

A metanálise mostra que os programas de treinamento aeróbio reduzem a pressão arterial sistólica e diastólica de repouso em média 3 a 4 mmHg e 2 a 3 mmHg, respectivamente.[23,84] Da mesma maneira, uma metanálise revela que os programas de treinamento resistido diminuem a pressão sistólica e diastólica de repouso em média 3 mmHg.[19,48] Assim, tanto o treinamento aeróbio quanto o resistido conseguem reduzir a pressão arterial de repouso. O American College of Sports Medicine recomenda que, para prevenir e tratar a hipertensão, o treinamento, principalmente de *endurance* (aeróbio), é necessário, complementado pelo resistido.[64] É importante observar que, essas reduções podem ser mais aparentes nas pessoas hipertensas no início do programa.

O sobrepeso e a obesidade estão em proporções epidêmicas na população norte-americana. Tanto o treinamento aeróbio quanto o resistido aumentam o gasto calórico durante e após o treinamento (ver Capítulo 12). Os 2 tipos de treinamento também podem resultar em diminuição do percentual de gordura corporal e aumento da massa corporal sem gordura, esse último especialmente aparente em resposta ao treinamento resistido. Dessa maneira, os 2 tipos de treinamento são capazes de diminuir a obesidade, sobretudo por meio da redução da gordura corporal. Em geral, as pesquisas mostram que a atividade física pode afetar positivamente quase todos os principais fatores de risco controláveis para DAC.

O diabetes eleva drasticamente o risco de desenvolvimento de DAC. O American College of Sports Medicine recomenda que tanto o treinamento aeróbio quanto o resistido de baixo volume sejam realizados para ajudar a manter o controle do diabetes. Os 2 tipos de treinamento[1,47,25,79] são capazes de aumentar a sensibilidade à insulina e de diminuir os níveis de glicose em jejum. Portanto, os 2 tipos de treinamento são recomendados pelos especialistas em saúde para ajudar a controlar os níveis sanguíneos de glicose. Além disso, pesquisas vêm mostrando que a atividade física afeta de maneira positiva praticamente todos os principais fatores de risco controláveis de DAC.

AUTORIZAÇÃO MÉDICA

Embora encarada por alguns como um obstáculo ao começo de um programa de exercícios, a autorização médica é recomendada antes de dar início à prática de exercícios. É especialmente importante para aqueles que apresentam contraindicações à prática de exercícios pelas seguintes razões:

- Algumas pessoas apresentam sérias contraindicações médicas ao exercício e não devem praticá-lo de modo algum
- Certos indivíduos apresentam risco mais alto de doenças, como doença cardiovascular, em razão de idade, sintomas, ou fatores de risco, devendo ser submetidos ao teste de esforço antes de dar início ao programa de exercícios
- Alguns apresentam diagnóstico de determinadas doenças e devem apenas se exercitar sob supervisão médica
- As informações obtidas pela avaliação médica são úteis na prescrição do tipo apropriado de exercício
- Algumas medidas clínicas, como pressão arterial, perfil lipídico sanguíneo e composição corporal, podem ser usadas para estabelecer o estado de saúde inicial e determinar o progresso do estado de saúde
- Para algumas pessoas, as medidas clínicas do estado de saúde podem ser motivacionais e aumentam a adesão ao programa de exercícios
- Avaliações médicas periódicas são úteis para o diagnóstico precoce de doenças, como doença cardiovascular, câncer e diabetes, quando as chances de sucesso do tratamento são as mais altas.

Avaliação médica

A necessidade e a duração de uma avaliação médica antes de começar um programa de exercícios são determinadas pelo risco de doença de um indivíduo.[2] Geralmente, é aceito que muitas pessoas sedentárias aparentemente saudáveis possam começar um programa de exercício de intensidade baixa a moderada sem avaliação médica abrangente.[2] O Questionário de Triagem de Pré-participação do American College of Sports Medicine/American Heart Association pode ser usado como uma triagem inicial para determinar o risco cardiovascular

---

Revisão rápida

- Os principais fatores de risco cardiovasculares não controláveis são idade avançada, sexo masculino e hereditariedade
- Os principais fatores de risco cardiovasculares controláveis são tabagismo, baixo perfil lipídico sanguíneo, hipertensão, obesidade, diabetes melito e sedentarismo
- A atividade física reduz o risco cardiovascular afetando positivamente todos os outros fatores de risco cardiovasculares controláveis.

Avalie sua condição de saúde marcando um "X" em todas as afirmações *verdadeiras*

Histórico
Você já teve/fez:
___ um ataque cardíaco
___ uma cirurgia cardíaca
___ um cateterismo cardíaco
___ uma angioplastia coronária (PTCA)
___ um marca-passo/desfibrilador cardíaco implantável/arritmia cardíaca
___ doença valvar cardíaca
___ insuficiência cardíaca
___ transplante de coração
___ doença cardíaca congênita

*Se você marcou um "X" em qualquer uma das afirmações nesta seção, consulte seu médico ou outro provedor de assistência médica antes de começar a se exercitar. Pode ser que você precise realizar sua atividade física em um estabelecimento que forneça atendimento de uma **equipe médica qualificada.***

Sintomas
___ Você já sentiu desconforto no peito ao fazer um esforço
___ Você já sentiu falta de ar sem motivo
___ Você já teve tontura, desmaio ou inconsciência
___ Você já teve inchaço no tornozelo
___ Você já teve a sensação desagradável de uma forte ou acelerada frequência cardíaca
___ Você toma medicamentos para o coração

Outros problemas de saúde
___ Você tem diabetes
___ Você tem asma ou outra doença pulmonar
___ Você sente queimação ou espasmos em suas panturrilhas ao caminhar uma curta distância
___ Você tem problemas musculoesqueléticos que limitam sua atividade física
___ Você se preocupa se o exercício é seguro
___ Você toma medicamentos prescritos
___ Você está grávida

Fatores de risco cardiovascular
___ Você é um homem de ≥ 45 anos
___ Você é uma mulher de ≥ 55 anos
___ Você fuma ou parou de fumar nos últimos 6 meses
___ Sua pressão arterial é ≥ 140/90 mmHg
___ Você não sabe sua pressão arterial
___ Você toma medicamentos para a pressão
___ Seu nível de colesterol no sangue é ≥ 200 mg/dℓ
___ Você não sabe seu nível de colesterol no sangue
___ Você tem um parente próximo que teve ataque cardíaco ou foi submetido à cirurgia cardíaca antes dos 55 anos (pai ou irmão) ou dos 65 anos (mãe ou irmã)
___ Você não é ativo fisicamente (ou seja, pratica < 30 minutos de atividade física pelo menos 3 dias por semana)
___ Você tem um índice de massa corporal ≥ 30 kg/m^2
___ Você tem pré-diabetes
___ Você não sabe se tem pré-diabetes

*Se você marcou um "X" em duas ou mais das afirmações nesta seção, deve consultar seu médico ou outro provedor de assistência médica como parte de um bom cuidado médico e progredir gradualmente em seu programa de exercícios. Pode ser benéfico para você praticar atividade física em um estabelecimento que tenha uma **equipe de profissionais do exercício qualificada** para guiá-lo em seu programa.*

___ Nenhuma das anteriores

Você deve estar apto a se exercitar com segurança sem consultar seu médico ou outro provedor de assistência médica em um programa de auto-orientação ou qualquer estabelecimento que atenda às necessidades de seu programa de exercícios.

FIGURA 13.3 Formulário do Questionário de Triagem de Pré-participação do American College of Sport Medicine Health/American Heart Association. Esse questionário pode ser usado como um método de triagem inicial para doença cardiovascular. (Modificada do American College of Sports Medicine Position Stand, American Heart Association. Recommendations for cardiovascular screening, staffing and emergency policies and health fitness facilities. *Med Sci Sports Exerc.* 1998;30(6):1009–1018.).

e se um indivíduo pode ou não começar um programa de exercícios sem antes consultar um médico (Figura 13.3). Se o indivíduo responder sim para uma ou mais perguntas no PAR-Q, ele deve consultar um médico antes de começar um programa de exercícios. Um profissional de atividade física/saúde ou outros profissionais de cuidados com a saúde deve revisar o PAR-Q para determinar se outros fatores de risco, descritos na Tabela 13.3, indicam a necessidade de uma avaliação médica antes de começar um programa de exercícios. Os indivíduos considerados em baixo risco (assintomático ou fatores de risco ≤ 2) não necessitam de avaliação médica antes de começar um programa de exercícios de intensidade moderada e alta. Aqueles em risco moderado (assintomático ou fatores de risco ≥ 2) não precisam de avaliação médica antes

Tabela 13.3 Fatores de risco de DAC que indicam necessidade de autorização médica.

Fatores de risco positivos	Critérios
Idade	Homens > 45 anos; mulheres > 55 anos
História familiar	Infarto do miocárdio, revascularização coronária ou morte súbita antes dos 55 anos de idade de pai ou outro parente de 1º grau do sexo masculino, ou antes dos 65 anos de idade de mãe ou outro parente de 1º grau do sexo feminino
Tabagismo	Fumante atual de cigarro ou aqueles que pararam nos últimos 6 meses ou exposição à fumaça do tabaco no ambiente
Hipertensão	Pressão arterial sistólica ≥ 140 mmHg e/ou pressão diastólica ≥ 90 mmHg confirmada por medidas em pelo menos 2 ocasiões separadas ou sob medicação anti-hipertensiva
Dislipidemia	LDL-C > 130 mg/dℓ (3,37 mmol/ℓ) ou HDL-C < 40 mg/dℓ (1,04 mmol/ℓ) ou em medicação de redução de lipídio. Se o valor de colesterol sérico total for o único parâmetro disponível, use > 200 mg/dℓ (5,18 mmol/ℓ)
Pré-diabetes	Comprometimento da glicose em jejum ≥ 100 mg/dℓ (5,55 mmol/ℓ) e ≤ 125 mg/dℓ (6,94 mmol/ℓ) ou comprometimento da tolerância à glicose = valores de 2 horas em teste de tolerância à glicose oral ≥ 140 mg/dℓ (7,77 mmol/ℓ) e ≤ 199 mg/dℓ (11,04 mmol/ℓ) confirmados por medições em pelo menos duas ocasiões separadas
Obesidade	IMC > 30 kg/m², circunferência abdominal > 102 cm para homens e > 88 cm para mulheres
Estilo de vida sedentário	Pessoas que não praticam atividade física de intensidade moderada por pelo menos ≥ 30 minutos (40% – < 60% reserva de $\dot{V}O_2$) em pelo menos 3 dias da semana ao longo de pelo menos 3 meses
Fator de risco negativo	**Critérios**
HDL-C sérico elevado	≥ 60 mg/dℓ (1,55 mmol/dℓ)

Observações: se a presença ou ausência do fator de risco para doenças cardiovasculares (DCVs) não for divulgada ou não estiver disponível, esse deve ser considerado como um fator de risco, exceto para pré-diabetes. Se não houver os critérios para pré-diabetes ou estes forem desconhecidos o pré-diabetes deve ser considerado um fator de risco para aqueles com ≥ 45 anos com um IMC ≥ 25 kg/m e os fatores de risco de DCVs adicionais para pré-diabetes. O número de fatores de risco positivos é então somado. Alto HDL é considerado um fator de risco negativo. Para indivíduos com um HDL alto, um fator de risco positivo é diminuído da soma de fatores de risco positivos.

Adaptada com permissão do American College of Sports Medicine. ACSM's Guidelines for Exercise and Prescription. 9th ed. Philadelphia, PA: Lippincott Williams & Wilkins; 2012:27.

---

de começar um programa de exercícios de intensidade moderada, mas devem realizá-la antes de começar um programa de exercícios de alta intensidade. Os indivíduos em alto risco (sintomático ou com doença metabólica, renal, pulmonar ou cardiovascular conhecida) devem fazer uma avaliação médica antes de começar um programa de exercícios de intensidade moderada ou alta. Os principais sinais e sintomas de doença metabólica, pulmonar ou cardiovascular indicando alto risco estão descritos no Boxe 13.2. O American College of Sports Medicine publicou uma descrição bastante detalhada dos procedimentos da avaliação e dos testes médicos, a qual precisa ser consultada para determinar quem deve ser submetido à avaliação médica completa antes de dar início ao programa de exercícios e quais testes devem ser incluídos nessa avaliação.[2] Deve-se observar, no entanto, que, mesmo que seja realizada uma avaliação médica pré-participação, não foi demonstrado conclusivamente que esta reduza os riscos médicos devido ao exercício.

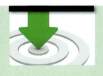

Boxe 13.2 Aplicação da pesquisa
Principais sinais e sintomas sugestivos de doença cardiovascular, pulmonar ou metabólica

- Dor ou desconforto (ou outro equivalente de angina) no tórax, no pescoço, nos braços ou em outras áreas resultante de isquemia
- Dispneia em repouso ou ao leve esforço
- Tontura ou síncope
- Ortopneia (falta de ar aliviada pela posição sentada) ou dispneia paroxística noturna (falta de ar começando normalmente 2 a 5 horas após o início do sono, que pode ser aliviada sentando-se ou saindo da cama)
- Edema de tornozelo
- Palpitações ou taquicardia
- Claudicação intermitente
- Sopro cardíaco conhecido
- Fadiga ou apneia incomum com as atividades usuais.

Esses sinais ou sintomas devem ser interpretados de acordo com o contexto clínico no qual se inserem, pois nem todos são específicos de doença cardiovascular, pulmonar ou metabólica.

Adaptado com permissão do American College of Sports Medicine. *ACSM's Guidelines for Exercise Testing and Prescription,* 9th ed. Philadelphia, PA: Lippincott Williams & Wilkins, 2013:21.

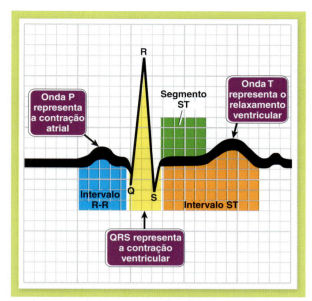

FIGURA 13.4 A morfologia das ondas no ECG representa a contração e o relaxamento dos átrios e ventrículos. A combinação de altura e largura (área sob a curva) expressa o movimento iônico total e, portanto, o total de músculo cardíaco em contração ou relaxamento. A largura horizontal representa o tempo. Algumas porções do ECG são denominadas usando as letras que representam as formas das ondas da contração atrial, da contração ventricular e do relaxamento ventricular. (Adaptada de *Nursing Procedures*, 4th ed. Ambler, PA: Lippincott Williams & Wilkins; 2004.)

Eletrocardiograma

O **eletrocardiograma (ECG)**, exame que mede a condutividade elétrica cardíaca, é usado para determinar o ritmo cardíaco ou a contração e o relaxamento do coração. A condutividade elétrica constitui o movimento dos íons durante a contração e o relaxamento do tecido cardíaco (Figura 13.4). O ECG normal consiste em contração atrial (onda P), contração ventricular (complexo QRS) e relaxamento ventricular (onda T). O relaxamento dos átrios ocorre durante a contração dos ventrículos e, por isso, geralmente não é observado no ECG. A combinação de altura e comprimento (área abaixo da curva) de uma onda indica o número total de íons em movimento, portanto, o volume total de tecido cardíaco que se contrai ou relaxa. Esse é o motivo pelo qual o complexo QRS, que representa a contração ventricular (mais massa muscular), é mais alto que a onda P, que retrata a contração atrial (menos massa muscular). Essa também é a razão pela qual se o treinamento físico resulta em hipertrofia ventricular (ver Capítulo 6), o complexo QRS se torna mais alto. O comprimento (largura) de uma onda ou a distância horizontal entre 2 ondas indica tempo. No ECG normal, pode-se observar que a contração ventricular leva menos tempo que o relaxamento ventricular (o complexo QRS não é tão largo quanto a onda T). A distância horizontal entre o final da onda P e o começo do complexo QRS indica o tempo entre o fim da contração atrial e o começo da contração ventricular. Esse tempo é controlado pelo nó atrioventricular (AV) (ver Capítulo 6), portanto indica se o nó AV está mantendo o impulso para a contração ventricular mais curto ou mais longo que o normal.

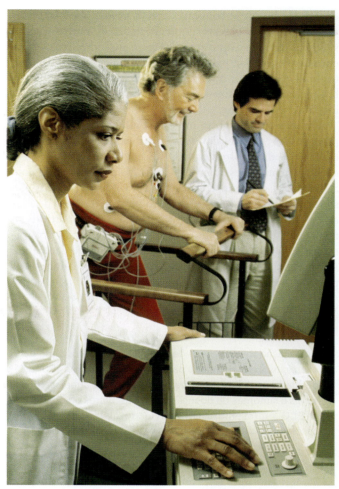

FIGURA 13.5 Durante um teste de esforço graduado, um ECG é geralmente monitorado. Respostas anormais no ECG podem retratar a presença da doença da artéria coronária ou função cardíaca inadequada.

O ECG é um integrante comum do teste de esforço graduado, o qual é uma parte recomendada da avaliação médica realizada antes do exercício para aqueles com alto risco para DCVs (Figura 13.5). Durante esse exame, a velocidade e a elevação da esteira elétrica ou a carga de trabalho na bicicleta ergométrica aumentam gradativamente. Durante o teste, o ECG e a pressão arterial são observados quanto às repostas anormais ao exercício.

Possíveis anormalidades no ECG incluem arritmias cardíacas (ritmo cardíaco irregular) e depressão do segmento ST conforme discutido no Capítulo 6 (Figura 6.7). Em resumo, o segmento ST é normalmente reto ou horizontal. Se a depressão do segmento T estiver presente, indica suprimento sanguíneo insuficiente para o tecido cardíaco ou isquemia miocárdica. Por sua vez, a isquemia miocárdica aponta presença de DAC.

A pressão arterial se eleva durante qualquer atividade física, inclusive durante o teste de esforço graduado (ver no Capítulo 14, Figura 14.6). Entretanto, aumentos anormais da pressão arterial sistólica ou diastólica, ou nas duas, sugerem presença de DAC. Durante o teste de esforço graduado, a equipe médica deve conversar com a pessoa que está realizando o exame e observar a manifestação de outros sinais e sintomas durante e após o teste que sejam indicativos de doença cardiovascular, pulmonar ou metabólica, como dispneia, tontura, angina (dor no tórax) ou dor no pescoço, na mandíbula ou nos braços. Esses sinais e sintomas podem conduzir à interrupção do exame.

Embora o ECG possa indicar DAC, o teste não é 100% preciso. Os resultados do ECG identificam corretamente cerca de 66% das pessoas com DAC, enquanto cerca de 34% que realmente apresentam DAC não são diagnosticados com a doença.[28] Essas imprecisões são as razões pelas quais não se recomenda que homens com menos de 45 anos de idade e mulheres com menos de 55 anos sejam submetidos ao teste de esforço graduado antes de dar início a um programa de exercícios, exceto em casos de elevado risco da doença. A DAC leva anos para se desenvolver, e, por isso, é muito mais provável após as idades mencionadas.

Revisão rápida

- A avaliação médica antes de dar início a um programa de exercícios é recomendada para homens acima dos 45 anos de idade e mulheres acima dos 55, e para aqueles com sinais e sintomas de doenças cardiovasculares ou outras
- O ECG representa a condutividade elétrica do tecido cardíaco e pode ser usado para determinar o ritmo cardíaco, bem como a função cardíaca anormal.

DIRETRIZES PARA O TREINAMENTO AERÓBIO

As diretrizes do treinamento aeróbio foram desenvolvidas para aumentar as capacidades aeróbias de pessoas cujo principal interesse é intensificar a atividade física e melhorar a saúde, mas que têm pouca ou nenhuma história de prática de exercício físico aeróbio. Devemos observar que, melhorando o condicionamento aeróbio, os benefícios para a saúde – como proteção contra doença cardiovascular, osteoporose e certos tumores cancerígenos – também serão acumulados. Na verdade, as diretrizes prescritas pelo American College of Sports Medicine e pela American Heart Association a fim de reduzir o risco de doenças crônicas graves indicam que o exercício de intensidade moderada deve ser realizado 5 dias na semana por 30 minutos, que podem ser concluídos em uma única sessão ou em 3 sessões separadas de 10 minutos. Por outro lado, a mesma proteção contra doença pode ser obtida exercitando-se em alta intensidade durante 20 minutos por sessão em 3 dias na semana.[2] Essas diretrizes não são apropriadas para atletas competitivos ou recreativos que já apresentam alto nível de condicionamento aeróbio e, portanto, precisam de programas mais avançados. Essas diretrizes podem, no entanto, ser aplicáveis a atletas de força e potência, como os levantadores de peso olímpicos e arremessadores de peso, os quais desejam manter algum nível de condicionamento aeróbio e reduzir a gordura corporal, o que pode ter efeito negativo sobre o desempenho (p. ex., redução da velocidade, diminuição da produção de potência vertical).

A prescrição do exercício aeróbio envolve 4 componentes básicos:

- Tipo de exercício
- Duração de cada sessão
- Frequência do treinamento
- Intensidade do exercício.

O limite inferior dos 3 últimos componentes define o limiar mínimo, ou a menor duração, frequência e intensidade do exercício, a qual precisa ser alcançada para promover ganhos no condicionamento aeróbio. Mesmo que um limiar mínimo seja dado, existe uma variação individual considerável nesse limiar, necessária para produzir os ganhos em condicionamento aeróbio. Assim, os limiares mínimos variam de pessoa para pessoa, o que significa que embora algumas pessoas possam melhorar o condicionamento aeróbio se exercitando menos que o sugerido aqui, outras precisam exceder o limiar mínimo de exercício estabelecido para atingir o objetivo. E, conforme o condicionamento aeróbio melhora, é bem provável também que o limiar mínimo prescrito precise ser ultrapassado para dar continuidade aos ganhos em condicionamento aeróbio.

Tipo de exercício

Diferentes tipos de exercício aeróbio promovem ganhos similares no condicionamento aeróbio, sendo que todos os tipos normalmente envolvem grandes grupos musculares. Assim, os exercícios descritos com mais frequência são:

- Trote
- Corrida
- Ciclismo
- *Spinning*
- Equipamentos elípticos
- Natação
- Dança aeróbia
- Remo.

O tipo de exercício selecionado deve ser prazeroso. Se a pessoa gosta do exercício, provavelmente vai conseguir continuar praticando-o ao longo de toda a vida. A prática contínua de exercício é importante, pois, independentemente da idade do indivíduo, a interrupção do exercício resulta em perda dos ganhos no condicionamento. O tipo de exercício recomendado também depende do nível de atividade física e da habilidade necessária para realizar uma atividade.[2] As atividades que requerem habilidade mínima, como caminhar ou andar de bicicleta, são apropriadas para todos os adultos, enquanto atividades que requerem mais habilidade e são mais intensas devem ser recomendadas para adultos com níveis mais elevados de condicionamento aeróbio e que possuem a habilidade necessária (Tabela 13.4). O **cross-training**, ou inclusão

Tabela 13.4 Tipos de treinamento aeróbio para melhorar o condicionamento físico.

Tipo de exercício	Recomendado para	Exemplos
Atividades de *endurance* que requerem habilidade mínima ou condicionamento físico para serem realizadas	Todos os adultos	Caminhada, ciclismo de lazer, hidroginástica, dança lenta
Atividades de *endurance* de alta intensidade que requerem habilidade mínima	Adultos que são habitualmente ativos fisicamente e/ou pelo menos com níveis médios de condicionamento físico	Corrida leve, remada, atividade aeróbia, exercício elíptico, exercícios de *step*, dança rápida
Atividades de *endurance* que requerem habilidade para serem realizadas	Adultos com habilidades adquiridas e/ou pelo menos com níveis médios de condicionamento físico	Nado, esqui nórdico, *skate*
Esportes recreativos	Adultos com um programa de exercícios regulares e pelo menos nível médio de condicionamento físico	Esportes com raquete, basquete, futebol, esqui na neve, escalada

Adaptada de Ref. (2).

de vários tipos de exercícios aeróbios no programa de treinamento, também é útil. O *cross-training* pode ser válido para manter a motivação para a prática do exercício e minimizar a chance de lesão por uso excessivo. Além disso, devido às alterações climáticas sazonais, condições do clima e tempo até chegar à academia, a prática de diferentes tipos de atividade facilita a adesão ao programa de exercícios.

Duração do treinamento

Ganhos similares em condicionamento aeróbio são alcançados com sessões de exercício de curta duração e alta intensidade e de longa duração e baixa intensidade, desde que as diretrizes mínimas de frequência e intensidade sejam atendidas. Desse modo, várias sessões curtas de exercício, como 3 de 10 minutos, ou 1 sessão longa de 30 minutos resultam em ganhos similares no condicionamento, bem como períodos mais curtos de intensidade alta. Entretanto, sessões mais longas de 30 a 60 minutos de intensidade moderada são geralmente recomendadas para a maioria dos adultos.[2] Isso ocorre, em parte, porque os exercícios de alta intensidade são associados a mais chances de lesão ortopédica e adesão menor ao treinamento do que o exercício de intensidade moderada.[47] Assim, a duração mínima do limiar é de 20 a 30 minutos por sessão dependendo da intensidade do treinamento.

Frequência do treinamento

A frequência e a intensidade do treinamento estão amplamente relacionadas. A maioria dos aumentos no pico do consumo de oxigênio ocorre com a frequência de 3 dias por semana, e a frequência mais alta de até 5 dias semanais promove melhora das capacidades aeróbias. Entretanto, o tempo adicional gasto no treinamento para atingir um ligeiro aumento no pico do consumo de oxigênio relativo à frequência de 3 dias por semana pode não ser importante para algumas pessoas. Além disso, o condicionamento aeróbio ganha estabilização em frequências maiores do que 5 dias por semana e os riscos de lesões musculoesqueléticas aumentam com a realização de exercícios de alta intensidade em frequências maiores do que 5 dias por semana.[2] Frequências maiores podem ser possíveis se o *cross-training* for realizado e se uma combinação de exercícios de intensidade moderada e alta for usada.[2] Uma combinação de algumas sessões de intensidade mais elevada com sessões de intensidade inferior também pode ser usada para alcançar os objetivos de saúde e condicionamento.[2] Se o objetivo principal do treinamento for a redução de gordura corporal, sessões de treinamento extras com objetivo de elevar o gasto calórico podem ser benéficas. Assim, uma frequência de 3 a 5 dias por semana é apropriada para adultos saudáveis, dependendo da intensidade e do objetivo de treinamento.[2]

Intensidade do exercício

A intensidade ou o nível de estresse do exercício é a variável de treinamento mais importante para promover a melhora do condicionamento aeróbio. A intensidade do exercício aeróbio normalmente é determinada pela frequência cardíaca. A porcentagem da frequência cardíaca máxima ($FC_{máx.}$) é talvez a forma mais prática de determinar a intensidade do exercício. Para a maioria dos adultos saudáveis, o exercício aeróbio moderado (reserva de frequência cardíaca de 40 a 60% ou reserva de $\dot{V}O_2$ de 40 a 60%) é apropriado.[2] Aqueles com baixo condicionamento aeróbio conseguem melhorias no limite inferior dessa variação ou, até mesmo, com exercício de intensidade leve (reserva de frequência cardíaca de 30 a 40% ou reserva de $\dot{V}O_2$). Como é de se esperar, atletas treinados precisam usar exercícios de intensidades mais altas do que a maioria dos adultos saudáveis para terem ganhos no condicionamento aeróbio. Há uma variação individual na intensidade mínima necessária para obter melhorias no condicionamento aeróbio; sendo assim, nem todos os adultos irão obter as mesmas melhorias no condicionamento aeróbio ao treinar na mesma intensidade. De maneira semelhante à frequência, há uma variedade de intensidades que são apropriadas dependendo das metas de treinamento e do nível de condicionamento inicial. A seguir, são discutidos diferentes métodos que podem ser usados para determinar a intensidade.

Frequência cardíaca no exercício

A frequência cardíaca (FC) de treinamento ou exercício é amplamente usada para determinar a intensidade do exercício. A FC tem relação linear com o aumento da carga de trabalho e com o consumo de oxigênio, com a FC se estabilizando no consumo de oxigênio máximo (ver Capítulo 6). Em razão dessas relações, a FC, conforme aferida pelo monitor de FC (frequencímetro), pode ser usada para determinar a intensidade do exercício. A forma mais precisa de determinar a $FC_{máx.}$ de um indivíduo é por meio da medição direta da FC durante um teste de estresse de exercício. No entanto, isso nem sempre é viável. Se a $FC_{máx.}$ não for determinada por medição direta, ela pode ser estimada. Seja determinada diretamente ou estimada, a $FC_{máx.}$ pode, então, ser usada para calcular a variação de intensidade necessária para melhorar o condicionamento aeróbio usando uma porcentagem. Uma equação comum usada para estimar a $FC_{máx.}$ é a seguinte:

$$FC_{máx.} = 220 - \text{idade em anos} \quad (1)$$

Essa equação indica que a $FC_{máx.}$ cai cerca de 5 a 7% por década. No entanto, a $FC_{máx.}$ realmente diminui em torno de 3 a 5% por década. Portanto, a equação leva a erro quando se estima a $FC_{máx.}$.[34] Embora essa equação forneça uma estimativa viável da $FC_{máx.}$, outras equações foram desenvolvidas para estimar a $FC_{máx.}$ de populações específicas. Por exemplo, os resultados da equação a seguir são mais acurados para calcular a $FC_{máx.}$ em homens e mulheres adultos em uma ampla variedade de idades e níveis de intensidade:

$$FC_{máx.} = 207 - (0,7 \times \text{idade em anos}) \quad (2)$$

O uso dessa segunda equação no cálculo da $FC_{máx.}$ resulta na seguinte variação de FC de intensidade moderada necessária para as pessoas na faixa dos 20 anos atingirem os benefícios no condicionamento aeróbio:

$$FC_{máx.} = 207 - (0,7 \times 20 \text{ anos})$$
$$FC_{máx.} = 193 \text{ bpm (bpm)}$$
$$64\% \text{ da } FC_{máx.} = 193 \text{ bpm} \times 0,64$$
$$64\% \text{ da } FC_{máx.} = 123,5 \text{ bpm}$$
$$76\% \text{ da } FC_{máx.} = 193 \text{ bpm} \times 0,76$$
$$76\% \text{ da } FC_{máx.} = 146,7 \text{ bpm} \quad (3)$$

Desse modo, para a maioria das pessoas com 20 anos de idade, a porcentagem de intensidade moderada da variação do exercício aeróbio de $FC_{máx.}$ está entre 123 e 147 bpm. A FC apresenta boa relação com o consumo de oxigênio. As zonas de treinamento para diferentes idades e porcentagens de $FC_{máx.}$ podem ser calculadas de uma maneira semelhante. No entanto, ao se exercitar em uma porcentagem específica da $FC_{máx.}$, você está, na verdade, se exercitando em uma porcentagem substancialmente menor que o pico do consumo de oxigênio (Figura 13.6). O método da FC de reserva (FCR) de determinação da intensidade do exercício, descrito na próxima seção, estima a FC em um percentual específico do pico de consumo de oxigênio, resultando em FC de treinamento diferente daquela do percentual específico da $FC_{máx.}$ (Boxe 13.3).

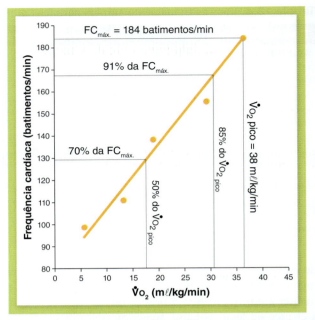

FIGURA 13.6 Um percentual específico da $FC_{máx}$ representa uma porcentagem menor do pico do consumo de oxigênio. Na figura, 91% e 70% da $FC_{máx}$ são equivalentes a 85% e 50% do pico do consumo de oxigênio ($\dot{V}O_{2pico}$), respectivamente. (Adaptada com permissão do American College of Sports Medicine. *ACSM's Guidelines for Exercise Testing and Prescription*. 8th ed. Baltimore, MD: Lippincott Williams & Wilkins; 2010:159.)

Método da frequência cardíaca de reserva

O método da frequência cardíaca de reserva (FCR), ou método Karvonen, pode ser usado para calcular a FC necessária para o exercício em um percentual específico do pico de consumo de oxigênio. O exercício aeróbio de intensidade moderada (40 a 60% de FCR) a alta (60 a 90% de FCR) é apropriado para a maioria dos adultos saudáveis.[5] Aqueles com baixo condicionamento aeróbio irão obter melhorias no condicionamento na extremidade inferior dessa variação ou, até mesmo, com intensidade leve (FCR de 30 a 40%). Atletas moderadamente treinados (70 a 80% de FCR) e atletas altamente treinados (95 a 100% de FCR) podem precisar treinar em intensidades muito mais elevadas para obterem ganhos no condicionamento aeróbio.[2,5]

O método da FCR se refere à diferença entre a FC de repouso ($FC_{rep.}$) e a $FC_{máx.}$. A FC_{alvo} (FCA) faz referência à FC necessária para o exercício em um percentual específico do pico do consumo de oxigênio. As equações a seguir podem ser usadas para calcular a FCA em qualquer percentual do pico de consumo de oxigênio. O exemplo fornecido estima a FCA necessária para o exercício a 70% do pico do consumo de oxigênio.

$$FCR = FC_{máx.} - FC_{rep.}$$
$$FCR = 190 \text{ bpm} - 75 \text{ bpm}$$
$$FCR = 115 \text{ bpm}$$

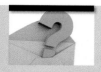

Boxe 13.3 Perguntas frequentes dos estudantes

Existe realmente diferença entre a prescrição da intensidade do exercício aeróbio que utiliza a $FC_{máx.}$ e aquela que usa o percentual do pico do consumo de oxigênio?

Ambos os tipos de prescrição da intensidade do exercício aeróbio podem ser usados. No entanto, é importante entender que existe uma diferença entre os 2 métodos. Por exemplo, uma pessoa de 20 anos de idade que usa a fórmula $FC_{máx.} = 207 - (0,7 \times \text{anos de idade})$, revela $FC_{máx.}$ de cerca de 193 bpm. Se a intensidade do treinamento desejada for de 60% da $FC_{máx.}$, isso resulta em FC de treinamento de 116 bpm (193 bpm × 0,6). Se o método da FCR for empregado para calcular a FC de treinamento a 60% do pico do consumo de oxigênio para esse indivíduo com FC de repouso de 70 bpm, uma diferença substancial na FC é obtida. A FCR seria de 123 bpm (FCR = 193 bpm − 70 bpm). A FC de treinamento a 60% do pico do consumo de oxigênio seria de 144 bpm (FCA a 60% do pico do consumo de oxigênio = 70 bpm + [123 bpm × 0,6]). Assim, a FC de treinamento a 60% do pico do consumo de oxigênio e 60% da $FC_{máx.}$ são de 144 e 116 bpm, respectivamente. Trata-se de uma diferença importante, mesmo que ambas permaneçam na zona de treinamento prescrita para aumentar o condicionamento aeróbio.

$$\text{FCA a 70\% do pico do consumo de oxigênio} = FC_{rep.} + 0{,}70 \, (FCR)$$
$$\text{FCA a 70\% do pico de consumo de oxigênio} = 75 \text{ bpm} + 0{,}70 \, (115 \text{ bpm})$$
$$\text{FCA a 70\% do pico do consumo de oxigênio} = 155{,}5 \text{ bpm} \quad (4)$$

Esse cálculo estima que a FCA de aproximadamente 155 bpm resulta em exercício a 70% do pico do consumo de oxigênio. Para calcular a FCA em outros percentuais de pico do consumo de oxigênio ou a variação da FC entre duas porcentagens do pico de consumo de oxigênio, deve-se simplesmente substituir a porcentagem desejada na equação. Se utilizar o percentual de $FC_{máx.}$ ou o método da FCR para determinar a intensidade do exercício, à medida que o indivíduo vai ganhando condicionamento aeróbio, ele é capaz de realizar mais trabalho (corrida, ciclismo mais rápido) em dada FC. Em parte, isso ocorre porque conforme a condição aeróbia melhora, a FC em determinada carga de trabalho diminui e a FC em repouso também pode cair ligeiramente. Desse modo, a utilização da FC como estimativa da intensidade permite a melhora da capacidade aeróbia com o treinamento. Cálculos similares podem ser usados para encontrar a intensidade do treinamento usando o pico do consumo de oxigênio de reserva (Boxe 13.4).

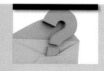

Boxe 13.4 Perguntas frequentes dos estudantes

O percentual do pico do consumo de oxigênio pode ser usado para prescrever o treinamento aeróbio?

Se o pico do consumo de oxigênio de uma pessoa for determinado durante um teste em esteira ou bicicleta, ele pode ser usado para prescrever a intensidade do treinamento. Lembre-se de que a FCR, ou o método de Karvonen, utiliza um cálculo para prescrever a intensidade do treinamento equivalente a um percentual específico do pico do consumo de oxigênio. A determinação da intensidade do exercício por meio do consumo de oxigênio envolve cálculo similar. As diretrizes do treinamento para intensidade do exercício são as mesmas do método da FCR: o treinamento de intensidade moderada é entre 40 e < 60%, e o treinamento de intensidade alta é entre 60 e < 90% do consumo de oxigênio de reserva ($\dot{V}O_{2R}$) ou $\dot{V}O_{2máx.} - \dot{V}O_{2rep.}$. O cálculo do $\dot{V}O_{2alvo}$ empregando a $\dot{V}O_{2R}$ é feito por meio da seguinte equação:

$$\dot{V}O_{2alvo} \, (m\ell/kg/min) = (\dot{V}O_{2máx.} - \dot{V}O_{2rep.})$$
$$(\text{intensidade do exercício}) + \dot{V}O_{2rep.}$$

O $\dot{V}O_{2rep.}$ é geralmente considerado de 3,5 mℓ/kg/min (1 MET). Se a medida do pico do consumo de oxigênio da pessoa for de 50 mℓ/kg/min, a zona de treinamento entre 40 e 90% do pico do consumo de oxigênio pode ser estimada por meio dos seguintes cálculos:

$$40\% \text{ do } \dot{V}O_{2alvo} (m\ell/kg/min) = (50 \, m\ell/kg/min - 3{,}5 \, m\ell/kg/min)(0{,}40) + 3{,}5 \, m\ell/kg/min$$
$$40\% \text{ do } \dot{V}O_{2alvo} (m\ell/kg/min) = 22{,}1 \, m\ell/kg/min$$
$$90\% \text{ do } \dot{V}O_{2alvo} (m\ell/kg/min) = (50 \, m\ell/kg/min - 3{,}5 \, m\ell/kg/min)(0{,}90) + 3{,}5 \, m\ell/kg/min$$
$$90\% \text{ do } \dot{V}O_{2alvo} (m\ell/kg/min) = 45{,}3 \, m\ell/kg/min$$

Para permanecer na zona de treinamento recomendada, essa pessoa precisa realizar o treinamento entre 22,1 e 45,3 mℓ/kg/min. Em geral, durante o teste para determinar o pico do consumo de oxigênio, a carga de trabalho, bem como o ritmo da corrida, é aumentada de maneira gradativa enquanto o consumo de oxigênio e a FC são monitorados constantemente. Com as informações do teste do pico do consumo de oxigênio, fica fácil determinar o ritmo de corrida necessário para consumir oxigênio dentro da zona de treinamento recomendada. Fica fácil também estabelecer a FC necessária para consumir oxigênio dentro da zona recomendada. Outros fatores, como ambiente e tipo de terreno, os quais podem afetar o consumo de oxigênio, constituem a limitação desse e de outros métodos.

Escala EPE	% de $\dot{V}O_{2\,pico}$	% de frequência cardíaca máxima	% de $\dot{V}O_{2\,pico}$ ou frequência cardíaca de reserva
6	Repouso		
7 Muito, muito leve			
8			
9 Muito leve		<35%	<20%
10		35%–54%	20%–39%
11 Um pouco leve	31%–50%		
12			
13 Um pouco pesado	51%–75%	55%–69%	40%–59%
14			
15 Pesado	76%–85%	70%–89%	60%–84%
16	>85%		
17 Muito pesado			
18		>90%	>85%
19 Muito, muito pesado			
20	100%	100%	100%

FIGURA 13.7 A escala de Borg pode ser usada para estimar a intensidade do exercício aeróbio. EPE diferentes se correlacionam com porcentagens distintas de pico de consumo de oxigênio ($\dot{V}O_{2pico}$), $FC_{máx.}$, reserva de $\dot{V}O_{2pico}$ e FCR. (Modificada com permissão de Borg GA. Psychological basis of physical exertion. *Med Sci Sports Exerc*. 1982; 14:377-381; e Pollock ML, Gaesser GA, Butcher JD et al. The recommended quantity and quality of exercise for developing and maintaining cardiorespiratory and muscular fitness, and flexibility in healthy adults. *Med Sci Sports Exerc*. 1998; 30:975-991.)

Percepção de esforço

A **escala de percepção do esforço (EPE)** envolve a determinação subjetiva da dificuldade de se exercitar. A EPE clássica de Borg (Figura 13.7) começa em 6, com a primeira âncora descritiva em 7 ("muito, muito leve"), progredindo até 20, com a última âncora descritiva em 19 (muito, muito pesado).[62] A EPE média associada às adaptações aeróbias ao exercício varia de 12 a 16.[2] A mesma EPE pode não indicar de forma consistente a mesma intensidade durante uma sessão de exercício ou a mesma intensidade para diferentes tipos de exercício.[2] Entretanto, em geral, uma EPE específica representa porcentagens do pico do consumo de oxigênio, $FC_{máx.}$, pico do consumo de oxigênio de reserva e FCR. A Escala OMNI de percepção do esforço (ver Figura 14.7) também tem demonstrado ser um método preciso para estimar a intensidade do treinamento aeróbio para exercícios de caminhada, corrida e ciclismo.[68,83] Essas escalas podem ser usadas para estimar a intensidade de exercício necessária para obter ganhos no condicionamento aeróbio; no entanto, eles não devem ser usados como os meios principais para estimar a intensidade do treinamento.[2]

Equivalentes metabólicos

Um **equivalente metabólico (MET)** – ou taxa de equivalente metabólico – é igual à taxa de consumo de oxigênio em repouso. Com o sistema MET, a intensidade de uma atividade é expressa em quantas vezes mais o consumo de oxigênio em repouso é necessário para realizar a atividade. Se uma atividade for equivalente a 3 MET, é preciso 3 vezes o consumo de oxigênio em repouso para desempenhar a tarefa. O consumo de oxigênio em repouso é geralmente considerado 3,5 mℓ/kg/min, logo a atividade equivalente a 3 MET requer 10,5 mℓ/kg/min (3 MET × 3,5 mℓ/kg/min) de oxigênio para ser realizada. Quanto mais MET, mais intensa é a atividade. Em geral, a atividade moderada a intensa é definida como 3 a 6 MET, enquanto a atividade vigorosa é superior a 6 MET (Tabela 13.5).

O uso de MET na determinação da intensidade tem limitações. O uso do valor padrão de 1 MET igual a 3,5 mℓ/kg/min induz a erro, pois o consumo de oxigênio em repouso varia entre 1,6 e 4,1 mℓ/kg/min. O valor do MET da atividade pode variar de maneira substancial, dependendo das habilidades da pessoa que pratica a atividade. O valor do MET da atividade também pode variar bastante de acordo com condições ambientais, altitude e estado de hidratação. Se o MET for usado para determinar a intensidade da atividade, a estimativa deve ser vista como uma diretriz e não como um valor absoluto.

Teste da conversa

O teste da conversa é um método simples e conveniente de determinação do nível da intensidade mínima para promover ganhos em condicionamento aeróbio. Baseia-se na ideia de que o valor mais baixo da variação da intensidade necessário para produzir os ganhos em condicionamento é definido pela capacidade de ainda manter a conversa normal durante o exercício.[30] Na maioria das vezes, esse teste é usado como diretriz de intensidade para as pessoas que estão começando o programa de condicionamento aeróbio ou que desejam treinar predominantemente na intensidade mínima necessária. De maneira semelhante à EPE, o teste de conversa não deve ser usado como meio principal para estimar a intensidade do treinamento.[2]

Progressão do treino de condicionamento aeróbio

A progressão, ou o aumento da dificuldade do treinamento aeróbio, é necessária se a continuação dos ganhos em condicionamento for desejada. Se uma pessoa atingiu o nível de condicionamento aeróbio suficiente para atender às suas atividades de vida diária, recreação ou esporte, a dificuldade do treinamento aeróbio não precisa aumentar, ocorrendo estabilização do nível do condicionamento aeróbio.

Capítulo 13 Prescrição de Treinamento Aeróbio e de Força para Saúde e Desempenho Físico

Tabela 13.5 Valores de MET de atividades selecionadas.

Atividade	MET	Atividade	MET
Atividades domésticas			
Sentar no sofá	1,0	Vestir-se e despir-se	2,0
Comer	1,0	Lavar as mãos e o rosto	2,0
Falar	1,0	Lavar a louça	2,3
Ficar de pé parado	1,2	Guardar as compras	2,5
Fazer a cama	2,0	Esfregar o chão	3,8
Trabalho			
Sentar à mesa	1,5	Trabalho no laranjal	4,5
Digitar	2,0	Carregar e descarregar um caminhão	6,5
Na fazenda, dirigindo trator	2,5	Trabalho com pá – 4,5 a 6,8 kg	7,0
Carpintaria geral	3,5	Arrastar no chão a mangueira usada em incêndios	8,0
Trabalho elétrico, hidráulico	3,5	Cavar	8,5
Esportes e recreação			
Golfe, usando o carrinho	3,5	Correr 8 km/h	8,0
Hacky sack	4,0	Voleibol, competitivo	8,0
Dança aeróbia, baixo impacto	5,0	Remar 150 W	8,5
Boxe, socar saco	6,0	Patinação sobre rodas	12,5
Broomball	7,0	Correr 16 km/h	18,0

Dados de: Ainsworth BE, Haskel WL, Whitt MC et al. Compendium of physical activities: an update of activity codes and met intensities. *Med Sci Sports Exerc.* 2000; 32:S498-S516.

Todas as diretrizes do condicionamento aeróbio permitem a progressão do treinamento. O tipo de exercício pode progredir de baixo impacto, como caminhada, ciclismo ou treinamento elíptico; para de alto impacto, como corrida, se desejável. Esse tipo de progressão é especialmente apropriado para as pessoas que estão começando o programa de treinamento ou para aquelas que estão com sobrepeso. A duração do treinamento pode aumentar do limiar mínimo de 20 a 30 minutos/dia para períodos mais longos. Em geral, o limite superior para o condicionamento aeróbio é de 60 minutos/dia. A progressão da duração também pode ser feita a partir do treinamento inicialmente mais curto (3 sessões de 10 minutos por dia) e mais frequente, totalizando 20 a 30 minutos/dia, com diminuição gradativa do número de sessões por dia e aumento da duração de cada sessão (2 de 15 minutos ou 1 de 30 minutos por dia). Durante a fase inicial do programa de treinamento, recomenda-se aumentar a duração, em oposição à intensidade ou à frequência, em 5 a 10 minutos por sessão a cada 1 a 2 semanas ao longo das 4 a 6 semanas iniciais de treinamento como razoável para o adulto padrão.[2] A intensidade pode avançar de intensidades mais baixas para mais elevadas. Conforme o treinamento progride, a dificuldade das sessões de treinamento ou semanas de treinamento deve aumentar gradualmente se forem desejados mais ganhos no condicionamento. Depois que os treinamentos avançarem, o indivíduo precisa ser monitorado para quaisquer efeitos adversos. O treinamento precisa progredir lentamente, e grandes aumentos, seja na intensidade, frequência ou duração, devem ser evitados para minimizar a chance de lesões, fadiga e *overtraining*. Sessões ou semanas de treinamento menos difíceis que as anteriores podem ser usadas para permitir a recuperação e reduzir a chance de lesão. Durante os curtos períodos de treinamento de menor dificuldade, os ganhos em condicionamento aeróbio são mantidos, e o destreinamento, ou perda dos ganhos em condicionamento, é mínimo ou inexistente (ver seção seguinte acerca de destreinamento). No entanto, é importante ter algum tipo de progresso quando se deseja o aprimoramento do condicionamento.

> **Revisão rápida**
>
> - As diretrizes do treinamento aeróbio incluem:
>   - Tipo de atividade: atividade de grandes grupos musculares
>   - Duração da atividade: 20 a 30 minutos por dia até 60 minutos por dia
>   - Frequência das sessões de treinamento: de 3 dias por semana até 5 dias semanais
>   - Intensidade do treinamento: 64 a 98% da $FC_{máx.}$ ou 40 a 90% da FCR
> - Escalas de percepção de esforço, MET e teste da conversa também podem ser usados para determinar a intensidade do treinamento aeróbio
> - Com a melhora do condicionamento aeróbio, o treinamento precisa progredir de alguma maneira para promover mais aumentos no condicionamento

DIRETRIZES DO TREINAMENTO RESISTIDO

Assim como com o treinamento aeróbio, diretrizes também foram desenvolvidas para o treinamento com peso ou contra resistência. As diretrizes foram desenvolvidas para novatos no treinamento ou pessoas com pouca ou nenhuma experiência em treinamento resistido, indivíduos em nível intermediário ou com alguma experiência em treinamento e para os praticantes avançados com longa história de treinamento resistido.[1,3] Essas diretrizes foram feitas para promover os benefícios tanto para a saúde quanto para a condição física.

Similar ao treinamento aeróbio, a prescrição do exercício resistido envolve alguns componentes básicos:

- Tipo de exercício
- Volume da sessão de exercício
- Duração do período de repouso entre séries e exercícios
- Frequência do treinamento
- Intensidade do exercício.

Programas de treinamento resistido podem enfatizar uma grande adaptação fisiológica, como o aumento da força máxima; em relação às outras adaptações, como hipertrofia muscular.[3] Embora essa ênfase possa não ser necessária para o novato no treino resistido, aqueles em nível mais avançado podem desejar isso.

Similar às diretrizes do treinamento aeróbio, a resposta individual ao programa de treinamento resistido pode variar de maneira substancial. Assim, as diretrizes contêm variações consideráveis na prescrição do exercício e devem ser encaradas como um ponto de partida por meio do qual é possível desenvolver programas individualizados.

Tipo de exercício

Diferentes tipos de equipamentos para a realização dos exercícios contra resistência podem promover ganhos na força máxima e hipertrofia muscular. Os tipos mais frequentemente prescritos de exercícios resistidos podem ser feitos com:

- Pesos livres ou barras e halteres
- Aparelhos de exercícios contra resistência.

Entretanto, há muitos outros tipos de exercícios contra resistência, como aqueles que utilizam faixas elásticas e exercícios de peso corporal que podem aumentar a força e a hipertrofia.[1,27] Programas gerais de saúde e condicionamento geralmente incluem, pelo menos, um exercício para cada grande grupo muscular do corpo. **Exercícios de múltiplos grupos musculares**, ou multiarticulares, envolvem o movimento de mais de uma articulação e o desenvolvimento de força em mais de um grupo muscular, como levantamento de peso em supino e *leg press*. Os **exercícios de grupo muscular único**, ou uniarticulares, envolvem predominantemente o movimento de uma articulação e o desenvolvimento de força de um grupo muscular, como os de rosca direta do bíceps e extensão do joelho. Os exercícios de múltiplos grupos musculares ou multiarticulares são também chamados de exercícios de *core*, enquanto os uniarticulares ou de grupo muscular único são chamados de exercícios de assistência.

Para ajudar a evitar desequilíbrios musculares entre o agonista e o antagonista, como músculos da lombar e abdominais, deve ser incluído um programa de treinamento de resistência.[3] Os objetivos da maioria dos programas de treinamento podem ser alcançados com a prática ordenada dos exercícios em que os exercícios multiarticulares são realizados antes dos uniarticulares.

Volume de uma sessão de exercícios

O volume do treinamento resistido é a medida da quantidade total de trabalho realizado, o qual é determinado pela quantidade de exercícios executados, de séries de cada exercício (Boxe 13.5) e de repetições por série. Mudanças no volume do treinamento, bem como de outras variáveis do treinamento, podem ser usadas para enfatizar força máxima, hipertrofia, potência ou resistência muscular local (Tabela 13.6). O novato no treinamento resistido geralmente começa com uma série de cada exercício, progredindo para múltiplas séries de cada exercício conforme vai adquirindo experiência no treinamento. Cada grupo muscular deve ser treinado eventualmente com duas a quatro séries por sessão de treinamento.[3] Isso não significa que necessariamente duas a quatro séries de cada exercício para um grupo muscular sejam realizadas por sessão de treinamento. Por exemplo, se forem realizadas duas séries de *leg press* e duas séries de extensão de joelho em uma sessão, o grupo muscular do quadríceps terá realizado um total de quatro séries. Para aumentar a força muscular, a massa muscular e, em parte, o *endurance*, 8 a 12 repetições por série com aproximadamente 60 a 80% da resistência máxima de repetição que se consegue executar devem ser realizadas em um programa de saúde e condicionamento.[2] No entanto, o número de repetições por série varia dependendo de quais adaptações estão sendo enfatizadas e da experiência com o treinamento. Em geral, mais repetições são usadas para enfatizar a resistência muscular local, enquanto menos repetições são usadas quando a ênfase é na força e na potência máximas, especialmente com o aumento da experiência (Tabela 13.6). Além disso, com a aquisição de experiência, o mesmo ocorre com a variação da repetição usada para enfocar os desfechos do treinamento. Isso permite maior variação no treinamento com o ganho de experiência, o que parece ser importante para promover a continuidade dos ganhos em condicionamento naqueles com mais experiência no treinamento.[3]

Duração do período de repouso entre séries e exercícios

Quanto mais longo o período de repouso entre as séries e os exercícios, maior a oportunidade de recuperação fisiológica das reservas anaeróbias de energia (trifosfato de adenosina [ATP] intramuscular e fosfocreatina ou PC) e mais tempo disponível para reduzir a acidose do sangue e do músculo (ver Capítulo 3). Os períodos curtos de repouso permitem pouco tempo para a recuperação fisiológica e, portanto, resultam em níveis mais altos de fadiga à medida que as sessões de treinamento progridem. Além disso, períodos de repouso curtos ocasionam respostas hormonais agudas, como elevação do nível sérico do hormônio do crescimento, o que pode ser importante para a hipertrofia

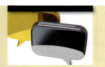

Boxe 13.5 Visão do especialista
A dose-resposta para o desenvolvimento de força

MATTHEW RHEA, PhD, CSCS*D

Associate Professor
A.T. Still University
Mesa, AZ

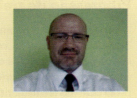

Há décadas existe uma discussão entre pesquisadores e profissionais do exercício acerca da prescrição apropriada do treinamento resistido para alcançar ganhos em força máxima. O ponto focal desse debate está no número de séries por trabalho necessárias para desenvolver a força máxima (única série *vs.* séries múltiplas). A resolução dessa questão, por meio da identificação das diretrizes baseadas em pesquisas para prescrição do exercício resistido, é de fundamental importância. Um dos desafios em tirar conclusões a partir de um conjunto de pesquisas é identificar com precisão o que toda a investigação suporta. Ao mesmo tempo que cada estudo individual é importante, seu valor maior apenas é exibido quando é adequadamente combinado a outros estudos que examinam o treinamento contra resistência com objetivo de aumento de força. Muitos pesquisadores e profissionais leram parte ou até mesmo toda a literatura existente e chegaram às próprias conclusões a respeito de o que o conjunto de pesquisas considera o número ideal de séries. Infelizmente, isso não acabou com o debate, pois indivíduos dos dois lados da discussão alegam que o conjunto de pesquisas respalda suas visões. O que existe é a necessidade de um procedimento que combine quantitativamente os estudos relacionados, utilizando procedimentos estatísticos para combinar e avaliar os dados de cada estudo em vez de opiniões baseadas na revisão qualitativa da literatura. Tal procedimento existe, a metanálise, e várias análises foram conduzidas, iluminando bastante a questão.

Inúmeras metanálises foram publicadas nos últimos anos.[1-4] Essas análises demonstram individual e coletivamente que programas de treinamento com séries múltiplas obtêm mais ganhos em força do que os de série única. Com base nessas análises,[1-3] quatro séries por grupo muscular, por exercício, parecem resultar em ganhos de força máxima entre as populações treinadas e não treinadas, sendo que os atletas (mais altamente treinados) obtiveram mais benefícios com seis séries. Nos praticantes treinados e não treinados, o treino com série única ocasionou aumento da força correspondente, porém apenas em uma fração dos ganhos máximos alcançados com as séries múltiplas. Observe que os dados nessas análises foram tabelados de acordo com "séries por grupo muscular", e não de acordo com a abordagem convencional "séries por exercício". Esse ponto deve ser considerado ao ler e interpretar os resultados/conclusões da pesquisa relacionada.

Esses dados respaldam o princípio da progressão. Para os principiantes, o treinamento com série única pode ser apropriado nos estágios iniciais do desenvolvimento. Ao longo do tempo, o volume do treinamento precisa crescer para continuar a sobrecarregar o sistema neuromuscular. Para aqueles acostumados ao treinamento, o nível mais alto de volume de treinamento é necessário para produzir ganhos máximos. Entretanto, se um praticante experiente não precisa ou não deseja obter ganhos em força máxima, ou as limitações relacionadas com o tempo não permitem grandes volumes de treinamento, 1 ou 2 séries por grupo muscular são suficientes para manter ou, até mesmo, aumentar a força; ao passo que os atletas ou aqueles que buscam ganhos em força máxima para aprimoramento do desempenho precisam seguir um programa de treinamento com volume mais alto a fim alcançar o objetivo.

Embora o volume do treinamento seja uma variável importante, outros fatores como intensidade e frequência devem também ser considerados. Essas outras variáveis do treinamento também foram examinadas na nossa metanálise e constatou-se que exibem uma relação dose-resposta. Para aqueles não treinados, os ganhos em força máxima foram conseguidos quando a intensidade média do treinamento foi estabelecida a 65% de 1 RM, enquanto as populações treinadas e os atletas alcançaram força máxima a 85% ou mais de 1 RM. As populações não treinadas se beneficiaram de três sessões leves semanais, enquanto as treinadas responderam melhor a duas sessões mais pesadas por semana.

A importância dessas análises é mostrada nos detalhes que proporcionam a prescrição do exercício. O objetivo do *coach* deve ser ajudar os clientes a alcançarem o objetivo desejado por meio da aplicação dos estímulos necessários. Com muito pouco estímulo, o cliente não vai conseguir sucesso na busca de seu objetivo. Estímulo em excesso pode levar ao *overtraining* e/ou lesão por estresse excessivo. Ao mesmo tempo que mais pesquisas são necessárias para esclarecer qual é o ideal de treinamento, essas análises têm pelo menos ajudado a apontar a direção certa e a resolver décadas de debate sobre a diferença nos ganhos de força após o treinamento com única série *versus* séries múltiplas.

Referências

1. Peterson MD, Rhea MR, Alvar BA. Maximizing strength development in athletes: a meta-analysis to determine the dose–response relationship. *J Strength Cond Res*. 2004;18:377–382.
2. Rhea M, Alvar BA, Burkett LN. Single *versus* multiple sets for strength: a meta-analysis to address the controversy. *Res Q Exerc Sport*. 2002;73:485–488.
3. Rhea M, Alvar BA, Burkett LN, et al. A meta-analysis to determine the dose–response relationship for strength development: volume, intensity, and frequency of training. *Med Sci Sport Exerc*. 2003;35:456–464.
4. Wolfe BL, LeMura LM, Cole PJ. Quantitative analysis of single- vs. multiple-set programs in resistance training. *J Strength Cond Res*. 2004;18:35–47.

muscular em longo prazo. Períodos mais longos de repouso (ou seja, 2 a 3 minutos) são normalmente usados quando se enfatiza a potência e a força máxima, sobretudo nos exercícios multiarticulares (Tabela 13.6). De modo geral, os períodos de repouso curtos (ou seja, 1 a 2 minutos) são usados quando o enfoque é na resistência muscular local e na hipertrofia.

Frequência do treinamento

No treinamento resistido, a frequência se refere ao número de de vezes/semana que um grupo muscular é treinado. Em um programa de saúde e condicionamento, cada grupo muscular deve ser treinado duas a três vezes por semana.[3] No **programa de treinamento resistido para todo o corpo**, todos os grupos musculares são treinados ao longo de cada sessão de treinamento. Na **rotina dividida**, o corpo é separado em diferentes áreas, sendo cada área treinada em uma sessão de treinamento resistido separada. Por exemplo, na divisão do corpo em superior e inferior, a região superior e inferior do corpo é treinada em 2 sessões diferentes. No programa por partes corporais, uma parte específica do corpo, como membros inferiores ou dorso, é treinada em uma sessão distinta. Observa-se que na rotina dividida ou por partes do corpo, um grupo muscular específico é treinado em frequência menor que o total de sessões de treinamento. Em geral, na rotina dividida ou por parte corporal, mais exercícios para um grupo muscular em particular são realizados por sessão de treino, resultando em volume de treinamento maior para o grupo muscular em particular por sessão do que no programa voltado para o corpo todo. Em geral, conforme a experiência com o treinamento vai crescendo, o número total de sessões de treinamento por semana aumenta. Entretanto, o aumento da frequência do treinamento por grupo muscular é menor do que a indicada pelo número total aumentado de sessões de treinamento por semana.

Intensidade do exercício

A intensidade do exercício resistido é representada pelo percentual de força máxima possível para 1 repetição completa (normalmente, o movimento concêntrico da repetição) de um exercício ou 1 repetição máxima (RM). Quanto mais alta a porcentagem de 1 RM, menos repetições possíveis haverá na série.

Outra questão a ser considerada é se a série é realizada até o ponto em que nenhuma repetição a mais é possível, também chamado de falência momentânea ou falência. Geralmente a falência ocorre na porção concêntrica da repetição. Ganhos em condicionamento ocorreram tanto na série realizada até a falência quanto nas séries não realizadas até a falência.[3] O treinamento até a falência em levantadores de peso avançados pode ser apropriado quando se tenta quebrar a estabilidade no treinamento,[85] contudo, ainda assim, é preciso cuidado, uma vez que o treinamento até a falência já mostrou que leva a *overtraining* e aumento dos estresses articulares.[45] Treinar continuamente até a falha também pode afetar negativamente os ganhos na força máxima.[45] Em todo caso, as séries são normalmente realizadas pelo menos até um ponto próximo à falência (muitas outras repetições seriam possíveis em uma série).

A intensidade do treinamento resistido varia de acordo com a adaptação fisiológica que está sendo enfatizada e com que as diretrizes de treinamento permitem (Tabela 13.6). A intensidade e o volume do treinamento estão relacionados. Para atingir volumes de treinamento maiores, é preciso diminuir as intensidades do treino. Essa inter-relação constitui a chave para as diferentes ênfases do treinamento, como força máxima, hipertrofia, potência e resistência muscular local.

Progressão do treinamento resistido

A progressão do treinamento requer aumento sistemático das demandas impostas ao corpo, e é necessária para promover a continuação dos ganhos em condicionamento, sobretudo frente ao crescimento da experiência com o treinamento. Em geral, a progressão do treinamento inclui um ou mais dos seguintes fatores de modo gradativo: elevação da intensidade do treinamento, aumento do volume de treinamento, e encurtamento ou prolongamento dos períodos de repouso para enfatizar resistência muscular local e hipertrofia ou força máxima e potência, respectivamente. O tipo mais comum de avanço do treinamento é elevar a intensidade por meio do aumento da resistência usada em um número específico de repetições conforme a força, a resistência muscular local e as capacidades de potência crescem. A progressão do treinamento não requer apenas conhecimento de como avançar o programa de treinamento, mas também a cooperação de toda a equipe de condicionamento (Boxe 13.6). A progressão do treinamento a longo prazo é discutida na seção seguinte e é necessária tanto para o treinamento resistido quanto aeróbio se os ganhos em condicionamento precisam continuar.

> ### Revisão rápida
>
> - As diretrizes do treinamento resistido variam de acordo com a ênfase imposta em força máxima, hipertrofia, resistência muscular local ou potência; e se o levantador do peso é novato, se está em nível intermediário ou avançado
> - As diretrizes para os novatos e aqueles em nível intermediário que enfocam a força máxima e a hipertrofia incluem:
>   - Pelo menos 1 exercício para todos os principais grupos musculares
>   - Volume de uma sessão de exercício: 1 a 3 séries de cada exercício, 2 a 4 séries por grupo muscular, 8 a 12 repetições por série, mas as repetições por série variam dependendo de o que se deseja enfatizar: a força, hipertrofia ou *endurance* muscular local
>   - Intensidade: enfatizando a força máxima a 60 a 70% de 1 RM e enfatizando a hipertrofia a 70 a 85% de 1 RM
>   - Frequência: 2 a 3 sessões por semana por grupo muscular
> - As séries não precisam ser realizadas até o ponto de falência para promover os ganhos em condicionamento
> - Conforme a experiência no treinamento vai crescendo, a progressão do treinamento resistido deve ser feita de alguma maneira a fim de garantir a continuidade dos ganhos em condicionamento.

Tabela 13.6 Diretrizes do treinamento de resistência.

Frequência por semana	Número de séries por exercício	Número de repetições por série	Percentual de intensidade de 1 RM	Repouso entre as séries
Ênfase na força máxima				
Novato				
2 a 3 sessões voltadas para o corpo todo	1 a 3	8 a 12	60 a 70%	2 a 3 min. de exercícios principais 1 a 2 min. de exercícios de assistência
Praticante em nível intermediário				
3 sessões voltadas para o corpo todo e 4 rotinas divididas	Múltiplas	8 a 12	60 a 70%	2 a 3 min. de exercícios principais 1 a 2 min. de exercícios de assistência
Praticante em nível avançado				
4 a 6 rotinas divididas	Múltiplas	1 a 12	Até 80 a 100% de maneira periodizada	2 a 3 min. de exercícios principais 1 a 2 min. de exercícios de assistência
Ênfase na hipertrofia				
Novato				
2 a 3 sessões voltadas para o corpo todo	1 a 3	8 a 12	70 a 85%	1 a 2 min.
Praticante em nível intermediário				
3 sessões voltadas para o corpo todo e 4 rotinas divididas	1 a 3	8 a 12	70 a 85%	1 a 2 min.
Praticante em nível avançado				
4 a 6 rotinas divididas	3 a 6	1 a 12 (6 a 12 vezes na maioria)	70 a 100% de maneira periodizada	2 a 3 min. de exercícios principais 1 a 2 min. de exercícios de assistência
Ênfase na potência				
Novato				
2 a 3 sessões voltadas para o corpo todo	Treinamento de força máxima + 1 a 3 exercícios de potência	3 a 6 (não até falhar)	Região superior do corpo: 30 a 60% Região inferior do corpo: 0 a 60%	2 a 3 min. de exercícios principais de alta intensidade 1 a 2 min. de exercícios de assistência e principais de baixa intensidade
Praticante em nível intermediário				
3 a 4 sessões voltadas para o corpo todo ou rotinas divididas	Novato + progressão para 3 a 6 exercícios de potência	Novato + progressão para 1 a 6	Novato + progressão para 85 a 100%	2 a 3 min. de exercícios principais de alta intensidade 1 a 2 min. de exercícios de assistência e principais de baixa intensidade
Praticante em nível avançado				
4 a 5 rotinas voltadas para o corpo todo ou rotinas divididas	Novato + progressão para 3 a 6 exercícios de potência	Novato + progressão para 1 a 6	Novato + progressão para 85 a 100%	2 a 3 min. de exercícios principais de alta intensidade 1 a 2 min. de exercícios de assistência e principais de baixa intensidade
Ênfase na resistência muscular local				
Novato				
2 a 3 sessões voltadas para o corpo todo	Múltiplas	10 a 15	Baixa	1 min. ou menos
Praticante em nível intermediário				
3 sessões voltadas para o corpo todo e 4 rotinas divididas	Múltiplas	10 a 15	Baixa	1 min. ou menos
Praticante em nível avançado				
4 a 6 rotinas divididas	Múltiplas	10 a 25	Várias porcentagens	1 min. ou menos, 10 a 15 repetições 1 a 2 min., 15 a 25 repetições

Adaptada de Ratamess NA, Alvar BA, Evetoch TK, et al. Progression models in resistance training for healthy adults. *Med Sci Sports Exer.* 2009;42:687–708.

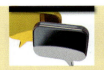

Boxe 13.6 Visão do especialista
Impacto ao longo da vida

JON TORINE

Performance Director, Pro/Elite Sports, NFLPA Trust
EXOS
Advisory Board Member Performance Consultant
Functional Movement Systems
Former Head Strength and Conditioning Coach
National Football League
Indianapolis Colts
Former Assistant Strength and Conditioning Coach
National Football League
Buffalo Bills

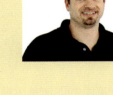

Desde o início dos anos 1990, quando era um aluno da faculdade até os dias de hoje, aprendi que várias características contribuem para impactar as pessoas e ajudá-las em sua jornada de vida. Primeiro, a paixão por aprender e estudar é fundamental. Segundo, encontrar mentores e ter uma mentalidade de aprendiz é um bem inestimável. E, terceiro, possuir um desejo inabalável de fornecer um caminho e uma direção para ajudar aqueles com quem você trabalha a atingirem suas metas.

Como pode ser óbvio, esse não é um processo único empreendido por uma pessoa. Como Maslow afirmou, "para quem só sabe usar o martelo, todo o problema é prego". Assim, a sugestão aqui é formar uma equipe de indivíduos capazes de trabalharem juntos, cuja relação seja construída com base na confiança e no forte desejo de ajudar as pessoas a florescerem. Para o *coach* de condicionamento e força, é imperativo que sua equipe de recursos inclua profissionais de reabilitação e médicos, cientistas, nutricionistas, psicólogos, *coaches* de habilidade e esportivos, para citar alguns. Desse modo, a cada um desses profissionais seria prudente incluir o outro se realmente estão buscando impacto e influência da mais alta ordem. Esse não é um esforço para encher o dia de alguém com visitas e compromissos de negócios. Essa é uma mudança que agora inclui a responsabilidade ética, moral e legal de ter a pessoa certa atendendo as pessoas certas no momento certo.

Cada pessoa, atleta, paciente ou cliente que busca seu conhecimento chega com uma história. É nosso trabalho ler sua história escutando e fazendo recomendações apropriadas. Se um *coach* de força e condicionamento está trabalhando com alguém que, no teste inicial, relata dor, podemos agora encaminhá-los para um profissional médico que seja mais bem adequado para esse capítulo em particular de sua história. Quando você se torna confortável nesse modelo é quando alcança o impacto verdadeiro e duradouro com as pessoas que confiaram em você para ajudá-las a atingirem o sucesso.

Como colocar isso em prática? Veja a seguir algumas etapas. Primeiro, reconheça e identifique POR QUE ELES pensam que estão procurando você? Um jogador da NFL saudável de 25 anos pode estar buscando melhorar a durabilidade e maximizar todas as propriedades fisiológicas. Esse mesmo jogador agora com 40 anos e no próximo capítulo de sua vida pode estar buscando obter mobilidade e saúde para brincar com seus filhos no jardim.

Assim, depois que soubermos seu "porquê", poderemos avançar em nossos procedimentos operacionais padrão de triagens, testes e avaliações básicas. Ter uma linha de base não é negociável quando há grande demanda de tempo e eficiência.

Esses procedimentos nos oferecem uma direção e objetivo de incluir seu "porquê" em nosso mapa de maneira que possa ajudá-los a chegar à próxima etapa desejada e à meta final.

Ao analisar nossas medidas basais, seja da composição corporal, dos biomarcadores do sangue, competência do movimento, capacidade fisiológica ou outros, precisamos agora responder a três questões básicas antes de mapear o programa e o plano. Sabemos por que eles estão aqui, sabemos o que os dados basais sugerem e agora precisamos perguntar-lhes:

1. O que os está impedindo de chegar onde desejam?
2. O que podemos eliminar ou reduzir atualmente que é uma barreira para suas metas?
3. Como podemos ajudá-los a chegar onde desejam?

Isso vale para qualquer população com a qual estiver trabalhando. Lembre-se de que somos seres humanos em primeiro lugar e necessitamos de determinadas medidas de saúde e movimento fundamental para sobreviver e prosperar. Em segundo, somos seres humanos com maiores desejos de movimento, qualidades e capacidades fisiológicas em um nível não técnico. Em terceiro, somos realizadores de habilidades específicas do esporte e técnicas.

Conforme você começa a responder a essas perguntas, todas as suas experiências e conhecimento (incluindo os princípios e programas neste livro) podem ser aplicados. Ao enfrentar obstáculos e novos desafios, volte a responder a essas perguntas, talvez seja o momento de mudar o caminho ou verificar novamente suas bases.

Mesmo depois de muitos anos trabalhando com pessoas em todos os estágios de vida, na adolescência, no ensino médio, na faculdade, profissionais e pós-carreira atlética, ainda se trata de saber por que estão aqui, como podemos fornecer ajuda e o que faremos. Como podemos ver, esses princípios podem ser aplicados a uma pessoa retornando de uma lesão para competência do movimento (mobilidade e controle motor), capacidades fisiológicas (força, potência, velocidade, pliometria, mudança de direção, aceleração, desaceleração, capacidade aeróbia, láctica e alática etc.) e habilidades esportivas e técnicas. Quando isso ficar claro, você poderá colocar seu conhecimento, experiências e aprendizado diário em prática e operar em um alto nível de eficiência em nome das pessoas que você tem a honra e o privilégio de ajudar e dar suporte.

TREINAMENTO INTERVALADO

O **treinamento intervalado** foi usado por atletas de *sprint* e *endurance* para aprimorar o desempenho no começo da década de 1930. Mais recentemente, atletas de esportes praticados com bola (basquete, vôlei e futebol) e outros tipos de atletas também o utilizam. O conceito de treinamento intervalado consiste em mais treinamento intenso que pode ser realizado se o treino for intercalado com períodos de repouso, e essa quantidade maior de treino intenso resulta em ganhos maiores em condicionamento. Esse conceito é respaldado por pesquisas. Homens com nível de treinamento moderado (pico do consumo de oxigênio médio de 55 a 60 mℓ/kg/min) que praticam corrida de longa distância a 70% da $FC_{máx.}$ por 45 minutos ou corrida a 85% da $FC_{máx.}$ por 24 minutos não demonstraram aumento significativo no pico do consumo de oxigênio.[36] Entretanto, os que fizeram 47 repetições em intervalos de 15 segundos a 90 a 95% da $FC_{máx.}$ e períodos de repouso de 15 segundos entre os intervalos ou 4 intervalos a 90 a 95% da $FC_{máx.}$ de 4 minutos separados por períodos de repouso de 3 minutos aumentaram de maneira considerável o pico do consumo de oxigênio em 5,5% e 7,2%, respectivamente. Os grupos intervalados também revelaram elevação importante do volume sistólico ventricular esquerdo, enquanto os outros 2 grupos não mostraram mudanças significativas. Todos os grupos treinaram 3 dias por semana durante 8 semanas. É também importante observar que o total de trabalho realizado durante cada tipo de treinamento foi equiparado.

Historicamente, embora os atletas o tenham usado de maneira predominante, o treinamento intervalado vem ganhando popularidade também entre os entusiastas do condicionamento físico. Ainda que os programas de treinamento intervalado possam ser desenvolvidos para natação, corrida, exercícios elípticos e remo, os programas de corrida parecem ser os mais populares para ganho de condicionamento em geral. As sessões típicas de treinamento intervalado para condicionamento geral estão apresentadas na Tabela 13.7. As variáveis de treinamento que podem ser manipuladas durante o treinamento intervalado são distância e duração do intervalo; intensidade do treinamento; duração e tipo dos períodos de repouso entre os intervalos; número de repetições intervaladas por série e frequência do treinamento. Essas variáveis afetam umas as outras. Por exemplo, um atleta que deseja aprimorar sua capacidade de *sprint* pode fazer intervalos de curta duração e alta intensidade intercalados com períodos de repouso relativamente longos. Entretanto, de acordo com o estudo referenciado anteriormente, se intervalos de curta duração e alta intensidade intercalados com períodos de repouso relativamente curtos forem realizados, o pico do consumo de oxigênio também pode ser aumentado. Portanto, a prescrição do treinamento intervalado depende dos objetivos do treinamento.

Intensidade do treinamento

A intensidade do treinamento de um intervalo é normalmente definida como um percentual do melhor tempo para a extensão do intervalo ou um percentual da $FC_{máx.}$. Para distâncias mais curtas, é mais prático definir a intensidade como um percentual do melhor tempo para a extensão do intervalo ou um tempo específico para a prática do intervalo, por exemplo, corrida de 200 m em 30 segundos. Para treinar a capacidade de *sprint* máxima ou a fonte de energia ATP–fosfocreatina (PC) –, geralmente é realizado o treinamento de alta intensidade (p. ex., 90 a 100% do melhor tempo ou da $FC_{máx.}$). Para desenvolver o sistema glicolítico anaeróbio ou as distâncias intermediárias de *sprint*, como a corrida de 400 m, intensidades altas também são usadas na maioria das vezes (p. ex., 80 a 95% do melhor tempo ou 85 a 100% da $FC_{máx.}$), ao passo que no treino para desenvolvimento das capacidades de *endurance* ou aeróbia, intensidades moderadas a altas são utilizadas (75 a 85% do melhor tempo ou 70 a 90% da $FC_{máx.}$). Essas intensidades são destinadas a ser diretrizes e precisam ser ajustadas ao nível de condicionamento e metas de treinamento da pessoa em treinamento. A intensidade do treinamento também depende da duração do intervalo e de quantos intervalos serão praticados.

Duração do intervalo

Normalmente, intervalos de curta duração (5 a 10 segundos) são usados no treino da capacidade de *sprint* de curta duração,

Tabela 13.7 Sessões de treinamento intervalado típico para condicionamento geral.

Sessão	Iniciante	Intermediário	Avançado
Intensidade alta	5 minutos de aquecimento 5 × 1 minuto a 70 a 75% da $FC_{máx.}$ 2 minutos de período de repouso a 50 a 60% da $FC_{máx.}$ 5 minutos de resfriamento	5 minutos de aquecimento 5 × 2 minutos a 75 a 85% da $FC_{máx.}$ 3 minutos de período de repouso a 55 a 65% da $FC_{máx.}$ 5 minutos de resfriamento	10 minutos de aquecimento 5 × 2 minutos a 85 a 90% da $FC_{máx.}$ 3 minutos de período de repouso a 60 a 65% da $FC_{máx.}$ 10 minutos de resfriamento
Intensidade baixa	5 minutos de aquecimento 3 × 5 minutos a 60 a 65% da $FC_{máx.}$ 5 minutos de períodos de repouso caminhando 5 minutos de resfriamento	5 minutos de aquecimento 2 × 10 minutos a 65 a 70% da $FC_{máx.}$ 5 minutos de períodos de repouso caminhando 5 minutos de resfriamento	5 minutos de aquecimento 5 × 5 minutos a 75 a 80% da $FC_{máx.}$ 3 minutos de períodos de repouso a 60 a 70% da $FC_{máx.}$ 10 minutos de resfriamento

ou da fonte de energia ATP-PC.[46] Intervalos de duração mais longa, de 30 segundos a 2 minutos, são usados para treinar o sistema glicolítico anaeróbio ou a capacidade de *sprint* intermediária, e intervalos maiores que 2 minutos destinam-se ao treinamento das capacidades aeróbias e de *endurance*. Entretanto, a extensão do intervalo também depende do objetivo da sessão. Por exemplo, um jogador de basquete pode utilizar intervalos curtos de 30 m para aumentar a velocidade de *sprint*, enquanto intervalos de 150 a 200 m podem ser usados para melhorar a resistência muscular local ou as capacidades do sistema glicolítico anaeróbio. De maneira semelhante, o treinamento intervalado de 40 m pode melhorar a habilidade[80] no *sprint* único e repetido e uma mistura de intervalos de 200 e 50 m melhora o *sprint* único, repetido e o consumo máximo de oxigênio.[58]

Número de intervalos

O número total de intervalos realizados depende da soma dos intervalos realizados em uma série, ou repetições por séries, e do número de séries realizadas. É importante observar também que a duração dos intervalos pode variar durante as diferentes séries de um programa de treinamento intervalado. Por exemplo, um atleta de *sprint* pode fazer 1 série de 6 repetições de 100 m de extensão seguida por 1 série de 3 repetições de 200 m, ao passo que o indivíduo que treina para obter condicionamento pode realizar 1 série de 5 repetições de intervalos de 1 minuto correndo na esteira, seguida por 1 série de 3 repetições de 2 minutos de duração. O total de intervalos por série e o número de séries dependem dos objetivos do treinamento e do nível de condicionamento do indivíduo.

Um programa inicial de treinamento para obtenção de condicionamento pode consistir em intervalos de 5 a 10 segundos de alta intensidade, repetido 5 a 10 vezes,[46] enquanto intervalos de 30 segundos a 2 minutos de duração e intensidade moderadamente alta podem ser repetidos no mínimo 3 vezes, com os indivíduos mais avançados realizando 6 a 8 repetições. Intervalos de duração superior a 2 minutos devem ser feitos com 3 a 5 e 8 a 12 repetições intervaladas.

Extensão do período de repouso

A FC de recuperação pode ser usada para determinar o período de repouso entre os intervalos. Com esse método de estimativa da duração do período de repouso, o intervalo seguinte não é iniciado até que a FC atinja a taxa de recuperação desejada. A FC de recuperação sugerida é de 140 bpm para pessoas com idade entre 20 e 29 anos, 130 bpm para aquelas entre 30 e 39 anos, 120 bpm para os que estão na faixa entre 40 e 49 anos, 115 bpm para os entre 50 e 59 anos e 105 bpm para aqueles com idade entre 60 e 69 anos.[31]

A duração do período de repouso também pode ser determinada com base na razão trabalho/repouso. Por exemplo, para intervalos de curta duração e alta intensidade, a razão trabalho/repouso de aproximadamente 1:3 a 1:6 é usada.[46] Isso quer dizer que se o intervalo foi de 10 segundos de duração, o período de repouso terá entre 30 e 60 segundos. Para intervalos que variam de 30 segundos a 2 minutos, a razão trabalho/repouso de cerca de 1:2 é usada, enquanto nos intervalos superiores a 2 minutos, utiliza-se a razão trabalho/repouso de cerca de 1:1.

Tipos de intervalo de repouso

Em geral, os períodos de repouso passivos (pouca ou nenhuma atividade) são empregados quando os intervalos de alta intensidade e curta duração são realizados.[46] Eles permitem a ressíntese de ATP-PC intramuscular de modo que fique disponível para o intervalo seguinte de alta intensidade (ver Capítulo 3, consumo excessivo de oxigênio após exercício [EPOC]). Períodos de recuperação ativos (atividade menor que o limiar do lactato) são usados com intervalos de 30 segundos ou mais.

Todas as recomendações anteriormente mencionadas precisam ser contextualizadas nos objetivos do treinamento, no nível de condicionamento e na história do treinamento do indivíduo ou atleta que pratica o treinamento intervalado. Além disso, se um atleta praticar o treinamento intervalado durante a temporada de competição, as outras necessidades do treinamento, as estratégias relativas à equipe ou à competição, o condicionamento decorrente das habilidades técnicas específicas do esporte e os outros tipos de treinamento que estão sendo praticados precisam ser considerados.

Frequência do treinamento

O treinamento intervalado é um tipo de treino de alta intensidade. Portanto, frequências inicialmente baixas são usadas para permitir a recuperação entre as sessões. Para o condicionamento geral, em princípio, 1 ou 2 sessões de treinamento intervalado por semana podem ser realizadas. Em geral, os atletas que utilizam esse tipo de treino como parte do programa de treinamento total fazem 2 a 4 sessões por semana. No entanto, alguns tipos de atletas, como os nadadores, utilizam o treinamento intervalado quase que exclusivamente, mas com durações diferentes dos intervalos; o total de repetições intervaladas e a extensão dos períodos de repouso variam durante cada sessão.

Revisão rápida

- O treinamento intervalado pode ser usado para aumentar o condicionamento aeróbio e anaeróbio de atletas e entusiastas do condicionamento físico
- A intensidade pode ser determinada como um percentual do melhor tempo para cobrir certa distância ou uma porcentagem da $FC_{máx}$.
- É preciso ajustar a duração do intervalo, o número de intervalos, a extensão do período de repouso e a frequência do treinamento para atender aos objetivos do treinamento e ao nível de condicionamento do indivíduo.

Todas as diretrizes mencionadas precisam ser contextualizadas nos objetivos do treinamento, no nível de condicionamento e na história de treinamento do indivíduo ou atleta que pratica o treinamento intervalado. Tal como acontece com outros tipos de treino, todas as variáveis do treinamento precisam ser ajustadas para atender aos objetivos específicos e ao nível de condicionamento da pessoa em treinamento.

ESTRUTURA DE UMA SESSÃO DE TREINAMENTO

Em geral, toda sessão de treinamento consiste em aquecimento, parte principal e resfriamento. A parte principal refere-se ao treinamento realizado na sessão. Muito se sabe acerca dos efeitos sobre o desempenho do aquecimento, inclusive dos exercícios de flexibilidade ou alongamento. Pouco se sabe sobre os possíveis benefícios do resfriamento após uma sessão de treinamento.

Alongamento

Muitas porções do aquecimento e resfriamento da sessão de treinamento incluem exercícios de flexibilidade e alongamento. Quando incluído, o alongamento deve ser feito ao final do aquecimento, após a ligeira elevação da temperatura corporal. Existem inúmeras técnicas de alongamento diferentes atualmente. As técnicas de **facilitação neuromuscular proprioceptiva (FNP)**, de diversos tipos, envolvem a contração de um músculo ou seu antagonista antes do alongamento. A contração produz relaxamento reflexo do músculo que está sendo alongado de modo que é possível atingir uma amplitude de movimento maior durante o alongamento. O **alongamento balístico** envolve um movimento rápido e saltitante na amplitude de movimento. A força cinética da parte do corpo sendo alongada causa estiramento do músculo ao final do arco do movimento. Por outro lado, o **alongamento dinâmico** envolve o movimento de parte do corpo por toda a amplitude do movimento, mas sem um movimento rápido e saltitante. O tipo mais popular de treinamento da flexibilidade, no entanto, é o **alongamento estático**, que é realizado por meio do movimento lento ao longo de toda a amplitude de movimento de um músculo e pela manutenção da posição próxima ao final do arco, ao mesmo tempo que o estiramento é percebido no músculo. Todos os tipos de alongamento aumentam a flexibilidade, e uma metanálise não constatou diferenças significativas na flexibilidade do tendão dos músculos isquiotibais entre os vários tipos de alongamento.[21]

Amplitudes de movimento extremas ou flexibilidade em algumas articulações são necessárias para a realização de alguns esportes, como a ginástica e a corrida com obstáculos. Os atletas envolvidos nesses tipos de esportes precisam fazer exercícios de flexibilidade. Outra razão pela qual o alongamento é realizado é para evitar lesões. Acredita-se que alguns tipos de lesões possam ser evitados pelo alongamento devido ao aumento da amplitude de movimento da articulação.

Entretanto, uma metanálise constatou que o alongamento não foi consideravelmente associado à redução de lesão, porém concluiu que não existem evidências suficientes para endossar ou descontinuar o alongamento antes ou depois do exercício com objetivo de evitar lesões entre atletas competitivos e de recreação.[77] Um estudo realizado com recrutas do exército também concluiu que o alongamento adicionado ao aquecimento não altera de maneira considerável o risco de lesão.[65] Existem poucas evidências para substanciar que o alongamento reduza significativamente a chance de lesão na maioria das situações.

Na verdade, o alongamento realizado imediatamente antes do esforço máximo pode diminuir a potência ou a força máxima. Cinco alongamentos balísticos dos flexores e extensores do joelho realizados 10 a 25 minutos antes da determinação da 1 RM diminuíram os valores máximos em 7% nos flexores do joelho e em 5% nos extensores.[62] Quatro alongamentos estáticos dos extensores do joelho realizados cerca de 4 minutos antes da determinação do pico de torque isocinético reduziram o pico de torque em 3% aos 60 e 240°/s.[20] O alongamento estático e balístico da região inferior do corpo de jogadores de *rugby* aumentou consideravelmente (3,23 *vs.* 3,27 segundos) e diminuiu (3,24 *vs.* 3,18 segundos), respectivamente, o tempo de *sprint* de 20 m em comparação ao tempo de *sprint* feito sem alongamento prévio.[29] Esse achado indica que o alongamento estático diminui e o balístico aumenta o desempenho de *sprint*. Um estudo muito interessante realizado com universitários atletas de elite de atletismo mostrou que o alongamento estático antes do *sprint* de 100 m reduziu o desempenho.[86] Em outro estudo sobre o alongamento estático avaliando corredores de *sprint* e saltadores, o tempo do *sprint* de 100 m melhorou (0,06 segundo), mas não foi significativo.[49] Se o indivíduo permitir o repouso suficiente após a série de alongamentos, os efeitos negativos podem não ser tão dramáticos, possibilitando a recuperação do componente elástico do músculo. Isso foi observado em atletas de atletismo universitários em tarefas de arremesso e potência da região superior do corpo quando o alongamento foi atrasado 10 minutos antes do teste.[81] Nem o alongamento estático nem o balístico em universitárias jogadoras de basquete afetou de maneira significativa o desempenho nos saltos verticais.[82] Quando ocorrem, as reduções em potência e força máxima após o alongamento parecem ter relação com a incapacidade de ativar completamente o músculo alongado[9] ou os mecanismos inibitórios da parte central do sistema nervoso no músculo alongado.[20]

Embora não revelado em todos os estudos, declínios induzidos pelo alongamento no desempenho que envolve força máxima ou potência em várias tarefas foram mostrados tanto nos sujeitos treinados quanto nos não treinados, especialmente devido ao alongamento estático. Parece que, se são necessárias alta força, velocidade ou potência nos primeiros minutos após o aquecimento e se o alongamento estiver incluído no aquecimento, o alongamento dinâmico deve ser realizado.[10] Os estudos mencionados anteriormente examinaram os efeitos agudos do alongamento imediatamente antes de realizar uma tarefa de força ou potência. O alongamento crônico pode não ter um efeito na força ou potência no treinamento a longo prazo. Por exemplo, os programas de alongamento de FNP realizados isoladamente não parecem atrapalhar os desempenhos de velocidade, potência ou força relacionados ao treinamento.[40] Assim, 6 semanas de alongamento estático realizado em 4 dias na semana por mulheres do atletismo altamente treinadas não parecem ter qualquer efeito positivo ou negativo no desempenho de potência ou velocidade.[8]

As quedas no desempenho decorrentes do alongamento imediatamente antes do esforço máximo podem não ser importantes para quem treina com objetivo de obter promoções na saúde e condicionamento geral. Entretanto, essas reduções são importantes para atletas. Portanto, seria prudente que as pessoas interessadas em verdadeiramente desenvolver potência e força máxima evitassem o alongamento, principalmente de uma natureza estática, imediatamente antes das tentativas de desenvolvimento de potência e força máxima, tanto no treinamento quanto na competição. Se o alongamento for incluído em um aquecimento realizado imediatamente antes da necessidade de desenvolver força e potência máxima, este deve ser dinâmico.

Efeitos do aquecimento e resfriamento

Aquecimento ativo é a atividade física realizada antes do treino. Os aquecimentos ativos podem ser divididos em tipos gerais. O **aquecimento geral** consiste em atividade não especificamente relacionada com a tarefa ou o treinamento a ser seguido. O aquecimento geral pode ser uma atividade aeróbia de baixa intensidade (60% da $\dot{V}O_{2\,pico}$) realizada por 10 a 15 minutos, alongamentos e exercícios calistênicos. O **aquecimento específico para o esporte** inclui atividades relacionadas de maneira específica à tarefa ou ao treinamento, como o balanço do taco de beisebol antes da rebatida, os arremessos antes do jogo de basquete e *sprints* antes do teste de *sprint*. Tem sido sugerido que o aquecimento para um atleta que antecede a competição consiste em atividade aeróbia de intensidade submáxima seguida de movimentos de alongamentos lentos e alongamento dinâmico de grandes grupos musculares complementado com atividades dinâmicas específicas do esporte.[10]

Tem-se sugerido que o aquecimento é capaz de melhorar o desempenho devido a vários mecanismos.[11,12,22] O aquecimento permite ao atleta tempo para se preparar mentalmente e se concentrar no evento que está por vir. Desse modo, fatores psicológicos podem ser um aspecto do aquecimento. Os aquecimentos podem elevar a temperatura do corpo, o que influencia de modo positivo o desempenho em razão de:

- Redução da rigidez muscular e tendínea
- Aumento da velocidade da condução nervosa
- Alteração da relação força/velocidade do músculo
- Maior disponibilidade de energia anaeróbia (glicogênio).

Entretanto, a elevação da temperatura corporal decorrente do aquecimento pode diminuir a capacidade de manutenção da termorregulação e reduzir o desempenho, sobretudo durante a atividade de longa duração. Mecanismos fisiológicos não relacionados com a temperatura que podem melhorar o desempenho incluem:

- Aumento do fornecimento de oxigênio para o tecido devido à intensificação do fluxo sanguíneo
- Elevação do consumo de oxigênio pré-atividade, o que pode reduzir a dependência das fontes de energia anaeróbia
- Aumento das capacidades de força consequente à atividade muscular prévia (potencialização pós-ativação).

Esses diferentes mecanismos influenciam o desempenho dependendo da atividade para a qual o aquecimento é feito. A redução da rigidez muscular e tendínea e o aumento da velocidade de condução nervosa são especialmente importantes para as atividades de força e potência. A intensificação do fornecimento de oxigênio ao tecido e a diminuição da capacidade de manutenção da termorregulação podem afetar o desempenho, principalmente em eventos de *endurance* de longa duração.

Os exercícios de aquecimento, de fato, melhoram o desempenho? Uma revisão da literatura indica que a resposta para essa questão é "sim".[12] Aquecimentos ativos melhoram o desempenho em atividades de curta duração e alta potência. O desempenho no salto vertical melhorou cerca de 3 a 4% em virtude do aquecimento ativo de intensidade moderada. O desempenho em atividades de curta duração e alta potência pode cair, no entanto, se o aquecimento for muito intenso ou se não houver tempo de recuperação suficiente entre o aquecimento e a atividade, o que resulta em diminuição da disponibilidade de fosfatos intramusculares (ATP e PC). Os aquecimentos ativos são capazes de melhorar ligeiramente o desempenho em tarefas de duração intermediária (10 segundos a 5 minutos) e naquelas de longa duração (mais de 5 minutos), desde que os aquecimentos permitam que a pessoa comece o evento em estado não de fadiga, mas sim com consumo de oxigênio mais acentuado. Os aquecimentos para

Revisão rápida

- As sessões de treinamento geralmente consistem em aquecimento ativo, parte principal e resfriamento
- O aquecimento ativo pode melhorar o desempenho físico
- O aquecimento geral consiste em atividade não relacionada com a tarefa ou treinamento a ser realizado
- O aquecimento específico ao esporte consiste em atividade especificamente relacionada com a tarefa ou o treinamento a ser realizado
- O alongamento, especialmente o estático, imediatamente antes da atividade física pode reduzir a potência e a força máxima nas pessoas treinadas e não treinadas
- Se o alongamento for incluído em um aquecimento imediatamente antes de uma competição com movimentos de potência, este deve ser dinâmico ou balístico.

esses tipos de tarefa, portanto, podem ser de intensidade baixa ou mais alta, contanto que a recuperação suficiente ocorra entre o final do aquecimento e o início do evento. Assim, o aquecimento ativo é capaz de promover alguma melhora no desempenho se for estruturado de maneira correta para o evento em particular.

O período de resfriamento que consiste em atividade aeróbia leve (abaixo do limiar do ácido láctico) por cerca de 10 a 15 minutos é realizado após muitas sessões de treinamento. Um dos objetivos do resfriamento é evitar que o sangue se acumule nos membros inferiores, o que pode causar tonturas, vertigens e até mesmo desmaio após uma sessão vigorosa de treinamento. O resfriamento também ajuda na redução da acidose sanguínea (ver Capítulo 3, seção "Maximização da recuperação"). Embora não relacionada com o dolorimento muscular após a sessão de treinamento (dolorimento muscular de início tardio), a remoção do lactato sanguíneo ou a diminuição da acidez de sangue e músculo ajuda na recuperação imediatamente após a sessão de treinamento.

DESTREINAMENTO

O **destreinamento** faz referência à perda das adaptações fisiológicas que ocorre com a interrupção total do treinamento ou frente à redução do volume e da intensidade do treino. Esse processo pode acontecer após o treinamento resistido ou aeróbio. A perda das adaptações fisiológicas durante o destreinamento é uma importante consideração para atletas fora de temporada e para os entusiastas do treinamento físico que entram de férias por 2 semanas. Aqui vamos nos concentrar, sobretudo, nas alterações no desempenho físico que ocorrem durante o destreinamento. O destreinamento também faz com que os benefícios para a saúde promovidos pelo treino sejam perdidos. Após 6 meses de treinamento aeróbio que resulta em alterações positivas nas lipoproteínas, um período de 15 dias de inatividade ocasiona elevação do LDL-C, porém nenhuma mudança significativa no HDL-C.[73] Adaptações distintas, como nos LDL-C e HDL-C observados anteriormente, podem seguir padrões diferentes de mudança durante o destreinamento. A perda das adaptações fisiológicas durante o destreinamento também é afetada pela idade com destreinamento, que ocorre mais rápido em indivíduos mais velhos, pela duração do período de treinamento antes do destreinamento, pela intensidade e pelo volume do treinamento antes do destreinamento. Assim, embora as diferentes adaptações fisiológicas sofram declínio em taxas distintas durante o destreinamento, eventualmente todas as adaptações fisiológicas promovidas pelo treinamento vão cair.

Interrupção do treinamento de força

A interrupção total do treinamento de força leva à perda de força e potência, porém essa perda pode ser bastante variável.[27] A área transversal da fibra muscular do tipo I pode ser mantida durante períodos de destreinamento curtos (6 semanas), porém a do tipo II diminui consideravelmente.[74] De modo interessante, o retreinamento após treinamento extensivo prévio é capaz de trazer de volta o tamanho da fibra muscular em velocidade mais alta que aquela durante a hipertrofia inicial da fibra, respaldando o termo "memória muscular" comumente usado na linguagem do treinamento.[74] Em geral, ocorre uma perda relativamente rápida de força e potência nas primeiras semanas do destreinamento.[32,37] Após diversas semanas iniciais de destreinamento, há uma perda gradual de força, conforme a duração do destreinamento aumenta.

Após períodos de destreinamento de mais de 30 semanas, os valores de força da época do treinamento diminuem de maneira considerável, mas ainda assim permanecem significativamente maiores que os valores de antes do treinamento.[27,28] Por exemplo, após 14 semanas de destreinamento depois de 10 semanas de treinamento, os picos de torque isocinético excêntrico e concêntrico dos extensores do joelho apresentaram diminuição dos valores treinados de 6 e 11%, respectivamente; no entanto, permaneceram 14 e 18%, respectivamente, acima dos valores anteriores ao treinamento.[15] É importante observar que a taxa e a magnitude da força perdida com o destreinamento variam entre os grupos musculares e com o tipo de teste (ou seja, isocinético, isométrico, máximo de uma repetição) usado para determinar a força.

O desempenho físico, em parte determinado pela força e potência máximas, também cai durante os períodos de destreinamento. Jogadores de handebol mostraram aumentos importantes na velocidade do arremesso da bola e na capacidade de pulo durante 12 semanas de treinamento. Entretanto, ao longo de 7 semanas de destreinamento, a velocidade do arremesso da bola diminuiu consideravelmente em 2,6% e a capacidade de salto caiu cerca de 1,6%.[55] Neste estudo, conforme observado nas diferenças entre as alterações no pico de torque concêntrico e excêntrico, na velocidade do arremesso da bola e na capacidade de salto vertical, a força ou potência determinada afetará o ritmo das alterações e as mudanças durante o período de destreinamento. No entanto, a potência muscular normalmente diminui mais rapidamente que a força máxima frente à suspensão do treinamento.[27,44]

A idade também influencia a velocidade das mudanças na força durante o destreinamento, sendo que as pessoas mais velhas geralmente demonstram reduções mais rápidas.[52] Depois de 31 semanas de treinamentos, homens e mulheres idosos (65 a 75 anos) mostraram perdas significativas na força (14% *versus* 8%) em comparação com homens e mulheres jovens (20 a 30 anos).[52] A intensidade do treinamento também pode afetar a velocidade da perda de força com a interrupção do treinamento. Durante 24 semanas de destreinamento após treinamento de intensidade baixa (40% de 1 RM), moderada (60% de 1 RM) e alta (80% de 1 RM), homens com idade entre 65 e 78 anos revelaram reduções consideráveis de força.[24] No entanto, a perda da força nas regiões superior e inferior do corpo durante o destreinamento mostrou relação com a intensidade, sendo o treinamento de baixa intensidade aquele que demonstrou as reduções mais altas (70 a 98%), seguido por treinamento de intensidade

Boxe 13.7 Visão do especialista
Força e condicionamento em jogadores de basquete universitários

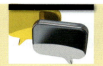

ANDREA HUDY, MS
Assistant Athletic Director for Sport Performance
University of Kansas Athletics
Lawrence, KS

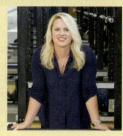

Em razão das ricas tradições e do suporte fiel que a University of Kansas, sua comunidade e seus alunos fornecem, somos capazes de treinar em uma das melhores instituições do país. Os atletas vão para o Kansas para seguir os passos de pessoas antes deles. Lendas do basquete como Wilt Chamberlain, Danny Manning e Paul Pierce imputaram uma base de trabalho duro e dedicação para os atletas de hoje. Portanto, é fundamental que nós, técnicos, ajudemos a instilar essas qualidades em nosso programa de treinamento e aderir às melhores filosofias de treinamento que a pesquisa e a tecnologia fornecem.

Como preparadora física, é minha missão preparar nossos alunos-atletas física e mentalmente para os rigores dos jogos intercolegiais com integridade e excelência. Dois objetivos principais do nosso programa de força e condicionamento são aprimorar o desempenho esportivo e reduzir o risco de lesões por meio de várias técnicas de treinamento e recuperação.

Minha filosofia consiste em treinamento resistido no estilo explosivo no chão. Utilizo levantamento de peso, levantamento de potência e treinamento resistido.

Minha filosofia de programação usa um modelo de periodização não linear com tendências de periodização. Ao longo de diferentes temporadas de esporte, ocorre aumento da carga e diminuição do volume. Existem 2 tipos de periodização não linear. O primeiro tipo é a periodização não linear planejada, a qual ocorre na pós-temporada, no verão e nas pré-temporadas. Percentuais para a maioria dos exercícios de *core* de levantamento são usados e cada dia tem um objetivo específico. Por exemplo, o 1º dia consiste em um circuito de volume alto, sendo a capacidade de trabalho (resposta hormonal) o objetivo principal. O 2º dia constitui uma sessão de treinamento de força/velocidade com cargas altas e baixo volume, sendo o maior recrutamento neuromuscular a meta principal. O 3º dia é um dia típico de força, com a síntese proteica e recrutamento neuromuscular como alvo principal. O 4º dia é o de velocidade/força com cargas essencialmente baixas a médias e ênfase na velocidade do movimento sob determinada carga.

O segundo tipo é a periodização não linear flexível que ocorre durante a temporada esportiva. As sessões do treinamento com peso são baseadas apenas no que ocorre durante a sessão esportiva específica, nesse caso, a prática do basquete. Se a prática na quadra é complementada com atividades sincrônicas de corrida de *sprint* e salto de alta intensidade, a sessão de treinamento com peso é menos intensa e normalmente apresenta qualidades assincrônicas como um circuito. Se a prática em quadra não for intensa, isto é, com arremessos, então a sessão de treinamento resistido é mais poderosa e intensa e preenchida com atividades assincrônicas, como sessão de força/velocidade ou velocidade/força. A maioria dos exercícios de *core* de levantamento apresenta uma variação de percentual, mas não a porcentagem específica que é usada. Durante uma temporada, desde que a variação da porcentagem seja usada, as cargas específicas por pessoa são autorreguladas.

É importante que se tenha um modelo anual que sirva de base sólida para o programa, mas que também seja do tipo que se possa alterar a qualquer momento de acordo com as restrições do treinamento esportivo. Em outras palavras, fornecemos uma estrutura sólida, porém ajustável às restrições da equipe e/ou necessidades individuais daqueles com alguma lesão ou objetivos específicos.

---

moderada (44 a 50%) e treinamento de alta intensidade (27 a 29%). Além disso, mulheres idosas podem ser mais suscetíveis aos efeitos do destreinamento do que os homens idosos.[43] Muitos fatores influenciam a velocidade e a magnitude das alterações em força e potência durante o destreinamento, porém ambas, força e potência, eventualmente decaem frente à suspensão do treinamento de força.

Redução do volume do treinamento de força

É possível reduzir o volume do treinamento de força por meio da diminuição do número de séries realizadas, da soma das repetições por série e/ou da frequência do treinamento (Boxe 13.7). Os estudos que examinaram o efeito da redução do volume de treinamento de força, na maioria das vezes, envolveram frequência de treinamento menor. Após 12 semanas de treinamento isocinético concêntrico, a força máxima foi mantida por 12 semanas em frequência de treinamento de 1 ou 2 vezes/semana.[57] Após 21 semanas de treinamento realizado 2 vezes/semana, a força máxima no *leg press* (1 RM) não apresentou diminuição significativa durante 21 semanas de treinamento com apenas 3 sessões a cada 2 semanas.[71] Na verdade, a força na perna realmente aumentou 5% durante a 1ª metade das 21 semanas de destreinamento e, depois disso, caiu um pouco (2%) durante a última metade do destreinamento. Parece que a restrição da frequência do treinamento para 1 ou 2 sessões semanais após frequência de treinamento mais elevada mantém, sim, os níveis de força por períodos relativamente longos, desde que a intensidade do treinamento seja mantida.

O efeito da redução do volume de treinamento também é importante para os programas realizados durante uma temporada de competição para atletas. Similar às informações apresentadas anteriormente, parece que 1 ou 2 sessões de treinamento de força por semana conseguem conservar os níveis de força por períodos relativamente longos durante uma temporada se a intensidade do treinamento de peso for mantida.[27] Por exemplo, em jogadores de futebol, uma única sessão de musculação por semana manteve a força máxima e a habilidade de *sprint* curto, mas uma sessão a cada 2 semanas resultou em reduções significativas nesses mesmos parâmetros.[69] No entanto, ao longo da temporada de 20 semanas, jogadores de basquete universitários, sem nenhum treino de musculação, não revelaram diminuição importante nos níveis de força máxima e capacidade de salto vertical (–1% a +5%), porém a capacidade de *sprint* curto declinou consideravelmente (3%).[41] De maneira semelhante, jogadores de handball da equipe, sem nenhum treino de musculação realizado na temporada por um período de 7 semanas, não apresentaram redução significativa na habilidade de salto vertical (–2%), enquanto tiveram redução significativa (–3%) na velocidade de arremesso da bola.[55] Parece que é possível manter os níveis de força máxima e desempenho motor em alguns atletas, mas não em outros, durante uma temporada, apesar da descontinuação do treino de musculação. Um aspecto importante da redução do volume de treinamento de força para atletas durante uma temporada é que outros tipos de treinamento são realizados, o que pode ajudar a atenuar as diminuições dos níveis de força máxima e desempenho.

Suspensão do treinamento de endurance

A suspensão do treinamento de *endurance* resulta em diminuição relativamente rápida da $\dot{V}O_{2pico}$. O pico do consumo de oxigênio (mℓ/kg/min) cai cerca de 14% nos jogadores (homens) de basquete que interrompem o treinamento por 4 semanas ao final da temporada e em 8% em nadadores que pararam de treinar por 5 semanas, respectivamente.[35,63] A redução do $\dot{V}O_{2pico}$ pode ser bastante variável e, em parte, dependente da extensão do treinamento e das capacidades aeróbias antes da suspensão do treino. Atletas altamente treinados, com $\dot{V}O_{2pico}$ elevado nas primeiras 8 semanas de interrupção do treinamento, apresentam reduções do $\dot{V}O_{2pico}$ que variam de 4 a 20%.[59] Entretanto, aqueles com valores de $\dot{V}O_{2pico}$ menores ou períodos de treinamento mais curtos (4 a 8 semanas) antes da suspensão dos treinos exibem reduções menores no $\dot{V}O_{2pico}$, variando de 0 a 6% entre a 2ª e a 4ª semana da interrupção do treinamento.[59] Nos 2 casos, o $\dot{V}O_{2pico}$ permanece acima dos valores não treinados.

Muitos fatores contribuem para a diminuição das capacidades aeróbias ocasionadas pela suspensão do treinamento. A massa corporal e a porcentagem de gordura corporal aumentam em 5 semanas após a cessação do treinamento nos nadadores, ambas as quais diminuiriam em relação ao $\dot{V}O_{2pico}$ (mℓ/kg/min).[63] Mas, em termos fisiológicos, a redução inicial no $\dot{V}O_{2pico}$ pode ser atribuída ao rápido declínio do volume sanguíneo, resultando em diminuição do volume sistólico, o qual não pode ser compensado pelo aumento da FC durante o exercício.[59] Isso promove a redução do débito cardíaco máximo (débito cardíaco = FC × volume sistólico) e, portanto, diminuição do suprimento sanguíneo e fornecimento de oxigênio para o tecido. O volume diastólico cardíaco final também cai, o que contribui para a redução do volume sistólico (volume sistólico = volume diastólico final – volume sistólico final; ver Capítulo 6). A massa ventricular esquerda também pode reduzir com a suspensão do treinamento. A atividade das enzimas aeróbias é aplacada, porém as enzimas específicas expressam respostas variáveis à interrupção do treinamento. A densidade mitocondrial diminui, enquanto a densidade capilar permanece inalterada. A razão de troca respiratória em 3 semanas de treinamento suspenso cresce de maneira substancial (0,89 a 0,95) durante o exercício a 60% do $\dot{V}O_{2pico}$, indicando aumento da dependência do carboidrato como combustível metabólico (ver Capítulo 3). Não se deve esquecer que, por litro de oxigênio, o metabolismo aeróbio dos carboidratos gera mais energia (ATP) do que o metabolismo aeróbio das gorduras. As reservas musculares de glicogênio diminuem rapidamente (até 20% em 4 semanas) e a sensibilidade à insulina é menor, comprometendo a capacidade de utilização do carboidrato como substrato metabólico.[59] Todos esses fatores comprometem a capacidade de realizar metabolismo aeróbio, ocasionando declínio da capacidade de praticar atividade aeróbia máxima.

Redução do volume de treinamento de endurance

A redução do volume de treinamento de *endurance* pode ser feita por meio da diminuição do volume do treinamento praticado em uma sessão ou pela redução da frequência dos treinos. A interação de volume e intensidade de treinamento é importante quando desejamos reduzir o volume do treino. A diminuição da intensidade do treinamento, mesmo que a frequência e o volume sejam mantidos, resulta em declínio

Revisão rápida

- O destreinamento resulta em perda das adaptações fisiológicas, porém nem todas as adaptações sofrem declínio na mesma proporção
- A perda das adaptações fisiológicas frente à interrupção do treinamento de força ou *endurance* depende de inúmeros fatores, inclusive:
  - Pessoas mais velhas perdem força com mais rapidez
  - A força pode ser perdida mais lentamente se o treinamento precedente era de alta intensidade
  - Atletas treinados demonstram maiores reduções no $\dot{V}O_{2pico}$ do que as pessoas menos treinadas
- Geralmente, as reduções no volume de *endurance* e força resultam em perda mínima das adaptações do treinamento quando a intensidade é mantida
- A força pode ser mantida na temporada em alguns esportes, mas não em outros, mesmo se nenhum treinamento de resistência for realizado.

das capacidades aeróbias em pessoas submetidas ao treinamento aeróbio por curtos períodos de tempo (10 semanas) ou em atletas altamente treinados.[60] Para conservar as capacidades aeróbias durante os períodos de volume menor de treinamento, a intensidade deve ser mantida. As pessoas com treinamento aeróbio moderado (10 semanas de treinamento) conseguem reter as capacidades de *endurance* por até 15 semanas com a redução de 1/3 ou 2/3 do volume do treinamento, desde que a intensidade seja mantida.[39] Da mesma maneira, as capacidades aeróbias nos atletas treinados podem ser conservadas com reduções de 50 a 70% no volume de treinamento por curtos períodos de tempo.[60] Similarmente à manutenção das capacidades de força, para reter as capacidades aeróbias com redução do volume de treinamento, a intensidade precisa ser mantida.

PERIODIZAÇÃO

A **periodização** faz referência à variação planejada nos treinos, com o objetivo de otimizar o desempenho físico ao longo dos períodos de treinamento. Os atletas de *endurance* e de força-potência e entusiastas esportivos praticam o treinamento periodizado. Programas periodizados utilizam alterações em volume, intensidade, seleção do exercício e tipo de treinamento (resistência, aeróbio, intervalado, pliométrico) para criar variações nos treinos. Para os atletas, as alterações no volume de treinamento para as habilidades e estratégias de jogo ou evento também variam ao longo da temporada de competição. Uma metanálise concluiu que programas com exercícios resistidos periodizados ocasionaram ganhos maiores de força do que os programas não periodizados nos 2 gêneros nas pessoas jovens e mais velhas que 55 anos de idade, e em pessoas com e sem treinamento resistido.[67] De fato, a periodização do treinamento de força tem sido recomendada para pessoas treinadas e não treinadas.[3] Inúmeras pesquisas vêm sendo realizadas em treinamento de força periodizado, demonstrando superioridade em relação aos programas não periodizados na promoção de ganhos de força, alterações da composição corporal e desempenho motor (*sprints* curtos, potência máxima no ciclismo e capacidade de salto vertical). Para uma discussão mais detalhada sobre treinamento de força periodizado, ver Fleck e Kraemer, 2014, e Kraemer e Fleck, 2007, na lista de Leitura sugerida. Todos os tipos de treinamento podem ser periodizados; aqui, vamos examinar os conceitos de periodização do treinamento aeróbio e de força.

Treinamento periodizado de força-potência clássico

Com o programa de força periodizado linear ou de força-potência clássico, o treinamento começa com grande volume e baixa intensidade, progredindo para baixo volume e alta intensidade (Tabela 13.8). Várias fases compõem um ciclo completo de treinamento, e cada uma dura, em geral, 4 a 6 semanas e visa a diferentes objetivos de treinamento. Em muitos programas, a fase de recuperação ativa de 1 a 2 semanas, a qual consiste em treinamento leve ou sem resistência, segue a última fase do treinamento. Além disso, em muitos programas, apenas exercícios multiarticulares compõem o programa periodizado.

Um dos objetivos da fase de recuperação ativa é permitir a recuperação fisiológica e psicológica do treinamento de alta intensidade precedente. O volume e a intensidade do treino predominantemente mudam devido às alterações no número de séries e repetições por série. Esse tipo de treinamento é feito para atingir o pico, ou maximizar a potência e força máxima após a última fase do treinamento, ou de pico. Após a fase de recuperação ativa, todo o ciclo de treinamento é repetido. Em tese, pesos maiores podem ser usados no novo ciclo devido ao aumento da força e potência promovido pelo ciclo de treinamento anterior. A variação do treinamento também pode ser introduzida por meio de alterações no tipo dos exercícios resistidos realizados. Caracteristicamente, isso quer dizer maior ênfase na força máxima nas fases iniciais do treinamento por meio de exercícios de força, como agachamento e levantamento terra. Em seguida, os praticantes do treinamento migram para os exercícios orientados para potência, como exercícios de arranco, levantamento e pliométricos, rumo ao final do ciclo de treinamento. Observe que a variação no número de séries e repetições em cada fase do treinamento também permite a variação de volume e intensidade em uma base de treinamento semanal ou por sessão. As diretrizes apresentadas na Tabela 13.8 para enfatizar vários desfechos de treinamento podem ser usadas para ajudar a desenvolver sessões de treinamento em um programa de treinamento de resistência periodizado.

Treinamento periodizado não linear

A periodização não linear consiste em sessões de treinamento sucessivas em padrão recorrente de volume e intensidade de treinamento muito diferentes. O padrão típico de treinamento utiliza 4 a 6, 8 a 10 e 12 a 15 repetições em 2 a 3 séries por exercício em cada uma das 3 sessões de treinamento semanal.

Tabela 13.8 Treinamento de força periodizado força-potência clássico.

Variável de treinamento	Fase de treinamento			
	Hipertrofia	Força	Potência	Pico
Séries	3 a 5	3 a 5	3 a 5	1 a 5
Repetições/série	8 a 12	2 a 6	2 a 3	1 a 3
Volume	Muito alto	Alto	Moderado	Baixo
Intensidade	Baixa	Moderada	Alta	Muito alta

Isso resulta em alterações substanciais em volume e intensidade em uma semana de treinamento, devido, principalmente, ao número de repetições realizadas por série. O padrão das mudanças no número de repetições por série é repetido toda semana. Em alguns programas não lineares, todos os exercícios seguem o padrão não linear. Em outros programas, apenas os exercícios multiarticulares seguem o padrão não linear. Também é possível em programas não lineares fazer alterações na escolha de exercício para enfatizar a força ou potência, bem com as mudanças em outras variáveis de treinamento de resistência. Após 1 mês ou vários meses de treinamento, a fase de recuperação ativa pode ocorrer, com retorno para a periodização não linear após a fase de recuperação ativa. Com o uso do treinamento não linear "flexível", é possível testar e determinar qual trabalho pode funcionar melhor naquele dia de acordo com o nível de fadiga do atleta, as demandas da atividade, a agenda dos jogos e as eventuais doenças e encontrar o tipo de trabalho que possa ser mais bem realizado naquele dia. A periodização não linear mostrou-se superior aos programas não periodizados em termos de ganho de força, alterações na composição corporal e desempenho motor em sujeitos não treinados, bem como em atletas.[51,56] A periodização não linear é, pelo menos, tão eficaz como outros tipos de periodização de treinamento de resistência.[27] Para uma discussão mais detalhada da periodização do treinamento de resistência, consulte Fleck e Kraemer, 2014.

Periodização do treinamento aeróbio

Os conceitos usados para periodizar o treinamento aeróbio são similares àqueles empregados no treinamento de força. O volume de treinamento é geralmente medido como a distância total percorrida, nadada ou remada. Em muitos programas, um percentual da $FC_{máx.}$ é usado para calcular a intensidade do treinamento; entretanto, a intensidade também pode ser determinada como uma porcentagem do melhor tempo para percorrer certa distância. A Figura 13.8 ilustra um programa periodizado típico para um corredor de distâncias. Nesse plano, o volume de treinamento semanal é gradualmente incrementado ao longo de várias semanas (semanas 1 a 6, 8 a 10, 12 a 14) de treinamento seguido por um período de recuperação de uma semana durante o qual o volume e a intensidade são reduzidos. Embora a intensidade do treinamento varie diariamente e dentro da sessão de treinamento, geralmente, durante as primeiras 10 semanas de treinamento, a intensidade, assim como o percentual da $FC_{máx.}$, também são gradualmente aumentados a partir de uma FC abaixo do limiar do lactato até uma FC substancialmente acima do limiar de lactato. As semanas 11, 15 e 19 constituem as semanas de recuperação com diminuição tanto do volume quanto da intensidade do treinamento. Diversas semanas de treinamento (12, 14, 16 e 18) são difíceis, pois tanto o volume quanto a intensidade do treinamento continuam elevados. Nas últimas semanas de treino (semanas 22 a 24), o plano é utilizar uma redução gradativa, tanto o volume quanto a intensidade são diminuídos nessa fase, sendo que a intensidade é mantida em níveis mais altos por mais tempo que o volume. Para mais discussões sobre a periodização do treinamento de *endurance*, consulte Reuter, 2012.

> ### Revisão rápida
> - A periodização pode ser aplicada a qualquer tipo de programa de treinamento
> - A periodização força-potência clássica segue padrão de progressão do treinamento de baixa intensidade e alto volume para o de alta intensidade e baixo volume
> - O treinamento de resistência não linear consiste em sessões sucessivas de treinamento em um padrão recorrente de volume e intensidade bastante diferentes
> - O treinamento de *endurance* também pode ser periodizado, progredindo do treinamento de baixa intensidade e alto volume para treinamento de alta intensidade e baixo volume.

Planos de treinamento aeróbio também podem variar e progredir de maneira periodizada, permanecendo dentro das diretrizes do treinamento para condicionamento aeróbio (ver "Diretrizes para o treinamento aeróbio"). Isso pode ser feito por meio da progressão gradativa do percentual de $FC_{máx.}$, diversificando a duração ou a distância, e intensificando a frequência do treinamento. Por exemplo, a intensidade pode ser gradativamente incrementada de 60% da $FC_{máx.}$ para 80%; conforme o condicionamento aeróbio vai melhorando, a duração do treino pode se estender de 20 até 60 minutos e a frequência pode ser gradativamente aumentada de 3 para 5 a 6 vezes/semana. Entretanto, em um plano periodizado, não é necessário que intensidade, duração e frequência do treinamento sempre progridam para tornar o treino mais difícil. É possível ter sessões de intensidade mais alta e duração mais curta (80% da $FC_{máx.}$, sessão de 20 minutos) em uma semana de treinamento com outras sessões de intensidade mais baixa, porém duração mais longa (65% da $FC_{máx.}$, para sessão de 60 minutos). Também é possível dentro de um programa aeróbio haver semanas de recuperação, conforme ilustrado na Figura 13.8. No programa para ganho de condicionamento, diferentes modalidades de exercícios, como corrida, ciclismo e elípticos, também podem ser incorporados em um padrão sessão a sessão ou em qualquer outro padrão de diversificação para evitar o excesso de repetição e, possivelmente, lesão por uso excessivo. A manipulação das variáveis do treinamento oferece praticamente uma infinidade de tipos diferentes de sessões do treinamento aeróbio.

Um aspecto de qualquer treinamento periodizado, principalmente para atletas, é o **polimento**, uma redução planejada no volume de treinamento e, possivelmente, na intensidade no final de programa de treinamento antes de uma competição.[78,79] Um polimento, representado como uma redução no volume de treinamento nas últimas semanas de treinamento, pode ser visualizado na Figura 13.8. As mudanças fisiológicas e no desempenho causadas pelo polimento são apresentadas no Boxe 13.8.

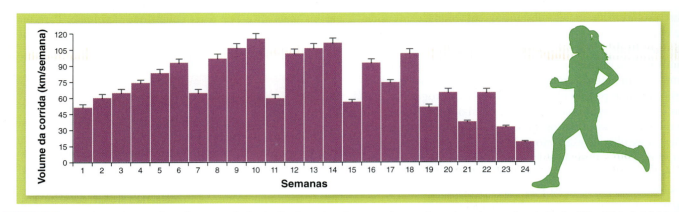

FIGURA 13.8 **Plano de treinamento de *endurance* periodizado.** O volume do treinamento de corredores de *endurance* bem treinados (68 mℓ O_2/kg/min) é ilustrado durante 24 semanas. A intensidade do treinamento também foi variada (ver texto para explicação). (Figura cortesia do laboratório de Alejandro Lucia, Universidad Europea de Madrid.)

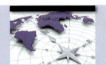

Boxe 13.8 Você sabia?
Polimento pode melhorar o desempenho

Atletas de esportes anaeróbios e de *endurance* utilizam o polimento para maximizar o desempenho na competição específica. A redução do volume e/ou da intensidade do treinamento por um curto período de tempo resulta em recuperação do treinamento prévio e, teoricamente, supercompensação ou aumento das capacidades do desempenho. O polimento é usado por muitos atletas, inclusive atletas olímpicos de levantamento de peso, natação, triatlo, corrida e ciclismo. O polimento pode resultar nas seguintes progressões:

- 5 a 6% no desempenho dos critérios do ciclismo
- até 20% na potência e força
- 1 a 9% no $\dot{V}O_{2\,pico}$
- 15% no volume de hemácias sanguíneas
- 5% na testosterona sérica
- 10% nas células imunes anti-inflamatórias
- Melhora dos estados de humor.

Todos esses fatores resultam em melhora do desempenho. Os ganhos em desempenho promovidos pelo polimento podem ser muito variáveis, porém, ganhos até mesmo pequenos podem ser válidos para o atleta, especialmente na competição importante. O polimento pode durar de 7 a 30 dias e, normalmente, envolve manutenção ou ligeira intensificação do treinamento. Em geral, o volume de treinamento é de 40 a 90%, dependendo do nível de fadiga do atleta, do tipo de atleta e da extensão do polimento. O polimento pode ser parte importante do plano de treinamento de um atleta. Para explorar mais sobre planejamento e os efeitos do polimento, consulte a lista de referências a seguir.

Leituras adicionais

Chtourou H, Chaouachi A, Driss T, *et al*. The effects of training at the same time of day and tapering period on the diurnal variation of short exercise performances. *J Strength Cond Res.* 2012;26:697–708.

Papacosta E, Gleeson M, Nassis GP. Salivary hormones, IgA, and performance during intense training and tapering in judo athletes. *J Strength Cond Res.* 2013;27:2569–2580.

Izquierdo J, Ibanez J, Gonzalez-Badillo JJ, *et al*. Detraining and tapering effects on hormonal responses and strength performance. *J Strength Cond Res.* 2007;21:768–775.

Wilson JM, Wilson GJ. A practical approach to the taper. *Strength Cond J.* 2008;30:10–17.

ESTUDO DE CASO

Cenário clínico
Você está elaborando um programa de treinamento resistido para um atleta de arremesso de peso que se prepara para uma grande competição. Que tipo de programa de treinamento resistido você elabora e que tipo de mudanças você faz conforme o atleta vai se preparando para a competição?

Opções
Pode-se elaborar um programa de treinamento resistido periodizado força-potência clássico. Desse modo, o treinamento iria de alto volume e baixa intensidade para de baixo volume e alta intensidade com a progressão das fases do treinamento. As fases de hipertrofia, força, potência e pico

(Continua)

ESTUDO DE CASO (continuação)

do treinamento teriam cerca de 4 semanas de duração. Elas seriam agendadas de modo que imediatamente antes da competição o atleta estaria na fase de pico. Além de seguir em direção ao treinamento de intensidade alta e volume baixo com a progressão do treino, várias outras alterações seriam feitas. As fases de hipertrofia consistiriam em uma mistura de exercícios uni e multiarticulares. Entretanto, à medida que o treinamento iria progredindo em sentido à fase de pico, para ajudar a reduzir o volume de treinamento total, o número de exercícios uniarticulares seria gradativamente reduzido. Além disso, com a progressão do treinamento rumo à fase de pico, exercícios de potência, como exercícios de arranco e puxada de arranco, seriam enfatizados. Deve-se ter cautela e não prescrever exercícios de alongamento estático no aquecimento anterior às sessões de treino resistido. O aquecimento pode incluir alongamento dinâmico. Esse tipo de exercício de flexibilidade vem mostrando que reduz a potência e força máximas imediatamente após o alongamento. No entanto, pode-se incluir o alongamento, inclusive o estático, no período de resfriamento após as sessões de treinamento resistido. Pouco antes da competição, a fase de pico de 7 a 10 dias ocorreria para ajudar a maximizar o desenvolvimento de potência.

Cenário clínico

Um amigo lhe pediu que elaborasse um programa de treinamento aeróbio de iniciante para ele. Que tipo de treinamento você recomendaria e que tipos de progressão no treinamento seriam utilizados nesse programa?

Opções

As primeiras sessões do treinamento consistiriam em 20 a 30 minutos de exercício em intensidade de 60 a 65% da $FC_{máx.}$. A frequência do treinamento seria de 3 vezes/semana, com 1 dia de repouso entre as sessões. Com a progressão do treino, a intensidade seria gradativamente aumentada até um valor próximo a 90% da $FC_{máx.}$, com sessão de treinamento de 60 minutos de duração e frequência intensificada de maneira gradual para 5 ou 6 dias por semana. Deve-se ter cuidado, conforme o treinamento progride, de não incluir inicialmente intensidade e volume de treinamento mais altos na mesma sessão. Desse modo, com a progressão do treinamento promovida pela elevação da intensidade, não se aumenta o volume na mesma sessão e vice-versa. Com a frequência de treinamento mais acentuada, recomenda-se uma mistura de corrida, exercícios elípticos e ciclismo para ajudar a evitar a lesão por uso excessivo.

Resumo do capítulo

Embora as mortes associadas às doenças cardiovasculares estejam diminuindo, essas doenças ainda são responsáveis por 36,3% de todas as mortes que ocorrem nos EUA. As doenças cardiovasculares incluem DAC, AVE, hipertensão e doenças das artérias. Os fatores de risco não controláveis associados à doença cardiovascular são sexo masculino, idade avançada e hereditariedade; os fatores de risco controláveis são tabagismo, perfil lipídico sanguíneo, hipertensão, obesidade, diabetes e atividade física. Esses fatores estão inter-relacionados. A atividade física promove adaptações positivas em praticamente todos os outros fatores de risco controláveis.

Tanto o treinamento aeróbio quanto o resistido de volume e intensidade corretos reduzem o risco de doença cardiovascular. O volume e a intensidade da atividade física necessários para promover os benefícios para a saúde são menores que aqueles necessários para promoção dos benefícios no condicionamento. No entanto, se os benefícios para o condicionamento são percebidos, os benefícios para a saúde também podem ser observados. O destreinamento ocasiona a perda das adaptações fisiológicas decorrentes do treinamento, embora o padrão e a magnitude da perda variem de acordo com a adaptação. Portanto, tanto os atletas quanto as pessoas interessadas nos benefícios para saúde e condicionamento devem evitar longos períodos de destreinamento. O treinamento não periodizado melhora a condição física; entretanto, o treinamento periodizado é recomendado para atletas e entusiastas do condicionamento físico, pois resultam em maiores benefícios do que o não periodizado.

Questões de revisão

Preencha as lacunas

1. Um bloqueio na artéria coronária resulta em _____, ou fornecimento insuficiente de sangue para o tecido cardíaco suprido pela artéria.
2. Se uma artéria coronária está seriamente ou totalmente obstruída, a isquemia se torna grave o suficiente para resultar em um_____, mais comumente conhecido como ataque cardíaco.
3. Os indivíduos considerados sob risco moderado a alto de doença cardiovascular devem ser submetidos a _____ antes de praticar exercícios.
4. Se o treinamento físico resulta em hipertrofia ventricular, o complexo QRS no ECG se torna_____.
5. _____ envolve a avaliação subjetiva do quão forte uma pessoa está trabalhando.

Múltipla escolha

1. Qual das seguintes alternativas pode ser afetada pelo AVE?
   a. Sentidos
   b. Memória recente
   c. Memória antiga
   d. Padrões da fala
   e. Todas as opções anteriores

2. Que tipo de insuficiência cardíaca é resultante da ação de substância tóxica ou droga ou decorrente de bloqueio da artéria coronária que ocasiona um infarto do coração?
   a. Aguda
   b. Crônica
   c. AVE
   d. Arteriosclerose
   e. Doença arterial

3. Que tipo de insuficiência cardíaca é resultante do comprometimento da função cardíaca consequente aos efeitos a longo prazo de fatores como hipertensão, pequenos infartos cardíacos múltiplos e infecção viral?
   a. Aguda
   b. Crônica
   c. AVE
   d. Arteriosclerose
   e. Doença arterial

4. Hipertensão é o termo médico para designar a pressão arterial de repouso cronicamente alta. É definida como a pressão do sangue arterial igual ou maior que:
   a. 120 e 80 mmHg para pressão sistólica e diastólica, respectivamente
   b. 100 e 60 mmHg para pressão sistólica e diastólica, respectivamente
   c. 140 e 90 mmHg para pressão sistólica e diastólica, respectivamente
   d. 160 e 110 mmHg para pressão sistólica e diastólica, respectivamente
   e. Nenhuma das opções anteriores

5. Que fator de risco controlável pode causar impactos negativos em todos os demais fatores controláveis do risco cardiovascular?
   a. Perfil lipídico sanguíneo
   b. Hipertensão
   c. Obesidade ou sobrepeso
   d. Diabetes melito
   e. Sedentarismo

Verdadeiro ou falso

1. A aterosclerose pode ocorrer em qualquer vaso sanguíneo.
2. A aterosclerose e arteriosclerose, ou espessamento e perda da elasticidade da parede arterial, são resultantes da inflamação crônica de baixo grau das paredes dos vasos sanguíneos.
3. Conforme a pressão arterial sobe, a força que o ventrículo esquerdo precisa desenvolver para bombear sangue para todo o corpo diminui, o que aumenta a demanda de oxigênio pelo tecido cardíaco.
4. Diminuição do colesterol sanguíneo, redução do LDL-C e declínio do nível do HDL-C são associados ao risco de DAC mais elevado.
5. Um MET é igual ao consumo de oxigênio em repouso.

Questões objetivas

1. Quais são as partes típicas de uma sessão de treinamento aeróbio e resistido?
2. Explique como a inflamação crônica de baixo grau leva ao bloqueio da artéria ou aterosclerose e arteriosclerose.
3. Explique por que a hipertensão é um aspecto importante para a saúde cardiovascular.
4. Explique por que o complexo QRS de um ECG é mais alto que a onda P.
5. Que tipos de sinais e sintomas a equipe médica vai buscar durante e após o teste de esforço graduado?

Pensamento crítico

1. Discuta sobre o efeito que a atividade física tem nos fatores de risco cardiovasculares modificáveis em relação ao perfil lipídico do sangue, hipertensão, obesidade e diabetes melito e como esses efeitos ajudam a reduzir o risco cardiovascular.

Termos-chave

Acidente vascular encefálico (AVE): ausência de suprimento sanguíneo para uma porção do encéfalo.

Alongamento balístico: exercício de flexibilidade que envolve movimento dinâmico, no qual o momento da parte corporal envolvida no alongamento faz com que o músculo seja alongado ao final da amplitude do movimento.

Alongamento dinâmico: alongamento que envolve um movimento dinâmico resultando em movimento em toda a articulação envolvida.

Alongamento estático: treinamento da flexibilidade realizado com movimento lento ao longo de toda a amplitude de um exercício de flexibilidade e manutenção do movimento próximo ao final do arco de movimento onde o estiramento é percebido no músculo que está sendo alongado.

Angina do peito: dor no tórax decorrente de isquemia do tecido cardíaco.

Aquecimento ativo: atividade realizada antes do treinamento.

Aquecimento específico para o esporte: tipo de aquecimento ativo que consiste em atividade especificamente relacionada com o treino a ser realizado.

Aquecimento geral: tipo de aquecimento que consiste em atividade não especificamente relacionada com o treinamento a ser realizado.

Arteriosclerose: espessamento progressivo e perda da elasticidade da parede arterial decorrente de inflamação crônica de baixo grau.

Aterosclerose: estreitamento progressivo de uma artéria decorrente da formação de placa de gordura na parede interior de uma artéria.

Benefícios para a saúde: adaptação fisiológica ao treinamento que reduz o risco de desenvolvimento de doença.

Benefícios para o condicionamento físico: adaptação fisiológica ao treinamento resultando em melhora do desempenho físico.

Colesterol ligado à lipoproteína de alta densidade (HDL-C): lipoproteína produzida pelo fígado para transportar lipídios das células do corpo de volta ao fígado.

Colesterol ligado à lipoproteína de baixa densidade (LDL-C): lipoproteína produzida pelo fígado para transportar colesterol e triglicerídios para os tecidos do corpo a fim de que sejam utilizados.

Cross-training: prática de vários tipos de exercícios aeróbios durante um período de treinamento.

Destreinamento: perda das adaptações fisiológicas com a interrupção total do treinamento ou redução de volume ou intensidade do treino.

Dislipidemia: um volume anormal de lipídios no sangue.

Doença arterial coronariana (DAC): doença que causa eventual bloqueio e endurecimento das artérias que suprem o tecido cardíaco com sangue.

Doença arterial periférica (DAP): desenvolvimento de aterosclerose na circulação periférica.

Eletrocardiograma (ECG): medida da condutividade elétrica cardíaca; usado para determinar o ritmo cardíaco ou a contração e o relaxamento do coração.

Equivalente metabólico (MET): medida do consumo de oxigênio em relação ao repouso; 1 MET é igual a 3,5 mℓ/kg/min; o exercício a 4 MET é equivalente ao consumo de oxigênio 4 vezes maior que o consumo de repouso.

Escala de percepção do esforço (EPE): determinação subjetiva da dificuldade do trabalho.

Exercício de grupo muscular único: treinamento resistido que envolve predominantemente o movimento em uma articulação e o desenvolvimento de força em um grupo muscular, como rosca direta do bíceps e extensão do joelho; também chamado de *exercício uniarticular*.

Exercício de múltiplos grupos musculares: exercício resistido que envolve movimento em mais de 1 articulação e desenvolvimento de força em mais de 1 grupo muscular, como o levantamento de peso em supino horizontal e *leg press*; também chamado de *exercício multiarticular*.

Facilitação neuromuscular proprioceptiva (FNP): técnica de treinamento da flexibilidade que envolve contração muscular antes do alongamento para causar relaxamento reflexo do músculo que está sendo alongado de modo que uma amplitude de movimento maior seja conseguida durante o alongamento.

Fatores de risco primários ou principais: fatores fortemente associados à doença da artéria coronária.

Hipertensão: pressão do sangue arterial de repouso cronicamente elevada

Infarto do miocárdio: isquemia grave do tecido cardíaco; comumente conhecido como ataque cardíaco.

Insuficiência cardíaca: comprometimento da capacidade de contração dos ventrículos a ponto de o débito cardíaco ser insuficiente para atender às necessidades de oxigênio do corpo.

Intensidade do treinamento físico: medida da dificuldade ou do estresse do exercício.

Isquemia: suprimento sanguíneo insuficiente para o tecido.

Lipoproteína: um grupo de lipídios e proteínas transportado pelo sangue.

Periodização: variação planejada no treinamento com o objetivo de otimizar o desempenho físico ao longo de extensos períodos de treinamento.

Polimento: redução planejada do volume de treinamento ou da intensidade, ou de ambos.

Pré-diabetes: significa que o nível de açúcar no sangue de alguém está acima do normal, mas ainda não é o suficiente para ser classificado com diabetes tipo 2.

Programa de treinamento resistido para todo o corpo: programa de treinamento resistido no qual todos os grandes grupos musculares são treinados em todas as sessões.

Rotina dividida: programa de treinamento resistido no qual o corpo é dividido em áreas, sendo cada uma delas treinada em sessões separadas.

Treinamento intervalado: séries de exercícios repetidos separadas por períodos de repouso.

Trombo: coágulo de sangue que bloqueia parcial ou totalmente uma artéria.

Volume de treinamento: medida do total de trabalho ou treinamento realizado.

REFERÊNCIAS BIBLIOGRÁFICAS

1. Albright A, Franz M, Hornsby G, et al. Position stand: exercise and type 2 diabetes. *Med Sci Sports Exerc.* 2000;32:1345–1360.
2. American College of Sports Medicine. *ACSM's Guidelines for Exercise Testing and Prescription.* 9th ed. Philadelphia, PA: Lippincott Williams & Wilkins, 2013.
3. American College of Sports Medicine. American College of Sports Medicine position stand. Progression models in resistance training for healthy adults. *Med Sci Sports Exerc.* 2009;42:687–708.
4. American College of Sports Medicine, American Diabetes Association. Exercise and type 2 diabetes. American College of Sports Medicine and American Diabetes Association joint position statement. *Med Sci Sports Exerc.* 2010;42:2282–2303.
5. American College of Sports Medicine. *ACSM's Guidelines for Exercise Testing and Prescription.* Lippincott Williams & Wilkins, 2014.
6. American Diabetes Association. Standards of medical care in diabetes—2012. *Diabetes Care.* 2012;35(suppl 1):S11–S63.
7. American Heart Association. Heart disease and stroke statistics —2008 uptake. A report from the American Heart Association Statistics Committee and Stroke Statistics Subcommittee. *Circulation.* 2008;117:e25–e146.
8. Bazett-Jones DM, Gibson MH, McBride JM. Sprint and vertical jump performances are not affected by six weeks of static hamstring stretching. *J Strength Cond Res.* 2008;22:25–31.
9. Behm DG, Button DC, Butt JC. Factors affecting force loss with prolonged stretching. *Can J Appl Physiol.* 2001;26:261–272.
10. Behm DG, Chaouachi A. A review of the acute effects of static and dynamic stretching on performance. *Eur J Applied Physiol.* 2011;111:2633–2651.
11. Bishop D. Warm up I: potential mechanisms and the effects of passive warm up on exercise performance. *Sports Med.* 2003;33:439–454.
12. Bishop D. Warm up II: performance changes following active warm up and how to structure the warm up. *Sports Med.* 2003;33:483–498.
13. Blackwell DL, Lucas JW, Clarke TC. Summary health statistics for U.S. adults: National Health Interview Survey, 2012. National Center for Statistics. *Vital Health Stat.* 2014;10(260).

14. Blair SN, Kampert JB, Kohl HW III, et al. Influences of cardiorespiratory fitness and other precursors on cardiovascular disease and all-cause mortality in men and women. *JAMA*. 1996;276:205–210.
15. Blazevich AJ, Cannavan D, Coleman DR, et al. Influence of concentric and eccentric resistance training on architectural adaptation in human quadriceps muscles. *J Appl Physiol*. 2007;103:1565–1575.
16. Chaudhuri KR, Martinez-Martin P, Brown RG, et al. The metric properties of a novel non-motor symptoms scale for Parkinson's disease: results from an international pilot study. *Mov Disord*. 2007;22:1901–1911.
17. Chobanian AV, Bakris GL, Black HR, et al. Seventh report of the Joint National Committee on prevention, detection, evaluation, and treatment of high blood pressure. *Hypertension*. 2003;42:1206–1252.
18. Collins EG, Edwin Langbein W, Orebaugh C, et al. PoleStriding exercise and vitamin E for management of peripheral vascular disease. *Med Sci Sports Exerc*. 2003;35:384–393.
19. Cornelissen VA, Fagard RH. Effect of resistance training on resting blood pressure: a meta-analysis of randomized controlled trials. *J Hypertens*. 2005;23:251–259.
20. Cramer JT, Housh TJ, Weir JP, et al. The acute effects of static stretching on peak torque, mean power output, electromyography, and mechanomyography. *Eur J Appl Physiol*. 2005;93:530–539.
21. Decoster LC, Cleland J, Altieri C, et al. The effects of hamstring stretching on range of motion: a systematic literature review. *J Orthop Sports Phys Ther*. 2005;35:377–387.
22. DeLorey DS, Kowalchuk JM, Heenan AP, et al. Prior exercise speeds pulmonary O_2 uptake kinetics by increases in both local muscle O_2 availability and O_2 utilization. *J Appl Physiol*. 2007;103:771–778.
23. Fagard RH. Exercise characteristics and the blood pressure response to dynamic physical training. *Med Sci Sports Exerc*. 2001;33:S484–S492; discussion S493–S484.
24. Fatouros IG, Kambas A, Katrabasas I, et al. Resistance training and detraining effects on flexibility performance in the elderly are intensity-dependent. *J Strength Cond Res*. 2006;20:634–642.
25. Ferrara CM, Goldberg AP, Ortmeyer HK, et al. Effects of aerobic and resistive exercise training on glucose disposal and skeletal muscle metabolism in older men. *J Gerontol A Biol Sci Med Sci*. 2006;61:480–487.
26. Fleck SJ. Cardiovascular response to strength training. In: Komi PV, ed. *Strength and Power in Sport: Olympic Encyclopedia of Sports Medicine*, 2nd ed., Vol. III. Oxford, England: Wiley-Blackwell, 2002:387–406.
27. Fleck SJ, Kraemer WJ. *Designing Resistance Training Programs*. 4th ed. Champaign, IL: Human Kinetics, 2014.
28. Fletcher GF, Balady GJ, Amsterdam EA, et al. Exercise standards for testing and training: a statement for healthcare professionals from the American Heart Association. *Circulation*. 2001;104:1694–1740.
29. Fletcher IM, Jones B. The effect of different warm-up stretch protocols on 20 meter sprint performance in trained rugby union players. *J Strength Cond Res*. 2004;18:885–888.
30. Foster C, Porcari JP, Gibson M, et al. Translation of submaximal exercise test responses to exercise prescription using the talk test. *J Strength Cond Res*. 2009;23:2425–2429.
31. Fox EL. Interval training. *Bull Hosp Joint Dis*. 1979;40:64–71.
32. Garcia-Pallares J, Sanchez-Medina L, Perez CE, et al. Physiological effects of tapering and detraining in world-class kayakers. *Med Sci Sports Exerc*. 2010;42:1209–2114.
33. Garrison RJ, Kannel WB, Stokes J III, et al. Incidence and precursors of hypertension in young adults: the Framingham Offspring Study. *Prev Med*. 1987;16:235–251.
34. Gellish RL, Goslin BR, Olson RE, et al. Longitudinal modeling of the relationship between age and maximal heart rate. *Med Sci Sports Exerc*. 2007;39:822–829.
35. Ghosh AK, Paliwal R, Sam MJ, et al. Effect of 4 weeks detraining on aerobic & anaerobic capacity of basketball players & their restoration. *Indian J Med Res*. 1987;86:522–527.
36. Helgerud J, Hoydal K, Wang E, et al. Aerobic high-intensity intervals improve $\dot{V}O_{2max}$ more than moderate training. *Med Sci Sports Exerc*. 2007;39:665–671.
37. Herrero AJ, Martin J, Abadla O, et al. Short-term effect of plyometrics and strength training with and without superimposed electrical stimulation on muscle strength and anaerobic performance: a randomized controlled trial. Part II. *J Strength Cond Res*. 2010;24:1616–1622.
38. Hiatt WR, Cox L, Greenwalt M, et al. Quality of the assessment of primary and secondary endpoints in claudication and critical leg ischemia trails. *Vasc Med*. 2005;10:207–213.
39. Hickson RC, Kanakis C Jr, Davis JR, et al. Reduced training duration effects on aerobic power, endurance, and cardiac growth. *J Appl Physiol*. 1982;53:225–229.
40. Higgs F, Winter SL. The effect of a four-week proprioceptive neuromuscular facilitation stretching program on isokinetic torque production. *J Strength Cond Res*. 2009:23:1442–1447.
41. Hoffman JR, Fry AC, Howard R, et al. Strength, speed and endurance changes during the course of a division I basketball season. *J Appl Sport Sci Res*. 1991;3:144–149.
42. Ingham SA, Whyte GP, Pedlar C, et al. Determinants of 800-m and 1500-m running performance using allometric models. *Med Sci Sports Exerc*. 2008;40:345–350.
43. Ivey FM, Tracy BL, Lemmer JT, et al. Effects of strength training and detraining on muscle quality: age and gender comparisons. *J Gerontol Aging Bio Sci Med Sci*. 2000;55:B152–B157.
44. Izquierdo M, Ibanez J, Gonzalez-Badillo JJ, et al. Detraining and tapering effects on hormonal responses and strength performance. *J Strength Cond Res*. 2007;21:768–775.
45. Izquierdo M, Ibanez J, Gonzalez-Badillo JJ, et al. Differential effects of strength training leading to failure versus not to failure on hormonal responses, strength, and muscle power gains. *J Appl Physiol*. 2006;100:1647–1656.
46. Karp JR. Interval training for the fitness professional. *Strength Cond J*. 2000;22:64–69.
47. Kavouras SA, Panagiotakos DB, Pitsavos C, et al. Physical activity, obesity status, and glycemic control: the ATTICA study. *Med Sci Sports Exerc*. 2007;39:606–611.
48. Kelley GA, Kelley KS. Progressive resistance exercise and resting blood pressure: a meta-analysis of randomized controlled trials. *Hypertension*. 2000;35:838–843.
49. Kistler BM, Walsh MS, Horn TS, et al. The acute effects of static stretching on the sprint performance of collegiate men in the 60- and 100-m dash after a dynamic warm-up. *J Strength Cond Res*. 2010;24:2280–2284.
50. Kodama S, Saito K, Tanaka S, et al. Cardiovascular fitness as a quantitative predictor of all-cause mortality and cardiovascular events in healthy men and women: a meta-analysis. *JAMA*. 2009;301:2024–2035.
51. Kraemer WJ, Ratamess N, Fry AC, et al. Influence of resistance training volume and periodization on physiological and performance adaptations in collegiate women tennis players. *Am J Sports Med*. 2000;28:626–633.
52. Lemmer JT, Hurlbut DE, Martel GF, et al. Age and gender responses to strength training and detraining. *Med Sci Sports Exerc*. 2000;32:1505–1512.
53. Leon AS, Sanchez OA. Response of blood lipids to exercise training alone or combined with dietary intervention. *Med Sci Sports Exerc*. 2001;33:S502–S515; discussion S528–S509.
54. Lo MS, Lin LLC, Yao W-J, Ma M-C. Training effects of the resistance vs. endurance program on body composition, body size, and physical performance in young men. *J Strength Cond Res*. 2011;25:2246–2254.
55. Marques MC, Gonzalez-Badillo JJ. In-season resistance training and detraining in professional team handball players. *J Strength Cond Res*. 2006;20:563–571.

56. Marx JO, Ratamess NA, Nindl BC, et al. Low-volume circuit versus high-volume periodized resistance training in women. Med Sci Sports Exerc. 2001;33:635–643.
57. McCarrick MJ, Kemp JG. The effect of strength training and reduced training on rotator cuff musculature. Clin Biomech (Bristol, Avon). 2000;15(suppl 1):S42–S45.
58. Meckel Y, Gefen Y, Nemet D. Influence of short vs long repetition sprint training on selected fitness components in young soccer players. J Strength Cond Res. 2011;26:1845–1861.
59. Mujika I, Padilla S. Cardiorespiratory and metabolic characteristics of detraining in humans. Med Sci Sports Exerc. 2001;33:413–421.
60. Mujika I, Padilla S. Scientific bases for precompetition tapering strategies. Med Sci Sports Exerc. 2003;35:1182–1187.
61. Nelson AG, Kokkonen J. Acute ballistic muscle stretching inhibits maximal strength performance. Res Q Exerc Sport. 2001;72:415–419.
62. Noble BJ, Robertson RJ. Perceived Exertion. Champaign, IL: Human Kinetics, 1996.
63. Ormsbee MJ, Arciero PJ. Detraining increases body fat and weight and decreases $\dot{V}O_{2peak}$ and metabolic rate. J Strength Cond Res. 2012;26:2087–2095.
64. Pescatello LS, Franklin BA, Fagard R, et al. American College of Sports Medicine position stand. Exercise and hypertension. Med Sci Sports Exerc. 2004;36:533–553.
65. Pope RP, Herbert RD, Kirwan JD, et al. A randomized trial of preexercise stretching for prevention of lower-limb injury. Med Sci Sports Exerc. 2000;32:271–277.
66. Prabhakaran B, Dowling EA, Branch JD, et al. Effect of 14 weeks of resistance training on lipid profile and body fat percentage in premenopausal women. Br J Sports Med. 1999;33:190–195.
67. Rhea MR, Alderman BL. A meta-analysis of periodized versus nonperiodized strength and power training programs. Res Q Exerc Sport. 2004;75:413–422.
68. Robertson RJ, Goss FI, Dube J, et al. Concurrent validation of the OMNI scale of perceived exertion for cycle ergometry exercise. Med Sci Sports Exerc. 2004;35:102–108.
69. Ronnestad BR, Nymark BS, Raastad T. Effects of in-season strength maintenance training frequency in professional soccer players. J Strength Cond Res. 2011:25:2653–2660.
70. Sallinen J, Fogelholm M, Pakarinen A, et al. Effects of strength training and nutritional counseling on metabolic health indicators in aging women. Can J Appl Physiol. 2005;30:690–707.
71. Sallinen J, Fogelholm M, Volek JS, et al. Effects of strength training and reduced training on functional performance and metabolic health indicators in middle-aged men. Int J Sports Med. 2007;28:815–822.
72. The Seventh Report of the Joint National Committee on Prevention, Detection, Evaluation, and Treatment of High Blood Pressure (Internet): Bethesda (MD): U.S. Department of Health and Human Services, National High Blood Pressure Education Program; 2004 (cited 2012 Jan 7). Available from http://www.ncbi.nlm.nih.gov.ezproxy.lib.uconn.edu/books/bv.fcgi?rid=hbp7.TOC
73. Slentz CA, Houmard JA, Johnson JL, et al. Inactivity, exercise training and detraining, and plasma lipoproteins. STRRIDE: a randomized, controlled study of exercise intensity and amount. J Appl Physiol. 2007;103:432–442.
74. Staron RS, Leonardi MJ, Karapondo DL, et al. Strength and skeletal muscle adaptations in heavy-resistance-trained women after detraining and retraining. J Appl Physiol. 1991;70:631–640.
75. Stein R, Hriljac I, Halperin JL, et al. Limitation of the resting ankle-brachial index in symptomatic patients with peripheral arterial disease. Vasc Med. 2006;11:29–33.
76. Tanasescu M, Leitzmann MF, Rimm EB, et al. Exercise type and intensity in relation to coronary heart disease in men. JAMA. 2002;288:1994–2000.
77. Thacker SB, Gilchrist J, Stroup DF, et al. The impact of stretching on sports injury risk: a systematic review of the literature. Med Sci Sports Exerc. 2004;36:371–378.
78. Thomas L, Busso T. A theoretical study of taper characteristics to optimize performance. Med Sci Sports Exerc. 2005;37:1615–1621.
79. Tokmakidis SP, Zois CE, Volaklis KA, et al. The effects of a combined strength and aerobic exercise program on glucose control and insulin action in women with type 2 diabetes. Eur J Appl Physiol. 2004;92:437–442.
80. Tønnessen E, Shalfawi SAI, Haugen T, et al. The effect of 40-m repeated sprint training on maximum sprinting speed, repeated sprint speed endurance, vertical jump, and aerobic capacity in young elite male soccer players. J Strength Cond Res. 2011;25:2364–2370.
81. Torres EM, Kraemer WJ, Vingren JL, et al. Effects of stretching on upper-body muscular performance. J Strength Cond Res. 2008;22:1279–1285.
82. Unick J, Kieffer HS, Cheesman W, et al. The acute effects of static and ballistic stretching on vertical jump performance in trained women. J Strength Cond Res. 2005;19:206–212.
83. Utter AC, Robertson RJ, Green JM, et al. Validation of the adult OMNI scale of perceived exertion for walking/running exercise. Med Sci Sports Exerc. 2004;36:1776–1780.
84. Whelton SP, Chin A, Xin X, et al. Effect of aerobic exercise on blood pressure: a meta-analysis of randomized, controlled trials. Ann Intern Med. 2002;136:493–503.
85. Willardson JM. The application of training to failure in periodized multiple-set resistance exercise programs. J Strength Cond Res. 2007;21:628–631.
86. Winchester JB, Nelson AG, Landin D, et al. Static stretching impairs sprint performance in collegiate track and field athletes. J Strength Cond Res. 2008;22:13–19.

LEITURA SUGERIDA

Albright A, Franz M, Hornsby G, et al. Position stand: exercise and type 2 diabetes. Med Sci Sports Exerc. 2000;32:1345–1360.
American College of Sports Medicine. American College of Sports Medicine position stand. Progression models in resistance training for healthy adults. Med Sci Sports Exerc. 2009;42:687–708.
Behm DG, Button DC, Butt JC. Factors affecting force loss with prolonged stretching. Can J Appl Physiol. 2001;26:261–272.
Behm DG, Chaouachi A. A review of the acute effects of static and dynamic stretching on performance. Eur J Applied Physiol. 2011;111:2633–2651.
Bishop D. Warm up I: potential mechanisms and the effects of passive warm up on exercise performance. Sports Med. 2003;33:439–454.
Bishop D. Warm up II: performance changes following active warm up and how to structure the warm up. Sports Med. 2003;33:483–498.
Cornelissen VA, Fagard RH. Effect of resistance training on resting the pressure: a meta-analysis of randomized controlled trials. J Hypertens. 2005;23:251–259.
Fleck SJ. Cardiovascular response to strength training. In: Komi PV, ed. Strength and Power in Sport: Olympic Encyclopedia of Sports Medicine, 2nd ed., Vol. III. Oxford, England: Wiley-Blackwell, 2002:387–406.
Fleck SJ, Kraemer WJ. Designing Resistance Training Programs. 4th ed. Champaign, IL: Human Kinetics, 2014.
Fletcher GF, Balady GJ, Amsterdam EA, et al. Exercise standards for testing and training: a statement for healthcare professionals from the American Heart Association. Circulation. 2001;104:1694–1740.
Kraemer WJ, Fleck SJ. Optimizing Strength Training: Designing Nonlinear Periodization Workouts. Champaign, IL: Human Kinetics, 2007.
Mujika I, Padilla S. Cardiorespiratory and metabolic characteristics of detraining in humans. Med Sci Sports Exerc. 2001;33:413–421.
Mujika I, Padilla S. Scientific basis for precompetition tapering strategies. Med Sci Sports Exerc. 2003;35:1182–1187.

Pescatello LS, Franklin BA, Fagard R, et al. American College of Sports Medicine position stand. Exercise and hypertension. *Med Sci Sports Exerc*. 2004;36:533–553.

Plisk SS, Stone MH. Periodization strategies. *Strength Cond J*. 2003;25(6):19–37.

Pollock ML, Gaesser GA, Butcher JD, et al. The recommended quantity and quality of exercise for developing and maintaining cardiorespiratory and muscular fitness, and flexibility in healthy adults. *Med Sci Sports Exerc*. 1998;30:975–991.

Reuter B. *Developing Endurance*. Champaign, IL: Human Kinetics, 2012.

Thacker SB, Gilchrist J, Stroup DF, et al. The impact of stretching on sports injury risk: a systematic review of literature. *Med Sci Sports Exerc*. 2004;36:371–378.

Thomas L, Busso T. A theoretical study of paper characteristics to optimize performance. *Med Sci Sports Exerc*. 2005;37:1615–1621.

Wallmann H. An introduction to the periodization training for the triathlete. *Strength Cond J*. 2001;23:55–64.

Wilson JM, Wilson GJ. A practical approach to the taper. *Strength Cond J*. 2008;30:10–17.

REFERÊNCIAS CLÁSSICAS

DeLorme TL, Watkins AL. Techniques of progressive resistance exercise. *Arch Phys Med*. 1948;29:263–273.

Dexter L, Lewis BM, Houssay HE, et al. The dynamics of both right and left ventricles at rest and during exercise in patients with heart failure. *Trans Assoc Am Physicians*. 1953;66:266–274.

Komi PV. Factors affecting muscular strength and principles of training. *Duodecim*. 1974;90(7):505–516.

Matoba H, Gollnick PD. Response of skeletal muscle to training. *Sports Med*. 1984;1(3):240–251.

Matveyev L. *Fundamentals of Sports Training*. Moscow: Progress, 1981.

Maud PJ, Pollock ML, Foster C, et al. Fifty years of training and competition in the marathon: Wally Hayward, age 70—a physiological profile. *S Afr Med J*. 1981;59(5):153–157.

O'Shea P. *Quantum Strength and Power Training: Gaining the Winning Edge*. Corvallis, OR: Patrick's Books, 1995.

Shaffer CF, Chapman DW. The exercise electrocardiogram; an aid in the diagnosis of arteriosclerotic heart disease in persons exhibiting abnormally large Q3 waves. *Am J Med*. 1951;11(1):26–30.

Capítulo **14**

Testes de Esforço para Saúde, Aptidão Física e Predição do Desempenho Esportivo

Após a leitura deste capítulo, você deve ser capaz de:

- Explicar o valor dos testes para a aptidão física e a capacidade funcional fisiológica, não só para atletas competitivos, mas também para aqueles interessados em melhorar a saúde
- Descrever como os parâmetros específicos de aptidão física a serem testados dependem de cada pessoa e de seus objetivos de treinamento
- Discutir a importância da seleção de normas específicas para a população para a interpretação dos resultados do teste de uma pessoa
- Explicar por que determinados testes populares de aptidão são realizados e entender como realizá-los
- Descrever os sistemas fisiológicos avaliados em vários testes e discutir por que um determinado sistema fisiológico está sendo avaliado por meio de um teste específico

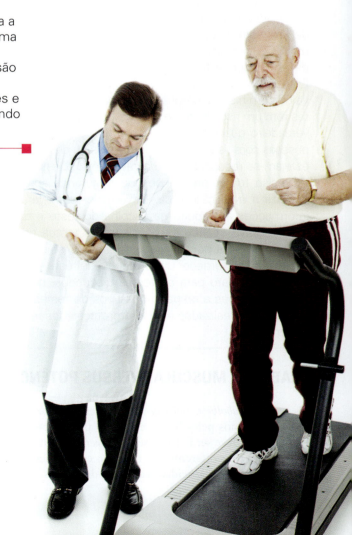

Pesquisadores do exercício, treinadores atléticos e outras pessoas testam a resposta fisiológica de uma pessoa ou sua capacidade por muitos motivos, inclusive para determinar os níveis iniciais de aptidão física, acompanhar as mudanças nos níveis dessa aptidão ou para propósitos de diagnóstico. O tipo de teste escolhido depende muito da pessoa (ou pessoas) que está(ão) sendo testada(s) e da característica fisiológica investigada. Por exemplo, o máximo de peso possível em um arremesso até o ombro é importante para acompanhar o progresso do treinamento de alguns tipos de atletas, como jogadores de futebol americano ou arremessadores de peso. Entretanto, isso seria menos importante para a maioria das pessoas interessadas em aptidão física. A medida direta das capacidades de *endurance* (consumo máximo de oxigênio, limiar de lactato) seria importante para o acompanhamento do progresso do treinamento de atletas de *endurance*. Porém, uma estimativa do consumo máximo de oxigênio provavelmente bastaria para a maioria dos entusiastas do condicionamento físico que desejam acompanhar o progresso de seu treinamento.

Do mesmo modo que os testes, as normas utilizadas para avaliar o nível de aptidão física de um indivíduo variam dependendo de se esse indivíduo se exercita apenas para sua saúde ou se ele quer alcançar um desempenho atlético ótimo. De fato, quando se avalia a aptidão física de alguém, é preciso utilizar testes e normas apropriados para a idade, o sexo, as condições clínicas e os objetivos do treinamento. Por exemplo, os testes e as normas selecionados para aferir a aptidão física de um atleta profissional seriam muito mais rigorosos do que aqueles utilizados para avaliar o sucesso de um programa de condicionamento em relação à saúde de um executivo de 50 anos de idade.

Além disso, também é preciso levar em conta que alguns testes têm limitações específicas. Por exemplo, os testes utilizados para estimar o consumo máximo de oxigênio não foram validados para determinar o consumo máximo de oxigênio extremamente alto de atletas de *endurance*. O uso desses testes para estimar o consumo máximo de oxigênio de atletas de *endurance* resulta em erro substancial. Esses testes também não são acurados o bastante para rastrear as pequenas mudanças no consumo máximo de oxigênio durante um ano ou uma temporada de treinamento de atletas de *endurance*. Alguns testes, por causa do tipo de informação obtida, não são adequados para determinadas populações. A realização de um teste de esforço que envolva um eletrocardiograma (ECG) em um atleta competitivo aparentemente saudável forneceria tipicamente poucas informações úteis. Entretanto, um ECG seria adequado para um adulto mais velho com história pregressa de dor torácica. Todos os testes têm um risco inerente de agravo. Isso é especialmente verdadeiro quando o teste demanda esforço máximo de pessoas com risco elevado de doenças ou de pessoas que estejam se recuperando de agravo prévio. Dessa maneira, é preciso tomar precauções de segurança apropriadas durante a avaliação física. Devem ser consideradas as informações a respeito da escolha do teste e da chance de agravo quando se escolhem os testes para uma pessoa ou uma população específica. O objetivo deste capítulo não é fornecer um protocolo de teste ou um procedimento exato para os testes discutidos, mas fornecer informações a respeito dos tipos de testes que são comumente realizados e da interpretação dos resultados dos mesmos.

TRABALHO MUSCULAR VERSUS POTÊNCIA

Os termos *trabalho* e *potência* são frequentemente utilizados como sinônimos pelos leigos e mesmo por atletas e *coaches*, mas isso não deve ser feito. Esses termos representam capacidades funcionais diferentes do músculo esquelético e podem ser traduzidos em capacidades atléticas diferentes.

Trabalho

O termo **trabalho** é definido como a força exercida ao longo de uma distância; como fórmula, ele é representado do seguinte modo:

$$\text{Trabalho} = \text{força} \times \text{distância} \quad (1)$$

Assim, o trabalho inclui, necessariamente, o movimento de um objeto por uma distância e, tipicamente, o movimento de partes do corpo em uma amplitude de movimento. Tecnicamente, como o trabalho requer o deslocamento por uma distância (Boxe 14.1), nenhum trabalho é realizado durante uma ação muscular quando não ocorre movimento (ação isométrica), embora se esteja gastando energia (adenosina trifosfato [ATP]).

As unidades apropriadas para quantificar o trabalho realizado são joules (J). Um único joule representa 1 Newton (N, 1 kgm = 9,81 N) de força exercida por uma distância de 1 m. Muitas vezes, na ciência do exercício, o trabalho é expresso em unidades como quilopond (Kp) ou quilograma-metro (kg × m). Esses termos são derivados de cicloergômetros (p. ex., bicicleta ergométrica) de frenagem mecânica padrão, que são utilizados tradicionalmente para quantificar o desempenho de exercício. Nesses cicloergômetros, uma única revolução completa da roda cobre a distância de 6 m. Muitos testes com cicloergômetros são realizados a uma taxa de pedalada de 50 revoluções por minuto (rpm); de modo que, se 1 kg de resistência é aplicado na roda, o trabalho produzido em 1 minuto será de 300 kg × m/min (*i. e.*, 50 rpm × 6 m × 1 kg). Essa taxa de trabalho de 300 kg × m/min, ou 300 kgm, também é quantificada como um único quilopond (1 Kp). Embora tradicionais e ainda regularmente utilizadas, essas unidades não são consistentes com a terminologia do Systéme International d'Unités (SI), que foi adotado internacionalmente pela comunidade científica para padronizar as unidades de medidas. Da mesma maneira que pesquisadores de outras disciplinas acadêmicas, os cientistas do exercício devem expressar o trabalho em joules. Assim, no exemplo anterior, o trabalho realizado é 2.943 J (300 kg × m/min × 9,81 J por kg × m/min).

Potência

Ao contrário do trabalho, a avaliação da **potência** envolve um fator de tempo; dessa maneira, a taxa de realização do trabalho indica a potência. A fórmula utilizada para definir potência é a seguinte:

$$\text{Potência} = \frac{\text{força} \times \text{distância}}{\text{tempo}} \text{ ou} \quad (2)$$
$$\text{Potência} = \text{força} \times \text{velocidade}$$

Assim, quanto mais rapidamente um determinado trabalho puder ser realizado, maior será a potência. De acordo com o SI, a unidade de expressão da potência é o watt (W, 1 W = 1 J/s).

Um exemplo da vida real sobre a diferença entre trabalho e potência seria o seguinte: 2 pessoas levantando o mesmo peso do chão pela mesma distância realizaram um trabalho

Capítulo 14 Testes de Esforço para Saúde, Aptidão Física e Predição do Desempenho Esportivo

Boxe 14.1 Perguntas frequentes dos estudantes
Como são calculados o trabalho e a potência durante uma tarefa física como levantar um peso ou subir correndo uma ladeira?

Para calcular o trabalho e a potência do movimento de uma resistência, é preciso conhecer a distância em que a resistência é deslocada e o tempo necessário para realizar a tarefa. Primeiro, vamos calcular o trabalho e a potência quando se realiza uma rosca direta no momento que uma pessoa levanta 20 kg verticalmente (0,63 m) em 3 segundos. Repare que esse cálculo ignora a massa do antebraço da pessoa.

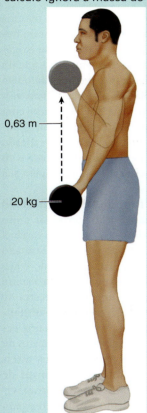

1 kg = 9,81 joules (J)
Trabalho = força × distância
Trabalho = 20 kg × 0,63 m
Trabalho = 12,6 kgm
Trabalho = 12,6 kgm × 9,81 J × kg/m

Trabalho = 123,6 J
1 W = 1 J/s

$$\text{Potência} = \frac{\text{força} \times \text{distância}}{\text{tempo}} = \frac{\text{trabalho}}{\text{tempo}}$$

$$\text{Potência} = \frac{123,6\ J}{3\ s}$$

Potência = 41,2 watts

Quando alguém corre ladeira acima, a força é equivalente a sua massa corporal e é preciso conhecer a distância vertical percorrida pela massa corporal. Por exemplo, se uma pessoa com peso de 75 kg corre ladeira acima uma distância vertical de 3,67 m em 10 segundos, o trabalho e a potência seriam calculados da seguinte maneira:

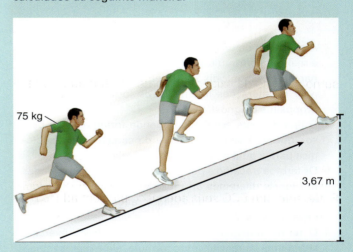

Trabalho = 75 kg × 3,67 m
Trabalho = 275,25 kgm
Trabalho = 275,25 kgm × 9,81 J × kg/m
Trabalho = 2.700,2 J

$$\text{Potência} = \frac{2700,2\ J}{10\ s}$$

Potência = 270,02 watts

idêntico. Porém, se uma pessoa for capaz de completar a tarefa em menos tempo, então esse indivíduo demonstra um grau maior de potência. Na maioria dos esportes e dos eventos atléticos, a potência é considerada mais crítica para o sucesso do que a força ou a capacidade de realizar trabalho. Por exemplo, todos os competidores em um evento de arremesso de peso são fortes o bastante para realizar o trabalho de mover o peso da bola da distância entre o ponto de início, onde ela está alojada sob o queixo com o braço flexionado, até o ponto de lançamento, quando o braço está completamente estendido. Mas é o atleta que consegue fazer esse trabalho mais rapidamente e, portanto, tem maior potência que impulsionará a bola pela maior distância antes que ela pouse. A potência algumas vezes é chamada de "força explosiva", e, em esportes e atividades que apresentam movimentos dinâmicos, ela é tipicamente mais valorizada do que a força.

Embora alguns dos determinantes da potência sejam geneticamente determinados – aqueles com alta porcentagem de fibras musculares de contração rápida (tipo II) tendem a ser melhores atletas de potência –, o treinamento também pode ser utilizado para aumentar a capacidade de gerar potência de um músculo. Ainda assim, atletas e seus treinadores físicos precisam ter em mente que o desenvolvimento de potência geralmente requer estratégias de treinamento diferentes, em vez de treinamento para desenvolvimento da força. O aumento da força por meio do levantamento de grandes resistências de 70 a 100% da contração máxima voluntária de uma pessoa, ou 1 repetição máxima (1 RM), aumentará a potência. Todavia, para maximizar o desenvolvimento da força, devem ser realizadas resistências menores – 30 a 60% de 1 RM –, que permitirão movimentos mais rápidos que não devem incluir contrações de oposição ou de frenagem com o objetivo de desacelerar o movimento perto do fim da amplitude do movimento. Reiterando: quando se testa a eficácia de programas de condicionamento para aumentar a capacidade funcional de um músculo, é essencial distinguir entre a capacidade de o músculo realizar trabalho e de exibir potência. Da mesma forma, é importante utilizar as unidades de medida adequadas, como definido pelo SI, para esses 2 parâmetros: joules para quantificar o trabalho e watts para quantificar potência.

> **Revisão rápida**
>
> - A avaliação de uma resposta ou capacidade fisiológica é realizada por muitos motivos, inclusive para determinar os níveis iniciais de desempenho físico, acompanhar as alterações nos níveis de forma física ou com propósitos diagnósticos
> - O tipo de teste escolhido depende fortemente da pessoa que está sendo testada e da característica fisiológica para a qual a informação é desejada
> - Os termos *trabalho* e *potência* representam capacidades funcionais diferentes do músculo esquelético e podem traduzir diferentes capacidades atléticas, bem como capacidade de realizar diferentes atividades diárias
> - O termo *trabalho* é definido como a força exercida sobre uma distância; como fórmula, ele é representado como trabalho = força × distância
> - A avaliação da potência envolve um fator temporal; dessa maneira, a taxa em que o trabalho é realizado indica a potência. A fórmula utilizada para definir potência é:
>
> $$\text{Potência} = \frac{\text{força} \times \text{distância}}{\text{tempo}}$$
>
> ou,
>
> $$\text{Potência} = \text{força} \times \text{velocidade}$$

TESTES DE ENDURANCE CARDIOVASCULAR

Endurance cardiovascular é um dos parâmetros fisiológicos mais antigos e mais comumente medidos na ciência do exercício. Ela normalmente é quantificada como o volume máximo de oxigênio consumido pela respiração mitocondrial durante o exercício máximo prolongado. A medida mais comumente associada à *endurance* cardiovascular é o consumo máximo de oxigênio ($\dot{V}O_{2máx.}$), também chamado de potência aeróbia máxima ou capacidade aeróbia. Essa é uma medida importante porque é um indicativo não só das capacidades de *endurance* para atletas, mas também do estado de saúde, e é um preditor de mortalidade tanto de populações saudáveis quanto doentes.[8,26,32] Por exemplo, mesmo uma pequena redução (3,5 mℓ/kg/min) em pessoas doentes diminui as taxas de sobrevivência em aproximadamente 12%.[32] Também parece haver um valor mínimo de $\dot{V}O_{2máx.}$ (13 mℓ/kg/min) necessário para manter a vida independente.[44] Por causa de sua correlação não só com o desempenho de *endurance*, mas também com a taxa de mortalidade e com a capacidade de manter uma vida independente, o $\dot{V}O_{2máx.}$ é testado em uma grande variedade de pessoas, desde atletas de *endurance* de elite a populações doentes e idosos.

Embora o $\dot{V}O_{2máx.}$ realmente represente a capacidade máxima do sistema cardiorrespiratório, outras medidas, incluindo frequência cardíaca, pressão arterial, ECG e consumo de oxigênio em cargas de trabalho submáximas, também representam a função cardiorrespiratória. Assim, essas medidas também são muitas vezes determinadas quando se testa a *endurance* cardiovascular, especialmente se o teste for realizado com propósitos diagnósticos, como para determinação ou tratamento de doença cardiovascular. O tipo de teste realizado depende do propósito do teste, da pessoa sendo avaliada e do equipamento, das instalações e da equipe disponível para sua realização.

Em uma estrutura laboratorial, o **teste de esforço graduado (TEG)** é mais comumente utilizado para determinar tanto o $\dot{V}O_{2máx.}$ quanto os valores submáximos de qualquer variável cardiovascular desejada, mas ele também pode ser estimado (Boxe 14.2). Nesse teste, a carga de trabalho realizado é aumentada gradualmente, utilizando tipicamente uma esteira rolante ou uma bicicleta ergométrica. Também há testes de campo de *endurance* cardiovascular que requerem substancialmente menos equipamentos e, portanto, são menos caros do que os testes laboratoriais. Os resultados dos testes de *endurance* cardiovascular são utilizados para avaliar os níveis iniciais de condicionamento físico, monitorar os níveis de condicionamento físico e as adaptações fisiológicas promovidas pelo treinamento ou por algum estado patológico e para prescrição do treinamento físico. Nas próximas seções, serão discutidos os protocolos mais comuns e as variáveis determinadas nos testes de laboratório e de campo.

Testes de laboratório

Os testes de *endurance* cardiovascular ou TEG de laboratório são tipicamente realizados com uma bicicleta ergométrica ou uma esteira rolante. Geralmente, os valores de $\dot{V}O_{2máx.}$ são aproximadamente 5 a 25% maiores durante a corrida em esteira rolante do que na bicicleta ergométrica.[17,36]

Em algumas populações podem ser utilizados outros equipamentos. Por exemplo, remadores e nadadores podem utilizar um remo ergométrico ou um dispositivo de nado contra a correnteza, respectivamente. Esse equipamento alternativo é utilizado porque uma pessoa que treina utilizando um modo particular de exercício poderá alcançar o $\dot{V}O_{2máx.}$ utilizando esse modo de exercício, quando comparado com outros tipos de exercício. Além disso, as informações do teste (frequência

Boxe 14.2 Perguntas frequentes dos estudantes

O $\dot{V}O_{2máx.}$ pode ser previsto sem a realização da avaliação física?

O $\dot{V}O_{2máx.}$ de pessoas em idade universitária pode ser previsto utilizando dados que não sejam de exercícios. Utilizar dados que não são de exercícios para predizer o $\dot{V}O_{2máx.}$ pode ser útil quando se realiza a triagem de grandes grupos de pessoas. A predição envolve o uso de informações obtidas por um questionário para estimar os níveis de atividade física, que são utilizados então para predizer o $\dot{V}O_{2máx.}$. Os participantes são solicitados a completar o questionário a seguir.

A. Classificação de atividade física (CAF)

Selecione o número que descreve melhor seu nível geral de atividade física nos últimos 6 meses:

0. **Inativo:** evita caminhada ou esforço, sempre usa o elevador, dirige sempre que possível em vez de caminhar.
1. **Atividade leve:** caminha por prazer, utiliza as escadas rotineiramente, ocasionalmente se exercita o bastante para causar respiração forte ou transpiração.
2. **Atividade moderada:** 10 a 60 minutos por semana de atividade moderada como golfe, equitação, exercícios calistênicos, tênis de mesa, boliche, levantamento de peso, jardinagem, faxina, caminhar para se exercitar.
3. **Atividade moderada:** mais de 1 hora por semana das atividades moderadas descritas anteriormente.
4. **Atividade vigorosa:** correr menos que 1,6 km por semana ou passar menos de 30 minutos por semana em atividade compatível como corrida ou trote, nado livre, ciclismo, remo, exercícios aeróbios, pular corda, correr no mesmo lugar ou realizar atividade aeróbia vigorosa, como futebol, basquete, tênis, raquetebol ou handebol.
5. **Atividade vigorosa:** correr de 1,6 km a menos de 8 km por semana, ou passar de 30 minutos a menos de 60 minutos por semana em atividade física comparável às descritas antes.
6. **Atividade vigorosa:** correr de 8 km a menos de 16 km por semana ou passar de 1 hora a menos de 3 horas por semana em atividade comparável às descritas anteriormente.
7. **Atividade vigorosa:** correr de 16 km a menos de 24 km por semana ou passar de 3 horas a menos de 6 horas por semana em atividade comparável às descritas anteriormente.
8. **Atividade vigorosa:** correr de 24 km a menos de 32 km por semana ou passar de 6 a 7 horas por semana em atividade comparável às descritas anteriormente.
9. **Atividade vigorosa:** correr de 32 a 40 km por semana ou passar de 7 horas a menos de 8 horas por semana em atividade comparável às descritas anteriormente.
10. **Atividade vigorosa:** correr mais de 40 km por semana ou passar mais de 8 horas por semana em atividade física comparável às descritas anteriormente.

B. Perguntas de capacidade funcional percebida (CFP)

Suponha que você se exercite continuamente em uma corrida em local fechado por 1,6 km. Qual ritmo de exercício é adequado para você: não muito fácil ou não muito difícil? Circule o numero apropriado de 1 a 13.

1. Caminhar em ritmo lento (18 minutos por 1,6 km ou mais).
2.
3. Caminhar em ritmo médio (16 minutos por 1,6 km).
4.
5. Caminhar a ritmo rápido (14 minutos por 1,6 km).
6.
7. Trotar (*jogging*) em ritmo lento (12 minutos por 1,6 km).
8.
9. Trotar (*jogging*) em ritmo médio (10 minutos por 1,6 km).
10.
11. Trotar (*jogging*) em ritmo rápido (8 minutos por 1,6 km).
12.
13. Correr em ritmo rápido (7 minutos ou menos por 1,6 km).

Quão rápido você consegue percorrer uma distância de 4,83 km e **não** ficar sem fôlego ou muito fatigado? Seja realista. Circule o numero apropriado entre 1 e 13.

1. Eu poderia andar toda a distância em ritmo lento (11,2 minutos ou mais por quilômetro).
2.
3. Eu poderia caminhar toda a distância em ritmo médio (10 min/km).
4.
5. Eu poderia caminhar toda a distância em ritmo rápido (8,7 min/km).
6.
7. Eu poderia trotar toda a distância em ritmo lento (7,5 min/km).
8.
9. Eu poderia trotar toda a distância em ritmo médio (6,2 min/km).
10.
11. Eu poderia trotar toda a distância em ritmo rápido (5 min/km).
12.
13. Eu poderia correr toda a distância em ritmo rápido (4,3 minutos ou menos por quilometro).

Além das respostas ao questionário anterior, muitas outras informações são necessárias:

Sexo (feminino = 0; masculino = 1)
Índice de massa corporal (IMC): IMC = massa corporal (kg) × altura corporal² (m²)

A equação a seguir é utilizada então para predizer o $\dot{V}O_{2máx.}$:

$\dot{V}O_{2máx.}$ (mℓ/kg/min) = 44,895 + (7,042 × sexo) − (0,823 × IMC) + (0,738 × CFP) + (0,688 × CAF)

Por exemplo, um homem com 75 kg, 1,79 m de altura com CAF de 6 e CFP de 18 (9+9) teria um $\dot{V}O_{2máx.}$ previsto de:

IMC = 75/(1,79 × 1,79)

IMC = 24,6
$\dot{V}O_{2máx.}$ (mℓ/kg/min) = 44,895 + (7,042 ×1) − (0,823 × 24,6) + (0,738 × 18) + (0,688 × 6)
$\dot{V}O_{2máx.}$ (mℓ/kg/min) = 49,10 mℓ/kg/min

Reimpresso com permissão de George LD, Stone WJ, Burkett LN. Nonexercise $\dot{V}O_{2máx.}$ estimation for physically active college students. *Med Sci Sports Exerc.* 1997; 29:415-423.

cardíaca em uma carga de trabalho específica) que podem ser utilizadas para prescrever o treinamento serão mais acuradas se forem obtidas a partir da forma típica de exercício de uma pessoa.

Outra consideração é a contraindicação a um determinado tipo de exercício. Um adulto mais velho pode ter condições ortopédicas, como artrite nos joelhos, contraindicando o exercício em esteira rolante. Nesse caso, o cientista de exercício pode optar pela bicicleta ergométrica. Ou ainda, se a artrite for muito grave, a pessoa pode realizar o exercício em algum tipo de ergômetro de membros superiores. A bicicleta ergométrica também seria adequada se a pessoa apresentar instabilidade postural durante caminhada ou corrida, ou uma doença neuromuscular. Os protocolos de esteira rolante geralmente são mais apropriados porque a maioria das pessoas está mais familiarizada com a caminhada e a corrida do que com o exercício com bicicleta. Além disso, se uma pessoa não estiver familiarizada com ou treinada em bicicletas, esse tipo de exercício pode resultar em fadiga muscular local nas pernas antes de chegar ao $\dot{V}O_{2máx}$ ou antes de estressar adequadamente o sistema cardiovascular para propósitos diagnósticos.

Além do tipo de exercício a ser realizado durante o TEG, é preciso considerar o protocolo ou a maneira com que a intensidade do exercício é aumentada durante o teste. Durante um teste de exercício com **protocolo contínuo**, a intensidade é aumentada em estágios sem descanso ou intervalo entre os estágios. Durante um **protocolo descontínuo**, a intensidade do exercício é aumentada em estágios, mas com um breve período de descanso entre eles. Os protocolos descontínuos são úteis em algumas situações, como em populações de pacientes que não toleram o exercício contínuo com intensidades sempre crescentes. Porém, se os pacientes tolerarem os protocolos contínuos, eles são preferidos.

Se um protocolo contínuo ou descontínuo for utilizado, a carga de trabalho inicial irá variar dependendo de quem está sendo testado. Por exemplo, um paciente com doença cardiovascular alcança uma carga de trabalho final que é menor do que a carga de trabalho inicial de um atleta treinado. Cada carga de trabalho em um protocolo contínuo ou descontínuo tem geralmente 2 a 3 minutos de duração. Essa duração é, em geral, suficiente para que o sistema cardiovascular alcance um estado de equilíbrio dinâmico (ver Capítulo 6), se possível. Atingir esse estado de equilíbrio dinâmico (*steady state*) é necessário se o teste for feito para a prescrição da intensidade de treinamento seja de um atleta ou de um paciente. Entretanto, se o principal objetivo do teste for a determinação do $\dot{V}O_{2máx}$, não é necessário chegar ao estado de equilíbrio dinâmico em cargas de trabalho submáximas.

Também é importante considerar a carga de trabalho que é aumentada durante cada estágio do teste. É possível aumentar a carga de trabalho em incrementos maiores para indivíduos saudáveis ou atletas do que para aqueles com uma patologia, como doença cardiovascular ou diabetes melito, ou que estejam envolvidos com um programa de reabilitação cardíaca. Incrementos grandes da carga de trabalho em cada estágio, ou por minutos, resultam em protocolos curtos, enquanto incrementos pequenos na carga de trabalho resultam em protocolos longos. Ambos os protocolos curto e longo podem subestimar o $\dot{V}O_{2máx}$ comparados com os protocolos intermediários, que têm duração de 8 a 12 minutos. Foi sugerido que os protocolos curtos resultam no fim precoce do TEG por causa de insuficiência de força muscular para tolerar os grandes aumentos da taxa de trabalho durante os estágios finais do teste. Isso resulta em subestimativa do $\dot{V}O_{2máx}$.[12] Por outro lado, protocolos curtos podem resultar em aumento da temperatura central e menor motivação para continuar o teste. A temperatura central aumentada resulta em redistribuição do fluxo sanguíneo para a pele em detrimento do músculo ativo. Esses fatores também podem levar a $\dot{V}O_{2máx}$ diminuído. Dessa maneira, testes para determinar o $\dot{V}O_{2máx}$ devem ter duração entre 8 e 12 minutos. Porém, os testes de $\dot{V}O_{2máx}$ com bicicleta ergométrica com duração entre 7 e 26 minutos e testes com esteira rolante com duração entre 5 e 26 minutos resultam em determinações válidas do $\dot{V}O_{2máx}$.[33] Uma ressalva sobre esses intervalos de tempo dos testes é que testes curtos sejam precedidos de um aquecimento adequado e que as graduações da esteira rolante não excedam 15%.

A escolha do modo de exercício e do protocolo do teste, seja para determinação de *endurance* cardiovascular submáxima ou máxima, pode variar dependendo dos objetivos principais do teste. A escolha do modo de exercício e do protocolo do teste precisa ser feita com base na população que está sendo testada (cardiopatas, atletas), no objetivo principal ($\dot{V}O_{2máx}$, diagnóstico de doença cardiovascular), no equipamento e na equipe de teste disponíveis. Nas próximas sessões, os protocolos típicos para a os testes com bicicleta ergométrica e com esteira, os 2 tipos mais comuns de testes, serão discutidos.

Protocolos com esteira rolante

Muitos protocolos com esteira rolante foram elaborados para várias populações. Os protocolos com esteira rolante aumentam a carga de trabalho pelo aumento da velocidade, da taxa ou por uma combinação desses 2 fatores (Figura 14.1). Os testes de corrida graduada fornecem os maiores valores de $\dot{V}O_{2máx}$, seguidos pelos testes com graduação de 0% e, em seguida, pelos testes de caminhada. Durante os testes de corrida em esteira, pode ser difícil obter medidas válidas da pressão arterial e aumentam as chances de artefatos no ECG. Esses fatores limitam os testes de corrida para alguns procedimentos diagnósticos. Não deve ser permitido apoiar as mãos nos apoios da esteira, a menos que seja necessário para manter o equilíbrio, visto que isso diminui significativamente o estresse fisiológico, o que é indicado por diminuição significativa da frequência cardíaca.

O protocolo de Balke[4] é um teste de TEG de caminhada muito utilizado (Tabela 14.1), especialmente em configurações clínicas em que os pacientes têm pequenas capacidades cardiovascular e funcional. Sua popularidade em configurações clínicas se deve a sua carga de trabalho inicial baixa e aos aumentos graduais na carga de trabalho. A velocidade é de 5,3 km/h e a variação inicial é de 0%. A velocidade é mantida constante, mas a inclinação é aumentada em 2% após o 1º minuto e em 1% a cada 2 minutos até que uma inclinação de

Capítulo 14 Testes de Esforço para Saúde, Aptidão Física e Predição do Desempenho Esportivo

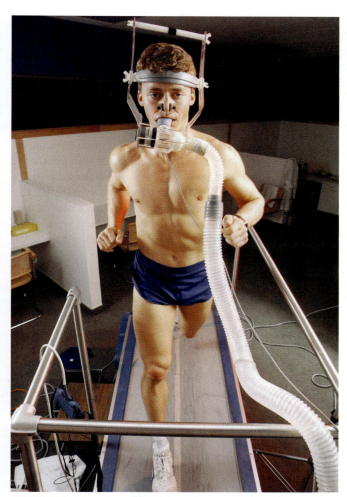

FIGURA 14.1 Protocolos para esteira rolante aumentam a carga de trabalho, seja pelo aumento da velocidade ou da inclinação da esteira. O aumento da carga de trabalho e a velocidade desse aumento dependem do propósito do teste.

Tabela 14.1 Protocolo de Balke em esteira rolante.

Estágio	Velocidade (milhas/h)	Velocidade (km/h)	Inclinação (%)	Duração (min)
1	3,3	5,3	0	1
2	3,3	5,3	2	1
3–25	3,3	5,3	Aumento de 1%/min	1 a cada % de inclinação
26	3,5	5,62	25	1
27 ou maior	Aumento de 0,2 a cada estágio	Aumento de 0,32 a cada estágio	25	1 a cada aumento de velocidade

25% seja alcançada. Daí em diante, a inclinação é mantida a 25% com a velocidade aumentando em 0,32 km/h em cada estágio. Esse protocolo fornece valores válidos de $\dot{V}O_{2máx.}$ para pessoas cuja aptidão cardiovascular é baixa, mas para aqueles com melhor saúde cardiovascular, a duração do teste se torna

Tabela 14.2 Protocolo de esteira de Bruce.

Estágio	Velocidade (milhas/h)	Velocidade (km/h)	Inclinação (%)	Duração (min)
0	1,7	2,7	0	3
0,5	1,7	2,7	5	3
1	1,7	2,7	10	3
2	2,5	4,0	12	3
3	3,4	5,4	14	3
4	4,2	6,7	16	3
5	5,0	8,0	18	3
6	5,5	8,8	20	3
7	6,0	9,6	22	3

Os estágios 0 e 0,5 são acréscimos ao protocolo original e são denominados protocolo de Bruce modificado em esteira rolante.

muito longa. Alguns pacientes também se queixam de desconforto muscular local, especialmente nos músculos da região lombar e da panturrilha, o que pode limitar sua capacidade de alcançar um $\dot{V}O_{2máx.}$ verdadeiro.

Outro TEG, o protocolo de Bruce, talvez seja o protocolo de teste de esteira rolante mais utilizado (Tabela 14.2).[36] Nesse protocolo, tanto a velocidade quanto a inclinação variam a cada 3 minutos (estágios 1 a 7). Isso se transforma em um aumento relativamente grande e rápido da carga de trabalho, resultando em fadiga voluntária em um período curto de tempo. A carga de trabalho inicial relativamente grande seguida por rápido aumento da carga de trabalho faz com que esse teste seja inapropriado para os indivíduos com baixa aptidão cardiovascular, como os portadores de doenças crônicas. Para tornar esse teste mais apropriado para os indivíduos com menor aptidão, ele foi modificado pelo acréscimo de cargas de trabalho iniciais menores (estágios 0 e 0,5). As duas versões do protocolo de Bruce são apropriadas para pessoas normais, saudáveis ou com aptidão moderada.

Muitos protocolos em esteira rolante já foram elaborados e não há dúvida de que mais serão criados no futuro para populações e objetivos específicos. A carga de trabalho inicial, a elevação da carga de trabalho e se o aumento da carga de trabalho é alcançado pelo aumento da velocidade ou da inclinação dependem da população a ser testada e do objetivo do teste. Um protocolo com esteira rolante comumente utilizado para estabelecer o consumo máximo de oxigênio em indivíduos saudáveis é apresentado na Tabela 14.3. Observe a diferença na velocidade inicial em comparação com os protocolos de Balke (Tabela 14.1) e Bruce (Tabela 14.2).

Protocolos com cicloergômetro

O $\dot{V}O_{2máx.}$ é, tipicamente, 5 a 25% menor no cicloergômetro se comparado com a corrida em esteira rolante.[36] Assim, na literatura, você verá que, quando o cicloergômetro é usado, tipicamente denomina-se $\dot{V}O_{2pico}$, o ponto mais elevado na curva de consumo de oxigênio, e é usado como medida pois nenhum platô dos valores de consumo de oxigênio é tipicamente observado como ocorre no protocolo de esteira rolante.

Tabela 14.3 Protocolo de teste em esteira rolante para a determinação do $\dot{V}O_{2máx.}$ em adultos jovens saudáveis.

Tempo (min)	Inclinação (%)	Velocidade (homens) (km/h)	Velocidade (corredores homens) (km/h)	Velocidade (mulheres) (km/h)	Velocidade (corredoras mulheres) (km/h)
0–2	0	8,0	8,5	7,0	7,5
2–4	2	8,0	8,5	7,0	7,5
4–6	4	8,0	8,5	7,0	7,5
6–8	6	8,0	8,5	7,0	7,5
8–10	8	8,0	8,5	7,0	7,5
10–12	10	8,0	8,5	7,0	7,5
12–14	12	8,0	8,5	7,0	7,5

Porém, a especificidade do teste para ciclistas e triatletas pode ser importante se o objetivo do teste for monitorar a aptidão específica para o esporte ou ajudar no desenho do programa de treinamento (Figura 14.2). O cicloergômetro também é mais apropriado para aqueles com instabilidade postural ou outras contraindicações ao exercício na esteira rolante, como artrite nos membros inferiores. Além disso, o cicloergômetro oferece algumas vantagens em relação aos protocolos com esteira rolante, como capacidade de monitorar facilmente a pressão arterial, custo inferior, menos artefatos no ECG e pequenos aumentos da carga de trabalho.

Durante o exercício na esteira rolante, a pessoa precisa carregar sua massa corporal; dessa maneira, a massa corporal influencia a carga de trabalho. Entretanto, na bicicleta ergométrica, a carga de trabalho depende da resistência e das revoluções por minuto do pedal, e não depende da massa corporal da pessoa. Por exemplo, se a carga de trabalho exigir um $\dot{V}O_2$ de 2.000 mℓ de O_2 por minuto, isso representa um $\dot{V}O_{2máx.}$ de 40 mℓ/kg/min para uma pessoa de 50 kg, mas apenas 26,6 mℓ/kg/min para uma pessoa de 75 kg. A carga de trabalho durante a ergometria pode ser aumentada com pequenos incrementos, mas mesmo um pequeno incremento na carga de trabalho pode ser muito grande para uma pessoa não treinada ou sem aptidão física em relação a uma pessoa mais pesada ou com aptidão física. Se a carga de trabalho aumentasse em 25 W (150 kg/m/min), isso exigiria uma mudança do $\dot{V}O_2$ de 27 mℓ/min. Se a aptidão cardiovascular de uma pessoa for mais elevada, menores serão os ajustes cardiovasculares necessários para acomodar o aumento da carga de trabalho. Em contrapartida, quanto menor a aptidão cardiovascular de uma pessoa, maiores serão os ajustes cardiovasculares necessários para acomodar o aumento da carga de trabalho.

Durante o teste com cicloergômetro em não atletas, a taxa de pedalada é tipicamente de 50 a 60 rpm e a carga de trabalho é aumentada em 25 W (150 kg/m/min) a cada 2 ou 3 minutos. Para atletas, a taxa de pedaladas é tipicamente maior (70 a 100 rpm) e os incrementos da carga de trabalho podem ser muito maiores. Se o teste for realizado utilizando um cicloergômetro mecânico, as rpm devem ser mantidas constantes. Entretanto, se for utilizado um cicloergômetro com frenagem eletrônica, as rpm podem variar em uma determinada carga de trabalho conforme o cicloergômetro ajusta a resistência para manter a carga de trabalho constante. Ergometria com membro superior pode ser realizada por aqueles que não podem realizar o exercício com os membros inferiores, como os portadores de incapacidade. Durante os testes ergométricos com os membros superiores, o $\dot{V}O_{2máx.}$ é geralmente 20 a 30% menor do que no exercício com esteira rolante, e as cargas de trabalho são aumentadas em incrementos menores (12,5 watts, 75 kg/m/min) por causa da menor massa muscular envolvida com a ergometria de membros superiores, comparada ao exercício com os membros inferiores.[36]

O cicloergômetro também pode ser utilizado para determinar as respostas cardiovasculares máxima e submáxima, além de outras respostas. Da mesma maneira que nos protocolos com esteira rolante, os protocolos com cicloergômetro podem ser desenvolvidos para satisfazer as necessidades de teste de várias populações. O cicloergômetro oferece algumas vantagens (p. ex., segurança maior, pequenos incrementos na carga de trabalho) em relação ao exercício com esteira que tornam o cicloergômetro um modo de teste melhor para algumas populações. A Tabela 14.4 descreve os protocolos que utilizam o cicloergômetro para determinar o consumo máximo de oxigênio tanto em pessoas saudáveis não treinadas quanto em pessoas treinadas.

Valores típicos de consumo máximo de oxigênio

O consumo máximo de oxigênio é tipicamente expresso em relação à massa corporal da pessoa (mℓ/kg/min). O $\dot{V}O_{2máx.}$ em relação à massa corporal é importante para o desempenho da maioria dos atletas porque eles precisam carregar suas massas

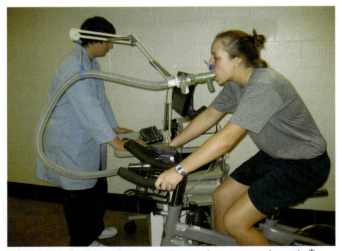

FIGURA 14.2 O cicloergômetro resulta geralmente em valores de $\dot{V}O_{2máx.}$ menores do que os exercícios em esteira rolante. Porém, ele oferece muitas vantagens se comparado ao exercício em esteira rolante, como o teste específico para atletas de ciclismo e pequenos aumentos da carga de trabalho, bem como ele é mais apropriado para pessoas com instabilidade postural.

Tabela 14.4 Protocolo de teste com cicloergômetro para determinação de $\dot{V}O_{2máx.}$ em adultos jovens saudáveis.

Tempo (min)	Produção de potência (não treinado)		Produção de potência (treinado)	
	kpm	W	kpm	W
0 a 2	300	50	600	100
2 a 4	600	100	900	150
4 a 6	900	150	1.200	200
6 a 8	1.100	180	1.500	250
8 a 10	1.300	215	1.800	300
10 a 12	1.500	250	2.100	350
12 a 14	1.700	280	2.400	400

Tabela 14.5 Valores de percentil para a potência aeróbica máxima.

Percentil	$\dot{V}O_{2máx.}$ (ml/kg/min) por faixa etária (anos)				
	20–29	30–39	40–49	50–59	60+
Homens					
90	55,1	52,1	50,6	49,0	44,2
80	52,1	50,6	49,0	44,2	41,0
70	49,0	47,4	45,8	41,0	37,8
60	47,4	44,2	44,2	39,4	36,2
50	44,2	42,6	41,0	37,8	34,6
40	42,6	41,0	39,4	36,2	33,0
30	41,0	39,4	36,2	34,6	31,4
20	37,8	36,2	34,6	31,4	28,3
10	34,6	33,0	31,4	29,9	26,7
Mulheres					
90	49,0	45,8	42,6	37,8	34,6
80	44,2	41,0	39,4	34,6	33,0
70	41,0	39,4	36,2	33,0	31,4
60	39,4	36,2	34,6	31,4	28,3
50	37,8	34,6	33,0	29,9	26,7
40	36,2	33,0	31,4	28,3	25,1
30	33,0	31,4	29,9	26,7	23,5
20	31,4	29,9	28,3	25,1	21,9
10	28,3	26,7	25,1	21,9	20,3

Reimpresso com permissão da American College of Sports Medicine. *ACSM's Guidelines for Exercise Testing and Prescription,* 7th ed. Philadelphia, PA: Lippincott Williams & Wilkins, 2005.

corporais durante competições e treinamentos. Em relação à massa corporal, atletas de *endurance* de nível internacional têm os maiores valores de $\dot{V}O_{2máx.}$. Atletas homens e mulheres de nível internacional, como corredores de maratona de elite e esquiadores de fundo, têm valores de $\dot{V}O_{2máx.}$ tão altos quanto aproximadamente 75 e 85 ml/kg/min, respectivamente. Alguns atletas de *endurance* de elite masculinos alcançam valores de até 94 a 96 ml/kg/min. Os valores normativos de $\dot{V}O_{2máx.}$ para homens e mulheres com idade variando entre 20 e 60 anos estão apresentados na Tabela 14.5. É importante manter um $\dot{V}O_{2máx.}$ mínimo porque um valor de $\dot{V}O_{2máx.}$ abaixo do 20º percentil está associado a um estilo de vida sedentário e a um risco aumentado de morte por todas as causas.[9] O $\dot{V}O_{2máx.}$, seja obtido por um teste de laboratório ou por um teste de campo (os testes de campo serão discutidos nas próximas seções), pode ser comparado com os valores normativos apresentados na Tabela 14.5.

Medida da frequência cardíaca

A frequência cardíaca é muito utilizada como indicador da intensidade do exercício aeróbio e também é útil para a formulação da prescrição do exercício aeróbio (ver Capítulo 13). Ela é muito usada porque não é invasiva e é conveniente, especialmente por causa da disponibilidade de monitores de frequência cardíaca confiáveis e acurados. A frequência cardíaca é útil de uma perspectiva fisiológica como indicador da intensidade do exercício aeróbio e da aptidão cardiovascular e aeróbia por causa de várias correlações:

- À medida que a aptidão aeróbia aumenta, a frequência cardíaca de repouso e a frequência cardíaca em cargas de trabalho absolutas submáximas diminuem
- A frequência cardíaca tem uma correlação geral linear com o $\dot{V}O_2$
- A frequência cardíaca tem uma correlação geral linear com a produção de potência mecânica, a carga de trabalho e a intensidade do exercício.

O treinamento aeróbio a longo prazo e, em algum grau, o exercício de resistência resultam em diminuição da frequência cardíaca de repouso (ver Capítulo 13). A frequência cardíaca de repouso baixa ou a diminuição da frequência cardíaca de repouso por causa do exercício geralmente são aceitas como indicador do aumento da aptidão (*fitness*) aeróbio. A diminuição da frequência cardíaca de repouso com a manutenção do débito cardíaco é possível apenas se o volume de ejeção (sistólico) aumentar (ver Capítulo 6), porque débito cardíaco = frequência cardíaca × volume de ejeção. Assim, mesmo que a frequência cardíaca diminua, o débito cardíaco é mantido por causa de um aumento do volume de ejeção. Isso mantém o aporte sanguíneo, a oferta de oxigênio e de nutrientes e a remoção de derivados metabólicos dos tecidos, apesar da diminuição da frequência cardíaca. Os valores de frequência cardíaca de repouso tanto em homens quanto em mulheres têm uma grande variação (Tabela 14.6), com os menores valores de 35 bpm mostrados caracteristicamente por atletas de *endurance* de classe internacional, como maratonistas e ciclistas de estrada. Quanto maior o condicionamento cardiovascular ou aeróbio, menor será sua frequência cardíaca de repouso em qualquer carga de trabalho submáxima absoluta estipulada (mesma geração de potência). Dessa maneira, uma pessoa com melhor aptidão aeróbia terá uma frequência

Tabela 14.6 Valores normais de frequência cardíaca de repouso.

Classificação	Frequência cardíaca de repouso (bpm)	
	Homens	Mulheres
Baixo	35 a 56	39 a 58
Moderadamente baixo	57 a 61	59 a 63
Abaixo da média	62 a 65	64 a 67
Médio	66 a 71	68 a 72
Maior do que a média	72 a 75	73 a 77
Moderadamente alto	76 a 81	78 a 83
Alto	82 a 103	84 a 104

bpm, batimentos por minuto.
Dados de Golding L. *YMCA Fitness Testing and Assessment Manual.* Champaign, IL: Human Kinetics Publishers, 2000.

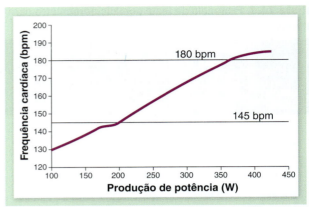

FIGURA 14.3 A frequência cardíaca tem uma relação linear com a geração de potência apenas entre aproximadamente 145 e 180 bpm ou aproximadamente entre 40 e 80% da geração máxima de potência durante o exercício em cicloergômetro. Assim, a frequência cardíaca representa melhor a carga de trabalho ou a intensidade do exercício aeróbio nessa faixa.

cardíaca menor do que uma pessoa menos apta na mesma carga de trabalho absoluta submáxima, e o treinamento aeróbio resultará em diminuição da frequência cardíaca em qualquer carga de trabalho absoluta submáxima.

A relação linear da frequência cardíaca com o $\dot{V}O_2$, a geração de potência mecânica, a carga de trabalho e a intensidade do exercício dizem que a frequência cardíaca aumentará em resposta a elevações dessas variáveis. Entretanto, existem muitos fatores a serem considerados sobre essas relações. Embora a frequência cardíaca apresente uma relação geralmente linear com o $\dot{V}O_2$ e a intensidade do exercício, a frequência cardíaca não aumenta de modo perfeitamente linear conforme a intensidade do exercício aumenta. A frequência cardíaca atinge um platô conforme ela se aproxima de seu valor máximo e geralmente apresenta a relação mais previsível e consistente com a intensidade do exercício e com o $\dot{V}O_2$ entre 45 e 50% e entre 85 e 90% dos valores máximos.[6] Por exemplo, durante um teste graduado exaustivo em esteira rolante, a frequência cardíaca apresenta um platô conforme se aproxima da carga de trabalho máxima. A relação de frequência cardíaca para a geração de potência é linear apenas entre 145 e 180 bpm ou entre 40 e 80% da geração de potência máxima (Figura 14.3).

Algumas pessoas, como os pacientes cardiopatas, para quem são prescritos betabloqueadores a fim de tratar a hipertensão e diminuir o consumo de oxigênio pelo miocárdio, apresentam uma correlação anormal entre a frequência cardíaca e o trabalho aeróbio ou intensidade. Os betabloqueadores resultam em diminuição da frequência cardíaca em dada carga de trabalho submáxima de 20 a 30%, dependendo da dose, quando comparado com a normal, e diminuição da frequência cardíaca máxima. Esse fator deve ser considerado sobre esses indivíduos quando se interpreta a relação entre intensidade de exercício e frequência cardíaca e quando se prescreve um exercício aeróbio.

A frequência cardíaca, embora seja um bom indicador da intensidade do exercício aeróbio, não o é um da intensidade do treinamento de exercícios de resistência. A intensidade do treinamento de exercícios de resistência é indicada normalmente como a porcentagem do peso máximo possível para **uma repetição máxima ou 1 RM** (ver Capítulo 13). Se a 1 RM para um exercício for levantada, isso resultará em menor frequência cardíaca comparada com o levantamento de 50 a 90% de 1 RM até a **falha concêntrica**, ou a realização de um exercício até que seja impossível completar a repetição, o que ocorre normalmente na fase concêntrica ou de levantamento da repetição. Por exemplo, em uma pessoa não treinada, a frequência cardíaca máxima no final de uma série até a falha concêntrica com resistências menores do que 1 RM resulta em frequências cardíacas maiores do que 1 RM (Figura 14.4).

Em resumo, a frequência cardíaca de repouso e a frequência cardíaca em uma carga de trabalho absoluta submáxima podem ser utilizadas como indicadores da boa forma aeróbia.

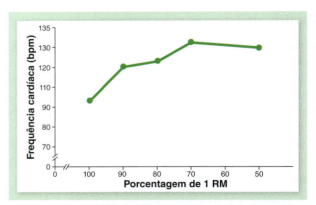

FIGURA 14.4 A relação entre frequência cardíaca máxima durante séries de exercício de extensão de joelho até a falha concêntrica demonstra que a frequência cardíaca não é um bom indicador da intensidade do treinamento com pesos, expressa como a porcentagem de uma repetição máxima (1 RM). De fato, a frequência cardíaca é menor quando se levanta 100% de 1 RM comparada com porcentagens menores de 1 RM. (Dados de Fleck SJ, Dean L. Previous resistance training experience and the pressor response during resistance exercise. *J Appl Physiol.* 1987; 63:116-120.)

A frequência cardíaca também pode ser utilizada como um indicador da boa forma aeróbia por causa de sua relação linear com o $\dot{V}O_2$ e com a intensidade do exercício. Entretanto, a frequência cardíaca não é um bom indicador da intensidade do treinamento de exercícios de resistência.

Medida da pressão arterial

A pressão arterial é a força que age contra as paredes das artérias durante (sístole) e entre (diástole) a contração dos ventrículos. A pressão arterial (sistólica e diastólica) sistêmica normal, e não a pressão arterial pulmonar, é referida como pressão arterial no repouso ou durante exercício. A pressão arterial no repouso e durante a atividade e o efeito do treinamento sobre a pressão arterial já foram discutidos (ver Capítulo 6). Lembre-se de que a pressão arterial de repouso acima do normal é chamada de *hipertensão arterial* (Boxe 14.3 para mais informações a respeito da hipertensão), que o treinamento físico reduz a pressão arterial de repouso e que, durante ambos os treinamentos de *endurance* e de força, a pressão arterial aumenta, com o aumento sendo maior durante o treinamento de resistência.

A pressão arterial é medida normalmente na artéria braquial no braço. A pressão arterial varia ao longo da circulação sistêmica, com as maiores pressões na aorta e as menores, nas veias. A pressão arterial é medida normalmente por **ausculta**: identificação dos sons dos órgãos ou tecidos para ajudar no diagnóstico da função normal ou anormal. A ausculta para aferição da pressão arterial é realizada utilizando um **esfigmomanômetro**, um instrumento que consiste em um manômetro e uma braçadeira insuflável, junto com um estetoscópio (Figura 14.5). Quando a braçadeira é insuflada, ela comprime a artéria braquial e oclui todo o fluxo de sangue. O estetoscópio é posicionado sobre a artéria braquial distalmente ao fluxo que foi ocluído. Com o fluxo de sangue ocluído, nenhum som de fluxo sanguíneo pode ser ouvido. A pressão na braçadeira é, então, liberada gradualmente. Conforme a pressão é liberada, o fluxo de sangue pela área ocluída ocorrerá apenas durante a sístole, quando a pressão arterial é mais elevada. Esse fluxo de sangue intermitente é turbulento e cria um som descrito

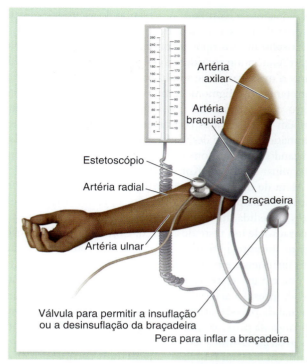

FIGURA 14.5 É mostrado o arranjo típico para determinar a pressão arterial pelo método auscultatório utilizando um esfigmomanômetro aneroide. A braçadeira pode ser insuflada ou desinsuflada utilizando uma pera e uma válvula. O estetoscópio é utilizado para auscultar os sons de Korotkoff.

normalmente como uma batida forte. Esse som é chamado de primeiro **som de Korotkoff** e é nomeado em homenagem ao homem que desenvolveu esse método de determinação da pressão arterial em 1905. Conforme a pressão exercida pela braçadeira é ainda mais reduzida, o fluxo turbulento diminui, resultando em abafamento do som, o chamado quarto som de Korotkoff. Conforme a pressão reduz ainda mais, ocorre um fluxo suave, ou laminar, durante a sístole e a diástole, resultando em nenhum som, o quinto som de Korotkoff. Em uma pessoa normotensa, o 1º, o 4º e o 5º sons de Korotkoff ocorreriam em aproximadamente 120, 90 e 80 mmHg, com o

---

Boxe 14.3 Você sabia?
Hipertensão do jaleco branco não é benigna

Hipertensão do jaleco branco se refere a níveis de pressão arterial elevada quando esta é aferida em um consultório médico ou em uma clínica. Ela é creditada geralmente ao nervosismo por estar em um consultório médico. Embora o nervosismo realmente possa explicar parte da aferição de uma pressão arterial elevada enquanto se está no consultório médico, a hipertensão do jaleco branco não é uma condição benigna. As pessoas que apresentam hipertensão do jaleco branco têm um risco maior de se tornarem hipertensas. Após 10 anos, as pessoas que tiveram hipertensão do jaleco branco foram 2,5 vezes mais propensas a desenvolver hipertensão sustentada (pressão arterial elevada durante o monitoramento por 24 horas ou aferida em casa) comparadas com pessoas que não apresentaram hipertensão do jaleco branco.

Leitura adicional
Mancia G, Bombelli M, Facchetti R, et al. Long-term risk of sustained hypertension in white-coat or masked hypertension. *Hypertension*. 2009;54:226–232.

1º e o 5º sons de Korotkoff representando as pressões sistólica e a diastólica, respectivamente.

Existem muitos tipos de esfigmomanômetros. A American Heart Association considera o esfigmomanômetro de mercúrio como o mais acurado e válido para aferir a pressão arterial.[37] Entretanto, o esfigmomanômetro aneroide, o esfigmomanômetro com manômetro e o esfigmomanômetro automático também são utilizados comumente. Um esfigmomanômetro automático insufla e desinsufla automaticamente a braçadeira, utilizando um microfone e um programa de computador para determinar os sons de Korotkoff.

Além de medir a pressão arterial no repouso para determinar se uma pessoa é normotensa, a pressão arterial muitas vezes é medida durante um teste de esforço e durante a recuperação de um teste de esforço. Como discutido anteriormente, durante a atividade, a pressão arterial é determinada mais facilmente em um teste de esforço com cicloergômetro do que em um teste de esforço com esteira. A resposta normal da pressão arterial ao teste de esforço é um aumento gradual da pressão arterial sistólica com pouca ou nenhuma mudança da pressão arterial diastólica (Figura 14.6). A pressão arterial sistólica no cicloergômetro aumenta normalmente em 6 a 9 mmHg para cada 50 watts de aumento de carga de trabalho.[41] Se a resposta da pressão arterial sistólica for exagerada ou se a pressão arterial diastólica aumentar substancialmente, é indicada uma resposta anormal ao exercício. Por exemplo, adultos normotensos alcançam normalmente uma pressão sistólica de 180 a 190 mmHg durante exercícios do tipo aeróbio ou de *endurance*. Se a pressão sistólica exceder 240 mmHg, isso indica suscetibilidade à hipertensão. Se a pressão sistólica diminui mais de 10 mmHg com o aumento da carga de trabalho ou se ela cai para valores menores do que os obtidos na mesma posição antes do teste, o teste deve ser interrompido, já que isso pode indicar uma resposta isquêmica do miocárdio.[41] A pressão arterial frequentemente retorna aos níveis pré-exercício entre 5 e 8 minutos após o fim do exercício. Porém, não é incomum que a pressão arterial sistólica caia temporariamente para valores levemente abaixo dos níveis pré-exercício durante a recuperação do exercício. Essa redução é referida como **hipotensão após o exercício**.

Os protocolos de testes de exercícios e a obtenção de medidas de pressão arterial são utilizados para fins diagnósticos e foram descritos extensivamente.[36,41] O principal objetivo em se medir a pressão arterial no repouso, durante o exercício e durante a recuperação de um exercício é para fins diagnósticos. Respostas anormais durante o exercício e durante a recuperação do exercício indicam vários tipos de problemas cardiovasculares, como a resposta isquêmica do miocárdio ao exercício ou a suscetibilidade à hipertensão.

Medida eletrocardiográfica

Um eletrocardiograma (ECG) de 12 derivações é tipicamente obtido em testes de esforço de pessoas que apresentam sinais ou sintomas de doença cardiovascular ou daqueles que sabidamente correm risco maior do que o normal de ter uma doença cardíaca. As ondas do ECG representam a contração e o relaxamento das câmaras cardíacas. Altura, largura, espaçamento e formato das ondas indicam a função cardíaca normal ou anormal (ver Capítulo 6). Quando se realiza teste de esforço em indivíduos suspeitos de terem risco elevado de doença cardiovascular, o ECG é monitorado por todo o teste e analisado para indicações de função cardíaca anormal, como depressão do segmento ST, que indica isquemia do miocárdio (Figura 6.7).

Embora o ECG seja utilizado mais frequentemente para diagnosticar doença cardiovascular, ele também é utilizado em algumas situações quando se testam atletas saudáveis. Por exemplo, uma adaptação ao treinamento físico é o aumento da massa ventricular esquerda, que é indicado pelo ECG como um aumento na altura, com formato normal do complexo QRS, representando a contração ventricular.

A frequência cardíaca é expressa como quantidade de bpm, mas há variações do tempo exato entre os batimentos. Isso significa que, se a frequência cardíaca é de 60 bpm, não acontece um batimento exatamente a cada segundo. A variação no intervalo entre os batimentos é chamada de **variabilidade da frequência cardíaca**. A variabilidade da frequência cardíaca pode ser determinada medindo-se a distância entre os complexos QRS e pode ser valorosa para fins diagnósticos.[5,29] A variabilidade da frequência cardíaca diminui com a idade e a baixa variabilidade da frequência cardíaca pode estar associada à mortalidade aumentada e pode mudar com o treinamento (Boxe 14.4). Além disso, mudanças da variabilidade da frequência cardíaca podem ser úteis no diagnóstico do *overtraining*. Dessa maneira, a variabilidade da frequência cardíaca é um aspecto do ECG que pode ser útil para fins diagnósticos tanto para indivíduos sedentários quanto para atletas.

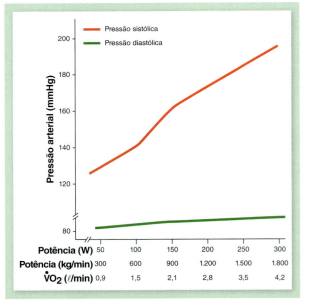

FIGURA 14.6 É mostrada a resposta normal da pressão arterial ao cicloergômetro. A pressão arterial sistólica (*linha vermelha*) aumenta gradualmente conforme a carga de trabalho do exercício aumenta, enquanto a pressão arterial diastólica (*linha verde*) aumenta muito pouco ou nada.

Boxe 14.4 Mais a explorar
Variabilidade da frequência cardíaca e frequência cardíaca de recuperação

A variabilidade da frequência cardíaca é a medida da variação da frequência cardíaca pela medida acurada da variação de tempo entre o pico dos complexos QRS ou entre os intervalos RR em um ECG. A variabilidade da frequência cardíaca pode ser representada como um componente temporal, plotando os intervalos RR (milissegundos) contra o tempo (segundos) ou como um componente de frequência (a frequência com que a distância entre os intervalos RR muda). A variabilidade da frequência cardíaca pode ser usada como indicador de estimulação cardíaca simpática e parassimpática, pode mudar com a doença e pode estar correlacionada ao estado psicológico dos atletas. Alguns resultados indicam que a variabilidade da frequência cardíaca aumenta com o treinamento; entretanto, isso não foi mostrado consistentemente. A variabilidade da frequência cardíaca também pode mudar em decorrência de *overtraining*. Não há resultados consistentes, mas esta pode estar relacionada com qual medida da variabilidade da frequência cardíaca está sendo utilizada e quando a variabilidade da frequência cardíaca está sendo determinada. Por exemplo, tanto o componente temporal quanto o componente de frequência podem ser determinados no repouso, durante o exercício máximo ou submáximo e durante a recuperação de um exercício. A variabilidade da frequência cardíaca se mostra promissora como uma medida do *status* do treinamento e possivelmente para determinar ou predizer se um atleta está treinando excessivamente. Entretanto, antes que alguma conclusão sólida seja alcançada, são necessárias mais pesquisas. Veja a lista de referências a seguir para explorar mais questões sobre a variabilidade da frequência cardíaca.

Leitura adicional

Borresen J, Lambert MI. Autonomic control of heart rate during and after exercise measurements and implications for monitoring training status. *Sports Med*. 2008;38:1633–1646.
Hellard P, Guimaraes F, Avalos M, et al. Modeling the association between hr variability and illness in elite swimmers. *Med Sci Sports Exerc*. 2011;43:1063–1070.
Le Meur Y, Pichon A, Schaal K, et al. Evidence of parasym[athetic] hyperactivity in functionally overreached athletes. *Med Sci Sports Exerc*. 2013;45:2061–2071.
Sartor F, Vailate E, Valsecchi V, et al. Heart rate variability reflects training load and psychological status in young elite gymnasts. *J Strength Cond Res*. 2013;27:2782–2790.
Tian Y, He Z-H, Zhao J-X, et al. Heart rate variability threshold values for early-warning nonfunctional overreaching in elite female wrestlers. *J Strength Cond Res*. 2013;27:1511–1519.

Escala ou escore de percepção do esforço

A escala ou escore de percepção do esforço (EPE) é uma medida psicofisiológica da intensidade do exercício. A EPE foi desenvolvida pelo psicólogo sueco Gunnar Borg. Um professor e fisiologista do exercício na University of Pittsburgh, Bruce Noble, chamou a atenção dos pesquisadores do exercício nos EUA para ela. A EPE clássica de 6 a 20 forneceu uma estimativa subjetiva, mais ainda assim de fácil classificação do esforço físico durante um exercício.[11] A escala clássica de 6 a 20 foi planejada para refletir a frequência cardíaca do indivíduo (quando multiplicada por 10) e, assim, corresponder ao consumo de oxigênio durante o TEG. Embora a EPE seja uma estimativa não fisiológica da intensidade do exercício, pesquisas descobriram que ela é uma ferramenta confiável e que a escala de 6 a 20 se correlaciona com outros indicadores fisiológicos mais precisos do esforço cardiovascular e metabólico, como visto na Tabela 14.7.

As escalas OMNI do esforço percebido são EPE mais recentemente desenvolvidas (ver Figura 14.7). Essas escalas usam figuras e uma escala de 0 a 10 para diferenciar as sensações de esforço. Elas foram validadas de acordo com medidas fisiológicas, como consumo máximo de oxigênio, tanto para as crianças[39,46] como para os adultos.[40,45] Durante os testes de esforço graduado, as EPE devem ser obtidas do indivíduo durante os últimos 15 segundos de cada estágio, ou carga de trabalho. Adicionalmente, a chave para o uso ótimo das EPE é fornecer instruções adequadas para o paciente ou indivíduo em relação ao uso da escala. Seja qual for a EPE utilizada, a capacidade de colocar um indivíduo na intensidade de atividade física desejada

Tabela 14.7 EPE e respostas fisiológicas associadas.

EPE	% da frequência cardíaca máxima	% $\dot{V}O_{2máx.}$	Lactato sanguíneo (mmol/ℓ)
6			
7 Muito, muito leve			
8			
9 Muito leve			
10			
11 Relativamente leve	35 a 54	25 a 44	
12			
13 Um pouco pesado	55 a 69	45 a 59	
14			
15 Pesado	70 a 89	60 a 84	2,5
16			
17 Muito pesado	>90	≥85	
18			4,0
19 Muito, muito pesado			
20	100	100	

Reimpressa com permissão de Tipton CM, ed. *ACSM's Advanced Exercise Physiology*. Baltimore, MD: Lippincott Williams & Wilkins, 2006.

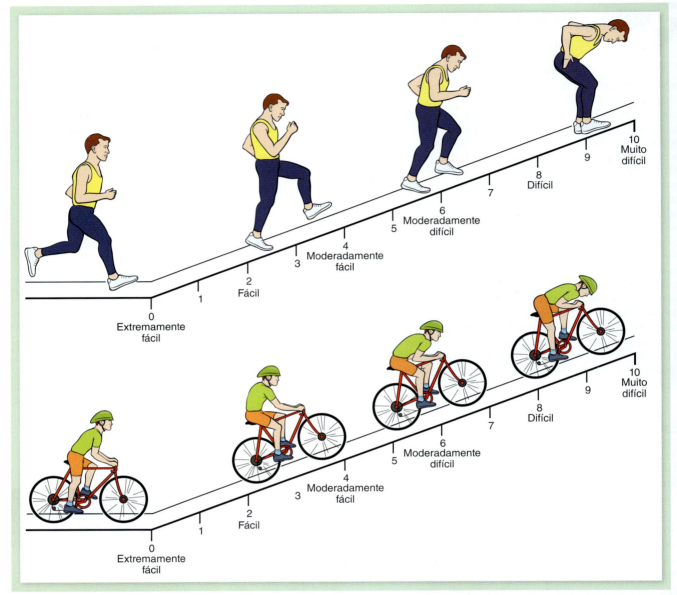

FIGURA 14.7 As escalas **OMNI** são uma EPE que utiliza imagens bem como uma escala numérica para representar a intensidade do exercício. A escala ilustrada é útil principalmente para crianças.

requer familiarização com a escala durante o teste de exercício incremental e informar o indivíduo do nível correspondente na escala no qual se deseja que ele se exercite.

Critérios para interrupção do teste

Os testes de esforço podem ser interrompidos seja por indicações clínicas de uma resposta anormal ou, se o teste pertence a indivíduos ou atletas aparentemente saudáveis, quando as respostas fisiológicas indicam que foi alcançado o esforço máximo. Quando o teste de exercício é realizado em uma estrutura laboratorial, ele pode ser interrompido por causa de contraindicações ao exercício contínuo ou por causa da exaustão voluntária do próprio indivíduo. As contraindicações ao exercício incluem qualquer resposta anormal ao esforço do exercício, como as seguintes:

- Angina ou dor torácica indicativa de isquemia miocárdica
- Resposta anormal da pressão arterial (como discutido anteriormente)
- Resposta anormal do ECG (como discutido anteriormente)
- Aumento excessivo da pressão arterial sistólica (PAS) acima de 250 mmHg e/ou da pressão arterial diastólica acima de 115 mmHg
- Ausência de aumento da frequência cardíaca com o aumento na intensidade do exercício
- Desconforto ou dor nos membros (normalmente nos membros inferiores), indicando claudicação intermitente (discutida no Capítulo 13 em "Doença arterial periférica")
- **Dispneia** (dificuldade em respirar ou respiração trabalhosa)
- Tontura ou **síncope**.

Capítulo 14 Testes de Esforço para Saúde, Aptidão Física e Predição do Desempenho Esportivo

Revisão rápida

- A *endurance* cardiovascular é quantificada normalmente como o consumo máximo de oxigênio na respiração mitocondrial durante o exercício máximo
- A *endurance* cardiovascular pode ser testada em ambientes laboratoriais com o teste de esforço graduado
- Existem muitos protocolos para administrar um teste de esforço graduado. Esses protocolos utilizam tipicamente uma bicicleta ergométrica ou uma esteira rolante
- A frequência cardíaca é muito utilizada como indicador da intensidade do exercício aeróbio e é útil para a formulação da prescrição do exercício aeróbio
- A pressão arterial é medida durante um teste de esforço como indicador da resposta cardiovascular anormal
- Um ECG de 12 derivações é tipicamente obtido quando se realiza teste de esforço em pessoas com sinais ou sintomas de doença cardiovascular ou que possam correr risco maior do que o normal para doença cardiovascular
- A escala ou o escore de percepção do esforço (EPE) é utilizado como indicador do esforço cardiovascular por causa de sua correlação com outras variáveis fisiológicas (% da frequência cardíaca máxima, % do consumo máximo de oxigênio, lactato sanguíneo)
- Em uma estrutura clínica, os critérios para interrupção do teste de esforço graduado indicam resposta anormal ao esforço físico, enquanto os critérios para interrupção do teste de indivíduos saudáveis ou atletas indicam tipicamente o alcance do consumo máximo de oxigênio.

O objetivo de muitos testes de esforço para pessoas aparentemente saudáveis ou atletas é a determinação do $\dot{V}O_{2máx}$. Para esses tipos de testes, o indicador primário de que foi alcançado o consumo máximo de oxigênio é o platô ou a pequena diminuição no consumo de oxigênio com o aumento da carga de trabalho.[6] Por exemplo, ocorre um aumento de menos de 2,1 mℓ/kg/min no consumo de oxigênio em uma velocidade de corrida de 1 km/h. Isso indica que o $\dot{V}O_{2máx}$ foi alcançado e, para continuar a realizar o exercício, a energia deve ser obtida de fontes anaeróbias. Mesmo que esse critério não seja satisfeito, o $\dot{V}O_{2máx}$ ainda pode ter sido alcançado se os critérios secundários forem satisfeitos. Os critérios secundários para alcance do $\dot{V}O_{2máx}$ são os seguintes:

- Concentração de lactato sanguíneo de 8 a 12 mmol/ℓ
- Razão de troca respiratória maior do que 1:1
- Frequência cardíaca igual a pelo menos 90% do máximo previsto (ver Capítulo 13 para equações de previsão da frequência cardíaca)
- Exaustão voluntária.

A pessoa pode interromper um teste de esforço tanto quando houver contraindicações à continuação do exercício quanto quando as respostas fisiológicas de pessoas aparentemente saudáveis indicarem que foi alcançado o consumo máximo de oxigênio ou o esforço máximo. Os critérios utilizados para interromper um teste de esforço dependem então do objetivo do teste e do estado de saúde da pessoa que está sendo testada. Apesar dos melhores esforços de uma pessoa para alcançar o $\dot{V}O_{2máx}$ e satisfazer os critérios que indicam que foi alcançado o $\dot{V}O_{2máx}$, ainda há uma pequena variação nessa determinação (Boxe 14.5).

ESTIMATIVA DAS CAPACIDADES DE ENDURANCE CARDIOVASCULAR

Em algumas situações de teste, como quando é necessário testar rapidamente muitas pessoas ou quando o equipamento laboratorial para medir diretamente as capacidades de *endurance* não está disponível, uma estimativa do $\dot{V}O_{2máx}$ pode bastar como medida das capacidades de *endurance*. As estimativas do $\dot{V}O_{2máx}$

Boxe 14.5 Aplicação da pesquisa
Erro da medida do consumo máximo de oxigênio

Quando qualquer variável é medida, como o $\dot{V}O_{2máx}$, tipicamente, parte-se do pressuposto de que o valor determinado está correto. Se o equipamento correto for utilizado e calibrado, essa é uma suposição geralmente boa. Entretanto, a medida de qualquer coisa tem um erro inerente. O erro na determinação do $\dot{V}O_{2máx}$ pode ser tanto por causa de erro tecnológico ou do equipamento como pela variação biológica por causa das flutuações diárias na fisiologia. A determinação do $\dot{V}O_{2máx}$ com muitos dias de intervalo apresenta uma variação de 2,2 a 5,6%. Dessa variabilidade, foi estimado que 90% sejam de natureza biológica e 10% sejam de natureza tecnológica. Assim, a determinação de $\dot{V}O_{2máx}$ tem algum erro. Poderia ser suposto que tal variação biológica explica, em parte, o "dia bom" e o "dia ruim" para o atleta.

Leitura adicional

Katch VL, Sady SS, Freedson P. Biological variability in maximum aerobic power. *Med Sci Sports Exerc*. 1982;14:21–25.

Wisen AGM, Wohlfart B. Aerobic and functional capacity in a group of healthy women: reference values and repeatability. *Clin Physiol Funct Imaging*. 2004;24:341–351.

são baseadas normalmente na resposta da frequência cardíaca ao exercício submáximo. Essa abordagem funciona por causa de várias premissas:

- Existe uma correlação linear entre a frequência cardíaca, o trabalho e o $\dot{V}O_2$
- Atingir a carga de trabalho máxima indica que o $\dot{V}O_{2máx.}$ foi alcançado
- Uma frequência cardíaca *steady-state* é obtida em cada carga de trabalho submáxima durante o teste e essa frequência cardíaca é consistente dia após dia
- A frequência cardíaca máxima para dada idade é uniforme nos indivíduos
- O $\dot{V}O_2$ de uma determinada carga de trabalho (eficiência mecânica) é equivalente nos indivíduos
- As pessoas que realizam o teste não estão tomando medicação que modifique a resposta da frequência cardíaca.

Essas premissas poderiam ser utilizadas para predizer o $\dot{V}O_{2máx.}$ durante muitos tipos de atividade física. As atividades mais comumente utilizadas para predizer o $\dot{V}O_{2máx.}$ são corrida, caminhada, subir e descer de um banco e ciclismo. Esses testes têm vantagens e desvantagens que devem ser levadas em conta quando se escolhe um teste de esforço para predizer o $\dot{V}O_{2máx.}$.

Testes de corrida e caminhada

Os testes de corrida e caminhada são o tipo mais popular de teste cardiovascular ou aeróbio de campo. Eles são aplicáveis a numerosas pessoas e requerem aparelhagem mínima (Figura 14.8). Aqui serão discutidos o teste de corrida de 12 minutos, o teste de corrida de 2,4 km, o teste de corrida de ida e volta de 20 m e o teste de caminhada de 1,6 km de Rockport.

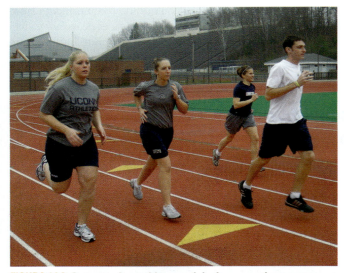

FIGURA 14.8 Os testes de corrida e caminhada para estimar o consumo máximo de oxigênio podem ser realizados em uma pista de 400 m. Isso permite uma fácil determinação da distância percorrida ou do tempo para cobrir uma distância específica, que é necessário para estimar o consumo máximo de oxigênio.

Teste de corrida de 12 minutos

Esse teste envolve correr o quanto for possível em 12 minutos, embora a caminhada seja permitida, se necessário. Pode ser utilizado para estimar o $\dot{V}O_{2máx.}$ em todas as faixas etárias de indivíduos aparentemente saudáveis. Uma versão mais curta do teste, o teste de corrida de 9 minutos,[2] pode ser utilizado para estimar o $\dot{V}O_{2máx.}$ em crianças de 5 a 12 anos de idade.[1] É importante que a pessoa que estiver realizando o teste se force e corra o mais rápido possível durante o tempo designado. O teste é realizado normalmente em uma pista padrão de 400 m. A determinação acurada da distância é importante para a estimativa do $\dot{V}O_{2máx.}$ e pode ser auxiliada pelo uso de cones ou de marcadores para dividir a pista de 400 m em oitavos (50 m de distância). A distância de 400 m em uma pista padrão se aplica apenas à raia interna, de modo que a pessoa que está sendo testada deve ser encorajada a correr na raia interna. A distância percorrida se correlaciona significativamente com o $\dot{V}O_{2máx.}$ ($r = 0,897$) e pode ser utilizada na seguinte equação de regressão para estimar o $\dot{V}O_{2máx.}$:[14]

$$\dot{V}O_{2máx.} \text{ (m}\ell\text{/kg/min)} = (0,0268 \times \text{distância corrida em metros em 12 minutos}) - 11,3 \qquad (3)$$

Por exemplo, se uma pessoa completou 2.400 m (6 voltas em uma pista de 400 m), seu $\dot{V}O_{2máx.}$ estimado seria de 53,02 mℓ/kg/min.

Teste de corrida de 2,4 km

O teste de corrida de 2,4 km é bastante parecido com o teste de corrida de 12 minutos, exceto que o objetivo daqueles que realizam o teste é correr os 2,4 km no menor período de tempo possível. Esse teste é adequado para todas as idades se os participantes estiverem aparentemente saudáveis. Entretanto, uma versão mais curta do teste, o teste de corrida de 1,6 km, pode ser utilizada para estimar o $\dot{V}O_{2máx.}$ em crianças entre 5 e 12 anos de idade.[1] O teste é realizado normalmente em uma pista de 400 m. Para completar 2,4 km em uma pista de 400 m, é necessário correr 6 voltas completas. O tempo necessário para completar 1,6 km se correlaciona com sucesso ($r = 0,90$) com o $\dot{V}O_{2máx.}$ e pode ser usado para estimar o $\dot{V}O_{2máx.}$ utilizando as seguintes equações:[14]

Mulheres:

$$\dot{V}O_{2máx.} \text{ (m}\ell\text{/kg/min)} = 88,020 - (0,1656 \times \text{massa corpórea em kg}) - (2,767 \times 1,5 - \text{tempo de 1,6 km em minutos}) \qquad (4)$$

Homens:

$$\dot{V}O_{2máx.} \text{ (m}\ell\text{/kg/min)} = 91,736 - (0,1656 \times \text{massa corpórea em kg}) - (2,767 \times 1,5 - \text{tempo de 1,6 km em minutos}) \qquad (5)$$

Por exemplo, se um homem e uma mulher completaram os 2,4 km em 13 minutos e ambos tiverem massa corpórea de 63,6 kg, suas medidas de $\dot{V}O_{2máx.}$ estimadas seriam de 45,23 e de 41,52 mℓ/kg/min, respectivamente.

Teste de corrida de ida e volta de 20 m

O teste de corrida de ida e volta de 20 m também é chamado de teste de aptidão de multiestágios. Embora tenham sido desenvolvidas diversas variações do teste, elas são muito semelhantes e envolvem correr ida e volta entre 2 linhas separadas por 20 m em velocidades crescentes até a exaustão voluntária. O teste é realizado utilizando sinais de áudio que indicam o ritmo com que cada trecho de 20 m deve ser percorrido. O teste tem 21 estágios, e cada estágio tem cerca de 1 minuto de duração. Cada estágio tem idas e vindas múltiplas ou distâncias de 20 m a serem percorridas. Por exemplo, o estágio 1 consiste em 7 idas e vindas, enquanto o estágio 21 consiste em 16 idas e vindas.

Para obter o melhor resultado, a pessoa que está realizando o teste precisa se forçar a não cobrir cada distância de 20 m mais rápido do que o ritmo programado. Apenas um pé deve ser colocado sobre a linha dos 20 m para que a volta seja considerada bem-sucedida. Se uma pessoa não consegue completar a volta no tempo previsto, ela é alertada para acompanhar o ritmo prescrito. Quando a pessoa não consegue mais manter o ritmo das idas e vindas de 20 m, o teste é encerrado. O último estágio e a última volta completos com sucesso são a pontuação do teste.

O estágio e a quantidade de idas e vindas completados podem ser utilizados como marcadores das capacidades de *endurance* ou para estimar o $\dot{V}O_{2máx.}$ ($r = 0,92$).[28,38] Por exemplo, a finalização bem-sucedida do estágio 5, ida e vinda 2, estima um $\dot{V}O_{2máx.}$ de 30,2 mℓ/kg/min, enquanto a finalização do nível 14, ida e vinda 2, estima um $\dot{V}O_{2máx.}$ de 61,1 mℓ/kg/min.

Teste de caminhada de 1,6 km de Rockport

Todos os testes mencionados anteriormente exigem esforço máximo para estimar de modo acurado o $\dot{V}O_{2máx.}$; sendo assim, não são apropriados para determinadas populações, como indivíduos idosos e não condicionados. O teste de caminhada de 1,6 km de Rockport é mais apropriado porque não envolve esforço máximo e é mais apropriado para essas populações. Esse teste é parecido com o teste de corrida de 2,4 km, exceto que 1,6 km é caminhado em uma pista de 400 m o mais rápido possível. Para completar 1,6 km em uma pista de 400 m, é preciso caminhar 4 voltas completas. Taxas de morbidade e a mortalidade são estimadas independentemente (tempos mais longos equivalem a maior morbidade e mortalidade) pelo teste de caminhada de 1,6 km.[7] O teste de caminhada de 1,6 km pode ser mais apropriado do que os testes de corrida para pessoas com níveis menores de aptidão, como sedentários e idosos, ou aqueles que sofrem de alguma doença. A frequência cardíaca no último minuto do teste é utilizada em conjunto com o tempo para completar o teste para estimar o $\dot{V}O_{2máx.}$. Dependendo da idade da pessoa, muitas equações ($r = 0,59$ a $0,88$ do $\dot{V}O_{2máx.}$ real) podem ser utilizadas para estimar o $\dot{V}O_{2máx.}$:

Mulheres (20 a 79 anos de idade):[20,25]

$$\dot{V}O_{2máx.} (mℓ/kg/min) = 132,853 - (0,3877 \times \text{idade em anos}) - (0,3722 \times \text{massa corpórea em kg}) - (3,2649 \times \text{tempo em minutos da caminhada de 1,6 km}) - (0,1565 \times \text{frequência cardíaca em bpm}) \quad (6)$$

Homens (30 a 69 anos de idade):[25]

$$\dot{V}O_{2máx.} (mℓ/kg/min) = 139,168 - (0,3877 \times \text{idade em anos}) - (0,3722 \times \text{massa corpórea em kg}) - (3,2649 \times \text{tempo em minutos da caminhada de 1,6 km}) - (0,1565 \times \text{frequência cardíaca em bpm}) \quad (7)$$

Por exemplo, se uma mulher de 30 anos de idade, com 65 kg de massa corporal, completou a caminhada de 1,6 km em 15 minutos com uma frequência cardíaca de 120 bpm no último minuto do teste, o $\dot{V}O_{2máx.}$ seria de 35,6 mL/kg/min.

Mulheres (18 a 29 anos de idade):[18,21]

$$\dot{V}O_{2máx.} (mℓ/kg/min) = 88,768 - (0,2105 \times \text{massa corpórea em kg}) - (1,4537 \times \text{tempo em minutos da caminhada de 1,6 km}) - (0,1194 \times \text{frequência cardíaca em bpm}) \quad (8)$$

Homens (18 a 29 anos de idade):[18,21]

$$\dot{V}O_{2máx.} mℓ/kg/min) = 97,660 - (0,2105 \times \text{massa corpórea em kg}) - (1,4537 \times \text{tempo em minutos da caminhada de 1,6 km}) - (0,1194 \times \text{frequência cardíaca em bpm}) \quad (9)$$

Por exemplo, se um homem de 20 anos de idade, com 80 kg, caminhou 1,6 km em 13 minutos e apresentou uma frequência cardíaca de 120 bpm, o $\dot{V}O_{2máx.}$ estimado seria de 47,59 mℓ/kg/min.

Testes de step

Os testes de *step* para estimar o $\dot{V}O_{2máx.}$ são convenientes, não tem custo para a realização e permitem o teste de grupos relativamente grandes ao mesmo tempo. Podem ser necessárias precauções especiais para pessoas com problemas de equilíbrio. Além disso, o desempenho no teste pode ser limitado pela força na perna de algumas populações, já que uma perna é utilizada para subir e descer do banco (Figura 14.9). O teste de *step* do Quens College[31] envolve subir e descer por apenas 3 minutos em uma cadência de subir-subir-descer-descer em 22 subidas completas por minuto (88 posicionamentos de pés por minuto) para mulheres e 24 subidas por minuto (96 posicionamentos de pés por minuto) para homens. A altura do banco utilizada para o teste é de 41,28 cm. A frequência cardíaca é medida imediatamente após a finalização dos 3 minutos de exercício e pode ser utilizada com as seguintes equações para estimar o $\dot{V}O_{2máx.}$ ($r = -0,75$, correlação inversa, maior $\dot{V}O_{2máx.}$ está associado a menores frequências cardíacas após o teste):

Mulheres de idade universitária:

$$\dot{V}O_{2máx.} (mℓ/kg/min) = 65,81 - (0,1847 \times \text{frequência cardíaca imediatamente após o fim do teste}) \quad (10)$$

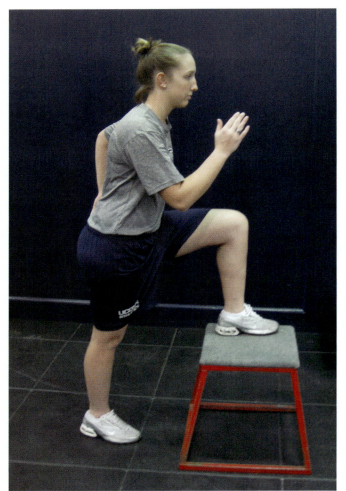

FIGURA 14.9 Os testes de *step* para estimar o consumo máximo de oxigênio não têm custo e são fáceis de realizar. É preciso tomar cuidado na realização do teste se a pessoa tem dificuldades de equilíbrio e os resultados do teste podem ser limitados pela força dos membros inferiores e do quadril em algumas populações.

Homens de idade universitária:

$$\dot{V}O_{2\text{máx.}} \ (m\ell/kg/min) = 111{,}33 - (0{,}42 \times \text{frequência cardíaca imediatamente após o fim do teste}) \qquad (11)$$

A obtenção da frequência cardíaca imediatamente após o fim do teste (dentro de 5 a 15 segundos) é importante porque permitir que a frequência cardíaca se recupere após o exercício resultará em um $\dot{V}O_{2\text{máx.}}$ superestimado. Se um homem e uma mulher em idade universitária têm uma frequência cardíaca de 160 bpm ao fim do teste, o $\dot{V}O_{2\text{máx.}}$ estimado seria de 36,26 e de 44,13 mℓ/kg/min, respectivamente.

Testes com bicicleta ergométrica

Os testes com bicicleta ergométrica para estimar o $\dot{V}O_{2\text{máx.}}$ (novamente, também chamado de $\dot{V}O_{2\text{pico}}$) requerem uma bicicleta de laboratório capaz de manter a carga de trabalho constante (Figura 14.10). Durante o teste em bicicleta ergométrica, a carga de trabalho depende tanto da resistência do pedal como da cadência, ou rpm, da pedalada. Em bicicletas ergométricas de frenagem mecânica, em que a resistência do pedal é constante, isso significa a manutenção da rpm de pedalada constante. Em bicicletas ergométricas de frenagem eletromagnética, a resistência do pedal é ajustada automaticamente para manter uma taxa de trabalho constante, mesmo que a rpm varie.

O teste de Astrand[3] em bicicleta é um teste de bicicleta ergométrica popular que foi mostrado dando estimativas validas (10 a 15% de erro) do $\dot{V}O_{2\text{máx.}}$.[3] O teste consiste em pedalar a 50 rpm contra uma resistência constante (10 kg/min/kg de massa corporal) durante 6 minutos. Essa carga de trabalho é designada para resultar em uma frequência cardíaca ao final do teste de aproximadamente 150 bpm. A frequência cardíaca é obtida durante cada minuto do teste. Durante o 3º minuto do teste, se a frequência cardíaca for menor do que 139 bpm ou maior do que 150 bpm, a carga de trabalho é ajustada para que a frequência cardíaca seja de aproximadamente 150 bpm ao fim dos 6 minutos. A frequência cardíaca nos últimos 30 segundos do teste é usada para estimar o $\dot{V}O_{2\text{máx.}}$ utilizando 2 equações. O consumo de oxigênio estimado na carga de trabalho utilizada durante o teste é calculado com a primeira equação, enquanto a segunda equação (uma versão para homens e uma versão para mulheres) estima o $\dot{V}O_{2\text{máx.}}$ em litros por minuto. Se a carga de trabalho for ajustada no final do 3º minuto do teste, a carga de trabalho ajustada é utilizada nos cálculos.

O consumo de oxigênio previsto para uma carga de trabalho utilizada durante o teste é calculado com a seguinte equação:

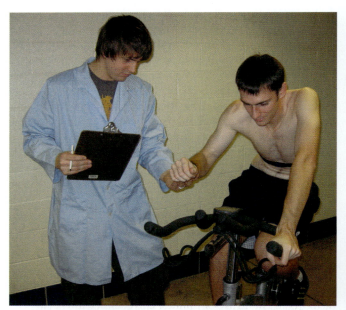

FIGURA 14.10 Testes de bicicleta ergométrica para estimar o consumo máximo de oxigênio requerem um ergômetro de categoria laboratorial. O ergômetro deve controlar precisamente a carga de trabalho para uma estimativa precisa do consumo máximo de oxigênio.

$\dot{V}O_{2máx.}$ (ℓ/min) = (potência em kg × m/min × 0,002) + 0,3 (12)

Homens:

$\dot{V}O_{2máx.}$ previsto (ℓ/min) = consumo de oxigênio previsto na carga de trabalho utilizada (ℓ/min) × 220 – idade em anos – 61/frequência cardíaca no final do teste – 61 (13)

Mulheres:

$\dot{V}O_{2máx.}$ previsto (ℓ/min) = consumo de oxigênio previsto na carga de trabalho utilizada (ℓ/min) × 220 idade em anos – 72/frequência cardíaca no final do teste – 72 (14)

> **Revisão rápida**
>
> - Em algumas situações de teste, como quando é necessário testar rapidamente muitas pessoas ou quando o equipamento laboratorial para medir diretamente as capacidades de *endurance* não está disponível, uma estimativa de $\dot{V}O_{2máx.}$ pode bastar como medida das capacidades de *endurance*
> - As estimativas do $\dot{V}O_{2máx.}$ são baseadas normalmente na resposta da frequência cardíaca ao exercício submáximo
> - Embora o $\dot{V}O_{2máx.}$ possa ser estimado utilizando-se bicicleta ergométrica ou teste de *step*, os testes de corrida e caminhada são o tipo mais popular de teste cardiovascular ou aeróbio de campo.

Por exemplo, uma mulher com 22 anos de idade com massa corporal de 60 kg utilizaria uma carga de trabalho de 600 kg/m/min (100 watts) no início do teste. Se a carga de trabalho não for ajustada após o terceiro minuto do teste, então a frequência cardíaca no fim do teste será de 152 bpm. O consumo de oxigênio estimado na carga de trabalho utilizada durante o teste seria de 1,5 ℓ/min e o $\dot{V}O_{2máx.}$ previsto seria de 2,39 ℓ/min ou de 39,8 mℓ/kg/min.

LIMIAR DE LACTATO

Conforme a intensidade do exercício aumenta, a taxa de aporte de ATP oriundo apenas do metabolismo aeróbio é excedida e a demanda adicional de ATP deve ser satisfeita com o metabolismo anaeróbio. O limiar de lactato é o ponto no qual o lactato sanguíneo apresenta uma inflexão, ou seja, um desvio não linear para cima durante o exercício cuja intensidade aumenta gradualmente. Na Figura 14.11, é mostrado o consumo de oxigênio em litros por minuto; entretanto, a intensidade do exercício também pode ser representada como consumo de oxigênio em mℓ/kg/min, frequência cardíaca, velocidade da corrida ou qualquer outra medida da intensidade do exercício.

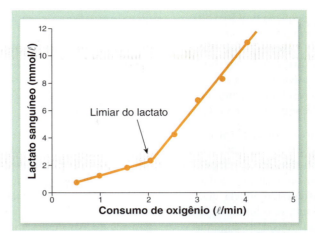

FIGURA 14.11 **O limiar de lactato ocorre no consumo de oxigênio ou na intensidade de exercício em que o lactato sanguíneo aumenta substancialmente em relação à intensidade do trabalho.** Para determinar o limiar de lactato é necessário realizar cargas de trabalho múltiplas e obter amostras sanguíneas. (Modificada de Faude O, Kindermann W, Meyer T. Lactate threshold concepts: How valid are they? *Sports Med.* 2009; 39:469-490.).

Isso é diferente da resposta de captação de oxigênio durante o exercício de intensidade progressivamente maior porque o consumo de oxigênio mostra um aumento direto ou linear, até serem atingidas cargas de trabalho quase máximas, que é paralelo à carga de trabalho crescente. O lactato sanguíneo, em contrapartida, permanece estável durante os estágios iniciais da sessão de exercício antes de apresentar uma elevação abrupta que excede aquela dos incrementos da intensidade do exercício e do consumo de oxigênio. Em pessoas não treinadas, o limiar de lactato acontece em aproximadamente 50 a 60% da captação máxima de oxigênio ($\dot{V}O_{2máx.}$). Em atletas bem treinados, entretanto, o limiar de lactato pode chegar a 80 a 90% de seu $\dot{V}O_{2máx.}$.

Repare que, mesmo em situações de repouso, existe lactato no sangue em concentrações de cerca de 1 mmol/litro. Durante os estágios iniciais do exercício de intensidade crescente, os níveis de lactato sanguíneo permanecem estáveis. Isso acontece porque, embora os músculos em trabalho estejam produzindo mais lactato, outros órgãos, como o coração e o fígado (e mesmo as fibras musculares oxidativas), captam-no do sangue para que ele seja oxidado como um substrato energético, ou seja, convertido em glicose. Porém, em algum ponto, conforme mais lactato é produzido e liberado no sangue pelos músculos em trabalho, o ritmo de captação no sangue é excedido, resultando em aumento efetivo do lactato circulante. A causa para essa taxa excessiva de liberação de lactato para o sangue é complexa e inclui os seguintes fatores:

- Maior dependência de carboidratos e não de lipídios como substrato energético
- O recrutamento de fibras musculares de contração rápida que têm altas concentrações de enzimas glicolíticas, mas

pequena função oxidativa, resultando em maior dependência do metabolismo aeróbio
- O estímulo pelo sistema nervoso autônomo simpático, o qual resulta em respostas de luta ou fuga, que aumentam a atividade glicolítica, mas não a via bioenergética oxidativa, resulta em acúmulo de piruvato, que deve ser convertido em lactato para que a produção de energia continue.

Para o atleta, as causas específicas do acúmulo sanguíneo de lactato não são nem de longe mais relevantes do que como isso afeta seu desempenho. Dito de modo simplificado, o ritmo ou a taxa de trabalho que um atleta de *endurance* pode sustentar é aquela que coincide com seu limiar de lactato. Assim, se o limiar de lactato ocorrer em 75% do $\dot{V}O_{2máx}$, essa é a intensidade (algumas vezes chamada de "$\dot{V}O_2$ de desempenho") em que ele pode se exercitar por um período longo de tempo.[24] Esse fenômeno se baseia no fato de que o lactato, ou mais especificamente os íons H^+ que estão associados a ele como ácido láctico, provocarão perturbações celulares, resultando em sinais de fadiga muscular. Felizmente, para atletas de *endurance* o limiar de lactato apresenta maior responsividade ao treinamento do que o $\dot{V}O_{2máx}$. Assim, é possível melhorá-lo e, em concordância, também o ritmo que pode ser mantido em um evento de *endurance*.

Muitos protocolos de esteira rolante foram desenvolvidos para grupos específicos de pessoas, como para atletas de *endurance*, e para propósitos específicos, como para a determinação do limiar de lactato (Capítulo 3) ou o limiar ventilatório (Capítulo 7). Os protocolos para aqueles com boa aptidão cardiovascular podem ser precedidos por um procedimento de aquecimento, com a carga de trabalho inicial sendo maior do que em protocolos para pessoas com um condicionamento cardiovascular reduzido. Um protocolo para a determinação do limiar de lactato para um atleta de *endurance* é apresentado na Tabela 14.8. A concentração sanguínea de lactato, a frequência cardíaca e o consumo de oxigênio são monitorados ao longo de todo o teste e utilizados para estabelecer os ritmos de corrida acima e abaixo do limiar de lactato. O teste foi desenvolvido para um atleta com um tempo de 33 minutos para 10 km, ou um ritmo médio durante a corrida de 284 m/min (3 minutos e 30 segundos por quilômetro) e 5 velocidades abaixo da média da corrida são estabelecidas em intervalos de 10 m/min. A mesma mudança da velocidade é utilizada para estabelecer ritmos acima do ritmo da corrida. A inclinação é de 0% e a carga de trabalho é aumentada apenas pelo aumento da velocidade. Isso é feito para mimetizar ao máximo o estresse fisiológico encontrado em uma corrida de 10 km que é feita em uma pista plana. O estágio inicial dura 4 minutos, com cada estágio sucessivo durando 3 minutos. Esse intervalo de tempo é utilizado para que, se possível, as concentrações sanguíneas de lactato estejam estabilizadas ao fim de cada estágio. Ao fim de cada estágio, uma pequena amostra de sangue é obtida para a análise imediata da concentração de lactato. Uma vez que a concentração de lactato esteja maior do que um valor (5,0 mmol/ℓ), indicando claramente que a carga de trabalho esta acima do limiar de lactato, a carga de trabalho em curso é completada e o teste é encerrado. Se a determinação do $\dot{V}O_{2máx}$ for desejada, é permitido que o atleta descanse por 10 minutos. A esteira rolante é programada na penúltima carga de trabalho realizada no protocolo de determinação do limiar de lactato, sendo elevada em 1% a cada minuto até a exaustão voluntária.

Um protocolo para determinar o limiar de lactato utilizando um cicloergômetro é demonstrado na Tabela 14.9. Tanto para homens quanto para mulheres, a carga de trabalho é aumentada em 150 kg × m/min (50 W) a cada estágio do teste, com as mulheres começando em cargas de trabalho menores do que os homens (100 *versus* 150 W). Ao fim de cada carga de trabalho, uma amostra de sangue é examinada imediatamente para análise do lactato sanguíneo. Quando o lactato está claramente acima de uma concentração (5,0 mmol/ℓ) que indica que o limiar de lactato foi ultrapassado, a carga de trabalho que está sendo realizada é completada, e o teste é encerrado. Durante todo o teste, a frequência cardíaca e o $\dot{V}O_2$ são determinados e utilizados para estabelecer os programas de treinamento. Se for desejado determinar o $\dot{V}O_{2máx}$ após o descanso de 10 minutos, o cicloergômetro é programado na penúltima carga completada e a carga de trabalho é aumentada em 75 kg × m/min (25 W) por minuto até a exaustão voluntária.

Tabela 14.8 Protocolo com esteira rolante para limiar de lactato de um atleta de *endurance*.

Estágio	Velocidade (m/min)	Velocidade (km/h)	Duração (min.)
1	234	14	4
2	244	14,6	3
3	254	15,3	3
4	264	15,8	3
5	274	16,4	3
6	284	17,1	3
7	294	17,7	3
8	304	18,2	3

Tabela 14.9 Protocolo com bicicleta ergométrica de frenagem eletrônica para o limiar de lactato para um atleta de *endurance*.

Estágio	Homens (W)	Mulheres (W)	Duração (min)
1	150	100	4
2	200	150	3
3	225	175	3
4	250	200	3
5	275	225	3
6	300	250	3
7	325	275	3
8	350	300	3

Um método indireto, chamado de *limiar ventilatório* (LV), de estimar o limiar de lactato utiliza a análise das medidas ventilatórias contínuas com um calorímetro. A determinação do limiar ventilatório foi descrita anteriormente utilizando os equivalentes respiratórios do dióxido de carbono e do oxigênio (ver Capítulo 7). Resumidamente, nos estágios iniciais de uma sessão de exercício de dificuldade crescente, a ventilação por minuto ($\dot{V}_E$) e o $\dot{V}O_2$ apresentam inclinações paralelas e aumentos lineares. Mas, em algum ponto, a intensidade do exercício gradualmente crescente causará um desacoplamento dos aumentos de $\dot{V}_E$ e $\dot{V}O_2$, em que a ventilação por minuto apresentará elevação mais acentuada e curvilínea (Figura 7.13). Foi proposto que esse aumento desproporcional da $\dot{V}_E$ se deve a um aumento súbito da produção de CO_2 (é a concentração de CO_2 sanguínea arterial que tem a maior influência na ventilação), resultante do tamponamento do lactato ou, mais especificamente, do H^+ no sangue. Lembre-se de que o ácido láctico rapidamente se dissocia em lactato e H^+ no pH fisiológico. Quando entra na circulação sanguínea, ele se liga ao bicarbonato (HCO_3) existente no sangue, formando ácido carbônico (H_2CO_3). O ácido carbônico, por sua vez, é dissociado em H_2O e CO_2 pela enzima anidrase carbônica. É esse CO_2 produzido de modo não metabólico que promove o aumento de $\dot{V}_E$, enquanto o $\dot{V}O_2$ permanece inalterado. A intensidade do exercício em que o aumento de $\dot{V}_E$ excede o de $\dot{V}O_2$ é chamada de limiar ventilatório. Outra estimativa do limiar ventilatório pode ser obtida plotando-se $\dot{V}_E$ *versus* a carga de trabalho. Na Figura 14.12, a velocidade da corrida é representada como a carga de trabalho; entretanto, a carga de trabalho também poderia ser a velocidade de ciclismo, a velocidade de natação ou qualquer outra medida de carga de trabalho. Com esse método, quando $\dot{V}_E$ aumenta desproporcionalmente em relação à velocidade é o ponto em que se estima que o limiar ventilatório aconteça.

> ### Revisão rápida
>
> - O limiar de lactato é o ponto em que o lactato sanguíneo apresenta inflexão, ou seja, a mudança não linear durante o exercício de intensidade crescente
> - Estimativas do limiar de lactato podem ser obtidas utilizando-se medidas ventilatórias
> - Durante um teste para determinar o limiar de lactato, a frequência cardíaca, o consumo de oxigênio e o lactato sanguíneo são monitorados em todo o teste e utilizados para estabelecer o ritmo e a frequência cardíaca no limiar de lactato. Essa informação pode ser útil para estabelecer os ritmos de corrida acima e abaixo do limiar de lactato.

O método de estimativa do limiar de lactato com o limiar ventilatório se beneficia por poder ser quantificado continuamente (quando se utiliza um sistema moderno *on-line*), e não em intervalos específicos, além de não requerer amostras de sangue. Entretanto, algumas pessoas questionam sua precisão porque foi mostrado que as mudanças ventilatórias podem acontecer antes da inflexão do lactato sanguíneo.[16] Além disso, outros pesquisadores mostraram que, além do lactato e dos íons H^+, a presença de potássio no sangue age estimulando o centro de controle ventilatório no tronco cerebral, promovendo um aumento acentuado no $\dot{V}_E$ na ausência de exercício e de metabolismo anaeróbio.[35,47]

CAPACIDADE ANAERÓBIA

Ao contrário do desempenho de atletas de *endurance*, que sofrerão com um aumento da acidez correlacionado ao acúmulo de lactato como resultado de uma dependência excessiva do ATP produzido por metabolismo anaeróbio, o desempenho em alguns eventos esportivos está ligado diretamente à capacidade dos músculos de trabalhar de modo anaeróbio. Por exemplo, desempenhos de velocidade de longa distância (p. ex., 400 e 800 m) são influenciados fortemente pela capacidade de o atleta sintetizar ATP de modo anaeróbio e suportar altos níveis de acidez muscular e sanguínea. De fato, qualquer atividade que dure entre 30 segundos e 3 minutos e que apresente esforço muscular máximo ou próximo ao máximo depende fortemente da capacidade do atleta de produzir energia pela via bioenergética anaeróbia ou glicolítica. A vantagem da via glicolítica é a sua capacidade de gerar ATP rapidamente para satisfazer as necessidades de o atleta contrair rapidamente, e com potência, as fibras musculares durante os eventos de duração curta e de alta intensidade. Porém, o piruvato é

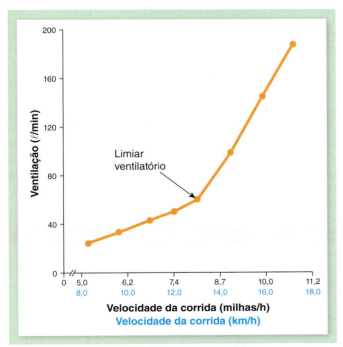

FIGURA 14.12 O limiar ventilatório pode ser estimado como a intensidade de trabalho em que $\dot{V}_E$ aumenta desproporcionalmente em relação à intensidade. Utilizar o limiar ventilatório para estimar o limiar de lactato não requer a obtenção de uma amostra de sangue.

produzido tão rapidamente quanto o ATP durante a glicólise. Na realidade, o piruvato pode ser gerado em um ritmo que excede a taxa em que ele é transportado para a mitocôndria e oxidado. Portanto, existe um acúmulo citoplasmático de piruvato. Para permitir que a glicólise perdure – junto com a síntese de ATP –, o piruvato deve ser convertido em lactato (ver Capítulo 2). Os eventos de *sprint* dependem do ATP e da PC intramuscular, bem como da via glicolítica e, por extensão, da produção de lactato. O tipo de fibra muscular de um atleta afetará suas capacidades anaeróbias. Especificamente, aqueles com mais fibras do tipo II terão uma capacidade maior para atividades de curta duração e de grande intensidade, ou capacidade anaeróbia, do que aqueles com quantidade maior de fibras do tipo I.

Teste da capacidade anaeróbia

Em vez de medir parâmetros/marcadores fisiológicos particulares, a maioria dos testes de capacidade anaeróbia quantifica o desempenho em tarefas que dependem fortemente da síntese de ATP, por meio das vias glicolíticas e dos fosfagênios do músculo em exercício. Talvez o teste mais popular de potência anaeróbia seja o **teste de Wingate**, desenvolvido por pesquisadores do exercício no Wingate Institute, em Israel. Um cicloergômetro é utilizado na realização desse teste. A pessoa em teste começa pedalando o mais rápido possível com resistência mínima. Uma vez que a velocidade máxima de pedalada seja alcançada, uma resistência específica por quilograma de massa corporal é aplicada abruptamente para começar o teste de *sprint* de 30 segundos. A resistência para homens não treinados é kg = massa corporal (kg) × 0,090 e para mulheres kg = massa corporal (kg) × 0,086.[19] Essas resistências foram escolhidas porque elas fornecem às pessoas não treinadas a melhor possibilidade de alcançar o maior pico de potência. Para um atleta treinado, a resistência pode ser aumentada, enquanto para outras populações, como idosos ou crianças, a resistência é diminuída. A pessoa continua pedalando o mais rápido possível durante todo o teste de 30 segundos. Tanto o pico quanto a média da potência anaeróbia são derivados utilizando a resistência à pedalada e a quantidade de revoluções completadas durante o melhor intervalo de 5 segundos (maior quantidade de revoluções completadas) e o total de 30 segundos, respectivamente. Para um homem não treinado, o pico de potência de cerca de 9,5 W/kg de massa corporal seria considerado normal, enquanto a potência média poderia ser de aproximadamente 7,5 W/kg de massa corporal.[23] Os valores médios de pico e de média de potência entre mulheres não treinadas são de aproximadamente 8,5 e 5,7 W/kg de massa corporal, respectivamente.[23] Outras medidas também podem ser determinadas com o teste de Wingate. Essas medidas incluem o trabalho total realizado durante todo o teste de 30 segundos e o índice de fadiga do pico de potência até a menor potência durante o teste (pico de potência – menor potência/pico de potência ×100).

Um dos testes mais antigos e populares para a medida da potência anaeróbia é o **teste de escada de Margaria**.[30] Esse teste requer poucos equipamentos sofisticados: 1 escada (cada degrau com 175 mm de altura) e 2 tapetes com sensores que estão conectados a um cronômetro que podem medir até centésimos de segundo. Os tapetes estão localizados no 8º e no 12º degrau da escada. O indivíduo começa o teste correndo escada acima o mais rápido possível usando todos os degraus. O tempo gasto entre o 8º e o 12º degraus, a distância vertical entre o 8º e o 12º degraus e a massa corporal são utilizados para calcular a potência. Em homens não treinados, a potência média para o teste de escada de Margaria é de cerca de 15 W/kg de peso corporal, enquanto mulheres não treinadas apresentam valores de aproximadamente 12 W/kg de massa corporal.[42]

Outro teste para quantificar a capacidade anaeróbia que requer pouco equipamento sofisticado é o **teste anaeróbio em esteira**.[15] Esse teste mede a potência anaeróbia pela corrida sobre uma esteira rolante programada em uma grande inclinação (20%) em uma velocidade de 12,87 km/h. A pessoa começa a sessão subindo na esteira, que já foi programada na inclinação e na velocidade predeterminadas, com as pernas afastadas e os pés apoiados fora da esteira rolante. Quando está pronta, a pessoa deixa rapidamente a posição de pernas afastadas e começa a correr. O tempo entre o primeiro passo e a exaustão é medido. Quando não é mais capaz de manter o ritmo, ela segura os apoios da esteira e retorna para a posição de pernas afastadas, até que a esteira pare. Para segurança, é recomendado que em cada lado da esteira haja um observador para ajudar a pessoa a retornar para a posição de pernas afastadas no ponto de exaustão. A capacidade anaeróbia é caracterizada pela quantidade de segundos que o participante é capaz de correr antes da ocorrência da exaustão. Resultados mostraram que a média do tempo de corrida para homens não treinados seja de 52 segundos, enquanto homens adultos treinados podem tolerar a inclinação e o ritmo intenso da esteira por 64 segundos.[15]

Talvez o modo mais simples e popular de medir a potência muscular dos músculos das pernas seja com o **teste de impulsão vertical**. Esse teste consiste em medir apenas a altura do salto vertical ou o cálculo da potência produzida. Na sua forma mais sofisticada, pode ser utilizada uma plataforma de força para a medida da potência, bem como outras medidas, como a taxa de desenvolvimento de força durante o salto. Um único equipamento (p. ex., sistema de teste de impulso vertical Vertec®, Vertec, Inc., Pensacola, FL) é utilizado frequentemente para determinar a altura do impulso vertical (Figura 14.13). Esse equipamento tem aletas removíveis que podem ser colocada em alturas predeterminadas. Mantendo-se em pé, abaixo das aletas, com os pés separados aproximadamente pela distância do quadril, o indivíduo alcança a maior altura possível com o braço dominante e toca na aleta mais alta possível, que é a altura de alcance. O teste de impulso descrito aqui é um salto sem contramovimento durante o qual o sujeito se posiciona abaixo das aletas, dobra seus joelhos aproximadamente 90° antes do salto e mantém essa posição por 2 ou 3 segundos antes do salto. Quando estiver pronto, o indivíduo salta da posição de joelho flexionado em 90° o

1 minuto de intervalo entre cada salto sucessivo. A altura do maior salto alcançado é utilizada normalmente para a análise, em vez de uma média entre as 3 tentativas. Porém, para alguns atletas, como bloqueadores no vôlei ou jogadores de basquete, um impulso utilizando uma abordagem com muitos passos, realizando um salto com contramovimento, representaria de maneira mais precisa a capacidade de salto durante a competição. Durante um salto com contramovimento, a flexão dos joelhos e dos quadris é seguida imediatamente por sua extensão, bem como pelo balanço dos braços para maximizar a altura do salto. A realização de um salto vertical pode ser calculada seja utilizando os dados brutos, isto é, a quantidade de centímetros saltados, e comparando-os com as normas apropriadas ao indivíduo, ou utilizando uma fórmula para converter os centímetros saltados em watts. Várias equações foram desenvolvidas para estimar a potência de pico da altura do impulso vertical.[13,43] A potência do pico durante um salto com contramovimento pode ser calculada com precisão por meio do uso da seguinte equação:[4,13]

$$\text{Pico de potência (W)} = (65{,}1 \times \text{altura em cm do salto}) + (25{,}8 \times \text{massa corporal em kg}) - 1.413{,}1 \quad (15)$$

Assim, um menino de 12 anos de idade com 45 kg que salta 33 cm mostraria um pico de potência em W, em que:

$$1.793\ W = 65{,}1 \times 33\ cm + 25{,}8 \times 41\ kg - 1.413{,}1 \quad (16)$$

De acordo com as normas encontradas na Tabela 14.10, isso colocaria um menino de 12 anos de idade no 75º percentil para altura do salto e um pouco acima do 50º percentil para potência de pico.

O pico de potência durante um salto sem contramovimento, conforme descrito anteriormente, pode ser estimado com o uso da seguinte equação:[39]

$$\text{Pico de potência (W)} = (60{,}7 \times \text{altura em cm do salto}) + (45{,}3 \times \text{massa corporal em kg}) - 2.055 \quad (17)$$

Dessa maneira, um homem de 70 kg que salta 50 cm apresentaria um pico de potência de 4.151 W, em que:

$$4.151\ W = (60{,}7 \times 50) + (45{,}3 \times 70) - 2.055 \quad (18)$$

A escolha do tipo de teste de salto depende do propósito do teste. Para a aptidão física, um salto com ou sem contramovimento pode ser realizado. Entretanto, para atletas, o tipo de salto utilizado em seu esporte é escolhido normalmente para os objetivos do teste.

Outro método utilizado comumente para medir a velocidade e a potência muscular anaeróbia é o teste de corrida de velocidade. Esse teste simplesmente grava a quantidade de tempo necessária para percorrer determinada distância durante uma corrida com o esforço máximo. O teste de arranco

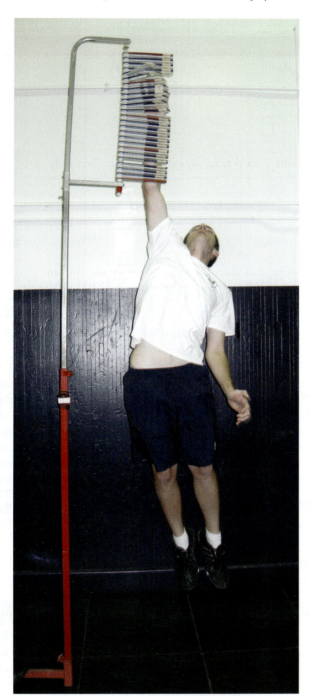

FIGURA 14.13 Um equipamento (Vertec®) com aletas móveis pode usado para determinar a altura do salto. A altura das aletas pode ser ajustada para atender a pessoas de alturas diferentes e com capacidade de salto vertical máximo.

mais alto possível, utilizando um movimento de braço normal para pular. No auge do pulo, os braços e os dedos do braço dominante são estendidos e a maior quantidade possível de aletas é tocada e empurrada para o lado; isso designa a altura máxima do impulso. A distância em centímetros (cm) entre a altura alcançada e a altura máxima do impulso é tomada como a medida do impulso vertical. São realizadas 3 tentativas, com

Tabela 14.10 Classificações do percentil do teste de salto vertical com contramovimento para crianças de 10 a 15 anos de idade.

Percentil	Meninos (anos)						Meninas (anos)					
	10	11	12	13	14	15	10	11	12	13	14	15
Altura do salto (cm)												
95º	30	36	39	43	49	47	28	33	36	36	36	40
90º	29	34	37	40	44	44	27	32	33	34	34	39
75º	25	30	33	37	39	42	25	28	29	29	30	31
50º	21	27	30	32	36	37	22	25	27	26	28	28
25º	18	23	26	28	30	34	18	21	24	24	23	24
10º	16	20	23	23	26	29	15	19	21	21	21	21
Pico de potência (W)												
95º	1.815	2.185	2.914	3.402	3.744	4.308	1.834	2.174	2.616	2.837	2.903	3.096
90º	1.625	2.046	2.571	2.947	3.583	3.918	1.499	2.037	2.501	2.537	2.725	2.927
75º	1.205	1.722	2.162	2.634	3.247	3.594	1.184	1.738	2.055	2.373	2.383	2.662
50º	915	1.456	1.787	2.258	2.698	3.185	938	1.425	1.677	1.954	2.054	2.223
25º	662	1.178	1.490	1.910	2.267	2.863	698	1.173	1.349	1.592	1.815	1.831
10º	474	931	1.226	1.496	1.875	2.438	525	972	1.148	1.372	1.597	1.654

Adaptada com permissão de Taylor MJD, Cohen D, Voss C, Sandercock GRH. Vertical jumping and leg power normative data for English school children aged 10–15 years. *J Sports Sci.* 2010;28(8):867-872.

de 36,7 m é utilizado geralmente porque essa distância é curta o bastante para fornecer uma medida válida da potência e da velocidade, e não de *endurance*. Qualquer teste de corrida de velocidade pode ser realizado em um ambiente de campo em vez de em um laboratório, já que não requer nada além do que um cronômetro padrão ou um sistema de marcação de tempo eletrônico e uma área plana que forneça um bom atrito durante a arrancada. Como todos os testes de potência em que os músculos executam contrações explosivas máximas, é importante que a pessoa ou o atleta se aqueça adequadamente antes de tentar o teste de arrancada de 36,7 m. São utilizados cones ou marcadores para designar as linhas de início e de fim do teste. Podem ser utilizadas várias posições de início, dependendo do tipo de atleta que está sendo testado. A posição típica de início de corrida de velocidade, com as mãos na linha de início, uma perna na posição dobrada, com o joelho abaixo do mento e a outra perna em extensão quase completa atrás da pessoa é normalmente utilizada. Entretanto, uma posição inicial vertical, com os pés balançando levemente para frente e para trás, pode ser mais apropriada para atletas que começam a arrancada de suas posições, como recebedores de futebol americano ou jogadores de futebol. Entretanto, a posição típica do futebol americano de 3 pontos de homens de linha ofensiva é mais apropriada para esses atletas. Independentemente da posição inicial utilizada, nenhuma parte do corpo pode ser estendida além da linha de partida. O testador, que segura o cronômetro, se posiciona na linha de chegada. O testador começa o teste de arrancada de 36,7 m anunciando o comando de início e o atleta corre o mais rápido possível até a linha de chegada. O tempo para concluir o *sprint* normalmente é marcado até o centésimo de segundo mais próximo. Geralmente, são feitas 3 arrancadas separadas por intervalos de 3 a 4 minutos e o melhor tempo é selecionado como representativo do desempenho do teste. Para fornecer um consenso da média dos tempos para o teste de arrancada de 36,7 m, um homem de 16 a 18 anos de idade teria de correr os 36,7 m em 5,10 segundos, enquanto uma mulher com a mesma idade deve ter um tempo de 6,11 segundos para ficar no 50º percentil.[22] Também existem normas para vários grupos de atletas (p. ex., a 1ª divisão de jogadoras de vôlei feminino da NCAA e jogadores de futebol da 3ª divisão têm tempos médios de 36,7 m de 5,62 e de 4,73 segundos, respectivamente.)[22]

Fatores que afetam a potência anaeróbia e testes de velocidade

Embora os testes descritos anteriormente sejam projetados para quantificar a capacidade dos músculos esqueléticos de gerar potência por vias anaeróbias, outros fatores além das características físicas inatas influenciam o desempenho do indivíduo ou do atleta. Alguns deles podem até ser de origem psicológica, como a motivação do indivíduo para realizar seu melhor. Além disso, a habilidade para realizar alguns dos movimentos pode alterar o desempenho. Isso é particularmente verdade para testes de corrida de velocidade, em que o posicionamento corporal adequado na linha de partida, bem como a saída dessa posição e a transição para uma arrancada completa rapidamente, são essenciais para o desempenho ótimo. De maneira similar, algum grau de coordenação é necessário durante os testes de saltos verticais para garantir que a altura máxima marcada ocorra no auge do esforço e seja medida corretamente. Outra variável importante que contribui para o desempenho de potência é a composição do tipo de fibra muscular. Como a potência é uma expressão explosiva ou rápida da produção de força, aqueles com alta porcentagem de fibras de contração rápida ou tipo II, particularmente nos músculos quadríceps femorais (que são enfatizados normalmente nos testes), tendem a apresentar maior potência.[23] E já que muitos desses testes requerem o movimento do corpo inteiro enquanto se escala, salta ou corre, a composição corporal é um fator, uma vez que é um prejuízo para o desempenho ter de mover ou impulsionar maior quantidade de massa corporal não contrátil. Assim, aqueles com uma relação melhor de massa muscular/massa de gordura têm desempenho melhor na maioria dos testes de potência.[27,34]

> ### Revisão rápida
> - O desempenho em alguns eventos esportivos está ligado diretamente à capacidade anaeróbia de trabalho do músculo
> - Uma atividade que seja de natureza de alta intensidade e curta duração e que apresente esforço muscular máximo ou próximo ao máximo depende fortemente da capacidade do atleta em produzir energia pelas vias anaeróbias (PC e ATP intramuscular, glicólise)
> - Muitos testes podem ser utilizados para medir o desempenho anaeróbio, incluindo o teste de impulso vertical, o teste de Wingate e os testes de corrida de velocidade
> - Outros fatores, como a motivação e a habilidade pessoais, podem ter impacto no desempenho nos testes de velocidade e potência anaeróbias.

FORÇA MUSCULAR

De maneira simplificada, **força** é a tensão máxima exercida durante um esforço único máximo. A força talvez seja o parâmetro de aptidão mais regularmente testado porque é um componente do condicionamento físico, bem como da aptidão esportiva. Ao contrário da potência muscular ou da velocidade, a expressão da força muscular não necessariamente demanda movimento nem distância a ser percorrida. Na realidade, a medida da força desenvolvida durante uma ação muscular isométrica (sem movimento visível da junta) é um método utilizado comumente para quantificar a força muscular. Equipamentos simples que apresentem sensores de força conseguem aferir com acurácia a força exercida pelos músculos em contração. Os dinamômetros e tensiômetros de preensão manual são bons exemplos de dispositivos utilizados para aferir a força durante ações musculares isométricas.

Entretanto, outros testes para medir força enfatizam o movimento de uma parte específica do corpo por determinada amplitude de movimento. Eles podem envolver contrações concêntricas (encurtamento) ou ações musculares excêntricas (alongamento) durante as fases de uma repetição de treinamento de exercícios de resistência, ou, mais comumente, uma combinação dos dois enquanto se completa uma repetição inteira. Vários tipos de equipamentos (com uma ampla faixa de preços) podem ser utilizados para fornecer resistência e aferir a capacidade de o(s) músculo(s) produzir(em) força máxima. Por exemplo, pesos livres podem ser utilizados efetivamente, bem como máquinas de pesos com pesos fixos, máquinas que empregam resistência pneumática e outros dinamômetros caros e sofisticados.

Um teste popular de força é o **teste de dinamômetro de preensão**, que mede o desenvolvimento de força pelos flexores de dedo durante uma ação isométrica. Esse teste tem a vantagem de ser de fácil uso; simples, barato e rápido. Além disso, embora a força do antebraço e dos músculos da mão seja quantificada diretamente, pesquisas mostraram que os resultados do teste de dinamômetro de preensão se correlacionam significativamente com medidas alternativas de força, embora exista uma variabilidade considerável entre a força de preensão e aquela de vários grupos musculares.[10] Não obstante, os resultados do teste de dinamômetro de preensão são utilizados comumente como uma medida prática e confiável da força da parte superior do corpo.

Para realizar o teste, o dinamômetro tem de ser ajustado adequadamente para se adaptar ao tamanho da mão. A mão do indivíduo e o dinamômetro precisam estar secos para prevenir o deslizamento quando o dinamômetro for apertado. A pessoa então agarra o dinamômetro de preensão e, em uma posição com o quadril levemente fletido, estende o braço ao lado com o cotovelo a um ângulo de 90 a 180° (ver Figura 14.14). É importante que o braço não encoste em nenhuma parte do

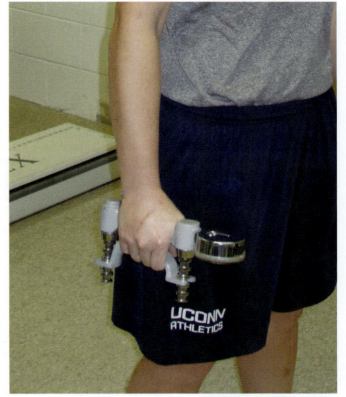

FIGURA 14.14 Um dinamômetro de preensão mede o desenvolvimento de força isométrica dos flexores de dedos. As pontuações máximas para ambas as mãos podem ser somadas para produzir uma pontuação final e ser comparadas com valores de referência.

corpo ou em lugar algum. Quando estiver pronto, o indivíduo aperta o dinamômetro com o esforço máximo enquanto mantém o corpo e o braço parados. São realizadas 3 tentativas com cada mão. O valor mais alto (em quilogramas) para ambas as mãos, esquerda e direita, é registrado. A soma do valor para ambas as mãos também pode ser usada com uma pontuação final. Os resultados podem ser expressos em valores absolutos, isto é, quilogramas totais de força gerada; ou em termos relativos, dividindo o resultando pela massa corporal em quilogramas. Os resultados da média do teste da força de preensão em termos absolutos para homens e mulheres de idades variadas são apresentados na Tabela 14.11.

Outro teste para quantificar a força é uma repetição máxima ou 1 RM. Como dito anteriormente, é o peso ou a resistência máxima que pode ser levantada durante toda a amplitude de movimento para um único tempo em determinado momento do exercício. Essa medida dinâmica da força é utilizada frequentemente no supino e na *leg press* ou agachamento como medidas de força da porção superior e inferior do corpo, respectivamente. Antes da realização desses testes, o sujeito deve ficar familiarizado com os movimentos do exercício. Uma vez que esteja confortável com o equipamento e com os movimentos, o indivíduo dever realizar algumas repetições leves de resistência para aquecimento antes das tentativas sucessivas mais pesadas de 1 RM. Embora o teste de 1 RM pareça relativamente simples, como todos os testes, um protocolo deve ser seguido para que sejam obtidos resultados válidos e confiáveis (Boxe 14.6).

Se a 1 RM for realizada em um supino de peso livre, o sujeito permanece de costas para o assento. A barra é sustentada nos apoios superiores. Os braços são estendidos para cima a fim de agarrar a barra com um *grip overhand* ("empunhadura dorsal"), com as mãos separadas pela distância do ombro. A barra é levantada sobre o suporte e abaixada de maneira controlada e deliberada até que entre em contato com o peito. A barra é então empurrada de volta até que os braços estejam completamente estendidos, completando a repetição. A maior quantidade de peso que pode ser utilizada na execução apropriada do movimento completo é considerada a 1 RM. Se o sujeito está utilizando pesos livres, um observador deve estar sempre presente para garantir a segurança do indivíduo. Alternativamente, uma máquina de supino com pesos fixos pode ser utilizada, o que não requer a presença do observador.

Um teste popular para determinar a força da porção inferior do corpo é o aparelho de *leg press* de 1 RM. O indivíduo deve primeiramente ficar acostumado à máquina e realizar algumas repetições de aquecimento antes das tentativas de 1 RM. Deve ser notado que os diferentes aparelhos ($45°$, *leg press* em supino) utilizados para realizar o *leg press* requerem que as articulações estejam situadas em ângulos diferentes nos planos horizontal e vertical. Essas diferenças afetam a quantidade de resistência que pode ser usada para completar uma repetição independentemente da máquina utilizada; o indivíduo deve manter sua posição agarrando as alças laterais acopladas ao assento da máquina. A amplitude de movimento deve formar um ângulo de $90°$ do joelho para uma posição em que os joelhos estejam plenamente estendidos. Os pés devem ser colocados na plataforma, afastados aproximadamente pela distância dos quadris. Tanto no supino quanto no *leg press* de 1 RM, a força pode ser expressa em termos absolutos (peso total levantado) ou como uma medida relativa dividindo o peso levantado pela massa muscular da pessoa. Por causa dos efeitos de tipo de equipamento utilizado, as normas para a determinação de 1 RM são difíceis de estabelecer. Entretanto, para uma máquina de supino para homens e mulheres de 20 a 29 anos de idade, o $50°$ percentil para 1 RM, em termos relativos, é de 1,06 e 0,40 de massa corporal, respectivamente. No *leg press* de 1 RM, a força relativa para

Tabela 14.11 Média da força de preensão (kg) por faixa etária e sexo para as mãos direita e esquerda.

Idade (anos)	Média das mulheres (IC de 95%)		Média dos homens (IC de 95%)	
	Direita (kg)	Esquerda (kg)	Direita (kg)	Esquerda (kg)
20 a 24	30,6 (26,7 a 34,3)	27,9 (23,1 a 32,6)	53,3 (45,2 a 61,5)	47,4 (38,8 a 56,1)
25 a 29	33,8 (29,5 a 38,1)	30,8 (27,2 a 34,5)	53,9 (44,3 a 63,6)	50,0 (41,1 a 58,9)
30 a 34	33,8 (28,9 a 38,6)	31,8 (29,0 a 34,4)	52,8 (44,1 a 61,5)	49,2 (40,4 a 57,9)
35 a 39	33,2 (28,6 a 37,8)	30,2 (25,8 a 34,5)	53,3 (44,0 a 62,6)	51,6 (44,0 a 59,3)
40 a 44	33,8 (28,0 a 37,6)	29,3 (24,5 a 34,0)	54,1 (47,1 a 61,2)	49,8 (42,5 a 57,1)
45 a 49	33,9 (28,9 a 39,0)	30,8 (25,8 a 35,7)	50,4 (42,5 a 58,3)	48,7 (40,3 a 57,2)
50 a 54	30,9 (26,7 a 35,2)	28,8 (24,0 a 33,5)	50,6 (44,1 a 56,9)	45,2 (39,4 a 51,1)
55 a 59	29,9 (26,4 a 33,6)	27,2 (24,6 a 29,5)	44,1 (36,7 a 51,4)	41,0 (33,7 a 48,4)
60 a 64	25,9 (22,2 a 29,6)	23,0 (18,6 a 27,3)	41,7 (36,8 a 46,7)	38,7 (33,4 a 44,0)
65 a 69	25,6 (22,5 a 28,8)	22,9 (19,6 a 26,2)	41,7 (35,4 a 47,9)	38,2 (32,0 a 44,4)
70 a 74	24,2 (20,7 a 27,8)	22,5 (19,1 a 25,8)	38,2 (32,0 a 44,5)	36,2 (30,3 a 42,1)
+ 75	18,0 (16,0 a 19,9)	16,4 (14,7 a 18,1)	28,0 (12,7 a 31,0)	29,8 (24,8 a 34,7)

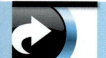

Boxe 14.6 Você sabia?
A determinação de 1 RM requer um protocolo específico

Embora o teste de uma repetição máxima (1 RM) pareça ser relativamente simples, ele requer um protocolo específico a ser seguido para serem obtidos resultados válidos e confiáveis. Geralmente, para determinar a reprodutibilidade teste-reteste, ou a exatidão do teste durante uma testagem repetitiva, o teste é realizado em 2 ou mais ocasiões. Para que o teste forneça uma boa reprodutibilidade teste-reteste, deve ocorrer pouca variação nos testes sucessivos. O protocolo de teste a seguir foi mostrado tendo alta reprodutibilidade teste-reteste tanto em homens quanto em mulheres.

Independentemente do exercício para o qual uma 1 RM vai ser determinada, deve haver um período de familiarização ao exercício e a todos os procedimentos do teste. Durante o teste, a realização bem-sucedida de uma repetição deve ser definida como toda a amplitude de movimento de uma repetição normal do exercício e mantida constante sempre que a 1 RM for testada. Todas as precauções de segurança para um exercício, como os observadores, devem ser seguidas durante todo o teste. O procedimento de teste seguinte pode ser utilizado para determinar 1 RM:

1. Uma série de aquecimento de 5 a 10 repetições a 40 a 60% da 1 RM estimada.
2. Uma 2ª série de aquecimento de 3 a 5 repetições a 60 a 80% da 1 RM estimada.
3. Uma tentativa de 1 RM estimada.
4. Se a tentativa de 1 RM for bem-sucedida, aumente a resistência e realize outra tentativa.
5. Se a tentativa de 1 RM não for bem-sucedida, diminua a resistência e realize uma nova tentativa.
6. Siga os passos 4 e 5 não mais do que 4 tentativas de 1 RM.
7. Se a 1 RM não for determinada em 4 tentativas, faça com que o indivíduo retorne outro dia para o reteste.
8. As séries de aquecimento são separadas por períodos de descanso de 3 a 5 minutos.

Quando uma pessoa realiza o teste de 1 RM para um exercício pela primeira vez, a 1 RM pode ser estimada pelos resultados de treinamentos prévios ou baseada na experiência prévia do testador. Após o teste inicial de 1 RM, a 1 RM estimada é baseada nos resultados dos testes anteriores.

Leitura adicional
Kraemer WJ, Ratamess NA, Fry AC, et al. Strength training: development and evaluation of methodology. In: Maud P, Foster C, eds. *Physiological Assessment of Human Fitness,* 2nd ed. Champaign, IL: Human Kinetics, 2006:119–150.

---

homens e mulheres de 20 a 29 anos de idade correspondente ao 50º percentil de 1,91 e de 1,32, respectivamente.[36] Em estruturas de campo, o teste de força de 1 RM também pode ser realizado em um dinamômetro isocinético. Trata-se de um dispositivo de teste e equipamento de reabilitação sofisticado e caro, que é encontrado geralmente em laboratórios bem equipados de desempenho humano ou em instalações clínicas, como em unidades de fisioterapia. Os aparelhos isocinéticos não utilizam pesos externos para fornecer a resistência para o indivíduo tentar superar. Em vez disso, o testador programa o aparelho para permitir que a pessoa complete uma amplitude de movimento fixa em uma velocidade constante, independentemente de quanta força é aplicada. Em resumo, a velocidade do movimento em que a repetição é completada é determinada antes do tempo e não a quantidade de resistência para ser levantada, como ocorre em máquinas de pesos livres ou com pesos fixos. Quando a força é exercida, ela é quantificada por um transdutor de força e é gravada. Os dinamômetros isocinéticos modernos permitem o teste de uma variedade de grupos musculares, incluindo quadríceps femorais, isquiotibiais (músculos bíceps femoral, semimembranáceo e semitendíneo), e músculos da sura, dos ombros e dos braços. Entretanto, essas máquinas são desenhadas para isolar grupos individuais de músculos durante movimentos unilaterais como extensões/flexões de joelho e extensões/flexões de cotovelo, fazendo com que seja difícil, ou mesmo impossível, testar a força muscular durante exercícios compostos ou com múltiplas articulações, como o supino ou o *leg press*. Os dinamômetros isocinéticos têm a vantagem distinta de eliminar a abordagem de tentativa e erro para o estabelecimento de 1 RM que caracteriza o teste com os pesos livres e as máquinas com pesos fixos. Ao contrário, o testador determina qual velocidade de movimento será utilizada: mesmo a ação muscular isométrica pode ser testada. Após a familiarização e o aquecimento, o indivíduo exerce seu esforço máximo, que é medido em um nível muito alto de precisão e de exatidão pela máquina isocinética computadorizada. O teste é importante para que o *coach* e o praticante otimizem os programas e alcancem os objetivos individuais de um bom condicionamento (Boxe 14.7).

Revisão rápida

- Força é a quantidade máxima de força exercida durante uma única tentativa de movimento
- O teste de dinamômetro de preensão é um teste comum de força
- O 1 RM é outro teste para quantificar a força. É a quantidade de peso ou resistência que pode ser erguida ao longo de toda amplitude do movimento para um único momento em um dado movimento.

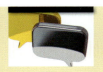

Boxe 14.7 Visão do especialista
Importância da testagem

BOYD EPLEY, M.ED, CSCS*D, MSCC, FNSCA

Director of Coaching Performance
National Strength and Conditioning Association
Colorado Springs, CO

Por que testar?

Todos os programas de condicionamento devem começar com a testagem e avaliação de cada participante. Aprendendo os pontos fortes e fracos de cada atleta, é mais fácil direcionar seu treinamento e alcançar os resultados máximos.

A testagem também ajuda a avaliar se o programa está alcançando eficientemente os objetivos desejados e, mais importante, como o atleta está progredindo.

A testagem também funciona como um grande motivador. Muitos atletas, especialmente os mais jovens, precisam de provas positivas de que o condicionamento esportivo será benéfico para eles antes que eles se disponham a realizar os esforços necessários para obter os resultados máximos. Uma vez que o atleta começa a alcançar seus objetivos, ele ficará mais motivado para alcançar objetivos maiores. É sempre melhor segurar um atleta que está motivado do que um que precisa ser estimulado.

Treinadores que fazem o esforço de testar, avaliar e estipular os objetivos têm resultados que podem ser documentados. Algumas escolas ignoram os enormes benefícios desse processo de quatro passos e começam o levantamento ou condicionamento imediatamente.

Validade

Cada teste deve avaliar o componente que ele é projetado para medir. O teste utilizado para medir o potencial de desempenho se correlaciona ao esporte específico de que o atleta participa?

Confiança

A confiança é dependente de se o *coach* mantém as condições de teste e os resultados todas as vezes. Os resultados dos testes serão diferentes se o teste for feito na grama do lado de fora uma vez e em uma quadra de basquete na próxima vez. A condição do campo, o horário do dia, o vento, a chuva, a temperatura etc. terão efeitos nos resultados dos testes.

A ordem de aplicação dos testes influencia os resultados. A ordem de avaliação precisa ser a mesma todas as vezes que for realizada e o equipamento de teste precisa ser o mesmo. Se for possível, o teste deve ser aplicado pelos mesmos instrutores.

Ciclo de teste de desempenho anual

A combinação dos períodos de teste forma um "ciclo de teste anual". Dê uma grande ênfase à testagem, mas faça isso apenas 3 ou 4 vezes por ano. Evite sessões de teste na semana anterior ao início do programa de condicionamento e após cada ciclo de condicionamento.

Organize o equipamento e o local

Quanto mais você se adiantar, mais tranquilo será o dia do teste. Determine os equipamentos e os locais que serão necessários e prepare-os. Peça permissão para usar o local, reserve todos os equipamentos e se assegure de que tudo esteja funcionando e calibrado. Desenhe uma planta no chão para ajudar a decidir como as "estações" de teste serão organizadas. Utilize a planta para decidir como será ao fluxo conforme os atletas se movem de uma estação de teste para outra e divida a planta com seus treinadores e atletas, para que todos a conheçam.

Desenvolva cartões para coleta dos resultados

Faça com que os atletas carreguem cartões para coleta dos resultados a cada estação, nos quais o técnico possa gravar os resultados dos testes. O cartão deve incluir todos os testes sendo administrados e a informação pessoal, como nome e data. Os testes devem estar listados na ordem em que serão realizados para que não haja confusão.

ESTUDO DE CASO

Cenário clínico

Você é um pesquisador do esporte trabalhando com um grupo de elite de corredores de distância. Você foi solicitado a desenvolver uma bateria de testes para ajudar a acompanhar as melhoras do treinamento e ajudar com o estabelecimento de frequências cardíacas de zonas de treinamento. Que tipos de testes e de medidas você usará?

Opções

Os atletas realizariam um teste de corrida em esteira para determinar o $\dot{V}O_{2máx.}$ e o limiar de lactato. Um teste de corrida, ao contrário de qualquer outro tipo de teste, como o ciclismo, seria utilizado por causa da especificidade da frequência cardíaca e de outras respostas fisiológicas à modalidade do exercício. O teste de limiar de lactato será realizado

(Continua)

ESTUDO DE CASO (continuação)

primeiro, seguido pelo deste de $\dot{V}O_{2máx}$. Para individualizar o teste de limiar de lactato, o ritmo médio durante o evento de corrida principal do atleta seria determinado.

Por exemplo, para um atleta com um tempo de 33 minutos para uma corrida de 10 km, o ritmo médio durante a corrida é de 284 m/min. Para estabelecer estágios de um teste de esteira descontinuado, 5 velocidades abaixo e várias velocidades acima do ritmo médio da corrida seriam estabelecidas com intervalos de 10 m/min. A inclinação seria de 0% durante todo o teste para mimetizar o estresse fisiológico de corrida em uma pista plana. Assim, a carga de trabalho seria aumentada apenas pela elevação da velocidade. O primeiro estágio do teste de esteira duraria 4 minutos, com cada estágio sucessivo durando 3 minutos. Essa duração dos intervalos seria utilizada de modo que, se possível, as concentrações sanguíneas de lactato sejam estabilizadas ao fim do estágio. Durante todo o teste, o $\dot{V}O_2$ seria monitorado e registrado e, ao fim de cada estágio, a frequência cardíaca seria medida. Entre os estágios, o atleta colocaria os pés sobre as laterais da esteira para que uma amostra de sangue fosse coletada. A amostra de sangue seria analisada imediatamente para a avaliação da concentração de lactato sanguíneo. Uma vez que a concentração sanguínea de lactato fosse maior do que 5,0 mmol/ℓ, indicaria claramente que a carga de trabalho estaria acima do limiar de lactato, e a carga de trabalho em andamento seria completada e o teste seria finalizado. Os lactatos sanguíneos seriam utilizados para determinar o limiar de lactato. A frequência cardíaca e a velocidade da esteira seriam utilizadas para estabelecer ritmos acima e abaixo do limiar de lactato para ajudar na prescrição dos ritmos de treinamento. Depois de um descanso de 10 minutos, um teste para determinar o $\dot{V}O_{2máx}$ seria realizado. Esse teste começaria na penúltima carga de trabalho alcançada no teste de limiar de lactato e a esteira seria elevada em 1% a cada minuto até a exaustão voluntária. Com a aptidão aeróbia aumentada, tanto o limiar de lactato quanto o $\dot{V}O_{2máx}$ aumentariam e, consequentemente, o $\dot{V}O_2$ em cargas de trabalho submáximas diminuiria. Dessa maneira, essas medidas seriam utilizadas para ajudar a determinar as melhorias da aptidão aeróbia e se o programa de treinamento estaria trazendo os resultados desejados.

Cenário clínico

Que tipo de teste de esforço graduado você utilizaria e o que você monitoraria durante o teste para um idoso com alguma dificuldade de equilíbrio e alguns indicadores de risco cardiovascular aumentado?

Opções

Esse idoso realizaria um teste de esforço graduado em uma bicicleta ergométrica com a pressão arterial, a frequência cardíaca, o ECG, a percepção do esforço (EPE) e o $\dot{V}O_2$ monitorados ao longo de todo o teste. Um cicloergômetro, ao contrário de uma esteira, é escolhido para ajudar a diminuir quaisquer problemas potenciais com o equilíbrio durante a realização do teste. O cicloergômetro também é escolhido porque esse modo de exercício resulta em menos artefatos no ECG e faz com que seja mais fácil obter a pressão arterial durante o teste. A carga de trabalho aumentaria lentamente durante o teste para que a resposta da pressão arterial e o ECG pudessem ser monitorados para indicadores de um problema cardiovascular e para o encerramento do teste, caso necessário. Por exemplo, espera-se que a pressão arterial sistólica aumente conforme o teste progride, enquanto um aumento significativo na pressão arterial diastólica indicaria uma resposta cardiovascular anormal. O ECG seria monitorado por qualquer resposta anormal, como depressão no segmento ST, que indica falta de fluxo sanguíneo para o coração. Se isso acontecesse (maior pressão arterial diastólica, depressão no segmento ST), o teste seria encerrado. A EPE durante o teste seria utilizada para ajudar a estabelecer zonas de treinamento aeróbio; também seria utilizada se um problema cardiovascular fosse empregado para estabelecer zonas de treinamento aeróbios abaixo da frequência cardíaca em que o problema foi indicado. O $\dot{V}O_{2máx}$ durante o teste seria utilizado para determinar a aptidão aeróbia e como um marcador da mudança da aptidão ao longo do tempo.

Resumo do capítulo

O teste da capacidade funcional de vários sistemas fisiológicos durante esforços de intensidade máxima ou submáxima pode desempenhar um papel importante na fisiologia do exercício, no treinamento para a aptidão física, na atuação como *coach* e no condicionamento. A determinação de quão bem os diferentes sistemas são capazes de desempenhar pode ajudar o atleta e o *coach* a determinar qual esporte, ou mesmo qual posição, é mais adequado para cada atleta. Os treinadores e os especialistas de condicionamento podem querer testar os atletas e os clientes de condicionamento físico em intervalos regulares para verificar a eficácia de um regime de treinamento. Além disso, atletas, treinadores e especialistas em condicionamento podem utilizar os resultados dessas sessões de teste como uma ferramenta motivacional.

Em ambientes clínicos, geralmente o teste não é conduzido em atletas altamente treinados, mas em pessoas de todas as idades que estão se recuperando de procedimentos médicos e de doenças, ou simplesmente para avaliar o estado de saúde. A avaliação da aptidão física muitas vezes é incorporada em baterias de testes gerais utilizadas para determinar quem será selecionado para determinados empregos na segurança pública e mesmo para a promoção para cargos e salários superiores no ambiente militar. Claramente, o teste da função fisiológica é onipresente e fornece informação vital sobre as pessoas de todos os níveis de aptidão, idade e de muitas profissões. Assim, a pessoa responsável pela seleção e condução desses testes deve ter um nível de conhecimento apropriado sobre os procedimentos para realização dos testes em laboratório e em campo.

Questões de revisão

Preencha as lacunas

1. Para medir a pressão arterial, normalmente são utilizados um_____ e um_____.
2. _____ é a força vezes a distância vertical divididas pelo tempo.
3. Em pessoas não treinadas, o limiar de lactato ocorre normalmente em cerca de_____% do $\dot{V}O_{2máx.}$
4. _____ é uma enzima responsável pela conversão de ácido carbônico (H_2CO_3) em água (H_2O) e dióxido de carbono (CO_2).
5. Normalmente, o teste de Wingate da potência anaeróbia envolve o esforço máximo de ciclismo por _____ segundos.

Múltipla escolha

1. _____ submáximo(a) pode ser utilizado(a) para estimar o $\dot{V}O_{2máx.}$ porque tem relação linear com o consumo de oxigênio até cargas de trabalho máximas.
    a. Frequência cardíaca
    b. Limiar de lactato
    c. Força
    d. Pressão arterial

2. O_____ e o_____ som de Korotkoff representam a pressão arterial sistólica e a diastólica, respectivamente:
    a. 4º e 5º
    b. 1º e 4º
    c. 1º e 5º
    d. 1º e 2º

3. Atletas de *endurance* de nível internacional femininos e masculinos têm valores de $\dot{V}O_{2máx.}$ de aproximadamente _____ , respectivamente.
    a. 30 e 45 mℓ/kg/min
    b. 60 e 70 mℓ/kg/min
    c. 75 e 85 mℓ/kg/min
    d. 90 e 95 mℓ/kg/min

4. Quais das seguintes medidas indicariam o alcance do consumo máximo de oxigênio durante um TEG?
    a. Concentração de lactato sanguíneo de 5 mmol/ℓ ou maior
    b. Taxa de troca respiratória maior que 0,90
    c. Frequência cardíaca igual a pelo menos 80% do máximo esperado para a idade
    d. Estabilização ou diminuição do $\dot{V}O_2$ com o aumento da carga de trabalho

5. Qual dos testes a seguir mede com precisão a capacidade anaeróbia da glicólise?
    a. Salto vertical
    b. Teste de Wingate
    c. Dinamômetro de preensão
    d. Supino de 1 RM

Verdadeiro ou falso

1. Trabalho é definido como a força exercida multiplicada pela distância.
2. A força é o produto entre a força e a velocidade.
3. Os dinamômetros isocinéticos controlam a força da ação muscular sendo testada.
4. A quantidade máxima de força muscular exercida em um único esforço é chamada de trabalho.
5. A vantagem principal da via metabólica anaeróbia é que seu uso para produção de energia provavelmente não resulta em fadiga muscular.

Questões objetivas

1. Explique a diferença entre trabalho e potência utilizando um exemplo da vida real.
2. Explique quando pode ser adequado realizar um teste de aptidão cardiovascular em um atleta utilizando outros modos de exercício além do ciclismo e da corrida.
3. Discuta os valores típicos de consumo máximo de oxigênio para diferentes faixas etárias, sexos e para atletas de diferentes esportes.
4. Discuta como a ausculta utilizando um estetoscópio e um esfigmomanômetro pode ser aplicada para determinar a pressão arterial.
5. Descreva as premissas que permitem a estimativa das capacidades de aptidão cardiovascular ou o $\dot{V}O_{2máx.}$ a partir de testes de campo.

Pensamento crítico

1. Discuta os critérios para interrupção de um teste de aptidão cardiovascular para um indivíduo saudável ou para um atleta e para uma pessoa com risco elevado de doença cardiovascular.
2. Discuta os fatores que afetam os testes de potência anaeróbia e de velocidade.

Termos-chave

Ausculta: escuta dos sons do corpo ou dos tecidos para ajudar o diagnóstico da função normal ou anormal.
Dispneia: dificuldade em respirar ou respiração trabalhosa.

Esfigmomanômetro: instrumento que consiste em um manômetro e em uma braçadeira inflável, que são utilizados com um estetoscópio para a determinação da pressão arterial.

Falha concêntrica: realização de um exercício até que seja impossível completar a repetição, o que ocorre normalmente na fase concêntrica ou de levantamento da repetição.

Força: força gerada durante um esforço máximo.

Hipotensão após o exercício: níveis de pressão arterial após um período de exercício inferiores à pressão arterial em repouso antes de começar o exercício.

Potência: força vezes a distância dividida pelo tempo, ou trabalho dividido pelo tempo.

Protocolo contínuo: teste de exercício durante o qual a intensidade do exercício é aumentada em estágios, sem descanso ou intervalo entre os estágios.

Protocolo descontínuo: prova de esforço durante a qual a intensidade do exercício é aumentada em estágios, mas com um breve intervalo de descanso entre os estágios.

Síncope: tontura.

Som de Korotkoff: um dos sons utilizados para determinar a pressão arterial (sistólica e diastólica) quando a ausculta é utilizada como método de aferição.

Teste anaeróbio em esteira: determinação das capacidades anaeróbias, como o tempo, até a exaustão durante a corrida em uma esteira rolante em uma velocidade e inclinação predeterminadas.

Teste de dinamômetro de preensão: teste de força que mede o desenvolvimento de força pelos flexores dos dedos das mãos durante uma ação isométrica.

Teste de escada de Margaria: teste de potência que consiste em subir rapidamente um lance de degraus.

Teste de esforço graduado (TEG): teste de aptidão cardiovascular durante o qual a intensidade do exercício é aumentada progressivamente utilizando uma esteira ou um cicloergômetro.

Teste de impulsão vertical: teste da capacidade máxima de salto vertical utilizado para determinar a potência da porção inferior do corpo.

Teste de Wingate: teste de ciclismo ergométrico máximo de 30 segundos durante o qual podem ser calculados a potência máxima, a potência média, a capacidade anaeróbia e o índice de fadiga.

Trabalho: força vezes distância.

Uma repetição máxima (1 RM): o maior peso que pode ser movido ao longo da amplitude de movimento concêntrico durante a realização de um exercício padronizado.

Variabilidade da frequência cardíaca: variação temporal dos batimentos cardíacos.

$\dot{V}O_{2máx.}$: volume máximo de oxigênio que o corpo consegue consumir; é tipicamente determinado por meio de um teste de esforço.

REFERÊNCIAS BIBLIOGRÁFICAS

1. American Alliance for Health and Physical Education, Recreation, and Dance. *Health Related Physical Fitness Test Manual*. Washington, DC: AAHPERD, 1980.
2. American Heart Association. Heart disease and stroke statistics—2008 uptake: a report from the American Heart Association Statistics Committee and Stroke Statistics Subcommittee. *Circulation*. 2008;117:e25–e146.
3. Astrand PO. *Work Tests With the Bicycle Ergometer*. Varberg, Sweden: Monark Crescent AB, 1988.
4. Balke B, Ware RW. An experimental study of physical fitness of Air Force personnel. *US Armed Forces Med J*. 1959;10:675–688.
5. Berkoff D, Cairns CB, Sanchez LD, et al. Heart rate variability in a league American track-and-field athletes. *J Strength Cond Res*. 2007;21:227–231.
6. Billat V, Lopes P. Indirect methods for estimation of aerobic power. In: Maud PJ, Foster C. *Physiological Assessment of Human Fitness*, 2nd ed. Champaign, IL: Human Kinetics Publishers, 2006:19–37.
7. Bittner V, Weiner DH, Yusuf S, et al. Prediction of mortality morbidity with a 6-minute walk test in patients with less ventricular dysfunction. *JAMA*. 1993;270:1702–1707.
8. Blair S, Kampert JB, Kohl HW III, et al. Influences of cardiorespiratory fitness and other precursors on cardiovascular disease and all-cause mortality in men and women. *JAMA*. 1996;276:205–210.
9. Blair S, Kohl HW III, Barlow CE, et al. Changes in physical fitness and all-cause mortality. A prospective study of healthy and unhealthy men. *JAMA*. 1995;273:1093–1098.
10. Bohannon RW. Is it legitimate to characterize muscle strength using a limited number of measures? *J Strength Cond Res*. 2008;22:166–173.
11. Borg G. Perceived exertion as an indicator of somatic stress. *Scand J Rehabil Med*. 1970;2:92–98.
12. Buchfuhrer MJ, Hansen JE, Robinson TE, et al. Optimizing the exercise protocol for cardiopulmonary assessment. *J Appl Physiol*. 1983;55:558–564.
13. Canavan PK, Vescovi JD. Evaluation of power prediction equations: Peak vertical jumping power in women. *Med Sci Sports Exerc*. 2004;36:1589–1593.
14. Cooper KH. A means of assessing maximal oxygen intake. *JAMA*. 1968;203:201–204.
15. Cunningham DA, Faulkner JA. The effect of training on anaerobic and anaerobic metabolism during a short exhaustive run. *Med Sci Sports Exerc*. 1969;1:65–69.
16. Davis HA, Cass GC. The anaerobic threshold as determined before and during lactic acidosis. *Eur J Physiol Occup Physiol*. 1981;47:141–149.
17. Davis JA, Kasch FW. Aerobic and anaerobic differences between maximal running and cycling in middle-aged males. *Sports Med*. 1975;7:81–84.
18. Dolgener FA, Hensley LD, Marsh JJ, et al. Validation out of the Rockport fitness walking test in college males and females. *Res Q Exerc Sport*. 1994;65:152–158.
19. Dotan R, Bar-Or O. Load optimization for the Wingate anaerobic test. *Eur J Appl Physiol*. 1983;51:409–417.
20. Fenstermaker KL, Plowman SA, Looney MA. Validation out of the Rockport fitness walking test in females 65 years and older. *Res Q Exerc Sport*. 1992;63:322–327.
21. George JD, Fellingham GW, Fisher AG. A modified version of the Rockport fitness walking test for college men and women. *Res Q Exerc Sport*. 1998;69:205–209.
22. Housh TJ, Cramer JT, Weir JP, et al. *Physical Fitness Laboratories on a Budget*. Scottsdale, AZ: Holcomb Hathaway, 2009.
23. Inbar O, Bar-Or O, Skinner JS. *The Wingate Anaerobic Test*. Champaign, IL: Human Kinetics, 1996.
24. Joyner MJ, Coyle EF. Endurance exercise performance: the physiology of champions. *J Physiol*. 2008;586:35–44.
25. Kline GM, Porcari JP, Hintermeister R, et al. Estimation of $\dot{V}O_{2max}$ from a one-mile track walk, gender, age and body weight. *Med Sci Sports Exerc*. 1987;19:253–259.
26. Kodama GM, Saito K, Tanaka S, et al. Cardiorespiratory fitness as a quantitative predictor of all-cause mortality and cardiovascular events in healthy men and women: a meta-analysis. *JAMA*. 2009;301:2024–2035.
27. Lafortuna CL, Agosti F, Marinone PG, et al. The relationship between body composition and muscle power output in men and women with obesity. *J Endocrinol Invest*. 2004;27:854–861.
28. Leger LA, Lambert J. A maximal multistage 20 m shuttle run test to protect $\dot{V}O_{2max}$. *Eur J Appl Physiol*. 1982;49:1–5.

29. Lopes PL, White J. Heart rate variability: measurement methods and practical applications. In: Maud PJ, Foster C. *Physiological Assessment and Human Fitness*, 2nd ed. Champaign, IL: Human Kinetics Publishers, 2006:39–62.
30. Margaria R, Aghemo P, Rovelli E. Measurement of muscular power (anaerobic) in man. *J Appl Physiol*. 1966;21:1662–1664.
31. McArdle WD, Katch FI, Pecher GS, et al. Reliability and interrelationships between maximal oxygen intake, physical work capacity, and step-test scores in college women. *Med Sci Sports Exerc*. 1972;4:182–186.
32. Meyers J, Prakash M, Froelichier V, et al. Exercise capacity and mortality among man referred for exercise testing. *N Engl J Med*. 2002;4:793–801.
33. Midgley AW, Bentley DJ, Luttikholt H, et al. Challenging a dogma of exercise physiology does an incremental exercise test for valid $\dot{V}O_{2max}$ determination really need to last between 8 and 12 minutes? *Sports Med*. 2008;38:441–447.
34. Nedeljkovic A, Mirkov DM, Pazin N, et al. Evaluation of Margaria staircase test: the effect of body size. *Eur J Appl Physiol*. 2007;100:115–120.
35. Paterson DJ, Friedland JS, Bascom DA, et al. Changes in arterial K+ and ventilation during exercise in normal subjects and subjects with McArdle's syndrome. *J Physiol*. 1990;429:339–348.
36. Pescatello LS, Arena R, Riebe D, et al. *ACSM's Guidelines for Exercise Testing and Prescription*, 9th ed. Philadelphia, PA: Lippincott Williams & Wilkins, 2013.
37. Pickering TG, Hall JE, Appel LJ, et al. Recommendations for blood pressure measurement in humans from the subcommittee of professional and public education of the American Heart Association Council on high blood pressure research. *Circulation*. 2005;111:697–716.
38. Ramsbottom R, Brewer J, Willimas C. A progressive shuttle run test to estimate maximal oxygen uptake. *Sports Med*. 1988;22:141–145.
39. Robertson RJ, Goss FL, Boer NF, et al. Children's OMNI scale of perceived exertion: mixed gender and race validation. *Med Sci Sports Exerc*. 2000;32:452–458.
40. Robertson RJ, Goss FL, Dube J, et al. Validation of the adult OMNI scale of perceived exertion per cycle ergometer exercise. *Med Sci Sports Exerc*. 2004;36:102–108.
41. Robinson TE, Sue DY, Huszczuk A, et al. Intra-arterial and cuff blood pressure responses during incremental cycle ergometry. *Med Sci Sports Exerc*. 1988;20:142–149.
42. Sawka MN, Tahamont MV, Fitzgerald PI, et al. Alactic capacity and power: reliability and interpretation. *Eur J Appl Physiol Occup Physiol*. 1980;45:109–116.
43. Sayers SP, Harackiewicz DV, Harman EA, et al. Cross-validation of three jump power equations. *Med Sci Sports Exerc*. 1999;31:572–577.
44. Spirduso WW, Francis KL, MacRae PG. *Physical of Dimensions of Aging*. Champaign, IL: Human Kinetics, 1997:95–121.
45. Utter AC, Robertson RJ, Green JM, et al. Validation of the adult OMNI scale of perceived exertion for walking/running exercise. *Med Sci Sports Exerc*. 2004;36:1776–1780.
46. Utter AC, Robertson RJ, Nieman DC, et al. Children's OMNI scale of perceived exertion: walking/running evaluation. *Med Sci Sports Exerc*. 2002;34:139–144.
47. Yoshida T, Chida M, Ichioka M, et al. Relationship between ventilation and arterial potassium concentration during incremental exercise and recovery. *Eur J Appl Physiol Occup Physiol*. 1990;61:193–196.

LEITURA SUGERIDA

Housh TJ, Cramer JT, Weir JP, et al. *Physical Fitness Laboratories on a Budget*. Scottsdale, AZ: Holcomb Hathaway, 2009.

Maud PJ, Foster C. *Physiological Assessment of Human Fitness*, 2nd ed. Champaign, IL: Human Kinetics, 2006.

Midgley AW, Bentley DJ, Luttikholt H, et al. Challenging a dogma of exercise physiology: does an incremental exercise test for valid $\dot{V}O_{2max}$ determination really need to last between 8 and 12 minutes? *Sports Med*. 2008;38:441–447.

Pescatello LS, Arena R, Riebe D, et al. *ACSM's Guidelines for Exercise Testing and Prescription*, 9th ed. Philadelphia, PA: Lippincott Williams & Wilkins, 2013.

REFERÊNCIAS CLÁSSICAS

Astrand PO. *Work Tests With the Bicycle Ergometer*. Varberg, Sweden: Monark Crescent AB, 1988.

Borg G. Perceived exertion as an indicator of somatic stress. *Scand J Rehabil Med*. 1970;2:92–98.

Knuttgen HG, Kraemer WJ. Terminology and measurement in exercise performance. *J Appl Sport Sci Res*. 1987;1:1–10.

Capítulo 15

Recursos Ergogênicos no Exercício e no Esporte

Após a leitura deste capítulo, você deve ser capaz de:

- Descrever e criticar a pesquisa dos recursos ergogênicos
- Explicar as bases fisiológicas do aporte adicional de oxigênio
- Discutir e comparar os diferentes tipos de aporte adicional de oxigênio
- Explicar os mecanismos propostos para os suplementos utilizados para retardar a fadiga
- Descrever os possíveis efeitos no desempenho físico dos suplementos hormonais utilizados comumente por atletas
- Discutir o uso de contraceptivos orais por mulheres atletas e os impactos potenciais no desempenho
- Explicar os mecanismos fisiológicos dos pró-hormônios e o motivo do possível uso dos mesmos por atletas
- Criticar a efetividade dos medicamentos no desempenho
- Discutir os diferentes tipos de substâncias utilizadas por atletas, incluindo como eles melhoraram o desempenho
- Discutir os suplementos nutricionais utilizados por atletas, incluindo os tipos e seus mecanismos de funcionamento para melhorar o desempenho

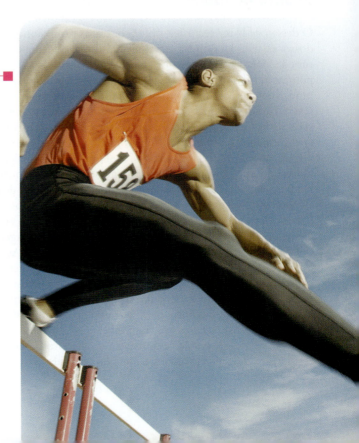

Uma definição geral de um **recurso ergogênico** é uma substância, uma prática de treinamento ou um fenômeno que pode aumentar o desempenho físico. Nos Jogos Olímpicos ou nos campeonatos mundiais de esportes específicos, a diferença no desempenho entre os ganhadores de medalhas de ouro, prata ou bronze ou ficar entre os cinco primeiros colocados entre dez atletas pode ser de até 1 ou 2%. Por exemplo, em um *sprint* de ciclismo, a diferença entre o 1º e o 10º lugar pode ser inferior a 25% da taxa de pedalagem! Sendo assim, um fármaco ergogênico não precisa aumentar muito o desempenho de um atleta de elite para ser muito efetivo. Obviamente, tendo em vista a fama e as recompensas financeiras potenciais associadas à vitória para esses atletas de elite, é fácil entender a tentação de usar recursos ergogênicos. Vale mencionar que alguns recursos ergogênicos também se tornaram populares entre entusiastas da boa condição física com o objetivo de melhorar a imagem corporal ou o desempenho Alguns recursos ergogênicos são proibidos para atletas profissionais e aqueles que competem em eventos internacionais. Além disso, as entidades reguladoras escolares e acadêmicas (p. ex., National Collegiate Athletic Association nos EUA) também emitem listas de substâncias proibidas. É importante observar que nem todos os recursos ergogênicos são ilegais, contudo, muitas das substâncias que aumentam o desempenho e têm efeitos colaterais negativos foram proibidas. Para descobrir o *status* de um fármaco ou de um suplemento para o uso pelos atletas nos Jogos Olímpicos, nos Jogos Pan-Americanos ou nas Paralimpíadas, veja o *website* da Antidoping Agency dos EUA (http://www.usada.org/dro/).

A lista de recursos ergogênicos potenciais é muito longa e inclui nutrientes, fármacos, práticas de treinamento como aquecimento ou treinamento em altitude e, até mesmo, recursos biomecânicos, como maiôs de natação que reduzem a força de arrasto. Os efeitos de alguns recursos ergogênicos já foram discutidos: suplementação com carboidratos e proteínas (Capítulo 9), ingestão adequada de líquidos (Capítulo 10), treinamento em altitude (Capítulo 11) e aquecimento (Capítulo 13). Neste capítulo, serão discutidos recursos ergogênicos adicionais que são populares e que foram estudados o suficiente para permitir conclusões a respeito de sua efetividade. Os recursos ergogênicos aumentam tipicamente o desempenho por afetar as capacidades de *endurance*, força, potência, recuperação ou composição corporal.

PESQUISA SOBRE RECURSOS ERGOGÊNICOS

O desejo de bater recordes, obter contratos profissionais, endosso, salários lucrativos, carreiras mais longas e fama na cultura de idolatria ao corpo que vivemos levou muitos atletas de ponta a usarem recursos ergogênicos ilegais ou proibidos. Essa prática colocou os atletas em risco de sofrer penalidades, como serem banidos de uma competição por um período de tempo, arriscando, até mesmo, perderem suas carreiras em decorrência de banimento permanente. Muitos recursos ergogênicos são ilegais; porém, outras substâncias, embora não sejam ilegais, são proibidas por várias entidades reguladoras dos desportos. Embora possa haver semelhanças próximas entre as listas de recursos ergogênicos banidos das entidades reguladoras dos desportos, elas não são idênticas! Por exemplo, um recurso ergogênico pode ser banido pela United States Antidoping Agency (USADA), mas não pela Major League Baseball (MLB). Assim, cabe aos atletas estarem cientes de quais recursos ergogênicos constam na lista dos banidos da entidade reguladora de seu esporte. No entanto, até mesmo um recurso ergogênico cujo uso foi proibido em um esporte pode ser usado por entusiastas da boa condição física. Esses precisam saber quais recursos ergogênicos são ilegais por lei e a eficácia e os efeitos colaterais conhecidos das substâncias legais ou não proibidas.

Muitos recursos ergogênicos não proibidos e proibidos tornam-se populares pelo seu uso conhecido por atletas de um determinado esporte. Isso levou muitos esportes a desenvolverem uma cultura que herdou o uso de tipos muitos específicos de ergogênicos legais e ilegais (p. ex., sobrecarga de carboidrato em esportes de *endurance* ou esteroides anabólicos em musculação) e a crença de que, para ter sucesso, é essencial o uso de recursos ergogênicos. Algumas substâncias ergogênicas, que antes eram legais ou não eram proibidas no esporte, acabaram se tornando proibidas ou ilegais. Alguns atletas continuaram a usar as substâncias proibidas, mas, com o desenvolvimento de um teste mais rigoroso, foram pegos e penalizados (p. ex., o uso de esteroides resultou em perda de medalhas olímpicas e atletas foram banidos de competições esportivas por longos períodos de tempo). A pesquisa laboratorial dos recursos ergogênicos, a orientação específica e as penalidades impostas resultaram em mudanças nas culturas esportivas; porém, as regras para as substâncias banidas continuam a evoluir e a sofrer alterações. À medida que se otimizam as maneiras de usar os recursos ergogênicos ou de "trapacear" sem ser pego, também se tornam mais elaborados os procedimentos de teste. Assim, ainda há, em muitos esportes, a tentativa de criar um ambiente "sem drogas", tendo em vista que novos recursos ergogênicos são desenvolvidos a cada ano e os métodos de trapaça estão se tornando cada vez mais elaborados. Na verdade, existe um lapso de tempo entre a detecção dos usuários de recursos proibidos e o uso desses recursos ergogênicos.[22,36,42]

Fatores relacionados com a aplicação da pesquisa

A pesquisa de muitos dos recursos ergogênicos nas listas de banidos torna-se inviável devido às sérias limitações éticas e morais de se usarem atletas jovens e saudáveis como participantes do estudo (p. ex., administrar esteroides anabólicos nas doses usadas por alguns atletas de esportes de força e potência). Assim, muitas vezes, para compreender os riscos e benefícios de alguns recursos ergogênicos que são medicamentos, é necessário nos basearmos em ensaios clínicos controlados para que estes, então, sejam legalmente aprovados (p. ex., pela Food and Drug Administration nos EUA) para usos clínicos sob prescrição médica. No entanto, as doses das substâncias usadas de modo abusivo por alguns atletas e outros usuários são muito superiores às estudadas nos ensaios clínicos.

Mesmo para aqueles recursos ergogênicos cuja pesquisa é possível, pode ser difícil tirar conclusões a respeito da efetividade de um recurso ergogênico específico a partir da pesquisa. A capacidade de aplicar as conclusões de uma pesquisa em situações reais de competição depende, em parte, das semelhanças entre as condições controladas de um laboratório e a competição atlética, em que os fatores ambientais podem ser diferentes das condições de laboratório. Todavia, se o recurso ergogênico apresentar efeitos gerais relacionados com a produção de força ou *endurance*, a transposição dos dados para o desempenho no esporte é mais rapidamente compreensível

(p. ex., creatina e produção máxima de força). Muitos fatores e considerações podem entrar na aplicabilidade das conclusões de uma pesquisa para uma competição atlética, inclusive:

- **Especificidade da análise:** o teste laboratorial utilizado para avaliar a efetividade de um recurso ergogênico pode não representar com acurácia seu efeito em uma competição atlética. Por exemplo, algumas vezes um teste de *sprint* de ciclismo de 30 segundos (teste de Wingate) é utilizado para avaliar se um recurso ergogênico aumenta a capacidade de *sprint*. Entretanto, poderia ser questionado se os resultados de um teste de ciclismo representam a capacidade de *sprint* de corrida em uma pista ou em um jogo, como futebol ou futebol americano. A avaliação com testes modo-específicos que representam o que realmente acontece no esporte ou na atividade (p. ex., realmente chutar uma bola *versus* extensão de joelho isocinética) é importante para a generalização para um esporte ou atividade
- **Especificidade da tarefa:** o recurso ergogênico pode aumentar o desempenho em eventos de muito curto prazo e de alta potência anaeróbia, como o levantamento de peso nas Olimpíadas, mas não em eventos de alta potência a longo prazo, como *sprint* de 200 metros ou eventos de *endurance*, ou vice-versa. Isso faz com que seja necessário limitar as conclusões a respeito da efetividade de um recurso ergogênico para tipos de testes e tarefas específicos
- **Indivíduos:** a maioria dos projetos de pesquisa utiliza indivíduos não treinados ou moderadamente treinados, então é questionável se os resultados se aplicam aos atletas e, sobretudo, aos atletas de elite. Um recurso ergogênico pode aumentar o desempenho em indivíduos não treinados porque eles não apresentam as adaptações ao treinamento que os atletas têm por causa das suas rotinas de treinamento. Sendo assim, o nível de *fitness* específico dos indivíduos em um estudo pode influenciar a amplitude do efeito ou o ganho no desempenho iniciado pelo uso do recurso ergogênico
- **Dose:** uma dose muito pequena ou muito alta do recurso ergogênico pode não influenciar o desempenho, com a dose muito alta resultando potencialmente em efeitos colaterais que poderiam afetar negativamente o desempenho ou a saúde. Alguns atletas e *coaches* seguem o axioma "se uma coisa é boa, mais é melhor". Isso faz com que as doses de alguns recursos ergogênicos utilizados por atletas ou entusiastas amadores de condicionamento físico sejam excessivas e não sejam reprodutíveis em um ambiente laboratorial por causa das preocupações em relação à saúde e à segurança
- **Uso agudo *versus* crônico:** o uso agudo de um recurso ergogênico por indivíduos que não estão acostumados ao mesmo pode ser positivo em termos de desempenho. Entretanto, o uso prolongado pode resultar em acomodação ou falta de resposta positiva ao recurso porque ele deixa de ser um estímulo novo, o que resulta em ausência de efeito no desempenho
- **Significância estatística:** os pesquisadores avaliam os resultados de projetos em termos de ocorrência de uma diferença estatisticamente significativa ou de modificação. Um aumento de 0,5% no desempenho pode não ser estatisticamente significativo, mas uma alteração dessa magnitude poderia, muitas vezes, fazer a diferença entre ganhar ou perder uma competição. Além disso, a confiabilidade (teste-reteste) de uma avaliação pode não conseguir determinar um pequeno efeito terapêutico que pode ser importante para o desempenho, levando, assim, a reclamações de "não efetividade" quando, na verdade, o recurso ergogênico funciona
- **Respondedores *versus* não respondedores:** os respondedores são os indivíduos que respondem de uma maneira substancial e positiva a um recurso ergogênico. Os não respondedores são indivíduos que não respondem ou mostram uma resposta muito pequena a um recurso ergogênico. Por exemplo, mesmo que a resposta geral à ingestão de creatina seja um aumento da força máxima e da potência, há aqueles que não respondem à creatina. Assim, é possível que um atleta ou entusiasta amador do bom condicionamento responda ou não, o que influenciaria se um recurso ergogênico afeta positivamente ou não seu desempenho

Todos esses fatores fazem com que seja necessário classificar com cuidado conclusões a respeito da efetividade de um recurso ergogênico a tipos específicos de testes e tarefas, assim como a populações específicas, como indivíduos treinados ou não treinados, doses específicas do recurso ergogênico e se os efeitos, caso existam, são agudos ou crônicos. Desse modo, é preciso que os pesquisadores do exercício e do esporte elaborem cuidadosamente os projetos que investigam os efeitos dos recursos ergogênicos e interpretem cuidadosamente os resultados das pesquisas.

Efeito placebo

Se um atleta ou indivíduo em um projeto de pesquisa acredita que o recurso ergogênico aumentará seu desempenho, é provável que o desempenho, de fato, aumente. Nesses casos, o aumento do desempenho pode ser devido aos efeitos psicológicos da crença de que o recurso ergogênico será efetivo, e não ao efeito fisiológico do recurso ergogênico, um fenômeno conhecido como "efeito placebo". Assim, um **placebo**, ou uma substância ou tratamento parecido que não tem efeito fisiológico, precisa ser incluído nos projetos de pesquisa para que os efeitos psicológicos sejam levados em conta.

Também é possível que um pesquisador acredite que o recurso ergogênico terá efeito positivo ou não no desempenho. Isso poderia resultar em comportamentos inconscientes do pesquisador que poderiam afetar o desfecho do estudo, como oferecer um pouco mais de encorajamento aos indivíduos durante o teste. Esse problema é controlado por um **desenho duplo-cego de pesquisa (dupla incógnita)**, ou seja, nem os pesquisadores nem os indivíduos sabem quem está recebendo os recursos ergogênicos ou o placebo. Nesse tipo de pesquisa, os indivíduos são destinados randomicamente para o tratamento A ou B, representando o placebo ou o recurso ergogênico, e nenhum dos pesquisadores ou indivíduos sabe quem está recebendo o recurso ergogênico ou o placebo. Apenas após o fim do projeto de pesquisa e da análise estatística dos dados para determinar se o recurso ergogênico foi efetivo é que os pesquisadores são informados se A ou B era o recurso ergogênico. Embora esses tipos de desenho de pesquisa sejam complexos e difíceis de realizar, eles são necessários para diminuir a chance do efeito placebo tanto nos indivíduos quanto nos pesquisadores. (Ver no Capítulo 1 como os pesquisadores produzem conhecimento na ciência do exercício e do esporte.)

> **Revisão rápida**
> - O uso de recursos ergogênicos evoluiu ao longo do tempo em cada esporte, e alterações no *status* das substâncias como legal (não banida) ou banida pelas entidades reguladoras dos desportos resultou em mudanças sobre quais recursos ergogênicos podem ser usados por atletas em esportes específicos e por entusiastas do bom condicionamento
> - É difícil aplicar a pesquisa sobre os recursos ergogênicos a atletas e a ambientes de campo por causa da especificidade dos testes e das tarefas, do uso de indivíduos não treinados ou moderadamente treinados, de efeitos de doses específicas, do uso crônico *versus* agudo, de respondedores e não respondedores e das diferenças entre as significâncias estatística e prática
> - O efeito placebo pode afetar a pesquisa do recurso ergogênico
> - Para levar em conta o efeito placebo, os pesquisadores precisam utilizar desenhos de pesquisa apropriados, como os projetos de pesquisa duplos-cegos.

APORTE ADICIONAL DE OXIGÊNIO

O oxigênio é necessário para o metabolismo aeróbio e para a recuperação após um evento anaeróbio (EPOC; Capítulo 3). O aporte adicional de oxigênio aumenta a disponibilidade de oxigênio para o metabolismo durante a atividade ou durante a recuperação de uma atividade. Se a disponibilidade de oxigênio durante a atividade for aumentada, o desempenho também é aumentado, especialmente para atividades aeróbias ou de *endurance*. Além disso, se a disponibilidade de oxigênio for aumentada durante o período de recuperação após a atividade, a taxa de recuperação e a capacidade de realizar séries sucessivas de atividade são melhoradas. Adiante, exploraremos várias maneiras de aumentar a disponibilidade de oxigênio durante e após a atividade, incluindo o *doping* sanguíneo, a eritropoetina (EPO) e a suplementação de oxigênio. Outros recursos estão sendo desenvolvidos atualmente e podem nunca ser utilizados pelos atletas porque seriam facilmente detectados, mas podem ser utilizados para tratar vários estados patológicos. Eles não serão discutidos em profundidade aqui, mas incluem:[21]

- **Peginesatida (Hematide®):** proteína sintética que estimula a produção de hemácias (pela ligação aos receptores de EPO)
- ***Doping* gênico:** modulação dos genes para aumentar a produção de hemácias (estimular a produção de EPO) ou outros fatores relacionados com as capacidades aeróbias (enzimas aeróbias)
- **Potencializadores do oxigênio sanguíneo:** substâncias artificiais que transportam o oxigênio pelo sangue (carreadores de oxigênio com base na hemoglobina, emulsões de perfluorocarbono)
- **Moduladores de hemoglobina:** substâncias que diminuem a afinidade da hemoglobina pelo oxigênio, aumentando assim a liberação de oxigênio para os tecidos (clofibrato, benzafibrato).

Doping sanguíneo

O **doping sanguíneo** se refere a qualquer meio pelo qual o volume sanguíneo total ou a massa eritrocitária aumenta acima do normal. Todas as formas de *doping* sanguíneo tiveram uso proibido nos Jogos Olímpicos de 1984. O método original de *doping* sanguíneo envolvia a infusão de hemácias na circulação sanguínea com o objetivo de aumentar a massa eritrocitária. Isso era alcançado por **transfusão autóloga**, na qual as hemácias retiradas previamente da mesma pessoa eram reinfundidas, ou por **transfusão homóloga**, na qual as hemácias de outra pessoa eram infundidas. Ambos os métodos resultavam em aumento do volume sanguíneo e da contagem de hemácias. A meta do *doping* sanguíneo, quando feito por atletas, é aumentar a massa eritrocitária de modo que aumente a capacidade de transporte e fornecimento de oxigênio para os músculos. O *doping* sanguíneo afeta primariamente o desempenho de *endurance* e não o desempenho anaeróbio, como levantamento de peso ou *sprints* curtos.

Já em 1972 um estudo mostrou que a retirada de 800 a 1.200 mℓ de hemácias, a refrigeração das mesmas por 4 semanas e sua reinfusão posterior resultaram em melhora considerável dos marcadores do desempenho de *endurance*.[40] A reinfusão de hemácias resultou em um aumento de 9% do $\dot{V}O_{2pico}$ na esteira rolante e aumento de 23% no tempo de desempenho na esteira rolante. Outros estudos após 1972 mostraram resultados inconsistentes, com alguns apresentando nenhum efeito e outros apresentando melhoras significativas dos marcadores de desempenho de *endurance* com *doping* sanguíneo. Em 1980, um estudo que utilizou transfusões autólogas começou a revelar por que o *doping* sanguíneo apresentava resultados inconsistentes a respeito do desempenho de *endurance*.[24] Nesse estudo, corredores de distância altamente treinados foram testados nos seguintes tempos:

1. Antes da retirada de sangue
2. Logo após a retirada de sangue (antes que a retirada das hemácias pudesse ser reposta pelo corpo por meios fisiológicos)
3. Após infusão placebo de solução salina após a retirada de sangue

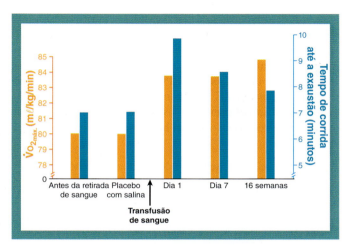

FIGURA 15.1 Efeitos do *doping* sanguíneo utilizando a reinfusão de sangue. A reinfusão de sangue resulta em aumento de V̇o₂máx. e no tempo de corrida até a exaustão. Barras *laranja*, V̇o₂máx.; barras *azuis*, tempo de corrida até a exaustão. (Adaptada com permissão de Buick FJ, Gledhill N, Froese AB, et al. Effect of induced erythrocythemia on aerobic work capacity. *J Appl Physiol*. 1980;48:636–642.)

4. Após a reinfusão de 900 mℓ de sangue que foram armazenados (congelamento)
5. Após a contagem de hemácias retornar ao normal depois da reinfusão do sangue.

Os resultados do V̇o₂pico e do tempo de corrida até a exaustão são mostrados na Figura 15.1. Os resultados mostram claramente que a reinfusão de placebo (solução salina) teve pouco efeito. Entretanto, o V̇o₂pico permaneceu elevado por até 16 semanas após a transfusão de sangue, e o tempo de corrida até a exaustão declinou gradualmente a partir do primeiro dia após a transfusão.

Por que o estudo citado anteriormente começou a explicar o motivo dos resultados inconsistentes a respeito do desempenho de *endurance* e do *doping* sanguíneo mostrado durante os anos 1970? Alguns estudos da década de 1970 não infundiram volume suficiente de sangue e infundiram o sangue muito cedo após sua retirada.[46] Parece que pelo menos 900 mℓ de sangue devem ser reinfundidos e que é preciso aguardar pelo menos 5 a 6 semanas, possivelmente até dez semanas, após a retirada de sangue a fim de que o corpo restabeleça o volume sanguíneo normal de modo que a infusão de sangue resulte em contagem de hemácias acima do normal. Se esses dois fatores não forem observados, ocorrerá pouco ou nenhum aumento do V̇o₂pico ou do desempenho de *endurance*.

Outro fator importante é como o sangue é armazenado antes da reinfusão. Tanto o estudo de 1972, que não mostrou mudança no desempenho, quanto o estudo de 1980, que mostrou desempenho aumentado, utilizaram transfusões autólogas para aumentar o volume de sangue. Porém, o estudo de 1972 armazenou o sangue utilizando refrigeração e o estudo de 1980 congelou o sangue após sua retirada. A refrigeração do sangue resulta na destruição de, aproximadamente, 40% das hemácias e permite o armazenamento do sangue por apenas cerca de 5 semanas. O congelamento do sangue resulta em destruição de aproximadamente 15% das hemácias e pode ser utilizado por períodos de tempo muito maiores. Desse modo, os estudos que refrigeravam sangue por longos períodos não mostraram aumento no desempenho de *endurance*, enquanto estudos que congelavam o sangue mostraram tal aumento. Se o *doping* sanguíneo for realizado corretamente, ocorrerão aumentos do V̇o₂pico e do desempenho de *endurance*.

Que aumento do desempenho pode ser esperado com o *doping* sanguíneo? As transfusões autólogas de 920 mℓ de sangue em corredores de distância experientes diminuíram o tempo das corridas de oito quilômetros simuladas em esteira rolante em 51 segundos, ou 2,7%, quando comparadas com uma infusão de 920 mℓ de placebo salino.[124] A maior parte da diminuição do tempo ocorreu nos últimos quatro quilômetros, quando o *doping* sanguíneo resultou em diminuição de 33 segundos (3,7%) do tempo, quando comparado com o placebo salino. Além disso, os resultados indicam que a melhora com o *doping* sanguíneo é devida, em grande parte, ao aumento da contagem de hemácias e não à expansão do volume sanguíneo total (placebo de solução salina), o que poderia aumentar o débito cardíaco.

O *doping* sanguíneo, especialmente quando é realizado por meio de transfusão homóloga, realmente implica alguns riscos inerentes. O aumento da contagem de hemácias poderia resultar em aumento da viscosidade do sangue ou coagulação, causando possivelmente insuficiência cardíaca ou acidente vascular cerebral (AVC). As transfusões homólogas apresentam vários riscos adicionais em comparação com as transfusões autólogas. A incompatibilidade entre o tipo de sangue do doador e do receptor poderia resultar em uma reação alérgica e existem riscos de infecção, como hepatite, vírus da imunodeficiência humana (HIV) ou qualquer outro patógeno de transmissão sanguínea. O *doping* sanguíneo aumenta, de fato, o desempenho de *endurance*, mas está proibido em eventos atléticos. Um tipo mais recente de *doping* sanguíneo que utiliza o hormônio EPO é explorado na próxima seção.

Eritropoetina

A **eritropoetina (EPO)** é um hormônio de origem natural que estimula a produção de hemácias pela medula óssea (ver Capítulo 11). Quando a hipoxia, ou falta de oxigênio suficiente no sangue, é percebida pelos quimiorreceptores nos rins, a EPO é produzida e liberada na circulação sanguínea. Pequenas quantidades de EPO também são produzidas pelo fígado (menos de 10% do total) e quantidades muito pequenas pelo encéfalo.[21,99] A EPO circula até a medula óssea, onde se liga aos receptores específicos que estimulam a eritropoese (formação de hemácias) e à superfície dos eritroblastos (hemácias imaturas), o que aumenta a capacidade dos eritroblastos de sobreviver e amadurecer em hemácias. As hemácias maduras, ou eritrócitos, são liberadas no sangue, aumentando a contagem total de hemácias. Isso aumenta o fornecimento de oxigênio para os tecidos que produzem EPO, bem como para os outros tecidos. Sem o estímulo da hipoxia, a produção de EPO pelos rins, pelo fígado e pelo cérebro cessa.

A EPO recombinante humana (rHuEPO) se tornou disponível em 1985 e o seu uso foi proibido pela Comissão Médica do Comitê Olímpico Internacional (COI) em 1990. Porém, atletas de *endurance* continuam tentando utilizar a EPO para aumentar as capacidades de *endurance*. A rHuEPO foi desenvolvida originalmente para tratar vários estados patológicos, como anemia e câncer. Entretanto, os possíveis efeitos da injeção de rHuEPO em seres humanos saudáveis foram mostrados em 1991.[39] A administração de rHuEPO aumenta claramente o $\dot{V}O_{2pico}$ e o desempenho de exercícios de *endurance* tanto em indivíduos não treinados[108] quanto em indivíduos que treinam *endurance*.[16] Um estudo mostrou que, 6 semanas após a injeção subcutânea de pequenas doses de rHuEPO em indivíduos moderadamente treinados a bem treinados, ocorreu o seguinte:

- O $\dot{V}O_{2pico}$ aumentou de 6 a 8%
- O tempo até a exaustão em uma esteira aumentou entre 13 e 17%
- As concentrações de hemoglobina e de hematócrito aumentaram aproximadamente 10%.

As injeções de rHuEPO em homens atletas bem treinados de *endurance* 3 vezes/semana por 30 dias ou até o hematócrito chegar a 50% resultaram em:

- O hematócrito aumentou 18,9% (42,7 a 50,8%)
- O tempo de ciclismo até a exaustão aumentou 9,4% (12,8 a 14,0 minutos)
- O $\dot{V}O_{2pico}$ no ciclismo aumentou 7% (63,8 a 68,1 mℓ/kg/min).

A administração de rHuEPO foi interrompida nesse estudo quando o hematócrito de 50% era alcançado. Entretanto, os níveis de hematócrito podem exceder drasticamente esse nível com a administração de rHuEPO. Podem ocorrer aumentos extremos no hematócrito e outros efeitos colaterais com a administração de rHuEPO.

Até 18 mortes de ciclistas de competição no final da década de 1980 foram ligadas ao uso de rHuEPO.[1] Como todos os hormônios, uma vez que um hormônio artificial é liberado na corrente sanguínea, as consequências são difíceis de controlar ou prever. Os efeitos colaterais associados às injeções de rHuEPO incluem:

- Aumento da viscosidade sanguínea
- Aumento da adesão plaquetária
- Aumento da contagem plaquetária
- Hipertensão arterial
- Cefaleia
- Cólicas musculares
- Infecções nas vias respiratórias superiores
- Anemia após o tratamento
- Convulsões
- Desenvolvimento incompleto das hemácias.

Esses efeitos colaterais põem o atleta que escolhe utilizar a rHuEPO em um risco considerável de infarto do miocárdio ou acidente vascular encefálico e outros problemas circulatórios.

Embora o mecanismo primário pelo qual a rHuEPO aumenta o desempenho de *endurance* seja a alteração da massa eritrocitária, outras ações da EPO também aumentam as capacidades de *endurance*. Por exemplo, em ratos, a administração de EPO isoladamente ou associada com corrida em esteira rolante resulta não só em hematócrito aumentado, mas também em:

- Concentrações aumentadas de enzimas metabólicas (citocromo c oxidase, citrato sintase, fosfofrutoquinase)
- Mudanças contráteis musculares (cadeias pesadas de miosina lentas aumentadas associadas às fibras musculares do tipo I).[29]

Os efeitos da administração de EPO e do treinamento de *endurance* em ratos sobre esses fatores são aditivos. Isso significa que os ratos que receberam EPO e não se exercitaram apresentaram mudanças positivas em todos os fatores anteriores, enquanto aqueles que receberam EPO e se exercitaram mostraram respostas ainda maiores em todos os fatores mencionados anteriormente. No entanto, uma recente mesa-redonda de cientistas reunidos na 17ª Conferência da European Society for Clinical Hemorheology and Microcirculation questionou a crença comum de que "o aumento da concentração de hemoglobina circulante é o segredo para melhorar o desempenho no esporte".[51] Assim, os outros efeitos da EPO, como concentrações enzimáticas nos músculos ou fator neurotrófico relacionado à tolerância ao estresse, podem ser importantes para melhorar o desempenho.

Suplementação de oxigênio

A **suplementação de oxigênio** se refere ao aumento do conteúdo de oxigênio ou da pressão barométrica do ar inspirado, e ambos aumentam a pressão parcial de oxigênio. O aumento da pressão parcial de oxigênio potencialmente aumenta o oxigênio carreado pelo sangue e, desse modo, o oxigênio disponível para o metabolismo aeróbio. A suplementação de oxigênio poderia ser feita imediatamente antes, durante ou imediatamente após uma sessão de exercícios. Alguns atletas profissionais, como os jogadores de futebol americano, utilizam a suplementação de oxigênio durante os jogos acreditando que ela aumentará o desempenho ou ajudará a recuperação.

A suplementação de oxigênio imediatamente antes de uma carga de trabalho poderia ajudar no desempenho por aumentar a concentração de oxigênio na circulação sanguínea, o que poderia reduzir a dependência das fontes de energia anaeróbias no início da atividade. A curva de dissociação da oxi-hemoglobina (Capítulo 7) assegura que, em altitudes próximas ao nível do mar, as hemácias estejam próximas a 100% de saturação de oxigênio. Assim, o oxigênio suplementar em altitudes próximas ao nível do mar seria de pouco valor para aumentar a saturação de oxigênio da hemoglobina. O oxigênio suplementar pode aumentar levemente o oxigênio dissolvido no plasma. Entretanto, como existe pouco oxigênio dissolvido no plasma, a elevação teria um valor mínimo no aumento da disponibilidade de oxigênio.

O oxigênio suplementar imediatamente após uma carga de trabalho potencialmente ajuda a recuperação (Capítulo 3) pelo aumento do oxigênio disponível para o metabolismo aeróbio durante a recuperação (EPOC). Porém, uma pesquisa demonstrou que, assim como a suplementação de oxigênio imediatamente antes de uma carga de exercícios em altitudes próximas ao nível do mar, a suplementação imediatamente após uma carga de trabalho afetaria minimamente a disponibilidade de oxigênio para o metabolismo aeróbio. Respirar 100% de oxigênio ou ar normal durante 4 minutos após uma corrida de esteira rolante até a exaustão com duração de aproximadamente 6 minutos não resultou em concentrações sanguíneas de lactato menores, indicando que não há diferença na taxa de recuperação do exercício, após os 4 minutos de recuperação.[126] Também não houve diferença na duração de uma segunda corrida até a exaustão (aproximadamente 2 minutos) após o período de recuperação com respiração de ar normal ou de 100% de oxigênio. Embora as informações disponíveis sejam mínimas, elas realmente indicam que respirar 100% de oxigênio em um período de recuperação não ajuda na recuperação ou no desempenho na próxima carga de trabalho.

Sabe-se há bastante tempo que a suplementação de oxigênio durante o exercício melhora o desempenho. Em 1954, o mesmo ano em que Roger Bannister se tornou a primeira pessoa a correr 1,6 km em menos de 4 minutos, esse médico corredor, que também era um notável cientista, demonstrou que o aumento do percentual de oxigênio no ar acima dos 21% normais aumenta o tempo de corrida até a exaustão.[8] Em ciclistas de estrada bem treinados, em ciclistas *off-road* e em triatletas, o aumento do percentual de oxigênio no ar que é inspirado em altitudes moderadas (1.860 metros) também aumenta o desempenho.[121,122] Os atletas realizaram seis intervalos de ciclismo enquanto completavam uma quantidade de trabalho fixa (100 quilojoules), com o objetivo de completar os intervalos o mais rápido possível. O tempo médio total necessário para completar os seis intervalos quando se inspiravam 21% de oxigênio foi de seis minutos e 17 segundos. Quando eram respirados 26 e 60% de oxigênio, o tempo médio total necessário diminuiu em 5 e 8%, respectivamente. Vale mencionar que os 26% de oxigênio resultam na mesma pressão parcial de oxigênio (pressão barométrica × percentual de oxigênio) do que ao nível do mar na altitude em que os intervalos foram realizados.

Alguns atletas que vivem e treinam em altitudes moderadas ou mais altas durante períodos longos perdem a capacidade de manter o ritmo de corrida do nível do mar porque sofrem perda das adaptações periféricas e neuromusculares. O oxigênio suplementar pode ser utilizado durante sessões de treinamento em altitudes moderadas para compensar a perda da capacidade de manter o ritmo de corrida do nível do mar e, assim, ajudar a aumentar o desempenho no nível do mar após o treino em altitude.[121,122] O oxigênio suplementar durante as séries de treinamento em altitude comprovadamente beneficia o desempenho no nível do mar em remadores de elite,[87] atletas de *endurance*[93] e velocistas.[89] Assim, embora o oxigênio suplementar antes ou após uma série de exercícios possa não mudar significativamente o desempenho, o uso do oxigênio suplementar durante o treinamento em altitude parece ter valor para a melhora do desempenho no retorno ao nível do mar.

> **Revisão rápida**
>
> - O aporte suplementar de oxigênio aumenta potencialmente o oxigênio disponível para o metabolismo aeróbio durante a atividade e para o processo de recuperação
> - O uso de transfusões quando o sangue é armazenado adequadamente e quando hemácias suficientes são infundidas resulta em aumento da contagem de hemácias e do volume sanguíneo, que aumentam significativamente as capacidades aeróbias e o desempenho
> - O uso de EPO não só consegue aumentar a contagem de hemácias, as capacidades aeróbias e o desempenho de *endurance*, mas também exerce efeitos colaterais graves
> - A suplementação de oxigênio entre as séries de trabalho parece ser de pouco valor na ajuda da recuperação e no desempenho em séries de trabalho subsequentes. Entretanto, ajuda a manter a intensidade do treinamento quando se treina em altitude, melhorando o desempenho de *endurance* no retorno ao nível do mar.

SUPLEMENTOS QUE RETARDAM A FADIGA

Muitos tipos diferentes de suplementos têm sido utilizados para limitar a fadiga e aumentar o desempenho, e o sucesso depende das condições específicas do esforço do exercício. Esses tipos de suplementos tipicamente tamponam a acidez resultante do metabolismo e retardam a ocorrência de fadiga. Esses suplementos funcionam em algumas situações, mas não em outras, com base nos efeitos exatos do suplemento nos mecanismos que resultam na fadiga no complexo processo da fadiga.[103]

Óxido nítrico

O **óxido nítrico** (NO) é uma molécula sinalizadora que afeta numerosos processos fisiológicos, incluindo vasodilatação, regulação do fluxo sanguíneo, respiração mitocondrial e contratilidade muscular.[15,104] A meta principal da suplementação que eleva os níveis de NO é aumentar o fluxo sanguíneo e o aporte de oxigênio, nutrientes e outras substâncias ao tecido muscular. Os efeitos benéficos para a saúde da suplementação de NO incluem pressão arterial reduzida. Existem, pelo menos, duas vias para a síntese de NO: a via do óxido nítrico sintase (NOS) e a via independente da NOS. Na via da NOS, a L-arginina é oxidada a NO pelas várias enzimas NOS.[104] A via independente da NOS reduz nitrato a nitrito e, subsequentemente, nitrito a NO. Devido às duas vias, há dois grupos diferentes de suplementos dietéticos que alegadamente elevam os níveis de NO; os suplementos de citrulina e L-arginina atuam pela via independente da NOS.

A L-citrulina é um aminoácido não essencial e precursor para a síntese de arginina. Acredita-se que a suplementação de L-citrulina seja mais efetiva que a suplementação de L-arginina para aumentar a concentração plasmática de arginina.[52] Todavia, há poucas evidências de que a suplementação de L-citrulina possa aumentar a síntese de NO ou o desempenho atlético.[106] Na verdade, já foi constatado que a suplementação de L-citrulina reduz o tempo para chegar à exaustão durante uma corrida incremental em esteira rolante, indicando redução do desempenho no exercício.

A L-arginina, um aminoácido condicionalmente essencial, é oxidada pela NOS para produzir NO. Como tal, numerosas pesquisas examinaram os efeitos da suplementação de L-arginina no desempenho de exercícios aeróbios e anaeróbios. Até o momento, os resultados têm sido muito ambíguos, com estudos descobrindo tanto efeitos ergogênicos como sua ausência.[15] Uma revisão recente dos suplementos de NO concluiu que há algumas evidências de que a L-arginina melhore o desempenho aeróbio e anaeróbio em indivíduos moderadamente treinados e não treinados, mas não há evidências de que a L-arginina consiga melhorar o desempenho de atletas bem-treinados.[15]

Os nitratos dietéticos, que são naturalmente encontrados em legumes, como beterraba, espinafre, aipo e rúcula, também elevam os níveis de NO. Após serem ingeridos, os nitratos entram na circulação enterossalivar e concentram-se nas glândulas salivares. As bactérias da boca reduzem os nitratos a nitritos, que então são engolidos com a saliva. No estômago, os nitritos interagem com o ambiente ácido, produzindo ácido nitroso, que é decomposto em NO.[75] A concentração plasmática de nitrato geralmente atinge seu máximo cerca de 1,5 hora após a ingestão,[110] enquanto as concentrações plasmáticas de nitrito são atingidas em cerca de 3 horas.[66] A quantidade de nitrato ingerida afeta a cronologia da resposta; assim, quanto maior for a dosagem de nitrato, mais tempo levará para que as concentrações atinjam seu máximo. Dessa forma, recomenda-se que suplementação seja realizada 1,5 a 3 horas antes da atividade.[127]

A maioria das pesquisas até o momento usou suco concentrado da raiz da beterraba como fonte de nitratos dietéticos com doses de aproximadamente 5 a 10 mmol de nitrato por dia. Observaram-se melhoras do desempenho tanto no exercício aeróbio como anaeróbio após ingestão crônica e aguda.[111]

A suplementação de nitrato resultou em pressão arterial reduzida em repouso e durante exercícios de *endurance*, consumo reduzido de oxigênio, redução do acúmulo de fosfato inorgânico, maior capacidade de exercício e maior eficiência contrátil do músculo, resultando em menor gasto de ATP no exercício.[7,8,73] Além disso, a pesquisa mostrou que a suplementação de nitrato consegue atenuar os efeitos prejudiciais da hipoxia na capacidade de exercício.[112] Os benefícios ergogênicos da suplementação de nitrato traduziram-se em melhorias no desempenho do ciclismo, remo e corrida em várias durações e em testes de *sprint* repetidos.[19,72,85,128] Estudos em animais revelaram maior absorção de cálcio pelos músculos, resultando em maior força contrátil.[54] Dessa maneira, tanto a suplementação de nitrato como a de NO comprovadamente melhoram o desempenho aeróbio e anaeróbio.

Tamponamento do sangue

O corpo regula finamente o pH sanguíneo, mas, em condições de fadiga ou de exercício extremo, o pH do sangue cai da faixa normal do pH de 7,35 a 7,45. O exercício causará diminuição do pH do sangue, e o exercício intenso produz um pH sanguíneo de aproximadamente 7,1 (o músculo pode chegar a um pH de 6,4). Em alguns casos, o pH sanguíneo pode diminuir ainda mais em atletas com alto condicionamento anaeróbio. A diminuição do pH é causada pela produção metabólica de íons hidrogênio e outros ácidos, como o ácido láctico, o ácido pirúvico e o ácido acético. Entretanto, um aumento da acidez depende não só da produção de ácidos, mas também dos sistemas de tamponamento ou **tampões sanguíneos**.[98] O sistema de tamponamento do bicarbonato é o sistema de tamponamento mais importante do sangue e ajuda a manter um pH constante. No sangue e nos líquidos corporais, o composto envolvido com o sistema de tamponamento do bicarbonato é o bicarbonato de sódio.

Podem ocorrer várias reações envolvendo o íon bicarbonato que afetam o pH sanguíneo:

1. O íon bicarbonato é realmente a base conjugada do ácido carbônico:

$$H^+ + HCO_3^- \leftrightarrow [H_2CO_3]; pKa = 6{,}14 \quad (1)$$

[Reação ácido-base não enzimática]

2. Porém, o ácido carbônico é convertido rapidamente em CO_2 e água pela anidrase carbônica, tornando-se uma espécie benigna:

$$[H_2CO_3] \leftrightarrow CO_2 + H_2O; pKa = 6{,}14 \quad (2)$$

[Reação enzimática]

3. Os produtos da reação da anidrase carbônica, que são água e CO_2, são benignos. A água pode ser absorvida pelos sistemas corporais e o CO_2 pode ser expirado.

4. HCO_3^- e H^+ podem ser regulados por mecanismos fisiológicos que atuam nos rins.

Uma revisão abrangente examinou os mecanismos subjacentes ao uso do bicarbonato de sódio como recurso ergogênico para ajudar a tamponar os efeitos dramáticos do exercício no pH sanguíneo e como isso pode ser traduzido em aumento de desempenho.[81] Tipicamente, a dose usada é de 0,3 g/kg de massa corporal. Muitos efeitos colaterais, como diarreia, limitam a aplicabilidade do uso de doses mais altas.[103] Como mostra essa revisão, os efeitos no desempenho são determinados pela dose, pela cronologia da ingestão e pela indução de tolerância. Aproximadamente 10% das pessoas não toleram a suplementação com bicarbonato. Além disso, a desidratação e a suscetibilidade associada ao estresse de calor são fatores que precisam ser monitorados. Entretanto, a suplementação com bicarbonato de sódio pode ser efetiva para aumentar vários tipos de desempenho em que a diminuição do pH sanguíneo poderia estar associada ao processo de fadiga.[25, 81] Os efeitos do bicarbonato no desempenho podem ser pequenos, mas são significativos. A Tabela 15.1 mostra as respostas típicas em diferentes tipos de atividades. O desempenho de exercícios de alta intensidade parece melhorar com a ingestão de bicarbonato, conforme observado em uma metanálise recente, em cerca de 1,7%, o que no nível de elite de competição pode ser muito significativo, quando, em muitos esportes, a diferença do vencedor são centésimos ou milésimos de segundo.[26] A ingestão de bicarbonato também irá impactar outros sistemas fisiológicos que podem influenciar o desempenho ou ser terapêutica em várias populações de pacientes, mas realmente apresenta efeitos colaterais (Boxe 15.1).

Carga de fosfato

Embora seja um tampão de pH menor no músculo esquelético, o fosfato inorgânico contribui para os mecanismos de tamponamento. Outros tampões no músculo esquelético incluem o aminoácido histidina e a carnosina. Se os níveis intracelulares e extracelulares de fosfato estiverem aumentados, mais fosfato estará disponível para o metabolismo aeróbio e para uso como tampão (como o bicarbonato). (Lembre-se de que a produção aeróbia de trifosfato de adenosina [ATP] requer hidrogênio e, desse modo, diminui a acidez.) Isso levou ao conceito do uso de um suplemento que contenha P_i para aumentar esses processos. Existem poucos resultados sobre esse tipo de suplemento nutricional, e sua eficiência é limitada pela regulação altamente controlada do fosfato inorgânico pelos rins. Em um estudo de Kraemer et al., ciclistas de estrada altamente treinados realizaram quatro testes de arrancada de pedalada de 30 segundos (teste de Wingate) separados por dois minutos, com ou sem suplemento com múltiplos tampões contendo predominantemente fosfato inorgânico, bicarbonato e carnosina.[69] Os principais achados foram que esse suplemento dietético não afetou o equilíbrio acidobásico e não melhorou os desempenhos nos testes de Wingate. Parece que ele ajudou em alguns marcadores de recuperação entre os testes (níveis aumentados de 2,3-DPG depois do exercício e da razão 2,3-DPG/Hb). Então, a carga de fosfato não parece ser uma maneira muito efetiva de aumentar o desempenho de alta intensidade.

Beta-alanina

A **beta-alanina** é um aminoácido não essencial e não proteogênico que serve como um precursor para a síntese de carnosina e outros dipeptídios que contenham histidina (HCDs).[27] A carnosina é uma dipeptídio composto de beta-alanina e histidina que é altamente concentrado devido a sua rápida degradação pela carnosinase no sangue.[27] Embora a beta-alanina tenha poucos ou nenhum benefício ergogênico, ela aumenta as concentrações de carnosina intramuscular que podem melhorar a capacidade de tamponamento do íon hidrogênio.[61] Como resultado, a suplementação com beta-alanina pode aumentar a capacidade de trabalho, retardando o início da acidose metabólica.

A beta-alanina é produzida endogenamente no fígado a partir de pirimidinas, como timina, citosina e uracila[27] e liberada no sangue. A beta-alanina é transportada pelo sangue para os músculos onde se liga à L-histidina para formar a carnosina. A síntese de carnosina intramuscular é limitada pela disponibilidade de beta-alanina no sangue, visto que as concentrações intracelulares de L-histidina e da enzima de síntese, carnosina sintetase, são relativamente elevadas.[27,61] Como consequência, a suplementação com beta-alanina resulta em aumentos da carnosina intramuscular de até 80% em um período de 10 semanas.[56]

O efeito ergogênico da carnosina deve-se à capacidade de tamponamento do seu anel de histidina.[27] Como o pH de uma célula muscular pode cair do seu nível de repouso de 7,1 para aproximadamente 6,4 com exercício físico intenso,[53] a histidina ligada funciona como um tampão efetivo contra o acúmulo de íons H^+, e o desempenho associado diminui.

A dose ideal de beta-alanina ainda precisa ser esclarecida e pode depender das concentrações iniciais de carnosina intracelular, bem como da massa corporal. Foram mostrados aumentos da carnosina com doses baixas de 1,2 g/dia, mas a maioria das investigações que descobriram benefícios para o desempenho usou doses entre 4 e 6 g/dia distribuídas ao longo do dia. No entanto, nenhum estudo usou doses maiores do que 6,4 g/dia.[27,61]

Uma metanálise concluiu que a beta-alanina melhora significativamente o desempenho em exercícios que duram entre 60 e 240 segundos ou entre 1 e 4 minutos. Estudos nesta metanálise usaram predominantemente testes de graduação no circloergômetro e *sprints* repetidos de ciclismo, que mostraram melhora do desempenho relativo ao tempo de, em média, 3%; no entanto, observou-se um aumento da capacidade no exercício físico de até 12%. As investigações avaliadas na metanálise não mostraram efeito ergogênico significativo para o exercício físico com duração inferior a 60 segundos.[57]

Em uma investigação dos efeitos da suplementação com beta-alanina no desempenho de exercícios de resistência, os indivíduos tentaram realizar 6 séries de 12 repetições com 70% de 1 RM de agachamento antes e após 4 semanas de suplementação com beta-alanina. Os indivíduos que ingeriram beta-alanina aumentaram significativamente o número de repetições realizadas de 41,7 ± 8,5 para 51,3 ± 9,5, enquanto os indivíduos de controle não mostraram qualquer aumento, realizando 41,7 ± 7,3 e 42,0 ± 4,1 repetições pré e pós-suplementação.[59] No exercício de *endurance*, não foi demonstrado qualquer benefício ergogênico, visto que a acidose metabólica raramente é um fator determinante do desempenho. No entanto, pode-se levantar a hipótese de que a suplementação pode aumentar o "tiro" no final de alguns eventos de *endurance*. Devido à capacidade de tamponamento da beta-alanina, esta é um recurso ergogênico efetivo nas atividades anaeróbias, mas tem pouco ou nenhum valor nas atividades aeróbias.

Tabela 15.1 Exemplos selecionados dos efeitos do bicarbonato de sódio no desempenho.

Autor	Modo de exercício ou exercício específico de esporte	Dose (g/kg de massa corporal)	Tempo de carregamento antes do exercício	Efeito ergogênico relatado
Exercício de série única				
Hobson et al., 2014	Teste de tempo no remoergômetro (2.000 m)	0,3	Antes do teste	Mais rápido nos 3º e 4º 500 m
Siegler et al., 2013	120% de força máxima em 30 segundos	0,3	Logo antes do exercício, múltiplas ingestões 90 a 30 minutos antes do teste	Taxa mais elevada de desenvolvimento de força
Driller et al., 2013	Tempo para 2.000 m, geração de força máxima e força no limiar de lactato 4 mmol/ℓ	0,3	60 minutos antes do exercício para 4 semanas de treinamento de remada	Nenhuma diferença encontrada em comparação com o grupo do placebo
Carr et al., 2013	Protocolo para exercício de resistência pesado	0,3	60 minutos antes	Mais repetições e trabalho realizados
Wu et al., 2010	Escores de consistência de rebatida *forehand* em uma partida simulada de tênis	0,3	Antes da partida e 0,1 g/kg após a 3ª partida	Nenhum declínio na consistência das rebatidas
Lindh et al., 2008	Natação de 200 m livres	0,3	60 a 90 minutos	↓ Tempos médios de desempenho nos ensaios com $NaHCO_3$ (cerca de 1 segundo)
Siegler et al., 2007	Ciclismo até a exaustão a 120% da PPM	0,3	60 minutos	Nenhuma diferença no TAE
Robergs et al., 2005	Ciclismo até a exaustão a 110% da PPM	0,2 $NaHCO_3$ + 0,2 Citrato de sódio	60 minutos	Nenhuma diferença no TAE
Van Montfoort et al., 2004	Corrida até a exaustão (faixa de 19 a 23 km/h)	0,3 $NaHCO_3$ ou 0,525 Citrato de sódio ou 0,4 Lactato de sódio	90 minutos	↑ no ensaio de $NaHCO_3$ (cerca de 2,7%) ↑ no ensaio de Citrato de sódio (cerca de 2,2%) ↑ no ensaio de Lactato de sódio (cerca de 1,0%)
Raymer et al., 2004	Exercício com antebraço até a fadiga	0,3	90 minutos	↑ do TAE e da PPM no ensaio de $NaHCO_3$ (cerca de 12%)
Gordon et al., 1994	Teste de Wingate de 90 segundos a 0,05 kg/kg de massa corporal	0,3	45 minutos	Nenhuma diferença
Exercícios com séries múltiplas				
Saunders et al., 2014	3 séries de 5 *sprints* repetidos de 6 segundos	0,3	Diariamente durante 4 semanas	Nenhum efeito
Mueller et al., 2013	Cinco testes de ciclismo de carga constante com força máxima até exaustão voluntária por 5 dias consecutivos	0,3	Antes de cada dia	Aumento de 23,5% no tempo até exaustão
Matsuura et al., 2007	Dez SR de 10 segundos separadas por recuperação passiva (faixa de 30 a 360 segundos)	0,3 dividido em seis períodos de ingestão a cada 10 minutos	60 minutos	Nenhuma diferença no pico ou na média de produção de potência
Artioli et al., 2007	Desempenho simulado de judô (medido em número de arremetidos)	0,3	120 minutos	5,1% mais arremetidas no ensaio de $NaHCO_3$, bem como na potência média ↑ no teste de Wingate para os membros superiores
Mero et al., 2004	Natação intervalada (2 × 100 m com 10 minutos de descanso passivo entre os intervalos)	0,3	60 minutos	↓ no segundo tempo de natação no ensaio de $NaHCO_3$ (cerca de 0,9 segundos)[a]

(Continua)

Tabela 15.1 Exemplos selecionados dos efeitos do bicarbonato de sódio no desempenho. (*Continuação*)

Autor	Modo de exercício ou exercício específico de esporte	Dose (g/kg de massa corporal)	Tempo de carregamento antes do exercício	Efeito ergogênico relatado
Bishop et al., 2004	Série de 6 SR (taxa de trabalho para descanso de 4:1)	0,3	90 minutos	↑ no trabalho total e no trabalho e na PP nas séries de *sprints* 3 a 5
Aschenbach et al., 2000	Oito intervalos de 15 segundos de exercício máximo com o antebraço (20 segundos de recuperação ativa entre as séries)	0,3	Dividido em doses iguais de 90 e 60 minutos	Nenhuma diferença
	Desempenho de *endurance*			
Bishop e Claudius, 2005	Dois tempos de 36 minutos de atividade específica de hóquei intermitente	0,2 duas vezes	Dividido em 90 e 20 minutos	Nenhuma diferença no trabalho total em 72 minutos; ↑ no trabalho realizado em 7 de 18 *sprints* de meio segundo
Price et al., 2003	Dois ensaios de 30 minutos de ciclismo intermitente	0,3	60 minutos	↑ na média relatada de PP durante esforços de *sprint* máximo
Stephens et al., 2002	30 minutos de ciclismo contínuo a cerca de 70% do $\dot{V}O_{2máx.}$ seguidos por uma corrida de desempenho (tempo para completar 469 ± 21 kJ de trabalho)	0,3 (60 minutos de tempo de ingestão)	90 minutos	Nenhuma diferença no desempenho
	Carga crônica			
Douroudos et al., 2006	30 segundos de Wingate (0,075 kg/kg de massa corporal)	0,5 por 5 dias 0,3 por 5 dias	Nenhum no dia do teste	↑ da potência média apenas em 0,5 g de $NaHCO_3$
Edge et al., 2006	6 a 12 intervalos de 2 minutos de ciclismo a 140 a 170% do LL (além do treinamento regimentar)	0,2 duas vezes	90 e 30 minutos	↑ no desempenho no LL após 8 semanas de treinamento com $NaHCO_3$

[a]Uso adicional de suplementação de creatina (Cr), mas não houve ensaio apenas com Cr na metodologia.
PPM: produção de potência máxima; PP: produção de potência; TAE: tempo até a exaustão; SR: série repetida; LL: limiar de lactato.
Adaptada com permissão e modificada de: McNaughton LR, Siegler J, Midgley A. Ergogenic effects of sodium bicarbonate. *Curr Sports Med Rep*. 2008;7(4):230-236.

Boxe 15.1 Mais a explorar
Palatabilidade dos suplementos de bicarbonato

O uso de suplementos de bicarbonato tem sido tentador, tendo em vista sua influência primária na fadiga e sua capacidade de manter os níveis de ATP na musculatura esquelética – isto é, acidose. No entanto, há necessidade de suplementos de bicarbonato mais palatáveis. Os efeitos colaterais de se usar o bicarbonato como um suplemento não podem ser ignorados.[2] Por exemplo, apenas misturar o que seria uma óbvia fonte de bicarbonato de sódio com água seria nada palatável para a maioria dos indivíduos, resultando em náuseas e em um grave desequilíbrio do pH gástrico. Sinais/sintomas, incluindo náuseas, epigastralgia e vômitos, associados a desconforto gastrintestinal, podem ser observados em vários níveis de gravidade em indivíduos que usam esse recurso ergogênico. Cápsulas de bicarbonato e um volume adequado de água flavorizada foram usados em várias investigações para reduzir os efeitos colaterais.[1] A ingestão concomitante de alimentos e bicarbonato também tem sido usada para aliviar os sinais/sintomas. Muitas vezes, esse suplemento é ingerido em volumes menores em um período de 90 a 150 minutos para promover sua aceitação. A introdução cuidadosa do suplemento em um período de 2 a 5 dias também tem sido utilizada para se acostumar ao suplemento. Quando há várias competições, o uso de doses repetidas do suplemento de bicarbonato também pode estimular a ocorrência de efeitos colaterais não observados quando do uso de uma dose única. Exceto por alguns estudos com beta-alanina,[3] ainda não foram realizados muitos estudos dos múltiplos efeitos colaterais consequentes ao uso simultâneo de vários suplementos e medicamentos legais. A suplementação com bicarbonato realmente melhora o desempenho de alta intensidade a curto prazo, mas apresenta efeitos colaterais que comprometem o desempenho.

Referências

1. Cameron SL, McLay-Cooke RT, Brown RC, Gray AR, Fairbairn KA. Increased blood pH but not performance with sodium bicarbonate supplementation in elite rugby union players. *Int J Sport Nutr Exerc Metab*. 2010;20(4):307–321.
2. Carr AJ, Slater GJ, Gore CJ, Dawson B, Burke LM. Effect of sodium bicarbonate ion [HCO3-], pH, and gastrointestinal symptoms. *Int J Sport Nutr Exerc Metab*. 2011;21(3):189–194.
3. Tobias G, Benatti FB, de Salles Painelli V, et al. Additive effects of beta-alanine and sodium bicarbonate on upper-body intermittent performance. *Amino Acids*. 2013;45(2):309–317.

Revisão rápida

- O óxido nítrico (NO) é uma molécula sinalizadora que afeta vários processos fisiológicos, incluindo vasodilatação, regulação do fluxo sanguíneo, respiração mitocondrial e contratilidade muscular, que parecem mediar as melhoras no desempenho de exercícios de *endurance* e nos *sprints* repetidos de ciclismo
- O bicarbonato de sódio age como um tampão e pode resultar em pequenos, mas significativos, aumentos do desempenho
- A carga de fosfato age como um tampão, mas não parece influenciar a capacidade de realizar atividade física de alta intensidade
- A beta-alanina age como um tampão e pode melhorar o desempenho em eventos que duram entre 1 e 4 minutos

HORMÔNIOS

Os hormônios surgem naturalmente no corpo. Alguns hormônios afetam a síntese proteica muscular e o uso de substratos metabólicos, resultando possivelmente em aumento da massa muscular. Essa massa muscular aumentada resulta potencialmente em força máxima aumentada. Isso faz com que alguns hormônios sejam atrativos como possíveis recursos ergogênicos aos atletas. A ingestão de hormônios também é utilizada para controlar o ciclo menstrual, o que também poderia afetar o desempenho físico. Anteriormente já foi discutida a maneira como os hormônios exercem suas influências sobre as funções corporais (Capítulo 8), então não será extensivamente comentada aqui. Os possíveis efeitos dos hormônios utilizados mais comumente por atletas sobre o desempenho físico serão discutidos na próxima seção (ver também Boxe 15.2).

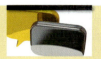

Boxe 15.2 Visão do especialista

Uso de compostos relacionados com esteroides anabólicos pelos atletas e hormônio do crescimento humano

NICHOLAS A. RATAMESS, PhD, FNSCA, CSCS*D

Department of Health and Exercise Science
The College of New Jersey
Ewing, NJ

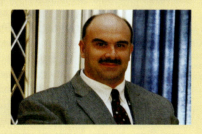

Muitos atletas já usaram esteroides androgênicos anabólicos (EEA), compostos de testosterona (CT) e *designer drugs*, pró-hormônios/esteroides, hormônio do crescimento humano (hGH) e fator de crescimento semelhante à insulina 1 (IGF-1), fatores liberadores de testosterona e hormônio de crescimento (GH) e, em alguns casos, moduladores seletivos do receptor do andrógeno (SARMs) em várias formas para melhorar o desempenho.[1,2,7] Embora todas sejam substâncias proibidas, elas ainda são ilegalmente usadas e abusadas por inúmeros atletas.[2,6] Outrora, os usuários predominantes dessas drogas eram atletas de força e potência.[2] No entanto, seu uso foi agora difundido conforme evoluíram as práticas de treinamento de força e condicionamento, e atletas da maioria dos esportes sabidamente usaram esses agentes anabólicos.

Os EEAs são derivativos sintéticos da testosterona, enquanto os compostos de testosterona incluem variações do hormônio para prolongar a meia-vida, a cinética sistêmica e a potência. A testosterona pode ser incluída em várias formulações, incluindo injetável, creme, bucal, gel, transdérmica e implante. Pró-hormônios/esteroides são precursores na síntese da testosterona ou de outros esteroides. Embora alguns pró-hormônios/esteroides sejam agora proibidos e não possam ser vendidos sem receita médica (ou seja, androstenediol, androstenediona e compostos correlatos), outros suplementos atualmente "legais" apareceram (p. ex., 1-DHEA, 19-NOR DHEA). É provável que alguns desses novos compostos, em um futuro próximo, deixarão de ser de venda livre e só poderão ser adquiridos com receita médica.

Os efeitos androgênicos relacionam-se ao papel da testosterona no desenvolvimento de características sexuais secundárias e ao sistema genital. No entanto, muitos atletas tentam reduzir esses efeitos usando esteroides modificados quimicamente que diminuem os efeitos androgênicos, esteroides injetáveis ou outros medicamentos. Esteroides anabólicos possuem muitas propriedades ergogênicas e aumentam: (1) hipertrofia, *endurance*, potência e força musculares; (2) lipólise; (3) massa de tecido cardíaco; (4) capacidade de recuperação entre as malhações; (5) densidade mineral óssea; (6) armazenamento de glicogênio; (7) transmissão neural e mielinização; (8) eritropoese; (9) tolerância a dor e (10) agressividade.[2] No entanto, alguns efeitos colaterais potenciais incluem:[2,3,7] alterações do sistema genital, ginecomastia, acne, alopecia, retenção de líquido, aumento da libido, elevação dos níveis da pressão arterial e de LDL, redução dos níveis de HDL, depressão, alteração de humor, danos/anormalidades dos órgãos, enfraquecimento do tecido conjuntivo, comportamento violento ou agressivo, maiores concentrações de estrógeno, voz mais grave e anormalidades cardiovasculares.

A investigação de EEA é realizada por meio de análise da urina, usando cromatografia por líquido ou gás/espectrometria de massa e espectrometria de massa de alta resolução. O achado de metabólitos de EEA na urina indica uma falha no teste de medicamento. Para a detecção do uso de testosterona, um marcador comum é a razão entre a testosterona encontrada na urina e seu metabólito epitestosterona (razão

T:E). Uma razão > 4:1 (a razão média é 1:1) indica *doping* por um composto de testosterona. Sabe-se que os atletas "sabotam" os testes de drogas usando várias técnicas, incluindo diluição do volume de urina, contaminação das amostras de urina, uso de agentes de mascaramento, redução gradual ou descontinuação do uso de EEA quando se sabe a data do teste, uso de esteroides com tempo de detecção mais curtos, administração de epitestosterona para equilibrar a razão T:E e substituição de sua amostra de urina por outra. Embora não seja documentado, parece que muitos atletas estão cientes dessas práticas, as quais, sem dúvidas, resultaram em números muito baixos de testes positivos.[5,6]

O hormônio do crescimento (22 kDa, 191 aminoácidos) é liberado pela adeno-hipófise e apresenta várias funções anabólicas, lipolítica e de otimização do desempenho.[1,4] Embora já tenha sido identificada uma superfamília de isoformas de hormônio do crescimento,[1,4] é essa proteína com 22 kDa que está incluída no hGH farmacêutico. As propriedades anabólicas estimulam o crescimento da musculatura óssea e esquelética, mas também afetam outros órgãos principais, levando a possíveis efeitos colaterais adversos. O hGH recombinante tem sido usado clinicamente para tratar várias complicações. Os atletas, porém, têm perseguido o potencial anabólico do hGH desde o final dos anos 1980 e, desde então, essa substância tem sido usada e abusada por eles. Além do hGH, alguns atletas relataram ter feito uso de secretagogos do GH e compostos liberadores de GH, como hormônio liberador de hormônio do crescimento (GHRH) e análogos da grelina. Embora seu papel no anabolismo da musculatura esquelética ainda não seja claro, o hGH pode aumentar a força do tecido conjuntivo, o que se acredita possa reduzir o risco de lesões.

A maioria dos atletas que usam o hGH (em doses muito acima das recomendadas) confirma seus benefícios. Embora o hGH, por si só, já apresente alguma capacidade ergogênica, acredita-se que, quando combinado com EEA, CT e outras drogas anabólicas, seus efeitos são mais visíveis. Considera-se que o efeito sinergístico forneça maior potência anabólica do que quando isolado.

As injeções de hGH (vias intramuscular e subcutânea) são caras, de maneira que não é incomum observar uso/abuso de hGH em atletas profissionais ou naqueles com maior poder aquisitivo. Alguns atletas usam hGH na esperança de não serem pegos e devido aos seus efeitos ergogênicos. Os exames de urina não são suficientes para detectar hGH, porque ele é encontrado em concentrações ultrabaixas na urina (< 0,005% do GH produzido ou administrado exogenamente) e é muito variável.[1] Outros métodos para determinar o hGH foram propostos e testados, como determinação no sangue da razão entre GH de 22 kDa e outros secretagogos, IGF-1 e proteínas de ligação e biomarcadores, como pró-peptídios aminoterminais dos pró-colágenos dos tipos I e III (PINP e P-III-NP), pré-peptídio carboxiterminal (PICP), osteocalcina e telopeptídio de ligação cruzada carboxiterminal do colágeno do tipo I (ICTP).[1,2] Além disso, a pulsatilidade do GH, a variabilidade e a curta meia-vida do GH endógeno e/ou hGH exógeno administrado tornam a cronologia do exame de sangue importante, visto que o *doping* é mais provavelmente detectado apenas 1 a 2 dias após a última injeção.[1]

O uso de hGH pode levar a efeitos colaterais significativos, incluindo hipoglicemia, pressão arterial elevada, alteração dos perfis hormonais e da função da tireoide, resistência à insulina, retenção de líquido, órgãos aumentados, lesões renais e hepáticas, disfunção cardíaca, cefaleia e alterações de humor. O crescimento visível dos ossos (*acromegalia*) também é observado. O crescimento dos ossos na fronte, na mandíbula, nas mãos e nos pés é uma característica distintiva que indica o uso de hGH pelo atleta.

Referências

1. Baumann GP. Growth hormone doping in sports: a critical review of use and detection strategies. *Endocrine Rev*. 2012;33:155–186.
2. Hoffman JR, Kraemer WJ, Bhasin S, et al. Position stand on androgen and human growth hormone use. *J Strength Cond Res*. 2009; 23(5 suppl.):S1–S59.
3. Hoffman JR, Ratamess NA. Medical issues of anabolic steroids: are they over-exaggerated? *J Sports Sci Med*. 2006;5:182–193.
4. Kraemer WJ, Dunn-Lewis C, Comstock BA, Thomas GA, Clark JE, Nindl BC. Growth hormone, exercise, and athletic performance: a continued evolution of complexity. *Curr Sports Med Rep*. 2010;9(4):242–252.
5. Parkinson AB, Evans NA. Anabolic androgenic steroids: a survey of 500 users. *Med Sci Sports Exerc*. 2006;38:644–651.
6. Perry PJ, Lund BC, Deninger MJ, et al. Anabolic steroid use in weight-lifters and bodybuilders: an internet survey of drug utilization. *Clin J Sport Med*. 2005;15:326–330.
7. Ratamess NA. *Coaches Guide to Performance-Enhancing Supplements*. Monterey, CA: Coaches Choice Books, 2006.

Esteroides

Um revisão abrangente do uso de esteroides anabólicos e do hormônio do crescimento (GH) foi publicada em uma posição de destaque pela *National Strength and Conditioning Association*.[62] A testosterona tem propriedades tanto androgênicas (características sexuais secundárias) quanto anabólicas (para realizar ou promover o crescimento). A maioria das formas sintéticas de esteroide abusadas pelos atletas são formas do hormônio masculino testosterona (Figura 15.2). Por causa das muitas variações na testosterona disponíveis atualmente, utiliza-se agora o termo uso ou abuso de androgênios. Um androgênio é uma substância que estimula ou controla as características sexuais masculinas. Como discutido em detalhes no Capítulo 8, a testosterona é o principal hormônio, em homens, que estimula os caracteres sexuais secundários durante a puberdade e sinaliza os efeitos anabólicos com o treinamento físico. A testosterona estimula os efeitos anabólicos por intermédio do receptor de androgênios em um elemento regulatório do DNA da célula. As concentrações de testosterona são 20 a 30 vezes menores em mulheres do que nos homens. Embora ela ainda seja bastante efetiva e utilize os mesmos mecanismos, concentrações mais baixas fazem com que seu papel seja menos pronunciado. A baixa concentração em mulheres é um motivo para as mulheres que treinam naturalmente (p. ex., sem o uso de esteroides) não terem que se preocupar em ficar com músculos extremamente grandes. Entretanto, com tais concentrações baixas no corpo, o uso de androgênios sintéticos é extremamente efetivo em mulheres,

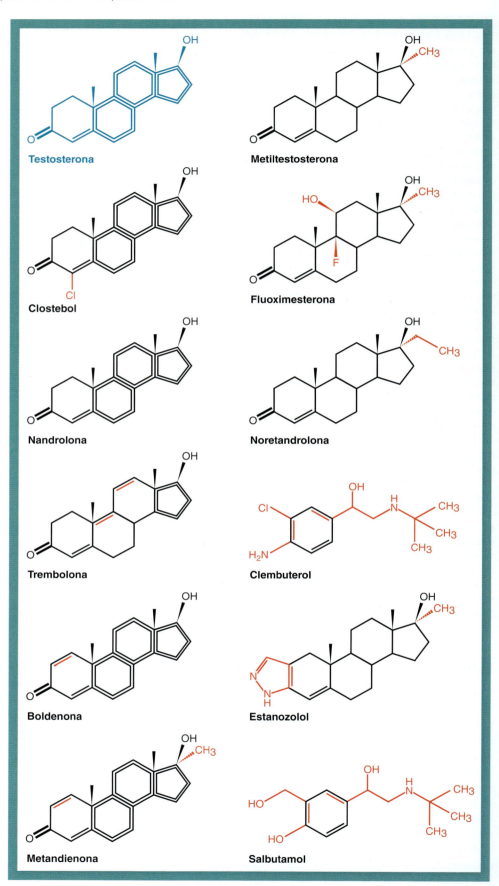

FIGURA 15.2 O hormônio sexual masculino testosterona (canto superior esquerdo) foi modificado de muitas maneiras. As modificações geralmente mantêm a estrutura de anel básica da testosterona e mimetizam suas ações fisiológicas.

promovendo mudanças em muitos tecidos corporais que podem ser irreversíveis (p. ex., características sexuais secundárias). Portanto, o uso de androgênios por mulheres tem consequências sérias.

Claramente, o uso de androgênios sintéticos com um programa de treinamento de resistência aumenta dramaticamente a força, a potência e o tamanho musculares. Além do mais, isso ajuda a aumentar a recuperação de um exercício e do esforço de uma competição. A combinação dos benefícios é bem conhecida por *coaches* e atletas e fez com que o uso dessas substâncias anabólicas fosse tentador por muitos anos.[62] Os efeitos colaterais e os riscos do uso de androgênios também são bem conhecidos e incluem a expulsão da competição por um período finito de tempo ou banidos para sempre e a perda do *status* de herói no seu esporte (p. ex., perda de indicações aos corredores da fama, retirada de títulos e medalhas, perda financeira causada pela suspensão dos patrocínios etc.). Entretanto, existem androgênios desenvolvidos mais recentemente, como a tetraidrogestrinona (THG), que não são detectados nos testes de substâncias utilizadas mais comumente pelas agências que realizam os testes de substâncias avançados até que alguns atletas já tenham utilizado esses androgênios. Adicionalmente, continua a busca por novas maneiras de escapar da detecção das substâncias anabólicas pelos testes de *doping*. Desse modo, o combate ao uso dessas substâncias ilegais no esporte continua a ser um desafio para os órgãos governamentais do esporte. Muitos dos efeitos colaterais dos diferentes tipos de androgênios foram vistos e relacionados com o tipo de androgênio sintético que foi objeto de abuso.[62] O National Institute of Drug Abuse, dos EUA, documentou alguns dos principais efeitos colaterais do uso de androgênios sintéticos; são eles:

- O abuso de esteroides pode levar a problemas de saúde sérios, ou mesmo irreversíveis. Entre os mais perigosos estão dano hepático, icterícia (pigmentação amarelada da pele, dos tecidos e dos líquidos corporais), retenção de líquidos, pressão arterial elevada, aumento do LDL-colesterol e diminuição do HDL-colesterol. Outros efeitos relatados incluem insuficiência renal, acne grave e tremores musculares. Além disso, existem efeitos colaterais específicos para o sexo e a idade:
  - Para homens – encolhimento dos testículos, contagem de espermatozoides reduzida, infertilidade, calvície, aumento das mamas e risco de câncer de próstata aumentado
  - Para mulheres – crescimento de pelos faciais, calvície de padrão masculino, mudanças ou cessação do ciclo menstrual, crescimento do clitóris, voz mais grave
  - Para adolescentes – comprometimento do crescimento por causa da maturação prematura do esqueleto e aceleração das mudanças da puberdade; os adolescentes correm o risco de não alcançar sua altura esperada se usarem esteroides anabolizantes antes do estirão de crescimento da adolescência
- Além disso, as pessoas que usam esteroides anabolizantes injetáveis correm um risco adicional de contraírem ou transmitirem qualquer doença por via sanguínea, incluindo HIV/síndrome da imunodeficiência adquirida (AIDS) ou hepatite, que causa danos sérios ao fígado.

Hormônio do crescimento humano

O hormônio do crescimento (GH), frequentemente chamado de hormônio do crescimento humano (HGH), quando na forma de suplemento passou a receber bastante atenção dos atletas nos últimos anos.[63] Com o aumento de sofisticação dos testes para uso de androgênios sintéticos, o HGH se tornou o fármaco de escolha entre alguns atletas na tentativa de obter alguns benefícios com uma substância anabólica. Entretanto, tem sido utilizado um teste para o uso do GH que foi desenvolvido há pouco tempo por entidades reguladoras dos desportos (Capítulo 8). Muitos *coaches* e atletas não estão cientes de que o HGH só pode ser administrado por meio de uma injeção e que ele deve ser mantido refrigerado ou se degradará, perdendo sua efetividade. Seu papel fisiológico é impulsionar o crescimento ósseo linear em crianças, por agir nas epífises (placas de crescimento) e na diferenciação dos osteoblastos, e por promover o metabolismo anabólico (formação de tecido), resultando em uma composição corporal alterada. As ações do GH incluem a síntese hepática e local e a liberação de seu principal mediador, o fator de crescimento semelhante à insulina-I (IGF-I). O GH compartilha alguns desses papéis com o IGF-I, o que quer dizer que o efeito direto do GH e/ou a produção local de IGF-I são necessários para o crescimento ótimo. Como discutido no Capítulo 8, o GH é uma família de polipeptídios e não um hormônio único. Entretanto, a forma de 22 kDa, com 191 aminoácidos, é a que é feita pelo DNA e é a que as companhias farmacêuticas produzem e modificam para o uso clínico. Muitas das ações do GH podem ser atribuídas a uma variação do GH, ou uma agregação do GH a proteínas ligadoras, fazendo, assim, com que o teste para o uso de GH seja desafiador do ponto de vista analítico e legal. Porém, como visto no Capítulo 8, um novo teste para *doping* de GH foi implementado pela World Anti-Doping Agency e tem sido utilizado para detectar o uso de GH por atletas.[68]

Com doses convencionais, foi mostrado que o HGH não parece ser uma substância anabólica efetiva para pessoas mais jovens ou um agente antienvelhecimento para os idosos, o que torna seu uso como um suspeito recurso ergogênico.[77,78] Contudo, um estudo de Graham *et al.* mostrou melhoras a curto prazo na produção de força muscular e no metabolismo de proteínas com o uso agudo de 6 dias por pessoas não treinadas.[50] Um estudo de Meinhardt *et al.*[83] avaliou a suplementação com HGH (2 mg/dia injetados por via subcutânea) durante 6 semanas em homens e em mulheres. Em outro estudo, esses mesmos autores, usando apenas homens, avaliaram os efeitos do GH e da testosterona (250 mg/semana injetados por via intramuscular) ou tratamentos combinados. Os autores disseram que "em primeiro lugar, a massa celular corporal basal foi correlacionada com todas as medidas de desempenho físico. Em segundo lugar, o hormônio do crescimento diminuiu significativamente a massa de gordura, aumentou a massa corporal magra por um aumento de água extracelular e aumentou a massa celular corporal quando administrado com testosterona. Em terceiro lugar, o hormônio do crescimento levou a melhoras estatisticamente significativas na capacidade de *sprint*, que não foram mantidas após o período de retirada de 6 semanas em um grupo misturado de homens e mulheres, e as melhoras foram maiores quando o hormônio do crescimento foi administrado com a testosterona em homens. Finalmente, mudanças na massa celular corporal não foram correlacionadas com as melhorias na capacidade de arranque, exceto quando o hormônio do crescimento foi administrado com a testosterona". A duração de uso e as doses de HGH utilizadas por atletas são difíceis de determinar.[68] Os benefícios ainda são ambíguos e podem não valer os riscos associados aos efeitos colaterais que acompanham seu uso, especialmente porque o impacto verdadeiro vem com o uso concomitante de testosterona. Os efeitos colaterais, especialmente de altas doses de HGH, incluem:

- **Acromegalia:** doença caracterizada por crescimento ósseo anormal e gigantismo. Interessantemente, muitos fisiculturistas precisam de cirurgia plástica para corrigir algumas das mudanças anatômicas, especialmente as mulheres (p. ex., intervenções em nariz e orelhas). Os efeitos colaterais relacionados com essa doença incluem:
  - Pele áspera, oleosa e espessa
  - Suor extremo e odor corporal
  - Pequenas protuberâncias no tecido da pele (acrocórdons)
  - Exaustão e fraqueza muscular
  - Voz grossa e rouca causada pelo espessamento das pregas vocais e seios paranasais
  - Ronco intenso devido à obstrução das vias respiratórias superiores
  - Comprometimento da visão; cefaleia
  - Língua aumentada de tamanho
  - Dor e mobilidade limitada das articulações
  - Irregularidades no ciclo menstrual
  - Fígado, coração, rins, baço e outros órgãos aumentados de tamanho
  - Aumento das dimensões torácicas (tórax em barril)
- **Hipoglicemia:** baixa concentração sanguínea da glicose. Algumas pessoas com hipoglicemia apresentam níveis elevados demais de insulina, que promove a captação de glicose pelas células. O GH estimula a liberação de glicose pelo pâncreas e a insulina medeia as baixas concentrações de glicose sanguínea pelo estímulo de sua entrada nas células
- **Distensão abdominal:** causada pelo aumento do tamanho dos órgãos internos
- **Síndrome do túnel do carpo:** compressão do nervo no punho, que causa dor, em decorrência de crescimento ósseo
- **Dor nas articulações:** isso pode ocorrer devido ao crescimento, que promove efeitos sobre o tecido conjuntivo das articulações.

Insulina

Como discutido no Capítulo 8, a insulina é importante para a reposição hormonal em pacientes cujo pâncreas não consegue produzir insulina (diabetes melito do tipo I) ou são resistentes à insulina (diabetes melito do tipo II). Os atletas utilizam essa substância para tentar melhorar a composição corporal ou seu desempenho com base em suas propriedades promotoras de crescimento, como um hormônio natural secretado em resposta às refeições e ao exercício. O papel principal do hormônio é a regulação rigorosa da glicose sanguínea. Ela é ajudada pelas ações do seu hormônio antagonista glucagon. Entretanto, ela também é vista como uma substância anabolizante, com poucos dados respaldando seu uso com esse propósito. Seus efeitos de mediação da síntese proteica nas células são devidos aos sistemas de sinalização mediados por receptores para o estímulo da síntese proteica, bem como pela captação de glicose. A efetividade desse hormônio como fármaco ainda não está clara por causa de seus efeitos dramáticos sobre o metabolismo de glicose e por sua redundância com outros hormônios anabólicos, que não são tão bem regulados. Os efeitos colaterais podem ser graves, e incluem estados hipoglicêmicos a longo prazo, morte causada por choque insulínico e dano encefálico.

Fatores de crescimento semelhantes à insulina

Como o GH, o IGF-I foi considerado um recurso ergogênico com base em seus papéis conhecidos no anabolismo do tecido muscular.[10] Como visto no Capítulo 8, seus múltiplos papéis em vários tecidos-alvo fazem com que seus efeitos colaterais sejam potencialmente dramáticos (p. ex., cânceres). Devido à sua relação com o GH, seu impacto negativo sobre a liberação e função normais de GH é comprometida.[44] Até o momento, existe pouco ou nenhum resultado experimental para avaliar a eficiência da suplementação de IGF-I em atletas.

Contraceptivos orais

O uso de contraceptivos orais (CCO) se tornou cada vez mais comum nas mulheres atletas, e atualmente estima-se que seja tão comum entre atletas quanto na população em geral.[14] Em grande parte, essa popularidade é atribuída aos refinamentos das doses e dos tipos de estrogênios e progesteronas (progestógenos) exógenos utilizados. Em geral, as doses utilizadas hoje em dia são muito menores do que as usadas quando os primeiros CCO se tornaram disponíveis, de modo que os efeitos secundários são, da mesma forma, menos pronunciados. Dependendo das doses e dos esteroides sexuais contidos neles, os CCO podem ser classificados em três categorias gerais: monofásicos, bifásicos ou trifásicos. Dos três, os CCO monofásicos e trifásicos são, sem dúvida, os mais prescritos atualmente. Os **anticoncepcionais orais monofásicos** são formulados de modo a manter os níveis de estrogênio e de progestógeno constantes durante todo o ciclo menstrual de 28 dias. Em contrapartida, os **anticoncepcionais orais trifásicos** apresentam três doses diferentes de estrogênio e, em geral, progestógeno para um ciclo de 28 dias. Como resultado, os níveis circulantes desses hormônios esteroides variam de acordo com o intervalo de 4 semanas. Visto que as mulheres podem responder de forma bastante diferente aos tipos específicos de CCO e existem muitas variações tanto dos CCO monofásicos quanto dos trifásicos, é difícil chegar a conclusões abrangentes a respeito do impacto dos CCO no desempenho atlético.

Uma preocupação primária nas usuárias de CCO é que eles podem causar retenção de água e, consequentemente, ganho de peso. De fato, relatos de sensação de distensão são comuns entre atletas e não atletas, não importa se os CCO são monofásicos ou trifásicos. Independentemente da consistência das reclamações sobre a sensação de distensão, as pesquisas indicam que o *status* do treinamento pode determinar se o ganho de peso ocorre de fato. Especificamente, a pouca pesquisa disponível sugere que mulheres treinadas podem apresentar um ganho ponderal significativo de até 2 kg no período de 6 meses, enquanto mulheres não treinadas não mostraram alteração no peso corporal.[88] Além disso, mudanças na composição corporal podem acompanhar o uso de CCO. Os CCO trifásicos, em particular, foram associados a uma porcentagem aumentada de gordura corporal quando ingeridos durante pelo menos 4 meses.[28,74] Essa massa de gordura aumentada, tipicamente entre 3 e 10%, pode ser problemática em esportes nos quais gordura e massa corporal mínimas resultam em melhora do desempenho, como corridas de distância e ginástica.

Visto que até mesmo a progesterona endógena sabidamente influencia a regulação da temperatura central, não é surpreendente que seu análogo sintético, o progestógeno, que é utilizado em CCO, também afete a temperatura interna de mulheres que dele fazem uso. De fato, quando as concentrações de progestógeno estão mais elevadas durante o ciclo de 28 dias da prescrição de CCO, a temperatura central também aumenta. Isso é mais óbvio quando são utilizados CCO trifásicos, em que as doses de progestógeno variam durante o intervalo de 28 dias. Já nos casos dos CCO monofásicos, em que a dose de progestógeno permanece inalterada, também fica estável a temperatura, mas em valores mais altos do que os controles que não receberam CCO. Em esportes em que a termorregulação adequada é essencial para o desempenho ótimo, como corrida de distância ou futebol, o aumento da temperatura central induzido pelo CCO pode ter efeitos prejudiciais. Algumas pesquisas, entretanto, parecem contradizer essa suposição. Armstrong *et al.* mostraram que as usuárias de CCO se adaptaram ao estresse do treinamento de *endurance* e à aclimatação ao calor tão bem quanto as mulheres que não tomavam CCO.[3]

Além da regulação da temperatura, outra área em que os CCO parecem exercer uma influência substancial é na utilização de substratos. Tanto no repouso quanto durante o exercício, usuárias de CCO treinadas e não treinadas apresentaram dependência aumentada dos lipídios para a produção de ATP e, como resultado, um efeito de conservação de glicogênio.[20,82] É claro que esse efeito de conservação de glicogênio seria vantajoso em eventos de longa duração, como a maratona. Porém, esse benefício ainda não foi confirmado cientificamente.

Nas mulheres que usam CCO monofásicos, nas quais o *status* endócrino dos esteroides sexuais é mantido constante durante todo o ciclo de 28 dias, pesquisas chegaram a resultados conflitantes a respeito dos CCO no $\dot{V}O_{2máx.}$. Embora um estudo que examinou a capacidade aeróbia máxima durante 6 meses tenha documentado uma diminuição significativa do $\dot{V}O_{2máx.}$ de aproximadamente 8%,[88] outro estudo que avaliou os efeitos a curto prazo (três semanas) dos CCO monofásicos não foram capazes de identificar variabilidade na capacidade aeróbia.[79] Além das diferenças na duração do uso de CCO, também é importante mencionar que as mulheres que apresentaram decréscimos da aptidão aeróbia eram fisicamente ativas, enquanto aquelas que não apresentaram não eram treinadas.

Ao contrário da falta de evidências em relação aos CCO monofásicos, o impacto dos CCO trifásicos na capacidade aeróbia máxima são bem claros. Uma pesquisa mostrou consistentemente que usuários de CCO trifásicos exibiram decréscimos significativos do $\dot{V}O_{2máx.}$.[28] Durante dois ciclos completos de CCO, a diminuição da capacidade aeróbia máxima foi de cerca de 5%, mas, após seis ciclos, constatou-se que era de aproximadamente 15%. Nesse ponto, os dados sugerem que os CCO monofásicos seriam mais adequados para as mulheres atletas de *endurance*.

Embora os CCO monofásicos não pareçam influenciar o desempenho anaeróbio, existem algumas evidências de que, quando se utilizam formulações trifásicas, o exercício *all-out* de curta duração é mais impressionante na fase do ciclo de 28 dias em que os níveis de estrogênio e de progestógeno estão mais baixos.[97] Foi sugerido que essas melhoras do desempenho anaeróbio estejam relacionadas com a capacidade de tamponamento do lactato e, assim, da regulação do pH nos músculos ativos.

Revisão rápida

- O uso de testosterona em conjunto com um programa de treinamento de resistência pode aumentar a força, a potência e o tamanho musculares, mas realmente tem sérios efeitos colaterais potenciais
- Com base em um estudo, o HGH pode ter algumas ações anabólicas efetivas para os atletas, mas tem efeitos colaterais sérios
- Existem poucos dados que apoiem a ideia do uso de insulina e de IGF como substâncias anabolizantes
- As muitas variações dos anticoncepcionais orais fazem com que seja difícil chegar a conclusões a respeito do desempenho físico. Entretanto, os seguintes resultados foram percebidos:
  - variações hormonais causadas pelos CCO durante o ciclo menstrual não parecem afetar a força
  - Os CCO trifásicos podem afetar o desempenho anaeróbio, com o desempenho chegando ao máximo quando os esteroides sexuais estão mais baixos
  - As capacidades aeróbias diminuem com o uso de CCO trifásicos.

Ao contrário do que ocorre no desempenho anaeróbio, a literatura a respeito da interação da força muscular com os CCO é consistente. Nem os CCO monofásicos nem os trifásicos alteram a produção máxima de força pelos músculos.[86] Isso é verdade tanto para mulheres atletas quanto para mulheres não treinadas.

Como há muitas variações entre os CCO, é difícil chegar a conclusões sólidas a respeito da sua influência no desempenho atlético. Os achados mais consistentes parecem ser os seguintes:

- A força muscular não é sensível às flutuações no *status* hormonal causadas pelos CCO
- O desempenho anaeróbio pode variar ao longo do ciclo de 28 dias dos CCO trifásicos (mas não dos monofásicos), de modo que o desempenho chega ao máximo quando os níveis dos esteroides sexuais estão mais baixos
- A aptidão aeróbia diminui com o uso de CCO trifásicos.

PRÓ-HORMÔNIOS

Nas próprias vias biossintéticas naturais do corpo que levam à produção de testosterona – que tem efeitos potentes sobre a formação de músculo – existem produtos intermediários. Cada produto, ou substância, intermediário é chamado de **pró-hormônio**. Como esses precursores esteroides de ocorrência natural acabam sendo convertidos por várias enzimas em testosterona, muitos atletas tomam pró-hormônios produzidos sinteticamente com a premissa de que, uma vez introduzidos no corpo, eles entrarão apropriadamente nas vias esteroides, levando a um aumento de secreção de testosterona endógena. Até recentemente, esses agentes podiam ser comprados sem receita médica em centros de nutrição como suplementos dietéticos legais. Mas, em 2005, a Food and Drug Administration (FDA), dos EUA, incluiu os pró-hormônios utilizados mais comumente na lista de substâncias controladas e, agora, elas só podem ser vendidas com prescrição médica.

DHEA

O precursor da testosterona **desidroepiandrosterona (DHEA)** é produzido naturalmente pelo corpo, principalmente pelas glândulas adrenais, e é um intermediário importante na via que leva até a testosterona. Assim, a DHEA foi vendida como um recurso ergogênico efetivo que leva a aumento da massa e da força musculares. Embora, teoricamente, parecesse que a introdução de uma DHEA sintetizada artificialmente agiria, de fato, aumentando os níveis endógenos de testosterona e, assim, promovendo os efeitos anabólicos (aumento de músculo), as pesquisas não foram capazes de sustentar essa suposição. De fato, vários estudos demonstraram que não foram detectadas mudanças nos níveis de testosterona circulante, embora o consumo oral de mesmo altas doses de DHEA (p. ex., 1.600 gramas por dia) possa causar aumentos dramáticos em sua própria concentração na circulação sanguínea. Então, não é surpreendente ter sido mostrado que doses diárias altas de DHEA por até 4 semanas não tenham alterado o peso corporal, a massa corporal magra ou a composição corporal.[120] Quando a suplementação prolongada de DHEA foi combinada com um programa de treinamento de resistência robusto, ela não aumentou a força e o ganho de massa muscular demonstrados pelo grupo que realizou o mesmo regime de treinamento, mas sem tomar DHEA.[23] Em geral, a investigação científica sobre a eficácia da suplementação de DHEA para aumentar massa e força musculares não conseguiu identificar um efeito ergogênico notável. A DHEA não é um intermediário apenas da produção de testosterona, mas também da produção de estrogênio. De fato, alguns estudos mostram aumento do estrogênio em homens que tomam DHEA.

Androstenediona

Talvez o suplemento de pró-hormônio mais popular entre atletas de treinamento de força seja a **androstenediona**. Como a DHEA, ela é produzida naturalmente pelo corpo pela via biossintética que leva, em última análise, à produção de testosterona. Conhecida comumente como "andro", esse esteroide ganhou notoriedade imediatamente em 1998 quando, ainda disponível comercialmente, o jogador de beisebol da liga principal Mark McGwire admitiu tê-la utilizado durante sua luta para quebrar o até então recorde de 61 *home runs* em uma única temporada (ele terminou com 70). Porém, o teste de sua eficácia com ensaios controlados contradisse as descrições anedóticas de sua habilidade de aumentar a massa muscular e, portanto, a força. Quando tomada em doses sugeridas pelo fabricante, parece que os níveis circulantes de testosterona permanecem inalterados pelos suplementos de androstenediona. Além disso, o programa de treinamento de resistência somado à ingestão de androstenediona não foi mais eficiente em promover ganhos de músculo e de força do que o mesmo protocolo de treinamento com a ingestão de placebo.[67] Esses resultados foram repetidos por outros estudos mais recentes, levando à conclusão de que a androstenediona não é efetiva nem na amplificação dos níveis circulantes de testosterona nem em promover ganhos de massa e força musculares.

> ### Revisão rápida
> - Os pró-hormônios potencialmente aumentam a massa muscular e o desempenho pela elevação dos níveis de testosterona
> - Os pró-hormônios androstenediona e DHEA não parecem ter efeito ergogênico notável.

Além de tudo isso, as evidências indicam claramente que nem a DHEA nem a androstenediona exibem efeitos ergogênicos. É importante lembrar que esses pró-hormônios agora são considerados ilegais sem prescrição médica e são proibidos pela maioria das organizações esportivas, inclusive o COI, e, se forem detectados em atletas, resultam em penalidades.

FÁRMACOS/SUBSTÂNCIAS

Muitas substâncias oferecem capacidade potencial de melhorar o desempenho. A maioria dos fármacos/substâncias, porém, são proibidos pelo COI e por outros órgãos governamentais para uso por atletas profissionais e universitários. Alguns fármacos não são proibidos para atletas desde que sejam prescritos em doses específicas por um médico, para uma situação clínica específica (Boxe 15.3).

Devido a vários fatores, pode ser difícil tirar conclusões sobre se uma substância aumenta o desempenho. A dose da substância e o momento em que o desempenho é medido após a ingestão da substância podem afetar a melhora no desempenho e, mesmo, fazer com que ela não ocorra. Muitas substâncias mostram uma grande variabilidade individual em relação a seus efeitos, de modo que o desempenho pode melhorar em uma pessoa e não se alterar em outra, mesmo com doses iguais. Mesmo com estudos duplos-cegos, placebo-controlados, pode ser difícil controlar o efeito placebo se a substância tiver efeitos marcantes, como frequência cardíaca aumentada. Esses efeitos permitem aos indivíduos perceber se eles receberam a substância ou o placebo. Aqui, discutiremos muitas substâncias que são utilizadas por atletas e têm características potenciais para melhorar o desempenho.

Anfetaminas

As **anfetaminas** estimulam a parte central do sistema nervoso a aumentar a liberação de dopamina e também são **aminas simpatomiméticas**, o que significa que elas mimetizam os efeitos das catecolaminas. As anfetaminas também são popularmente conhecidas como "rebite" ou "bolinhas". Elas são prontamente absorvidas no intestino delgado. Seus efeitos começam a aparecer em 30 minutos e atingem seu máximo 2 ou 3 horas após a ingestão, mas podem durar até 24 horas. Uma vez na circulação sanguínea, as anfetaminas se ligam aos receptores da epinefrina e norepinefrina (receptores adrenérgicos alfa e beta), mimetizando os efeitos desses hormônios,

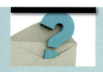

Boxe 15.3 Perguntas frequentes dos estudantes
Quais substâncias ergogênicas têm uso proibido por atletas de órgãos colegiados?

A NCAA tem um website (www.NSCA.org/health-safety) em que pode ser encontrada a lista de substâncias proibidas a atletas pertencentes a órgãos colegiados. A NCAA também alerta os atletas que alguns suplementos nutricionais e dietéticos também contêm substâncias proibidas. A seguir, há uma lista de classes de substâncias cujo uso é proibido para atletas pela NCAA, com alguns exemplos.

Agentes anabolizantes
- Androstenediona
- Boldenona
- DHEA
- Nandrolona
- Testosterona
- THG
- 19-norandrostenediona

Estimulantes
- Cocaína
- Efedrina (*Ma Huang*)
- Metanfetamina
- Sinefrina (laranja-amarga)

Drogas ilícitas
- Heroína
- Maconha
- Tetraidrocanabinol (THC)

Diuréticos e mascaradores da urina
- Bumetanida
- Probenecida
- Finasterida

Peptídios hormonais e análogos
- EPO
- Hormônio humano do crescimento (HGH)

Antiestrógenos
- Clomifeno
- Tamoxifeno

Produtos que contêm substâncias proibidas (pode ser permitida uma exceção em caso de prescrição médica)
- Adderall® (associação de 2 enantiômeros de anfetamina)
- Oximetolona
- Gel de testosterona
- Pemolina
- Sulfato de dextroanfetamina
- Epoetina alfa
- Furosemida
- Oxandrolona
- Metilfenidato
- Testosterona transdérmica

Medicações de venda livre
- Efedrina
- Efedrina (pastilhas de primatene)

resultando em elevação da pressão arterial, da frequência cardíaca, da taxa metabólica e das concentrações plasmáticas de ácidos graxos livres. Elas supostamente também aumentam o estado de alerta, a autoconfiança e a força muscular, além de aumentarem a capacidade de realizar trabalho por disfarçar a fadiga. Devido a esses efeitos, acredita-se que elas melhorem o desempenho em vários tipos de esportes e atividades.

As anfetaminas poderiam melhorar o desempenho pelo efeito mobilizador das catecolaminas sobre os ácidos graxos livres, poupando assim o glicogênio muscular, ou por disfarçar a fadiga. De fato, essa substância parece mascarar a dor ou a fadiga e melhorar o desempenho em algumas pessoas.[32] Entretanto, a cronologia do desempenho após a ingestão da substância é importante. Alguns estudos não mostram alteração do desempenho medido 30 a 60 minutos após a ingestão. Porém, outros estudos mediram o desempenho 2 a 3 horas após a ingestão e mostraram melhora do desempenho.[32] Como para todos os fármacos, a dosagem pode ser importante. Alguns estudos que utilizaram dosagens menores não mostraram efeitos no desempenho, enquanto estudos que aplicaram dosagens maiores mostraram efeitos no desempenho.[32] Além disso, existem indicações de que os efeitos das anfetaminas são mais evidentes em atletas treinados do que em pessoas não treinadas.[32]

Em estudo duplo-cego, com placebo, em que a anfetamina foi ingerida 2 a 3 horas antes do desempenho, 73% dos corredores, 85% dos arremessadores de peso e 67 a 93% dos nadadores tiveram melhor desempenho após a ingestão de anfetamina, quando comparada com o placebo.[101] As melhoras no desempenho variaram entre 0,6 e 4%. Outro estudo duplo-cego, com placebo, em que o teste ocorreu duas horas após a ingestão de anfetamina ou de placebo por ex-atletas de colégio que não estavam treinando no momento, também mostrou resultados positivos em uma grande variedade de testes.[30] Os ex-atletas foram testados três vezes antes da ingestão de placebo e três vezes após a ingestão de anfetamina. Eles mostraram, em média, os seguintes aumentos significativos:

- 22,6% da extensão isométrica do joelho
- 3,8% da aceleração durante um *sprint* de 27,3 metros
- 4,4% do tempo de corrida em esteira até a exaustão
- 8,3% do lactato plasmático máximo
- 2,1% da frequência cardíaca máxima após a ingestão de anfetamina em relação ao placebo.

Entretanto, outras medidas de desempenho, embora tenham aumentado após a ingestão de anfetamina, não mostraram alterações significativas em comparação com o placebo, incluindo a potência máxima de ciclismo com a perna (3,0%), força de flexão isométrica do cotovelo (6,3%) e consumo máximo de oxigênio (ℓ/min, 0,3%).

O aumento de desempenho atribuído ao uso de anfetamina tem possíveis efeitos colaterais perigosos, que incluem:

- Mascaramento da dor e da fadiga, resultando em lesão
- Mascaramento da dor, contribuindo para os danos relacionados com o calor, especialmente em ambientes quentes e úmidos
- O uso prolongado resulta em dependência psicológica ou fisiológica
- Necessidade de dosagens maiores com o uso prolongado, o que poderia aumentar a possibilidade de outros efeitos colaterais
- Efeitos colaterais gerais de agitação psicomotora, confusão mental, cefaleia e tontura.

Parece realmente que o uso de anfetamina na dosagem adequada e com cronologia correta do desempenho após a ingestão pode aumentar o desempenho em uma ampla gama de medidas de desempenho físico em muitas pessoas.[32] Porém, existe muita variabilidade individual em relação aos efeitos da anfetamina. Além disso, os efeitos colaterais podem ser perigosos e os efeitos psicológicos de agitação psicomotora e confusão mental poderiam reduzir o desempenho em esportes que exigem decisões rápidas durante a competição.

Efedrina

A **efedrina** é uma amina simpatomimética e um estimulante da parte central do sistema nervoso. Ela é encontrada em vários medicamentos para asma, resfriado ou tosse na forma de pílulas, pastilhas e inaladores. A efedrina também é encontrada em suplementos dietéticos e chás de ervas como o *Ma Huang*, também chamado de efedrina chinesa ou efedrina vegetal. A efedrina tem uma estrutura química parecida com a da anfetamina e estimula os receptores da epinefrina e norepinefrina (receptores alfa e beta). Assim, ela tem efeitos nos sistemas circulatório e metabólico que são semelhantes aos da anfetamina. Ela também é usada para emagrecimento porque, supostamente, reduz o apetite e aumenta a taxa metabólica. A efedrina, especialmente quando combinada com o ácido acetilsalicílico ou a cafeína, parece aumentar a perda ponderal em pessoas obesas. Entretanto, ela não age como um queimador de gordura em pessoas magras e, por isso, é de pouco valor em promover redução de gordura em atletas.[32]

As revisões da literatura no final dos anos 1990 concluíram que a efedrina não tem efeitos no desempenho físico.[32,123] Porém, estudos duplos-cegos recentes, placebo-controlados, indicam que a efedrina pode melhorar alguns tipos de desempenho físico. Em um estudo, a efedrina foi ingerida 2 horas antes da realização de três séries de *leg press* até a exaustão (80% de uma repetição máxima [1 RM]) e de supino (70% de 1 RM). Isso resultou em um número significativamente maior de repetições por série na primeira série de supino (13,3 *versus* 12,3) e *leg press* (16,3 *versus* 12,5), mas não na segunda e na terceira séries, em comparação com o placebo.[64] Em outro estudo, a geração de potência nos primeiros 10 segundos de um teste de ciclismo máximo de 30 segundos (teste de Wingate) foi aumentada significativamente em cerca de 1% quando a efedrina foi ingerida 1,5 hora antes do teste, em comparação com o placebo.[11] Ambos os estudos indicam que as melhoras nas capacidades de potência e/ou nas capacidades de *endurance* muscular foram devidas à ingestão de efedrina.

Em um estudo duplo-cego, a ingestão de efedrina 1,5 hora antes de um teste de ciclismo até a exaustão não aumentou significativamente o tempo até a exaustão, em comparação com o placebo.[12] Porém, a ingestão de efedrina 1,5 hora antes de uma simulação de corrida de 10 quilômetros em uma comparação duplo-cega com placebo mostrou diminuição significativa (45,5 *versus* 46,8 minutos) no tempo após a ingestão de efedrina, indicando que a efedrina provavelmente seja capaz de aumentar o desempenho em eventos de *endurance*.[13] Muitos desses estudos mais recentes mostram aumentos dos valores de repouso da frequência cardíaca e da pressão arterial. Esses estudos concluíram que as melhoras no desempenho, quando existentes, estão relacionadas com a estimulação da parte central do sistema nervoso, bem como com os efeitos cardiovasculares e metabólicos da efedrina.

A efedrina tem efeitos colaterais semelhantes aos da anfetamina, como cefaleia, agitação e distúrbios gastrintestinais.[123] Do mesmo modo, assim como ocorre com a anfetamina, há grande variação individual na resposta ao uso de efedrina tanto em termos de desempenho quanto de efeitos colaterais. A efedrina é proibida pelo COI e por outros órgãos de regulação esportiva.

Pseudoefedrina

A **pseudoefedrina** é uma amina simpatomimética encontrada em descongestionantes de venda livre e é utilizada para tratar sinusite e congestão nasal associada ao resfriado, à sinusite e à rinite alérgica. Como as outras aminas simpatomiméticas, suas ações são causadas pela ligação aos receptores catecolaminérgicos (principalmente os receptores alfa-adrenérgicos). Os efeitos colaterais da pseudoefedrina incluem insônia, nervosismo, irritabilidade, cefaleia leve, aumento da frequência cardíaca e elevação da pressão arterial.

A ingestão de pseudoefedrina por atletas na dose normal 1 ou 2 horas antes da prova não afetou significativamente o tempo de pedalada até a exaustão, o desempenho do teste de tempo em 40 quilômetros, o $\dot{V}O_{2pico}$, a potência ou a força isométrica máxima ou as medidas de trabalho no teste de ciclismo máximo durante 30 segundos (teste de Wingate).[45,107] A ingestão da dose normal seis vezes durante um período de 36 horas também não alterou significativamente o $\dot{V}O_{2pico}$ ou o tempo de corrida de 5.000 metros por corredores treinados.[31] Porém, a ingestão por atletas treinados de uma dose três vezes acima do normal 70 minutos antes da prova resultou em melhora de 2,1% nos 1.500 metros.[58] Então, há algumas evidências de que a pseudoefedrina em doses terapêuticas maiores do que o normal possa melhorar o desempenho. Assim como ocorre com a efedrina, a cronologia da ingestão antes do desempenho físico é importante, visto que a pseudoefedrina exerce seus efeitos a partir de cerca de 1 hora após a ingestão e as concentrações plasmáticas máximas ocorrem 2 horas após a ingestão.

Diuréticos

Os **diuréticos** são substâncias que induzem a perda ponderal pelo aumento da produção de urina e consequente diurese. Os diuréticos foram desenvolvidos para tratar certos tipos de condições clínicas, inclusive hipertensão arterial. Eles são utilizados por atletas em esportes com classes de peso, como boxe, luta livre e levantamento de peso, e em esportes em que massa corporal menor possa oferecer uma vantagem, como a ginástica. O uso dos diuréticos é proibido nas Olimpíadas, nos Jogos Pan-Americanos e nas Paralimpíadas. Todos os diuréticos aumentam a diurese e a perda de alguns eletrólitos. Existem três tipos principais de diuréticos:

- Diuréticos tiazídicos: bloqueiam a reabsorção de sódio pelos túbulos distais dos néfrons dos rins e aumentam a excreção de sódio, cloreto e potássio
- Diuréticos de alça: diminuem o transporte de cloreto de sódio nas alças ascendentes da alça de Henle e aumentam a perda de sódio, cloreto e potássio
- Diuréticos poupadores de potássio: aumentam a perda de sódio e de cloreto nos túbulos distais convolutos dos rins sem perda concomitante de potássio

Também não existe dúvida de que os diuréticos diminuam a massa corporal por causa da perda de água na urina. Pode haver perda de 3 a 4% da massa corporal total durante 24 horas de uso de diuréticos.[32] Um objetivo do uso de diuréticos para diminuir a massa corporal total é aumentar a força ou a potência relativa à massa corporal, o que poderia ser vantajoso em alguns esportes. Por exemplo, ter menos massa muscular para acelerar durante uma arrancada curta ou um salto vertical poderia melhorar o desempenho. Essa ideia é apoiada por aumento da altura do salto vertical após a redução de massa corporal causada por um diurético.[113] Entretanto, a redução de muito peso associada à água resulta em desempenhos aeróbio e anaeróbio diminuídos devido a redução do volume plasmático, hipertermia, habilidade glicolítica diminuída, e diminuição da capacidade de tamponar os íons hidrogênios produzidos durante o metabolismo (Capítulo 10). Porém, se a perda ponderal causada pelo diurético é prejudicial para o desempenho é motivo de controvérsia e pode depender do esporte em questão.

Atletas de pista e de campo que reduziram aproximadamente 2% da massa corporal total por meio do uso de diurético mostraram aumentos dos tempos de corrida de 1.500, 5.000 e 10.000 metros em aproximadamente 3%, 7% e 7%, respectivamente, diminuindo assim o desempenho.[2] A diminuição no desempenho na distância de 1.500 metros não foi estatisticamente significativa, e o desempenho diminui ainda mais nas distâncias maiores em relação à distância de 1.500 metros. Porém, uma redução de massa corporal de aproximadamente 2% causada pelo uso de diurético não mudou significativamente o tempo de corrida de 50, 200 ou 400 metros ou a altura do salto vertical em *ex-sprinters*.[119]

As atividades aeróbias podem apresentar diminuição mais acentuada no desempenho por causa do uso de diuréticos do que as atividades anaeróbias ou as atividades que dependam da força ou da potência máxima. Essa discrepância ocorre porque a redução de massa corporal resultante da desidratação de até mesmo 2 ou 3% afeta as capacidades aeróbias, mas a redução de massa corporal de 5% por causa da desidratação pode ser necessária para afetar as capacidades anaeróbias (Capítulo 10). Outro fator que contribui para saber se o uso de diuréticos afetará o desempenho é o tempo que um atleta tem para estar em peso específico e quando será iniciada a competição. Em alguns esportes, como a luta livre, um atleta pode ter 5 a 20 horas entre a pesagem e a competição, permitindo que haja tempo para a ingestão de líquido e a reidratação.

Os diuréticos têm efeitos colaterais que incluem tontura e queda dos níveis de potássio corporais, o que resulta em transtornos neurológicos, fraqueza muscular, cãibras e desidratação, culminando em distúrbios termorregulatórios, especialmente em ambientes quentes e úmidos. Os fisiculturistas que usam diuréticos mostraram hipotensão, hiperpotassemia (níveis de potássio sanguíneo acima do normal), fraqueza muscular e cólicas.[32] Assim, os diuréticos podem aumentar o desempenho de alguns atletas em alguns esportes, mas seu uso é proibido nas Olimpíadas, nos Jogos Pan-Americanos e nas Paralimpíadas.

Cafeína

A cafeína é uma das substâncias mais consumidas em todo o mundo e tem efeitos farmacológicos e psicoativos. A cafeína é considerada um "alcaloide de xantina" e é encontrada em concentrações variáveis em comidas como grãos de café, folhas de chá, chocolate e cacau. Assim, nós ingerimos cafeína a partir de refrigerantes (37 a 71 miligramas) a analgésicos. Nesta sociedade de alta energia, parecemos obcecados em obter "salvas de energia" e isso envolve tipicamente o consumo de cafeína.

Os níveis de cafeína nos produtos alimentícios variam bastante, dependendo da preparação. Café, chá e cola (i. e., refrigerantes), contêm aproximadamente 60 a 150, 40 a 60 e 40 a 50 miligramas de cafeína por xícara,[102] respectivamente. A FDA limitou a dose de cafeína para refrigerantes à base de cola e para outros refrigerantes a 71 miligramas para cada 341 mℓ.

A cafeína, embora não apresente valor nutricional, chamou a atenção de muitos atletas competitivos e de entusiastas amadores do condicionamento físico como ergogênico legal. Os atletas de *endurance* se interessaram pela cafeína no final dos anos 1970 por causa dos estudos pioneiros que mostraram melhora da capacidade de *endurance*.[34,63] A cafeína está incluída em muitos suplementos, com muitos compostos para otimizar tanto a energia quanto o humor antes de um treino.[70]

Os mecanismos de ação subjacentes são diversos e dependem das demandas do exercício (Figura 15.3). A cafeína tem muitos efeitos na parte central do sistema nervoso, bem como efeitos cognitivos. Ela também afeta as funções hormonal, metabólica, muscular, cardiovascular, pulmonar e renal

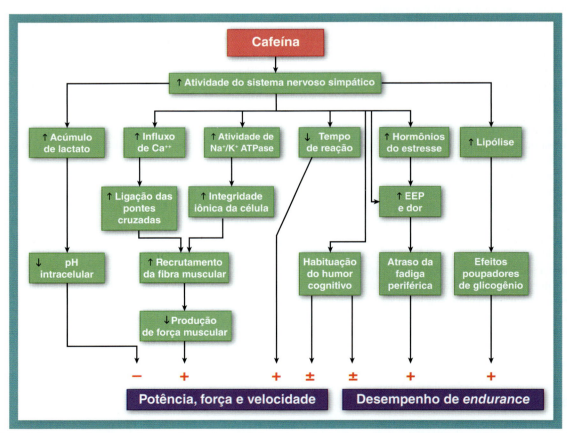

FIGURA 15.3 A cafeína tem muitos mecanismos pelos quais pode influenciar o desempenho. Seus muitos efeitos resultam na capacidade de aumentar o desempenho em uma ampla gama de atividades. (Usada com permissão de Sökman B, Armstrong LE, Kraemer WJ *et al*. Caffeine use in sports: Considerations for the athlete. *J Strength Cond Res*. 2008;22:978-986.).

durante o repouso e no exercício. Por exemplo, ela estimula a broncodilatação dos alvéolos, a vasodilatação dos vasos sanguíneos, a ativação neural da contração muscular, a filtração de sangue pelos rins, a secreção de catecolaminas e a lipólise. Esses efeitos metabólicos, psicológicos e hormonais da cafeína diminuem a taxa de troca respiratória, a fadiga periférica, a escala do esforço percebido (EEP) e o limiar de liberação de cortisol e β-endorfina induzida pelo exercício. A cafeína também aumenta a captação de oxigênio, o débito cardíaco, a ventilação, os níveis circulantes de epinefrina, a taxa metabólica e a oxidação da gordura durante o exercício de *endurance* em pessoas treinadas e não treinadas.[102] Existe um mito muito antigo de que a cafeína possa causar desidratação, mas não é este o caso.[4]

Como discutido em uma revisão, a cafeína pode aumentar significativamente o desempenho em vários pontos percentuais em uma ampla gama de tarefas.[102] Os estudos sobre a cafeína que envolvem exercícios de *endurance* mostraram aumento da produção de trabalho e do tempo até a exaustão. A cafeína também aumenta o desempenho durante eventos de corrida e de ciclismo intensos e a curto prazo, de aproximadamente 5 minutos.

Entretanto, os efeitos ergogênicos positivos são ambíguos durante os exercícios de arrancada e de potência que duram menos de 3 minutos, possivelmente por causa do número limitado de investigações e dos diferentes protocolos utilizados. Em eventos de arrancada e de potência que contam principalmente com o sistema fosfagênio (≤ 10 segundos), a cafeína aumentou o pico de produção de potência, a velocidade e a força isocinética. Porém, em eventos que dependem fortemente do sistema glicolítico (de 15 segundos a três minutos), não foram encontradas melhoras com o uso de cafeína. De fato, pode ter sido prejudicial ao desempenho durante séries repetidas de exercício.

Além disso, a ingestão de níveis variáveis de doses de cafeína não exerceu efeito ergogênico na força e no *endurance* máximos durante o teste de força isocinética com 15 repetições. No tênis, um esporte individual que exige concentração e habilidade, a cafeína aumentou a acurácia das batidas, a velocidade da corrida, a agilidade e o sucesso geral no jogo, possivelmente porque melhorou o tempo de reação e o estado mental de alerta. Os jogadores de tênis também relataram atividade energética maior durante as últimas horas do jogo.[102] Podem ser destacadas as seguintes aplicações práticas sobre a cafeína:[102]

- Os atletas que não utilizam e que estejam considerando a cafeína como recurso ergogênico estarão desacostumados com os seus efeitos cognitivos e psicológicos. As pessoas que não usam a cafeína devem, então, testar seus efeitos antes da implementação da estratégia da cafeína para o treinamento ou a competição
- Como a interrupção da cafeína diminui o desempenho de exercício, os atletas habituados podem considerar a ingestão de doses menores de cafeína (≤ 3 mg/kg) para evitar os sintomas indesejáveis de abstinência associados à interrupção completa. De fato, doses menores podem ser efetivas
- Se um atleta decide parar de consumir a cafeína antes da competição para aumentar seus efeitos ergogênicos durante a competição, ele (ou ela) deve reduzir o consumo de cafeína pelo menos 1 semana antes da competição para estar completamente livre dos efeitos da abstinência. Para evitar os potenciais sintomas negativos, a dose deve ser reduzida gradualmente por 3 ou 4 dias, em vez de ser abruptamente interrompida. A retomada da cafeína no dia da competição fornecerá os efeitos ergogênicos desejados, como faria em um não usuário
- A ingestão de cafeína pode beneficiar o treinamento de grande volume ou de *endurance*. O consumo de cafeína em baixos níveis por 3 ou 4 dias consecutivos, durante um período de treinamento pesado, pode funcionar como um recurso ergogênico no preparo para a competição
- A meia-vida da cafeína é de aproximadamente 4 a 6 horas, e foi mostrado que a concentração plasmática alcança seu máximo em 30 a 60 minutos. Portanto, a cafeína deve ser ingerida, no máximo, 3 horas antes dos eventos de potência, velocidade e de *endurance* curta ou 1 hora antes dos eventos prolongados de *endurance*
- Nova dosagem aguda de cafeína não necessariamente melhora o desempenho; entretanto, se os eventos forem separados por mais de seis horas, pode ser benéfica
- Como a cafeína aumenta os níveis plasmáticos de lactato e diminui o pH intracelular, seria contraindicada para atletas em eventos de velocidade que durem entre 30 segundos e 3 minutos.

Betabloqueadores

A parte simpática do sistema nervoso autônomo é responsável por suscitar a bem conhecida resposta da luta ou fuga. Essa resposta é caracterizada por aumentos da frequência cardíaca, da pressão arterial e do débito cardíaco, bem como das respostas mais periféricas, como taxa de suor, fluxo sanguíneo e a disponibilidade de substrato para o músculo esquelético. Predominantemente, a parte simpática do sistema nervoso alcança esse efeito excitatório total pela liberação de seu neurotransmissor, a norepinefrina, e por estimular as glândulas suprarrenais a secretarem o hormônio epinefrina. Ambos esses ligantes interagem, então, com os receptores beta-adrenérgicos localizados nas células-alvo em coração, pulmões, vasos sanguíneos e músculo esquelético.[35] Os agentes farmacológicos conhecidos como **betabloqueadores** são utilizados rotineiramente em tratamentos clínicos legítimos para controlar a frequência cardíaca aumentada e os níveis inapropriadamente elevados do débito cardíaco em pessoas com disfunção adrenérgica. Entretanto, alguns atletas têm usado os mesmos antagonistas para induzir um efeito calmante, em geral, e, em particular, para aumentar o controle das contrações musculares finas e, assim, a firmeza dos movimentos manuais, que pode ser útil nos esportes de tiro, como arco e flecha, pistola ou rifle. De fato, pesquisas estabeleceram que a acurácia dos tiros nesses esportes poderia ser aumentada após o consumo de betabloqueadores. Por isso, essas substâncias são proibidas pelas organizações atléticas como o COI e a National Collegiate Athletic Association (NCAA), dos EUA.

Álcool etílico (etanol)

Outra substância que age como depressor fisiológico, promovendo assim um efeito geral calmante sobre o corpo, é o álcool etílico, ou, mais especificamente, o etanol. Essa é a forma como o álcool etílico é encontrado em bebidas alcoólicas ou destilados. Os supostos efeitos neutralizantes do álcool etílico sobre os tremores musculares foram citados por alguns atletas dos esportes de tiro, fornecendo um potencial efeito ergogênico. Entretanto, não há evidências empíricas para apoiar essa declaração.

Por muitos anos, os atletas de alguns esportes têm argumentado que o consumo de pequenos volumes de álcool etílico não muito antes de um evento esportivo pode melhorar o desempenho por "acalmar os nervos". Mas, em vez de melhorar o desempenho, os dados coletados de estudos controlados indicaram que o álcool etílico na verdade exerce um efeito "ergolítico", ou seja, limitador do desempenho. Isso é mais óbvio durante esportes que dependem da capacidade aeróbia porque o álcool etílico prejudica a função do ciclo de Krebs e aumenta a produção de lactato. Além disso, o álcool etílico tem um efeito diurético bem conhecido e, durante um exercício de *endurance* prolongado, pode causar desidratação. A desidratação, por sua vez, pode levar a distúrbios termorregulatórios, de novo prejudicando o desempenho. Em um posicionamento oficial do American College of Sports Medicine (ACSM), os especialistas concluíram que a ingestão baixa a moderada de álcool etílico não ofereceu benefícios de melhora de desempenho, mas pode, de fato, ter efeitos deletérios por alentecer o tempo de reação, afetar a coordenação entre os olhos e as mãos, perturbar o equilíbrio e, mesmo, limitar a força muscular. Os principais apontamentos desse posicionamento oficial estão apresentados no Boxe 15.4.

Revisão rápida

- Determinar se uma substância tem efeitos ergogênicos pode ser difícil por causa da dosagem, do momento em que a substância é ingerida e o desempenho é medido, e, também por causa das diferenças individuais em resposta à substância
- A anfetamina consegue aumentar o desempenho em uma grande variedade de atividades; entretanto, existem efeitos colaterais potencialmente perigosos
- Pesquisas mais antigas indicam que a efedrina não melhora o desempenho. Porém, pesquisas mais recentes indicam aumentos pequenos, mas significativos, tanto nas medidas de força quanto de *endurance*
- A pseudoefedrina em dosagens normais não melhora o desempenho, mas a ingestão de dosagens maiores que o normal pode melhorar alguns tipos de desempenho físico
- Os diuréticos resultam em perda ponderal por causa do aumento da diurese, e podem aumentar o desempenho tanto de atividades de *endurance* quanto anaeróbias
- A cafeína tem efeitos fisiológicos e psicológicos e pode melhorar o desempenho em uma grande variedade de tarefas, que variam de atividades de *endurance* até atividades de alta potência de curto período. Porém, exerce poucos efeitos em atividades que dependem muito de glicólise
- Os betabloqueadores, utilizados por alguns atletas para diminuir a frequência cardíaca e produzir um efeito calmante, podem melhorar o desempenho em esportes que exijam controle motor fino
- O álcool etílico em doses baixas pode produzir um efeito calmante, mas não tem efeito ergogênico e é prejudicial a muitas tarefas físicas.

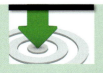

Boxe 15.4 Aplicação da pesquisa

Principais apontamentos oficiais do American College of Sports Medicine (ACSM) sobre "Álcool etílico e o desempenho atlético"

1. Baixas concentrações sanguíneas de álcool etílico (0,02 a 0,05 g/dℓ) podem resultar em redução nos tremores nas mãos, maior equilíbrio e acurácia no arremesso, mas em concentrações sanguíneas moderadas do álcool etílico (0,06 a 0,10 g/dℓ) são observados efeitos negativos nessas atividades. Em concentrações sanguíneas baixas a moderadas de álcool etílico são consistentemente observados tempo de reação inferior e menor coordenação olho-mão.
2. No que diz respeito a força e potência musculares, demonstrou-se que concentrações sanguíneas baixas a moderadas de álcool etílico prejudicam a força de apreensão, altura do salto, bem como desempenho de *sprint* de 200 e 400 m. Não foi observado impacto na força de alguns grupos musculares, *endurance* muscular ou desempenho de *sprint* de 100 m.
3. Em relação ao desempenho aeróbio, foi demonstrado que concentrações sanguíneas baixas a moderadas de álcool etílico podem afetar negativamente os tempos de corridas de 800 e 1.500 m. E, por ser um diurético potente, o álcool etílico pode contribuir para a desidratação, prejudicando assim o desempenho de *endurance* prolongado, especialmente em condições ambientais úmidas e quentes.

SUPLEMENTOS NUTRICIONAIS

Um **suplemento nutricional** é uma substância encontrada em uma dieta normal que se acredita ter efeitos ergogênicos. Vários suplementos nutricionais receberam publicidade considerável e foram alvo de estudos suficientes para garantir sua inclusão como possíveis recursos ergogênicos. Os efeitos ergogênicos das proteínas e dos carboidratos já foram discutidos (Capítulo 9). Aqui, serão discutidos outros suplementos nutricionais que têm possíveis efeitos ergogênicos e foram pesquisados o bastante para determinar sua eficácia.

Creatina

A creatina é um dos suplementos nutricionais mais bem-sucedidos, porque aumenta a força e a potência, embora seja pouco compreendida (p. ex., ele não é um esteroide nem um aminoácido) no mercado hoje. A creatina foi descoberta em 1835 por Michel-Eugène Chevreu, um pesquisador e filósofo francês; então, ela é conhecida há quase dois séculos. A **creatina** (ácido metilguanidino acético) é um composto nitrogenado não essencial, de origem natural, orgânico, sintetizado pelo fígado a partir de três aminoácidos: arginina, glicina e metionina. Noventa e cinco por cento ou mais da creatina corporal é armazenada no músculo esquelético. Assim, o músculo esquelético é o principal alvo para a suplementação, especialmente quando o objetivo é aumentar o desempenho físico (Boxe 15.5). A Figura 15.4 mostra o metabolismo da creatina sob condições dietéticas normais (painel A) e quando o indivíduo utiliza suplementação (painel B).

Tipicamente, é obtido cerca de 1 grama de creatina por dia com as ingestões dietéticas normais (p. ex., carne vermelha e peixe) e, embora uma pessoa possa aumentar a ingestão dietética de suas fontes, é difícil ingerir creatina nos níveis necessários para aumentar suas concentrações musculares.

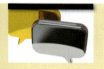

Boxe 15.5 Visão do especialista
Suplementação de creatina

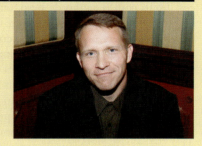

JEFFREY R. STOUT, PhD, FACSM, FNSCA

Associate Professor
Institute of Exercise
   Physiology and Wellness
University of Central Florida
Orlando, FL

A creatina é um dos recursos ergogênicos mais pesquisados, com mais de 350 estudos em humanos concluídos. Infelizmente, existe uma grande desinformação a respeito da segurança e da eficácia da suplementação de creatina. Ao contrário dos estudos publicados, a mídia tem sugerido que a "suplementação de creatina é prejudicial ao fígado e aos rins e pode causar desidratação e cãibras". Na realidade, a creatina está envolvida intimamente com o metabolismo energético, o desempenho e as adaptações ao treinamento.

A creatina é um composto energético formado pelo corpo a partir dos aminoácidos arginina, metionina e glicina. A creatina também pode ser obtida na dieta por meio de comidas como peixe e carne vermelha. Foi demonstrado em vários estudos que a elevação dos níveis de creatina no músculo esquelético por meio da suplementação aumenta o estado de hidratação das células, a síntese proteica, o desempenho esportivo, a intensidade do treinamento, a hipertrofia de fibras musculares de contração lenta e rápida e a massa muscular.[1]

Quando se avaliam os estudos publicados sobre a suplementação de creatina em revistas com revisão por pares, podem ser feitas várias afirmações factuais. A seguir estão as confirmações a respeito da suplementação de creatina a partir da literatura disponível:[2]

- A creatina monoidratada é o suplemento nutricional ergogênico mais efetivo disponível atualmente para os atletas em termos de aumento da capacidade de exercícios de alta intensidade e de massa corporal magra durante o treinamento
- A suplementação de creatina monoidratada não é apenas segura, mas possivelmente benéfica em relação a prevenção de danos e/ou manejo de várias condições clínicas, quando ingerida dentro das diretrizes recomendadas
- Não há evidências de que o uso de creatina monoidratada em curto ou longo prazo exerça efeito deletério em pessoas saudáveis
- Até o momento, a creatina monoidratada é a forma mais estudada e mais efetiva clinicamente para uso em suplementos nutricionais em termos de captação muscular e capacidade de aumentar o desempenho de exercícios de alta intensidade
- O método mais rápido de aumentar as reservas de creatina muscular parece ser por meio do consumo de cerca de 0,3 g de creatina monoidratada/kg de massa corporal/dia durante pelo menos 3 dias, seguido por 3 a 5 g/dia para manter as reservas elevadas. A ingestão de menos creatina monoidratada (p. ex., 2 a 3 g/dia) aumentará as reservas de creatina em um período de 3 a 4 semanas; entretanto, os efeitos deste método sobre o desempenho são menos comprovados.

Referências

1. Buford TW, Kreider RB, Stout JR, et al. International Society of Sports Nutrition position stand: Creatine supplementation and exercise [published online ahead of print August 30, 2007]. *J Int Soc Sports Nutr.* 2007;4:6.
2. Stout JR, Antonio J, Kalman D, (eds.). *Essentials of Creatine in Sports and Health.* Totowa, NJ: Humana Press, 2007.

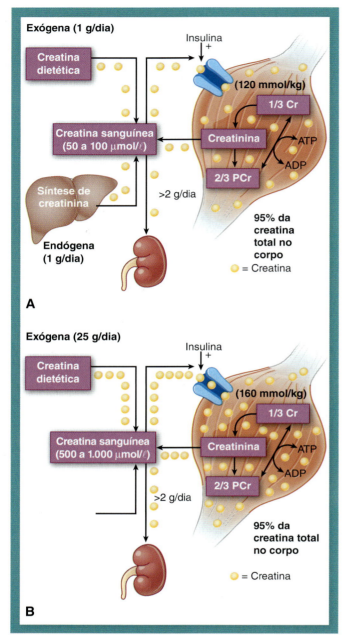

FIGURA 15.4 Como ilustrado em **A**, é obtido cerca de 1 g/dia de creatina por meio da ingestão dietética exógena (p. ex., carne vermelha e peixe), enquanto a produção natural pelo fígado (*i. e.*, endógena) também é de cerca de 1 g/dia. Porém, como mostrado em **B**, maior ingestão dietética diária de creatina exógena (cerca de 25 gramas) é necessária para aumentar o armazenamento de creatina no músculo esquelético. (A figura é cortesia do Dr. Jeff Volek, University of Connecticut.)

A concentração de creatina no músculo pode ser aumentada com um regime de suplementação rápida (cinco dias ingerindo 4 × 5 gramas por dia) ou com um regime de suplementação lenta (30 dias ingerindo 2 × 5 gramas por dia). Tipicamente, após o regime de suplementação, uma dose de manutenção (3 a 5 gramas por dia) é ingerida para manter as concentrações de creatina muscular.

Embora o(s) mecanismo(s) exato(s) que medeia(m) os efeitos positivos da creatina sobre o desempenho físico ainda sejam alvo de estudo, o mecanismo principal parece estar relacionado com o seu apoio ao metabolismo de fosfagênio, ajudando na produção de ATP (ver Capítulo 2). A concentração de creatina afeta a quantidade de fosfocreatina (PCr) que está disponível e pode ser clivada em seus componentes básicos de creatina e fosfato. Nesse processo, é produzida energia que pode ser utilizada para ligar uma molécula de fosfato a uma adenosina difosfato (ADP), formando o ATP, o composto energético necessário para a contração muscular. Assim, a influência da suplementação de creatina sobre a produção de energia parece ser um dos principais mecanismos pelo qual as concentrações aumentadas de creatina no músculo esquelético afetam o desempenho. A Figura 15.5 mostra o efeito dos mecanismos pelos quais a suplementação aumenta o desempenho.

As revisões concluíram que a creatina é um suplemento seguro e efetivo para aumentar a potência e a força.[115,118] Logo no início dos seus estudos, a creatina foi culpada pelas cãibras musculares, mas foi mostrado que, em pessoas adequadamente hidratadas, as cãibras e a tolerância ao calor não foram diferentes das condições do placebo.[117] Após a suplementação, o indivíduo ganha tipicamente cerca de 0,9 a 1,4 kg de massa corporal, e acredita-se que isso seja por causa do volume de água retida no músculo para manter normais os gradientes osmóticos. Junto com o ganho de peso, também ocorrem melhoras da força, da potência e da *endurance* muscular local. Isso levou os pesquisadores, *coaches* e atletas a concluírem que a qualidade do trabalho pode ser melhorada com a suplementação de creatina.[114,115,116] Foi observada melhora do desempenho físico até mesmo em homens e mulheres mais idosos.[48,49]

O incremento da qualidade do trabalho de treinamento de resistência ou do peso que pode ser levantado após a suplementação pode levar a melhora mais rápida da força e da potência com o treinamento de resistência.[114] Embora a suplementação resulte geralmente em aumento de força e de potência, existe uma resposta variável devido ao fato de algumas pessoas terem naturalmente níveis de repouso maiores de creatina em seus músculos. Aqueles com alta concentração de repouso de creatina no músculo mostram pouca mudança na concentração muscular de creatina e pouco ganho de peso com a suplementação e não respondem a ela. O aumento médio na força muscular (1, 3 ou 10 RM) após a suplementação com creatina durante o treinamento de resistência é 8% maior do que o aumento médio da força muscular após a ingestão de placebo com treinamento de resistência (20% *versus* 12%).[95] Entretanto, o aumento da força realmente apresenta uma ampla variação. Por exemplo, o supino de 1 RM aumenta entre 3 e 45% com a suplementação. Assim, está claro que a suplementação de creatina pode aumentar a força em pessoas saudáveis. Recentemente, é interessante lembrar, foi relatado que a suplementação de creatina pode influenciar a função cerebral.[92]

Entretanto, deve-se observar que os benefícios no desempenho associados à suplementação de creatina estão relegados

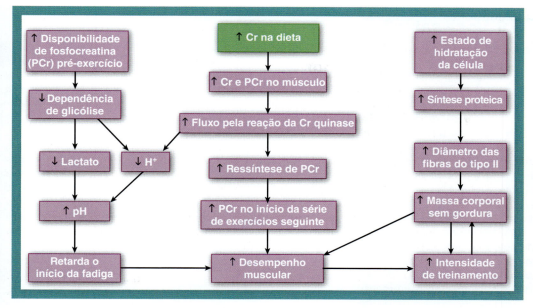

FIGURA 15.5 Mecanismos pelos quais a suplementação de creatina (Cr) aumenta o desempenho físico. As concentrações musculares elevadas de creatina aumentam a força máxima e a qualidade das sessões de treinamento com pesos, resultando em aumento de massa corporal sem gordura com o passar do tempo, o que pode incrementar ainda mais a força máxima.

a tipos específicos de atividade muscular. Ou seja, devido ao seu papel na refosforilação do ADP em ATP a partir da hidrólise de PCr, os benefícios do consumo de creatina são mais visíveis em atividades de alta intensidade, do tipo *sprint*, especialmente quando estão envolvidos esforços repetidos. Do mesmo modo, o efeito da suplementação de creatina durante o treinamento de resistência se manifesta durante séries repetidas que consistem em repetições múltiplas. Em contrapartida, não é provável a melhora direta da realização de uma única repetição de um exercício de resistência, ou um esforço único, breve e máximo, como uma tentativa de arremesso de peso, com a suplementação de creatina, visto que o músculo tem ATP suficiente para satisfazer as demandas de um esforço tão breve. Porém, a melhora pode ocorrer com o tempo, como resultado dos maiores volumes de treinamento permitidos pela suplementação com creatina. O consumo de creatina não oferece vantagem aos atletas que dependem do metabolismo aeróbio, mesmo com o tempo. O valor da creatina para atletas de *endurance* ainda não é claro. Pode ajudar no treinamento de *sprint* ou ritmo rápido de curta distância, mas poderia ter um efeito negativo nos mecanismos osmóticos, fazendo com que o suor seja menos efetivo para resfriar o corpo no caso de eventos de longa duração ou corridas de treinamento.

Beta-hidroxibetametilbutirato

O **beta-hidroxibetametilbutirato (HMB)** é sintetizado no corpo humano e é um metabólito do aminoácido leucina e de seu cetoácido, alfacetoisocaproato. O HMB se tornou conhecido como suplemento nutricional há cerca de 15 anos, em um encontro de biologia experimental em Washington, DC. Seu efeito ergogênico proposto é o aumento da massa muscular e a diminuição do catabolismo muscular.[65] Até mesmo alimentos que são boas fontes de HMB (p. ex., *grapefruit*, bagre), na verdade, apresentam teores muito limitados e, portanto, a suplementação parece ser o modo mais eficiente de se obterem quantidades significativas. Parece que o HMB é seguro nas doses comumente estudadas, que variam de 1,5 a 6 gramas por dia. Em uma revisão crítica e abrangente, Wilson *et al.*[125] sugeriram que os principais mecanismos de ação do aumento da massa muscular e da diminuição da perda muscular parecem estar relacionados com:

- Aumento da integridade do sarcolema (por causa da conversão de HMG-CoA redutase)
- Aumento da síntese proteica muscular (por estimulação da via de mTOR – proteína-alvo da rapamicina em mamíferos)
- Diminuição da degradação de proteínas musculares (pela inibição da via de ubiquitina).

Cada um desses mecanismos contribuiria para a redução do desperdício de proteínas musculares e influenciaria positivamente a síntese proteica, aumentando a massa muscular com o tempo.

Os estudos que analisaram a eficácia de HMB como recurso ergogênico mostraram resultados conflitantes. Esses resultados conflitantes foram atribuídos às diferenças nos desenhos experimentais e nas doses utilizados.[125] Até o momento, os estudos tiveram duração curta, que variou entre 3 e 9 semanas, até que um estudo de Kraemer *et al.* avaliou a suplementação de 12 semanas (Boxe 15.6). Durante a maior parte dessa janela de tempo de 3 a 9 semanas, a adaptação neural é um fator importante na promoção dos ganhos de força, dificultando a interpretação do papel desempenhado pelo aumento da síntese proteica. Não obstante, estudos mostraram melhoras de 15 a 20% nas medidas de força em comparação com o placebo e aumentos da massa corporal sem gordura de 1,2 a 3 kg (Boxe 15.6). Esses resultados apoiam os supostos objetivos do HMB de aumento de massa muscular e de redução da degradação muscular. Parece que o HMB é mais eficiente em pessoas não

Boxe 15.6 Você sabia?
Treinamento com pesos e suplementação de HMB

O HMB pode influenciar a hipertrofia muscular em homens que se alimentam de uma dieta normal de proteínas, carboidratos e gorduras, quando realizam um programa periódico pesado de treinamento de resistência. Em um estudo de Kraemer et al.[1], foi mostrado que o HMB realmente aumenta as adaptações ao treinamento com pesos. Em um estudo randomizado, duplo-cego, placebo-controlado, um grupo ingeriu Muscle Armor™ (MA) (Abbott Laboratories) e o outro grupo ingeriu um controle com o mesmo teor de nitrogênio (isonitrogenado) 2 vezes/dia durante um protocolo de 12 semanas de treinamento de resistência. Ambos os grupos apresentaram melhoras significativas da massa corporal magra, da força muscular e da potência muscular com o protocolo de treinamento. Entretanto, a suplementação aumentou tais respostas em um nível significativamente maior do que o observado no grupo-controle. A suplementação promoveu elevação das concentrações de GH em repouso e de testosterona em repouso e associados ao exercício. Além disso, o MA reduziu as concentrações de cortisol antes do exercício. Durante todo o protocolo de treinamento, o MA atenuou a creatinoquinase e o malondialdeído circulantes, em comparação com o grupo-controle, sugerindo que o MA possa ter contribuído para a redução ao dano muscular. Nenhum efeito colateral foi observado durante o estudo. Foi concluído que a suplementação afetou beneficamente as mudanças induzidas pelo exercício da massa corporal magra e da força e da potência musculares, bem como as respostas hormonais e marcadores de dano muscular em resposta às 12 semanas de treinamento físico de resistência em homens jovens, em comparação com o grupo-controle isonitrogenado (base proteica igual, sendo a única diferença o conteúdo de HMB).

Referência
1. Kraemer WJ, Hatfield DL, Volek JS, et al. Effects of amino acids supplement on physiological adaptations to resistance training. *Med Sci Sports Exerc.* 2009;41(5):1111–1121.

treinadas, que têm potencial maior de ganho de massa muscular e de força, do que em atletas altamente treinados, porque a janela de ganho pode ser muito maior.[60,90,91,125] Assim, pessoas não treinadas e mais velhas podem encontrar benefícios maiores com a suplementação de HMB.[43] Várias patologias debilitantes (p. ex., câncer, AIDS, lesões traumáticas) também respondem positivamente à suplementação de HMB, por causa da necessidade de otimização da síntese proteica ou da minimização da perda proteica nessas doenças.[71]

Antioxidantes

Em termos químicos, um radical livre é uma molécula que tem pelo menos um elétron não pareado, resultando, desse modo, em carga elétrica nessa molécula. Como resultado, os radicais livres são muito instáveis e reativos com outras substâncias, porque os elétrons não pareados se ligam e reagem com outras partículas que tenham cargas complementares. Nos sistemas vivos, inclusive nos seres humanos, esses radicais livres se formam durante a redução de oxigênio em água e são chamados de espécies reativas de oxigênio (ERO).[33] As ERO são produzidas sobretudo durante a respiração, ou fosforilação oxidativa, nas mitocôndrias. Assim, conforme a respiração aeróbia aumenta, também aumenta o aparecimento de ERO. Essa é uma preocupação porque foi mostrado que, devido à sua alta reatividade com outras substâncias, elas causam danos estruturais e, assim, funcionais, às proteínas, membranas e ao DNA, todos componentes essenciais das células biológicas.

Uma pesquisa mostrou que durante o exercício – principalmente, mas não exclusivamente o aeróbio – os músculos que se contraem exibem níveis elevados de ERO. Por causa de seu conteúdo mitocondrial enriquecido, as fibras musculares tipo I apresentam concentrações de ERO mais elevadas do que as fibras tipo II. Como resultado das elevações de ERO induzidas pelo exercício, as fibras musculares sofrem danos nas proteínas contráteis (miosina e actina), distúrbios na integridade das membranas em nível mitocondrial e celular e mesmo mutações de DNA. Fadiga muscular e dor acompanham esses danos celulares e moleculares. Em resumo, então, a produção de ERO pode contribuir diretamente para um desempenho de exercício prejudicado.[41]

Para se proteger contra os efeitos nocivos das ERO, o corpo consegue empregar um sistema antioxidante de defesa potente. Esse sistema compreende os **antioxidantes** exógenos e endógenos, ou substâncias que neutralizam os radicais livres. Os antioxidantes endógenos são enzimas sintetizadas pelo músculo, o fígado e outros órgãos do corpo. Os antioxidantes exógenos são geralmente consumidos na dieta como micronutrientes e vitaminas. Por exemplo, o tocoferol (vitamina E), o ácido ascórbico (vitamina C) e o retinol (vitamina A) são antioxidantes bem conhecidos, bem como os minerais como o zinco, o cobre, o selênio e o ferro. Foi mostrado, tanto em seres humanos quanto em animais, que esses constituintes importantes da dieta exercem efeitos antioxidantes e podem diminuir efetivamente – pelo menos quando consumidos em quantidades adequadas – os danos causados por ERO.

Em atletas bem treinados, as enzimas que funcionam como antioxidantes produzidos naturalmente são expressas em grandes quantidades, quando comparadas com controles não treinados. Além disso, foi demonstrado que pessoas sedentárias que começam a participar de um programa de treinamento de *endurance* (i. e., aeróbio) apresentam maior concentração de enzimas antioxidantes no fim do programa. Como resultado, embora o aumento do metabolismo aeróbio do treinamento regular de exercícios amplifique a produção de ERO, os músculos treinados estão mais aptos a evitar os danos provocados por ERO porque o sistema antioxidante endógeno de defesa está reforçado. Entretanto, parece que períodos incomuns de treinamentos que demandem demais podem resultar em produção desproporcional de ERO e sobrepujar os mecanismos de defesa antioxidante do corpo, resultando em dano muscular, dor e desempenho diminuído. De fato, foi sugerido que a produção de ERO pelo corpo e sua capacidade antioxidante são centrais para a situação de *overtraining*.[41]

Para se proteger contra os efeitos negativos das ERO, muitos atletas tomam regularmente suplementos minerais e vitamínicos. Embora esses suplementos aumentem efetivamente as concentrações de antioxidantes importantes no corpo e diminuam os marcadores de estresse oxidativo, o conjunto das evidências indica que eles não melhoram significativamente o desempenho de exercício. Também foi sugerido que, se for assegurado o aporte adequado desses micronutrientes e vitaminas na dieta, os atletas permanecem saudáveis e suportam o treinamento rigoroso necessário para otimizar o desempenho atlético. Em contrapartida, o consumo excessivo de suplementos antioxidantes pode prejudicar o desempenho máximo.[41]

Revisão rápida

- A suplementação de creatina aumenta as concentrações musculares de creatina e a força máxima em muitas pessoas
- O HMB pode ser efetivo no aumento da força máxima e da massa muscular; entretanto, é mais efetivo em pessoas não treinadas do que nas pessoas treinadas
- Os antioxidantes realmente neutralizam os ERO ou radicais livres. Porém, em uma pessoa alimentada adequadamente, a suplementação não parece aumentar o desempenho físico.

ESTUDO DE CASO

Cenário
Você é um treinador de um bem-sucedido programa de futebol americano do ensino médio. O *coach* lhe diz que notou, ao assistir a um jogo de atletas universitários, que vários jogadores usavam máscaras de oxigênio nas laterais do campo após corridas longas. O *coach* pergunta se é possível conseguir balas e máscaras de oxigênio para o jogo do próximo sábado. Ele acredita que a suplementação de oxigênio após corridas longas (quando os jogadores estão ofegantes) propiciará recuperação mais rápida e retorno mais rápido ao campo.

Questões
- O *coach* está correto ao pensar que a suplementação de oxigênio vai melhorar o desempenho dos jogadores?
- Existe algum motivo para justificar a suplementação de oxigênio durante o jogo?

Opções
Você explica ao *coach* que, embora possa exercer um efeito placebo em alguns jogadores, a suplementação de oxigênio durante a recuperação não exerce benefícios fisiológicos reais. Nos jogadores jovens com sistemas respiratórios saudáveis e normais o sangue arterial já está plenamente saturado de oxigênio. Ou seja, os eritrócitos já estão carreando o máximo de oxigênio possível. Assim sendo, a administração de oxigênio suplementar enquanto os atletas se recuperam não é proveitosa porque não é possível aumentar o aporte de oxigênio aos músculos. Você informa que não há necessidade real, mas se ele acreditar que será um reforço psicológico, pode fazê-lo visto que não há riscos para os jogadores.

Cenário
Um jovem lançador de dardos da equipe da universidade acredita que poderia melhorar seu desempenho se conseguisse ganhar alguns quilos de massa muscular e está pensando em consumir suplementos de creatina. Como você é o *coach* da equipe, ele pede a sua opinião.

Questões
- Existe algum motivo para acreditar que os suplementos de creatina ajudarão esse jovem atleta?
- Que informações sobre o uso de suplementos de creatina como recurso ergogênico você pode dar ao atleta?

Opções
Embora existam evidências de que os suplementos de creatina sejam benéficos para desportistas que necessitam de força e massa muscular, existem limitações para seu consumo. Primeiro, você deve informar que o ganho ponderal inicial ao usar os suplementos de creatina é, mais provavelmente, por retenção de água e não por hipertrofia muscular (a creatina é osmoticamente ativa e retém água). Além disso, o atleta precisa compreender que a creatina, por si só, não promove aumento da força nem da massa muscular. É essencial um programa de treinamento de resistência. Embora a creatina em si não estimule aumento da massa muscular (não é um agente anabólico), suas propriedades bioenergéticas tornam possível fazer mais duas repetições por *set* quando levantar pesos. Isso resulta em um estímulo mais potente do treinamento e, por sua vez, promove ganho (moderado) da massa e da força musculares.

Resumo do capítulo

Em resumo, muitos dos recursos ergogênicos discutidos neste capítulo efetivamente aumentam o desempenho físico. Entretanto, o uso de muitos recursos ergogênicos é proibido para atletas pelo COI e pelo NCAA. Isso torna relativamente pequena a lista de recursos ergogênicos discutidos neste capítulo que efetivamente aumentam o desempenho físico e cujo uso não é proibido para atletas. Tais recursos ergogênicos efetivos em determinadas condições são: CCO, cafeína, creatina, suplementos de fosfato e bicarbonato, HMB, NO, beta-alanina e antioxidantes. Os atletas também precisam estar cientes de que alguns suplementos esportivos de venda livre também podem conter substâncias proibidas devido a formulação imprópria, produção e/ou processos de moagem. Conforme observado por cada agência reguladora, é responsabilidade do atleta responder pelo que for encontrado em seu corpo quando os resultados dos testes forem apresentados. Para o atleta ou entusiasta da boa condição física, permanece ainda que a consideração cuidadosa de quais suplementos podem ser úteis para melhorar o desempenho e a efetividade do treinamento tem de ser baseada no que é legal, no que possui efeitos colaterais limitados e no que efetivamente ajudará a atingir metas de desempenho/condicionamento físico/saúde. Quando são usados múltiplos suplementos isolados ou em combinação com medicamentos legais, as interações são quase infinitas e seus efeitos interativos no desempenho e a maior parte dos efeitos colaterais permanecem desconhecidos. Enquanto não houver controle dos suplementos, todo cuidado é pouco para avaliar a legalidade, a pureza, a efetividade e as necessidades dos mesmos!

Questões de revisão

Preencha as lacunas

1. O uso de esteroides _____ o risco de câncer de próstata.
2. A hipoglicemia pode ser um efeito colateral da ingestão de _____.
3. O DHEA é um precursor da _____.
4. Dois dos efeitos colaterais da pseudoefedrina são _____ e _____.
5. A EPO estimula a formação de hemácias na _____.

Múltipla escolha

1. Essa técnica ergogênica envolve aumento do volume sanguíneo total, ou da contagem de hemácias, até níveis acima do que é considerado normal.
   a. Suplementação de oxigênio
   b. Tamponamento sanguíneo
   c. *Doping* sanguíneo
   d. Suplementação de insulina

2. Os betabloqueadores causam qual efeito no corpo?
   a. Aumentam a síntese proteica no músculo
   b. Fazem com que você fique realmente animado
   c. Diminuem a resposta "luta ou fuga"
   d. a e b

3. As espécies reativas de oxigênio (ERO) aumentariam ao máximo em qual esporte?
   a. Futebol
   b. Corrida de 1.500 metros
   c. Maratona
   d. Arremesso de peso

4. O $\dot{V}O_{2máx.}$ diminui com qual tipo de contraceptivo oral?
   a. Monofásico
   b. Bifásico
   c. Trifásico
   d. Nenhum desses; o $\dot{V}O_{2máx.}$ não é afetado por contraceptivos

5. O treinamento de *endurance*, em intensidades e volumes adequados,
   a. Não influenciará a proteção natural do corpo pelos antioxidantes
   b. Diminuirá a proteção natural do corpo pelos antioxidantes
   c. Aumentará a proteção natural do corpo pelos antioxidantes
   d. Exercerá efeito variável, dependendo do volume e da intensidade exatos

Verdadeiro ou falso

1. A eritropoetina (EPO) é uma substância sintética que só pode ser produzida artificialmente em laboratório.
2. Um recurso ergogênico é um suplemento que pode aumentar o desempenho físico.
3. Os desenhos duplos-cegos ajudam a evitar vieses (tendenciosidades) na pesquisa sobre o recurso ergogênico.
4. Um dos efeitos colaterais mais perigosos do uso de esteroides é o dano hepático.
5. A cafeína não é uma substância psicoativa e não tem efeitos adversos.

Questões objetivas

1. Nomeie e descreva dois métodos de *doping* sanguíneo.
2. Quais são os papéis e os efeitos normais do hormônio do crescimento?
3. Quais são os três tipos de contraceptivos orais? Como eles diferem entre si?
4. Por que o hormônio do crescimento é tão popular como fármaco entre atletas, quando parece que ele tem pouco ou nenhum efeito sobre o desempenho?
5. Como a creatina funciona no aumento dos desempenhos de força e de potência?

Termos-chave

Amina simpatomimética: substância que mimetiza os efeitos das catecolaminas.

Androstenediona: pró-hormônio, ou um intermediário, na via biossintética do esteroide sexual masculino testosterona.

Anfetamina: substância que estimula a parte central do sistema nervoso e mimetiza os efeitos das catecolaminas.

Anticoncepcional oral monofásico: anovulatório oral que libera esteroides sexuais femininos (estrogênios, progestógenos) em um padrão constante durante todo o ciclo menstrual de 28 dias.

Anticoncepcional oral trifásico: anovulatório oral que libera esteroides sexuais femininos (estrogênios, progestógenos) em três doses diferentes ao longo do ciclo menstrual de 28 dias.

Antioxidante: substância que neutraliza os radicais livres, ou espécies reativas de oxigênio (ERO), que pode ter efeitos deletérios sobre as proteínas, o DNA e as membranas.

Beta-alanina: aminoácido não essencial e não proteogênico, que atua como precursor para a síntese de carnosina e outros dipeptídios que contêm histidina.

Betabloqueador: agente farmacêutico que inibe os efeitos excitatórios provocados pela parte simpática do sistema nervoso no organismo.

Beta-hidroxibetametilbutirato (HMB): um metabólito do aminoácido leucina e seu cetoácido, alfacetoisocaproato.

Creatina: composto nitrogenado não essencial, natural, orgânico, que é sintetizado a partir de três aminoácidos: arginina, glicina e metionina.

Desenho duplo-cego de pesquisa (dupla incógnita): pesquisa realizada em que nem os pesquisadores nem os participantes sabem quem está recebendo o recurso ergogênico ou o placebo.

Desidroepiandrosterona (DHEA): pró-hormônio, ou intermediário, na via biossintética que leva à síntese do esteroide sexual masculino testosterona.

Diuréticos: fármacos que induzem a perda ponderal corporal pelo aumento da diurese.

***Doping* sanguíneo:** qualquer meio de aumentar acima do normal o volume sanguíneo total ou o número de hemácias.

Efedrina: amina simpatomimética e estimulante da parte central do sistema nervoso que tem estrutura química parecida com a da anfetamina.

Eritropoetina (EPO): hormônio de origem natural que estimula a produção de hemácias pela medula óssea.

Óxido nítrico (NO): molécula sinalizadora que afeta vários processos fisiológicos, incluindo vasodilatação, regulação do fluxo sanguíneo, respiração mitocondrial e contratilidade do músculo.

Placebo: substância ou tratamento que não tem efeito fisiológico mas pode ter o efeito psicológico de fazer com que o indivíduo acredite que terá impacto positivo no desempenho.

Pró-hormônio: substância que é um produto intermediário na síntese de testosterona.

Pseudoefedrina: amina simpatomimética encontrada em descongestionantes de venda livre.

Recurso ergogênico: substância, prática de treino ou fenômeno que pode aumentar o desempenho físico.

Suplementação de oxigênio: qualquer método de aumentar o conteúdo de oxigênio do ar inspirado ou aumentar a pressão barométrica; ambos aumentam a pressão parcial de oxigênio, o que potencialmente aumenta o oxigênio transportado pelo sangue.

Suplemento nutricional: substância encontrada em uma dieta normal que se acredita ter efeitos ergogênicos.

Tampões sanguíneos: substâncias que aumentam a capacidade de diminuir a acidez.

Transfusão autóloga: transfusão em que são reinfundidas as hemácias previamente retiradas da mesma pessoa.

Transfusão homóloga: tipo de transfusão em que são infundidas as hemácias obtidas de outra pessoa.

REFERÊNCIAS BIBLIOGRÁFICAS

1. American College of Sports Medicine Position Stand. The use of blood doping as an ergogenic aid. *Med Sci Sports Exerc.* 1996;28:i–xii.
2. Armstrong LE, Costill DL, Fink WJ. Influenced out of diuretic-induced dehydration on competitive running performance. *Med Sci Sports Exerc.* 1985;17:456–461.
3. Armstrong LE, Maresh CM, Keith NR, et al. Heat acclimation and physical training adaptations of young women using different contraceptive hormones. *Am J Physiol Endocrinol Metab.* 2005;288:E868–E875.
4. Armstrong LE, Pumerantz AC, Roti MW, et al. Fluid, electrolyte and renal indices of hydration during eleven days of controlled caffeine consumption. *Int J Sport Nutr Exerc Metab.* 2005;15:252–265.
5. Artioli GG, Gualano B, Coelho DF, et al. Does sodium bicarbonate ingestion improve simulated judo performance. *Int J Sport Nutr Exerc Metab.* 2007;17:206–217.
6. Aschenbach W, Ocel J, Craft L, et al. Effect of oral sodium loading on high-intensity arm ergometry in college wrestlers. *Med Sci Sports Exerc.* 2000;32:669–675.
7. Bailey SJ, Fulford J, Vanhatalo A, et al. Dietary nitrate supplementation enhances muscle contractile efficiency during knee-extensor exercise in humans. *J Appl Physiol (1985).* 2010;109:135–148.
8. Bailey SJ, Winyard P, Vanhatalo A, et al. Dietary nitrate supplementation reduces the O_2 cost of low-intensity exercise and enhances tolerance to high-intensity exercise in humans. *J Appl Physiol (1985).* 2009;107:1144–1155.
9. Bannister RG, Cunnimgham JC. The effects of the respiration and performance during exercise of adding oxygen to the inspired air. *J Physiol.* 1954;125:118–137.
10. Barroso O, Mazzoni I, Rabin O. Hormone abuse in sports: the anti-doping perspective. *Asian J Androl.* 2008;10:391–402.
11. Bell DG, Jacobs I, Ellerington K. Effect of caffeine and ephedrine ingestion on an aerobic exercise performance. *Med Sci Sports Exerc.* 2001;33:1399–1403.
12. Bell DG, Jacobs I, Zamecnik J. Effects of caffeine, ephedrine and their combination on time to exhaustion during high-intensity exercise. *Eur J Appl Physiol.* 1998;77:427–433.
13. Bell DG, McLellan TM, Sabiston CM. Effect of ingesting caffeine and ephedrine on 10-km from performance. *Med Sci Sports Exerc.* 2002;34:344–349.
14. Bennell K, White S, Crossley K. The oral contraceptive pill: a revolution for sportswomen? *Br J Sports Med.* 1999;33:231–238.
15. Bescos R, Sureda A, Tur JA, et al. The effect of nitric-oxide-related supplements on human performance. *Sports Med.* 2012;42: 99–117.
16. Birkeland KI, Stray-Gundersen J, Hemmersbach P, et al. Effect of rhEPO administration on serum levels of sTfR and cycling performance. *Med Sci Sports Exerc.* 2000;32:1238–1243.
17. Bishop D, Edge J, Davis C, et al. Induced metabolic alkalosis affects muscle metabolism and repeated-sprint ability. *Med Sci Sports Exerc.* 2004;36:807–813.
18. Bishop D, Claudius B. Effects of induced metabolic alkalosis on prolonged intermittent-sprint performance. *Med Sci Sports Exerc.* 2005;37:759–767.
19. Bond H, Morton L, Braakhuis AJ. Dietary nitrate supplementation improves rowing performance in well-trained rowers. *Int J Sport Nutr Exerc Metab.* 2012;22:251–256.

20. Bonen A, Haynes FW, Graham TE. Substrate and hormonal responses to exercise in women using oral contraceptives. *J Appl Physiol.* 1991;70:1917–1927.
21. Borrione P, Mastrone A, Salvo RA, et al. Oxygen delivery enhancers: past, present, and future. *J Endocrinol Invest.* 2008;31:185–192.
22. Botrè F, de la Torre X, Donati F, et al. Narrowing the gap between the number of athletes who dope and the number of athletes who are caught: scientific advances that increase the efficacy of antidoping tests. *Br J Sports Med.* 2014;48(10):833–836.
23. Brown GA, Vukovich MD, Sharp RL, et al. Effect of oral DHEA on serum testosterone and adaptations to resistance training in young men. *J Appl Physiol.* 1999;87:2274–2283.
24. Buick FJ, Gledhill N, Froese AB, et al. Effect of induced erythrocythemia on aerobic work capacity. *J Appl Physiol.* 1980;48:636–642.
25. Burke LM. Practical considerations for bicarbonate loading and sports performance. *Nestle Nutr Inst Workshop Ser.* 2013;75:15–26.
26. Carr AJ, Hopkins WG, Gore CJ. Effects of acute alkalosis and acidosis on performance: a meta-analysis. *Sports Med.* 2011;41(10):801–814.
27. Caruso J, Charles J, Unruh K, et al. Ergogenic effects of beta-alanine and carnosine: proposed future research to quantify their efficacy. *Nutrients.* 2012;4:585–601.
28. Casazza GA, Suh SH, Miller BF, et al. Effects of oral contraceptives on peak exercise capacity. *J Appl Physiol.* 2002;93:1698–1702.
29. Cayla JL, Maire P, Duvallet A, et al. Erythropoietin induces a shift of muscle phenotype from fast glycolytic to slow oxidative. *Int J Sports Med.* 2008;29:460–465.
30. Chandler JV, Blair SN. The effect of academy on selected physiological component related to athletic success. *Med Sci Sports Exerc.* 1980;12:65–69.
31. Chester N, Reilly T, Mottram DR. Physiological, subjective and performance effects of pseudoephedrine and phenylpropanolamine during endurance running exercise. *Int J Sports Med.* 2003;24:3–8.
32. Clarkson PM, Thompson HS. Drugs and sport research findings and limitations. *Sports Med.* 1997;24:366–384.
33. Clarkson PM, Thompson HS. Antioxidants: what role do they play in physical activity and health? *Am J Clin Nutr.* 2000;72:637S–646S.
34. Costill DL, Dalsky GP, Fink WJ. Effects of caffeine ingestion on metabolism and exercise performance. *Med Sci Sports.* 1978;10:155–158.
35. Davis E, Loiacono R, Summers RJ. The rush to adrenaline: drugs in sport acting on the beta-adrenergic system. *Br J Pharmacol.* 2008;154:584–597.
36. Delanghe JR, Maenhout TM, Speeckaert MM, et al. Detecting doping use: more than an analytical problem. *Acta Clin Belg.* 2014;69(1):25–29.
37. Douroudos II, Fatouros IG, Gourgoulis V, et al. Dose-related effects of prolonged $NaHCO_3$ ingestion during high-intensity exercise. *Med Sci Sports Exerc.* 2006;38:1746–1753.
38. Edge J, Bishop D, Goodman C. Effects of chronic $NaHCO_3$ ingestion during interval training on changes to muscle buffer capacity, metabolism, and short-term endurance performance. *J Appl Physiol.* 2006;101:918–925.
39. Ekblom B, Berglund B. Effect of erythropoietin administration on maximal aerobic power. *Scand J Med Sci Sports.* 1991;1:88–93.
40. Ekblom B, Goldbarg AN, Gullbring B. Response to exercise after blood loss and reinfusion. *J Appl Physiol.* 1972;33:175–180.
41. Finaud J, Lac G, Filaire E. Oxidative stress: relationship with exercise and training. *Sports Med.* 2006;36:327–358.
42. Fischetto G, Bermon S. From gene engineering to gene modulation and manipulation: can we prevent or detect gene doping in sports? *Sports Med.* 2013;43(10):965–977.
43. Flakoll P, Sharp R, Baier S, et al. Effect of beta-hydroxy-beta-methylbutyrate, arginine, and lysine supplementation on strength, functionality, body composition, and protein metabolism in elderly women. *Nutrition.* 2004;20:445–451.
44. Gibney J, Healy ML, Sönksen PH. The growth hormone/insulin-like growth factor-I axis in exercise and sport. *Endocr Rev.* 2007;28:603–624.
45. Gilles H, Derman WE, Noakes TD, et al. Pseudoephedrine is without ergogenic effect during prolonged exercise. *J Appl Physiol.* 1996;81:2611–2617.
46. Gledhill N. The influence of older blood volume and oxygen transport capacity on aerobic performance. *Exerc Sports Sci Rev.* 1985;13:75–93.
47. Gordon SE, Kraemer WJ, Vos NH, et al. Effect of acid–base balance on the growth hormone response to acute high-intensity cycle exercise. *J Appl Physiol.* 1994;76:821–829.
48. Gotshalk LA, Kraemer WJ, Mendonca MA, et al. Creatine supplementation improves muscular performance in older women. *Eur J Appl Physiol.* 2008;102:223–231.
49. Gotshalk LA, Volek JS, Staron RS, et al. Creatine supplementation improves muscular performance in older men. *Med Sci Sports Exerc.* 2002;34:537–543.
50. Graham MR, Baker JS, Evans P, et al. Physical effects of short-term recombinant human growth hormone administration in abstinent steroid dependency. *Horm Res.* 2008;69:343–354.
51. Hardeman M, Alexy T, Brouwer B, et al. EPO or PlacEPO? Science versus practical experience: panel discussion on efficacy of erythropoietin in improving performance. *Biorheology.* 2014;51(1–2):83–90.
52. Hartman WJ, Torre PM, Prior RL. Dietary citrulline but not ornithine counteracts dietary arginine deficiency in rats by increasing splanchnic release of citrulline. *J Nutr.* 1994;124:1950–1960.
53. Hermansen L, Osnes JB. Blood and muscle pH after maximal exercise in man. *J Appl Physiol.* 1972;32:304–308.
54. Hernandez A, Schiffer TA, Ivarsson N, et al. Dietary nitrate increases tetanic $[Ca2+]i$ and contractile force in mouse fast-twitch muscle. *J Physiol.* 2012;590:3575–3583.
55. Hickner RC, Tanner CJ, Evans CA, et al. L-citrulline reduces time to exhaustion and insulin response to a graded exercise test. *Med Sci Sports Exerc.* 2006;38:660–666.
56. Hill CA, Harris RC, Kim HJ, et al. Influence of beta-alanine supplementation on skeletal muscle carnosine concentrations and high intensity cycling capacity. *Amino Acids.* 2007;32:225–233.
57. Hobson RM, Saunders B, Ball G, et al. Effects of beta-alanine supplementation on exercise performance: a meta-analysis. *Amino Acids.* 2012;43:25–37.
58. Hodges K, Hancock S, Currell K, et al. Pseudoephedrine enhances performance in 1500-m runners. *Med Sci Sports Exerc.* 2006;38:329–333.
59. Hoffman J, Ratamess NA, Ross R, et al. Beta-alanine and the hormonal response to exercise. *Int J Sports Med.* 2008;29:952–958.
60. Hoffman JR, Cooper J, Wendell M, et al. Effects of beta-hydroxy beta-methylbutyrate on power performance and indices of muscle damage and stress during high-intensity training. *J Strength Cond Res.* 2004;18:747–752.
61. Hoffman JR, Emerson NS, Stout JR. Beta-alanine supplementation. *Curr Sports Med Rep.* 2012;11:189–195.
62. Hoffman JR, Kraemer WJ, Ratamess NA, et al. Position stand on androgen and growth hormone use. *J Strength Cond Res.* 2009; 23(5 suppl):S1–S59.
63. Ivy JL, Costill DL, Fink WJ, et al. Influence of caffeine and carbohydrate feedings on endurance performance. *Med Sci Sports.* 1979;11:6–11.
64. Jacobs I, Pasternak H, Bell DG. Effects of ephedrine, caffeine and their combination on muscular endurance. *Med Sci Sports Exerc.* 2003;35:987–994.
65. Jówko E, Ostaszewski P, Jank M, et al. Creatine and beta-hydroxy-beta-methylbutyrate (HMB) additively increase lean body mass and muscle strength during a weight-training program. *Nutrition.* 2001;17:558–566.
66. Kapil V, Milsom AB, Okorie M, et al. Inorganic nitrate supplementation lowers blood pressure in humans: role for nitrite-derived NO. *Hypertension.* 2010;56:274–281.

67. King DS, Sharp RL, Vukovich MD, et al. Effect of oral androstenedione on serum testosterone and adaptations to resistance training in young men: a randomized controlled trial. *JAMA.* 1999;281:2020–2028.
68. Kraemer WJ, Dunn-Lewis C, Comstock BA, et al. Growth hormone, exercise, and athletic performance: a continued evolution of complexity. *Curr Sports Med Rep.* 2010;9(4):242–252.
69. Kraemer WJ, Gordon SE, Lynch JM, et al. Effects of multibuffer supplementation on acid–base balance and 2,3-diphosphoglycerate following repetitive anaerobic exercise. *Int J Sport Nutr.* 1995;5:300–314.
70. Kraemer WJ, Hatfield DL, Spiering BA, et al. Effects of a multi-nutrient supplement on exercise performance and hormonal responses to resistance exercise. *Eur J Appl Physiol.* 2007;101:637–646.
71. Kuhls DA, Rathmacher JA, Musngi MD, et al. Beta-hydroxy-beta-methylbutyrate supplementation in critically ill trauma patients. *J Trauma.* 2007;62:125–131.
72. Lansley KE, Winyard PG, Bailey SJ, et al. Acute dietary nitrate supplementation improves cycling time trial performance. *Med Sci Sports Exerc.* 2011;43:1125–1131.
73. Larsen FJ, Weitzberg E, Lundberg JO, et al. Effects of dietary nitrate on oxygen cost during exercise. *Acta Physiol (Oxf).* 2007;191:59–66.
74. Lebrun CM, Petit MA, McKenzie DC, et al. Decreased maximal aerobic capacity with use of triphasic oral contraceptive in highly active women: a randomised controlled trial. *Br J Sports Med.* 2003;37:315–320.
75. Lidder S, Webb AJ. Vascular effects of dietary nitrate (as found in green leafy vegetables and beetroot) via the nitrate-nitrite-nitric oxide pathway. *Br J Clin Pharmacol.* 2013;75:677–696.
76. Lindh AM, Peyrebrune MC, Ingham SA, et al. Sodium bicarbonate improves swimming performance. *Int J Sports Med.* 2008;29:519–523.
77. Liu H, Bravata DM, Olkin I, et al. Systematic review: the effects of growth hormone on athletic performance. *Ann Int Med.* 2008;148:747–758.
78. Liu H, Bravata DM, Olkin I, et al. Systematic review: the safety and efficacy of growth hormone in the healthy elderly. *Ann Int Med.* 2007;146:104–115.
79. Lynch NJ, De Vito G, Nimmo MA. Low dosage monophasic oral contraceptive use and intermittent exercise performance and metabolism in humans. *Eur J Appl Physiol.* 2001;84:296–301.
80. Matsuura R, Arimitsu T, Kimura T, et al. Effect of oral administration of sodium bicarbonate on surface EMG activity during repeated cycling sprints. *Eur J Appl Physiol.* 2007;101:409–417.
81. McNaughton LR, Siegler J, Midgley A. Ergogenic effects of sodium bicarbonate. *Curr Sports Med Rep.* 2008;7:230–236.
82. McNeill AW, Mozingo E. Changes in the metabolic cost of standardized work associated with the use of an oral contraceptive. *J Sports Med Phys Fitness.* 1981;21:238–244.
83. Meinhardt U, Nelson AE, Hansen JL, et al. The effects of growth hormone on body composition and physical performance in recreational athletes: a randomized trial. *Ann Intern Med.* 2010;152(9):568–577.
84. Mero AA, Keskinen KL, Malvela MT, et al. Combined creatine and sodium bicarbonate supplementation enhances interval swimming. *J Strength Cond Res.* 2004;18(2):306–310.
85. Murphy M, Eliot K, Heuertz RM, et al. Whole beetroot consumption acutely improves running performance. *J Acad Nutr Diet.* 2012;112:548–552.
86. Nichols AW, Hetzler RK, Villanueva RJ, et al. Effects of combination oral contraceptives on strength development in women athletes. *J Strength Cond Res.* 2008;22:1625–1632.
87. Nielson HB, Boushel R, Madsen P, et al. Cerebral desaturation during exercise reversed by O_2 supplementation. *Am J Physiol.* 1999;277:H1045–H1052.
88. Notelovitz M, Zauner C, McKenzie L, et al. The effect of low-dose oral contraceptives on cardiorespiratory function, coagulation, and lipids in exercising young women: a preliminary report. *Am J Obstet Gynecol.* 1987;56:591–598.
89. Nummela AT, Hamalainen IT, Rusko HK. Effect of hyperoxia on metabolic responses and recovery in intermittent exercise. *Scand J Med Sci Sports.* 2002;12:309–315.
90. O'Connor DM, Crowe MJ. Effects of six weeks of beta-hydroxy-beta-methylbutyrate (HMB) and HMB/creatine supplementation on strength, power, and anthropometry of highly trained athletes. *J Strength Cond Res.* 2007;21:419–423.
91. Palisin T, Stacy JJ. Beta-hydroxy-beta-methylbutyrate and its use in athletics. *Curr Sports Med Reports.* 2005;4:220–223.
92. Pan JW, Takkahashi K. Cerebral energetic effects of creatine supplementation in humans. *Am J Regul Integr Comp Physiol.* 2007;292:R1745–R1750.
93. Peltonen JE, Tikkanen HO, Rusko HK. Cardiorespiratory responses to exercise an acute hypoxia, hyperoxia and normoxia. *Eur J Appl Physiol.* 2001;85:82–88.
94. Price M, Moss P, Rance S. Effects of sodium bicarbonate ingestion on prolonged intermittent exercise. *Med Sci Sports Exerc.* 2003;35:1303–1308.
95. Rawson ES, Volek JS. Effects of creatine supplementation and resistance training on muscle strength and weightlifting performance. *J Strength Cond Res.* 2003;17:822–831.
96. Raymer GH, Marsh GD, Kowalchuk JM, et al. Metabolic effects of induced alkalosis during progressive forearm exercise to fatigue. *J Appl Physiol.* 2004;96:2050–2056.
97. Redman LM, Scroop GC, Westlander G, et al. Effect of synthetic progestin on the exercise status of sedentary young women. *J Clin Endocr Metab.* 2005;90:3830–3837.
98. Roberts RA, Ghiasvand F, Parker D. Biochemistry of exercise-induced metabolic acidosis. *Am J Physiol Regul Integr Comp Physiol.* 2004;287:R502–R516.
99. Robinson N, Giraud S, Saudan C, et al. Erythropoietin and blood doping. *Br J Sports Med.* 2006;40(suppl 1):i30–i34.
100. Siegler JC, Keatley S, Midgley AW, et al. Pre-exercise alkalosis and acid–base recovery. *Int J Sports Med.* 2008;29:545–551.
101. Smith GM, Beecher HK. Amphetamine sulfate and athletic performance. *JAMA.* 1959;170:542–557.
102. Sökmen B, Armstrong LE, Kraemer WJ, et al. Caffeine use in sports: considerations for the athlete. *J Strength Cond Res.* 2008;22:978–986.
103. Spriet LL, Perry CG, Talanian JL. Legal pre-event nutritional supplements to assist energy metabolism. *Essays Biochem.* 2008;44:27–43.
104. Stamler JS, Meissner G. Physiology of nitric oxide in skeletal muscle. *Physiol Rev.* 2001;81:209–237.
105. Stephens TJ, McKenna MJ, Canny BJ, et al. Effect of sodium bicarbonate on muscle metabolism during intense endurance cycling. *Med Sci Sports Exerc.* 2002;43:614–621.
106. Sureda A, Pons A. Arginine and citrulline supplementation in sports and exercise: ergogenic nutrients? *Med Sport Sci.* 2012;59:18–28.
107. Swain RA, Harsha DM, Baenziger J, et al. Do pseudoephedrine or phenylpropanolamine improve maximum oxygen uptake and time to exhaustion? *Tech J Sport Med.* 1997;7:168–173.
108. Thomsen JJ, Rentsch RL, Robach P, et al. Prolonged administration of recombinant erythropoietin increases the submaximal performance more than maximal aerobic capacity. *Eur J Appl Physiol.* 2007;101:481–486.
109. Van Montfoort MC, Van Dieren L, Hopkins WG, et al. Effects of ingestion of bicarbonate, citrate, lactate, and chloride on sprint running. *Med Sci Sports Exerc.* 2004;36:1239–1243.
110. van Velzen AG, Sips AJ, Schothorst RC, et al. The oral bioavailability of nitrate from nitrate-rich vegetables in humans. *Toxicol Lett.* 2008;181:177–181.

111. Vanhatalo A, Bailey SJ, Blackwell JR, et al. Acute and chronic effects of dietary nitrate supplementation on blood pressure and the physiological responses to moderate-intensity and incremental exercise. *Am J Physiol Regul Integr Comp Physiol.* 2010;299:R1121–R1131.
112. Vanhatalo A, Fulford J, Bailey SJ, et al. Dietary nitrate reduces muscle metabolic perturbation and improves exercise tolerance in hypoxia. *J Physiol.* 2011;589:5517–5528.
113. Viitasalo JT, Kryolainen H, Bosco C, et al. Effects of rapid weight reduction on force production and vertical jumping height. *Int J Sports Med.* 1987;8:281–285.
114. Volek JS, Duncan ND, Mazzetti SA, et al. Performance and muscle fiber adaptations to creatine supplementation and heavy resistance training. *Med Sci Sports Exerc.* 1999;31:1147–1156.
115. Volek J, Kraemer WJ. Creatine supplementation: its effect on human muscular performance and body composition. *J Strength Cond Res.* 1996;10:200–210.
116. Volek JS, Kraemer WJ, Bush JA, et al. Creatine supplementation enhances muscular performance during high-intensity resistance exercise. *J Am Diet Assoc.* 1997;97:765–770.
117. Volek JS, Mazzetti SA, Farquhar WB, et al. Physiological responses to short-term exercise in the heat after creatine loading. *Med Sci Sports Exerc.* 2001;33:1101–1108.
118. Volek JS, Rawson ES. Scientific basis and practical aspects of creatine supplementation for athletes. *Nutrition.* 2004;20:609–614.
119. Watson G, Judelson DA, Armstrong LE, et al. Influence of diuretic-induced dehydration on competitive sprint and power performance. *Med Sci Sports Exerc.* 2005;37:1168–1174.
120. Welle S, Jozefowicz R, Statt M. Failure of dehydroepiandrosterone to influence energy and protein metabolism in humans. *J Clin Endocrinol Metab.* 1990;71:1259–1264.
121. Wilber RL, Holm PL, Morris DM, et al. Effect of FIO2 on physiological responses and cycling performance at moderate altitude. *Med Sci Sports Exerc.* 2003;35:1153–1159.
122. Wilber RL, Holm PL, Morris DM, et al. Effect of FIO2 on oxidative stressed during interval training at moderate altitude. *Med Sci Sports Exerc.* 2004;36:188–1894.
123. Williams MH. *The Ergogenic Edge.* Champaign, IL: Human Kinetic Publishers, 1997.
124. Williams MH, Wesseldine S, Somma T, et al. The effect of induced erythrocythemia upon 5-mile treadmill run time. *Med Sci Sports Exerc.* 1981;13:169–175.
125. Wilson GJ, Wilson JM, Manninen AH. Effects of beta-hydroxy-beta-methylbutyrate (HMB) on exercise performance and body composition across varying levels of age, sex, and training experience: a review. *Nutr Metab (Lond).* 2008;3:5–11.
126. Winter FD, Snell PG, Stray-Gundersen J. Effects are 100% oxygen on performance of a professional soccer players. *JAMA.* 1989;262:227–229.
127. Wylie LJ, Kelly J, Bailey SJ, et al. Beetroot juice and exercise: pharmacodynamic and dose-response relationships. *J Appl Physiol (1985).* 2013;115:325–336.
128. Wylie LJ, Mohr M, Krustrup P, et al. Dietary nitrate supplementation improves team sport-specific intense intermittent exercise performance. *Eur J Appl Physiol.* 2013;113:1673–1684.

LEITURA SUGERIDA

Barroso O, Mazzoni I, Rabin O. Hormone abuse in sports: the antidoping perspective. *Asian J Androl.* 2008;10:391–402.

Burke LM. Practical considerations for bicarbonate loading and sports performance. *Nestle Nutr Inst Workshop Ser.* 2013;75:15–26.

Carr AJ, Hopkins WG, Gore CJ. Effects of acute alkalosis and acidosis on performance: a meta-analysis. *Sports Med.* 2011;41(10):801–814.

Clarkson PM, Thompson HS. Drugs and sport research findings and limitations. *Sports Med.* 1997;24:366–384.

Cooper CE. The biochemistry of drugs and the methods used to enhance aerobic sport performance. *Essays Biochem.* 2008;44:63–83.

Fischetto G, Bermon S. From gene engineering to gene modulation and manipulation: can we prevent or detect gene doping in sports? *Sports Med.* 2013;43(10):965–977.

Finaud J, Lac G, Filaire E. Oxidative stress: relationship with exercise and training. *Sports Med.* 2006;36:327–358.

Hardeman M, Alexy T, Brouwer B, et al. EPO or PlacEPO? Science versus practical experience: panel discussion on efficacy of erythropoetin in improving performance. *Biorheology.* 2014;51(1–2):83–90.

Hoffman JR, Kraemer WJ, Bhasin S, et al. Position stand on androgen and growth hormone use. *J Strength Cond Res.* 2009;23(suppl): S1–S59.

Gledhill N. The influence of older blood volume and oxygen transport capacity on aerobic performance. *Exerc Sports Sci Rev.* 1985;13:75–93.

Sökmen B, Armstrong LE, Kraemer WJ, et al. Caffeine use in sports: considerations for the athlete. *J Strength Cond Res.* 2008; 22:978–986.

Spriet LL, Perry CG, Talanian JL. Legal pre-event nutritional supplements to assist energy metabolism. *Essays Biochem.* 2008;44:27–43.

Williams MH. *The Ergogenic Edge.* Champaign, IL: Human Kinetic Publishers, 1997.

Williams MH. Facts and fallacies of purported ergogenic amino acid supplements. *Clin Sports Med.* 1999;18:633–649.

Wilson GJ, Wilson JM, Manninen AH. Effects of beta-hydroxy-beta-methylbutyrate (HMB) on exercise performance and body composition across varying levels of age, sex, and training experience: a review. *Nutr Metab (Lond).* 2008;3:5–11.

Capítulo 16

Considerações sobre Treinamento para Populações Especiais

Após a leitura deste capítulo, você deve ser capaz de:

▶ Compreender que nem todas as pessoas devem ser submetidas ao mesmo estímulo de exercício, isto é, intensidade, frequência, duração e modo
▶ Entender que, por causa de determinadas condições físicas ou de saúde, é necessário customizar os esquemas de treinamento físico para alguns grupos de pessoas
▶ Compreender que a capacidade de populações especiais de pessoas de responder (curto prazo) e/ou se adaptar (longo prazo) à prática de exercícios físicos pode ser modificada
▶ Concluir como o treinamento físico pode ser ainda mais benéfico para alguns grupos de pessoas do que para a população normal
▶ Reconhecer as limitações que a gravidez impõe à capacidade das mulheres de se exercitarem com segurança
▶ Entender quais fatores têm de ser levados em conta quando são elaborados programas de exercícios para crianças e idosos
▶ Reconhecer como o exercício deve ser utilizado no manejo de determinadas doenças, como asma e diabetes melito
▶ Compreender como a prática de exercícios físicos pode ajudar no tratamento da lombalgia
▶ Reconhecer as manifestações do transtorno do déficit de atenção/hiperatividade (TDAH) e como a prática de exercícios físicos pode ajudar no tratamento
▶ Entender os diferentes tipos de transtornos cognitivos/déficits intelectuais e como a prática de exercícios físicos ajuda na abordagem das necessidades de condicionamento físico

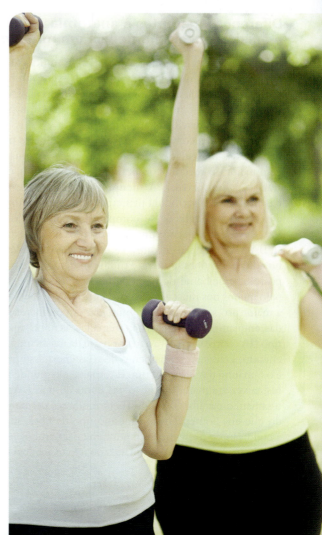

Embora especialistas de saúde recomendem um programa de treinamento regular de exercícios físicos para virtualmente todas as pessoas, existem segmentos da população que merecem considerações especiais em relação às suas necessidades de exercícios, como eles podem responder ao exercício e à elaboração de seus esquemas especiais de treinamento. A preocupação especial neste capítulo são as mulheres, as crianças, os adultos mais velhos e as pessoas com situações patológicas como diabetes melito, artrite, doença pulmonar obstrutiva crônica (DPOC), transtorno cognitivo/déficit intelectual e condições genéticas especiais. Começaremos este capítulo discutindo as mulheres atletas.

MULHERES E TREINAMENTO FÍSICO

Nos últimos 20 ou 30 anos, as mulheres se tornaram cada vez mais ativas em competições atléticas e no treinamento físico. A aprovação do Título IX, em 1972, teve efeitos de longo alcance, não só por fornecer mais oportunidades de tipos de esporte para mulheres, mas também por atrair mais mulheres para participar de programas de condicionamento físico. Embora as mulheres apresentem adaptações fisiológicas positivas ao treinamento físico, de modo semelhante aos homens – tanto em treinamento de *endurance* quanto em treinamento de resistência –, existem alguns fatores anatômicos e fisiológicos específicos do sexo que precisam ser levados em consideração quando são examinados os efeitos do exercício físico nas mulheres.

Diferenças inerentes à anatomia e à fisiologia em homens e em mulheres

Embora homens e mulheres apresentem muitas semelhanças nas adaptações fisiológicas, também existem diferenças inerentes à anatomia e à fisiologia. Essas diferenças estão relacionadas com a composição corporal, a força, a potência, o *endurance* e a capacidade aeróbia.

Em relação à composição corporal, as mulheres tipicamente têm massas muscular e corporal menores, mas uma porcentagem maior de gordura corporal do que os homens, como mostrado na Figura 16.1. A menor massa muscular observada nas mulheres é atribuída principalmente ao menor tamanho das fibras musculares, se comparadas com as dos homens. Isso é evidente em cada um dos três tipos de fibras musculares (I, IIA e IIX) que são encontradas no músculo esquelético humano adulto. Embora homens e mulheres demonstrem uma composição semelhante de tipos de fibras musculares, parece que, pelo menos nos músculos da coxa, as fibras do tipo I apresentam a maior proporção de massa muscular em mulheres não treinadas, enquanto, em homens não treinados, as fibras musculares do tipo IIA contribuem para a maior parte da massa muscular.[158] No entanto, graças ao treinamento de resistência, isso pode mudar, e o tamanho das fibras do tipo II torna-se tão grande nas mulheres, talvez até maior do que o das fibras do tipo I. Apesar disso, o tamanho das fibras do tipo II em mulheres permanece menor do que nos homens, para o mesmo tipo de fibra, supondo que a condição de treinamento é a mesma para ambos os sexos (ou seja, homens e mulheres treinados ou não treinados).[159]

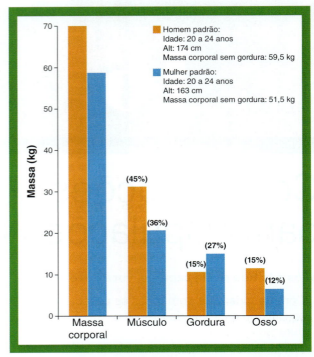

FIGURA 16.1 Diferenças antropométricas em homens e mulheres. (Modificada de Behnke AR, Wilmore JH. *Evaluation and Regulation of Body Building and Composition.* Englewood Cliffs, NJ: Prentice-Hall, 1974.)

Independentemente da condição de treinamento, é a massa muscular total menor que explica por que as mulheres não conseguem produzir tanta força absoluta quanto os homens, principalmente na parte superior do corpo, onde podem ser cerca de 50% mais fracas do que os homens. Entretanto, quando a força é expressada em relação ao tamanho ou à massa dos músculos, as diferenças relacionadas com o sexo são minimizadas ou até mesmo eliminadas. De fato, em um estudo que avaliou as características contráteis de fibras musculares isoladas obtidas de biopsias musculares humanas, a tensão específica – força produzida por área transversal da fibra – não foi diferente em homens e mulheres jovens.[179]

Nos outros dois índices de função muscular, potência e *endurance*, a pesquisa sobre o impacto do sexo chegou a resultados contrastantes, ou seja, mulheres demonstraram consistentemente *endurance* muscular mais impressionante do que os homens,[26,47,64] enquanto é tipicamente descrito que os homens exibem maior potência muscular do que as mulheres.

O desempenho aeróbio também é influenciado pelo sexo. Mesmo controlando as diferenças da massa corporal magra, o consumo máximo de oxigênio ($\dot{V}O_{2máx}$) de mulheres é 5 a 15% menor do que o de homens.[23] Como os músculos esqueléticos de mulheres têm o mesmo grau de capilaridade do que os de homens, bem como conteúdo mitocondrial e atividade de enzimas aeróbias semelhantes,[126,137,164] o decréscimo do $\dot{V}O_{2máx}$ observado em mulheres possivelmente está relacionado com a capacidade reduzida de fornecimento de oxigênio aos músculos exercitados.

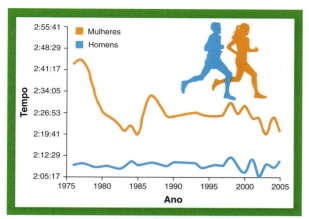

FIGURA 16.2 Comparação dos melhores tempos de corrida de maratona completadas por homens e mulheres atletas norte-americanos a cada ano entre 1976 e 2005. (Modificada de Pate RR, O'Neill JR. American women in the marathon. *Sports Med.* 2007;37:294–298.)

De fato, quando comparadas com homens de tamanho equivalente, as mulheres têm volume de ejeção reduzido – volume de sangue ejetado a cada batimento cardíaco – e, assim, o débito cardíaco reduzido, ou volume de sangue bombeado por minuto.[127,176] O volume sanguíneo menor em mulheres contribui para essas diminuições da função cardíaca durante o exercício de *endurance* de alta intensidade. Além disso, o hematócrito, ou a porcentagem do sangue total constituída por hemácias, é menor em mulheres do que em homens (42% *versus* 45%). Desse modo, as mulheres têm menos hemoglobina e capacidade de carrear oxigênio.[23] Isso, por sua vez, é creditado às concentrações mais baixas do hormônio **testosterona** encontradas nas mulheres. A testosterona, frequentemente chamada de esteroide sexual masculino, exerce efeitos anabólicos e estimula o aparecimento das características sexuais secundárias masculinas (androgênicas) (Capítulo 8). Entretanto, ela também estimula a produção do hormônio eritropoetina, que promove a formação de hemácias na medula óssea.

As diferenças inatas relacionadas com o sexo, descritas anteriormente, são traduzidas diretamente em disparidades no desempenho de *endurance* entre homens e mulheres. No tempo até a exaustão durante um exercício de intensidade submáxima,[144] bem como no tempo para completar uma maratona, as mulheres apresentam uma pequena desvantagem de por exemplo, 6%, até uma grande desvantagem, como cerca de 15%.[24,122] Mesmo em atletas de elite, altamente treinadas, os tempos de desempenho de mulheres não são tão impressionantes quanto os de seus equivalentes masculinos, como mostrado na Figura 16.2.

Adaptações ao treinamento físico

Apesar das diferenças fisiológicas e anatômicas inerentes existentes em homens e mulheres, a capacidade de adaptação ao treinamento físicos não parece ser influenciada notavelmente pelo sexo. Ou seja, quando apresentados ao mesmo estímulo de exercício em relação à intensidade, frequência e duração, homens e mulheres apresentam melhoras semelhantes na capacidade funcional. Isso é verdade tanto para o treinamento de resistência (p. ex., halterofilismo, treinamento de peso) quanto para o treinamento de *endurance*.

Adaptações ao treinamento de resistência em mulheres

Embora as mulheres tenham sido encorajadas a realizar treinamento de resistência apenas nos últimos 20 a 30 anos, já foi mostrado cientificamente que elas conseguem apresentar ganhos de força iguais aos observados em homens treinados da mesma maneira. Apesar do fato de que os níveis iniciais de força são menores nas mulheres, as melhoras relativas na produção de força muscular não diferem daquelas detectadas em homens, isto é, mais do que dobra em alguns músculos.[88,159] Acompanhando esses ganhos de força estão as respostas hipertróficas em nível muscular total e nas fibras musculares que, de novo, não são específicas do sexo. Como as mulheres apresentam os mesmos aumentos relativos da força e do tamanho muscular que os homens, a prescrição de programas de treinamento de resistência não diferencia entre homens e mulheres e as mesmas recomendações no desenho de esquemas de treinamento com pesos podem ser aplicadas a ambos os sexos.

Adaptações ao treinamento aeróbio em mulheres

Assim como no treinamento de resistência, não parece haver adaptações específicas ao sexo no treinamento de *endurance*. Quando treinados adequadamente e de modo semelhante, tanto homens quanto mulheres podem esperar melhora de cerca de 20% na capacidade cardiovascular (ou seja, $\dot{V}O_{2máx}$). Em homens e mulheres, essas melhoras ocorrem por causa de aumentos do volume de ejeção, do débito cardíaco e da extração de oxigênio (ou seja, diferença arteriovenosa de oxigênio [dif avO_2]) fornecido ao músculo. De interesse, entretanto, é o fato de que as mulheres, em qualquer esforço prolongado e submáximo, dependem mais dos lipídios como substrato energético do que os homens, que apresentam maior utilização de carboidratos como substrato energético.[164] Isso ocorre em homens e mulheres sedentários e treinados. Finalmente, como homens e mulheres apresentam adaptações relativas semelhantes ao treinamento de *endurance*, as diretrizes para prescrição de exercícios físicos para aptidão cardiovascular são aplicáveis a ambos os sexos.

Efeito do ciclo menstrual no desempenho do exercício

Devido às variações fisiológicas que ocorrem ao longo do ciclo menstrual normal de 28 dias, foi considerado por algum tempo que o desempenho atlético também variaria de acordo com essas mudanças. Na verdade, muitas pesquisas foram dedicadas a determinar se as fases do ciclo menstrual (a fase

Boxe 16.1 Aplicação da pesquisa
Ciclo menstrual e exercício

Muitas atletas e seus *coaches* se preocupam com o impacto que o ciclo menstrual possa ter no desempenho do exercício. O questionamento principal é se as flutuações hormonais que ocorrem durante as diferentes fases do ciclo causam variações semelhantes no desempenho atlético de mulheres. Essa parece ser uma preocupação razoável, visto que os esteroides sexuais femininos, estrogênio e progesterona, influenciam inúmeras variáveis fisiológicas que incluem a utilização de substratos e a temperatura corporal. Entretanto, embora haja relatos informais de mulheres atletas cujos desempenhos foram alterados por diferentes fases do ciclo menstrual, as evidências científicas não apoiam essas alegações. O consenso entre pesquisadores do exercício é que o desempenho aeróbio e anaeróbio e a força muscular não variam de modo consistente ou significativo nos diferentes estágios do ciclo menstrual. Então, *coaches* e atletas não devem se preocupar se um evento atlético tiver de ser realizado durante uma fase específica do ciclo menstrual de uma atleta, se seu desempenho sofrerá ou aumentará. É claro que se a menstruação, ou a fase de perda de sangue do ciclo, for acompanhada por dor e cólicas, o desempenho poderia ser comprometido.

---

folicular do ciclo após a ovulação ou a fase lútea inicial do ciclo) afetam o desempenho atlético em mulheres. Em geral, as pesquisas mais rigorosamente controladas indicam que o desempenho físico é independente do ciclo menstrual e que não há necessidade de ajustar as agendas de treinamento ou os eventos competitivos para se adaptarem ao estágio do ciclo menstrual. Por exemplo, constatou-se que nem a força muscular nem o *endurance* muscular variam durante o ciclo menstrual e não foi estabelecida correlação entre a função muscular e as concentrações circulantes de **progesterona**, o hormônio sexual feminino produzido pelos ovários que estimula a fase lútea do ciclo menstrual, e o **estrogênio**, hormônio ovariano feminino.[70] São esses dois hormônios esteroides sexuais femininos que apresentam flutuações acentuadas nas fases do ciclo menstrual.

A pesquisa também confirmou que o $\dot{V}O_{2máx}$ também permanece constante ao longo do ciclo menstrual.[70] Embora a captação máxima de oxigênio obtida durante uma sessão de teste de alta intensidade relativamente curta (8 a 12 minutos) resista às flutuações dos esteroides sexuais femininos, existe alguma preocupação de que exercícios de *endurance* de intensidade moderada prolongados sejam suscetíveis a variações durante o ciclo menstrual. A temperatura corporal de repouso é aumentada em cerca de 0,5°C durante a fase lútea. Também, durante a fase lútea, o exercício de *endurance* resulta em aumento proporcional de temperatura e, assim, em uma temperatura maior do que em outros momentos do ciclo.[80] Como resultado, o processo de termorregulação, que inclui o suor, a perda de volume plasmático do sangue e um fluxo maior de sangue para a pele, representa um desafio cardiovascular mais elevado durante a fase lútea. Como resultado da perda exagerada de volume plasmático, o sistema circulatório faz mais esforço para satisfazer as demandas de fluxo sanguíneo dos músculos em trabalho.[125] Isso é evidente sobretudo quando o exercício de *endurance* prolongado é realizado em condições desfavoráveis (ou seja, calor e umidade). Entretanto, ainda é necessário confirmar se o desempenho de *endurance* é, de fato, comprometido durante a fase lútea (Boxe 16.1).

Tríade da atleta

Embora a maior parte das investigações tenha concluído que o ciclo menstrual não altera o desempenho físico, treinamento de *endurance* intenso pode, de fato, influenciar o ciclo menstrual. Como mostrado na Figura 16.3, parece haver uma correlação entre o número de milhas corridas e a incidência de **amenorreia**, ou a interrupção do ciclo menstrual, em mulheres atletas que praticam exercícios de *endurance*.

O fator mais crítico para a ocorrência de amenorreia é a disponibilidade insuficiente de energia – calorias – acarretada pelo gasto energético excessivo, consumo inadequado de nutrientes ou uma combinação desses dois fatores. Essa disfunção menstrual é uma das manifestações de uma condição chamada **tríade da atleta**, que é grave em muitas mulheres jovens. A tríade inclui as condições inter-relacionadas

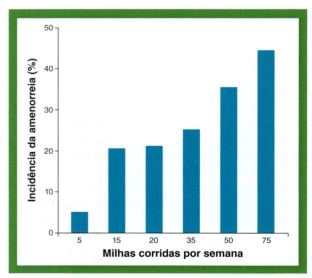

FIGURA 16.3 Correlação entre milhas corridas por semana e incidência de amenorreia em mulheres. (Modificada de Brooks GA, Fahey TD, Baldwin KM. *Exercise Physiology: Human Bioenergetics and Its Applications*, 4th ed. Boston, MA: McGraw Hill, 2005.)

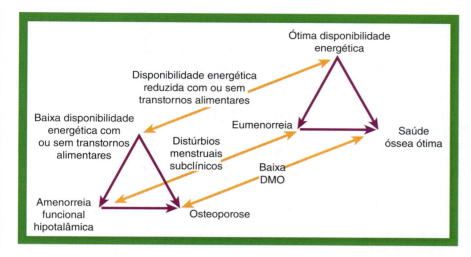

FIGURA 16.4 Correlação entre a disponibilidade de energia, o *status* menstrual e a saúde óssea. A densidade mineral óssea (DMO) é definida como a quantidade de minerais em qualquer dado volume de osso. (Reimpressa com permissão de Nattiv A, Loucks AB, Manore MM, et al. American College of Sports Medicine position stand. The female athlete triad. *Med Sci Sports Exerc.* 2007;39:1867–1882.)

de transtorno alimentar (nutrição deficiente), amenorreia e osteoporose. A amenorreia associada aos exercícios de sustentação de peso, como corrida e balé, e/ou ingestão inadequada de energia resultam em diminuição da produção de hormônio luteinizante (LH) e do hormônio foliculoestimulante (FSH). Esses hormônios são essenciais para a manutenção da função menstrual normal e, desse modo, a produção de estrogênio pelos ovários. Durante a amenorreia o estrogênio é deficiente, o que resulta em diminuição da densidade óssea e, se for grave o bastante, à **osteoporose**, uma condição tipicamente associada às mulheres após a menopausa. Uma consequência da diminuição da densidade óssea, que ocorre em uma taxa de 2 a 6% ao ano, é a incidência aumentada de fraturas ósseas, como foi detectado em várias atletas. Essa inter-relação de disponibilidade de energia insuficiente, amenorreia e diminuição da densidade óssea em mulheres atletas, particularmente as que praticam esportes que enfatizam a magreza, está descrita na Figura 16.4.

De acordo com o posicionamento oficial sobre a tríade da atleta publicada pelo American College of Sports Medicine (ACSM), o tratamento principal para a condição envolve o aumento da ingestão e/ou redução do volume de treinamento de maneira que a disponibilidade de energia se torne suficiente para permitir a função menstrual normal e a síntese de esteroides sexuais femininos.[111]

Gravidez e exercícios

Até recentemente, as mulheres eram desencorajadas a se exercitar devido à preocupação de que isso pudesse reduzir a chance de engravidar quando fosse desejado, prejudicar o crescimento normal do feto durante a gravidez ou aumentar o risco de ter distúrbios durante o parto. Porém, nos últimos 20 a 25 anos, as atitudes mudaram dramaticamente e por um bom motivo. Uma pesquisa mostrou que mulheres treinadas não apresentam mais dificuldade do que as mulheres sedentárias para engravidar. Além disso, o treinamento físico durante a gravidez pode ser benéfico para a gestante ou até mesmo reduzir a incidência de morbidades fetais.[8] De fato, essas evidências favoráveis são tão convincentes que o American College of Obstetricians and Gynecologists recomenda que, desde que não haja contraindicações clínicas, as gestantes realizem 30 minutos ou mais de exercício de intensidade moderada senão em todos, na maioria dos dias da semana. O American College of Obstetricians and Gynecologists também recomenda 15 a 30 minutos de exercício aeróbio de intensidade moderada em 3 a 4 dias por semana.[3] Em essência, as mesmas recomendações de exercícios feitas pela declaração conjunta do ACSM e dos Centers for Disease Control and Prevention para todos os indivíduos adultos, tanto homens quanto mulheres, são aplicáveis às gestantes. O American College of Sports Medicine também recomenda que as gestantes sigam um programa de treinamento de resistência que trabalhe todos os grupos musculares maiores, fazendo 12 a 15 repetições por série até a fadiga moderada.[3] Ao realizar os exercícios do treinamento de resistência, a manobra de Valsalva – que eleva significativamente a pressão arterial intratorácica – sempre deve ser evitada após as primeiras 16 semanas de gravidez visto que a posição do corpo também afeta a pressão arterial.[3]

O principal benefício do exercício durante a gravidez é a redução do risco de **diabetes melito gestacional (DMG)** – resistência à insulina durante a gravidez – e **pré-eclâmpsia** – elevação da pressão arterial e proteinuria em algumas mulheres durante a gravidez. Durante a gravidez a maioria das mulheres apresenta resistência à insulina, o que torna mais difícil administrar adequadamente os níveis sanguíneos da glicose. Em algumas mulheres, essa aumentada resistência ao efeito da insulina se torna significativa o bastante para levar ao aparecimento de DMG. Até 7% das gestantes nos EUA sofrem de DMG, que pode levar a preocupações sobre a saúde da mãe (infecções, excesso de ganho de peso e hemorragia pós-parto) e da criança (icterícia, tocotraumatismo e hipoglicemia). Vários estudos mostraram que o exercício moderado antes e/ou durante a gravidez reduz significativamente os riscos de DMG.[31–33] Um estudo que envolveu quase

1.000 gestantes revelou que as que eram minimamente ativas antes da gravidez corriam risco de DMG diminuído em 56%, enquanto as que se exercitaram em intensidade moderada durante pelo menos quatro horas por semana antes da gravidez demonstraram diminuição de 76% da incidência de DMG.[33]

A pré-eclâmpsia é outra condição que comumente aflige as gestantes, identificada em cerca de 7% dessa população. Ela é um distúrbio hipertensivo associada a insuficiência hepática, insuficiência renal, coágulos sanguíneos e hemorragia cerebral nas gestantes. Como resultado, a pré-eclâmpsia é responsável por 15% de todas as mortes maternas nos EUA. Uma pesquisa mostrou que o exercício é uma ferramenta efetiva no manejo dessa condição potencialmente letal. Dependendo da energia gasta durante a atividade física diária nas primeiras 20 semanas de gestação, as mulheres podem esperar diminuição de 40 a 70% no risco de desenvolver pré-eclâmpsia.[99,143] As mulheres que praticam atividades físicas regularmente no ano anterior à gravidez apresentam benefícios protetores semelhantes.[155]

Além do efeito do exercício antes ou durante a gravidez na saúde da mãe, existe a questão do efeito do exercício materno nos desfechos fetais. Comumente esses desfechos são descritos em termos de peso ao nascer, tempo de parto e no modo do parto. Em relação ao peso do feto no nascimento, foi estabelecido que mulheres que realizavam exercício de *endurance* vigoroso durante os dois primeiros trimestres de gravidez tinham crianças que apresentavam pesos semelhantes aos de crianças nascidas de mães sedentárias.[154] Entretanto, existem evidências de que mulheres que continuam a realizar exercícios vigorosos no terceiro trimestre de gravidez dão à luz crianças com pesos 200 a 400 g menores do que os de filhos de mulheres sedentárias. A ingestão calórica dessas mães que se exercitaram vigorosamente durante toda a gravidez não foi medida. Foi sugerido que o aumento da ingestão dietética, isto é, calorias, possa corrigir os baixos pesos das crianças cujas mães se exercitaram vigorosamente.[86]

Outro desfecho fetal importante está relacionado com o quão adiantada está a gravidez das mulheres que se exercitam quando seus filhos nascem. Estudos científicos mostraram que não há diferença no risco de parto pré-termo, ou a idade gestacional por ocasião do parto, ou mesmo redução na incidência de partos prematuros nas mulheres que continuam a se exercitar durante todo o segundo trimestre de gravidez.[45,69,87]

Finalmente, o modo do parto, vaginal ou cesariano, em mulheres inativas comparadas com as que participaram de atividade vigorosa durante a gestação é outro desfecho fetal interessante. A melhor informação disponível até hoje indica que há diminuição no número de cesarianas nas mulheres que participam de atividade vigorosa durante a gestação (Boxe 16.2).[60]

CRIANÇAS E EXERCÍCIOS FÍSICOS

Por gerações, as crianças foram vistas simplesmente como versões em miniatura dos adultos. Agora, sabemos que a fisiologia de uma criança e suas respostas a uma série aguda de exercícios, bem como as adaptações a um regime de treinamento extensivo, são diferentes, em muitos aspectos, das que são próprias dos adultos. Essas diferenças devem ser levadas em consideração durante a prescrição de exercícios para crianças. Além disso, a maneira como o exercício pode influenciar o crescimento e o desenvolvimento naturais de crianças precisa ser levada em conta.

Efeito do treinamento físico sobre o crescimento

A **lactância** compreende o primeiro ano de vida. Durante esse período, ocorre crescimento significativo do tronco e dos membros inferiores do neonato, resultando em proporções corpo/cabeça que mimetizam mais proximamente as de um adulto. O fim da lactância marca o início da **infância** – do primeiro ano de vida até o início da adolescência, durando, então, até o início da **adolescência** – o início da puberdade

---

Revisão rápida

- As mulheres apresentam diferenças antropométricas em relação aos homens, como menor massa muscular, menor tamanho da fibra muscular e gordura corporal aumentada
- Quando expressa em relação à unidade de massa muscular (*i. e.* tensão específica), não existe diferença na força entre homens e mulheres
- A capacidade aeróbia, ou $\dot{V}O_{2máx.}$, de mulheres é 5 a 15% menor do que a de homens, quando expressa em termos relativos (*i. e.*, $m\ell/kg/min$)
- As mulheres têm níveis de hematócrito menores do que os homens, o que contribui para a diminuição da capacidade de transporte de oxigênio no seu sangue
- O desempenho de exercício de *endurance* (p. ex., maratona) em mulheres é menor do que o de homens
- Durante a realização de treinamento de resistência com a mesma intensidade e duração, não existe diferença nos ganhos relativos de força ou na hipertrofia muscular entre homens e mulheres
- Mulheres e homens experimentam melhoras semelhantes na aptidão aeróbia (*i. e.*, $\dot{V}O_{2máx.}$) quando participam de treinamento de *endurance* com a mesma intensidade e duração relativas
- Nem a força muscular nem o *endurance* muscular variam durante o período do ciclo menstrual de 28 dias em mulheres
- Mulheres saudáveis que se exercitam durante a gravidez diminuem o risco de ter diabetes gestacional e pré-eclâmpsia
- O exercício durante a gestação tem pouco efeito nos desfechos fetais

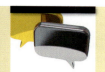

Boxe 16.2 Visão do especialista
Diabetes gestacional e exercício

LISA CHASAN-TABER, SCD, FACSM
Professor
Division of Biostatistics & Epidemiology
Department of Public Health
University of Massachusetts
Amherst, MA

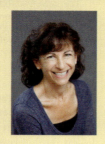

O diabetes melito gestacional (DMG) consiste no aparecimento ou no primeiro reconhecimento de diabetes melito durante a gravidez. As mulheres diagnosticadas com DMG correm risco substancialmente aumentado de desenvolver DM2 e obesidade, atualmente em taxas epidêmicas nos EUA. Seus filhos correm risco aumentado de desfechos perinatais adversos, incluindo natimortalidade, macrossomia e, a longo prazo, obesidade e intolerância à glicose.

Exercícios físicos e prevenção de DMG

O American College of Obstetricians and Gynecologists recomenda que as gestantes sem complicações clínicas ou obstétricas realizem 30 minutos de atividade física de intensidade moderada (p. ex., caminhada) durante a maioria dos dias da semana. De acordo com estudos epidemiológicos observacionais, mulheres que declaram se exercitar antes da gravidez correm risco reduzido de DMG. Os estudos que examinaram as mulheres que se exercitaram durante a gravidez são menos consistentes com alguns que observam efeitos protetores significativos e outros que apoiam essa tendência, mas não de maneira significativa.

De nove ensaios controlados randomizados que avaliaram o impacto da intervenção física ou de uma intervenção que combine reeducação alimentar e exercícios físicos no risco de DMG, apenas um relatou um risco significativamente menor de DMG no grupo de intervenção em comparação com o grupo de cuidados normais. No entanto, esses ensaios randomizados variaram amplamente em termos de conteúdo de intervenção e foram limitados, com frequência, pela pouca conformidade ao programa de exercícios físicos.

Em resumo, programas de prevenção de DMG com exercícios baseados em evidências com diretrizes para frequência, intensidade, duração e tipo de atividade ainda precisam ser estabelecidos. Estudos intervencionistas bem controlados atuais e futuros nessa área fornecerão dados para a elaboração de programas para evitar a incidência de DMG em mulheres com risco desse distúrbio.

Exercícios físicos e controle de DMG

A Cochrane Review analisou ensaios terapêuticos randomizados controlados em gestantes com diagnóstico de DMG que compararam programas de exercício a ausência de programa de exercício específico. Quatro ensaios alcançaram os critérios de elegibilidade. Nesses estudos, as mulheres foram recrutadas durante o terceiro trimestre e a intervenção com exercícios foi realizada por aproximadamente 6 semanas. Os programas variaram de exercícios regulares em uma bicicleta ergométrica, cicloergômetro de membro superior ou exercício de resistência de circuito. A revisão não encontrou diferenças significativas entre os grupos controle e com exercício para todos os desfechos avaliados e concluiu que as evidências não eram suficientes para recomendar ou desaconselhar a participação de gestantes com DMG em programas de exercícios.

Entretanto, ensaios mais recentes encontraram um impacto benéfico de, por exemplo, programas de caminhada estruturados nas concentrações médias de glicose, sugerindo um papel efetivo do exercício em mulheres com DMG. Em combinação com outros pequenos estudos terapêuticos, que não se qualificaram para a revisão, os estudos de intervenção com exercícios até o momento sugerem que a prática moderada de exercícios físicos pode ser efetiva na diminuição das concentrações de glicose nas mulheres com DMG. Em resumo, ensaios clínicos controlados adicionais são necessários para determinar a efetividade dos programas estruturados de exercício e para identificar o tipo, a duração e a intensidade apropriados desses exercícios.

Conclusão

Conforme os estudos de acompanhamento a longo prazo revelam que uma proporção significativa das mulheres com DMG acaba desenvolvendo diabetes melito fora da gravidez, especialmente durante a primeira década após a gestação, o DMG oferece uma oportunidade importante para o desenvolvimento, o teste e a implementação de estratégias clínicas para a prevenção do diabetes melito. Gestantes procuram assistência médica mais prontamente e estão muito motivadas para fazer mudanças no estilo de vida, o que torna a gravidez uma oportunidade crítica para modificações comportamentais a curto e longo prazos.

Leitura adicional

ACOG Committee Obstetric Practice. ACOG Committee opinion. Number 267, January 2002: exercise during pregnancy and the postpartum period. *Obstet Gynecol.* 2002;99(1):171–173.

Barakat R, Cordero Y, Coteron J, et al. Exercise during pregnancy improves maternal glucose screen at 24–28 weeks: a randomised controlled trial. *Br J Sports Med.* 2012;46(9):656–661.

Ceysens G, Rouiller D, Boulvain M. Exercise for diabetic pregnant women. *Cochrane Database Syst Rev.* 2006;3:CD004225. Online.

Chasan-Taber L, Silveira M, Marcus BH, et al. Feasibility and efficacy of a physical activity intervention among pregnant women: the behaviors affecting baby and you (B.A.B.Y.) study. *J Phys Act Health.* 2011;8(suppl 2):S228–S238.

Colberg SR, Sigal RJ, Fernhall B, et al. Exercise and type 2 diabetes: the American College of Sports Medicine and the American Diabetes Association: joint position statement. *Diabetes Care.* 2010;33(12):e147–e167.

Han S, Middleton P, Crowther C. Exercise for pregnant women for preventing gestational diabetes mellitus. *Cochrane Database Syst Rev.* 2012;7:CD009021.

Kim C, Newton KM, Knopp RH. Gestational diabetes and the incidence of type 2 diabetes: a systematic review. *Diabetes Care.* 2002;25(10):1862–1868.

Korpi-Hyövälti EA, Laaksonen DE, Schwab US, et al. Feasibility of a lifestyle intervention in early pregnancy to prevent deterioration of glucose tolerance. *BMC Public Health.* 2011;11:179.

Luoto R, Kinnunen TI, Aittasalo M, et al. Primary prevention of gestational diabetes mellitus and large-for-gestational-age newborns by lifestyle counseling: a cluster-randomized controlled trial. *PLoS Med.* 2011;8(5):e1001036.

Oostdam N, van Poppel MN, Wouters MG, et al. No effect of the FitFor2 exercise programme on blood glucose, insulin sensitivity, and birthweight in pregnant women who were overweight and at risk for gestational diabetes: results of a randomised controlled trial. *BJOG.* 2012;119(9):1098–1107.

Ruchat SM, Mottola MF. The important role of physical activity in the prevention and management of gestational diabetes mellitus. *Diabetes Metab Res Rev.* 2013;29(5):334–346.

Stafne SN, Salvesen KA, Romundstad PR, et al. Regular exercise during pregnancy to prevent gestational diabetes: a randomized controlled trial. *Obstet Gynecol.* 2012;119(1):29–36.

até o início da maturidade física. Durante a infância ocorre crescimento significativo, cuja taxa é semelhante em meninos e meninas. De fato, com as exceções óbvias das características sexuais primárias (*i. e.*, gônadas), praticamente não existem diferenças físicas entre meninos e meninas durante esse estágio e, na média, eles são iguais em altura, peso, massa muscular e gordura corporal. De acordo, durante a infância, meninos e meninas são encorajados a brincarem juntos e, mesmo, a competir entre si em eventos esportivos.

A infância termina com o início da puberdade e, assim, com o início da adolescência. Em geral, a puberdade começa em meninas por volta dos 8 a 13 anos de idade, e, em meninos, aproximadamente aos 9 a 14 anos de idade. Durante a puberdade ocorre um aumento acentuado na taxa de crescimento esquelético, ou na altura, alcançando seu máximo aos 12 e 14 anos de idade em meninas e meninos, respectivamente. Ao final da adolescência – o início da vida adulta –, o adolescente médio nos EUA tem 177 cm de altura e a adolescente média tem 163 cm de altura. Por causa das mudanças dramáticas nos hormônios circulantes na adolescência, observamos um aumento mais intenso no desenvolvimento da massa muscular em homens do que em mulheres, de maneira que, no fim desse período, o músculo esquelético compreende 40% do peso corporal total em homens, mas apenas 32% do peso corporal total de mulheres. Em contrapartida, a gordura corporal é adicionada em uma taxa maior em mulheres do que em homens. Ao chegar à vida adulta, a gordura corporal representa cerca de 25% do peso corporal total da mulher, enquanto nos homens jovens representa aproximadamente 15%. Devido a essas diferenças na taxa de crescimento e no acúmulo de massa muscular, e das disparidades de força física resultantes, os homens e as mulheres adolescentes não podem mais competir de maneira justa em esportes e observamos a separação entre os times de garotos e de garotas. O período da adolescência se completa normalmente aos 19 anos de idade em mulheres e aos 22 anos de idade em homens, quando se chega à vida adulta.

Com base principalmente em relatos informais, algumas pessoas se preocuparam em saber se o treinamento físico poderia alentecer a taxa natural de crescimento em crianças e, talvez, retardar o início da puberdade. Existem dados mostrando que jovens ginastas do sexo feminino que participam de treinamento rigoroso e regular alcançam uma estatura menor na vida adulta e que a **menarca** (*i. e.*, a primeira menstruação), que ocorre geralmente cerca de 2 anos após o início da puberdade, acontece mais tarde do que ocorre normalmente em garotas. Entretanto, uma revisão extensa da literatura determinou que a genética e não o exercício físico intenso foi o principal fator para a estatura menor das ginastas e sua menarca tardia. As mães das atletas também tendiam a ter estatura menor, e elas próprias apresentaram retardo no aparecimento da menarca.[97] Os atletas, meninos e meninas, que participam de outros esportes apresentaram as mesmas taxas de crescimento de altura e de peso que os não atletas.[98] Entretanto, as taxas de crescimento natural podem ser atenuadas em alguns esportes em que os atletas – sobretudo as mulheres – são encorajados a restringir a ingestão calórica para manter um peso corporal e conteúdo de gordura corporal anormalmente baixos. Os especialistas concluíram que a ingestão calórica adequada deve ser sustentada em atletas pré-púberes e púberes para garantir o crescimento e o desenvolvimento sexual apropriados.[136]

Por causa do aumento da popularidade do treinamento de resistência, ou levantamento de peso, como técnica de condicionamento entre atletas, algumas pessoas levantaram preocupações a respeito da eficácia ou da segurança desse modo de treinamento em crianças e adolescentes. Uma pesquisa mostrou que as crianças podem efetivamente ganhar força como resultado do treinamento de resistência, embora a hipertrofia muscular seja menor do que nos adultos, com aumentos maiores da hipertrofia conforme as crianças se aproximam da puberdade. Assim como ocorre com os adultos, as melhoras na capacidade do sistema nervoso de recrutar, ou ativar, o tecido muscular contribuem para uma grande porção dos ganhos de força induzidos pelo treinamento em crianças.

Além das melhoras de força, foi documentado que o treinamento de resistência aumenta a densidade óssea e a saúde de crianças e adolescentes. Em relação às preocupações sobre se o treinamento de resistência causará danos em crianças, uma revisão da literatura revela que, quando instruídas e supervisionadas adequadamente, a incidência de danos é mínima – muito menor do que uma para cada 100 horas de participação – e nenhuma foi de natureza catastrófica. De fato, a American Academy of Pediatrics e a National Strength and Conditioning Association concluíram que o treinamento de resistência, quando realizado segundo técnicas apropriadas, é seguro para crianças e adolescentes saudáveis.[42,60,104] Internacionalmente, essas mesmas recomendações foram apoiadas devido à eficácia e à importância do treinamento de resistência como parte de um programa de atividade física para crianças e adolescentes.[92] As recomendações para o treinamento de resistência seguro e efetivo por crianças e adolescentes são apresentadas no Boxe 16.3.

Capacidade cardiovascular e respostas ao exercício

Devido ao seu tamanho corporal reduzido, as crianças têm coração e volume sanguíneo menores do que os dos adultos. Como resultado, o débito cardíaco máximo, o volume de ejeção e a captação de oxigênio são menos impressionantes do que os de adultos.[113,170] Entretanto, quando normalizados para a menor área superficial do corpo das crianças, o volume de ejeção e o débito cardíaco máximos não diferem mais entre crianças e adultos.[171] De modo semelhante, quando a captação máxima de oxigênio é expressa em relação à massa corporal (i. e., mℓ/kg/min), não existe diferença apreciável entre adultos, adolescentes e crianças.

As frequências cardíacas durante o repouso e o exercício aeróbio de todas as intensidades são maiores em crianças do que em adultos.[170] A frequência cardíaca mais elevada compensa os volumes de ejeção absolutos menores mencionados anteriormente. Além disso, as crianças perfundem mais completamente seus músculos em exercício com fluxo sanguíneo, resultando em extração de oxigênio mais efetiva do sangue pela massa muscular ativa. No repouso e em qualquer intensidade de exercício dada, foi constatado que a pressão arterial é menor em crianças do que em adultos.[78,169] Porém, conforme as crianças crescem e suas dimensões físicas aumentam, redução gradual da frequência cardíaca e aumento da pressão arterial são evidentes no repouso e durante o exercício aeróbio.

Quando participam de regimes de treinamento de *endurance* também robustos, o incremento do $\dot{V}O_{2máx}$, expresso em mℓ/kg/min, observado em crianças é de apenas 10%. Entretanto, os adultos experimentam geralmente melhoras da potência aeróbia máxima na ordem de 20 a 25%. Essa diferença induzida pelo treinamento é atribuída principalmente ao tamanho do coração e ao volume sanguíneo reduzidos que são inerentes às crianças. Em relação ao desempenho de *endurance*, foi visto que, durante a corrida, o volume de oxigênio consumido (i. e., mℓ/kg/min) por uma criança em qualquer ritmo é significativamente maior do que o de adultos. Essa "economia de corrida" diminuída detectada em jovens é mais bem explicada pelo fato de seus membros inferiores, e, assim, o comprimento do passo, serem menores do que os dos adultos. De acordo, para manter o mesmo ritmo de corrida de um adulto, as crianças precisam dar mais passos (i. e., aumentar a frequência das passadas), resultando em contrações musculares mais frequentes e, assim, consumo aumentado de oxigênio.

Capacidade anaeróbia e respostas ao exercício

Uma pesquisa mostrou que, em comparação com adultos, o potencial das crianças de realizar atividade muscular anaeróbia é limitado. Isso é verdade mesmo quando a potência

---

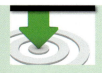

Boxe 16.3 Aplicação da pesquisa

Diretrizes da American Academy of Pediatrics para o treinamento de resistência por crianças e adolescentes

1. Os programas de treinamento de força para pré-adolescentes e adolescentes podem ser seguros e efetivos se forem seguidas as técnicas de treinamento de resistência adequadas e as precauções de segurança
2. Os pré-adolescentes e os adolescentes devem evitar o levantamento de peso competitivo, halterofilismo, fisiculturismo e levantamentos máximos até que alcancem maturidade física e esquelética
3. Quando os pediatras são solicitados a recomendar ou a avaliar os programas de treinamento de força para crianças e adolescentes, os seguintes quesitos devem ser considerados:
   a. Antes de começar um programa de treinamento de força formal, deve ser realizada uma avaliação clínica por um pediatra. Se for indicado, pode ser feito um encaminhamento para o profissional de medicina esportiva, que está familiarizado com os vários métodos de treinamento de força e com os riscos e benefícios em pré-adolescentes e adolescentes
   b. Um condicionamento aeróbio deve ser associado ao treinamento de resistência se os objetivos forem benefícios gerais para a saúde
   c. Os programas de treinamento de força devem incluir um componente de aquecimento e um de resfriamento
   d. Os exercícios específicos de treinamento devem ser aprendidos inicialmente sem carga (resistência). Quando a habilidade do exercício for dominada, pode ser adicionada carga de modo progressivo
   e. O exercício de resistência progressiva exige a realização bem-sucedida de 8 a 15 repetições em boa forma antes de aumentar o peso ou a resistência
   f. Um programa de fortalecimento geral deve estar direcionado a todos os principais grupos musculares e deve levar a exercitar toda a amplitude de movimento
   g. Qualquer sinal de dano ou doença causados pelo treinamento de força deve ser avaliado antes de dar continuidade ao exercício em questão.

Reimpresso com a permissão do Committee on Sports Medicine and Fitness, American Academy of Pediatrics. Strength training by children and adolescents. *Pediatrics*. 2001;107:1470–1472.

anaeróbia é expressa em relação à massa corporal. Tanto no esforço máximo de ciclismo de velocidade máxima de 30 segundos (*i. e.*, teste de Wingate) quanto no teste de escada de Margaria, a potência anaeróbia é menor em crianças do que em adultos.[11,62] Além disso, durante o exercício de *endurance* de intensidade máxima ou submáxima, as concentrações de lactato no sangue e nos músculos são menores em crianças do que em adultos, novamente sugerindo atividade metabólica anaeróbia diminuída em crianças. Essas diferenças estão associadas ao teor atenuado de glicogênio na musculatura das crianças juntamente com atividade enzimática glicolítica reduzida em seus tecidos musculares.

Termorregulação

O mecanismo de sudorese nas crianças não é tão eficiente quanto nos adultos porque suas glândulas sudoríferas são menos responsivas às elevações de temperatura e secretam menos suor. Como resultado, muitos se preocupam que as crianças sejam mais suscetíveis à hipertermia e a doenças provocadas pelo calor durante o exercício e a atividade física. Entretanto, por causa do seu tamanho menor, a razão entre a área superficial da pele e a massa muscular é maior em crianças do que em adultos. Isso é vantajoso, visto que aumenta a capacidade de que o suor disponível evapore e o calor se dissipe para o ambiente, promovendo resfriamento. Também foi mostrado que durante o exercício as crianças têm fluxo sanguíneo maior para a pele do que os adultos, também permitindo maior perda de calor do tecido que está sendo exercitado para o ambiente.[149]

O total de perda de calor para o ambiente está diretamente ligado ao gradiente de temperatura entre o corpo e o ambiente. Assim, quando o exercício é feito em condições ambientais desfavoráveis de grande umidade e calor – particularmente se a temperatura ambiental exceder a do corpo –, a maior razão superfície de pele/massa corporal das crianças na verdade aumenta o risco de hipertermia. Esse risco aumentado ocorre porque o calor pode ser ganho do ambiente em vez de perdido para ele. Em crianças, bem como em pessoas de todas as idades, o perigo representado pelo exercício em um ambiente quente precisa ser reconhecido e devem ser tomadas precauções adequadas, como assegurar hidratação abundante e reduzir a intensidade e a duração do exercício.

Obesidade

A epidemia de **obesidade** observada na maioria das sociedades ocidentais, incluindo os EUA, é evidente não apenas em adultos, mas também em crianças. Os dados coletados pelos Centers for Disease Control and Prevention (CDC) indicam que, em 2012, a porcentagem de crianças e adolescentes americanos considerados obesos aumentou para 17%. Essa tendência continua a crescer (Figura 16.5). Há notícias animadoras, no entanto, para as crianças pequenas, ou seja, de 2 a 5 anos de idade, no que se refere ao fato de que taxa de

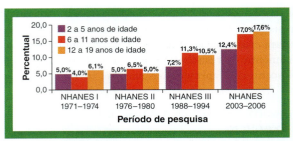

FIGURA 16.5 Prevalência de sobrepeso em crianças e adolescentes norte-americanos de 1971 a 2006. O National Health and Nutrition Examination Survey é um programa de pesquisa conduzido pelo National Center for Health Statistics para verificar o estado nutricional e de saúde de adultos e crianças nos EUA e rastrear as mudanças ao longo do tempo. (Dos Centers for Disease Control and Prevention. *Trends in Childhood Obesity*. Atlanta, GA: Centers for Disease Control and Prevention. Disponível em http://www.cdc.gov/nchs/nhanes.htm.)

obesidade nessa faixa etária diminuiu de 14% em 2003 para 8,4% de 2011 a 2012.

A prevalência na obesidade infantil é uma grande preocupação de saúde, especialmente porque corresponde a uma elevação semelhante da incidência de diabetes melito do tipo 2, ou DM do adulto, em crianças. Outras doenças ou condições associadas à obesidade incluem hipertensão arterial, condições respiratórias, doenças cardíacas e até mesmo depressão.

Revisão rápida

- A participação em atividades desportivas e treinamento físico não influencia a velocidade de crescimento e amadurecimento de meninos e meninas, desde que seja mantido o aporte calórico apropriado
- Um programa de treinamento de resistência elaborado adequadamente (com ênfase na técnica correta) resulta em ganho de força – com pouca hipertrofia muscular – em meninos e meninas sem risco aumentado de lesão
- Quando a capacidade aeróbica máxima ($\dot{V}O_{2máx.}$) é expressada em termos relativos (ou seja, mℓ/kg/min), não existe diferença significativa entre crianças e adultos
- Durante a prática de exercícios de resistência (*endurance*) de mesma intensidade, a frequência cardíaca de crianças é mais alta do que a dos adultos, mas os músculos ativos das crianças são mais efetivos na extração de oxigênio do fluxo sanguíneo
- Mesmo quando participam de programa de treinamento de resistência de mesmas duração e intensidade, a melhora do $\dot{V}O_{2máx.}$ é menor nas crianças do que nos adultos. Isso se deve principalmente a diferenças nas dimensões cardíacas e no volume sanguíneo
- O desempenho em exercícios anaeróbicos de crianças é menor do que o dos adultos. Isso é explicado pelo menor teor de glicogênio e menor capacidade das enzimas glicolíticas nos músculos das crianças.

De acordo com os CDC, os fatores que contribuem para a taxa de obesidade elevada nas crianças incluem o aumento em atividades sedentárias no tempo de lazer e diminuição da atividade físicas estruturadas e não estruturadas. Um posicionamento recente feito pela American Association of Pediatrics insiste fortemente que sejam fornecidas mais oportunidades para que as crianças participem de atividades físicas na escola, em programas após a escola e em vários ambientes da comunidade, e que as crianças e seus pais tomem decisões dietéticas mais saudáveis.[82]

ADULTOS MAIS VELHOS E EXERCÍCIOS FÍSICOS

Adultos mais velhos são indivíduos de 65 anos de idade ou mais e indivíduos de 50 a 64 anos de idade com condições clinicamente significativas ou limitações físicas que afetem o condicionamento físico, atividade física ou movimentos.[3] Os dados demográficos mostram claramente que as populações das nações em todo o planeta, incluindo os EUA, estão envelhecendo (Figura 16.6). De acordo com o U.S. Census Bureau, estima-se que no ano de 2050 cerca de 90 milhões de norte-americanos serão considerados adultos mais velhos. Como comparação, no ano 2000 menos de 40 milhões de cidadãos americanos estavam nessa faixa etária. Para melhorar a saúde e diminuir os custos de saúde entre esse segmento crescente da nossa população, todas as principais organizações de saúde, incluindo o ACSM, os Centers for Disease Control and Prevention e o U.S. Surgeon General's Office, recomendam que pessoas idosas realizem atividade física e exercícios regularmente.

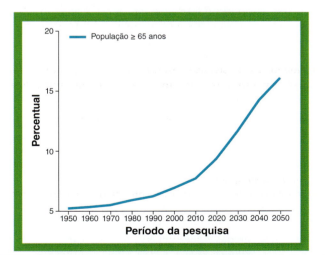

FIGURA 16.6 Existe um número crescente de adultos mais velhos (≥ 65 anos) na população global. (Dos Centers for Disease Control and Protection. *Young Children and Older People as Percentage of Global Population.* Atlanta, GA: Centers for Disease Control and Prevention. Disponível em http://www.nia.nih.gov/NR/rdonlyres/9E91407E-CFE8-4903-9875-D5AA75B-D1D50/0/WPAM_finalpdftorose3_9.pdf.)

Efeitos fisiológicos do envelhecimento

O processo de envelhecimento tem efeitos fisiológicos em todo o corpo. Aqui, consideraremos os efeitos sobre o sistema circulatório, a musculatura esquelética e o sistema esquelético.

Sistema circulatório

Embora possa ser difícil isolar os efeitos do envelhecimento dos efeitos da inatividade física, algumas mudanças entre os idosos são consistentemente observadas. Por exemplo, a aptidão cardiovascular, medida geralmente como o $\dot{V}O_{2máx.}$ (mℓ/kg/min), diminui com o envelhecimento na taxa de 8 a 10% por década a partir do seu valor máximo alcançado aproximadamente aos 25 anos de idade. Embora a redução de tecido muscular e o aumento de massa gordurosa que acompanha o envelhecimento expliquem parte da diminuição do $\dot{V}O_{2máx.}$, foi observado que, mesmo quando a potência aeróbia máxima é expressa em relação à massa corporal sem gordura, ela ainda é menor nos idosos do que nos jovens.[128] O fator primário para esse declínio no $\dot{V}O_{2máx.}$ é uma diminuição semelhante do débito cardíaco máximo.[73,115] A diminuição gradual e inevitável da frequência cardíaca máxima começa por volta dos 20 anos de idade e contribui para esse declínio, mas as evidências mostram que o principal fator é a redução no volume de ejeção máximo.[115] A diminuição do volume de ejeção máximo detectada nos adultos mais velhos está relacionada com reduções da contratilidade ventricular esquerda – e, desse modo, uma fração de ejeção menor quando o coração contrai – junto com um volume sanguíneo menor. O espessamento da parede arterial é maior nos adultos mais velhos, contribuindo para a pressão arterial média (PAM) maior observada nos adultos mais velhos durante os exercícios de intensidade máxima e submáxima. Isso resulta em elevações nas pressões arteriais sistólica e diastólica.[100] Com o aumento na pressão arterial durante o exercício, por causa da diminuição da capacidade de redistribuir o fluxo de sangue para o músculo ativo, o volume de sangue fornecido para os músculos em contração está diminuído nos idosos.[129]

Além das desvantagens na função cardiovascular relacionadas com a idade, outros mecanismos relacionados com a capacidade do corpo de consumir o máximo de oxigênio estão prejudicados no envelhecimento. Ou seja, a capacidade do tecido muscular em atividade de extrair oxigênio do sangue está reduzida, resultando em diminuição da diferença a-vO_2 nos adultos mais velhos. A capilaridade e a densidade mitocondrial menores detectadas na musculatura esquelética envelhecida podem contribuir para essa diferença a-vO_2 diminuída.

Músculo esquelético

Assim como há redução da capacidade cardiovascular nos adultos mais velhos, a força muscular esquelética também diminui em uma taxa de cerca de 10% por década de vida. Entretanto, isso começa em uma idade mais tardia (50 anos) do que o declínio do $\dot{V}O_{2máx.}$. A perda de força observada com o envelhecimento, entretanto, acelera após a sexta década de vida, alcançando uma taxa de aproximadamente 15% por década. De fato, dados longitudinais recentes de estudos feitos com as mesmas pessoas ao longo do tempo sugerem que, após os 60 anos de idade, a força pode diminuir tão rapidamente quanto 3 a 5% por ano.[7,46] A perda de potência muscular ("força explosiva") relacionada com a idade começa por volta dos 40 anos de idade e, em geral, diminui mais rapidamente do que a força. Isso merece atenção especial porque, mais do que a força, a perda de potência muscular está ligada à maior incidência de quedas acidentais e seus danos resultantes nos adultos mais velhos.[152]

As diminuições da força e da potência musculares relacionadas com a idade são causadas principalmente pela perda de massa muscular e porque maior proporção da musculatura remanescente é ocupada por fibras de contração lenta (tipo I). O termo **sarcopenia** descreve a perda de tecido muscular esquelético que acompanha o envelhecimento (Boxe 16.4). Essa perda de tecido é evidente no músculo inteiro e nas suas fibras constituintes. A taxa do declínio da massa muscular reflete a perda da força muscular que ocorre durante o envelhecimento. Assim como a força, a massa muscular é bem conservada desde o seu ponto máximo no meio da terceira década de vida até a quinta década de vida. Durante esses anos, a atrofia total

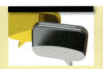

Boxe 16.4 Visão do especialista

Exercício de resistência | O segredo para conservar a força, a função e a independência na terceira idade

MAREN S. FRAGALA, PhD, CSCS*D

Assistant Professor
Institute of Exercise
Physiology and Wellness
University of Central Florida
Orlando, FL

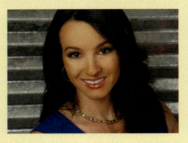

Após os 30 anos, a força muscular diminui em cerca de 10% por década, e essa taxa de declínio acelera após a idade de 60 anos. Perdas de massa, função e qualidade musculares acompanham esse declínio. A perda relacionada com a idade de massa e função da musculatura esquelética é tão significativa que a comunidade médica atribui-lhe o nome de *sarcopenia*. A sarcopenia é comum em cerca de 25% dos adultos com mais de 65 anos, e a prevalência aumenta com a idade. A sarcopenia não está associada apenas à incapacidade de realizar atividades da vida diária, como levantar de uma cadeira, subir escadas, tomar banho ou se vestir de maneira independente, mas também está associada a um outro estado devastador de vulnerabilidade fisiológica chamado de *fragilidade*. A fragilidade é caracterizada por perda ponderal não intencional, exaustão física, fraqueza muscular, baixa velocidade de caminhada e baixa atividade física, o que predispõe os adultos mais velhos a eventos catastróficos, como quedas, doenças e hospitalizações.

Felizmente, o desenvolvimento de sarcopenia e de fragilidade podem ser adiados e o início da incapacidade pode ser tardio por intervenções adequadas. Entre as estratégias de intervenção bem-sucedidas para sarcopenia e fragilidade, estão os exercícios físicos. Vários estudos já demonstraram os benefícios dos programas de treinamento de resistência para adultos mais velhos não apenas aumentando a força e a massa muscular, mas também aumentando as medidas de desempenho funcional e de qualidade de vida e reduzindo o risco de fragilidade. Também foi mostrado que os exercícios de resistência são benéficos para o manejo de outras situações crônicas em idosos, como obesidade, osteoporose, osteoartrite e diabetes melito, por diminuir tanto a gordura total como a gordura intra-abdominal, manter a densidade mineral óssea, aumentar a qualidade muscular e reduzir a dor e a resistência à insulina.

Embora existam considerações especiais no treinamento de resistência para adultos mais velhos, que incluem doenças como demência, doença cardiovascular, osteoporose, problemas de equilíbrio ou efeitos colaterais de medicamentos, em certos aspectos, treinar um idoso com exercícios de resistência é como treinar um atleta de classe mundial. Ambos têm objetivos semelhantes de maximizar o desempenho, embora variem drasticamente no nível (*i. e.*, a capacidade de subir um conjunto de degraus *versus* diminuir uma fração de segundo de um *sprint* de 40 jardas, ou 36,58 m). Assim, princípios e considerações semelhantes se aplicam: todos focados no indivíduo. Assim como o treino de atletas, os programas de exercícios para idosos devem ser adaptados com base nas análises das necessidades iniciais, na consideração do nível de boa forma e de experiência, lesões, preocupações de saúde, objetivos, acesso a facilidades, motivação e barreiras

- Os exercícios prescritos devem ser específicos para os objetivos do indivíduo; se subir uma escada ou levantar de uma cadeira são um desafio para um idoso, exercícios que mimetizem essas ações musculares e envolvam os mesmos grupos musculares e articulações são importantes, como subidas (níveis variáveis de altura e de apoio de equilíbrio) ou agachamentos modificados (levantar de cadeiras)
- Os exercícios devem trabalhar todos os principais grupos musculares (porção superior do corpo, porção inferior do corpo e o tronco) e devem incluir todas as principais ações musculares (empurrar, puxar, levantar, abaixar, dobrar, alcançar, girar)
- Podem ser feitas modificações em qualquer exercício para acomodar melhor os níveis variáveis de capacidade. Por exemplo, alguns adultos mais velhos se sentem confortáveis em deitar no chão para realizar uma flexão completa,

enquanto outros preferem permanecer em pé e poderiam tentar uma flexão com as mãos contra a parede
- A amplitude do movimento deve permanecer dentro dos limites que não se acompanham de dor. A artrite é prevalente em adultos mais velhos, o que pode comprometer a amplitude do movimento e causar dor espontânea ou à palpação
- A carga ou a resistência utilizada deve ser selecionada com atenção para assegurar as formas e as técnicas adequadas e reduzir a dor desnecessária
- A progressão deve ser gradual, com base no avanço individual, estando ciente de que algum desafio é necessário para produzir um estímulo que desencadeie uma adaptação.

Ao contrário de adultos mais jovens que relatam falta de tempo como um dos obstáculos à prática de exercícios físicos, os adultos mais velhos descrevem mais frequentemente suas preocupações de saúde como uma barreira predominante. Além disso, quando um indivíduo apresenta "fatores de risco" (como idade, obesidade, tabagismo, hipertensão arterial, comportamento sedentário prévio, história familiar de eventos cardíacos, a liberação por um médico é recomendada antes do início de um programa de treinamento de resistência. É necessário o apoio de um médico para garantir a segurança, estabelecer as restrições e rechaçar a ideia comum de que "minha saúde é muito frágil para que eu me exercite". Com a aprovação do médico, um número maior de adultos mais velhos antes sedentários pode aproveitar os extraordinários benefícios dos exercícios de resistência.

Os adultos mais velhos devem se comunicar com atenção com seus médicos e outros profissionais de saúde para discutir os benefícios *versus* os riscos da prática de exercícios de resistência. Quando realizados da maneira correta, os benefícios dos exercícios de resistência (melhorias no funcionamento, qualidade de vida, bem-estar e independência) frequentemente superam os riscos das condições de saúde subjacentes (mas o médico deve tomar essa decisão). Desse modo, a prática de exercícios de resistência pode ser o segredo para manter jovens os músculos que estão envelhecendo e os adultos mais velhos funcionais e independentes. Com encorajamento adequado, os adultos mais velhos devem participar de programas de treinamento físico de resistência seguros, confortáveis, individualizados e agradáveis como uma terapia importante para alcançar melhor qualidade de vida.

Referências

1. Binder EF, Yarasheski KE, Steger-May K, et al. Effects of progressive resistance training on body composition in frail older adults: results of a randomized, controlled trial. *J Gerontol A Biol Sci Med Sci*. 2005;60:1425–1431.
2. Campbell AJ, Borrie MJ, Spears GF. Risk factors for falls in a community-based prospective study of people 70 years and older. *J Gerontol*. 1989;44:M112–M117.
3. Estrada M, Kleppinger A, Judge JO, et al. Functional impact of relative versus absolute sarcopenia in healthy older women. *J Am Geriatr Soc*. 2007;55:1712–1719.
4. Evans WJ. Exercise training guidelines for the elderly. *Med Sci Sports Exerc*. 1999;31:12–17.
5. Fatouros IG, Chatzinikolaou A, Tournis S, et al. Intensity of resistance exercise determines adipokine and resting energy expenditure responses in overweight elderly individuals. *Diabetes Care*. 2009;32:2161–2167.
6. Fried LP, Tangen CM, Walston J, et al. Frailty in older adults: evidence for a phenotype. *J Gerontol A Biol Sci Med Sci*. 2001;56:M146–M156.
7. Fried LP, Walston JD, Ferrucci L. Frailty. In: Halter J, ed. *Hazzard's Geriatric Medicine and Gerontology*. New York, NY: McGraw-Hill, 2009.
8. Frontera WR, Hughes VA, Lutz KJ, et al. A cross-sectional study of muscle strength and mass in 45- to 78-yr-old men and women. *J Appl Physiol*. 1991;71:644–650.
9. Greenlund LJ, Nair KS. Sarcopenia—consequences, mechanisms, and potential therapies. *Mech Ageing Dev*. 2003;124:287–299.
10. Hakkinen K, Hakkinen A. Muscle cross-sectional area, force production and relaxation characteristics in women at different ages. *Eur J Appl Physiol Occup Physiol*. 1991;62:410–414.
11. Hakkinen K, Kraemer WJ, Pakarinen A, et al. Effects of heavy resistance/power training on maximal strength, muscle morphology, and hormonal response patterns in 60–75-year-old men and women. *Can J Appl Physiol*. 2002;27:213–231.
12. Hyatt RH, Whitelaw MN, Bhat A, et al. Association of muscle strength with functional status of elderly people. *Age Ageing*. 1990;19:330–336.
13. Iannuzzi-Sucich M, Prestwood KM, Kenny AM. Prevalence of sarcopenia and predictors of skeletal muscle mass in healthy, older men and women. *J Gerontol A Biol Sci Med Sci*. 2002;57:M772–M777.
14. Judge JO, Kenny AM, Kraemer WJ. Exercise in older adults. *Conn Med*. 2003;67:461–464.
15. Judge JO, Kleppinger A, Kenny A, et al. Home-based resistance training improves femoral bone mineral density in women on hormone therapy. *Osteoporos Int*. 2005;16:1096–1108.
16. Lamberts SW, van den Beld AW, van der Lely AJ. The endocrinology of aging. *Science*. 1997;278:419–424.
17. Larsson L, Grimby G, Karlsson J. Muscle strength and speed of movement in relation to age and muscle morphology. *J Appl Physiol*. 1979;46:451–456.
18. Larsson L, Li X, Yu F, et al. Age-related changes in contractile properties and expression of myosin isoforms in single skeletal muscle cells. *Muscle Nerve*. 1997;5:S74–S78.
19. Lexell J. Human aging, muscle mass, and fiber type composition. *J Gerontol A Biol Sci Med Sci*. 1995;50:11–16.
20. Lindle RS, Metter EJ, Lynch NA, et al. Age and gender comparisons of muscle strength in 654 women and men aged 20–93 yr. *J Appl Physiol*. 1997;83:1581–1587.
21. Muhlberg W, Sieber C. Sarcopenia and frailty in geriatric patients: implications for training and prevention. *Z Gerontol Geriatr*. 2004;37:2–8.
22. Proctor DN, Balagopal P, Nair KS. Age-related sarcopenia in humans is associated with reduced synthetic rates of specific muscle proteins. *J Nutr*. 1998;128:351S–355S.
23. Rantanen T, Guralnik JM, Ferrucci L, et al. Coimpairments: strength and balance as predictors of severe walking disability. *J Gerontol A Biol Sci Med Sci*. 1999;54:M172–M176.
24. Sallinen J, Pakarinen A, Fogelholm M, et al. Serum basal hormone concentrations and muscle mass in aging women: effects of strength training and diet. *Int J Sport Nutr Exerc Metab*. 2006;16:316–331.
25. Sehl M, Sawhney R, Naeim A. Physiologic aspects of aging: impact on cancer management and decision making, part II. *Cancer J*. 2005;11:461–473.
26. Sillanpaa E, Hakkinen A, Punnonen K, et al. Effects of strength and *endurance* training on metabolic risk factors in healthy 40–65-year-old men. *Scand J Med Sci Sports*. 2008;19:885–895.
27. Spirduso WW, Cronin DL. Exercise dose-response effects on quality of life and independent living in older adults. *Med Sci Sports Exerc*. 2001;33 (6 suppl):S598–S608.
28. Valkeinen H, Häkkinen A, Hannonen P, et al. Acute heavy-resistance exercise-induced pain and neuromuscular fatigue in elderly women with fibromyalgia and in healthy controls: effects of strength training. *Arthritis Rheum*. 2006;54:1334–1339.
29. Walston J, Hadley EC, Ferucci L, et al. Research agenda for frailty in older adults: toward a better understanding of physiology and etiology: summary from the American Geriatrics Society/National Institute on Aging Research Conference on Frailty in Older Adults. *J Am Geriatr Soc*. 2006;54:991–1001.

da musculatura é de apenas 10%. Entretanto, após os 50 anos de idade, a atrofia muscular ocorre a uma taxa de 10% por década.[89] Essa perda de massa muscular resulta da atrofia das fibras individuais, sendo as fibras do tipo II ou de contração rápida as mais afetadas, e há diminuição do número de fibras que compõem o músculo. De fato, é o declínio do número de fibras musculares que contribui principalmente para a sarcopenia.[89]

Existem fortes evidências de que a **apoptose** (morte celular) das fibras seja desencadeada por um processo de denervação relacionado com a idade que começa no sistema nervoso central. Conforme os neurônios motores apresentam dano necrótico e se retiram das fibras musculares que inervam, as fibras "recém-abandonadas" precisam ser reinervadas por neurônios motores próximos e saudáveis, ou elas irão primeiro atrofiar e depois morrer. Esse processo resulta em um número menor de unidades motoras por músculo, mas aquelas que permanecem no músculo envelhecido são maiores (i. e., mais fibras por neurônio motor).[84] Esse processo de denervação afeta igualmente as fibras dos tipos I (contração lenta) e II (contração rápida), por isso a composição do tipo de fibras (% de cada tipo de fibra) não é modificada pelo envelhecimento. Entretanto, a atrofia seletiva das fibras do tipo II observada nos músculos de um idoso ocorre porque uma proporção da massa muscular total é ocupada pelas fibras do tipo I.

Sistema esquelético

Outra principal preocupação sobre a saúde associada ao envelhecimento é a bem documentada redução de densidade mineral óssea e, com isso, de força óssea. Esse declínio da densidade mineral óssea relacionado com a idade é mais pronunciado nas mulheres, embora também ocorra em um grau menor em homens. A osteoporose, uma doença degenerativa caracterizada pela redução de massa óssea e deterioração da arquitetura que leva à fragilidade óssea, aflige 10% dos cidadãos norte-americanos com 50 anos ou mais. Os gastos médicos americanos associados às fraturas ósseas osteoporóticas são estimados em cerca de 20 bilhões de dólares por ano.[51] Foi mostrado que o declínio da densidade mineral óssea relacionada com a idade acompanha os declínios de massa muscular e de força detectados nos idosos. Essa correlação levou ao dito popular entre gerontologistas e fisiologistas do exercício, de que "músculos fortes são iguais a ossos fortes". Assim, eles recomendam exercícios de sustentação de peso, bem como o treinamento de resistência, para o fortalecimento efetivo não só dos músculos, mas também dos ossos a eles ligados.

Adaptações ao treinamento físico

Felizmente, os adultos mais velhos conseguem equilibrar os declínios relacionados com a idade discutidos anteriormente com o treinamento de resistência e aeróbio. Nesta seção, consideramos as adaptações cardiovasculares, musculares e esqueléticas ao exercício físico nos adultos mais velhos.

Sistema circulatório

Quando submetidos aos programas de treinamento de *endurance* com a mesma intensidade, frequência e duração de adultos jovens, os idosos apresentam melhoras relativas (i. e., aumento percentual a partir da linha de base antes do treino) do $\dot{V}O_{2máx.}$ que não diferem dos aumentos de 20 a 25% observados nos jovens.[79,145] Embora essas melhoras ocorram em homens e mulheres, elas parecem ser consequentes a adaptações diferentes em homens e mulheres mais velhos. Nos homens mais velhos, os aumentos do $\dot{V}O_{2máx.}$ induzidos pelo treinamento físico são atribuídos principalmente às adaptações centrais de maior débito cardíaco e de volume de ejeção. Nas mulheres mais velhas, entretanto, as adaptações periféricas, especialmente a melhora da extração de oxigênio pela musculatura esquelética ativa, contribuem para os aumentos da captação máxima de oxigênio.[156] Tanto em homens quanto em mulheres mais velhos, o treinamento de *endurance* resulta em frequência cardíaca e pressão arterial média mais baixas no repouso, bem como durante o exercício de intensidade submáxima.[28,55] E, como ocorre nas pessoas mais jovens, um programa de treinamento de *endurance* com duração de alguns meses pode reduzir a gordura corporal em até 3 kg, ou cerca de 4% da massa corporal.

Musculatura esquelética

As investigações iniciais sugeriram que os adultos mais velhos tinham um potencial menor para responder ao treinamento de resistência e melhoravam apenas minimamente sua força e tamanho musculares. Porém, esses estudos tinham muitas falhas metodológicas, como o uso de esquemas de treinamento inadequadamente robustos. Em estudos mais recentes, os adultos mais velhos completaram programas de treinamento apresentando as mesmas intensidade, frequência e duração prescritas para adultos jovens. Os resultados desses estudos demonstram claramente que os adultos mais velhos conseguem melhorar significativamente sua força e apresentar hipertrofia muscular. Apesar de algumas exceções, a maioria dos dados disponíveis indica que, quando apresentados ao mesmo estímulo de treinamento de resistência, os adultos mais velhos apresentam ganhos de força tão impressionantes quantos os detectados nos jovens.[57,58,107,174] Dependendo dos métodos de teste utilizados, do tipo de contração muscular realizada (i. e., isotônica, isométrica ou isocinética), dos músculos específicos treinados e da duração do programa de treinamento de resistência, essas melhoras podem ser da ordem de 25% até mais do que o dobro dos valores de força antes do treinamento.

Assim como os estudos de força, os estudos que investigaram os efeitos do treinamento de resistência na hipertrofia dos idosos alcançaram resultados em geral conflitantes. Quando se mede a hipertrofia muscular como uma expansão do volume do músculo inteiro, parece que adultos jovens e idosos treinados de maneira semelhante apresentam o mesmo grau de hipertrofia.[21,69] Em contraste, quando são examinadas as mudanças no tamanho ou nas áreas transversais do músculo inteiro ou de suas fibras constituintes como uma medida de hipertrofia, os resultados sugerem que, embora os adultos mais velhos apresentem hipertrofia significativa, ela é menos pronunciada do que a exibida por adultos jovens.[57,81,174] Assim como o treinamento de *endurance*, o exercício de resistência também melhora significativamente a composição corporal entre os idosos, embora por meio de mecanismos diferentes. O treinamento de *endurance* promove reduções na massa de gordura com efeitos mínimos na massa corporal magra, enquanto o treinamento de resistência aumenta a massa corporal magra e diminui a massa de gordura.

Sistema esquelético

Como é mais provável que a osteoporose aflija mulheres do que homens, a maioria dos estudos para a determinação do potencial do treinamento físico para melhoria da densidade mineral óssea e para a saúde foi conduzida em mulheres após a menopausa. Em geral, esses estudos indicam que o treinamento de *endurance* aumenta significativamente a densidade mineral óssea, mas essas melhoras são observadas apenas nos ossos que sustentam o peso e nas articulações da porção inferior do corpo. Embora os aumentos da densidade mineral óssea resultantes do treinamento de resistência não sejam mais impressionantes do que os do treinamento de *endurance* (*i. e.*, 1 a 3%), essas melhoras são encontradas em regiões mais numerosas ao redor do corpo, incluindo a coluna vertebral (Boxe 16.5).[38,101,102,162]

Prescrição de exercícios

A maioria das evidências sugere que, apesar de terem níveis iniciais mais baixos de condicionamento físico, os adultos mais velhos devem seguir as mesmas diretrizes gerais de prescrição de exercícios físicos indicadas para os adultos jovens.[72] Isso é verdadeiro para o treinamento de *endurance* direcionado para a aptidão cardiovascular, bem como para o treinamento de resistência elaborado para aumentar o condicionamento muscular e esquelético. É claro que existem exceções para pessoas que tenham condições clínicas preexistentes que limitem ou até mesmo impeçam o treinamento físico. Além disso, as diretrizes de prescrição de exercícios para idosos considerados fisicamente frágeis são modificadas para que a intensidade e o volume total do treinamento sejam diminuídos. A taxa de progresso do programa de treinamento a longo prazo também pode ser mais moderada para aquelas pessoas. Com os treinamentos de resistência e de *endurance*, que aumentam as capacidades funcionais dos sistemas circulatório e muscular e esquelético, as atividades diárias (p. ex., levantar de cadeiras, subir escadas, carregar sacolas de compras) também se tornam menos estressantes para os idosos como resultado do treinamento físico.

Embora os programas de treinamento para idosos normalmente sigam as diretrizes de prescrição de exercícios para jovens adultos, existem várias diferenças. Tanto a intensidade do treinamento aeróbio como de peso é, muitas vezes, prescrita em uma escala de 0 a 10, com a intensidade moderada sendo 5 a 6, e a intensidade alta, 7 a 8.[3] Além disso, recomenda-se que os exercícios de treinamento de peso sejam de mais de 10 a 15 repetições e podem incluir atividades, como subir escadas, bem como atividades de força e que usam os grupos musculares maiores.[3]

Um aspecto único da prescrição de exercícios para os idosos é a inclusão de exercícios desenhados especificamente para melhorar o equilíbrio, a coordenação e de exercícios de flexibilidade duas ou mais vezes/semana. Os exercícios de flexibilidade são incluídos para evitar a perda da amplitude do movimento decorrente do aumento de idade, enquanto os exercícios para equilíbrio e coordenação são incluídos em resposta à alta frequência de quedas acidentais sofridas pelos idosos, dos ossos enfraquecidos e da probabilidade aumentada de fraturas ósseas e outras morbidades que podem resultar dessas quedas. As fraturas dos ossos da pelve são uma preocupação particular entre os idosos porque um resultado mostrou que,

Boxe 16.5 Perguntas frequentes dos estudantes
É seguro recomendar a prática de exercícios físicos para os adultos mais velhos e, em caso afirmativo, eles serão efetivos?

O treinamento físico não apenas é seguro para os adultos mais velhos (presumindo que não existam contraindicações preexistentes, como condições ortopédicas e cardiovasculares), mas também é efetivo. Praticamente todas as principais organizações de saúde e geriátricas recomendam que os adultos mais velhos participem de um programa de condicionamento físico elaborado apropriadamente. Vários estudos já demonstraram que, em termos relativos (*i. e.*, aumento percentual a partir dos valores iniciais), os adultos mais velhos melhoram sua aptidão cardiovascular no mesmo grau de pessoas mais jovens que participam de programas de treinamento de *endurance* apresentando as mesmas intensidade, frequência e duração de treinamento. Também é reconhecido agora que os adultos mais velhos podem, e devem, participar de treinamento físico de resistência regularmente. Assim como ocorre com a aptidão cardiovascular, quando os idosos participam de um programa de resistência com intensidade, frequência e duração apropriadas, eles apresentarão ganhos de força e de boa forma muscular que não são diferentes dos que são detectados em adultos jovens. Um programa de treinamento físico adequado para os idosos deve incluir tanto o treinamento cardiovascular, de modo que o risco de eventos cardiovasculares e de acidente vascular encefálico sejam reduzidos, quanto um treinamento de resistência para diminuir o risco de diabetes melito do tipo 2 e de quedas acidentais, aumentar a saúde óssea e a composição corporal.

Boxe 16.6 Você sabia?
Olimpíadas Seniores

As primeiras Olimpíadas Seniores foram realizadas em 1970 e consistiam em apenas três esportes (natação, atletismo e mergulho), com apenas 200 pessoas competindo. Hoje, as Senior Olympics, dos EUA, oferecem mais de 30 eventos, com vários milhares de atletas participando nos Jogos Olímpicos de Verão e de Inverno. Para fazer parte das competições, o único critério que você deve cumprir é ter pelo menos 50 anos de idade.

---

em mais de 20% dos casos, a mortalidade ocorrerá dentro de 1 ano após a lesão.[59] Embora o treinamento de equilíbrio seja incluído normalmente em programas de treinamento físico para os idosos, existe pouca evidência científica, seja para apoiar ou refutar a efetividade, de que os exercícios de equilíbrio, apenas por si, evitem as quedas (Boxe 16.6).

Revisão rápida

- As pessoas que são consideradas idosas, ou seja, aquelas com 65 anos de idade ou mais, constituem o segmento que cresce mais rápido na população dos EUA
- A capacidade aeróbia, ou $\dot{V}O_{2máx.}$, alcança o máximo por volta dos 25 anos de idade antes de declinar consistentemente a uma taxa de 8 a 10% por década. Esse declínio é explicado, principalmente, por reduções no volume de ejeção máximo
- A diminuição da força muscular começa por volta dos 50 anos de idade e continua a uma taxa de cerca de 10% por década
- Assim como a força, a perda de massa muscular ao redor dos 50 anos de idade ocorre a uma taxa de 10% por década
- A atrofia muscular relacionada com a idade afeta mais as fibras de contração rápida do que as de contração lenta
- Quando participam de um programa de treinamento de *endurance* de intensidade e duração semelhantes, os idosos experimentam melhoras na aptidão cardiovascular que se igualam às dos jovens (*i. e.*, 20 a 25%)
- Os idosos apresentam aumentos na força e no tamanho musculares similares aos de jovens quando realizam o mesmo regime de treinamento de resistência.

ASMA E EXERCÍCIO

A **asma** é uma doença caracterizada pela dificuldade de respiração, com chiado, e pelo aperto no peito. Esses sintomas são causados pela contração da musculatura lisa que envolve as vias respiratórias da rede bronquiolar. A broncoconstrição é normalmente induzida pela exposição aos alergênicos ambientais, que causam uma resposta inflamatória quando os mastócitos localizados na superfície das vias respiratórias liberam histamina, prostaglandinas e leucotrienos. A asma pode afetar pessoas de todas as idades, mas é identificada mais comumente em crianças e adolescentes porque eles são expostos mais regularmente a ambientes em que os alergênicos podem ser encontrados. Eles incluem não apenas os jogos externos e os campos de esporte, mas também piscinas e rinques de patinação no gelo, em que, respectivamente, o cloro, as substâncias químicas que recobrem o gelo e as emissões gasosas provocam respostas alérgicas em algumas pessoas.

Causas não alérgicas

Como o aumento do número de pessoas portadoras de asma coincide com o aumento brusco na obesidade infantil nas últimas três ou quatro décadas, foi postulado recentemente que a obesidade possa contribuir para o início da asma.[19,160] Parece que, entre os obesos, o maior esforço para respirar limita a respiração profunda necessária para manter o tamanho ótimo do lúmen das vias respiratórias. Com o tempo, o lúmen das vias respiratórias reduz seu diâmetro, aumentando assim a resistência ao fluxo de ar pelas vias respiratórias. Entretanto, também foi sugerido que, independentemente da obesidade, o declínio estável na atividade física observado em crianças desde a metade do século 20 possa ser uma potencial causa do aumento de asma durante aqueles anos.[68,134] Assim como ocorre na obesidade, a ausência da respiração profunda regular que acompanha o estilo de vida sedentário leva eventualmente à redução das dimensões do lúmen das vias respiratórias, o que causa os sintomas da asma.

Efeitos do exercício

Como o estímulo do exercício pode aumentar em muitas vezes a ventilação por minuto, provocando chiado, dispneia e tosse entre pessoas com asma, historicamente, foi recomendado que os asmáticos evitassem o esforço físico. Entretanto, mais recentemente, foi provado que o treinamento físico pode beneficiar os asmáticos. Os resultados são confusos no que diz respeito à capacidade do exercício aeróbio de controlar a incidência e a gravidade das crises de asma. Porém, tem sido demonstrado consistentemente que o condicionamento aeróbio e as medidas de qualidade de vida (p. ex., idas ao hospital, falta ao trabalho ou à escola) são melhorados, juntamente com o bem-estar psicológico (p. ex., autoconfiança aumentada) que acompanha o treinamento físico. Também é importante o fato de que, com o condicionamento físico melhorado, a carga ventilatória necessária para realizar qualquer tarefa física é diminuída e, consequentemente, é menos provável que estimule um episódio asmático. Esse é, por si, um benefício vital.

Em vez de desencorajar o exercício pelos pacientes asmáticos, os especialistas no campo advogam agora pela inclusão do treinamento físico aeróbio como parte de um programa de tratamento abrangente. Tanto o American College of Sports Medicine quanto a American Thoracic Society recomendam que pessoas com asma participem de atividade regular e vigorosa, pressupondo, obviamente, que estejam controlando sua doença com medicamentos, como corticosteroides aerossóis. As diretrizes para treinamento físico aeróbio para indivíduos com asma são uma frequência de treinamento de 2 a 3 dias por semana, intensidade de treinamento de aproximadamente o limiar anaeróbio ventilatório ou 60% do $\dot{V}O_{2pico}$ por 20 a 30 minutos por dia.[3] As diretrizes para treinamento de peso e flexibilidade são as mesmas que para adultos saudáveis.[3] As diretrizes da American Academy of Pediatrics para o exercício em crianças com asma estão resumidas no Boxe 16.7.

Asma induzida pelo exercício

Em grande parte, o motivo da recomendação para que os asmáticos evitem o exercício, posição adotada pelos especialistas há alguns anos, é o fato de que a atividade física que requer um aumento marcante na carga ventilatória dispara o início dos sintomas da asma. De fato, até 90% das pessoas diagnosticadas com asma experimentam o que é chamado de *asma induzida pelo exercício*, ou AIE.[132] Porém, mesmo pessoas que não são pacientes asmáticos podem experimentar a AIE. Até 13% das pessoas que, até então, não apresentam sintomas de asma sofrem de broncospasmo, com tosse e a respiração difícil e com dificuldade associadas à AIE.[142] Em particular, foi mostrado que exercícios de *endurance*, como a corrida, o ciclismo e a natação, disparam a AIE. Porém, qualquer modo de exercício realizado em uma intensidade de 80% ou mais da captação máxima de oxigênio de uma pessoa é capaz de disparar a AIE em indivíduos suscetíveis. Em risco particular estão os nadadores, que podem ser alérgicos ao cloro utilizado para tratar a água, e os atletas de esportes no gelo, que podem ser sensíveis às emissões liberadas pelas máquinas de cobertura de gelo.

Etiologia

Geralmente, o broncospasmo (constrição da via respiratória) ocorre 10 a 15 minutos após o início do exercício. Esse atraso ocorre porque a resposta inflamatória que leva à constrição da musculatura lisa das vias respiratórias leva um tempo para ser completamente ativada. Conforme o exercício começa e a ventilação aumenta, a água que umedece o ar interno evapora em uma taxa maior, agindo para desidratar e resfriar a superfície da rede das vias respiratórias. Quanto maior for o aumento da ventilação, mais grave é a desidratação e o resfriamento da superfície das vias respiratórias. Quando os mastócitos localizados nas paredes das vias respiratórias desidratam e se tornam hipertônicos, liberam leucotrienos e histamina, disparando uma resposta inflamatória e a broncoconstrição, que dificulta a entrada e a saída do fluxo de ar dos pulmões.[5] Como o ar frio também tende a ser seco, os atletas de esportes de inverno em ambiente externo são especialmente

---

Boxe 16.7 Aplicação da pesquisa

Diretrizes para a prescrição de exercícios para crianças com asma

As diretrizes da American Academy of Pediatrics para a participação esportiva de crianças declaram o seguinte: "com a educação e a medicação adequadas, apenas os atletas com asma mais grave deverão modificar sua participação".

Pré-exercício

Aquecimento: mantenha em intensidade baixa a moderada, com frequência cardíaca < 75% do máximo estimado por alguns minutos; não utilize a arrancada intermitente.

Pré-medicação: tome 200 mg de salbutamol (albuterol) ou um equivalente em um inalador de grande volume pelo menos 10 minutos antes do início do aquecimento; medicação broncodilatadora de longa ação pode ser útil para crianças quando o exercício não é planejado.

Atividades preferenciais

- Natação (mas preste atenção à sensibilidade ao cloro), ciclismo e caminhada
- Outras atividades aeróbias (p. ex., corrida ou jogos)
- Esportes competitivos (p. ex., futebol e basquete).

Monitoramento

- As crianças devem ser encorajadas a "escutar seus corpos" e aprender como medir suas frequências cardíacas e a monitorar os sinais da falta de ar pelo esforço e da asma
- Deve estar disponível medicação "de emergência" adicional
- As crianças devem ser encorajadas a ter descansos apropriados durante os esportes competitivos de alta intensidade (p. ex., basquete).

Contraindicações

As mesmas para as recomendações normais: febre e dor de cabeça, mas, especialmente, as infecções respiratórias.

Reimpresso com a permissão de Welsh L, Kemp JG, Roberts RGD. Effects of physical conditioning on children and adolescents with asthma. *Sports Med.* 2005;35:127141.

vulneráveis à AIE. Esse risco pode ser significativamente diminuído quando esses atletas utilizam máscaras faciais para prender a umidade do ar expirado, de modo que o ar frio e seco que é inspirado possa ser umidificado e aquecido antes que chegue à rede bronquiolar.

Medidas preventivas
Tanto medidas farmacológicas quanto não farmacológicas podem ser tomadas para ajudar a evitar a AIE. Elas são discutidas a seguir.

Medidas farmacológicas
Atletas que foram diagnosticados com asma devem considerar corticosteroides aerossóis, que diminuem as respostas inflamatórias das vias respiratórias, como a primeira linha de defesa contra a AIE. Como os efeitos anti-inflamatórios dos glicocorticosteroides duram bem a longo prazo, eles podem ser tomados horas antes do exercício (ou de acordo com a sua administração diária típica) e permanecer eficazes durante o exercício em pacientes com asma moderada. Supreendentemente, pouco se sabe sobre a eficácia de doses diárias de glicocorticosteroides em atletas propensos a crises de AIE, mas que não sejam considerados pacientes com asma.

Uma classe de agentes chamados de β-*agonistas de ação curta* é particularmente eficaz em praticamente todos os atletas (cerca de 95%) que sofrem de AIE, sejam asmáticos ou não asmáticos. Essas substâncias também podem ser inaladas e funcionar como broncodilatadores efetivos por até três horas, sendo os efeitos máximos observados entre 15 e 60 minutos após a administração.[16] Esses agentes devem ser tomados cerca de 15 minutos antes do início do exercício para evitar os sintomas da AIE. Mais recentemente, foram desenvolvidos β-agonistas de ação longa que fornecem efeitos broncodilatadores por 9 a 12 horas após a inalação.[16]

Por fim, os inibidores de leucotrienos são comprovadamente efetivos na prevenção do início da AIE, mesmo tendo capacidade limitada de manejo da asma crônica. Deve ser feita uma ressalva aqui. Algumas das variantes dos fármacos mencionados aqui foram proibidas pelos comitês reguladores de esportes por causa de seus efeitos ergogênicos potenciais. Os atletas competitivos devem descobrir quais são ilegais e consultar seus *coaches* e médicos para encontrar medicação para asma que não desqualifique sua participação em eventos esportivos.

Medidas não farmacológicas
Visto que o próprio exercício físico age como broncodilatador, é importante que as pessoas afetadas pela AIE façam aquecimento apropriado antes do trabalho ou da competição. Esse aquecimento deve incluir períodos curtos de exercícios de alta intensidade que estimulem a liberação de catecolaminas, que promovem a broncodilatação. No fim do exercício, quando os sinais/sintomas da AIE frequentemente se manifestam, é aconselhável fazer um resfriamento gradual. O manejo do ambiente onde o atleta treina e compete também pode contribuir para a prevenção efetiva da AIE. Para indivíduos que têm reações ao pólen ou a outros alergênicos de origem natural, pode ser útil simplesmente evitar a grama recentemente cortada ou os campos. Embora o ar quente e úmido encontrado em áreas de natação cobertas possa, realmente, reduzir o risco de uma crise de AIE, pessoas sensíveis ao cloro utilizado para tratar a água devem verificar o quanto é utilizado e em quais horários ele é utilizado.

Para os atletas de clima frio, uma máscara facial pode ajudar a aquecer e a umidificar o ar inalado antes que ele entre nas vias respiratórias, da maneira descrita anteriormente. Atletas que treinam em rinques de patinação cobertos precisam considerar a fonte potencial dos aparelhos que produzem a cobertura de gelo. Aqueles que são carregados eletricamente não ejetam vapor com potencial para provocar alergia.

Finalmente, o próprio treinamento físico pode ajudar o tratamento da AIE. Embora a melhora da aptidão aeróbia ($\dot{V}O_{2máx.}$) não cure a AIE, ela diminui a carga ventilatória imposta por uma atividade física específica, reduzindo assim a chance de desencadeamento de uma crise de AIE. Se forem instituídas estratégias terapêuticas apropriadas, que incluem intervenções farmacológicas e não farmacológicas, os médicos especialistas estimam que 90% das pessoas que tenham apresentado sinais/sintomas de AIE consigam participar até mesmo de atividade física rigorosa e de esportes.[106]

> **Revisão rápida**
> - A asma é causada pela contração do tecido muscular liso encontrado nos bronquíolos pulmonares
> - Alergênios específicos dispersos no ar inspirado deflagram as crises asmáticas
> - O aumento da obesidade infantil é acompanhado por aumento da incidência de asma; conforme a pressão aumenta pelo excesso de massa corporal, o diâmetro das vias respiratórias diminui
> - As associações médicas recomendam que asmáticos participem regularmente de um programa de exercícios aeróbios
> - A AIE pode acometer até mesmo indivíduos sem diagnóstico de asma. Os exercícios de *endurance*, em especial, podem provocar manifestações como dificuldade respiratória, sibilos e tosse
> - A AIE é mais propensa a ocorrer em instalações onde os alergênios são prevalentes, como campos de jogos ao ar livre, rinques de patinação cobertos e piscinas cobertas.

DIABETES MELITO E EXERCÍCIO

A incidência de **diabetes melito (DM)** está aumentando rapidamente em associação com o processo do envelhecimento da maioria das sociedades ocidentais. O diabetes melito se caracteriza pela incapacidade de o indivíduo manter os níveis sanguíneos de glicose dentro dos limites normais, como

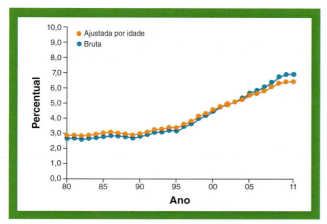

FIGURA 16.7 Prevalência bruta e ajustada por idade de norte-americanos diagnosticados com diabetes melito a cada 100 habitantes (%) de 1980 a 2011. (Dos Centers for Disease Control and Prevention. Disponível em http://www.cdc.gov/diabetes/statistics/prev/national/figage.htm.)

resultado de falência do pâncreas em produzir e secretar o hormônio insulina para a corrente sanguínea (DM do tipo 1) ou sensibilidade diminuída dos tecidos-alvo à insulina (i. e., fígado e musculatura esquelética) (DM do tipo 2). Nos EUA, a incidência de diabetes melito aumenta com a idade (Figura 16.7). Talvez seja mais alarmante o fato de que a prevalência de diabetes melito mais que dobrou desde 1980, mesmo quando as mudanças demográficas do envelhecimento são levadas em conta. Em 2011, os Centers for Disease Control and Prevention (CDC) estimaram que 8,3% da população norte-americana, ou 25,8 milhões de pessoas, podem ser considerados diabéticos. Portanto, essa calamidade representa um ônus financeiro significativo para o sistema de saúde do país. Além da despesa anual de US$116 bilhões de custos médicos diretos atribuídos ao tratamento do diabetes melito, os CDC estimam que US$58 bilhões adicionais sejam perdidos com os custos indiretos, como absenteísmo, incapacidade e morte precoce.

A particularidade que caracteriza o diabetes melito é a incapacidade do paciente de manter os níveis de glicose sanguínea dentro dos limites normais. Isso pode ser resultado da incapacidade do pâncreas em produzir e secretar insulina para a corrente sanguínea, o que é conhecido como **diabetes melito do tipo 1** (DM1) ou diabetes melito insulinodependente (DMID). O diabetes melito também pode ser causado por menor sensibilidade dos tecidos-alvo à insulina (i. e., fígado e musculatura esquelética), o que é conhecido como **diabetes melito do tipo 2** (DM2) ou diabetes melito não insulinodependente (DMNID). Nos dois tipos de DM, o desfecho é que o corpo perde a capacidade de armazenar os carboidratos da dieta no tecido-alvo para ser utilizado como fonte de energia quando o aumento da atividade metabólica o demandar (musculatura esquelética) ou para ser liberado na forma de glicose para a corrente sanguínea quando seus níveis forem inadequados (fígado). Se não for tratado, o DM pode resultar em complicações graves, que incluem doença cardíaca e acidente vascular encefálico, hipertensão arterial, cegueira, doença renal, doenças do sistema nervoso e doenças dentárias. A doença vascular que frequentemente acompanha o diabetes melito é responsável por mais de 60% das amputações dos membros inferiores não resultantes de traumatismos que são realizadas nos EUA a cada ano.

Diabetes melito do tipo 1

Atualmente, o diabetes melito insulinodependente (DMID) corresponde a 10 a 15% de todos os casos de DM nos EUA. Esse tipo de diabetes melito é, às vezes, chamado de "início na juventude" porque se manifesta geralmente em pessoas mais jovens; contudo, as pessoas podem apresentar as primeiras manifestações da doença em todas as idades. Apesar da tendência crescente de as crianças apresentarem sinais/sintomas de DM2, é o tipo 1 que representa até 85% dos casos diagnosticados de diabetes melito em crianças e adolescentes a cada ano.[91] Esses sinais/sintomas incluem produção de urina excessiva (poliúria), açúcar na urina, sede constante e níveis sanguíneos elevados de glicose (hiperglicemia) após a ingestão de uma refeição. Geralmente, a incapacidade das células β pancreáticas de sintetizar insulina resulta de autoimunidade, em que o sistema imune do próprio corpo identifica erroneamente essas células como invasoras e as destrói. Consequentemente, é preciso administrar insulina exógena de forma regular, mais comumente por meio de injeções, mas, em alguns casos, por uma bomba infusora. Além da terapia insulínica, os diabéticos do tipo 1 precisam aprender a controlar cuidadosamente suas dietas para que os carboidratos sejam consumidos regularmente ao longo do dia. Graças ao advento dos monitores baratos de glicose sanguínea automatizados, atualmente os pacientes conseguem monitorar sozinhos seus níveis de glicose para ajustar a terapia insulínica e a ingestão dietética conforme necessário.

O aumento do uso de glicose pelos músculos em atividade durante a prática de exercícios físicos pode resultar em hipoglicemia e a seus efeitos no sistema nervoso central, como confusão, perda da coordenação e até mesmo perda de consciência. Por causa disso, muitas pessoas com DM1 evitam a prática de esportes e o treinamento físico. Ainda assim, apesar da preocupação de que o exercício possa diminuir indevidamente a glicose sanguínea, o exercício foi tradicionalmente, e continua sendo, um componente vital da estratégia terapêutica prescrita para diabéticos. Em seu posicionamento oficial sobre esse assunto, a American Diabetes Association (ADA) declara que "todos os níveis de atividade física, incluindo atividades de lazer, esportes recreativos e a realização profissional competitiva, podem ser realizados por pessoas com diabetes melito do tipo 1 que não apresentem complicações e que tenham um bom controle da glicemia".[53]

Embora todos os tipos de atividade física sejam encorajados, as diferentes demandas energéticas de vários eventos esportivos requerem que as medidas tomadas para regular a glicose sanguínea sejam adaptadas às diferentes demandas. Por exemplo, para manter as condições normoglicêmicas durante as atividades de *endurance* de intensidade moderada, como corrida, ciclismo e natação, as doses de insulina devem ser reduzidas e carboidratos devem ser ingeridos antes do exercício. Isso compensa o declínio da glicose sanguínea que ocorre durante o exercício conforme os músculos ativos captam a glicose sanguínea mais rapidamente que a glicose hepática é liberada para o sangue. Também é importante monitorar a glicose sanguínea após o exercício e, se necessário, consumir carboidratos adicionais, visto que a hipoglicemia pode persistir nos diabéticos do tipo 1 por até 3 horas após o exercício.[94] Por outro lado, quando é realizado exercício de alta intensidade e duração menor (> 80% do $\dot{V}O_{2máx.}$), os atletas com DMID apresentam níveis sanguíneos aumentados de glicose. Essa hiperglicemia também é preocupante e é uma consequência da produção hepática de glicose aumentada e do estímulo da liberação pelas concentrações aumentadas de cortisol e de catecolaminas, que acompanham o exercício de intensidade maior.[131] Essa hiperglicemia é mais evidente após o exercício, quando os músculos não estão mais utilizando a glicose em taxas elevadas, mas os efeitos das catecolaminas e do cortisol ainda estão causando uma liberação de glicose para a corrente sanguínea acima do normal. Nessas condições, é adequado administrar uma pequena dose de insulina após o exercício e evitar a ingestão de carboidratos nesse momento.[53]

Como as brincadeiras espontâneas das crianças, a maioria dos esportes realizados por adolescentes e por adultos jovens apresentam pequenas explosões de esforço máximo intercaladas por períodos maiores de atividade de intensidade suave a moderada. Esse exercício intermitente, de alta intensidade, é exemplificado por alguns dos esportes mais populares, que incluem o futebol, o basquete, o raquetebol etc. Sabemos relativamente pouco sobre como esse tipo de exercício modifica os níveis de glicose sanguínea. Entretanto, os poucos dados disponíveis sugerem que, por causa da influência dos hormônios produtores de glicose (*i. e.*, catecolaminas, glucagon, cortisol), que são liberados durante as salvas de atividade de alta intensidade, a hipoglicemia não parece ser uma preocupação durante ou após o exercício.[54] Consequentemente, é aconselhado que, em comparação com o exercício de intensidade moderada, não há necessidade de alterar a dose de insulina antes do exercício ou o consumo de carboidratos para manter os valores de glicose adequados durante e após o exercício intermitente e de alta intensidade.[53] Entretanto, cada atleta precisa consultar seu médico e *coach* e aprender com a experiência quais passos devem ser tomados para manter os níveis de glicose sanguínea durante e após o exercício.

As pessoas com DM1 desfrutam de muitos benefícios para a saúde como resultado do treinamento físico, incluindo melhora dos perfis de lipídios sanguíneos, menor pressão arterial, melhora da aptidão cardiovascular e, até mesmo, bem-estar psicológico. Entretanto, o treinamento físico não melhora diretamente a capacidade glicorregulatória do corpo. Ou seja, independentemente do estado de treinamento, as pessoas com DM1 sempre terão que tomar insulina exógena, observar cuidadosamente o que comem e monitorar seus níveis de glicose sanguínea.

Diabetes melito do tipo 2

O DM2 é identificado basicamente pela menor sensibilidade à insulina da musculatura esquelética e do tecido hepático, bem como comprometimento da capacidade do pâncreas de secretar insulina. O DM2 representa 85 a 90% de todos os casos de diabetes melito diagnosticados nos EUA a cada ano. Tradicionalmente, esse DMNID também é chamado de diabetes "do adulto" porque a maioria dos pacientes diagnosticados com ele tem, pelo menos, 18 anos de idade. Embora os últimos 20 a 30 anos tenham testemunhado um aumento pronunciado na incidência de DM2 em crianças e adolescentes, o DM1 ainda representa até 85% dos casos diagnosticados clinicamente nessas populações.[91]

O aumento marcante do diabetes melito do tipo 2 nos EUA e em todo o planeta nas últimas duas ou três décadas foi chamado de "epidemia" por alguns e é visto com alarme por médicos e outros profissionais de saúde. Estima-se que, até 2025, mais de 300 milhões de pessoas terão DM2. Isso é muito preocupante porque essa doença está associada a taxas elevadas de mortalidade e de sérias morbidades, como cegueira, insuficiência renal, neuropatia e complicações vasculares que podem causar doença cardiovascular (Boxe 16.8).[61]

Obesidade como fator de risco

O crescimento da prevalência do DM2 acompanha o aumento da obesidade em nações modernas e industrializadas. De fato, a obesidade é considerada o fator de risco de destaque para o desenvolvimento do diabetes melito, particularmente

---

Boxe 16.8 Você sabia?
Consequências do diabetes melito do tipo 2 descontrolado

As consequências para a saúde do DM2 descontrolado podem ser extremamente diversas e, algumas vezes, fatais. Por exemplo, cegueira, diminuição da sensibilidade (particularmente nas extremidades), gangrena e a resultante amputação dos membros, infarto do miocárdio e acidentes vasculares cerebrais podem resultar de DM2 não controlado adequadamente. Como tantas doenças aparentemente diferentes podem ser decorrentes da mesma patologia? O problema é que, se os níveis sanguíneos de glicose permanecerem elevados de modo consistente por períodos prolongados de tempo, a glicose pode se acumular e danificar o sistema vascular e os nervos. Todos os tecidos e órgãos dependentes de suprimento sanguíneo adequado e de aporte neural desses vasos e nervos bloqueados sofrerão danos e podem se tornar disfuncionais.

devido à menor capacidade do pâncreas em produzir e liberar insulina. Isso está relacionado com o fato de que o tecido adiposo, especialmente a gordura visceral, secreta citocinas proinflamatórias (i. e., TNF-α, IL-6, IL-8), que destroem as células β pancreáticas que sintetizam a insulina. Foi estimado que mais de 50% das células beta pancreáticas já foram erradicadas quando o paciente é diagnosticado com o diabetes melito do tipo 2.[17]

Além da redução da produção de insulina, pessoas com DM2 apresentam menor sensibilidade do tecido-alvo à insulina circulante na corrente sanguínea. Isso é particularmente verdadeiro para o fígado e a musculatura esquelética, os dois principais locais de armazenamento de carboidratos (i. e., glicogênio). A obesidade, especialmente em pessoas com uma deposição do tipo "andróide" de gordura, resultando em uma aparência de "maçã" em vez de "pera", também é um importante fator de risco da resistência à insulina. Parece que, devido aos altos níveis de ácidos graxos livres liberados pela gordura visceral para a circulação, alguns deles são depositados nos hepatócitos e nas células da musculatura esquelética (miócitos). Isso provoca embotamento da resposta à insulina nesses órgãos em decorrência do distúrbio das vias de sinalização intracelular.[96,146] Pesquisas demonstraram que as reduções da gordura corporal podem diminuir a resistência à insulina. Em um trabalho foi descrito que, em obesos com DM2, a redução de meros 7% no peso corporal induz um aumento de mais de 50% na sensibilidade à insulina,[167] embora outros estudos tenham mostrado respostas menos pronunciadas. Então, parece que a obesidade é um fator para o desenvolvimento tanto da menor sensibilidade do tecido-alvo à insulina quanto da produção limitada de insulina pelo pâncreas que caracteriza o DM2. Também está claro que a redução do teor de gordura, sobretudo da adiposidade visceral, é uma intervenção não farmacológica efetiva no tratamento e na prevenção dessa doença cada vez mais comum.

Sedentarismo como fator de risco

A falta de atividade física é o segundo principal fator de risco para o aparecimento de DM2, que, ao contrário do DM11, evolui de modo gradativo. Junto com a obesidade, a tendência crescente da prevalência de DMNID está associada ao declínio gradual e significativo da atividade física diária. A correlação baseia-se no fato de que, como a insulina, a atividade contrátil muscular recruta os transportadores GLUT 4 para a membrana da fibra muscular, facilitando a captação de glicose do sangue para o músculo em trabalho. De fato, o efeito das contrações musculares sobre a captação de glicose persiste por até 48 horas após o fim do exercício.[105] Além disso, o treinamento físico prolongado aumenta o número total de transportadores nas fibras musculares que podem ser recrutados para o sarcolema (membrana) durante uma sessão aguda de exercícios, promovendo assim maior captação total de glicose durante e após o exercício.[52] Mais recentemente, foi demonstrado que, do mesmo modo que o exercício de *endurance*, o treinamento de resistência (levantamento de peso) também aumenta efetivamente a captação de glicose pelos músculos ativos.[44] Devido à sensibilidade aumentada da musculatura esquelética à insulina induzida pela atividade contrátil, o exercício também diminui o trabalho das células β pancreáticas de produzir insulina na tentativa de manter os níveis sanguíneos adequados de glicose.

Fatores de risco adicionais

Além da obesidade e da inatividade física, outros fatores de risco importantes podem predispor pessoas ao aparecimento do DM2. Por exemplo, a história familiar foi identificada como fator de risco não modificável, de modo que até 80% das pessoas afligidas pela doença a compartilham com pelo menos um parente imediato.[103] Embora os hábitos de estilo de vida comuns aos membros da família possam ser parcialmente responsáveis por isso, um forte componente genético parece ter um efeito independente do comportamento e do estilo de vida.

A etnia também contribui para a incidência de DMNID. Nos EUA, as pessoas que são especialmente vulneráveis são ameríndios, seguidos pelos afro-americanos e pelos americanos de origem hispânica.[103] Entretanto, a doença foi identificada em todos os grupos étnicos, incluindo os caucasianos e americanos de ascendência asiática.

Os dados mostram que, nos adultos, o sexo não influencia a ocorrência de diabetes melito; isso é verdadeiro para todos os grupos entre 18 e 79 anos. Entretanto, em crianças e adolescentes, parece que as garotas são mais propensas ao DM2 do que os garotos. Em adultos, crianças e adolescentes, a incidência da doença aumenta com a idade.

Exercícios físicos e diabetes melito

Ao contrário do DM1, em que o exercício físico é apenas um componente do manejo da doença, o DM2 não apenas pode ser tratado, como também evitado pela prática de exercícios físicos.[168] Os programas de exercícios físicos para diabéticos podem, de modo geral, seguir as diretrizes usadas para adultos saudáveis. Como já foi mencionado, o exercício físico aumenta a sensibilidade do tecido-alvo à insulina, aumentando desse modo a captação da glicose sanguínea. A maior sensibilidade à insulina devido à realização de exercícios físicos por indivíduos com DM1 apresenta pouco impacto na função pancreática, mas pode reduzir as demandas de insulina exógena.[3] No entanto, nos diabéticos do tipo 2, a maior sensibilidade à insulina consequente à prática de exercícios físicos reduz o estresse pancreático para produzir insulina na tentativa de compensar a resistência à mesma. Outros benefícios do treinamento físico estão relacionados com os fatores de risco cardiovasculares comumente associados ao DM2. Sessões regulares de exercícios aeróbios ajudam a reduzir a hipertensão arterial, os perfis insatisfatórios de lipídios sanguíneos (i. e., colesterol e triglicerídios elevados) e a composição corporal ruim tipicamente identificados nos diabéticos do tipo 2. De fato, o risco de morte por doenças cardiovasculares e suas complicações é quatro vezes maior nos diabéticos do que na população em geral.[16] Já foi estimado que a inclusão de atividade física regular como parte de um estilo de vida mais saudável poderia diminuir o risco em mais de 50%.[118]

O que deve ser incluído em um programa de exercícios para pessoas com DM2? Exercícios aeróbios, que conseguem controlar efetivamente a pressão arterial e os lipídios sanguíneos, bem como manter o peso e a composição corporais, é um componente essencial. Como a atividade contrátil repetitiva recruta os transportadores GLUT 4 para o sarcolema por apenas 48 horas após o exercício, exercícios de *endurance* precisam ser realizados regularmente, com intervalos não superiores a 2 dias. Como a neuropatia que acompanha muitas vezes o DM2 pode prejudicar a sensibilidade nos pés, o que pode resultar em danos a eles, é sábio incluir exercícios sem sustentação de peso, como natação e ciclismo. Como as pessoas com DMNID tendem a ter baixo condicionamento físico, um programa inicial deve apresentar intensidades tão baixas quanto 40% do $\dot{V}O_{2máx.}$ em seus estágios iniciais. Porém, conforme a aptidão cardiovascular progride, a intensidade das sessões pode ser aumentada gradualmente para 50 a 70% do $\dot{V}O_{2máx.}$. Assim como a intensidade, a duração das sessões individuais deve ser adequada para o baixo condicionamento físico inicial observado em pessoas com diabetes e começar com 10 a 15 minutos. Com o tempo, e conforme o condicionamento físico melhora, as sessões devem ter duração de, pelo menos, 30 minutos, e, se a redução ponderal for o principal objetivo, então são apropriadas sessões de 60 minutos com intensidade baixa a moderada.

O treinamento de resistência também deve ser incluído em programas de condicionamento físico, visto que já foi demonstrado que ele recruta efetivamente os transportadores GLUT 4 e aumenta a captação de glicose. Além disso, ele aumenta a massa muscular e a capacidade de armazenar carboidratos, melhorando assim a regulação da glicose sanguínea. O American College of Sports Medicine recomenda que pessoas com DM2 realizem treinamento de resistência pelo menos 2 vezes/semana. Também é sugerido que cada sessão de levantamento de peso apresente 8 a 10 exercícios envolvendo os grandes grupos musculares, com, pelo menos, uma série por exercício composta por 10 a 15 repetições completas até o ponto próximo à fadiga.[2] A American Diabetes Association, embora também recomende os exercícios de treinamento de resistência que estimulam todos os principais grupos musculares, prefere que sejam realizadas três sessões por semana, com o número de séries aumentando para três séries por exercício, com cada série consistindo em 8 a 10 repetições.[151] Ambas as organizações enfatizam que, antes de iniciar um regime de treinamento físico, os pacientes com DM2 devem passar por uma avaliação médica rigorosa.

SÍNDROME METABÓLICA

Intimamente relacionada com o DM2 está uma condição chamada de **síndrome metabólica**, ou síndrome x. Ela é caracterizada por várias doenças inter-relacionadas, mas as principais são obesidade, hipertensão arterial, dislipidemia e a resistência à insulina. O acúmulo dessas alterações aumenta o risco do desenvolvimento de doenças cardiovasculares e/ou de DM2. Realmente, as estatísticas indicam que homens e mulheres com síndrome metabólica têm mais do que o dobro da chance de morrer de doenças cardiovasculares do que pessoas sem ela.[67] A síndrome metabólica aumenta a probabilidade do desenvolvimento de DM2 em mais de nove vezes.[83] A incidência da síndrome metabólica aumentou rapidamente nas últimas duas ou três décadas e estima-se que, na Europa, a incidência de síndrome metabólica seja um pouco maior nos homens (15,7%) do que nas mulheres (14,2%). Vale observar que 34% das pessoas que residem nos EUA atendem aos critérios para síndrome metabólica.[39]

Etiologia

O aumento do número de casos de síndrome metabólica acompanha o aumento da obesidade no mesmo período. De fato, a obesidade é considerada o fator de risco primário para a síndrome metabólica. Particularmente, a obesidade central, com uma alta prevalência de gordura visceral em relação à subcutânea, contribui substancialmente para o desenvolvimento da síndrome metabólica.[93] Esse tecido adiposo visceral apresenta predisposição maior para liberar ácidos graxos no sangue, o que afeta o fígado, reduzindo sua responsividade à insulina. Além disso, essa resistência à insulina, tanto no fígado quanto no tecido esquelético, é a causa mais comumente proposta para a síndrome metabólica.

Fatores de risco adicionais para o aparecimento da síndrome metabólica incluem idade e inatividade física. Além

---

Revisão rápida

- O diabetes melito acomete mais do que 8% da população norte-americana
- A principal característica diferencial do diabetes melito é a incapacidade de manter adequadas as concentrações de glicose sanguínea
- O diabetes melito do tipo 1 ocorre porque o pâncreas não consegue produzir a insulina
- O diabetes melito do tipo 2 ocorre porque os tecidos que normalmente captam glicose e a armazenam como glicogênio demonstram sensibilidade diminuída à insulina
- Os médicos recomendam que os diabéticos, tanto do tipo 1 quanto do tipo 2, participem de um programa de treinamento físico para alcançar vários benefícios para a saúde
- A incidência de DM2 aumentou significativamente nos últimos 20 a 30 anos, acompanhando o aumento semelhante da incidência de obesidade
- Assim como a obesidade, a falta de atividade física foi identificada como um importante fator de risco para o desenvolvimento de DM2
- Nas pessoas com DM1, a prática de exercícios físicos ajuda no manejo da doença, mas, no diabetes melito do tipo 2, pode evitar a doença.

Boxe 16.9 Você sabia?
Epilepsia e realizações

Embora algumas pessoas com déficit mental também tenham epilepsia, não é obrigatória a sua associação. De fato, várias pessoas bem conhecidas, extremamente inteligentes e realizadas, tinham epilepsia. Entre outros, esta lista inclui Platão, Júlio César, Sócrates, Napoleão Bonaparte, os atores Danny Glover e Margaux Hemingway, o cantor Neil Young, o rapper Lil Wayne, o antigo jogador de futebol americano da NFL Tiki Barber e a estrela da pista olímpica Florence Griffith Joyner.

---

disso, dietas ricas em carboidratos também contribuem para o desenvolvimento da síndrome.[172] Os dados confirmam claramente que a incidência de síndrome metabólica aumenta com a idade. Embora essa doença tenha sido identificada em menos de 5% dos adolescentes, ela é evidente em 7% daqueles entre 20 e 29 anos de idade e em mais de 40% dos indivíduos com pelo menos 60 anos de idade. Sobre os efeitos da inatividade física, um estudo longitudinal recente determinou que a ocorrência de síndrome metabólica foi mais de duas vezes mais alta em pessoas inativas do que naquelas categorizadas como fisicamente ativas.[178]

Manejo da síndrome metabólica

Como a obesidade e o sedentarismo são os dois preditores mais fortes da síndrome metabólica, os especialistas consideram que as modificações no estilo de vida sejam as opções terapêuticas mais efetivas. A perda ponderal corporal deve ser alcançada de maneira segura e efetiva pela redução da ingestão calórica diária em 500 a 1.000 calorias por dia enquanto o objetivo for perder entre 7 e 10% do peso corporal em um período de 6 a 12 meses.[37] Além da redução da ingestão calórica, a composição da dieta deve ser modificada. Uma dieta apropriada focalizaria em um consumo maior de frutas, vegetais e grãos integrais associado a menor ingestão de açúcares simples e de gorduras. Mais especificamente, o consumo de gorduras saturadas, gorduras *trans* e de colesterol tem de ser limitado se níveis mais altos de carboidratos forem ingeridos. Foi mostrado recentemente que a restrição de carboidratos é um método de manejo muito efetivo da síndrome metabólica.[172]

Já foi constatado que o treinamento físico regular, especialmente exercícios de natureza aeróbia, é efetivo no manejo de cada constituinte da síndrome metabólica. Ou seja, um esquema de exercícios pode ter efeitos favoráveis sobre a obesidade, a hipertensão, a resistência à insulina e os lipídios sanguíneos. As diretrizes de prescrição de exercícios devem ser semelhantes às recomendadas para tratar e prevenir a doença cardiovascular e devem focar em sessões sustentadas (≥ 30 minutos), de intensidade moderada, de exercícios de *endurance*, como a caminhada, a corrida leve, o ciclismo e a natação (Boxe 16.9).[37,116]

Para os indivíduos com síndrome metabólica, o American College of Sports Medicine recomenda que as diretrizes para treinamento físico aeróbio de resistência e flexibilidade devem ser consistentes com as diretrizes para adultos saudáveis.[3]

Revisão rápida

- A síndrome metabólica é determinada por um conjunto de manifestações correlatas, que incluem hipertensão arterial, obesidade, dislipidemia e resistência à insulina
- A síndrome metabólica aumenta o risco do desenvolvimento de doença cardiovascular e de diabetes melito do tipo 2
- Tanto o envelhecimento quanto o sedentarismo foram associados a risco aumentado de síndrome metabólica
- Um programa de treinamento de *endurance* pode ser efetivo no manejo da síndrome metabólica.

HIV/AIDS E EXERCÍCIOS FÍSICOS

A infecção pelo vírus da imunodeficiência humana/síndrome da imunodeficiência adquirida (HIV/AIDS) é definida pelos Centers for Disease Control and Prevention como a identificação da infecção pelo HIV, independentemente da evolução para AIDS. De acordo com os CDC, cerca de 56.000 pessoas são infectadas ao ano pelo HIV nos EUA.[25,161] Durante o ano de 2010, o número cumulativo estimado de casos nos EUA ultrapassava 1,1 milhão. Por causa do desenvolvimento recente da terapia antirretroviral altamente ativa (HAART), a expectativa de vida média das pessoas com HIV/AIDS aumentou significativamente, de modo que agora é considerada uma doença crônica em vez de aguda e potencialmente fatal. Porém, o lado negativo dessas novas opções de tratamento é que os pacientes evoluem mais lentamente e apresentam muitos distúrbios, como neuropatia, doença cardiovascular, aumento da gordura corporal e miopatia. Também é evidente o aumento da fadigabilidade, fazendo com que a realização das atividades típicas da vida cotidiana seja mais desafiadora, junto com desgaste e fraqueza musculares. Além disso, a pesquisa revelou que a aptidão cardiovascular, quantificada como $\dot{V}O_{2máx.}$, pode ser até 40% menor do que a observada em pessoas sem a doença.[18,77] Aparentemente, o menor $\dot{V}O_{2máx.}$ exibido por indivíduos com HIV/AIDS se deve sobretudo ao dano mitocondrial na musculatura esquelética. O resultado é o comprometimento da capacidade de os músculos ativos extraírem o oxigênio do aporte sanguíneo e produzir ATP pelas vias oxidativas. A aptidão aeróbia reduzida dos pacientes com HIV/AIDS limita sua aptidão para realizar as atividades da vida diária (AVD) e as atividades recreativas que contribuem para a qualidade de vida total. Assim, os pesquisadores imaginaram se esses pacientes poderiam melhorar seu condicionamento físico com o treinamento físico. Vários estudos mostraram que pessoas diagnosticadas com HIV/AIDS são, de fato, capazes de responder a programas de treinamento de *endurance* elaborados apropriadamente e apresentar melhora do $\dot{V}O_{2máx.}$ semelhante (20 a 30%) à observada em pessoas sem a doença.[114,161] É igualmente importante mencionar que o desempenho de treinamento aeróbio não apresenta riscos à saúde de pessoas com HIV/AIDS; nem a carga viral nem a contagem de linfócitos CD4 (células imunes) foi alterada pelo treinamento. Além disso, o bem-estar psicológico foi melhorado (*i. e.*, satisfação aumentada e depressão diminuída) após o treinamento de *endurance*.[25]

Além da menor aptidão cardiovascular, a infecção pelo HIV/AIDS é frequentemente associada a uma condição chamada de "síndrome consumptiva", mesmo nas pessoas que recebem a HAART. A síndrome consumptiva é caracterizada por redução do peso corporal de pelo menos 10% durante um período de 12 meses. Essa redução de massa – formada, na maioria parte, por músculo esquelético – não só diminui a capacidade funcional da pessoa pela diminuição da força, mas a pesquisa mostrou que existe uma forte associação entre a síndrome consumptiva e a progressão da doença, levando à morte. Diversas abordagens já foram experimentadas para contrabalançar esse desgaste muscular. Elas incluem aconselhamento nutricional, intervenção, terapias hormonais e agentes farmacológicos. Entretanto, todas as estratégias têm sérias desvantagens, como náuseas e alto custo, que as torna impraticáveis para uso em larga escala.[36] Uma intervenção que se comprovou bem-sucedida e que apresenta poucas desvantagens, ou nenhuma, é o treinamento de resistência. Várias pesquisas confirmaram que as pessoas diagnosticadas com HIV/AIDS são capazes de alcançar melhoras na função muscular e aumentos de massa muscular semelhantes aos observados em controles sedentários sem a doença. Por exemplo, Roubenoff *et al.*[140] descreveram aumentos de 31 a 50% na força de todos os grupos musculares testados após um regime de treinamento de 8 semanas utilizando cargas de 50 a 80% de uma repetição máxima por três séries de oito repetições, junto com aumento significativo da massa corporal magra. Em um estudo posterior, os pacientes com HIV/AIDS com síndrome consumptiva demonstraram aumentos de 60% na força muscular e um aumento de 5% na massa corporal magra como resultado de um exercício de resistência progressiva. Esses pacientes também relataram que sua capacidade funcional física durante a vida diária normal aumentou significativamente como resultado de treinamento de resistência.[141] Também são encorajadores os achados de que um programa de treinamento, consistindo em treinamento aeróbio, resistência e flexibilidade, aumenta as capacidades aeróbias, de força e flexibilidade quando esses tipos de treinamento são realizados simultaneamente.[43] Assim como o treinamento aeróbio, a participação em treinamento de resistência não comprometeu a saúde dos pacientes com HIV/AIDS nem acelerou a evolução da doença, provando assim ser seguro e efetivo.[13,43]

> **Revisão rápida**
>
> - Nos EUA, aproximadamente 56.000 pessoas são infectadas pelo HIV a cada ano
> - A infecção pelo HIV resulta em desgaste e fraqueza musculares, dificultando até mesmo as atividades da vida diária (AVD)
> - Uma diminuição de 40% na aptidão aeróbia (*i. e.*, $\dot{V}O_{2máx.}$) também é vista em pacientes com HIV. Isso é devido principalmente ao dano mitocondrial dos músculos
> - Pesquisas têm mostrado que pessoas HIV-positivas podem melhorar seu $\dot{V}O_{2máx.}$ em 20 a 30%, ou seja, tanto quanto as pessoas sem a doença, quando participam de algum programa de treinamento de *endurance* apropriadamente desenhado
> - Já foi comprovado que o treinamento de resistência aumenta significativamente a massa e a força musculares em pacientes com AIDS sem ter nenhum efeito negativo.

EPILEPSIA E EXERCÍCIO FÍSICO

A epilepsia é uma doença que acomete mais de dois milhões de pessoas nos EUA, ou cerca de 1% de sua população. A característica definidora da epilepsia é a ocorrência de crises epilépticas recorrentes. É importante mencionar que apresentar uma única crise não constitui o diagnóstico de epilepsia.

Etiologia

Não existe uma causa isolada para todos os casos de epilepsia e, de fato, quase metade de todas as crises epilépticas não têm causa. Dito de maneira simples, qualquer coisa que resulte em hiperatividade de grupos de neurônios no cérebro pode ser vista como uma causa de epilepsia. Mas, estudando essa doença desconcertante, os pesquisadores identificaram vários fatores contribuintes para o início da epilepsia. Por exemplo, fatores genéticos que resultam em disfunção de canais iônicos nos neurônios encefálicos, deixando-os com um nível anormalmente alto de excitabilidade e com baixo limiar de estimulação, podem causar a epilepsia.

Dano encefálico resultante de tumores, alcoolismo, abuso de substâncias psicoativas e traumatismo cranioencefálico também foram associados ao desenvolvimento da epilepsia. Além disso, qualquer evento ou doença que prive o encéfalo de um aporte adequado de oxigênio pode ser visto como uma causa de epilepsia. Realmente, quase um terço de todos os casos recém-diagnosticados de epilepsia em adultos resulta de doença cerebrovascular, que prejudica o fluxo de sangue para o encéfalo. Outros fatores causais, como a exposição a altos níveis de chumbo ou de monóxido de carbono, foram identificados, especialmente em crianças. Finalmente, doenças infecciosas como AIDS, meningite e encefalite podem levar a hiperatividade neuronal e epilepsia.

Apesar da eficácia dos fármacos modernos em controlar as manifestações da epilepsia, ainda é possível que crises epilépticas ocorram nessas pessoas. Então, o que pode agir para desencadear uma crise epiléptica? Embora os pacientes com epilepsia possam ter graus diferentes de sensibilidade a vários estímulos, alguns fatores desencadeadores mais comuns incluem fadiga, consumo de bebidas alcoólicas, luzes piscando ritmicamente, fumaça de cigarro e privação de sono. Porém, talvez o estímulo mais comumente relatado para o início da crise epiléptica seja o estresse.[109] Por isso, foi sugerido que o treinamento físico, que foi mostrado efetivo no manejo do estresse, possa reduzir o número de crises apresentadas por pessoas com diagnóstico de epilepsia (Boxe 16.10).

Exercícios físicos e epilepsia

Muitas pessoas com epilepsia não têm condicionamento físico e não são saudáveis porque acreditam que o estresse do esforço físico induzirá um episódio. Essa poderia ser uma preocupação legítima, uma vez que 10% da população de pacientes apresentará uma crise epiléptica como resultado da participação em treino físico ou esportes.[110] Entretanto, até 40% dessa mesma população apresentará menos episódios por causa da prática regular de exercícios físicos. Existem numerosos fatores que podem contribuir para os efeitos díspares do exercício sobre as crises epilépticas. Realmente parece que o exercício de alta intensidade, exaustivo, aumenta

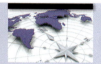

Boxe 16.10 Mais a explorar
Atletismo e epilepsia

A epilepsia é uma condição neural crônica que acomete aproximadamente 2 milhões de pessoas apenas nos EUA. É caracterizada por crises comiciais súbitas e imprevisíveis que podem ser assustadoras, não apenas para a pessoa que sofre a crise epiléptica, como para quem presencia. Embora ainda não totalmente compreendidas, as crises epilépticas resultam de salvas caóticas de atividade elétrica em determinadas regiões do cérebro. Dependendo da área do cérebro com atividade neural descontrolada, o resultado pode ser desorganização dos pensamentos, da fala, da memória, da linguagem e do movimento assim como abalos musculares intensos ou perda da consciência. Mesmo em uso de medicação apropriada, aproximadamente 30% das pessoas com epilepsia apresentam crises.

Durante muitos anos, recomendou-se que as pessoas diagnosticadas com epilepsia deveriam evitar atividade física e atletismo, pois o estresse parecia desencadear as crises epilépticas. Porém, a influência do exercício no estresse emocional e psicológico é complexa e, muitas vezes, a atividade física reduz o estresse crônico. De fato, pesquisas recentes sugerem que o treinamento físico limite a ocorrência de crises epilépticas nos atletas. A justificativa é que a necessidade de foco mental durante o exercício atenua a força e a frequência das salvas neurais no cérebro responsáveis pelas crises. Por outro lado, também foi aventado que o estresse emocional associado a situações altamente competitivas pode desencadear atividade descontrolada no cérebro e, por consequência, causar crises epilépticas. Embora as evidências científicas relativamente escassas atualmente disponíveis nem justifiquem nem refutem a noção de que o exercício físico seja benéfico para as pessoas com epilepsia, a maioria das organizações médicas não desencoraja a participação atlética dessas pessoas. Em vez disso, os médicos geralmente recomendam que sejam tomadas determinadas precauções se alguém com epilepsia decidir se exercitar ou praticar esportes. Essas recomendações incluem que esses atletas devem ter vigilância especial no que se refere a hidratação durante a competição e a nutrição adequada para evitar distúrbios eletrolíticos e glicêmicos durante a competição bem como na recuperação após o exercício. Os esportes na água são especialmente preocupantes visto que uma crise epiléptica não controlada poderia resultar em morte por afogamento. Assim, se nadar for a forma preferida de se exercitar de um atleta com epilepsia, é crucial garantir que haja uma equipe qualificada (p. ex., salva-vidas) presente sempre e que saiba agir no caso de uma crise epiléptica. Em qualquer tipo de esporte ou atividade física, é essencial para o atleta com epilepsia evitar esforço excessivo ou exaustão, visto que isso pode desencadear uma crise. Além disso, como a medicação antiepiléptica pode resultar em redução da densidade mineral óssea, um programa de exercícios para alguém com epilepsia deve incluir exercícios com sustentação de peso, como caminhada ou corrida, e exercícios de resistência – ou levantamento de peso – visto que essas atividades comprovadamente promovem densidade e força ósseas.

Leitura adicional

Arida RM, Scorza FA, Terra VC, et al. Physical exercise in epilepsy: what kind of stressor is it? *Epilepsy Behav*. 2009;16:381–387.

Epps SA, Kahn AB, Holmes PV, et al. Antidepressant and anticonvulsant effects of exercise in a rat model of epilepsy and depression comorbidity. *Epilepsy Behav*. 2013;29:47–52.

Gordon KE, Dooley JM, Brna PM. Epilepsy and activity—a population-based study. *Epilepsia*. 2010;51:2254–2259.

Nyberg J, Aberg MA, Toren K, et al. Cardiovascular fitness and later risk of epilepsy: a Swedish population-based cohort study. *Neurology*. 2013;81:1051–1057.

Vancini RL, de Lira CA, Arida RM. Physical exercise as a coping strategy for people with epilepsy and depression. *Epilepsy Behav*. 2013;29(2):431.

a probabilidade de crises epilépticas, especialmente nas pessoas não familiarizadas com exercício intenso, ou que não têm condicionamento físico. Outra possível explicação para o exercício induzir crises epilépticas em alguns indivíduos está relacionada com o estresse psicológico que acompanha a atividade física. Esse tipo de estresse resulta em aumento da atividade elétrica no encéfalo. Essa atividade, combinada com a hiperatividade basal e a um baixo limiar de estimulação dos neurônios em regiões específicas do encéfalo de pacientes com epilepsia, leva à deflagração descontrolada desses neurônios e crises epilépticas. Assim, parece que o estresse psicológico do paciente antes e durante o exercício é crítico para determinar se o exercício físico aumenta ou diminui a chance de ocorrer uma crise epiléptica. Como as pessoas que se exercitam regularmente estão acostumadas com o exercício, ele evoca menos estresse psicológico e, por isso, são menos propensas a ter um episódio enquanto se exercitam ou praticam um esporte. Psicologicamente, aqueles que se exercitam regularmente mostram uma resposta atenuada do sistema nervoso simpático e diminuição na liberação de hormônio do estresse, o cortisol.[35] A redução do cortisol que chega ao encéfalo também reduz a incidência de crises epilépticas induzidas pelo exercício. Também foi postulado que a liberação de β-endorfinas induzida pelo exercício, que têm um efeito relaxante semelhante ao dos opioides, também diminui a atividade dos neurônios responsáveis pelas crises epilépticas.[2] Também foi sugerido que o alto grau de concentração mental necessário durante o exercício e os esportes exerceria uma influência calmante nas regiões do encéfalo responsáveis pelo início das crises epilépticas.

Atualmente os médicos acreditam que a prática regular de exercícios de intensidade moderada exercerá um efeito redutor do estresse em pacientes com epilepsia e, assim, diminuirá a incidência de crises epilépticas. Além disso, as pessoas com epilepsia aproveitarão os outros muitos benefícios para a saúde do treinamento físico e, desse modo, sua qualidade de vida melhorará. Mas, para pessoas que praticam exercícios e atividades esportivas, é importante dormir o suficiente, manter boa hidratação, manter os níveis adequados de eletrólitos, evitar esportes em que possam ocorrer lesões cranianas e estar cientes de que as medicações utilizadas para tratar a epilepsia podem causar fadiga, problemas de visão e redução de massa óssea (ver Boxe 16.10).

Revisão rápida

- Apenas nos EUA, mais de dois milhões de pessoas têm epilepsia
- A epilepsia é caracterizada por crises recorrentes
- Vários fatores podem deflagrar uma crise epiléptica, inclusive o estresse
- Um esquema de treinamento contendo exercícios aeróbios moderados pode efetivamente reduzir a incidência de pessoas com epilepsia.

HIPERTENSÃO ARTERIAL E EXERCÍCIOS FÍSICOS

A hipertensão arterial é um problema de saúde bastante comum, especialmente nas culturas ocidentais, onde é mais prevalente. De fato, apenas nos EUA, mais de 58 milhões de adultos são hipertensos, o que significa que eles têm pressão arterial sistólica (PAS) durante o repouso igual ou maior que 140 mmHg e/ou pressão arterial diastólica (PAD) de repouso de pelo menos 90 mmHg.[56] Isso é preocupante porque a hipertensão têm sido associada significativamente a uma probabilidade aumentada de acidente vascular encefálico, doença cardíaca, doença arterial periférica, complicações renais e morte por todas as causas e cardiovascular.[124] Entretanto, existem métodos de administrar efetivamente a hipertensão, incluindo o uso de medicamentos anti-hipertensivos e modificações no estilo de vida. Uma dessas mudanças no estilo de vida é o treinamento físico, embora por si só o exercício seja efetivo apenas entre pessoas com graus de hipertensão médios a moderados.

Exercício físico e pressão arterial de repouso

Por muitos anos, soube-se que o treinamento físico exerce efeito positivo na pressão arterial de repouso em pessoas hipertensas. Isso é verdade para homes e para mulheres, nos quais a pesquisa mostrou que apresentam incidências semelhantes de hipertensão. O modo mais efetivo de exercício para o tratamento da hipertensão arterial é o exercício de *endurance* aeróbio, como caminhada, corrida, ciclismo e natação. A maioria das pesquisas indica que, quando tal atividade é realizada em uma intensidade moderada (*i. e.*, < 70% do $\dot{V}O_{2\,máx.}$) durante sessões de 30 a 60 minutos por um período de várias semanas, as pressões arteriais sistólica e diastólica de repouso diminuem em pacientes hipertensos em até 7,4 e 5,8 mmHg, respectivamente.[40] Foi notado que essas mudanças são significativamente maiores do que aquelas apresentadas por pessoas com pressão arterial de repouso normal que realizaram a mesma rotina de exercícios.

Com a popularidade crescente do treinamento com exercícios de resistência, também foi examinado se um programa de levantamento de peso também consegue modificar a pressão arterial de repouso nas pessoas hipertensas. As metanálises concluem que o treinamento de resistência pode reduzir de maneira significativa tanto a pressão arterial sistólica como a diastólica (3 a 4,55 e 3 a 3,70 mmHg, respectivamente)[29,75] ou resulta em uma redução não significativa (3,2 mmHg) da pressão arterial sistólica.[41] Isso resulta em redução de aproximadamente 2 a 4% da pressão arterial sistólica e diastólica. Essas reduções da pressão arterial podem ser maiores em indivíduos hipertensos, mas estudos adicionais, incluindo apenas indivíduos hipertensos, são necessários para obter uma conclusão mais consistente. Assim, embora o programa de treinamento de resistência reduza a pressão arterial de repouso, ele o faz em menor grau do que um programa de treinamento de *endurance*. Reduções da magnitude mostradas pelo treinamento de resistência são, no entanto, clinicamente relevantes e podem atenuar a incidência de acidente vascular encefálico e de doença cardíaca em até 14% nos pacientes com hipertensão arterial.

Exercício físico e respostas agudas e pós-exercício

Embora menos estudos tenham investigado como o treinamento físico impacta as respostas da pressão arterial durante o exercício, alguns resultados importantes foram coletados. Em geral, parece que quando pessoas hipertensas completam um programa de treinamento de *endurance* de muitas semanas, suas respostas agudas de pressão arterial ao exercício aeróbio de intensidade moderada diminuem em cerca de 7 mmHg, enquanto sua frequência cardíaca durante o exercício diminui em 6 batimentos por minuto.[15] Isso implica não apenas melhora do condicionamento físico, mas também risco diminuído de dano cardiovascular durante o exercício em pacientes hipertensos.

Assim como ocorre com os normotensos, as evidências sugerem que existe uma diminuição pós-exercício significativa da pressão arterial em pacientes hipertensos e, de fato, uma ainda maior. Ambos os grupos mostraram o que foi chamado de *hipotensão pós-exercício*, ou queda da pressão sistólica assim como da pressão diastólica, por até 22 horas após o fim do exercício de *endurance* de intensidade moderada. É importante relatar que alguns especialistas pensam que esses episódios repetidos de hipotensão pós-exercício podem exercer efeito cumulativo e explicar os declínios induzidos pelo exercício na pressão arterial de repouso em pessoas hipertensas e normotensas.

Revisão rápida

- A hipertensão arterial acomete um grande segmento da maioria das sociedades ocidentais
- O treinamento de *endurance* de intensidade moderada realizado por um período de várias semanas reduz efetivamente as pressões arteriais sistólica e diastólica de repouso em pessoas com ou sem hipertensão arterial
- O treinamento de resistência também diminui a pressão arterial de repouso em pacientes hipertensos, mas em um grau menor do que o treinamento de *endurance*
- O treinamento físico reduz a pressão arterial durante o exercício e por algum tempo após o final do exercício.

No todo, parece que, por si só, o treinamento físico, especialmente aquele de natureza aeróbia, incluindo contrações rítmicas de grandes grupos musculares realizadas em intensidade moderada por um período de semanas, pode levar a níveis significativamente reduzidos da pressão arterial em repouso e durante o exercício em pacientes diagnosticados com hipertensão arterial leve a moderada. Isso é verdadeiro para homens e mulheres de todas as idades, independentemente da raça. Uma prescrição de exercício adequada para esses pacientes seria muito semelhante àquela recomendada à população adulta em geral, enfatizando o exercício de *endurance* de intensidade moderada, por uma duração de 30 a 60 minutos, realizado na maioria dos dias da semana, se não em todos, que deve ser complementado com exercício de resistência de intensidade moderada 2 a 3 vezes/semana e treinamento de flexibilidade, seguindo as diretrizes para adultos saudáveis.

TRANSTORNO DO DÉFICIT DE ATENÇÃO/HIPERATIVIDADE (TDAH)

A condição conhecida como transtorno do déficit de atenção/hiperatividade (TDAH) afeta até 7% de todas as crianças em idade escolar nos EUA e é um problema de saúde oneroso com um custo total estimado de 43 bilhões de dólares por ano.[10] Essas estimativas quantitativas sequer levam em consideração os efeitos deletérios na qualidade de vida das pessoas com TDAH, bem como nos amigos e na família deles (ver Boxe 16.11). Os sintomas do TDAH são bem conhecidos e incluem falta de atenção, agressividade, comportamento disruptivo, hiperatividade e impulsividade inapropriada para a idade (ver a Tabela 16.1). Essa condição clínica sempre se manifesta durante a infância, mas frequentemente persiste até a vida adulta, e é mais comum nos meninos do que nas meninas. O TDAH nunca se estabelece pela primeira vez na vida adulta. Como se poderia esperar, tendo em vista a sintomatologia, essas crianças com frequência não tem um bom desempenho escolar, nem do ponto de vista acadêmico, nem do social.

Etiologia

A etiologia do TDAH se baseia no retardo do desenvolvimento de regiões corticais do encéfalo envolvidas na função cognitiva. Em geral, o desenvolvimento dessas regiões do encéfalo ocorre cerca de 2 anos a 3 anos depois do que ocorre nas crianças não afetadas.[148] Sabe-se que essas áreas do encéfalo dependem de neurotransmissores catecolaminérgicos para uma comunicação intercelular e função cerebral apropriadas. Por isso, psicoestimulantes, como metilfenidato ou anfetamina, são prescritos para as pessoas com TDAH e, com frequência, os resultados são positivos.[49] Com frequência, esses medicamentos são prescritos em conjunto com a terapia comportamental, resultando em benefícios ainda maiores no que se refere ao manejo dos sintomas do TDAH.

Boxe 16.11 Você Sabia?

Fatos interessantes sobre transtorno de déficit de atenção e hiperatividade (TDAH)

- As taxas de casos diagnosticados de TDAH são semelhantes nos países estudados e a chance de receber esse diagnóstico depende, em grande parte, dos critérios usados para identificá-lo
- A chance de ser diagnosticado com TDAH é três vezes maior nos meninos do que nas meninas
- Cerca de 50% das crianças diagnosticadas com TDAH sofrem rejeição social em comparação com apenas 10 a 15% das crianças não diagnosticadas com essa condição
- Embora ainda não tenha sido totalmente elucidado, suspeita-se que o TDAH resulte de uma combinação de fatores genéticos e ambientais. Pesquisas que analisaram gêmeos indicam que a genética é responsável por cerca de 75% de todos os casos diagnosticados de TDAH
- O TDAH ocorre mais frequentemente nas crianças cujas mães são cronicamente estressadas ou ansiosas
- Uma investigação recente revelou que 8% de todos os jogadores da liga principal de beisebol foram diagnosticados com TDAH
- Enquanto 28% da população dos EUA concluem a faculdade, menos de 5% daqueles diagnosticados com TDAH conseguem fazê-lo
- Uma condição referida como "agitação mental" foi descrita pela primeira vez na literatura em 1798, mas o TDAH foi descrito de modo claro e bem definido em 1902.

Tabela 16.1 Sintomas comuns de transtorno do déficit de atenção/hiperatividade.

- Pouca capacidade de concentração
- Muita atenção a circunstâncias novas
- Assume mais riscos
- Dificuldade para esperar sua vez
- Incapacidade de gerenciar o tempo
- Frustra-se com facilidade
- Ausência de habilidades organizacionais

As comorbidades incluem ansiedade, depressão, comportamento disruptivo, transtornos de aprendizagem, abuso de substâncias psicoativas.

Vale ressaltar que a causa do TDAH é a ausência de desenvolvimento adequado ou crescimento do telencéfalo e que essa região depende de neurotransmissores derivados da catecolamina para seu funcionamento apropriado e que o exercício apresenta um efeito estimulante na liberação de catecolaminas na circulação sanguínea, bem como no fluxo sanguíneo para essas mesmas regiões corticais do encéfalo demonstrando desenvolvimento tardio nas pessoas afetadas por TDAH. Além de aumentar as concentrações de catecolaminas para a corrente sanguínea e o fluxo sanguíneo para as regiões do encéfalo responsáveis pelo TDAH, descobriu-se que o exercício, pelo menos nos animais, promove crescimento no encéfalo e aumenta a produção de moléculas específicas, como fator neurotrófico derivado do encéfalo (BNDF), fator de crescimento insulina-símile (IGF) e neurotrofinas que são conhecidas como facilitadoras do crescimento e desenvolvimento dos neurônios que constituem o cérebro do encéfalo.[49] Postulou-se que o exercício pode ser efetivo no tratamento ou manejo do TDAH.[12]

Exercício e transtorno de déficit de atenção/hiperatividade

A ideia de que o exercício é útil no manejo do TDAH foi embasada por dados de pesquisa coletados de pais de crianças com TDAH que, em sua maioria, relatavam que o exercício físico ajudava seus filhos a controlarem os sintomas disruptivos dessa condição. Com frequência, os exercícios e os esportes são usados em conjunto com tratamentos mais tradicionais, ou seja, psicoestimulantes e modificação comportamental, a fim de obter intervenção terapêutica ainda mais efetiva.[49] Pesquisas experimentais mais recentes que usam condições de controle sólidas e permitem comparações mais conclusivas e reveladoras parecem dar embasamento aos relatórios informais fornecidos pelos pais.[74] Várias investigações preliminares indicaram que um programa regular de exercícios para crianças com TDAH pode melhorar de maneira significativa a capacidade de atenção e concentração, bem como reduzir sua inclinação a comportamentos disruptivos.[74] É encorajador que a fisioterapia possa proporcionar um melhor prognóstico a longo prazo do que os psicoestimulantes, que podem levar a sérios problemas de saúde, como hipertensão arterial, glaucoma, hipertireoidismo e doença cardiovascular.[123] Esses riscos não estão associados ao exercício e podem até ser atenuados pela prática regular de atividade física. Assim, por meio do exercício, aqueles afetados pelo TDAH podem obter benefícios para a saúde física e mental. Nesse momento, no entanto, continuam a ser conduzidas pesquisas experimentais com controle mais estrito antes que possam ser realizadas conclusões mais sólidas a respeito dos efeitos do exercício nas pessoas com TDAH.

Sugeriu-se recentemente que, em vez de formas tradicionais de exercício que tendem a aumentar a frequência cardíaca e a pressão arterial, formas menos tradicionais de exercício, como ioga e Tai chi, que podem ser mais relaxantes e envolver um maior grau de disciplina mental, seriam mais úteis para os indivíduos com TDAH.[45] Essas afirmações devem-se principalmente à forte ênfase nos movimentos físicos tranquilos, rítmicos e suaves com foco simultâneo. Uma pesquisa da literatura indica que alguns estudos individuais sugerem que ambos os treinamentos de ioga e Tai chi exercem determinados efeitos benéficos nas crianças com TDAH, tais como maior concentração, menor hiperatividade e redução geral dos sintomas de TDAH. Embora promissores, esses são apenas achados preliminares que precisam ser seguidos por estudos adicionais para avaliar acuradamente a eficácia da ioga e do Tai chi no tratamento e no manejo do TDAH.

Efeitos do TDAH e seu tratamento em atletas

Muitos atletas jovens que jogam esportes organizados recebem tratamento para TDAH que inclui psicoestimulantes. Esses medicamentos apresentam os mesmos efeitos fisiológicos no corpo que catecolaminas produzidas naturalmente. Esses efeitos incluem aumento do débito cardíaco, pressão arterial mais elevada, temperatura central mais elevada, além de maior foco mental e alerta. Sendo assim, esses medicamentos estimulantes comprovadamente induzem efeitos ergogênicos e, consequentemente, foram banidos por várias organizações atléticas, incluindo National Collegiate Athletic Association (NCAA), International Olympic Committee (IOC) e World Anti-Doping Agency (WADA). Obviamente, isso representa um dilema para esses atletas com TDAH, bem como para a equipe de saúde responsável por supervisioná-los. Atualmente, a NCAA permite que atletas com TDAH continuem a tomar sua medicação, contanto que o atleta possa fornecer a documentação que comprove clinicamente o diagnóstico desse quadro clínico e um encaminhamento para o médico indicando que é necessário manter os medicamentos prescritos. Além disso, o atleta em questão precisa se submeter a um exame médico todo ano e enviar uma cópia do relatório final desse exame para receber a permissão para continuar a tomar os estimulantes durante a temporada seguinte de competições.

Risco da participação em esportes

Há riscos conhecidos em se tomar estimulantes que precisam ser levados em consideração tanto pelo atleta como por sua equipe de supervisão médica. Entre estes, estão: resposta reduzida à dor, provavelmente levando a lesão muscular e esquelética devido à exaustão, e redução do apetite, dando origem à dificuldade em manter o peso corporal e contribuindo para disfunção menstrual em mulheres atletas. A frequência cardíaca acelerada e a elevação da pressão arterial associadas à administração de estimulantes colocariam o atleta em maior risco de morte cardíaca súbita, mas uma revisão detalhada dos dados estatísticos não mostra maior incidência de morte cardíaca súbita nos atletas que tomam estimulantes prescritos em relação a outros atletas de competição.[71] Talvez, a maior preocupação de lesão nos atletas que tomam psicoestimulantes como tratamento para TDAH seja a elevação da temperatura central ocasionada por esses medicamentos. Os médicos da equipe e treinadores precisam monitorar constantemente a temperatura central durante a competição e estarem preparados para tratar efetivamente os primeiros sinais de hipertermia.[123]

> **Revisão rápida**
>
> - O transtorno de déficit de atenção/hiperatividade (TDAH) afeta até 7% de todas as crianças em idade escolar nos EUA e é mais comum em meninos do que em meninas
> - O TDAH é causado por retardo do crescimento e do desenvolvimento de regiões específicas do telencéfalo
> - Os sintomas do TDAH incluem falta de atenção, agressividade, hiperatividade e baixo desempenho acadêmico
> - O TDAH pode persistir na vida adulta, mas nunca surge pela primeira vez nessa fase.
> - Tipicamente, o tratamento do TDAH envolve uma combinação de modificação comportamental e medicamentos psicoestimulantes, como metilfenidato e anfetamina
> - Embora ainda sejam preliminares, alguns estudos indicam que a prática de exercícios físicos pode ajudar no manejo dos sintomas do TDAH.

LOMBALGIA

A lombalgia é um dos distúrbios mais predominantes nos países industrializados, onde se relatou que até 80% dos adultos sentem algum grau de dor nas regiões lombar e sacral da coluna em algum momento de suas vidas.[153] No entanto, quando são incluídos tanto países subdesenvolvidos como desenvolvidos, os dados sugerem que a incidência de lombalgia no mundo esteja próxima de 39%, indicando que as nações mais ricas e, talvez, mais sedentárias são mais propensas à lombalgia.[66,165] Embora geralmente relate-se que não existe viés sexual na frequência da lombalgia, uma metanálise da literatura sugere que, nos casos de lombalgia recorrente, é mais provável que as mulheres sejam afetadas do que os homens.[63] E a pesquisa mostra que tanto homens como mulheres que já tiveram alguma lesão ou dor na região lombar correm duas vezes mais risco de apresentarem crises de lombalgia posteriores do que o risco de ter a lesão inicial.[95]

Etiologia

Em alguns casos, a lombalgia resulta de condições clínicas específicas e identificáveis, como câncer ou hérnia de disco, mas aproximadamente 90% dos casos de lombalgia são diagnosticados como inespecíficos, indicando que seu início não pode ser atribuído a um único fator conhecido. De fato, a lombalgia é mais comumente descrita como um fenômeno multidimensional. Um estudo recente indica que, ao analisar os sintomas e as causas potenciais para lombalgia não específica, os procedimentos estatísticos não conseguem identificar indicadores extremamente acurados ou fatores de risco para seu início. No entanto, os dados mostram que a incidência de lombalgia aumenta com um avanço correspondente da idade cronológica.[66,153]

Vale observar que hoje se reconhece que um dos fatores contribuintes mais importantes para o desenvolvimento da lombalgia é um estilo de vida sedentário.[153] Na verdade, independentemente da idade, parece que um nível inferior de atividade física diária aumenta a probabilidade de apresentar lombalgia, bem como a intensidade da dor associada à lesão. Ao mesmo tempo, descobriu-se que o aparecimento de lombalgia torna menos provável que os indivíduos participem de alguma atividade física e exercício. Por sua vez, o indivíduo com lombalgia apresenta comprometimento da flexibilidade e da força muscular e isso torna a região lombar mais vulnerável a lesão e dor subsequentes na coluna lombar, enquanto tornar-se mais ativo reduz a chance de lombalgia recorrente.[165] Todavia, devido à natureza subjetiva da avaliação da dor, é impossível, nesse momento, determinar se o fato de ser mais ativo fisicamente reduz efetivamente a gravidade das lesões da coluna lombar quando ocorrem ou se a percepção da dor é menor nos indivíduos com maior atividade física.

Um novo e curioso desenvolvimento da investigação das causas e etiologia da lombalgia é a evidência de que ter um índice de massa corporal (IMC) nas categorias de sobrepeso ou obesidade predispõe os indivíduos à lombalgia.[153] Em um estudo longitudinal concluído recentemente, no qual os mesmos indivíduos foram acompanhados ao longo de um período de 11 anos, determinou-se que não há apenas um vínculo, mas também direcionalidade na correlação entre IMC alto e lombalgia. Ou seja, sentir desconforto lombar no primeiro ano do estudo não era uma previsão acurada de que o indivíduo apresentaria sobrepeso ou obesidade no final da investigação. Em contrapartida, os indivíduos com IMCs elevados no início do estudo apresentaram probabilidade muito maior de apresentar lombalgia em seu término. Na verdade, ter um IMC na faixa de sobrepeso a obesidade funcionou como fator de risco para acabar apresentando lombalgia, mas não vice-versa.[63]

Exercícios físicos e lombalgia

Como a maioria dos casos de lombalgia não pode ser atribuída a lesão ou alteração ortopédica, para a grande maioria dos indivíduos com distúrbios na coluna lombar são prescritos programas de exercício físico elaborados para aumentar a força e *endurance* dos músculos da região lombar, das coxas e da região abdominal, em conjunto com um programa de flexibilidade para esses mesmos músculos. Embora aparentemente a focalização dos exercícios na melhora da estabilidade do *core* seja efetiva na redução da lombalgia por um período de algumas semanas, em termos de prevenção a longo prazo da dor, os exercícios em geral que envolvem os músculos do corpo todo também são igualmente efetivos.[173] É importante, ao elaborar uma rotina de exercícios direcionada ao manejo e prevenção de lombalgia, incluir os músculos flexores e extensores da coluna vertebral com os músculos paravertebrais, visto que desequilíbrios musculares frequentemente resultam em lombalgia. As diretrizes para prescrição de exercício físico adotadas para a população em geral em relação ao condicionamento físico muscular devem ser aplicadas à prática de exercícios físicos para manejo ou prevenção da lombalgia, e devem incluir tanto exercícios de alongamento como de fortalecimento. Os achados da pesquisa fornecem evidências convincentes para participação de uma rotina de exercícios, pois aqueles que a seguem apresentam apenas metade da probabilidade de sofrerem um episódio recorrente de lombalgia em relação àqueles que negligenciaram o treinamento físico.

Por causa de sua ênfase no exercício mente-corpo que tem o objetivo de aumentar a estabilidade do *core*, a força e a flexibilidade junto com a respiração, recentemente deu-se atenção considerável ao Pilates no tratamento de lombalgia. A conclusão geral derivada de uma metanálise bem-realizada é que os dados relatados não podem justificar nem refutar a eficácia do treinamento de Pilates no que diz respeito à lombalgia. Isso se deve principalmente a inconsistências substanciais nas definições e procedimentos de treinamento usados nos estudos individuais conduzidos até então.[175] Uma pesquisa de controle mais rigoroso é necessária antes de se tirarem conclusões sólidas em relação à eficácia do Pilates para o tratamento de lombalgia.

Revisão rápida

- A lombalgia é resultado de condições clínicas específicas e identificáveis, como câncer ou hérnia de disco, mas aproximadamente 90% dos casos de lombalgia são diagnosticados como inespecíficos, indicando que seu início não pode ser atribuído a um único fator
- Um dos fatores contribuintes mais importantes para o desenvolvimento da lombalgia é o sedentarismo
- Ter um índice de massa corporal (IMC) nas categorias de sobrepeso ou obeso predispõe os indivíduos a sofrerem de lombalgia
- Os exercícios para aumentar a estabilidade do *core* do corpo efetivamente reduzem a lombalgia ao longo do período de algumas semanas
- Uma pesquisa com controle mais rigoroso é necessária antes que possam ser tiradas conclusões sólidas sobre a eficácia do Pilates no tratamento de lombalgia.

TRANSTORNOS COGNITIVOS

Os **transtornos cognitivos** podem ser divididos em duas categorias principais: (1) transtornos do desenvolvimento e (2) doenças neurodegenerativas. Dos numerosos transtornos de desenvolvimento diagnosticáveis, discutiremos o **transtorno do espectro do autismo (TEA)**, a **síndrome de Down** (trissomia do cromossomo 21), e outros tipos de **déficit intelectual** (DI). Já foi constatado que a prevalência desses transtornos está aumentando na população geral dos EUA. Atualmente, o termo *retardo mental* está deixando de ser associado a tais transtornos e é considerado, por muitos, depreciativo. Como observado pelo Federal Register em agosto de 2013:

> *"Estamos substituindo o termo 'retardo mental' por 'déficit intelectual' na Lista de comprometimento que usamos para avaliar alegações que envolvam transtornos mentais em adultos e crianças sob os títulos II e XVI do Social Security Act e em outras seções apropriadas de nossas normas. Essa alteração reflete a adoção generalizada do termo 'déficit intelectual' pelo Congresso, órgãos governamentais e várias organizações públicas e privadas."*

Além disso, é importante observar que, tendo em vista as várias patologias e transtornos que já foram identificados, agora é mais apropriado especificar a patologia ou necessidade especial após a pessoa do que como um substantivo que nomeia a pessoa. Assim, seria uma garota com diabetes melito e não uma diabética, ou um jovem com síndrome de Down e não um Down, de maneira que a pessoa fosse reconhecida primeiro e depois sua dificuldade para que esta não fosse definida unicamente por sua condição.

Considerações gerais para prescrição de exercícios físicos

Para qualquer pessoa com um transtorno cognitivo, o condicionamento físico deve ser buscado pela modificação das diretrizes para exercícios do ACSM para Crianças e Adolescentes, Adultos Saudáveis e Idosos.[3] Com frequência, essas modificações implicam frequência ou intensidade menores. Além disso, se a duração de uma única sessão de exercícios não for tolerável, agradável ou prática, é aceitável acumular o tempo desejado em vários pequenos períodos ao longo do dia. Muitas vezes, é necessário mudar a modalidade e o ambiente, como música, dança, exercícios aquáticos etc., para que o exercício se torne mais prazeroso (como frequentemente é realizado em populações com dificuldades cognitivas). É necessário ter flexibilidade para apresentar oportunidades de atividades físicas a essas populações de maneira que elas possam se beneficiar de uma vida mais saudável e com mais qualidade, em vez de se acomodarem em uma existência cada vez mais sedentária.

Já foi identificada uma gama de transtornos cognitivos com níveis variáveis de sintomas e comprometimento cognitivo subsequente e incapacidade física associada. A variação e a gravidade observadas em cada transtorno são baseadas em diferenças individuais na população afetada. Já foi constatado que a prática de exercícios físicos é benéfica para essas diferentes populações, mas a magnitude desses benefícios depende do nível de comprometimento cognitivo e da capacidade de realizar o exercício. Nos EUA, o número de indivíduos de todas as idades e níveis de função cognitiva que apresentam sobrepeso ou obesidade está aumentando. De maneira semelhante à população em geral, esta tendência deve-se provavelmente a menores oportunidades de atividade física e ao aumento dramático de passatempos sedentários. A ausência de conhecimento sobre como individualizar os programas de exercícios para pessoas com incapacidades cognitivas sem que percam sua efetividade também é uma questão importante.[90,120]

A elaboração de qualquer programa de exercícios físicos sempre precisa dar margem à evolução e permitir que a pessoa tolere e conclua o treino. Além disso, o programa utilizado precisa levar em conta a capacidade do indivíduo de aprender e realizar com segurança os exercícios incluídos, visto que é vital do ponto de vista motor que as capacidades sejam compatíveis com o programa. Essa capacidade de tolerar um programa de exercícios pode ser reduzida com base nas características singulares de cada um dos vários transtornos. Nos programas de educação especial da escola pública, o Individuals with Disabilities Education Act garante que as escolas públicas forneçam intervenção precoce, educação especial e serviços relacionados a seus estudantes com incapacidades até os 21 anos de idade.

Transtorno do espectro do autismo (TEA)

O Centers for Disease Control and Prevention (CDC) relatou que a prevalência de TEA nos EUA aumentou de 6,7 a cada 1.000 nascimentos em 2000 para aproximadamente 14,7 a cada 1.000 nascimentos em 2010. Essa nova estimativa indica que 1 criança em 68 será diagnosticada com alguma forma de TEA. Esse aumento do TEA poderia ser resultante de aumento real em sua ocorrência ou da expansão dos critérios de diagnóstico.[4] De maneira semelhante, deve-se observar que nas edições anteriores do manual de diagnóstico da American Psychiatric Association não eram incluídas a síndrome de Asperger nem o transtorno do desenvolvimento pervasivo sem outra especificação (PDD–NOS) entre os TEA. Ao incluir esses dois transtornos no manual de diagnóstico, as estimativas anteriores podem ter subestimado a prevalência de TEA.[48,50,133] Também é crucial compreender que o aumento da prevalência pode dever-se em parte a maior conscientização pública da existência de TEA.[48,50,133]

TEA é um grupo complexo de condições que são definidas de acordo com o comportamento e têm múltiplas etiologias com níveis variáveis de gravidade.[48] Em geral, TEA é caracterizado por déficits de comunicação social e comportamentos que são restritivos e repetitivos por natureza. As condições incluídas no TEA são: transtorno do desenvolvimento pervasivo sem outra especificação (PDD–NOS), transtorno desintegrativo da infância (TDI), transtorno de Asperger e autismo clássico.[4] O autismo em sua forma clássica pode ser discretamente grave (alta capacidade funcional) ou muito grave (baixa capacidade funcional).[4] Na síndrome de Asperger, as pessoas apresentam principalmente comprometimento da interação social, mas têm função cognitiva normal ou acima da média. O transtorno desintegrativo da infância (também chamado síndrome de Heller) exibe retardos nas habilidades linguísticas, nas habilidades sociais e em várias habilidades motoras. A forma de TEA, que, muitas vezes, é indetectável é o PDD–NOS. O TEA geralmente é diagnosticado entre os 14 meses e 3 anos de idade e persiste na vida adulta.[121] Estratégias intensivas e precoces de intervenção comportamentais e cognitivas comprovadamente melhoram a função linguística e social.[50] Comprometimento da comunicação e da interação social e exibição de comportamentos repetitivos e estereotipados são os principais desafios enfrentados por pessoas com TEA.[65,112,133] Maior responsividade a estímulos sensoriais também é um fator importante no comportamento de crianças e adolescentes com TEA.[65,121] Como resultado, é possível que crianças e adolescentes com TEA sofram de crises que podem ser prejudiciais tanto para eles como para outros, o que pode ser observado em condições de estresse, como quando são expostos a mudanças repentinas ou quando se frustram devido a sua incapacidade de se comunicarem efetivamente com outras pessoas.[65,112,133]

Considerações especiais relativas à elaboração de um programa de exercícios físicos

As taxas crescentes de obesidade em crianças e adolescentes com TEA geram, obviamente, muita preocupação, assim como em jovens não afetados. Isso se deve, em parte, a redução contínua da prática de atividade física com o avanço da idade.[30,116] Os motivos para isso podem ser ausência de atividades escolares organizadas (p. ex., aulas de educação física) ou limitações financeiras ou de supervisão competente e de programas de exercícios adaptados para participar em clubes/academias ou outros centros comunitários. O maior interesse por televisão, videogames etc. também substituiu o interesse pela atividade física, resultando em um estilo de vida mais sedentário.[116]

Há poucos dados publicados relativos aos efeitos do exercício físico em crianças com TEA, porém, o que se tem disponível parece indicar uma função positiva dessa intervenção.[157] A função cognitiva e o tempo gasto para realizar atividades de aprendizagem melhoram em crianças e adolescentes com TEA após uma sessão de exercícios; a redução dos comportamentos estereotipados parece estar relacionada a esse efeito positivo do exercício.[76,130] Isso, por sua vez, resulta em maior aproveitamento acadêmico porque a prática de atividade física diminui a ansiedade e a reatividade ao estresse.[130] Sabe-se também que várias sessões de exercícios promovem maiores e mais duradouras reduções do comportamento repetitivo nesses indivíduos.[76] Ser habitualmente ativo pode levar a maior controle de peso, o que reduz o risco de distúrbios da saúde associados à inatividade, como hipertensão, sobrepeso, obesidade e diabetes melito.[9,30] Como há uma tendência crescente desses distúrbios nesses indivíduos, o aumento da atividade física pelos jovens com TEA deve ser uma meta importante dos profissionais de saúde e bem-estar. As instruções para exercícios fornecidas às pessoas com TEA pelo professor de educação física (idealmente formado em educação física) em uma escola ou por um *personal trainer* em uma academia ou clube devem ser emocionalmente neutras, sem jargões, sarcasmo ou condescência.[139,180] Simplicidade e clareza são importantes para não tornar a atividade mais difícil do que já é para jovens ou indivíduos com TEA. Isso minimizará a frustração e a possibilidade de episódios agudos, permitindo assim melhoras no desempenho da atividade.[139,180] Também, para minimizar a estimulação sensorial adversa, a sala e a vestimenta devem ser tão neutras quanto for possível.[180] Os programas de exercício podem se basear nas diretrizes elaboradas pela ACSM (2010), mas têm ser que modificados ou, até mesmo, individualizados para possibilitar técnica, tolerância de intensidade e duração adequados. Algumas vezes, isso pode ser realizado por meio da escolha apropriada das modalidades e do contexto (p. ex., em vez de apenas caminhar, dançar com uma música no fundo ou tocar instrumentos e marchar).

Síndrome de Down

A síndrome de Down (SD) é um distúrbio genético que resulta de várias anormalidades do cromossomo 21. Em 92% de todos os diagnósticos dessa condição, ocorre trissomia (três cópias) do cromossomo 21, enquanto 3 a 4% de todos os diagnósticos apresentam translocação dos cromossomos 21 e 14, e 2 a 4% dos casos de SD apresentam mosaicismo do cromossomo 21. A origem mais comum dessas causas genéticas ocorre durante a formação do óvulo (meiose do gameta) no ovário da mãe.[177] Historicamente, o desenvolvimento da síndrome de Down era relacionado com a idade da mãe (> 35 anos) ou a mães mais jovens e fumantes.[20] No entanto, novas estatísticas, conforme demonstrado a seguir, mostram que a idade não é um fator decisivo exclusivo.

Alguns fatos sobre a síndrome de Down (National Down Syndrome Society, 2014):

- Existem mais de 400.000 pessoas com a síndrome de Down nos EUA
- A síndrome de Down ocorre em pessoas de todas as raças e níveis econômicos
- A incidência de nascimentos de portadores da síndrome de Down aumenta com a idade da mãe. Todavia, devido às maiores taxas de fertilidade em mulheres jovens, 80% das crianças com síndrome de Down nascem de mulheres com menos de 35 anos de idade
- As pessoas com síndrome de Down correm maior risco de determinadas condições clínicas, como cardiopatias congênitas, alterações auditivas e respiratórias, doença de Alzheimer, leucemia na infância e condições tireoidianas. Atualmente muitas dessas condições são tratáveis, e muitas pessoas com síndrome de Down levam vidas saudáveis
- Alguns dos traços físicos comuns da síndrome de Down são tônus muscular diminuído, baixa estatura, olhos amendoados e prega única profunda na região palmar. Cada pessoa com a síndrome de Down é um indivíduo único e pode apresentar essas características em diferentes graus ou não apresentá-las

- A expectativa de vida para essas pessoas com síndrome de Down aumentou dramaticamente em décadas recentes – de 25 anos em 1983 para 60 anos atualmente
- As pessoas com síndrome de Down frequentam a escola, trabalham, participam de decisões que as afetam e contribuem para a sociedade de muitas maneiras
- Todas as pessoas com síndrome de Down apresentam retardos cognitivos, mas o efeito geralmente é leve a moderado e não é indicativo das muitas forças e talentos que cada indivíduo possui
- Programas educacionais de qualidade, um ambiente familiar estimulante, boa assistência de saúde e suporte positivo dos familiares, dos amigos e da comunidade ajudam as pessoas com síndrome de Down a desenvolverem plenamente seus potenciais e a levarem vidas gratificantes.

Os indivíduos com SD apresentam uma ampla gama de manifestações, desde leves a graves, incluindo atrasos do desenvolvimento físico e mental.[20,34,177] As características clássicas para indivíduos com SD frequentemente resultam em dificuldades nos padrões motores durante os primeiros anos de vida e aprendizagem de habilidades sociais generalizadas e de autocuidado durante a infância e a vida adulta.[177]

Considerações especiais relativas à elaboração de um programa de exercícios

Como em todos os transtornos cognitivos, estamos apenas começando a compreender o impacto e a importância de vários programas de exercício nas pessoas com SD. A complexidade está baseada na gama funcional dos indivíduos com comprometimento cognitivo e sua capacidade de compreender e realizar os programas de exercício. O mesmo pode ser dito de indivíduos com SD em todos os grupos etários; todavia, os programas modificados de atividade física são possíveis e benéficos, apesar de nossa necessidade de compreender melhor todos os fatores que influenciam as respostas à prática de exercícios físicos nessa população.[6,90,150]

Tipicamente, os indivíduos com SD apresentam fraqueza muscular, aptidão cardiovascular insatisfatória e comprometimento da coordenação motora; qualquer intervenção física precisa ter como foco a atenuação dessas disfunções motoras. Assim, a fisioterapia é muito proveitosa para melhorar os desfechos funcionais e de saúde. Um desafio importante é que o retardo cognitivo associado à SD torna difícil a compreensão das instruções e da realização das técnicas de exercício. Assim, a tradução dos exercícios em movimentos de dança, exercícios aquáticos e jogos pode ser um meio efetivo de ajustar a intensidade e a duração do exercício. Visto que a gama de disfunção cognitiva varia de muito baixa a muito alta, os programas de atividade física têm de ser individualizados ao mesmo tempo que são mantidos os requisitos necessários para apresentar um estímulo físico efetivo para tornar a atividade impactante na melhora dos biomarcadores de saúde.[138,163] Graças ao impacto de exercícios como ioga, atividades aquáticas e ciclismo no treinamento de resistência e caminhada, pode-se trabalhar com a ampla variedade de indivíduos com SD.[135,147]

Os programas de exercícios para indivíduos que têm SD devem incorporar várias modalidades de exercícios, mas o foco do programa deve ser o aumento progressivo da aptidão cardiovascular e da *endurance*, bem como da força muscular.[4,27,150] Ao aumentar a aptidão cardiovascular e a força muscular generalizada, a pessoa terá maior economia de movimento e mais tempo até a fadiga, com consequente aumento da independência funcional.[27,150] No entanto, é preciso compreender que, por causa do comprometimento cognitivo, programas de exercícios bem-sucedidos apresentaram as seguintes modificações na sua elaboração: uma razão elevada de instrutores e participantes do exercício e a utilização de vários incentivos de recompensa pela participação.[150] Recomendou-se que, se o treinamento de *endurance* for usado, o $\dot{V}O_{2pico}$ deve ser mais importante do que o $\dot{V}O_{2máx.}$ na determinação da intensidade adequada do exercício.[27] Uma recomendação para indivíduos com melhor capacidade funcional é usar uma intensidade de 50 a 70% do $\dot{V}O_{2pico}$. Para promover a adesão à prática de exercícios físicos, dança aeróbia e acompanhamento musical podem oferecer uma motivação externa ao movimento e adicionar um importante elemento social à prática do exercício. No treinamento de resistência, deve ser favorecida uma rotina de exercícios progressiva para todo o corpo utilizando equipamentos apropriados (p. ex., supino, *leg press* ou agachamento, bíceps, extensão, *military press*, abdominais, flexão plantar, puxada pela frente com polia alta, extensão dos joelhos, remada sentado). É crucial ter em mente as capacidades motoras necessárias para um determinado exercício físico e, em alguns casos, aparelhos de musculação podem ajudar a diminuir os problemas de equilíbrio e controle e promover desenvolvimento mais rápido da força muscular. A incorporação de exercícios com pesos livres é importante para ajudar a desenvolver as capacidades motoras mais relacionadas com as demandas do mundo real. Progressão, periodização e personalização dos programas são recomendadas independentemente de se usarem aparelhos com peso ou não. Vários tipos de exercícios podem ser usados, incluindo com peso livre e no aparelho, mas eles devem ser direcionados a cada parte do corpo e incluir alguns exercícios para múltiplas articulações. No entanto, a capacidade de compreender e realizar o movimento adequadamente é importante, assim como o é usar o equipamento correto ao usar aparelhos de musculação. Novamente, as demandas metabólicas precisam ser cuidadosamente atendidas com períodos de repouso adequados para a recuperação e a redução dos sintomas de fadiga indevida visto que a meta primária é aumentar a força muscular.

Outros déficits intelectuais

Outros déficits intelectuais também são conhecidos como déficits cognitivos gerais e tipicamente se desenvolvem antes que a criança chegue aos 18 anos de idade.[108] Esses déficits intelectuais são caracterizados por retardo na maturação cognitiva (mental), que resulta em uma pontuação muito abaixo da média em um teste de capacidade mental ou inteligência, e posteriormente são caracterizados por limitações na capacidade funcional em áreas da vida diária, como habilidade de comunicação, capacidade de realizar atividades de autocuidado e comportamento apropriado em situações sociais (incluindo atividades escolares).[108] Embora haja um atraso na maturação mental, os indivíduos com esses déficits intelectuais podem e realmente aprendem novas competências, mas as desenvolvem em uma velocidade muito inferior à das crianças com inteligência e competências adaptativas médias.[108] Esses outros déficits intelectuais, além da síndrome de Down, podem ser causados por lesão, doença ou anormalidade no cérebro durante a gestação, com as causas mais comuns sendo as seguintes:[22]

- Síndrome do alcoolismo fetal
- Síndrome do X frágil
- Condições genéticas (ou seja, síndromes do miado do gato (*cri-du-chat*) e/ou de Prader-Willi)
- Infecções (ou seja, infecção congênita por citamegalovírus)
- Defeitos congênitos que afetam o encéfalo (ou seja, hidrocefalia ou atrofia cortical)
- Asfixia durante o parto
- Condições metabólicas, como fenilcetonúria (PKU), galactosemia e hipotireoidismo congênito.

Os programas físicos adaptados precisam atender às necessidades específicas de cada indivíduo e possibilitar que a atividade física se torne parte do estilo de vida do indivíduo. Tanto o treinamento aeróbio (*endurance*) como o de força são comprovadamente benéficos para os indivíduos com vários tipos de déficit intelectual.[119] O treinamento de equilíbrio também pode ajudar no aprimoramento da marcha e do equilíbrio para ampliar a funcionalidade física e os movimentos do dia a dia.[85] No entanto, embora a prática de exercícios físicos tenha um imenso potencial, uma metanálise recente demonstrou a substancial necessidade de mais pesquisas sobre a otimização dos programas de exercício para indivíduos com déficits intelectuais.[117]

ESTUDO DE CASO

Cenário clínico
Você é uma mulher de 25 anos de idade e acabou de descobrir que está grávida. Você está encantada com a notícia, mas, após estar sedentária desde o ensino médio, você começou apenas recentemente um programa de condicionamento físico e está preocupada porque agora você terá que parar de se exercitar. O que você deve fazer?

Opções
Você expressa suas preocupações para sua médica na próxima consulta. Ela lhe diz que, embora você esteja grávida, não há necessidade de interromper a prática de exercícios físicos porque você não tem contraindicações como sangramento vaginal ou histórico de parto pré-termo. De fato, sua médica diz que não só é seguro se exercitar durante a gravidez, mas existem benefícios a serem ganhos tanto para a mãe quanto para o bebê. Você aprende que as chances de apresentar diabetes melito gestacional ou pré-eclâmpsia – duas condições comuns na gravidez – são, na realidade, reduzidas em mulheres que se exercitam regularmente enquanto estão grávidas. Além disso, as evidências mostram que os riscos de parto prematuro ou de cesariana são diminuídos em mulheres que se exercitam durante a gravidez. Sua médica recomenda que você pratique exercícios de *endurance* de intensidade moderada por 30 minutos, como caminhada, natação ou ciclismo na maioria ou até mesmo em todos os dias da semana. Ela lhe diz que você pode continuar esse regime de exercícios até o terceiro trimestre da gravidez, mas que você deve evitar os exercícios de alto impacto, ou aqueles que envolvam atividades de saltos.

Cenário clínico
Você é o pai de um garoto de 12 anos de idade que tentará entrar no time de futebol americano do ensino fundamental no outono. Ele vem até você e pergunta se pode começar a levantar pesos para aumentar a força e o tamanho musculares para a próxima temporada de jogos. O que você deve fazer?

Opções
Você faz um pouco de pesquisa por conta própria e descobre que é seguro para as crianças participarem de treinamento de resistência. Você também aprende que, por causa da idade do seu filho e do seu estágio de maturidade física, ele pode não ganhar muita massa muscular com o treinamento de resistência. Entretanto, com um programa de treinamento de resistência elaborado apropriadamente utilizando técnicas de exercício corretas durante suas sessões de treinamento, é possível que a força muscular dele melhore significativamente. Para ter certeza de que seu filho receberá treinamento e orientação apropriados em relação ao treinamento de resistência, você o leva até o centro esportivo local (p. ex., academia, centro recreativo comunitário) e o inscreve em sessões supervisionadas de treinamento por um especialista de força e de condicionamento físico.

Cenário clínico
Sua mãe de 50 anos de idade frequentemente se queixa de lombalgia e como você é bacharel em educação física e atleta universitário, ela pergunta se você pode ajudá-la.

Opções
Você fala a sua mãe que exercícios físicos costumam ser prescritos para pessoas que sofrem de lombalgia. Como sua mãe ainda se queixa de dor aguda que começou ontem quando ela se curvou para calçar os sapatos, você a aconselha sobre quais exercícios deve praticar para fortalecer e aumentar o *endurance* dos músculos localizados na região lombar e no tronco. Você lembra a ela que deve também alongar esses mesmos músculos. Quando ela se recuperar desse episódio de lombalgia, informe a ela que precisa continuar a praticar os exercícios para melhorar o condicionamento físico (força, *endurance*, flexibilidade) dos músculos de todo o corpo, visto que esta é a melhor forma de impedir lombalgia recorrente.

Resumo do capítulo

Os benefícios do treinamento físico podem ser aproveitados praticamente por todos. Entretanto, em alguns grupos de pessoas certas considerações e/ou prioridades devem ser levadas em conta durante a elaboração e o engajamento nos programas de exercícios. As mulheres, obviamente, podem se exercitar nas mesmas intensidades e frequências que os homens e apresentam adaptações positivas na mesma escala. Pesquisas mostram que a capacidade de se exercitar ou de participar de eventos atléticos não é modificada pelo ciclo menstrual. Da mesma forma, o exercício pode, e deve, ser realizado durante a gravidez, partindo do princípio de que a mulher esteja saudável e de que não exista contraindicação clínica. A atividade física diária também é recomendada para crianças, e os regimes de treinamento físico mais estruturados são inteiramente apropriados para adolescentes. Nos adultos mais velhos, o treinamento físico pode trazer uma gama de benefícios para a saúde e o treinamento de resistência é especialmente benéfico. Sob supervisão médica adequada, até mesmo pessoas com doenças como asma e diabetes melito são encorajadas a participar regularmente de programas de exercícios físicos. Os pacientes com HIV/AIDS usufruem benefícios significativos da prática de exercícios físicos, especialmente o treinamento de resistência para controlar o desgaste muscular que tipicamente ocorre nessa condição. A maioria das pessoas com epilepsia consegue se exercitar com segurança, possibilitando que elas aproveitem os benefícios à saúde relacionados com o exercício, e pode até ser observado declínio do número de crises epilépticas por causa da redução do estresse. A pesquisa já mostrou claramente que pessoas com hipertensão arterial leve a moderada podem, e devem, participar de um programa de treinamento físico com foco, principalmente, nas atividades aeróbias para administrar efetivamente sua condição. Apesar da alta incidência de lombalgia nos países industrializados, com frequência é difícil determinar suas causas específicas, e a condição é atribuída à convergência de fatores. Esse tipo inespecífico de lombalgia responde muito bem à prática de exercícios físicos, não apenas para fins terapêuticos, mas também para prevenção de recidiva. O transtorno de déficit de atenção/hiperatividade (TDAH) é caracterizado por ausência de foco, comportamento impulsivo, agressividade e desempenho acadêmico insatisfatório. Tipicamente, são prescritos fármacos psicoestimulantes e terapia comportamental, mas, cada vez mais, o tratamento inclui a prática de exercícios físicos. A elaboração de programas de exercício físico para indivíduos com transtornos cognitivos/intelectuais tem de ser orientada pela necessidade de personalização. Em alguns casos, quando os indivíduos não compreendem o que é o exercício e como ele pode melhorar sua saúde e bem-estar, ele pode ser realizado como uma brincadeira ou em vários contextos recreativos que ajudam a atingir um estilo de vida ativo. Acima de tudo, deve-se lembrar de que o exercício físico é uma importante ferramenta no tratamento de um amplo espectro de indivíduos com transtornos cognitivos/intelectuais.

Questões de revisão

Preencha as lacunas

1. A ausência de menstruação é chamada de _____ _____.
2. A condição persistente de hipertensão arterial apresentada por algumas mulheres durante a gravidez é chamada de _____.
3. _____ é o período de vida que vai do nascimento de uma criança até o seu primeiro aniversário.
4. A economia da corrida é _____ em crianças do que nos adultos.
5. O número crescente de crianças consideradas obesas é preocupante em parte porque está associado à incidência aumentada de _____.
6. O termo _____ se refere à perda de massa muscular que ocorre com o envelhecimento.
7. Diabetes _____ ocorre quando as células que produzem insulina foram destruídas, em geral pelo sistema imune.
8. Pessoas com diabetes melito do tipo 2 que estão começando um programa de treinamento de resistência devem realizar _____ repetições por série.
9. _____ é uma condição cada vez mais comum caracterizada por um conjunto de distúrbios que incluem obesidade, hipertensão arterial, resistência à insulina e hiperlipidemia.
10. A redução de aptidão cardiovascular (aeróbia) que ocorre em pessoas com HIV/AIDS se deve, em grande parte, a _____ nas fibras musculares esqueléticas.

Múltipla escolha

1. Qual tipo de fibra muscular ocupa a maior quantidade do tamanho muscular total em mulheres não treinadas?

   a. Tipo I
   b. Tipo IIA
   c. Tipo IIX
   d. Não existem diferenças entre os tipos de fibras.

2. Qual tipo de fibra muscular ocupa a maior parte do tamanho muscular total em homens?

   a. Tipo I
   b. Tipo IIA
   c. Tipo IIX
   d. Não existem diferenças entre os tipos de fibras.

3. A tensão específica, ou a força produzida normalizada para o tamanho muscular, é

   a. Maior em homens do que em mulheres
   b. Maior em mulheres do que homens
   c. A mesma para homens e mulheres

4. O *endurance* muscular, ou a capacidade de resistir à fadiga muscular, é

   a. Maior em homens do que em mulheres
   b. Maior em mulheres do que em homens
   c. O mesmo para homens e mulheres

5. A pesquisa observa geralmente que a potência muscular ou "força explosiva" é

   a. Maior em homens do que em mulheres
   b. Maior em mulheres do que em homens
   c. A mesma para homens e mulheres

6. Durante exercícios de *endurance* ou aeróbicos, as mulheres

   a. Dependem mais das gorduras como substrato energético do que os homens
   b. Dependem mais dos carboidratos como substrato energético do que os homens
   c. Dependem mais das proteínas como substrato energético do que os homens
   d. Apresentam o mesmo uso de substratos energéticos específicos dos homens

7. Em média, a taxa máxima de crescimento físico (aumento de altura) durante a fase adolescente da mulher ocorre aos

   a. 10 anos de idade
   b. 12 anos de idade
   c. 14 anos de idade
   d. 16 anos de idade

8. Quando expresso em termos relativos (ou seja, mℓ/kg/min), o consumo máximo de oxigênio é

   a. Maior em adultos
   b. Maior em adolescentes
   c. Maior em crianças
   d. Semelhante em adultos, adolescentes e crianças

9. As glândulas sudoríferas de crianças

   a. São mais responsivas ao aumento da temperatura do que as de adultos
   b. Têm maior capacidade de produzir suor do que as de adultos
   c. Têm menor capacidade de produzir suor do que as de adultos
   d. Produzem um suor mais diluído do que as de adultos

10. O número crescente de crianças consideradas obesas gera preocupação, pelo menos em parte, porque está associado intimamente com o aumento de incidência de qual doença?

    a. Osteoporose
    b. Anemia
    c. Diabetes melito do tipo 1
    d. Diabetes melito do tipo 2

11. Qual dos fatores a seguir é o principal motivo por que o consumo máximo de oxigênio é reduzido nos adultos mais velhos?

    a. Volume de ejeção reduzido
    b. Conteúdo diminuído de mioglobina no músculo
    c. Capilarização muscular diminuída
    d. Frequência cardíaca máxima aumentada

12. O declínio da força muscular relacionado com a idade começa em qual idade?

    a. 40 anos
    b. 50 anos
    c. 60 anos
    d. 70 anos

13. O declínio da potência muscular relacionado com a idade começa em qual idade?

    a. 40 anos
    b. 50 anos
    c. 60 anos
    d. 70 anos

14. Qual dos seguintes tipos de exercício físico seria mais efetivo na prevenção da osteoporose, ou redução de massa óssea?

    a. Natação
    b. Ciclismo
    c. Cicloergômetro para braços
    d. Caminhada ou *jogging*

15. Assim como ocorre com os adultos jovens, quando adultos mais velhos participam de um programa de treinamento de *endurance* programado adequadamente, eles apresentam quanto de melhora no seu consumo máximo de oxigênio?

    a. 0 a 5%
    b. 10 a 15%
    c. 20 a 25%
    d. 30 a 40%

16. Qual doença é caracterizada por dificuldade respiratória, sibilos e sensação de opressão torácica?

    a. Hipertensão
    b. Asma
    c. Diabetes melito do tipo 2
    d. Osteoporose

17. O tipo de exercício físico mais efetivo para ajudar pessoas com asma é

    a. Treinamento de resistência
    b. Treinamento de equilíbrio
    c. Treinamento de agilidade
    d. Treinamento aeróbio prolongado resultando em respiração profunda

18. Qual doença é mais bem caracterizada pela incapacidade de manter as concentrações de glicose dentro dos limites normais?
    a. Diabetes melito
    b. Osteoporose
    c. Asma
    d. HIV/AIDS

19. Junto com o aumento da incidência de obesidade, qual das seguintes opções foi associada ao aumento de incidência de diabetes melito do tipo 2?
    a. Consumo diminuído de carboidratos na dieta
    b. Consumo aumentado de laticínios
    c. Maior atividade física diária e aumento da prática de exercícios físicos
    d. Menor atividade física diária e menor prática de exercícios físicos

20. A característica que define a epilepsia é
    a. Crises epilépticas recorrentes
    b. Pressão arterial elevada
    c. Sensibilidade diminuída à insulina
    d. Índice de massa corporal (IMC) igual ou maior a 30

21. Nos EUA e em outros países industrializados, a incidência da lombalgia, que ocorre em algum momento da vida, é:
    a. 10%
    b. 50%
    c. 80%
    d. desconhecida

22. Uma rotina de exercícios físicos para tratar a lombalgia aguda deve incluir quais dos itens a seguir?
    a. Exercícios elaborados para fortalecer os músculos da região lombar.
    b. Exercícios elaborados para melhorar o *endurance* da região lombar.
    c. Exercícios elaborados para aumentar a flexibilidade da região lombar.
    d. Todos os anteriores.

23. Já foi constatado que o sedentarismo _____ a incidência de lombalgia.
    a. Diminui
    b. Aumenta
    c. Não influencia

24. O transtorno de déficit de atenção e hiperatividade (TDAH) afeta até _____ de crianças em idade escolar nos EUA.
    a. 1%
    b. 7%
    c. 15%
    d. 25%

25. A etiologia do transtorno de déficit de atenção/hiperatividade (TDAH) está relacionada com:
    a. Desenvolvimento tardio de áreas do encéfalo
    b. Concussão
    c. Consumo excessivo de álcool etílico durante a gestação
    d. Infecção viral

26. Qual transtorno cognitivo é predominantemente mediado por uma anormalidade do 3º cromossomo na 21ª posição do genoma humano?
    a. Síndrome de Prader-Willi
    b. Transtorno do espectro do autismo
    c. Síndrome de Down
    d. Síndrome do alcoolismo fetal

Verdadeiro ou falso

1. O consumo máximo de oxigênio de mulheres é 5 a 15% menor do que o de homens.
2. Quando apresentadas ao mesmo estímulo de treinamento de resistência, as mulheres apresentam as mesmas melhorias relativas (% de aumento em relação aos valores basais) de força que os homens.
3. A pesquisa mostrou conclusivamente que a força varia de acordo com a fase do ciclo menstrual.
4. Se não for controlada, a pré-eclâmpsia pode resultar em morte da gestante.
5. A musculatura esquelética compreende uma porcentagem maior do peso corporal total em mulheres do que em homens.
6. Se o treinamento e a técnica forem adequados, o treinamento de resistência pode ser realizado por crianças com segurança.
7. Em geral, a potência anaeróbia é menor em crianças do que em adultos.
8. Durante a redução de tamanho muscular que ocorre no envelhecimento, são as fibras musculares do tipo I que apresentam maior atrofia.
9. É a diminuição do número de fibras, em vez de a diminuição de seu tamanho, a principal responsável pela redução da massa muscular que ocorre com o envelhecimento.
10. Em geral, quando submetidos ao mesmo estímulo de treinamento de resistência (intensidade, duração, frequência, modo), os ganhos de força relativa induzidos pelo treinamento (% de aumento em relação aos valores basais) detectados nos adultos mais velhos são semelhantes aos encontrados em adultos jovens.
11. Organizações médicas e de saúde, como a American Thoracic Society e o American College of Sports Medicine, recomendam que pessoas com asma não participem de programas de exercícios regulares.
12. Até mesmo pessoas que não têm asma podem apresentar sinais/sintomas de AIE.

13. De acordo com a American Diabetes Association (ADA), as pessoas com diabetes melito do tipo 1 bem controlado são capazes de realizar até mesmo atividade física altamente intensa e de praticar esportes.
14. O treinamento físico pode ajudar a evitar e a tratar tanto o diabetes melito do tipo 1 quanto do tipo 2.
15. Geralmente, recomenda-se que pessoas diagnosticadas com HIV/AIDS realizem treinamento de resistência regularmente.
16. Com muita frequência, a lombalgia é causada por uma combinação de fatores inespecíficos.
17. Não há correlação entre lombalgia e obesidade.
18. Os dados encontrados atualmente na literatura determinam de maneira conclusiva um impacto positivo da ioga nas pessoas com transtorno de déficit de atenção/hiperatividade.
19. No tratamento de crianças com transtorno de déficit de atenção/hiperatividade, modificação do comportamento e psicoestimulantes são tipicamente prescritos juntos.
20. A NCAA proíbe terminantemente a participação em esportes universitários dos atletas que usam estimulantes no tratamento do transtorno de déficit de atenção/hiperatividade (TDAH).
21. As causas subjacentes do transtorno do espectro do autismo são completamente conhecidas.
22. Todos os transtornos cognitivos têm um mecanismo subjacente comum que medeia o problema.

Questões objetivas

1. Praticar exercícios físicos é seguro para as gestantes?
2. É verdade que é perigoso que crianças participem de treinamento de resistência?
3. Praticar exercícios físicos é muito perigoso para as pessoas com hipertensão arterial?
4. Qual é a diferença entre o diabetes melito do tipo 1 e o do tipo 2?
5. Dado o estado físico fragilizado das pessoas infectadas pelo HIV, é prudente que elas pratiquem exercícios físicos?

Pensamento crítico

1. Quais são as diferenças e as semelhanças no tecido muscular esquelético de homens e mulheres e como o desempenho atlético pode ser afetado por elas?
2. Por que a osteoporose é uma preocupação de saúde nos adultos mais velhos e o que pode ser feito para evitá-la, ou mesmo tratá-la?

Termos-chave

Adolescência: período entre o início da puberdade e o início da maturidade física.
Amenorreia: ausência de menstruação, podendo ser primária ou secundária.
Apoptose: morte celular biologicamente programada.
Asma: condição de respiração trabalhosa, acompanhada frequentemente por sibilos e tosse, que é causada por espasmo e broncoconstrição.
Déficit intelectual: caracterizados por limitações significativas da função intelectual e do comportamento adaptativo, que abrangem muitas das competências práticas e sociais do dia a dia. Surgem antes dos 18 anos de idade.
Diabetes melito: doença caracterizada pela incapacidade da pessoa de manter os níveis sanguíneos de glicose dentro de seus limites normais como resultado da insuficiência do pâncreas de produzir e secretar o hormônio insulina para a corrente sanguínea (DM do tipo 1) ou pela sensibilidade diminuída dos tecidos-alvo do hormônio (DM do tipo 2).
Diabetes melito do tipo 1 (DM1): algumas vezes chamado de diabetes "de aparecimento na infância" ou diabetes melito insulino dependente (DMID), doença na qual a pessoa não produz insulina.
Diabetes melito do tipo 2 (DM2): algumas vezes chamado de diabetes "da idade adulta" ou diabetes melito não insulinodependente (DMNID), caracterizado por resistência à insulina e, frequentemente, por produção diminuída de insulina.
Diabetes melito gestacional (DMG): diabetes melito ou resistência à insulina que ocorre em algumas gestantes.
Estrogênio: hormônio esteroide sexual feminino produzido principalmente pelos ovários. Além da promoção da concepção, é responsável pelo desenvolvimento das características sexuais secundárias femininas.
Infância: período entre o primeiro aniversário e o início da adolescência.
Lactância: período de tempo desde o nascimento até os 12 meses de vida.
Menarca: a primeira menstruação, ocorre após a puberdade.
Menopausa: o fim do período menstrual, marca o fim dos anos férteis.
Obesidade: condição de excesso de gordura corporal; descrita como índice de massa corporal (IMC) igual ou superior a 30 kg/m².
Osteoporose: condição de densidade mineral óssea diminuída, que resulta em aumento do risco de fratura; mais comum após a menopausa.
Pré-eclâmpsia: pressão arterial elevada associada à proteinuria que ocorre em algumas gestantes.
Progesterona: hormônio esteroide sexual feminino produzido principalmente pelos ovários. Suas concentrações flutuam durante o ciclo menstrual, influenciando a temperatura central.
Sarcopenia: redução da massa muscular esquelética que ocorre nos adultos mais velhos.
Síndrome de Down (trissomia do 21): é um distúrbio genético causado quando a divisão celular anormal resulta em material genético adicional do cromossomo 21.
Síndrome metabólica: conjunto de várias condições de saúde, sendo as principais hipertensão arterial, obesidade, dislipidemia e resistência à insulina.
Testosterona: o principal hormônio esteroide sexual masculino. É produzido principalmente pelos testículos nos homens e pelos ovários nas mulheres. Não só estimula o desenvolvimento das características sexuais secundárias masculinas (androgênicas), mas também exerce efeitos anabólicos (formação de músculos).

Transtornos cognitivos: uma categoria de transtornos de saúde mental que afetam principalmente a aprendizagem, a memória, a percepção, a resolução de problemas e incluem amnésia, demência e *delirium*.

Transtorno do espectro do austismo (TEA): um grupo de transtornos do desenvolvimento que podem causar desafios sociais, comunicativos e comportamentais significativos.

Tríade da atleta: combinação de três condições clínicas encontradas em mulheres – déficit calórico (por causa de aumento da prática de exercício e de restrição alimentar), amenorreia e densidade mineral óssea diminuída.

REFERÊNCIAS BIBLIOGRÁFICAS

1. Abdi R, Fiorina P, Adra CN, et al. Immunomodulation by mesenchymal stem cells: a potential therapeutic strategy for type 1 diabetes. *Diabetes.* 2008;57:1759–1767.
2. Albrecht H. Endorphins, sport and epilepsy: getting fit or having one? *N Z Med J.* 1986;99:915.
3. American College of Sports Medicine. *ACSM's Guidelines for Exercise Testing and Prescription*, 9th ed. Lippincott Williams & Wilkins, 2014.
4. American Psychiatric Association. *DSM-5 Task Force. Diagnostic and Statistical Manual of Mental Disorders: DSM-5.* 5th ed. Washington, DC, 2013.
5. Anderson SD, Daviskas E. The mechanism of exercise-induced asthma is …. *J Allergy Clin Immunol.* 2000;106:453–459.
6. Andriolo RB, El Dib RP, Ramos L, et al. Aerobic exercise training programmes for improving physical and psychosocial health in adults with Down syndrome. *Cochrane Database Syst Rev.* 2010;(5):CD005176.
7. Aniansson A, Hedberg M, Henning GB, et al. Muscle morphology, enzymatic activity, and muscle strength in elderly men: a follow-up study. *Muscle Nerve.* 1986;9:585–591.
8. Artal R, Catanzaro RB, Gavard JA, et al. A lifestyle intervention of weight-gain restriction: diet and exercise in obese women with gestational diabetes mellitus. *Appl Physiol Nutr Metab.* 2007;32:596–601.
9. Bandini LG, Gleason J, Curtin C, et al. Comparison of physical activity between children with autism spectrum disorders and typically developing children. *Autism.* 2013;17:44–54.
10. Beecham J. Annual research review: child and adolescent mental health interventions: a review of progress in economic studies across different disorders. *J Child Psychol Psychiatry.* 2014;55(6):714–732.
11. Beneke R, Hutler M, Jung M, et al. Modeling the blood lactate kinetics at maximal short-term exercise conditions in children, adolescents, and adults. *J Appl Physiol.* 2005;99:499–504.
12. Berwid OG, Halperin JM. Emerging support for a role of exercise in attention-deficit/hyperactivity disorder intervention planning. *Curr Psychiatry Rep.* 2012;14:543–551.
13. Bhasin S, Storer TW. Exercise regimens for men with HIV. *JAMA.* 2000;284:175–176.
14. Bierman CW, Spiro SG, Petheram I. Characterization of the late response in exercise-induced asthma. *J Allergy Clin Immunol.* 1984;74:701–706.
15. Blumenthal JA, Sherwood A, Gullette EC, et al. Exercise and weight loss reduce blood pressure in men and women with mild hypertension: effects on cardiovascular, metabolic, and hemodynamic functioning. *Arch Intern Med.* 2000;160:1947–1958.
16. Bronsky EA, Yegen U, Yeh CM, et al. Formoterol provides long-lasting protection against exercise-induced bronchospasm. *Ann Allergy Asthma Immunol.* 2002;89:407–412.
17. Butler AE, Janson J, Bonner-Weir S, et al. Beta-cell deficit and increased beta-cell apoptosis in humans with type 2 diabetes. *Diabetes.* 2003;52:102–110.
18. Cade WT, Peralta L, Keyser RE. Aerobic capacity in late adolescents infected with HIV and controls. *Pediatr Rehabil.* 2002;5:161–169.
19. Camargo CA Jr, Weiss ST, Zhang S, et al. Prospective study of body mass index, weight change, and risk of adult-onset asthma in women. *Arch Intern Med.* 1999;159:2582–2588.
20. Canfield MA, Honein MA, Yuskiv N, et al. National estimates and race/ethnic-specific variation of selected birth defects in the United States, 1999–2001. *Birth Defects Res A Clin Mol Teratol.* 2006;76(11):747–756.
21. Cannon J, Kay D, Tarpenning KM, et al. Comparative effects of resistance training on peak isometric torque, muscle hypertrophy, voluntary activation and surface EMG between young and elderly women. *Clin Physiol Funct Imaging.* 2007;27:91–100.
22. Chapman DP, Williams SM, Strine TW, et al. Dementia and its implications for public health. *Preventing Chronic Dis.* 2006;3(2):A34.
23. Charkoudian N, Joyner MJ. Physiologic considerations for exercise performance in women. *Clin Chest Med.* 2004;25:247–255.
24. Cheuvront SN, Carter R, Deruisseau KC, et al. Running performance differences between men and women: an update. *Sports Med.* 2005;35:1017–1024.
25. Ciccolo JT, Jowers EM, Bartholomew JB. The benefits of exercise training for quality of life in HIV/AIDS in the post-HAART era. *Sports Med.* 2004;34:487–499.
26. Clark BC, Manini TM, The DJ, et al. Gender differences in skeletal muscle fatigability are related to contraction type and EMG spectral compression. *J Appl Physiol.* 2003;94:2263–2272.
27. Climstein M, Pitetti KH, Barrett PJ, et al. The accuracy of predicting treadmill $\dot{V}o_{2max}$ for adults with mental retardation, with and without Down's syndrome, using ACSM gender- and activity-specific regression equations. *J Intellect Disabil Res.* 1993;37:521–531.
28. Cononie CC, Graves JE, Pollock ML, et al. Effect of exercise training on blood pressure in 70- to 79-yr-old men and women. *Med Sci Sports Exerc.* 1991;23:505–511.
29. Cornelissen VA, Fagard RH. Effect of resistance training on resting blood pressure: a meta-analysis of randomized controlled trials. *J Hyperten.* 2005;23:251–259.
30. Curtin C, Bandini LG, Perrin EC, et al. Prevalence of overweight in children and adolescents with attention deficit hyperactivity disorder and autism spectrum disorders: a chart review. *BMC Pediatrics.* 2005;5:48.
31. Damm P, Breitowicz B, Hegaard H. Exercise, pregnancy, and insulin sensitivity—what is new? *Appl Physiol Nutr Metab.* 2007;32:537–540.
32. Dempsey JC, Butler CL, Sorensen TK, et al. A case–control study of maternal recreational physical activity and risk of gestational diabetes mellitus. *Diabetes Res Clin Pract.* 2004;66:203–215.
33. Dempsey JC, Sorensen TK, Williams MA, et al. Prospective study of gestational diabetes mellitus risk in relation to maternal recreational physical activity before and during pregnancy. *Am J Epidemiol.* 2004;159:663–670.
34. Dodd KJ, Shields N. A systematic review of the outcomes of cardiovascular exercise programs for people with Down syndrome. *Arch Phys Med Rehab.* 2005;86(10):2051–2058.
35. Duclos M, Corcuff JB, Rashedi M, et al. Trained versus untrained men: different immediate post-exercise responses of pituitary adrenal axis. A preliminary study. *Eur J Appl Physiol Occup Physiol.* 1997;75:343–350.
36. Dudgeon WD, Phillips KD, Carson JA, et al. Counteracting muscle wasting in HIV-infected individuals. *HIV Med.* 2006;7:299–310.
37. Eckel RH, Grundy SM, Zimmet PZ. The metabolic syndrome. *Lancet.* 2005;365:1415–1428.

38. Engelke K, Kemmler W, Lauber D, et al. Exercise maintains bone density at spine and hip EFOPS: a 3-year longitudinal study in early postmenopausal women. *Osteoporos Int.* 2006;17:133–142.
39. Ervin RB. Prevalence of metabolic syndrome among adults 20 years of age and over, by sex, age, race and ethnicity, and body mass index: United States, 2003–2006. *Natl Health Stat Report.* 2009;(13):1–7.
40. Fagard RH. Exercise characteristics and the blood pressure response to dynamic physical training. *Med Sci Sports Exerc.* 2001;33:S484–S492; discussion S93–S94.
41. Fagard R. Exercise is good for your blood pressure: effects of endurance training in resistance training. *Clin Exp Pharmacol Physiol.* 2006;33:853–856.
42. Faigenbaum AD, Kraemer WJ, Blimkie CJ, et al. Youth resistance training: updated position statement paper from the national strength and conditioning association. *J Strength Cond Res.* 2009;23:S60–S79.
43. Farinatti PT, Borges JP, Gomes RD, et al. Effects of a supervised exercise program on physical fitness and immunological function of HIV-infected patients. *J Sports Med Phys Fitness.* 2010;50:511–518.
44. Fenicchia LM, Kanaley JA, Azevedo JL Jr, et al. Influence of resistance exercise training on glucose control in women with type 2 diabetes. *Metabolism.* 2004;53:284–289.
45. Field T. Exercise research on children and adolescents. *Complement Ther Clin Pract.* 2012;18:54–59.
46. Frontera WR, Hughes VA, Fielding RA, et al. Aging of skeletal muscle: a 12-yr longitudinal study. *J Appl Physiol.* 2000;88:1321–1326.
47. Fulco CS, Rock PB, Muza SR, et al. Slower fatigue and faster recovery of the adductor pollicis muscle in women matched for strength with men. *Acta Physiol Scand.* 1999;167:233–239.
48. Gadia C, Tuchman AR, Rotta NT. Autism and pervasive developmental disorders. *Jornal de pediatria.* 2004;80(2 suppl):S83–S94.
49. Gapin JI, Etnier JL. Parental perceptions of the effects of exercise on behavior in children and adolescents with ADHD. *J Sport Health Sci.* 2013; i.org/10.1016/j.jshs.2013.03.002.
50. Geschwind D H. Advances in autism. *Ann Review Med.* 2009;60:367–380.
51. Geusens P, Dinant G. Integrating a gender dimension into osteoporosis and fracture risk research. *Gend Med.* 2007;4 suppl B:S147–S161.
52. Goodyear LJ, Hirshman MF, Valyou PM, et al. Glucose transporter number, function, and subcellular distribution in rat skeletal muscle after exercise training. *Diabetes.* 1992;41:1091–1099.
53. Guelfi KJ, Jones TW, Fournier PA. New insights into managing the risk of hypoglycaemia associated with intermittent high-intensity exercise in individuals with type 1 diabetes mellitus: implications for existing guidelines. *Sports Med.* 2007;37:937–946.
54. Guelfi KJ, Jones TW, Fournier PA. The decline in blood glucose levels is less with intermittent high-intensity compared with moderate exercise in individuals with type 1 diabetes. *Diabetes Care.* 2005;28:1289–1294.
55. Hagberg JM, Graves JE, Limacher M, et al. Cardiovascular responses of 70- to 79-yr-old men and women to exercise training. *J Appl Physiol.* 1989;66:2589–2594.
56. Hajjar I, Kotchen TA. Trends in prevalence, awareness, treatment, and control of hypertension in the United States, 1988–2000. *JAMA.* 2003;290:199–206.
57. Hakkinen K, Kallinen M, Izquierdo M, et al. Changes in agonist–antagonist EMG, muscle CSA, and force during strength training in middle-aged and older people. *J Appl Physiol.* 1998;84:1341–1349.
58. Hakkinen K, Newton RU, Gordon SE, et al. Changes in muscle morphology, electromyographic activity, and force production characteristics during progressive strength training in young and older men. *J Gerontol A Biol Sci Med Sci.* 1998;53:B415–B423.
59. Haleem S, Lutchman L, Mayahi R, et al. Mortality following hip fracture: trends and geographical variations over the last 40 years. *Injury.* 2008;39:1157–1163.
60. Hall DC, Kaufmann DA. Effects of aerobic and strength conditioning on pregnancy outcomes. *Am J Obstet Gynecol.* 1987;157:1199–1203.
61. Hays NP, Galassetti PR, Coker RH. Prevention and treatment of type 2 diabetes: current role of lifestyle, natural product, and pharmacological interventions. *Pharmacol Ther.* 2008;118:181–191.
62. Hebestreit H, Mimura K, Bar-Or O. Recovery of muscle power after high-intensity short-term exercise: comparing boys and men. *J Appl Physiol.* 1993;74:2875–2880.
63. Heuch I, Heuch I, Hagen K, et al. Body mass index as a risk factor for developing low back pain. *Spine.* 2013;2:133–139.
64. Hicks AL, Kent-Braun J, Ditor DS. Sex differences in human skeletal muscle fatigue. *Exerc Sport Sci Rev.* 2001;29:109–112.
65. Houston-Wilson C, Lieberman LJ. Strategies for teaching students with autism in physical education. *J Phys Educ Recreation Dance.* 2003;74:40.
66. Hoy D, Bain C, Williams G, et al. A systematic review of the global prevalence of low back pain. *Arthritis Rheum.* 2012;64:2028–2037.
67. Hu G, Qiao Q, Tuomilehto J, et al. Prevalence of the metabolic syndrome and its relation to all-cause and cardiovascular mortality in nondiabetic European men and women. *Arch Intern Med.* 2004;164:1066–1076.
68. Huovinen E, Kaprio J, Laitinen LA, et al. Social predictors of adult asthma: a co-twin case–control study. *Thorax.* 2001;56:234–236.
69. Ivey FM, Roth SM, Ferrell RE, et al. Effects of age, gender, and myostatin genotype on the hypertrophic response to heavy resistance strength training. *J Gerontol A Biol Sci Med Sci.* 2000;55:M641–M648.
70. Janse de Jonge XA. Effects of the menstrual cycle on exercise performance. *Sports Med.* 2003;33:833–851.
71. Jellinek MS. Of risks and benefits, bicycles, and Ritalin. *Pediatr News.* 2006;27.
72. Judge JO, Kenny AM, Kraemer WJ. Exercise in older adults. *Conn Med.* 2003;67:461–464.
73. Julius S, Amery A, Whitlock LS, et al. Influence of age on the hemodynamic response to exercise. *Circulation.* 1967;36:222–230.
74. Kamp CF, Sperlich B, Holmberg HC. Exercise reduces the symptoms of attention deficit hyperactivity disorder and improves social behavior, motor skills, strength and neuropsychological parameters. *Acta Pediatr.* 2014;103(7):709–714.
75. Kelley GA, Kelley KS. Progressive resistance exercise and resting blood pressure a meta-analysis of randomized controlled trials. *Hypertension.* 2000;35:838–843.
76. Kern L, Koegel RL, Dunlap G. The influence of vigorous versus mild exercise on autistic stereotyped behaviors. *J Autism Dev Disord.* 1984;14:57–67.
77. Keyser RE, Peralta L, Cade WT, et al. Functional aerobic impairment in adolescents seropositive for HIV: a quasiexperimental analysis. *Arch Phys Med Rehabil.* 2000;81:1479–1484.
78. Knecht SK, Mays WA, Gerdes YM, et al. Exercise evaluation of upper- versus lower-extremity blood pressure gradients in pediatric and young-adult participants. *Pediatr Exerc Sci.* 2007;19:344–348.
79. Kohrt WM, Malley MT, Coggan AR, et al. Effects of gender, age, and fitness level on response of $V_{O_{2max}}$ to training in 60–71 yr olds. *J Appl Physiol.* 1991;71:2004–2011.
80. Kolka MA, Stephenson LA. Control of sweating during the human menstrual cycle. *Eur J Appl Physiol Occup Physiol.* 1989;58:890–895.
81. Kosek DJ, Kim JS, Petrella JK, et al. Efficacy of 3 days/wk resistance training on myofiber hypertrophy and myogenic mechanisms in young vs. older adults. *J Appl Physiol.* 2006;101:531–544.
82. Krebs NF, Jacobson MS. Prevention of pediatric overweight and obesity. *Pediatrics.* 2003;112:424–430.
83. Laaksonen DE, Lakka HM, Niskanen LK, et al. Metabolic syndrome and development of diabetes mellitus: application

and validation of recently suggested definitions of the metabolic syndrome in a prospective cohort study. *Am J Epidemiol.* 2002;156:1070–1077.
84. Larsson L. Motor units: remodeling in aged animals. *J Gerontol A Biol Sci Med Sci.* 1995;50 Spec No:91–95.
85. Lee KJ, Lee MM, Shin DC, et al. The effects of a balance exercise program for enhancement of gait function on temporal and spatial gait parameters in young people with intellectual disabilities. *J Phys Ther Sci.* 2014;26(4):513–516
86. Leet T, Flick L. Effect of exercise on birthweight. *Clin Obstet Gynecol.* 2003;46:423–431.
87. Leiferman JA, Evenson KR. The effect of regular leisure physical activity on birth outcomes. *Matern Child Health J.* 2003;7:59–64.
88. Lemmer JT, Hurlbut DE, Martel GF, et al. Age and gender responses to strength training and detraining. *Med Sci Sports Exerc.* 2000;32:1505–1512.
89. Lexell J, Taylor CC, Sjostrom M. What is the cause of the ageing atrophy? Total number, size and proportion of different fiber types studied in whole vastus lateralis muscle from 15- to 83-year-old men. *J Neurol Sci.* 1988;84:275–294.
90. Li C, Chen S, Meng How Y, et al. Benefits of physical exercise intervention on fitness of individuals with Down syndrome: a systematic review of randomized-controlled trials. *Int J Rehabil Res.* 2013;36(3):187–195.
91. Liese AD, D'Agostino RB Jr, Hamman RF, et al. The burden of diabetes mellitus among US youth: prevalence estimates from the SEARCH for Diabetes in Youth Study. *Pediatrics.* 2006;118:1510–1518.
92. Lloyd RS, Faigenbaum AD, Stone MH, et al. Position statement on youth resistance training: the 2014 International Consensus. *Br J Sports Med.* 2014;48:498–505.
93. Lorenzo C, Serrano-Rios M, Martinez-Larrad MT, et al. Central adiposity determines prevalence differences of the metabolic syndrome. *Obes Res.* 2003;11:1480–1487.
94. MacDonald MJ. Postexercise late-onset hypoglycemia in insulin-dependent diabetic patients. *Diabetes Care.* 1987;10:584–588.
95. Macedo LG, Bostick GP, Maher CG. Exercise for prevention of recurrences of nonspecific low back pain. *Phys Ther.* 2013;93:1587–1591.
96. Machann J, Haring H, Schick F, et al. Intramyocellular lipids and insulin resistance. *Diabetes Obes Metab.* 2004;6:239–248.
97. Malina RM, Ryan RC, Bonci CM. Age at menarche in athletes and their mothers and sisters. *Ann Hum Biol.* 1994;21:417–422.
98. Malina RM. Weight training in youth-growth, maturation, and safety: an evidence-based review. *Clin J Sport Med.* 2006;16:478–487.
99. Marcoux S, Brisson J, Fabia J. The effect of leisure time physical activity on the risk of pre-eclampsia and gestational hypertension. *J Epidemiol Community Health.* 1989;43:147–152.
100. Martin WH III, Ogawa T, Kohrt WM, et al. Effects of aging, gender, and physical training on peripheral vascular function. *Circulation.* 1991;84:654–664.
101. Martyn-St James M, Carroll S. High-intensity resistance training and postmenopausal bone loss: a meta-analysis. *Osteoporos Int.* 2006;17:1225–1240.
102. Martyn-St James M, Carroll S. Meta-analysis of walking for preservation of bone mineral density in postmenopausal women. *Bone.* 2008;43:521–531.
103. Mayer-Davis EJ. Type 2 diabetes in youth: epidemiology and current research toward prevention and treatment. *J Am Diet Assoc.* 2008;108:S45–S51.
104. McCambridge TM, Stricker PR. Strength training by children and adolescents. *Pediatrics.* 2008;121:835–840.
105. Mikines KJ, Sonne B, Farrell PA, et al. Effect of physical exercise on sensitivity and responsiveness to insulin in humans. *Am J Physiol.* 1988;254:E248–E259.
106. Milgrom H, Taussig LM. Keeping children with exercise-induced asthma active. *Pediatrics.* 1999;104:e38.
107. Moritani T, deVries HA. Potential for gross muscle hypertrophy in older men. *J Gerontol.* 1980;35:672–682.
108. Murphy CC, Boyle C, Schendel D, et al. Epidemiology of mental retardation in children. *Ment Retard Dev Disabil Res Rev.* 1998;4(1):6–13.
109. Nakken KO, Solaas MH, Kjeldsen MJ, et al. Which seizure-precipitating factors do patients with epilepsy most frequently report? *Epilepsy Behav.* 2005;6:85–89.
110. Nakken KO. [Should people with epilepsy exercise?]. *Tidsskr Nor Laegeforen.* 2000;120:3051–3053. In Norwegian.
111. Nattiv A, Loucks AB, Manore MM, et al. American college of sports medicine position stand. The female athlete triad. *Med Sci Sports Exerc.* 2007;39:1867–1882.
112. Newschaffer CJ, Croen LA, Daniels J, et al. The epidemiology of autism spectrum disorders. *Annu Rev Public Health.* 2007;28:235–258.
113. Nottin S, Vinet A, Stecken F, et al. Central and peripheral cardiovascular adaptations during a maximal cycle exercise in boys and men. *Med Sci Sports Exerc.* 2002;34:456–463.
114. O'Brien K, Nixon S, Tynan AM, et al. Effectiveness of aerobic exercise in adults living with HIV/AIDS: systematic review. *Med Sci Sports Exerc.* 2004;36:1659–1666.
115. Ogawa T, Spina RJ, Martin WH III, et al. Effects of aging, sex, and physical training on cardiovascular responses to exercise. *Circulation.* 1992;86:494–503.
116. Ogden CL, Carroll MD, Flegal KM. High body mass index for age among US children and adolescents, 2003–2006. *JAMA.* 2008;299(20):2401–2405.
117. Ogg-Groenendaal M, Hermans H, Claessens B. A systematic review on the effect of exercise interventions on challenging behavior for people with intellectual disabilities. *Res Dev Disabil.* 2014;35(7):1507–1517.
118. Orchard TJ, Temprosa M, Goldberg R, et al. The effect of metformin and intensive lifestyle intervention on the metabolic syndrome: the Diabetes Prevention Program randomized trial. *Ann Intern Med.* 2005;142:611–619.
119. Oviedo GR, Guerra-Balic M, Baynard T, et al. Effects of aerobic, resistance and balance training in adults with intellectual disabilities. *Res Dev Disabil.* 2014;35(11):2624–2634.
120. Pan CY, Frey GC. Physical activity patterns in youth with autism spectrum disorders. *J Autism Dev Disord.* 2006;36(5):597–606.
121. Pardo CA, Eberhart CG. The neurobiology of autism. *Brain Pathol.* 2007;17(4):434–447.
122. Pate RR, O'Neill JR. American women in the marathon. *Sports Med.* 2007;37:294–298.
123. Patukian M, Kreher JB, Coppel DB, et al. Attention deficit hyperactivity disorder and the athlete: an American Medical Society for Sports Medicine position statement. *Clin J Sport Med.* 2011;21:392–401.
124. Pescatello LS, Franklin BA, Fagard R, et al. American College of Sports Medicine position stand. Exercise and hypertension. *Med Sci Sports Exerc.* 2004;36:533–553.
125. Pivarnik JM, Marichal CJ, Spillman T, et al. Menstrual cycle phase affects temperature regulation during endurance exercise. *J Appl Physiol.* 1992;72:543–548.
126. Porter MM, Stuart S, Boij M, et al. Capillary supply of the tibialis anterior muscle in young, healthy, and moderately active men and women. *J Appl Physiol.* 2002;92:1451–1457.
127. Proctor DN, Beck KC, Shen PH, et al. Influence of age and gender on cardiac output–$\dot{V}o_{2max}$ relationships during submaximal cycle ergometry. *J Appl Physiol.* 1998;84:599–605.

128. Proctor DN, Joyner MJ. Skeletal muscle mass and the reduction of $\dot{V}O_{2max}$ in trained older subjects. *J Appl Physiol.* 1997;82:1411–1415.
129. Proctor DN, Koch DW, Newcomer SC, et al. Leg blood flow and $\dot{V}O_2$ during peak cycle exercise in younger and older women. *Med Sci Sports Exerc.* 2004;36:623–631.
130. Prupas A, Reid G. Effects of exercise frequency on stereotypic behaviors of children with developmental disorders. *Educ Training Ment Retard Dev Disord.* 2001;36:196–206.
131. Purdon C, Brousson M, Nyveen SL, et al. The roles of insulin and catecholamines in the glucoregulatory response during intense exercise and early recovery in insulin-dependent diabetic and control subjects. *J Clin Endocrinol Metab.* 1993;76: 566–573.
132. Randolph C. Exercise-induced asthma: update on pathophysiology, clinical diagnosis, and treatment. *Curr Probl Pediatr.* 1997;27:53–77.
133. Rapin I, Tuchman RF. Autism: definition, neurobiology, screening, diagnosis. *Pediatr Clin North Am.* 2008;55(5):1129–1146, viii.
134. Rasmussen F, Lambrechtsen J, Siersted HC, et al. Low physical fitness in childhood is associated with the development of asthma in young adulthood: the Odense schoolchild study. *Eur Respir J.* 2000;16:866–870.
135. Ringenbach SD, Albert AR, Chen CC, et al. Acute bouts of assisted cycling improves cognitive and upper extremity movement functions in adolescents with Down syndrome. *Intellect Dev Disabil.* 2014;52(2):124–135
136. Roemmich JN, Richmond RJ, Rogol AD. Consequences of sport training during puberty. *J Endocrinol Invest.* 2001;24:708–715.
137. Roepstorff C, Schjerling P, Vistisen B, et al. Regulation of oxidative enzyme activity and eukaryotic elongation factor 2 in human skeletal muscle: influence of gender and exercise. *Acta Physiol Scand.* 2005;184:215–224.
138. Rosety-Rodriguez M, Camacho A, Rosety I, et al. Resistance circuit training reduced inflammatory cytokines in a cohort of male adults with Down syndrome. *Med Sci Monit.* 2013;19:949–953.
139. Rosser Sandt DD, Frey GC. Comparison of physical activity levels between children with and without autistic spectrum disorders. *Adapted Phys Activ Q.* 2005;27:149–159.
140. Roubenoff R, McDermott A, Weiss L, et al. Short-term progressive resistance training increases strength and lean body mass in adults infected with human immunodeficiency virus. *AIDS.* 1999;13:231–239.
141. Roubenoff R, Wilson IB. Effect of resistance training on self-reported physical functioning in HIV infection. *Med Sci Sports Exerc.* 2001;33:1811–1817.
142. Rupp NT, Brudno DS, Guill MF. The value of screening for risk of exercise-induced asthma in high school athletes. *Ann Allergy.* 1993;70:339–342.
143. Saftlas AF, Logsden-Sackett N, Wang W, et al. Work, leisure-time physical activity, and risk of preeclampsia and gestational hypertension. *Am J Epidemiol.* 2004;160:758–765.
144. Sargent C, Scroop GC. Plasma lactate accumulation is reduced during incremental exercise in untrained women compared with untrained men. *Eur J Appl Physiol.* 2007;101:91–96.
145. Seals DR, Hagberg JM, Hurley BF, et al. Endurance training in older men and women. I. Cardiovascular responses to exercise. *J Appl Physiol.* 1984;57:1024–1029.
146. Seppala-Lindroos A, Vehkavaara S, Hakkinen AM, et al. Fat accumulation in the liver is associated with defects in insulin suppression of glucose production and serum free fatty acids independent of obesity in normal men. *J Clin Endocrinol Metab.* 2002;87:3023–3028.
147. Seron BB, Silva RA, Greguol M. Effects of two programs of exercise on body composition of adolescents with Down syndrome. *Rev Paul Pediatr.* 2014;32(1):92–98.
148. Shaw P, Eckstrand K, Sharp W, et al. Attention-deficit/hyperactivity disorder is characterized by a delay in cortical maturation. *Proc Natl Acad Sci USA.* 2007;104:19649–19654.
149. Shibasaki M, Inoue Y, Kondo N, et al. Thermoregulatory responses of prepubertal boys and young men during moderate exercise. *Eur J Appl Physiol Occup Physiol.* 1997;75:212–218.
150. Shields N, Taylor NF, Wee E, et al. A community-based strength training programme increases muscle strength and physical activity in young people with Down syndrome: a randomised controlled trial. *Res Dev Disabil.* 2013;34(12):4385–4394.
151. Sigal RJ, Kenny GP, Wasserman DH, et al. Physical activity/exercise and type 2 diabetes: a consensus statement from the American Diabetes Association. *Diabetes Care.* 2006;29:1433–1438.
152. Skelton DA, Kennedy J, Rutherford OM. Explosive power and asymmetry in leg muscle function in frequent fallers and non-fallers aged over 65. *Age Ageing.* 2002;31:119–125.
153. Smuck M, Kao MCJ, Brar N, et al. Does physical activity influence the relationship between low back pain and obesity? *Spine J.* 2014;14:209–216.
154. Snyder S, Pendergraph B. Exercise during pregnancy: what do we really know? *Am Fam Physician.* 2004;69:1053, 1056.
155. Sorensen TK, Williams MA, Lee IM, et al. Recreational physical activity during pregnancy and risk of preeclampsia. *Hypertension.* 2003;41:1273–1280.
156. Spina RJ, Ogawa T, Kohrt WM, et al. Differences in cardiovascular adaptations to endurance exercise training between older men and women. *J Appl Physiol.* 1993;75:849–855.
157. Srinivasan SM, Pescatello LS, Bhat AN. Current perspectives on physical activity and exercise recommendations for children and adolescents with autism spectrum disorders. *Phys Ther.* 2014;94(6):875–889.
158. Staron RS, Hagerman FC, Hikida RS, et al. Fiber type composition of the vastus lateralis muscle of young men and women. *J Histochem Cytochem.* 2000;48:623–629.
159. Staron RS, Karapondo DL, Kraemer WJ, et al. Skeletal muscle adaptations during early phase of heavy-resistance training in men and women. *J Appl Physiol.* 1994;76:1247–1255.
160. Stenius-Aarniala B, Poussa T, Kvarnstrom J, et al. Immediate and long term effects of weight reduction in obese people with asthma: randomised controlled study. *BMJ.* 2000;320:827–832.
161. Stringer WW, Berezovskaya M, O'Brien WA, et al. The effect of exercise training on aerobic fitness, immune indices, and quality of life in HIV+ patients. *Med Sci Sports Exerc.* 1998;30:11–16.
162. Suominen H. Muscle training for bone strength. *Aging Clin Exp Res.* 2006;18:85–93.
163. Tanaka H. Culprit for low aerobic fitness in Down syndrome: is deconditioning guilty as charged? *Exerc Sport Sci Rev.* 2013;41(3):137.
164. Tarnopolsky MA. Gender differences in substrate metabolism during endurance exercise. *Can J Appl Physiol.* 2000;25:312–327.
165. Taylor JB, Goode AP, George SZ, et al. Incidence and risk factors for first-time incident low back pain: a systematic review and meta-analysis. *Spine J.* 2014;14(10):2299–2319.
166. Thompson PD, Buchner D, Pina IL, et al. Exercise and physical activity in the prevention and treatment of atherosclerotic cardiovascular disease: a statement from the Council on Clinical Cardiology (Subcommittee on Exercise, Rehabilitation, and Prevention) and the Council on Nutrition, Physical Activity, and Metabolism (Subcommittee on Physical Activity). *Circulation.* 2003;107:3109–3116.
167. Toledo FG, Menshikova EV, Ritov VB, et al. Effects of physical activity and weight loss on skeletal muscle mitochondria and relationship with glucose control in type 2 diabetes. *Diabetes.* 2007;56:2142–2147.
168. Tuomilehto J, Lindstrom J, Eriksson JG, et al. Prevention of type 2 diabetes mellitus by changes in lifestyle among subjects with impaired glucose tolerance. *N Engl J Med.* 2001;344: 1343–1350.
169. Turley KR. The chemoreflex: adult versus child comparison. *Med Sci Sports Exerc.* 2005;37:418–425.

170. Turley KR, Wilmore JH. Cardiovascular responses to treadmill and cycle ergometer exercise in children and adults. *J Appl Physiol.* 1997;83:948–957.
171. Vinet A, Nottin S, Lecoq AM, et al. Cardiovascular responses to progressive cycle exercise in healthy children and adults. *Int J Sports Med.* 2002;23:242–246.
172. Volek JS, Phinney SD, Forsythe CE, et al. Carbohydrate restriction has a more favorable impact on the metabolic syndrome than a low fat diet. *Lipids.* 2009;44:297–309.
173. Wang XQ, Zheng JJ, Yu ZW, et al. A meta-analysis of core stability exercise versus general exercise for chronic low back pain. *PLoS One.* 2012;7:e52082.
174. Welle S, Totterman S, Thornton C. Effect of age on muscle hypertrophy induced by resistance training. *J Gerontol A Biol Sci Med Sci.* 1996;51:M270–M275.
175. Wells C, Kolt GS, Marshall P, et al. Effectiveness of Pilates exercise in treating people with chronic low back pain: a systematic review of systematic reviews. *BMC Med Res Methodol.* 2013;13:1471-2288/13/7.
176. Wiebe CG, Gledhill N, Warburton DE, et al. Exercise cardiac function in endurance-trained males versus females. *Clin J Sport Med.* 1998;8:272–279.
177. Yang Q, Sherman SL, Hassold TJ, et al. Risk factors for trisomy 21: maternal cigarette smoking and oral contraceptive use in a population-based case-control study. *Genet Med.* 1999;1(3):80–88.
178. Yang X, Telama R, Hirvensalo M, et al. The longitudinal effects of physical activity history on metabolic syndrome. *Med Sci Sports Exerc.* 2008;40:1424–1431.
179. Yu F, Hedstrom M, Cristea A, et al. Effects of ageing and gender on contractile properties in human skeletal muscle and single fibres. *Acta Physiol (Oxf).* 2007;190:229–241.
180. Zhang J, Griffin, AI. Including children with autism in general physical education: eight possible solutions. *J Phys Educ Recreation Dance.* 2007;78(3):33–50.

LEITURA SUGERIDA

Anderson SD. How does exercise cause asthma attacks? *Curr Opin Allergy Clin Immunol.* 2006;6:37–42.

Faigenbaum AD, Kraemer WJ, Blimkie CJ, et al. Youth resistance training: updated position statement paper from the national strength and conditioning association. *J Strength Cond Res.* 2009;23:S60–S79.

Goodman LR, Warren MP. The female athlete and menstrual function. *Curr Opin Obstet Gynecol.* 2005;17:466–467.

Hawley JA, Lessard SJ. Exercise training-induced improvements in insulin action. *Acta Physiol.* 2008;192:127–135.

Hollman W, Struder HK, Tagarakis CVM, et al. Physical activity and the elderly. *Eur J Cardiovasc Prev Rehabil.* 2007;14:730–739.

Lamberrt CP, Evans WJ. Adaptations to aerobic and resistance exercise in the elderly. *Rev Endocr Metab Disord.* 2005;6:137–143.

Lloyd RS, Faigenbaum AD, Stone MH, et al. Position statement on youth resistance training: the 2014 International Consensus. *Br J Sports Med.* 2014;48(7):498–505.

Lucas SR, Platts-Mills TAE. Physical activity and exercise in asthma: relevance to etiology and treatment. *J Allergy Clin Immunol.* 2005;115:928–934.

Praet SFE, van Loon LJC. Optimizing the therapeutic benefits of exercise in Type 2 diabetes. *J Appl Physiol.* 2007;103:1113–1120.

Srinivasan SM, Pescatello LS, Bhat AN. Current perspectives on physical activity and exercise recommendations for children and adolescents with autism spectrum disorders. *Phys Ther.* 2014;94(6):875–889.

Tanaka H, Seals DR. Endurance exercise performance in Masters athletes: age-associated changes and underlying physiological mechanisms. *J Physiol.* 2008;586:55–63.

Vereeke West R. The female athlete: the triad of disordered eating, amenorrhea and osteoporosis. *Sports Med.* 1998;26:63–71.

Índice Alfabético

A

Absorciometria de raios X de dupla energia (DEXA), 370
Ação(ões)
- autócrinas, 220
- muscular, 97
- - concêntrica, 81, 97
- - excêntrica, 81, 97
- - isométrica, 97
- parácrinas, 220
Acetilcolina, 118
Acidente vascular encefálico (AVE), 387
- hemorrágico, 387
- isquêmico, 387
Ácido(s)
- ascórbico, 283
- beta-hidroxibetametilbutírico (HMB), 276
- fólico, 281, 282
- graxo(s), 29
- - insaturado, 29
- - monoinsaturados, 29, 278
- - ômega-3 e ômega-6, 279
- - poli-insaturados, 29
- - saturado, 29
- - saturados, 278
- láctico, 52, 65
- pantotênico, 281, 283
Aclimação, 328, 330
- ao calor, 341
- ao frio, 346
- efeitos
- - a curto prazo, 330
- - a longo prazo, 330
Aclimatização, 328, 330
- ao calor, 341
- ao frio, 346
- efeitos
- - a curto prazo, 330
- - a longo prazo, 330
Acromegalia, 470
Actina, 81
Acurácia das informações, 20
Adaptações
- aeróbias ao exercício, 60
- ao treinamento do músculo esquelético que melhoram o desempenho, 101
- do limiar do lactato ao exercício, 62
- do substrato ao exercício aeróbio, 60
- enzimáticas
- - ao exercício
- - - aeróbio, 60
- - - do sistema fosfagênico (ATP-PC), 35
- - das enzimas glicolíticas ao exercício, 38

- neurais ao exercício, 139
Adderall®, 473
Adeno-hipófise, 224
Adolescente, crescimento e a maturação do, 239
Adrenalina, 250
Adrenocorticotrofina (ACTH), 226
Adultos mais velhos e exercícios físicos, 499
Agentes anabolizantes, 473
Água, 298
- metabólica, 299
Alças de retroalimentação
- negativas, 116
- positivas, 116
Álcool etílico, 49, 478
Aldosterona, 244, 300
Alongamento, 5, 409
- balístico, 409
- dinâmico, 409
- estático, 409
Altitude, respostas fisiológicas à, 323
Alvéolos, 184
Ambiente hipobárico, 322
Amenorreia, 236, 492
Aminas, 219
- simpatomiméticas, 473
Aminoácidos
- essenciais, 31
- glicogênicos, 56
- não essenciais, 31
- taxa de oxidação de, 271
Anastomose, 154
Andrógenos, 234
- sintéticos, 469
Androstenediona, 472, 473
Anemia, 286
- causas de, 170
- decorrente da deficiência de ferro, 286
- esportiva, 195
Anfetaminas, 473
Angina do peito, 387
Ânions, 300
Anorexia nervosa, 379
Anticoncepcionais orais
- monofásicos, 470
- trifásicos, 470
Antiestrógenos, 473
Antioxidantes, 482
Antropometria, 366
Apetite e exercícios físicos, 377
Apoptose, 502
Aporte adicional de oxigênio, 458

Aquecimento, 5, 410
- ativo, 410
- do ar, 184
- específico para o esporte, 410
Artérias, 152
Arteríolas, 152
Arteriosclerose, 387
Asma induzida pelo exercício, 504, 505
Aterosclerose, 387
Atmosfera, 318
ATP, produção de, 33
Átrios, 153
Ausculta, 433
Automatismo cardíaco, 156
Autoridades no assunto, 8
Autorização médica, 392
Autorregulação, 175
Avaliação médica, 392
Axônios, 116

B

Bainha de mielina, 134
Balanço energético, 373
Balanço nitrogenado
- negativo, 271
- positivo, 271
Banda
- A, 83
- I, 83
Basquetebol, 306
Bebidas esportivas
- com carboidratos e eletrólitos, 266
- composição do carboidrato das, 266
- eletrólitos nas, 268
Beta-alanina, 463
Beta-hidroxibetametilbutirato, 481
Betabloqueadores, 477
Betaoxidação, 53
Bicarbonato, 198
Bioenergética, 27
Biopsia muscular, 86
Biotina, 281, 283
Boldenona, 473
Bomba
- de Na^+-K^+, 133
- muscular, 175
- respiratória, 175
Bradicardia, 156
Broncoconstrição induzida pelo exercício (BIE), 345
Bulbo, 120
Bulimia nervosa, 379
Bumetanida, 473

C

Cadeia(s)
- pesadas de miosina, 88
- transportadora de elétrons, 48

Cafeína, 476
Cãibras do calor, 337
Cálcio, 284 286, 287
Cálculo
- da perda de suor, 300
- das calorias de carboidrato, proteína e gordura, 272

Calor
- aclimação ao, 341
- aclimatização ao, 341
- afecções ocasionadas pelo, 337
- desempenho no, 338
- equilíbrio entre perda e ganho de, 336
- exaustão causada pelo, 338
- índice de estresse causado pelo, 333
- mecanismos de perda de, 333
- respostas metabólicas e circulatórias ao estresse ocasionado pelo, 336

Caloria(s), 66
- no álcool etílico, 49

Calorimetria
- direta, 66
- indireta, 66

Calorímetro, 66
Câmara(s)
- de hipoxia, 328
- hiperbárica, 318

Capacidade(s)
- anaeróbia, 443
- - e respostas ao exercício, 497
- cardiovascular e respostas ao exercício, 497
- de produção de força, 97
- de tamponamento, 38
- funcional percebida (CFP), 427
- pulmonares, 190

Capacitância, 166
Capilares, 152
Carbaminoemoglobina, 197
Carboidrato(s), 28, 260, 261
- durante o exercício aeróbio, 61
- fontes de, 52
- metabolismo do, 262
- sobrecarga de, 264

Carga de fosfato, 463
Catecolaminas, 241
Cátions, 300
Células de Schwann, 134
Células-satélites, 103
Centro do controle respiratório, 200
Cerebelo, 120
Cérebro, 119
Ciclo(s)
- cardíaco, 154
- - controle extrínseco do, 156
- - controle intrínseco do, 154
- circadianos, 220
- de Cori, 52
- de estiramento-encurtamento, 81
- de Krebs, 48
- do ácido cítrico, 48
- menstrual, 235
- - no desempenho do exercício, 491, 492

Cicloergômetro, 429, 430

Circulação
- periférica, 152
- pulmonar, 152

Citosol da fibra muscular, 90
Classificação de atividade física (CAF), 427
Clomifeno, 473
Cloro, 284
Cobre, 284
Cocaína, 473
Colesterol ligado à lipoproteína
- de alta densidade (HDL-C), 390
- de baixa densidade (LDL-C), 390

Competição, 249
- na altitude, preparação para a, 327

Complacência, 166
Complexos respiratórios, 51
Componente elástico do músculo, 81
Composição corporal, 360
- alteração promovida pelo exercício, 375
- de atletas, 372
- desempenho físico e, 364
- determinação da, 367
- dieta e mudanças na, 372
- efeito do exercício sobre a, 374
- mudanças na, 372
- obesidade e, 360
- regional, 370
- *versus* tamanho corporal, 365

Compreensão do contexto do estudo, 21
Concentrações sanguíneas, 217
Concussão, 121
Condicionamento aeróbio, 400
Condições atmosféricas ao nível do mar, 318
Condução, 335
- de impulsos, 132
- local, 134
- saltatória, 134

Conectina, 83
Conexão dissináptica, 132
Confiabilidade, 22
Consumo de oxigênio, 67, 323
- após o exercício, 63
- excessivo após o exercício (EPOC), 64
- máximo, 430

Conteúdo eletrolítico
- da urina, 302
- do suor, 301

Contração, 95
- muscular, 94, 95
- sincicial, 157

Contraceptivos orais, 470
Controle
- da ventilação, 199
- extrínseco do ciclo cardíaco, 156
- intrínseco do ciclo cardíaco, 154

Convecção, 335
Cor da urina, 310
Coração, 152
- estrutura do, 153
- suprimento sanguíneo do, 154

Corpo
- caloso, 120
- celular, 116

Correlação comprimento-tensão, 99
Córtex da glândula suprarrenal, 241
Córtex motor, 120
Cortisol, 244

Creatina, 34, 479
Creatinaquinase, 33
Crenças amplamente sustentadas, 9
Crianças e exercícios físicos, 494
Cross-training, 397
Curva(s)
- de dissociação da oxi-hemoglobina, 196
- de força, 99
- força-tempo, 101
- força-velocidade, 98

D

Débito
- cardíaco, 160
- - regulação do, 162
- de oxigênio, 63

Déficit
- de oxigênio, 63
- intelectual, 519

Dendritos, 116
Densidade
- corporal, 367
- específica da urina, 308
- urinária, 310

Densitometria, 367
Desanimação, 56
Desempenho
- anaeróbio, 340
- cardiovascular, 345
- de *endurance*, 340, 345
- físico
- - de curta duração, 325
- - de longa duração, 326
- - e composição corporal, 364

Desenho duplo-cego de pesquisa (dupla incógnita), 457
Desidratação, 298, 379
- durante o exercício, 302
- efeito na capacidade anaeróbia, 304
- efeito sobre a capacidade aeróbia, 303
- no esporte, 305
- suscetibilidade à, 306

Desidroepiandrosterona (DHEA), 472, 473
Deslocamento do cloreto, 198
Desoxi-hemoglobina, 195
Despolarização da membrana, 132
Destreinamento, 411
DEXA (absorciometria de raios X de dupla energia), 370
DHEA, 472, 473
Diabetes
- gestacional, 493, 495
- melito, 245, 391
- - do tipo 1, 507
- - do tipo 2, 507, 508
- - e exercício, 506, 509

Diafragma, 186
Diástole, 154
Dieta(s)
- com alta ingestão de proteína, 272
- com pouco carboidrato, 279
- de alta ingestão
- - de carboidratos, 262
- - de gordura e capacidade de *endurance*, 279
- e perda ponderal, 374
- hipocalórica extrema, 57

Diferença arteriovenosa de oxigênio, 172

Difosfato de adenosina (ADP), 32
Difusão
- de dióxido de carbono, 193
- de oxigênio, 192
- pulmonar, 183, 191
Dinamômetro isocinético, 98
Dióxido de carbono
- difusão de, 193
- transporte de, 197
- - pela carbaminoemoglobina, 197
- - pelo bicarbonato, 198
Discos intercalares, 157
Discussão, estudo, 21
Dislipidemia, 390
Dismenorreia, 235
Disparo aumentado da unidade motora, 141
Dispneia, 436
Dissacarídios, 28
Distensão abdominal, 470
Diuréticos, 473, 475
- de alça, 475
- poupadores de potássio, 475
- tiazídicos, 475
Doença
- arterial
- - cardiovascular
- - - exercício e prevenção de, 386
- - - prevalência de, 386
- - - sinais e sintomas, 394
- - - tipos de, 386
- - coronariana (DAC), 386, 387
- - periférica, 389
- da altitude, 327
- - sinais e sintomas da, 328
- de McArdle, 52, 53
Domínio nuclear, 103
Doping
- gênico, 458
- sanguíneo, 324, 331, 458
Dor
- muscular de início tardio (DMIT), 98, 99
- nas articulações, 470
Drive neural, 140
Drogas ilícitas, 473
Duração do exercício, 58
- metabolismo de triglicerídio, 58
- metabolismo de carboidrato, 58

E

Educação cruzada, 144
Efedrina, 473, 474
Efeito
- Bohr, 197
- de ação de massa, 31
- de aprendizado, 93
- do 2,3-difosfoglicerato, 197
- do pH, 197
- hipóxico, 322
- placebo, 457
Elasticidade, 166
Elementos responsivos aos hormônios (ERH), 223
Eletrocardiograma, 159, 395
Eletroencefalograma, 143
Eletrólitos, 300
- nas bebidas esportivas, 268
Eletromiografia, 140

Encéfalo, 119
Encurtamento, 95
Endocrinologia, 217
Endomísio, 81
Endurance cardiovascular, 426
- estimativa das capacidades de, 437
Energia
- de ativação, 31
- em repouso, 68
Envelhecimento
- e mitocôndrias, 71
- efeitos fisiológicos do, 499
Enxofre, 284
Enzima(s), 31
- lipase, 278
- - sensível a hormônio, 55
Epilepsia, 511
- atletismo e, 513
- e exercício físico, 512
- exercícios físicos e, 513
Epimísio, 81
Epinefrina, 241
EPO, 473
Epoetina alfa, 473
Equilíbrio
- eletrolítico, 300
- hídrico, 298, 299
Equivalente(s)
- metabólicos, 400
- ventilatório
- - de dióxido de carbono, 204
- - de oxigênio, 204
Eritrócitos, 168
Eritropoetina, 459
Escala
- de Borg, 400
- de percepção do esforço (EPE), 400, 435
Esfigmomanômetro, 433
Esfíncteres pré-capilares, 174
Espaço morto anatômico, 190
Esportes coletivos com bola, 306
Estado de equilíbrio dinâmico, 63
Esteroide(s), 467
- anabólico(s), 217, 466
Estimativa das capacidades de *endurance* cardiovascular, 437
Estimulantes, 473
Estratopausa, 318
Estratosfera, 318
Estresse
- da altitude, 320
- ocasionado pelo calor, 331
- ocasionado pelo frio, 342
- oxidativo, 281
Estrogênios, 235, 492
Estudo(s), 20
- discussão, 21
- introdução, 20
- métodos, 21
- resultados, 21
- tipos de, 17
Esvaziamento gástrico, 266
Etanol, 478
Euidratação, 299
Evaporação, 335
- insensível, 335
Exaustão causada pelo calor, 338

Excitabilidade dos neurônios motores, 141
Excitação, 95
- adrenérgica, 250
Exercício(s) físico(s)
- adaptações neurais ao, 139
- adultos mais velhos e, 499
- aeróbio, necessidade de carboidrato durante o, 61
- apetite e, 377
- asma e, 504
- como tratamento para o hipotireoidismo, 225
- crianças e, 494
- de grupo muscular único, 402
- de múltiplos grupos musculares, 402
- de resistência, 97, 500
- diabetes
- - gestacional e, 495
- - melito e, 506, 509
- e epilepsia, 513
- e lombalgia, 518
- e pressão arterial de repouso, 514
- e prevenção de doença cardiovascular, 386
- e respostas agudas e pós-exercício, 515
- efeitos na ventilação pulmonar, 202
- epilepsia e, 512
- fornecimento de oxigênio durante o, 176
- frequência cardíaca no, 399
- glândulas endócrinas e, 223
- gravidez e, 493
- hipertensão arterial e, 514
- HIV/AIDS e, 511
- intermação induzida por, 338
- junção neuromuscular e, 142
- obesidade na resposta do hormônio do crescimento durante o, 230
- pliométrico, 83
- pressão arterial, 169
- quase máximo e ventilação pulmonar, 203
- redistribuição do fluxo de sangue durante o, 173
- submáximo e ventilação pulmonar, 203
- volume do plasma, 169
Expiração, 187, 188
Exposição ao frio, 347
Extração das aplicações práticas, 21

F

Facilitação neuromuscular proprioceptiva (FNP), 409
Fadiga, 461
- central, 130
- periférica, 130
Fascículo, 81
Fator de crescimento
- mecânico (MGF), 220
- semelhante à insulina I (IGF-I), 237, 238, 470
Fatos, 10
Ferramentas de busca, 16
Ferro, 284
- heme, 286
Fibra(s)
- de Purkinje, 156
- extrafusais, 95
- intrafusais, 95
- muscular(es), 81, 85, 86

- - de contração
- - - lenta, 86
- - - rápida, 86
- - de diferentes atletas de elite, 89
- - do tipo I, 87
- - do tipo II, 87
- - tipos de, 87
- - transição da, 105
- nervosas
- - mielinizadas, 134
- - parassimpáticas, 156
- - simpáticas, 156
Filamento
- de actina, 83, 92
- de miosina, 85, 92
Filtração do ar, 184
Finasterida, 473
Flavina adenina dinucle- otídio, 48
Flúor, 284
Fluxo sanguíneo, 165
- no pulmão, 194
Folato, 282
Fontes de energia, 28
Força, 340
- gradações de, 138
- muscular, 447
Fornecimento de oxigênio ao tecido, 172
Fosfocreatina, 33
Fosforilação, 35
- oxidativa, 48
Fósforo, 284
Fração de ejeção, 163
Frequência
- cardíaca
- - de recuperação, 435
- - de reserva, 399
- - medida da, 431
- - no exercício, 399
- - variabilidade da, 434, 435
- da respiração, 191
Frio
- aclimação ao, 346
- aclimatização ao, 346
- estresse ocasionado pelo, 342
- exposição ao, 347
- respostas do desempenho ao, 344
- termorregulação fisiológica no, 342
Frutose, 28
Função(ões), 164
- autócrina, 219
- diastólica, 164
- endócrinas, 219
- parácrina, 219
- sistólica, 164
Furosemida, 473
Fusos musculares, 95
Futebol, 306

G

Galactose, 28
Gasto
- calórico
- - da caminhada ou corrida, 376
- - do treinamento de resistência muscular e aeróbio, 374
- energético em repouso, 373
Gel de testosterona, 473

Glândula(s), 215
- endócrinas, 218
- - e exercício, 223
- suprarrenal
- - córtex da, 241
- - medula da, 240
- tireoide, 248
Glicocorticoides, 241
Glicogênese, 29
Glicogênio, 28
- dos músculos, 29
- hepático, 29, 52
- intramuscular, 52
- - exercício, 38
- tipo de fibra do conteúdo do, 30
Glicogenólise, 29, 37
Glicólise, 35
Gliconeogênicos, aminoácidos, 55
Glicose, 28
- sanguínea, 52
Gonadotrofina(s), 233
- coriônica humana (hCG), 233
Gorduras, 29
Gravidez e exercícios, 493

H

Hemácias, 168, 169
Hematide, 458
Hematócrito, 168, 323
Hemoconcentração, 170
Hemoglobina, 169, 194, 323
Hemorragia
- cerebral, 387
- subaracnoide, 387
Heroína, 473
Hidratação, 341
- desenvolvimento do plano de, 311
- diretrizes de, 311
- manutenção da, 310
- métodos de avaliação da, 307
- - de campo, 308
- - laboratoriais de, 309
Hiperplasia, 102, 105
Hipertensão, 166, 388, 391
- arterial, 433
- - e exercícios físicos, 514
- do jaleco branco, 433
Hipertermia, 303, 331
Hipertrofia, 102, 103
Hipo-hidratação, 299
Hipófise, 223
Hipoglicemia, 470
Hiponatremia, 309
Hipotálamo, 121, 223
Hipotermia, 343
Hipótese(s), 4
- das lançadeiras de lactato, 52
- reconsiderar uma, 6
Hipotireoidismo, 225
Hipoxia, 320
- de altitude, 321, 329
- estagnante, 320, 321
- hipêmica, 320, 321
- hipóxica, 320, 321
- histotóxica, 320, 321
HIV/AIDS e exercícios físicos, 511
Homeostasia, 116

Homeotermos, 333
Hormônio(s), 215, 217, 466
- degradação, 220
- do crescimento humano, 224, 466, 469, 473
- esteroides, 217
- estimulador de melanócitos, 229
- estrutura, 217
- foliculoestimulante (FSH), 233
- inibidores do hipotálamo, 223
- liberação, 219
- liberador(es)
- - de gonadotrofinas (GnRH), 233
- - de tireotropina, 223
- - do hipotálamo, 223
- luteinizante (LH), 233
- massa muscular e, 217
- meia-vida, 220
- mudanças sazonais, 222
- pancreáticos, 245
- paratireoidiano, 249
- peptídicos, 218
- pulsatilidade, 220
- receptores, 222
- respostas e adaptações ao exercício, 225
- síntese, 217
- suprarrenais, 240
- tireoestimulante (TSH), 223, 229
- tireoidianos, 248
- transporte, 220

I

Imersão aguda em água gelada, 345
Impedância bioelétrica, 369
Impulso
- elétrico, 90
- nervoso, 132
Índice
- de estresse causado pelo calor, 333
- de massa corporal, 366
- glicêmico, 263
Infarto do miocárdio, 168, 387
Ingestão
- adequada (IA), 260
- dietética recomendada (IDR), 270
Início do acúmulo de ácido láctico no sangue (OBLA), 59
Inspiração, 186, 188
Insuficiência cardíaca, 387
Insulina, 248, 470
Intensidade do exercício, 57
- metabolismo de triglicerídio, 57
- metabolismo de carboidrato, 57
Interação(ões)
- de esteroide e receptor, 223
- de peptídio e receptor, 222
- de substratos, 57
- metabólicas nos eventos anaeróbios, 39
Intermação
- induzida pelo calor, 332
- induzida por exercício, 338
- tratamento da, 339, 340
Interneurônios, 118
Intestino delgado, absorção de líquidos e carboidratos pelo, 266
Intuição, 7
Investigação original, 17

Iodo, 284
Ioga, 126
Íons, 300
Isocinético, movimento, 98
Isoinercial, movimento, 97
Isoterma, 342
Isotônico, exercício, 97
Isquemia, 386

J
Junção(ões)
- comunicantes, 118
- neuromuscular e exercício, 142

L
L-arginina, 462
L-citrulina, 462
Lactato, 52
- limiar de, 441
Lei
- de Boyle, 319
- de Charles, 319
- de Dalton, 192, 319
- de Fick, 192
- de Frank-Starling, 163
- de Henry, 192, 319
- do tudo ou nada, 138
Lesão de medula espinal, 125
Leucócitos, 168
Liberação
- dos sítios ativos, 92
- hormonal, 219
Ligações cruzadas, 85
Ligantes, 118
Limiar
- do lactato, 59, 441
- ventilatório (LV), 204, 207, 443
Limite(s)
- de ingestão máxima tolerável (UL), 281
- ventilatórios, 205
Linha
- M, 83
- Z, 83
Lipídios, 260, 390
Lipólise, 29
Lipoproteína, 390
Literatura científica, 16
Lobo, 121
- frontal, 121
- occipital, 121
- parietal, 121
- temporal, 121
Lombalgia, 517
- exercícios físicos e, 518
Luta livre, 305

M
Maconha, 473
Macrominerais, 283
Macronutrientes, 260
Magnésio, 284
Mal agudo das montanhas (MAM), 327, 328
Maltodextrinas, 267
Manganês, 284
Manutenção da hidratação, 310
Maratona, 305
Marcação da miosina ATPase, 86
Mascaradores da urina, 473
Massa
- corporal
- - redução sábia de, 377
- - sem gordura (MCSG), 360
- - gorda (MG), 360
- - muscular, hormônios e, 217
- - ventricular esquerda, 159
Maximização da recuperação, 64
Mecanismo
- da sede, 302
- de Frank-Starling, 162
- de ventilação, 186
Medicações de venda livre, 473
Medida
- da frequência cardíaca, 431
- da pressão arterial, 433
- eletrocardiográfica, 434
Meditação, 126
Medula
- da glândula suprarrenal, 240
- espinal, 122
- - lesão de, 125
Membrana respiratória, 184
Menorragia, 236
Menstruação, 235
Mensuração da produção de energia, 66
Mesopausa, 318
Mesosfera, 318
Metabolismo, 27
- aeróbio, 33, 39, 48
- do triglicerídio, 53
- em seu máximo, 63
- anaeróbio, 33, 39
- da proteína, 55
- do carboidrato, 262
- fontes de carboidrato para o, 52
- ventilação e, 204
Metanfetamina, 473
Metibutarato-beta-hidroxibeta, 276
Metilfenidato, 473
Método(s), 21
- científico, 4
- - etapas do, 5
- da frequência cardíaca de reserva, 399
- de avaliação da hidratação, 307
- - de campo, 308
- - laboratoriais de, 309
- empírico, 9
- não científicos, 6
- racionalista, 9
Micronutrientes, 280
Mielinização, 133, 134
Minerais, 283
Mineralocorticoides, 244
Miocárdio, 157
Miofibrilas, 81
Mioglobina, 199
Mionúcleos, 103
Miosina, 81
- A, 89
- ATPase, 85
- - análise histoquímica da, 88
- - marcação da, 86
Mito, 9
Mitocôndrias, envelhecimento e, 71
Modelo de bloqueio estérico, 92

Moduladores de hemoglobina, 458
Molibdênio, 284
Monossacarídios, 28
Movimento
- de catraca, 92
- de força (*power stroke*), 92
Mulheres
- adaptações ao treinamento físico, 491
- e treinamento físico, 490
Musculatura esquelética, 502
Músculo(s)
- antagonista, 93
- bíceps braquial, 103
- cardíaco, 157
- esquelético, 80, 499
- estriado, 83
- sartório, 103
- troca gasosa no, 199

N
Nandrolona, 473
Nebulina, 83
Neuróglia, 118
Neurônio(s), 116
- aferentes, 118
- corticospinais, 132
- eferentes, 118
- motores, 118
- - alfa, 95, 131
- - excitabilidade dos, 141
- pré-sináptico, 118
- sensitivos, 118
Neurotransmissor(es), 118, 133
- excititórios, 133
- inibitórios, 133
Niacina, 281, 282
Nicotinamida adenina dinucleotídio (NAD$^+$), 37
Nitratos dietéticos, 462
Nó(s)
- atrioventricular, 156
- AV, 156
- de Ranvier, 134
- SA, 156
- sinoatrial, 156
Norepinefrina, 241

O
Obesidade, 391, 392, 498
- androide, 361
- causas da, 362
- central, 361
- como fator de risco do diabetes, 508
- do tipo ginecoide, 361
- e composição corporal, 360
- epidemia de, 363
- na resposta do hormônio do crescimento durante o exercício, 230
- paradoxo da, 362
- periférica, 361
- tratamento de, 362
Observações episódicas, 20
Operadores booleanos, 18
Órgão tendinoso de Golgi, 96
Osmolalidade
- das bebidas esportivas, 266
- urinária, 308

Osteoporose, 249, 286, 493
- atlética, 287
Oxandrolona, 473
Oxi-hemoglobina, 195
- curva de dissociação da, 196
Óxido nítrico, 461
Oxigênio
- aporte adicional de, 458
- consumo máximo de, 430
- diferença arteriovenosa de, 172
- difusão de, 192
- fornecimento ao tecido, 172
- suplementação de, 460
- transporte de, 195
Oximetolona, 473

P

Palatabilidade dos suplementos de bicarbonato, 465
Pâncreas, 245
Parede cardíaca, espessura da, 158
- medição da, 158
Peginesatida, 458
Pemolina, 473
Peptídio(s) opioides, 241
- betaendorfina, 226
- hormonais e análogos, 473
- pró-opiomelanocortina, 226
Percentual de gordura
- corporal, 360
- médio, 377
Percepção de esforço, 400
Perda
- de água corporal, 298
- de calor, mecanismos de, 333
- de suor, cálculo da, 300
- hídrica insensível, 299
- ponderal
- - dieta e, 374
- - drástica, 379
Perfil lipídico sanguíneo, 390
Pericárdio, 153
Perimísio, 81
Periódico com revisão por pares, 6
Periodização, 414
- do programa, 106
- do treinamento aeróbio, 415
Pesagem hidrostática, 367
Pesquisa, 4
- aplicação da, 4
- aplicada, 10
- - na ciência do exercício, 12
- básica, 10
- - na ciência do exercício, 11
- correlacional, 15
- de campo, 14
- descritiva, 15
- experimental, 16
- laboratorial, 14
- no PubMed, 17
- - operadores booleanos, 18
- - por autor, 17
- - por palavra-chave, 17
- processo de, 4
- tipos de, 13
Placa, desenvolvimento de, 388
Placebo, 457
Plaquetas, 168

Plasma, 167, 217
Pletismografia baseada no deslocamento de ar, 369
Pleuras, 186
Polimento, 415
Polímeros de glicose, 267
Polissacarídios, 28
Ponto de compensação respiratória, 205, 207
Pós-carga, 162
Posição corporal e volume de ejeção, 161
Potássio, 132, 284
Potência, 99, 424
- anaeróbia, 446
Potencial de ação, 132
Potencialização pós-ativação, 91
Potencializadores do oxigênio sanguíneo, 458
Prática baseada em evidências, 16, 17
Pré-diabetes, 391
Pré-eclâmpsia, 493, 494
Pregas cutâneas, 368
Prescrição de exercícios, adultos mais velhos, 503
Pressão
- arterial, 164, 166
- - de repouso, exercício físico e, 514
- - diastólica, 165
- - medida da, 433
- - sistólica, 165
- atmosférica, 318
- barométrica, 318
- hidrostática, 318
- intrapleural, 186
- intrapulmonar, 186
- osmótica, 300
- parcial, 192
Princípio(s), 10
- de Fick, 172
- do tamanho
- - e interações dinâmicas, exceções ao, 138
- - e recrutamento de unidade motora, 135
- - para o recrutamento, 134
Priorização do treinamento, 106
Pró-hormônios, 472
Probenecida, 473
Processo
- catabólico, 218
- de revisão por pares, 19
Produção
- aeróbia de ATP a partir do carboidrato, 51
- de ATP, 33
Profundidade da respiração, 191
Progesterona, 492
Programa(s) de treinamento
- compatibilidade dos, 106
- resistido para todo o corpo, 404
Propagação do impulso elétrico, 90
Propriocepção, 93
Proprioceptores, 93
Proteases, 57
Proteína(s), 31, 260, 270
- metabolismo da, 55
- não contráteis, 83, 84
Protocolo(s)
- com cicloergômetro, 429
- com esteira rolante, 428
Pseudoefedrina, 475
PubMed, 17
- encontrar um artigo no, 18

- operadores booleanos, 18
- pesquisa
- - por autor, 17
- - por palavra-chave, 17
Pulmão(ões)
- difusão nos, 191
- fluxo sanguíneo no, 194

Q

Quilocaloria (kcal), 66
Quimiorreceptores
- centrais, 200
- periféricos, 201

R

Radiação, 335
Ramos subendocárdicos, 156
Razão de troca respiratória, 67
Reação
- anabólica, 31
- catabólica, 31
Receptor-alvo, 215
Receptores, 118
- de rianodina, 92
- DHP (di-hidropiridina), 92
- na pele e desempenho de luta, 128
Recrutamento dessincronizado, 137
Recuperação
- ativa, 65
- metabólica após o exercício, 63
- passiva, 65
Recursos ergogênicos, 456
Redistribuição do fluxo de sangue durante o exercício, 173
Redução localizada, 376
Refeições
- antes da competição, 288
- após as competições, 289
Regulação do débito cardíaco, 162
Relaxamento, 95
Renovação óssea, 249
Repolarização, 133
Reposição hídrica durante a atividade de longa duração, 269
Resistência
- à insulina, 248
- ao fluxo de ar, 187
- das vias respiratórias, 189
- externa constante dinâmica, 97
- insulínica, 245
- variável, 98
Respiração, 191
- celular, 183
- frequência, 191
- profundidade, 191
- pulmonar, 183
Resposta(s)
- agudas e pós-exercício, exercício físico e, 515
- do desempenho, 325
- - ao frio, 344
- fisiológicas à altitude, 323
- "fuga ou luta", 125, 219
Ressonância magnética (RM), 371
Resultados, estudo, 21
Retículo sarcoplasmático, 90, 91
Retorno
- ao comprimento muscular de repouso, 93
- venoso, aumento do, 175

Retroalimentação negativa, 223
Riboflavina, 282

S

Saciedade, 377
Sangue, 164
- arterial, 152
- composição do, 167
- transporte dos gases no, 194
- venoso, 152
Sarcômero, 83, 84
Sarcopenia, 500
Saturação
- do ácido graxo e risco de doença, 278
- do ar, 318
Sede, 302, 310
Sedentarismo, 391
Selênio, 284
Sentido cinestésico, 93, 95
Sinapse(s), 118
- elétricas, 118
- química, 118
Síncope, 337, 436
Síndrome
- de Down, 519, 520
- - comportamento de movimentos na, 122
- do túnel do carpo, 470
- metabólica, 245, 247, 510
- - manejo da, 511
Sinefrina (laranja-amarga), 473
Síntese hormonal, 217
Sistema
- cardiorrespiratório, 152
- cardiovascular, mudanças durante o exercício, 171, 502
- circulatório, 152, 499
- - estrutura, 152
- - função, 152
- - organização do, 152
- de energia
- - ATP-fosfocreatina (ATP-PC), 33
- - de retroalimentação, 220
- - de tamponamento químico, 38
- - do lactato, 37
- endócrino, 215
- - e fisiologia do exercício, 216
- - enzimáticos aeróbios, 48
- esquelético, 502, 503
- fosfagênico (ATP-PC), 33, 35
- - adaptações enzimáticas ao exercício do, 35
- nervoso, 116, 119
- - aplicações práticas e o, 145
- - células e componentes subcelulares do, 116
- - divisão
- - - autonômica do, 124
- - - somatossensorial do, 129
- - fadiga e, 130
- - organização do, 119
- - parassimpático, 127, 128
- - - funções típicas, 129
- - parte central do, 119
- - parte periférica do, 124
- - simpático, 125, 127
- - - funções típicas, 129
- - neuroendócrino, 217
- respiratório, 184
- - estrutura, 184
- - função do, 184

Sístole, 154
Sobrecarga
- de carboidrato, 264
- progressiva, 99
Sobrepeso, 391, 392
Sódio, 132, 284
Som de Korotkoff, 433
Somação
- da onda, 139
- de unidades motoras múltiplas, 139
Somatotrofos, 224
Soro, 217
SportDiscus, 17
Substâncias ergogênicas, 473
Substrato(s)
- disponibilidade de, 61
- durante o exercício, 62
- interações de, 57
- metabólicos para repouso e exercício, 57
Sudorese, 301, 332
Sulfato de dextroanfetamina, 473
Suor, 301
- conteúdo eletrolítico do, 301
- hipertônico, 301
- hipotônico, 301
- isotônico, 301
Suplementação
- de creatina, 479
- de nitrato, 462
- de oxigênio, 460
- de proteína
- - antes, durante e depois do treinamento, 273
- - treinamento
- - - de *endurance* e, 276
- - - resistido e, 274
Suplemento(s)
- de bicarbonato, 465
- de creatina, 34
- de proteína, tipos de, 277
- nutricional, 479
- proteico, composição de aminoácidos do, 276
- que retardam a fadiga, 461
Suprimento sanguíneo do coração, 154

T

Tamanho corporal *versus* composição corporal, 365
Tamoxifeno, 473
Tampões sanguíneos, 462
Tamponamento do sangue, 462
Taxa
- de codificação, 139
- de metabolismo basal (TMB), 68
- de oxidação de aminoácidos, 271
Tecido conjuntivo, 81
- no músculo esquelético, 82
Técnica percutânea de biopsia muscular, 86
Temperatura
- do ar, 318
- global de bulbo úmido (WBGT), 340
Tendões, 80
Tensão
- ativa, 99
- passiva, 99
- pré-menstrual (TPM), 236
Tentativa e erro, 7

Teoria(s), 10
- da catraca, 92
- do "more no alto e treine no baixo", 331
- dos filamentos deslizantes, 90
Termorregulação, 331, 333, 498
- fisiológica no frio, 342
Termosfera, 318
Teste(s)
- anaeróbio em esteira, 444
- com bicicleta ergométrica, 440
- da capacidade anaeróbia, 444
- da conversa, 400
- de caminhada de 1,6 km de Rockport, 439
- de corrida
- - de 12 minutos, 438
- - de 2,4 km, 438
- - de ida e volta de 20 m, 439
- de dinamômetro de preensão, 447
- de *endurance* cardiovascular, 426
- de escada de Margaria, 444
- de esforço graduado (TEG), 426
- de impulsão vertical, 444
- de percussão do ligamento da patela no joelho, 124
- de *step*, 439
- de velocidade, 446
- de Wingate, 444
Testosterona, 221, 234, 473
- transdérmica, 473
Tetania, 139
Tetraidrocanabinol (THC), 469, 473
Tiamina, 282
Tiras nasais, 189
Tiroxina, 248
Titina, 83
Tomada de decisão, 20
Trabalho, 424
Tradição, 7
Transaminação, 56
Transcortina, 244
Transformação de energia, 133
Transfusão
- autóloga, 458
- homóloga, 458
Transição da fibra muscular, 105
Transporte
- de dióxido de carbono, 197
- - pela carbaminoemoglobina, 197
- - pelo bicarbonato, 198
- de oxigênio, 195
- dos gases no sangue, 194
Transtorno(s)
- cognitivos, 519
- do déficit de atenção e hiperatividade (TDAH), 515, 516
- do espectro do autismo, 519
Treinamento
- adaptações ao, 502
- aeróbio, 396
- - duração do treinamento, 398
- - em mulheres, 491
- - frequência do treinamento, 398
- - intensidade do exercício, 398
- - periodização do, 415
- - tipo de exercício, 396
- com pesos e suplementação de HMb, 482
- de condicionamento aeróbio, 400
- de *endurance*

- - e suplementação de proteínas, 276
- - efeitos do, 101
- - redução do volume de, 413
- - suspensão do, 413
- de força
- - interrupção do, 411
- - redução do volume do, 412
- de resistência
- - efeitos do, 102
- - para crianças e adolescentes, 497
- do diafragma com manobras não respiratórias, 208
- dos músculos respiratórios em nadadores, 208
- especificidade do, 80
- intervalado, 407
- - duração do intervalo, 407
- - extensão do período de repouso, 408
- - frequência, 408
- - intensidade, 407
- - número de intervalos, 408
- - tipos de intervalo de repouso, 408
- mulheres e, 490
- para aumentar
- - a atividade enzimática, 40
- - a disponibilidade de substrato, 40
- periodizado
- - de força-potência clássico, 414
- - não linear, 414
- resistido, 402
- - duração do período de repouso entre séries e exercícios, 402
- - e suplementação proteica, 274
- - frequência, 404
- - intensidade, 404
- - progressão do, 404
- - tipo de exercício, 402
- - volume de uma sessão de exercícios, 402

Tríade da mulher atleta, 379, 492
Trifosfato de adenosina (ATP), 27, 32
Triglicerídios, 29, 277
Tri-iodotironina, 248
Troca gasosa
- capilar, 183
- no músculo, 199
Trombo, 387
Tropomiosina, 85
Troponina, 85
Tropopausa, 318
Troposfera, 318
Túbulos T, 90

U

Ultrassonografia, 371
Umidade relativa, 318
Umidificação do ar, 184
Unidade(s) motora(s), 131, 135
- rapidamente fatigáveis (RF), 131
- resistentes à fadiga rápida (RFR), 131
Ureia, 56
Urina, 299
- conteúdo eletrolítico da, 302
- cor da, 310

V

Validade, 22
Variabilidade da frequência cardíaca, 434
Variável(is)
- de resposta, 22
- dependentes, 16, 22
- independentes, 16, 21
Vasoconstrição, 174
- controle extrínseco da, 174
- controle intrínseco da, 174
Vasodilatação, 174
- controle extrínseco da, 174
- controle intrínseco da, 174
Vasos sanguíneos de capacitância, 175
Veias, 152
Velocidade de condução nervosa, 345
Velocidade-força, 99
Venoconstrição, 175
Ventilação
- alterações de pressão, 186
- alveolar, 190
- controle da, 199
- e metabolismo, 204
- mecanismos de, 186
- pulmonar, 183, 190, 323
- - efeitos do exercício na, 202
- - exercício
- - - quase máximo e, 203
- - - submáximo e, 203
Ventrículos, 153
Vênulas, 152
Viés, 8
Vitaminas, 281
- A, 281, 282
- B, 283
- B_1, 282
- B_2, 282
- B_6, 282
- B_{12}, 282
- C, 283
- D, 281, 282
- E, 281, 282, 283
- hidrossolúveis, 281
- K, 281, 282
- lipossolúveis, 281
Volume(s)
- corrente, 190
- de ejeção, 160
- - platô do, 161
- - posição corporal e, 161
- diastólico final (VDF), 162
- plasmático, 169
- residual, 191
- sistólico final (VSF), 162
- urinário de 24 horas, 310
- ventricular e treinamento, 163
- pulmonares, 190

Z

Zinco, 284
Zona(s)
- de disparo axônico, 116
- físicas da atmosfera, 318
- H, 83